【三次 改訂版 原文對譯】

東醫寶鑑

◎湯液・鍼灸篇

許浚 原著・趙憲泳・金東日 外 十人 共譯

여강

차 례

제 1 권

内 景 篇

■ 卷之一

■ 卷之二

■ 卷之三

■ 卷之四

外形篇

■ 卷之一

■ 卷之二

■ 卷之三

■ 卷之四

■ 索 引

제 2 권

雜病篇

■ 卷之八

■ 卷之九

■ 卷之十

■ 卷十一

■ 索　引

제 3 권

湯液篇

■ 卷之一

3. 약으로 쓰는 흙[土部] ········ 2753

4. 약으로 쓰는 곡식[穀部] ···· 2759

5. 인부(人部) ········· 2785

6. 약으로 쓰는 새[禽部] ········ 2793

7. 약으로 쓰는 짐승[獸部] ··· 2814

■ 卷之二

9. 벌레부[蟲部] ……………… 2871

10. 과실부〔果部〕 ············ 2900

12. 풀부[草部] (上) ······ 2954

■ 卷之三

14. 약으로 쓰는 구슬〔玉部〕‥ 3095

15. 약으로 쓰는 돌〔石部〕…‥ 3097

16. 약으로 쓰는 쇠돌〔金部〕·· 3115

鍼灸篇

■ 索 引

탕 액 편

湯 液 篇

■ 제1권

탕액서례(湯液序例)
약으로 쓰는 물[水部]
약으로 쓰는 흙[土部]
약으로 쓰는 곡식[穀部]
인부(人部)
약으로 쓰는 새[禽部]
약으로 쓰는 짐승[獸部]

■ 제2권

물고기부[魚部]
벌레부[蟲部]
과실부[果部]
채소부[菜部]
풀부[草部] 上

■ 제3권

풀부[草部] 下
나무부[木部]
약으로 쓰는 구슬[玉部]
약으로 쓰는 돌[石部]
약으로 쓰는 쇠[金部]

■ 東醫寶鑑 湯液篇 卷之一

1. 湯液序例

採藥法

○ 凡採藥時月, 多以二月八月採者, 謂春初, 津潤始萌, 未充枝葉, 勢力淳濃故也. 至秋, 枝葉乾枯, 津潤歸流於下. 今卽事驗之, 春寧宜早, 秋寧宜晩. 花實莖葉乃各隨其成熟爾. 歲月亦有早晏, 不必都依本文也. 『本草』

약을 채취하는 방법[採藥法]

약을 캐는 시기는 대체로 음력 2월과 8월이다. 이때에 채취하는 이유는 다음과 같다. 이른 봄에는 뿌리에 있는 진액이 싹터 오르려고는 하나 아직 가지와 잎으로 퍼지지 않았고, 식물의 자라나려는 힘은 무성하기 때문이다. 그리고 가을에는 가지와 잎이 말라 약물이 되돌아 아래로 내려오기 때문이다. 실제로 체험한 바에 의하면 봄에는 될수록 일찍 캐는 것이 좋고, 가을에는 될수록 늦게 캐는 것이 좋다. 꽃·열매·줄기·잎은 각각 그것이 성숙해지는 시기에 따는 것이 좋다. 절기도 일찍 오고 늦게 오는 때가 있으므로, 반드시 음력 2월이나 8월에 국한되어 채취하지 않아도 된다[본초].

乾藥法

○ 暴乾者, 於日中晒乾也. 陰乾者, 謂不露日暴, 於陰影處, 乾之爾. 今按採藥陰乾者, 皆多惡. 至如鹿茸, 雖稱陰乾, 皆悉爛令壞, 今火乾, 易得且良. 草木根苗, 陰乾皆惡. 九月已前採者, 悉宜日乾, 十月已後採者, 悉宜陰乾乃好. 『本草』 ○ 諸藥, 八月以前採者, 皆日乾火乾乃佳, 十月已後至正月採者, 乃可陰乾. 『本草』 ○ 諸筋肉, 非十二月採者, 並宜火乾. 『本草』

약을 말리는 방법[乾藥法]

폭건(暴乾)이라는 것은 햇볕에 쪼여 말리는 것이고, 음건(陰乾)이라는 것은 볕에 쪼이지 않고 그늘에서 말리는 것이다. 요즘 보면 약을 채취하여 그늘에서 말려 나빠지게 하는 경우가 많다. 녹용을 그늘에서 말린다고 하면서 몽땅 상하게 하는 경우도 있다. 요즘은 불에 말리는데 쉽게 마르고 약의 품질도 좋다. 풀이나 나무의 뿌리와 싹도 그늘에서 말리면 나쁘다. 음력 9월 이전에 캔 것은 다 햇볕에 말리는 것이 좋고, 10월 이후에 캔 것은 다 그늘에서 말리는 것이 좋다[본초].

○ 모든 약들은 음력 8월 이전에 캤으면 햇볕에 말리거나[日乾] 불에 말리는[火乾] 것이 좋으며, 10월 이후부터 정월 사이에 캤으면 그늘에서 말리는 것이 좋다[본초].

○ 모든 고기[筋肉]는 음력 12월에 잡은 것이 아니면 불에 말리는 것이 좋다[본초].

三品藥性

○ 上藥一百二十種爲君, 主養命以應天, 無毒, 多服·久服不傷人, 欲輕身·益氣·不老·延年者, 本上經. ○ 中藥一百二十種爲臣, 主養性以應人, 無毒有毒, 斟酌其宜. 欲遏病·補虛羸者, 本中經. ○ 下藥一百二十五種爲佐使, 主治病以應地, 多毒不可久服, 欲除寒熱邪氣·破積聚·愈疾者, 本下經. 下品, 藥性, 專主攻擊, 毒烈之氣, 傾損中和, 不可常服, 疾愈卽止. 『本草』

3가지 품질의 약성[三品藥性]

상품[上藥]은 120가지인데, 주약[君藥]으로 쓴다. 이것은 주로 생명을 기르며[養命] 천기(天氣)와 서로 응한다. 그리고 독이 없으므로 많이 먹거나 오래 먹어도 사람을 상하지 않는다. 몸이 가뿐해지게 하고 기운이 더 나게 한다. 늙지 않고 오래 살려면 상품에 속하는 약을 기본으로 써야 한다.

○ 중품[中藥]도 120가지인데, 신약(臣藥)으로 쓴다. 이것은 주로 양생[養性]하는 데 쓰며, 인기(人氣)와 서로 응한다. 독이 없는 것도 있고 있는 것도 있으므로 맞는 것을 골라 써야 한다. 병을 예방하고 허약한 것을 보하려면 중품에 속하는 약을 기본으로 써야 한다.

○ 하품[下藥]은 125가지인데, 좌사약(佐使藥)으로 쓴다. 주로 병을 치료하는 데 쓰며, 지기(地氣)와 서로 응한다. 독이 많으므로 오래 먹어서는 안 된다. 오한이 나거나 열이 나는 것과 병사를 없애고 적취(積聚)를 삭이며 병을 고치려면 하품에 속하는 약을 기본으로 써야 한다. 하품(下品) 약은 오로지 치는[攻擊] 성질만 있고 독이 있으며 약 기운이 맹렬하기 때문에 원기를 상하게 한다. 그러므로 늘 먹어서는 안 되고 병이 나으면 곧 쓰지 말아야 한다[본초].

六陳良藥

○ 狼毒·枳實·橘皮·半夏·麻黃·吳茱萸爲六陳, 皆欲得陳久者良, 其餘須精新也. 『本草』 ○ 麻黃·荊芥·香薷·陳皮·半夏·枳實·枳殼·吳茱萸·狼毒, 宜用陳久者. 『入門』

오래 두었다가 쓰면 좋은 6가지 약[六陳良藥]

낭독·지실·귤피·반하·마황·오수유는 6진(六陳)이라고 하는데, 모두 오랫동안 두었다가 쓰는 것이 좋다. 그 밖의 약은 햇것[新]이 좋다[본초].

○ 마황·형개·향유(香薷)·진피·반하·지실·지각·오수유·낭독은 다 오래 두었던 것을 쓰는 것이 좋다[입문].

修製法

○ 夫藥者, 治病之物, 蓋流變在乎病, 主治在乎藥, 製用在乎人, 三者闕一, 不可也. 『東垣』 ○ 酒, 能行藥勢, 故藥家多須以行其勢. 『本草』 ○ 凡病, 在頭·面及手梢·皮膚者, 須用酒炒, 欲其上騰也. 病在咽下·臍上, 須用酒浸洗. 病在下者, 生用. 欲升降兼行者, 則半生半熟. 『入門』 ○ 大黃須煨, 恐寒傷胃氣也. ○ 川烏·附子須炮, 以制毒也. ○ 黃柏·知母, 下部藥也, 久弱之人, 須合用之, 酒浸·暴乾, 恐寒傷胃氣也. ○ 熟地黃酒洗, 亦然. ○ 當歸酒浸, 助發散之意也. ○ 凡藥, 用火炮·湯泡·煨炒者, 製其毒也. 醋浸·薑製·酥炙者, 行經絡也. ○ 凡藥, 入肺蜜製, 入脾薑製, 入腎用鹽, 入肝用醋, 入心用童便. 『入門』 ○ 製香附子法, 必用童便浸一宿, 焙乾用, 否則性燥. 『正傳』 ○ 兼血, 以酒煮. ○ 痰, 以薑汁. ○ 虛, 以童便浸. ○ 實, 以鹽水煮. ○ 積, 以醋浸·水煮. ○ 佐以木香, 散滯·泄肺. 佐以沈香, 無不升降. 佐以小茴香, 可行經絡. 而鹽炒則補腎間元氣. 『丹心』 ○ 當歸須用酒製, 痰, 以薑汁浸透者, 導血歸源之理也. 熟地黃, 亦然. ○ 痰病, 半夏爲主, 以生薑汁·白礬湯浸制, 殺其辛味, 且造麴入藥, 尤佳. ○ 姙婦傷寒用半夏, 多泡遍數, 不損胎氣. 『丹心』 ○ 遠志·巴戟·門冬·蓮子·烏藥之類, 不去心則令人煩燥. ○ 栢子仁·大麻子·益智·草果之類, 不去皮則令人心痞. ○ 猪苓·茯苓·厚朴·桑白皮之類, 不去皮則耗人元氣. ○ 當歸·地黃·蓯蓉, 酒洗去土則無滿悶. ○ 桃·杏仁, 去雙仁及皮尖, 則不生疔癤. ○ 蒼朮·半夏·陳皮用湯泡, 洗去其燥性. ○ 麻黃泡去沫, 庶不煩心. ○ 人參·桔梗·常山, 去苗蘆則不嘔. 『入門』 ○ 芫花利水, 無醋則不能通. ○ 菉豆解毒, 帶殼不見功. ○ 草果消膨, 連殼則反脹. ○ 黑丑, 生利水. ○ 遠志苗毒逢. ○ 蒲黃, 生破血, 熟補血. ○ 地楡止血, 連梢則不止. ○ 陳皮理氣, 連白則補胃. ○ 附子救陰, 生用走皮風. ○ 草烏療痺, 生用使人蒙. 謂昏蒙也 ○ 川芎炒去油, 生用則氣痺痛. ○ 砒宜燒用. ○ 諸石, 宜煆過醋淬, 爲細末. 『入門』 ○ 火病, 黃連爲主, 略炒以從邪. ○ 實火, 以朴硝湯. ○ 假火, 以酒. ○ 虛火, 以醋. ○ 痰火, 以薑汁浸透, 炒. ○ 氣滯火, 以吳茱萸水炒. ○ 食積泄, 以黃土水炒. ○ 血痰·癥瘕痛, 以乾漆水炒. ○ 下焦伏火, 以鹽水浸透, 焙. ○ 目疾, 以人乳浸蒸. ○ 天花粉, 以人乳汁蒸, 竹瀝晒過, 能去上焦痰熱, 又能止嗽潤肺. 『丹心』 ○ 茯苓爲末, 於水中攪, 浮者去之, 是茯苓筋, 最損人目. 『本草』 ○ 兎絲子, 淘去沙土, 酒漬三五日, 取出蒸熟, 晒乾搗之, 易碎. 『本草』 ○ 神麴·大豆黃卷·澤蘭·蕪荑·殭蠶·乾漆·蜂房, 皆微炒. 『本草』 ○ 凡湯中用麝香·犀角·鹿角·羚羊角·牛黃·蒲黃·朱砂, 須細末如粉, 臨服納湯中, 攪勻服之. 『本草』 ○ 蝱蟲·斑猫之類, 皆去頭微炒, 乃入藥. ○ 朱砂爲衣法, 凡丸藥一兩, 以朱砂一錢爲率. 『東垣』 ○ 牽牛子一斤, 碾取頭末, 只四兩用之. 『東垣』 ○ 巴豆, 凡取仁二錢, 去膜·心·油, 取巴霜一錢重, 方爲定法. 『永類』 ○ 凡用芩·蓮·梔子·知母之類, 在頭·面·手·皮膚者, 須酒炒. 在中焦, 須酒洗之. 在下, 生用. 凡藥, 生升而熟降. 『東垣』

약을 법제하는 방법[修製法]

약(藥)이란 병을 치료하는 것이다. 대체로 병은 자주 변하고, 약은 주로 치료하는 병이 있으며, 약을 법제하는 것은 사람이 한다. 때문에 이 3가지에서 한 가지라도 무시해서는 안 된다[동원].

○ 술은 약 기운[藥勢]을 잘 돌게 하므로 약을 짓는 사람들은 술기운을 이용하여 약 기운이 잘 돌게 하여야 한다[본초].

○ 대체로 병이 머리·얼굴·손가락·피부에 생겼을 때에는 약을 술에 축여 볶아[酒炒] 써야 한다. 그래야 약 기운이 위로 올라가게 된다. 병이 목구멍 아래에서 배꼽 위에까지 생겼을 때에는 약을 술에 담갔다가[酒浸] 쓰거나 씻어서[酒洗] 쓰고, 병이 아랫도리에 생겼을 때에는 날것을 쓰며, 약 기운을 오르게도 하고 내리게도 하려면 절반은 날것으로 쓰고 절반은 익혀서[半生半熟] 쓴다[입문].

○ 대황은 반드시 잿불에 묻어 구워서[煨] 써야 한다. 왜냐하면 약의 성질이 차므로 위기(胃氣)가 상할 수 있기 때문이다.

○ 천오와 부자를 반드시 싸서 구워[炮] 쓰는 것은 독을 억제하기 때문이다.

○ 황백과 지모는 하초(下焦)의 병에 쓰는 약인데 허약해진 지 오랜 사람에게 쓸 때에는 술에 담갔다가 햇볕에 말려[酒浸暴乾] 써야 한다. 왜냐하면 약의 성질이 차므로 위기(胃氣)를 상할 우려가 있기 때문이다.

○ 숙지황을 술에 씻어[酒洗] 쓰는 것도 역시 마찬가지이다.

○ 당귀를 술에 담갔다가[酒浸] 쓰는 것은 발산(發散)하는 것을 돕게 하려는 것이다.

○ 모든 약을 싸서 굽거나[火炮] 더운물에 우리거나[湯泡] 잿불에 묻어 굽거나 볶는 것[煨炒]은 독을 없애려는 것이며, 식초에 담그거나[醋浸] 생강으로 법제하거나[薑製] 연유를 발라 굽는[酥炙] 것은 약 기운을 경락(經絡)으로 가게 하려는 것이다.

○ 대체로 약 기운이 폐(肺)로 가게 하려면 꿀로 법제하고[蜜製], 비(脾)로 가게 하려면 생강으로 법제하며, 신(腎)으로 가게 하려면 소금으로 법제하고, 간(肝)으로 하게 하려면 식초로 법제하며, 심(心)으로 가게 하려면 동변으로 법제한다[입문].

○ 향부자를 법제하는 방법은 반드시 동변에 하룻밤 담가 두었다가 약한 불에 말리는 것[焙乾]이다. 이와 같이 하지 않으면 약의 성질이 조(燥)하다[정전].

○ 어혈이 겹친 데는 술에 달여[酒煮] 쓴다.

○ 담(痰)에는 생강즙으로 법제하여 쓴다.

○ 허(虛)한 데는 동변에 담갔다가[童便浸] 쓴다.

○ 실(實)한 데는 소금물에 달여서[鹽水煮] 쓴다.

○ 적(積)에는 식초에 담갔다가 물에 달여[醋浸水煮] 쓴다.

○ 목향을 좌약(佐藥)으로 쓰면 체기를 흩어지게 하고 폐기를 잘 퍼지게 하며, 침향을 좌약으로 쓰면 무엇이나 다 잘 오르내리게 한다. 소회향을 좌약으로 쓰면 약 기운이 경락으로 가고, 소금물에 축여 볶아[鹽炒] 쓰면 신(腎)의 원기를 보한다[단심].

○ 당귀는 술로 법제하여 써야 하는데, 담(痰)이 있는 데는 생강즙에 담가 즙이 푹 밴 다음에 써야 한다. 그것은 혈을 이끌어서 병의 근원이 있는 곳으로 가게 하려는 이치이다. 숙지황도 역시 마찬가지다.

○ 담병(痰病)에는 반하를 주로 쓰는데, 생강즙이나 백반을 달인 물에 담갔다가 쓰는 것은 아린 맛[辛味]을 없애려는 것이다. 반하곡을 만들어 쓰면 더 좋다.

○ 임신부의 상한(傷寒)에는 흔히 반하를 끓인 물에 여러 번 우려서 쓰는데, 그것은 태기(胎氣)를 상하지 않게 하기 위해서이다[단심].

○ 원지 · 파극 · 천문동 · 맥문동 · 연자 · 오약 같은 약들을 심(心)을 버리지 않고 쓰면 속이 번조(煩燥)해진다.

○ 백자인 · 대마자 · 익지인 · 초과 같은 약들을 껍질을 버리지 않고 쓰면 가슴이 트릿해진다[心痞].

○ 저령 · 백복령 · 후박 · 상백피 같은 약들을 겉껍질을 버리지 않고 쓰면 원기가 소모된다.

○ 당귀 · 지황 · 육종용은 술로 씻어서 흙을 없애고 써야 속이 그득하면서 답답한[滿悶] 증이 생기지 않는다.

○ 도인과 행인은 두알들이와 꺼풀과 끝을 버리고 써야 정절(疔癤)이 생기지 않는다.

○ 창출 · 반하 · 진피는 더운물에 우려 씻어서 써야 조(燥)한 성질이 없어진다.

○ 마황은 물에 달여 거품을 걷어내고 써야 답답증[煩心]이 생기는 것을 막을 수 있다.

○ 인삼·길경·상산은 싹이나 노두(蘆頭)를 버리고 써야 구역이 나지 않는다[입문].

○ 원화는 오줌을 잘 나오게 하지만 식초와 함께 쓰지 않으면 잘 나오게 하지 못한다.

○ 녹두는 해독하지만 껍질을 버리지 않고 쓰면 효과가 나지 않는다.

○ 초과는 배가 팽팽하게 불러 오른 것을 삭게 하는 약이지만, 껍질째로 쓰면 도리어 배가 더 불러 오르게 된다.

○ 흑축은 날것으로 써야 오줌을 잘 나오게 한다.

○ 원지의 싹[遠志苗]은 독이 있는 데 쓴다.

○ 포황은 날것으로 쓰면 궂은 피를 헤치고, 익혀서 쓰면 혈을 보한다.

○ 지유는 피가 나오는 것을 멎게 하는 약이지만, 잔뿌리 째로 쓰면 멎게 하지 못한다.

○ 진피는 기(氣)를 다스리는 약인데, 흰 속이 있는 채로 쓰면 위(胃)를 보한다.

○ 부자는 음증(陰證)을 치료하는 약이지만, 날것으로 쓰면 약 기운이 피풍(皮風)을 일으킨다.

○ 초오는 비증(痺證)을 치료하는 약인데, 날것으로 쓰면 정신이 아찔해진다.

○ 천궁은 볶아서 기름을 벗겨내고[炒去油] 써야 한다. 그렇지 않고 날것으로 쓰면 기가 잘 돌지 못하게 되어 저리고 아프다.

○ 비상[砒]은 태워서[燒] 써야 한다.

○ 모든 광물성 약재는 달구어[煅] 식초에 담갔다가[醋淬] 보드랍게 가루내어 써야 한다[입문].

○ 화병(火病)에는 황련을 주로 쓰는데 약간 볶아서[略炒] 써야 사기를 몰아낼 수 있다.

○ 실화(實火)가 있는 데는 박초를 달인 물에 축여 볶아 쓰고, 가화(假火)가 있는 데는 술에, 허화(虛火)가 있는 데는 식초에, 담화(痰火)가 있는 데는 생강즙에 푹 배게 담갔다가 볶아 쓴다.

○ 기가 몰려서 생긴 화[氣滯火]에는 오수유를 달인 물에 축여 볶아서 쓰고, 식적(食積)으로 설사하는 데는 누런 흙물에 축여 볶아 쓰며, 혈담(血痰)과 징가로 아픈 데는 건칠을 달인 물에 축여 볶아 쓰고, 하초에 화가 잠복된 데는 소금물에 담갔다가 약한 불에 말려 쓰며, 눈병[目疾]에는 사람의 젖[人乳]에 담갔다가 쪄서 쓴다.

○ 천화분은 젖[人乳汁]에 축여 쪄서 죽력을 묻혀 햇볕에 말려 쓴다. 그래야 상초(上焦)의 담열(痰熱)을 없애고 기침을 멎게 하며 폐를 눅여 줄 수 있다[단심].

○ 복령은 가루내어 물에 담그고 저어서 뜨는 것은 버리고 쓴다. 뜨는 것은 복령의 막[茯苓筋]인데 눈을 몹시 상하게 한다[본초].

○ 토사자는 씻어 일어서 모래와 흙을 버리고 술에 3~5일 동안 담갔다가 쪄서 햇볕에 말린 다음 찧으면 가루내기 쉽다[본초].

○ 신국·대두황권·택란·무이·백강잠·건칠·봉방(蜂房)은 다 약간 볶아[微炒] 쓴다[본초].

○ 탕약에 사향·서각·녹각·영양각·우황·포황·주사를 넣어 먹을 때에는 반드시 분처럼 보드랍게 가루내어 넣고 고루 저어서 먹어야 한다[본초].

○ 망충·반묘 같은 약들은 다 대가리를 비리고 약간 볶아서 약에 넣는다.

○ 환약에 주사를 입힐 때에는 대체로 환약 40g에 주사 4g의 비율로 쓴다[동원].

○ 견우자는 600g을 망에 갈아서 만물가루[頭末] 160g을 내어 쓴다[동원].

○ 파두는 8g을 꺼풀[膜]과 심을 버리고 기름을 빼서 파두상(巴豆霜) 4g을 만들어 쓰는 것이 규정된 방법이다[영류].

○ 황금·황련·치자·지모 같은 약들을 머리·얼굴·손·피부 등에 생긴 병에 쓸 때에는 술에 축여 볶아[酒炒] 쓰고, 중초에 생긴 병에 쓸 때에는 술로 씻어서[酒洗] 쓰며, 하초에 생긴 병에 쓸 때에는 날것으로 써야 한다. 대체로 약 기운은 날것으로 쓰면 올라가고 법제하여 쓰면 내려간다[동원].

制藥方法

○ 帝曰, 方制君臣, 何謂也. 岐伯對曰, 主病之謂君, 佐君之謂臣, 應臣之謂使. 非上中下三品之謂也. 帝曰, 三品何謂. 對曰, 所以明善惡之殊貫也. 『內經』 ○ 服餌之道, 當從此爲法, 治病之道, 則不必皆然. 以主病者爲君, 佐君者爲臣, 應臣之用者爲使. 皆所以贊成方用也. 『王注』 ○ 藥有君·臣·佐·使, 以相宣攝合和, 宜用一君·二臣·三佐·五使. 又可一君·三臣·九佐使也. 今按用藥, 猶如立人之制, 若多君少臣·多臣少佐, 則氣力不周也. 『序例』 ○ 爲君者最多, 爲臣者次之, 佐者又次之. 藥之於證, 所主同者, 爲等分. 『東垣』 ○ 假令治風, 防風爲君. 治上焦熱, 黃芩爲君. 治中焦熱, 黃連爲君. 治濕, 防己爲君. 治寒, 附子爲君之類, 是也. 『東垣』 ○ 大槪君藥用十分, 臣藥用七八分, 佐藥用五六分, 使藥用三四分. 外有加減, 數同佐使. 『入門』 ○ 藥有陰陽配合·子母兄弟·根莖花實·草石骨肉. 有單行者, 有相須者, 有相使者, 有相畏者, 有相惡者, 有相反者, 有相殺者. 凡此七情, 合和時視之, 當用相須·相使者, 勿用相惡·相反者. 若有毒宜制, 可用相畏·相殺者, 不爾勿合用也. 『序例』 ○ 凡方家所云等分者, 非分兩之分, 謂諸藥斤·兩多少皆同爾. 『序例』 ○ 凡言等分者, 分兩均等無異也. 養性·補虛緩方皆然. 若治病急方, 必分君臣·佐使也. 『入門』 ○ 丹溪曰, 予每治病, 用東垣之藥, 效仲景處方, 庶品味數少, 則藥力專精也. 『丹心』 ○ 凡純寒·純熱藥中, 須用甘草以緩其力. 寒熱相雜者, 亦用之, 以和其性. 『入門』 ○ 山梔無豉, 不吐·不宣. ○ 麻黃無葱, 汗不發. ○ 大黃, 非枳實不通. ○ 附子, 無薑不熱. ○ 竹瀝, 非薑汁何以行經. ○ 蜜導, 非皂角何以通結. ○ 利藥不嫌生, 尤便於清肌. 補湯須用熟, 最宜於養血. 『入門』

처방할 때 약을 배합하는 방법[制藥方法]

황제가 "처방할 때 군약(君藥)이다 신약(臣藥)이다 하는 것은 무엇을 말하는가?"라고 물었다. 기백은 "병을 주로 치료하는 약을 군약이라 하고, 군약을 도와주는 약을 신약이라고 하며, 신약에 복종하는 약을 사약(使藥)이라고 한다. 그러니 이것은 상·중·하 3가지 품질의 약을 말하는 것이 아니다."라고 대답하였다. 황제가 "3가지 품질[三品]이라는 것은 무엇을 말하는가?"라고 물었다. 기백은 "약의 품질이 좋고 나쁜 것이 현저히 다르기 때문에 이것을 상·중·하로 나누어 놓은 것을 말한다."고 대답하였다[내경].

○ 보약을 쓸 때에는 당연히 3가지 품질을 맞게 써야 하지만, 병을 치료할 때에는 반드시 그렇게 할 필요는 없다. 주로 병을 치료하는 약이 군약[君]이고, 군약을 돕는 것이 신약[臣]이며, 신약에 복종하는 약이 사약[使]이다. 이것들을 알맞게 배합하여야 좋은 처방이 될 수 있다[왕주].

○ 처방에는 군약[君]·신약[臣]·좌약[佐]·사약[使]이 있기 때문에 서로 퍼져 나가게도 하고 거두어들이게도 한다. 그러므로 처방을 구성할 때 군약 1, 신약 2, 좌약 3, 사약 5로 하는 것이 좋다. 또는 군약 1, 신약 3, 좌사약 9로 하는 것도 좋다. 요즘 약처방 구성을 보면 마치 옛날에 국가기구의 인원을 알맞게 배치한 것과 비슷하다. 만약 군약이 많고 신약이 적거나, 신약이 많고 좌약이 적으면 약의 효과가 충분히 나타나지 못한다[서례].

○ 군약을 제일 많이 넣고, 신약을 그보다 좀 적게 넣으며, 좌약은 또 그보다 좀 적게 넣는다. 어떤 증을 주로 치료하는 효능이 같은 약일 때에는 같은 양으로 하여 넣는다[동원].

○ 풍증(風證)을 치료하는 데는 방풍을 군약으로 하고, 상초의 열[上焦熱]을 치료하는 데는 황금을

군약으로 하며, 중초의 열[中焦熱]을 치료하는 데는 황련을 군약으로 하고, 습증(濕證)을 치료하는 데는 방기를 군약으로 하며, 한증(寒證)을 치료하는 데는 부자를 군약으로 한다[동원].

○ 대체로 군약을 10으로 한다면 신약은 7~8, 좌약은 5~6, 사약은 3~4로 한다. 그밖에 가감(加減)하는 약은 좌사약[佐使]의 용량과 같게 한다[입문].

○ 약은 음양(陰陽)에 맞게 자모(子母) 관계와 형제(兄弟) 관계로 배합하여 써야 하며, 뿌리·줄기·꽃·열매를 쓰는 것과 풀·돌·뼈·살을 쓰는 것이 있다. 또 단종(單種)으로 쓰는 것이 있고, 상수(相須)·상사(相使)·상외(相畏)·상오(相惡)·상반(相反)·상살(相殺) 관계를 이용하여 쓰는 것들이 있다. 처방할 때는 이 7정(七情) 관계를 잘 보아야 한다. 상수·상사약은 같이 쓸 수 있으나 상오·상반약은 함부로 같이 쓸 수 없다. 만일 독성이 있어서 그것을 억눌러야 할 필요가 있을 때에는 상외약과 상사약을 같이 쓸 수 있지만 그렇지 않을 때에는 배합하여 쓰지 말아야 한다[서례].

○ 처방하는 사람들이 등분(等分)이라고 하는 것은 용량의 단위를 말하는 것이 아니라 여러 가지 약의 용량을 다 같은 양으로 하는 것을 말한다[서례].

○ 등분(等分)이라고 하는 것은 용량이 똑같아서 많고 적은 것이 없는 것을 말하는 것이다. 양생[養性]할 때에 허약한 것을 보하는 데 쓰는 완방(緩方)의 약용량이 다 그렇다. 만일 병을 치료하기 위해서 급방(急方)을 쓸 때에는 반드시 군·신·좌·사약을 알맞게 써야 한다[입문].

○ 단계(丹溪)는 "나는 병을 치료할 때에 매번 동원(東垣)이 말한 약의 효능에 따라 중경(仲景)의 처방법을 쓴다. 이와 같이 하면 약의 가짓수는 적게 쓰면서도 정확한 효과를 볼 수 있다."고 하였다[단심].

○ 성질이 순전히 찬 약[純寒藥]과 성질이 순전히 더운 약[純熱藥]에는 감초를 넣어 써서 그 약 기운을 완화시켜야 한다. 그리고 성질이 찬 약과 더운 약을 섞어 쓰는 데도 역시 감초를 넣어 써서 그 약의 성질을 고르게 해야 한다[입문].

○ 산치자는 두시와 함께 쓰지 않으면 토하게 하지도 못하고 퍼져 나가게 하지도 못한다.

○ 마황은 총백과 함께 쓰지 않으면 땀이 나게 하지 못한다.

○ 대황은 지실과 함께 쓰지 않으면 통하게 하지 못한다.

○ 부자는 건강과 함께 쓰지 않으면 덥게 하지 못한다.

○ 죽력은 생강즙과 함께 쓰지 않으면 약 기운이 경락으로 가지 못한다.

○ 꿀로 만든 도약[蜜導]에 조각이 들어가지 않으면 변비를 풀리게 하지 못한다.

○ 대소변을 통하게 하는 약은 날것으로 쓰는 것이 좋다. 특히 살을 시원하게 하는 데[淸肌]는 날것을 쓰는 것이 더 좋다. 보하는 탕약은 반드시 잘 달여서 써야 한다. 그래야 혈을 보양하는 데 아주 좋다[입문].

湯散丸法

○ 藥性, 有宜丸者, 宜散者, 宜水煮者, 宜酒漬者, 宜膏煎者, 亦有一物兼宜者, 亦有不可入湯·酒者. 並隨藥性, 不得違越.『序例』○ 凡丸散有云如細麻者, 卽胡麻也. 如黍·粟亦然. 以十六黍爲一大豆也. 如大麻子者, 準三細麻也. 如胡豆者, 以二大麻子準之. 如小豆者, 今赤小豆也, 以三大麻子準之. 如大豆者, 以二小豆準之. 如梧子者, 以二大豆準之. 一方寸匕, 散蜜, 和得如梧子, 準十丸爲度. 如彈丸及雞子黃者, 以十梧子準之.『本草』○ 凡散藥有云刀圭者, 十分方寸匕之一, 準如梧桐子大也. 方寸匕者, 作匕正方一寸, 抄散, 取不落爲度也.『本草』○ 一撮者, 四刀圭也. 十撮爲一勺, 十勺爲一合. 以藥升分之者, 謂藥有虛實·輕重, 不得用斤兩, 則以升平之. 藥升方, 作上徑一寸, 下徑六分, 深八分.『本草』○ 方寸匕, 又言刀圭者, 刀頭·圭角, 些子而已.『正理』○ 仲景言剉如麻豆大, 與㕮咀同意. 夫㕮咀, 古之制也. 古者無鐵刃, 以口咬細, 令如麻豆爲粗末, 煎之使藥水淸, 飮於腹中則易升·易散也, 此所謂㕮咀也. 今人以刀器剉如麻豆大, 此㕮咀之易成也. 㕮咀之藥, 取汁易行經絡也.『東垣』○ 散者, 細末也, 不循經絡, 止去膈上病, 及藏府之積氣. 氣味厚者, 白湯調下. 氣味薄者, 煎之和滓服.『東垣』○ 去下部之疾, 其丸極大而光且圓. 治中焦者次之, 治上焦者極小. 用稠麪糊者, 取其遲化, 直至下焦也. 或酒·或醋, 取其收·其散之意也. 犯南星·半夏, 欲去濕者以生薑汁, 以制其毒也. 稀麪糊爲丸, 取其易化也. 水浸宿蒸餠者, 取易化也. 滴水丸者, 又易化也. 煉蜜丸者, 取其遲化而氣循經絡也. 蠟丸者, 取其難化而旋旋取效也.『東垣』○ 大抵湯者蕩也, 去久病用之. 散者散也, 去急病用之. 丸者緩也, 不能速去之, 取徐緩而治之之意也.『東垣』○ 丹卽丸之大者也.『入門』

탕약·가루약·환약을 만드는 방법[湯散丸法]

약들의 성질은 환약으로 써야 좋은 것, 가루약[散]으로 써야 좋은 것, 물에 달여[水煮] 써야 좋은 것, 술에 담갔다[酒漬] 써야 좋은 것, 고약으로 만들어[膏煎] 써야 좋은 것 등이 있다. 또한 한 가지의 약을 아무렇게 하여 써도 다 좋은 것도 있고 달이거나 술에 넣을 수 없는 것도 있으므로 각기 약의 성질에 맞게 지어 써야 하며, 이와 어긋나게 써서는 안 된다[서례].

○ 환약이 세마(細麻)만하다는 것은 참깨[胡麻]만하다는 것이다. 기장[黍]이나 좁쌀[粟]만하다는 것도 같은 말이다. 기장쌀[黍米] 16알은 콩[大豆] 1알만하고, 대마자(大麻子) 1알은 참깨[細麻] 3알만하며, 호두(胡豆) 1알은 대마자 2알만하다. 소두(小豆)라고 하는 것은 요즘 적소두라고 하는 것을 말하는 것인데 대마자 3알과 같다. 또한 대두 1알은 소두 2알만하고, 벽오동씨[梧子] 1알은 대두 2알만하다. 네모 한 치 되는 약숟가락으로 가루약을 하나 떠서 꿀에 반죽한 것으로 벽오동씨만한 환약 10알을 만드는 것이 기준이다. 탄자[彈丸]만하다 또는 달걀노른자[雞子黃]만하다는 것은 벽오동씨 10알만하다는 것과 같은 말이다[본초].

○ 대체로 가루약[散藥]의 용량 단위에서 1도규(刀圭)라는 것은 네모 한 치 숟가락의 10분의 1에 해당하는 양인데, 이 양을 꿀에 반죽하면 벽오동씨만해진다. 방촌시[方寸匕]라는 것은 네모가 다 1치 되는 숟가락이라는 것인데, 이것으로 가루약을 흘러 떨어지지 않게 떠낸 것이 1방촌시이다[본초].

○ 1촬(撮)은 4도규이며, 10촬은 1작(勺)이고, 10작은 1홉[合]이다. 약을 되[升]로 되는 것은 약 속이 빈 것도 있고 꽉 찬 것도 있으며 가벼운 것도 있고 무거운 것도 있기 때문에 근(斤)으로 계산하기 곤란할 때 쓴다. 약되[藥升]는 네모반듯하게 만드는데 윗부분의 내경[上徑]은 1치 되게 하고 밑바닥의 내경[下徑]은 6푼, 깊이는 8푼이 되게 만든다[본초].

○ 방촌시를 도규(刀圭)라고도 하는 것은 칼끝의 삼각이 진 곳에 약이 담기게 떠내는 것처럼 떠낸다는 말이다[정리].

○ 중경(仲景)이 마두대(麻豆大)만하게 약을 썬다고 한 것은 부저(㕮咀, 씹는다는 뜻)하는 것과 같은 것이다. 부저란 옛날에 약을 썰던 방법인데, 옛날에는 쇠칼이 없어서 약을 이빨로 마두씨[麻豆]만하게 물어뜯어서 거칠게 가루내었다. 이것을 약물이 멀겋게 달여 먹으면 뱃속에 들어가서 약 기운이 쉽게 올라가기도 하고 쉽게 발산되기도 한다. 이렇게 하는 것을 부저라고 한다. 요즘 사람들은 칼로 마두대(麻豆大)만하게 썰어서 쓰니 부저하는 것이 수월하게 되었다. 부저한 약을 달여서 물약을 만들어 쓰면 약 기운이 경락으로 잘 돌게 된다[동원].

○ 산(散)이라는 것은 보드라운 가루약[細末]인데, 이 약 기운은 경락을 따라 돌지 않고 횡격막 위

에 생긴 병이나 장부(藏府)에 생긴 적기(積氣)를 없앤다. 약의 기미(氣味)가 센 것은 끓인 물에 타서 먹고, 약의 기미가 약한 것은 달여서 찌꺼기 째로 먹어야 한다[동원].

○ 하초의 병을 치료할 때에는 환약을 크고 번들번들하고 둥글게 만들어 쓰며, 중초의 병을 치료할 때에는 그 다음으로 크게 만들어 쓰고, 상초의 병을 치료할 때에는 매우 작게 만들어 쓴다. 걸쭉한 밀가루풀[稠麪糊]에 반죽하는 것은 환약이 더디게 풀리게 하여 바로 하초로 가게 하려는 것이고, 술이나 식초에 쑨 풀에 반죽하는 것은 줄어들게 하거나 잘 퍼져 나가게 하려는 것이다. 천남성·반하를 써서 습을 없애려면 생강즙을 함께 써서 독을 없애야 한다. 묽은 밀가루풀[稀麪糊]에 반죽하여 환약을 만드는 것은 잘 풀리게 하려는 것이다. 하루 저녁 물에 불린 증병(蒸餠)에 반죽하는 것은 잘 풀리게 하려는 것이며, 물에 반죽하는 것도 또한 잘 풀리게 하려는 것이다. 졸인 꿀[煉蜜]에 반죽하여 환약을 만드는 것은 더디게 풀리게 하면서 약 기운이 경락으로 가게 하려는 것이다. 황랍에 반죽하여 환약을 만드는 것은 잘 풀리지 않게 하여 천천히 계속 효과가 나게 하려는 것이다[동원].

○ 대체로 탕(湯)이라는 것은 확 씻어 낸다[蕩]는 뜻인데, 오랜 병을 치료하는 데 쓴다. 산(散)이란 헤쳐버린다는 뜻인데, 급한 병[急病]을 치료하는 데 쓴다. 환(丸)이라는 것은 완만하다[緩]는 뜻인데, 빨리 치료하지 않고 천천히 치료한다는 뜻을 취한 것이다[동원].

○ 단(丹)이란 환(丸)이 큰 것을 말한다[입문].

七方

○ 七方者, 大方·小方·緩方·急方·奇方·偶方·複方也. 『入門』 ○ 君二·臣三·佐九, 卽大方也. 君一·臣二, 卽小方也. 補上·治上, 制以緩, 卽不厭頻而小, 乃緩方也. 補下·治下, 制以急, 卽不厭頓而多, 乃急方也. 奇方, 卽一物·三物而爲方也. 偶方, 卽二四六八十而爲偶也. 複方, 卽合二三方爲一, 如通聖散之類, 是也. 『入門』 ○ 君一·臣二, 制之小也. 君一·臣三·佐五, 制之中也. 君一·臣三·佐九, 制之大也. 『內經』 ○ 君一·臣二, 奇之制也. 君二·臣四, 偶之制也. 君二·臣三, 奇之制也. 君二·臣六, 偶之制也. 故曰, 去咽嗌, 近者奇之. 遠者偶之. 汗者不以奇, 下者不以偶, 補上治上, 制以緩, 補下治下, 制以急, 急則氣味厚, 緩則氣味薄, 適其所至, 此之謂也. 註曰, 奇謂古之單方, 偶謂古之複方也. 『內經』 ○ 君一·臣三·佐九, 制之大也. 遠而奇偶, 制大其服也. 大則數少, 少則二之. 腎·肝位遠, 服湯·散, 不厭頓而多. ○ 君一·臣二, 制之小也. 近而奇偶, 制小其服也. 小則數多, 多則九之. 心·肺位近, 服湯散, 不厭頻而少. ○ 治主以緩, 緩則治其本. 治客以急, 急則治其表. 『東垣』 ○ 治消渴, 甘露飮子爲散, 時時以舌舐之, 取膈上停留, 此制之緩也. ○ 治心煩, 朱砂安神丸, 如黍米大, 津唾下十餘丸, 此近而奇偶, 制小其服也. ○ 治臊臭, 瀉肝湯, 柴胡爲君, 佐以龍膽苦寒, 澤瀉·車前, 鹹寒平淡, 多用水煮, 頓服之, 此制之急也. ○ 治陰虛, 滋腎丸, 黃柏爲君, 知母爲臣, 桂少許爲使, 丸如雞頭大, 空心, 沸湯下百丸, 此遠而奇偶, 制大其服也. 『東垣』

7방(七方)

7방은 대방(大方)·소방(小方)·완방(緩方)·급방(急方)·기방(奇方)·우방(偶方)·복방(複方)이다[입문].

○ 군약을 2가지로 하고, 신약을 3가지로 하며, 좌약을 9가지로 하는 것이 바로 대방(大方)이다. 군약을 1가지로 하고, 신약을 2가지로 하는 것이 바로 소방(小方)이다. 상초를 보하거나 상초의 병을 치료하는 데는 완방(緩方)을 쓴다. 즉 자주 조금씩 쓰는 것이 완방이다.

○ 하초를 보하거나 하초의 병을 치료하는 데는 급방(急方)을 쓴다. 즉 한꺼번에 많이 쓰는 것이 급방이다.

○ 기방(奇方)은 1가지나 3가지 약으로 된 처방이고, 우방(偶方)은 2·4·6·8·10 등 짝이 맞는 수의 가짓수로 된 처방을 말한다. 복방(複方)이란 바로 2개나 3개의 처방을 합하여 하나의 처방을 만든 것인데, 통성산(通聖散) 같은 것이 복방이다[입문].

○ 군약이 1가지, 신약이 2가지인 것은 소방이다. 군약이 1가지, 신약이 3가지, 좌사약이 5가지로 된 것은 중방(中方)이다. 군약이 1가지, 신약이 3가지, 좌사약이 9가지로 된 것은 대방이다[내경].

○ 군약이 1가지, 신약이 2가지인 것은 기방이다. 군약이 2가지, 신약이 4가지로 된 것은 우방이다. 군약이 2가지, 신약이 3가지로 된 것은 기방이다. 군약이 2가지, 신약이 6가지로 된 것은 우방이다. 그러므로 병이 인후 가까이에 있을 때에는 기방을 쓰고, 먼 곳에 있을 때에는 우방을 쓴다. 땀을 내는 데는 기방을 쓰지 않고, 설사를 시키는 데는 우방을 쓰지 않는다. 상초를 보하거나 상초의 병을 치료하는 데는 완방을 쓰고, 하초를 보하거나 하초의 병을 치료하는 데는 급방을 쓴다. 급방은 기미가 센[厚] 약을 쓰고, 완방은 기미가 약한[薄] 약을 쓰는데, 약 기운이 알맞게 가게 한다는 것은 이것을 말하는 것이다. 주(註)에 "기방은 옛날의 단방(單方)을 말하는 것이고, 우방은 옛날의 복방(複方)을 말하는 것이다."라고 하였다[내경].

○ 군약이 1가지, 신약이 3가지, 좌사약이 9가지로 된 것은 대방[大]이다. 병이 먼 곳에 있으면 대방을 쓰되 기방이나 우방으로 하여 쓴다. 대방을 쓸 때에는 먹는 횟수를 적게 하되 2번까지 먹을 수 있다. 신(腎)과 간(肝)은 위치가 멀기 때문에 여기에 병이 생겼을 때에는 탕약이나 가루약을 단번에 많이 먹어야 한다.

○ 군약이 1가지, 신약이 2가지로 된 것은 소방[小]이다. 병이 가까운 곳에 있으면 소방을 쓰되 기방이나 우방으로 하여 쓴다. 소방을 쓸 때에는 먹는 회수를 많이 하되 9번까지 먹을 수 있다. 심(心)과 폐(肺)는 위치가 가까우므로 여기에 병이 생겼을 때에는 탕약이나 가루약을 조금씩 자주 먹어야 한다.

○ 주병을 치료하는 데는 완방을 쓰는데, 완방이란 병의 근본을 치료하는 약이다. 밖으로부터 침범한 병을 치료할 때에는 급방을 쓰는데, 급방이란 표증(表證)을 치료하는 약이다[동원].

○ 소갈(消渴)을 치료할 때에 감로음자(甘露飮子) 약재를 가루약으로 만들어 수시로 혀로 핥아서 먹게 하는 것은 약 기운이 횡격막 위[膈上]에 몆어 있게 하려는 것인데, 이것이 바로 완방으로 치료하는 것이다.

○ 가슴이 답답한 것[心煩]을 치료할 때에 주사안신환(朱砂安神丸)을 기장쌀알만하게 만들어 10여 알씩 침으로 넘기게 하는 것은 병이 가까운 곳에 있을 때 기방이나 우방을 소방으로 하여 쓰는 방법이다.

○ 노린내가 나는 것[臊臭]을 치료할 때에 사간탕(瀉肝湯) 처방에서 시호를 주약으로 하고, 맛이 쓰고 성질이 찬 용담초와 맛이 짜고 성질이 차고 평하면서 심심한[平淡] 택사와 차전자를 좌사약으로 하여 물에 달여서 단번에 먹게 하는 것은 급방이다.

○ 음허증(陰虛證)을 치료할 때에 자신환(滋腎丸) 처방에서 황백을 주약으로 하고, 지모를 신약으로 하며, 계피를 조금 넣어 좌사약으로 하여 감인만하게 환약을 만들어 공복에 끓인 물로 100알씩 먹게 하는 것은 병이 먼 곳에 있을 때 기방이나 우방을 대방으로 하여 쓰는 방법이다[동원].

十二劑

○ 藥有宣·通·補·泄·輕·重·澁·滑·燥·濕, 此十者, 藥之大體, 而本經都不言之, 後人亦所未述, 遂令調合湯藥, 有昧於此. 至如宣可去壅, 卽薑·橘之屬, 是也. 通可去滯, 卽通草·防己之屬, 是也. 補可去弱, 卽人參·羊肉之屬, 是也. 泄可去閉, 卽葶藶·大黃之屬, 是也. 輕可去實, 卽麻黃·葛根之屬, 是也. 重可去怯, 卽磁石·鐵粉之屬, 是也. 澁可去脫, 卽牡蠣·龍骨之屬, 是也. 滑可去着, 卽冬葵·楡皮之屬, 是也. 燥可去濕, 卽桑白皮·赤小豆之屬, 是也. 濕可去枯, 卽紫石英·白石英之屬, 是也. 『序例』 ○ 藥有十劑, 今詳之, 惟寒熱二種, 何獨見遺. 如寒可去熱, 卽大黃·朴硝之屬, 是也. 熱可去寒, 卽附子·官桂之屬, 是也. 今補此二種, 以盡厥旨. 『東垣』

12제(十二劑)

약에는 선제(宣劑)·통제(通劑)·보제(補劑)·설제(泄劑)·경제(輕劑)·중제(重劑)·삽제(澁劑)·활제(滑劑)·조제(燥劑)·습제(濕劑)가 있다. 이 10가지는 약을 대체적으로 분류한 것인데, 『신농본초경[本經]』에도 모두 씌어 있지 않고 그 후의 사람들도 써놓지 않았다. 그러므로 탕약을 조제하거나 배합할 때에 이것을 모르고 한다. 선제(宣劑)는 기운이 막힌 것을 열리게 하는 약인데, 생강이나 귤피 같은 것이다. 통제(通劑)는 오줌이 막힌 것을 나가게 하는 약인데, 통초·방기 같은 것이다. 보제(補劑)는 약한 데 쓰는 약인데, 인삼·양고기 같은 것이다. 설제(泄劑)는 대변이 막힌 것을 나가게 하는 약인데, 정력자·대황 같은 것이다. 경제(輕劑)는 실한 것을 없애는 약인데, 마황·갈근 같은 것이다. 중제(重劑)는 떠오르는 기운을 없애는 약인데, 자석·철분 같은 것이다. 삽제(澁劑)는 미끄러워서 빠져 나가는 증세에 쓰는 약인데, 모려·용골 같은 것이다. 활제(滑劑)는 들어붙어 있는 것을 없애는 약인데, 동규자·유백피 같은 것이다. 조제(燥劑)는 습한 것을 없애는 약인데, 상백피·적소두 같은 것이다. 습제(濕劑)는 조(燥)한 것을 낫게 하는 약인데, 자석영이나 백석영 같은 것이다[서례].

○ 약에 10제가 있다는 것은 요즘 자세하게 알려졌으나 오직 한제(寒劑)와 열제(熱劑) 이 2가지는 빠졌다. 한제는 열증을 낫게 하는 약인데 대황·박초 같은 것이며, 열제는 한증을 낫게 하는 약인데 부자·육계[官桂] 같은 것이다. 지금 이 2가지를 보충하였으니 빠진 것이 없이 다 말하였다[동원].

斤兩升斗

○ 古秤, 惟有銖兩, 而無分名. 今則以十黍爲一銖, 六銖爲一分, 四分成一兩, 十六兩爲一斤. 雖有子穀秬黍之制, 從來均之已久, 正爾依此用之. 『本草』 ○ 古之方劑, 錙銖·分兩, 與今不同. 云銖者, 六銖爲一分, 卽二錢半也. 二十四銖爲一兩也. 云三兩者, 卽今之一兩. 云二兩者, 卽今之六錢半也. 『東垣』 ○ 參同契註曰, 數乃積小以成大, 故十粉曰丸, 一丸如黍, 一黍餘曰刀圭, 六十四黍爲一圭. 十黍爲累, 十累爲銖, 兩銖四累爲錢, 十錢爲兩, 八銖爲錙. 說文六銖爲錙. 監韻八兩爲錙, 皆僞也. 三錙爲一兩, 是二十四銖也. 十六兩爲一斤, 斤有三百八十四銖. 『正理』 ○ 云水一升者, 卽今之一大盞也. 『東垣』 ○ 用水一盞, 卽今之白茶盞也, 約計半斤之數, 餘倣此. 『正傳』 ○ 丹溪心法奪命丹, 銅綠一字. 古今醫鑑化生丸, 卽此方, 其銅綠二分半. 乃知一字爲二分半也. 四分爲銖, 三銖卽一錢二分半也. 六銖二錢半也. 十二銖爲五錢, 二十四銖爲一兩. ○ 凡云一字者，卽二分半也．銅錢一箇，皆有四字，四分之，則一字卽二分半也．『入門』○ 沈存中，得漢之權量，其量六斗六升，當今之一斗七升九合也．其重一兩，當今之六銖也．愚今於紹興斗中，二升七合，折古之一斗也．大略是四分之一耳，凡言一升，若用二合半，則庶幾焉．『活人』

근 · 냥 · 되 · 말[斤兩升斗]

옛날의 저울에는 오직 수(銖)와 냥(兩)만이 있었고 푼(分)은 없었다. 그런데 현재는 기장쌀[黍] 10알의 무게를 1수로, 6수를 1푼으로, 4푼을 1냥으로, 16냥을 1근으로 한다. 알곡[子穀]이나 수수[秬黍]를 기준으로 하는 제도도 있었으나 그것은 이미 없어진 지 오래다. 현재는 바로 앞에서 말한 것을 기준으로 하여 쓰고 있다[본초].

○ 옛날 방제(方劑)의 치(錙) · 수(銖) · 푼(分) · 냥(兩)은 현재 것과 같지 않다. 수라는 것은 6수가 1분이 되는 수인데 즉 2돈 5푼이다. 24수가 1냥이다. 이것 3냥이 오늘의 1냥이며 2냥은 오늘의 6돈 5푼이다[동원].

○『참동계(參同契)』주해에는 "수(數)란 작은 것이지만 모으면 큰 것이 된다. 그러므로 이것 10개의 분(粉)을 1환(丸)이라고 한다. 1환이란 기장쌀[黍]알만한 것을 말하고, 기장쌀 1알 남짓한 것을 도규(刀圭)라고 한다. 기장쌀 64알이 1규(圭)이며, 기장쌀 10알이 1루(累)이다. 10루가 수(銖)가 되고, 2수 4루가 1돈이 되며, 10돈이 1냥이 되고, 8수가 1치가 된다."고 하였다.『설문(說文)』에 "6수가 1치가 된다."고 씌어 있는 것이나『감운(監韻)』에 "8냥이 1치가 된다."고 씌어 있는 것은 잘못된 것이다. 3치가 1냥이며 24수이다. 16냥은 1근인데, 1근은 384수이다[정리].

○ 물 1되[升]라는 것은 오늘의 큰 잔으로 하나를 말한다[동원].

○ 물 1잔(盞)이란 오늘의 흰 찻잔으로 하나를 말하는데, 대략 반 근으로 계산한다. 그 나머지 단위도 이것을 기준으로 하였다[정전].

○『단계심법(丹溪心法)』에 있는 탈명단(奪命丹)에는 동록이 1자로 되어 있다.『고금의감(古今醫鑑)』에 있는 화생환(化生丸)이 바로 탈명단인데 여기에는 동록이 2푼 5리로 되어 있다. 이것을 보아 1자가 2푼 5리라는 것을 알 수 있다. 4푼이 1수이므로 3수가 1돈 2푼 5리가 되며, 6수는 2돈 5푼, 12수는 5돈, 24수는 1냥이 된다.

○ 1자(字)란 바로 2푼 5리를 말한다. 동전에 4개의 글자가 있는데 이것의 4분의 1이 1자 즉 2푼 5리이다[입문].

○ 심존중(沈存中)이 한(漢)나라의 저울과 되를 얻었는데 그 되로 6말 6되가 오늘의 1말 7되 9홉이고 그때 저울의 1냥이 오늘의 6수이다. 나는 요즘 소흥(紹興) 시대에 쓰던 말로 2되 7홉이 옛날의 1말과 맞먹는다고 본다. 즉 4분의 1이 된다고 본다. 보통 1되를 2홉 5작으로 보면 비슷하다[활인].

煮藥法

○ 病人服藥，必擇人煎熬 · 制度，令親信 · 恭誠 · 至意者爲之．煎藥銚器，除油垢腥膩，必用新淨．甛水爲上，量水多少斟酌，以慢火煎熬分數．用紗濾去渣，取淸汁服之，無不效．『東垣』○ 凡煎煮藥法，須用銀 · 石器，微火熟煮，不可太猛．表汗下之藥，每服煎至八分，對病藥煎至七分，滋補藥煎至六分，不可極乾，亦不可猛火驟乾，恐傷藥力．去滓服後，留滓再煎．『得效』○ 補湯，須用熟．利藥，不嫌生．補藥，用水二盞煎至

八分 · 或三盞煎至一盞. 利藥, 一盞半煎至一盞 · 或一盞煎至八分. 『入門』 ◯ 補藥欲熟, 多水而小取汁. 瀉藥欲生, 少水而多取汁. 『東垣』 ◯ 若治至高之病, 加酒煎. 去濕以生薑. 補元氣以大棗. 發散風寒以葱白. 去膈上病以蜜. 『東垣』 ◯ 古方用藥一劑, 而用水少者. 今當只以藥五錢, 水一盞半爲率, 作一服也. 『活人』 ◯ 主病藥, 宜先煎, 如發汗, 則先煎麻黃一 · 二沸, 然後入餘藥, 同煎服. 止汗, 先煎桂枝. 和解, 先煎柴胡. 傷風, 先煎防風. 傷暑, 先煎香薷. 傷濕, 先煎蒼朮. 餘倣此. 『入門』

약을 달이는 방법[煮藥法]

환자에게 먹일 약은 사람을 택해서 달이게 하되, 도덕을 지킬 줄 알고 친하여 믿을 수 있으며 성의껏 꾸준하게 약을 달일 수 있는 사람이어야 한다. 약탕관은 기름기 · 때 · 비리거나 누린내가 나는 것이 묻은 것은 쓰지 말고 반드시 새것이나 깨끗한 것을 써야 한다. 물은 단물[甛水]이 제일이고 물의 양은 짐작하여 두며, 약한 불에 일정한 양이 되게 달여서 비단으로 걸러 찌꺼기를 버리고 맑은 물만 먹으면 효과가 나지 않는 일이 없다[동원].

○ 약을 달이는 방법[煎煮藥法]은 다음과 같다. 은그릇이나 돌그릇을 쓰고 약한 불에 오랫동안 달여야 한다. 불을 너무 세게 하여서는 안 된다. 땀이 나게 하는 약이나 설사시키는 약은 매번 10분의 8 정도 되게 달여서 먹고, 다른 병을 치료하는 약은 7분 정도 되게 달여서 먹는다. 보약은 6분 정도 되게 달여서 먹는데, 지나치게 졸여도 안 되고 센 불로 갑자기 달여도 안 된다. 그것은 약 기운이 약해질 수 있기 때문이다. 그리고 약은 짜서 먹고 찌꺼기는 두었다가 다시 달여 먹는다[득효].

○ 보약(補藥)은 반드시 푹 달이고, 대소변을 잘 나오게 하는 약은 약간 달인다. 보약은 물 2잔에 넣고 8분 정도 되게 달이거나 물 3잔에 넣고 1잔 정도 되게 달인다. 대소변을 잘 나오게 하는 약은 물 1잔반에 넣고 1잔이 되게 달이거나 1잔에 넣고 8분 정도 되게 달여서 먹는다[입문].

○ 보약은 푹 달여야 한다는 것은 물을 많이 두고 약물이 조금 되게 졸인다는 것이다. 설사시키는 약은 슬쩍 달여야 한다는 것은 물을 적게 두고도 약물이 많게 달인다는 것이다[동원].

○ 병이 머리 같은 데 있을 때에는 술에 넣고 달이고, 습증을 치료할 때에는 생강을 넣고 달이며, 원기(元氣)를 보하려고 할 때에는 대추를 넣고 달이고, 풍한을 발산시키려고 할 때에는 총백을 넣고 달이며, 횡격막 위[膈上]에 생긴 병을 치료할 때에는 꿀을 넣고 달인다[동원].

○ 옛날 처방에 약 1제(劑)에는 물을 적게 둔다고 하였다. 이것은 요즘 양으로 보면 약재 20g에 물 1잔 반의 비율로 두어 한 번에 먹는 것으로 만드는 것이다[활인].

○ 약재 가운데서 병을 주로 치료하는 약을 먼저 달여야 한다. 즉 땀을 내야 할 때에는 마황을 먼저 1~2번 끓어오르게 달인 다음 다른 약을 넣고 함께 달여서 먹고, 땀을 멈추어야 할 때에는 계지를 먼저 달이며, 화해(和解)시켜야 할 때에는 시호를 먼저 달이고, 풍에 상한 데는 방풍을 먼저 달이며, 더위에 상한 데는 향유(香薷)를 먼저 달이고, 습에 상한 데는 창출을 먼저 달인다. 나머지 약들도 다 이와 같다[입문].

服藥法

◯ 黃帝曰, 有毒無毒, 服有約乎. 岐伯曰, 病有久新, 方有大小, 有毒無毒, 固有常制矣. 大毒治病, 十去其六. 常毒治病, 十去其七. 小毒治病, 十去其八. 無毒治病, 十去其九. 穀肉 · 果菜, 食養盡之. 無使過之, 傷其正也. 『內經』 ◯ 若用, 毒藥療病, 先起如黍粟, 病去卽止, 不去倍之, 不去十之, 取去爲度. 『本草』 ○ 病在胸膈以上者, 先食, 後服藥. 病在心腹以下者, 先服藥, 而後食. 病在四肢·血脈者, 宜空腹而在旦. 病在骨髓者, 宜飽滿而在夜. 『本草』 ○ 病在上爲天, 煎藥宜武, 宜淸服, 宜緩飮. ○ 病在下爲地, 煎藥宜文, 宜濃服, 宜急飮. 『易老』 ○ 在上, 不厭頻而少, 在下, 不厭頓而多. 少服則滋榮於上, 多服則峻補於下. 『東垣』 ○ 大凡服藥, 寒藥熱飮, 熱藥寒飮, 中和之劑溫而服之. 『種杏』 ○ 服湯, 令溫熱易下, 冷則嘔湧. 『本草』 ○ 若嘔吐, 難納藥者, 必徐徐一匙而下, 不可太急也. 『入門』 ○ 補腎之藥, 必須五更初·未言語前服之, 蓋人五更初, 腎氣開, 纔一言語·咳唾, 腎氣卽合, 當腎開時, 靜黙進藥, 功效殊勝. 『直指』

약을 먹는 방법[服藥法]

황제가 "독이 있는 약[有毒]과 독이 없는 약[無毒]을 먹는 방법은 어떤가?"라고 물었다. 기백은 "병에는 오래된 것과 갓 생긴 것이 있고, 처방에는 대방과 소방이 있으며, 독이 있는 약과 독이 없는 약이 있으므로 먹는 데도 일정한 방법이 있다. 독이 센 약[大毒]으로 병을 치료할 때에는 병의 10분의 6을 약으로 치료해야 한다. 보통 정도 독이 있는 약[常毒]으로 치료할 때에는 10분의 7을 약으로 치료해야 한다. 약간 독이 있는 약[小毒]으로 치료할 때에는 병의 10분의 8을 약으로 치료해야 한다. 독이 없는 약[無毒]으로 병을 치료할 때에는 병의 10분의 9를 약으로 치료해야 한다. 그 다음에는 곡식과 고기·과실·채소로 영양을 보충하여 병을 다 낫게 해야 한다. 그리고 약을 위에서 말한 것보다 지나치게 써서 정기(正氣)를 상하게 하지 말아야 한다."고 하였다[내경].

○ 만일 독이 있는 약을 써서 병을 치료할 때에는 처음에 기장쌀[黍]이나 좁쌀알[粟]만한 것부터 쓰는데, 병이 나으면 그만두고, 낫지 않으면 양을 2배로 쓴다. 그래도 낫지 않으면 처음 양의 10배 정도 쓰되 나을 때까지 쓴다[본초].

○ 병이 횡격막 위[胸膈以上]에 있을 때에는 식후에 약을 먹고, 병이 명치 밑[心腹以下]에 있을 때에는 약을 먹은 다음 음식을 먹는다. 병이 팔다리나 혈맥에 있을 때에는 아침 공복에 약을 먹는 것이 좋고, 병이 골수에 있을 때에는 밥을 배불리 먹은 다음 밤에 약을 먹는 것이 좋다[본초].

○ 상초에 있는 병은 하늘과 통하므로 이때에 쓰는 약은 센 불에 연하게 달여서 천천히 먹는 것이 좋다.

○ 하초에 있는 병은 땅과 통하므로 이때에 쓰는 약은 약한 불에 진하게 달여서 빨리 먹는 것이 좋다[역로].

○ 상초에 병이 있을 때에는 약을 자주 조금씩 먹는 것이 좋고, 하초에 병이 있을 때에는 단번에 많이 먹는 것이 좋다. 조금씩 먹으면 약 기운이 상초에 퍼지고, 많이 먹으면 하초를 세게 보한다[동원].

○ 대체로 약을 먹을 때에는 성질이 찬 약은 뜨겁게 하여 먹고, 열한 약은 차게 하여 먹으며, 중화하는 약은 따뜻하게 하여 먹는다[종행].

○ 탕약은 따뜻하게 하거나 뜨겁게 하여 먹어야 쉽게 내려간다. 차게 하여 먹으면 구역이 나면서 올라온다[본초].

○ 토하기 때문에 약을 먹기가 곤란할 때에는 반드시 한 숟가락씩 천천히 먹어야 하며 너무 급하게 먹어서는 안 된다[입문].

○ 신(腎)을 보하는 약은 반드시 새벽 4시경 말하기 전에 먹어야 한다. 대체로 신기(腎氣)는 새벽 4시경에 처음으로 발동하였다가 말을 하거나 기침하거나 침을 뱉으면 곧 막힌다. 그러므로 반드시 약은 신기가 동할 때에 조용히 먹어야만 약효가 좋은 것이다[직지].

五味藥性

◯ 尋萬物之性，皆有離合．虎嘯風生，龍吟雲起，磁石引鍼，琥珀拾芥，漆得蟹而散，麻得漆而湧，桂得葱而軟，樹得桂而枯，戎鹽累卵，獺膽分盃．其氣象有相關·感，多如此類，其理不可得而思之．『序例』◯ 毛羽之類，皆生於陽而屬於陰．鱗介之類，皆生於陰而屬於陽．所以空青法木，故色青而主肝．丹砂法火，故色赤而主心．雲母法金，故色白而主肺．雄黃法土，故色黃而主脾．磁石法水，故色黑而主腎．『序例』◯ 黃帝曰，五味陰陽之用，如何．岐伯對曰，辛·甘發散爲陽，酸·苦涌泄爲陰，鹹味涌泄爲陰，淡味滲泄爲陽．六者，或收·或散·或緩·或急·或燥·或潤·或耎·或堅，以所利而行之，調其氣，使之平也．『內經』◯ 辛散·酸收·甘緩·苦堅·鹹耎．毒藥攻邪，五穀爲養，五果爲助．五畜爲益，五菜爲充．氣味合而服之，以補精益氣，此五者有辛·酸·甘·苦·鹹，各有所利，或散·或收·或緩·或急·或堅·或耎 與軟同，四時·五藏病，隨五味所宜也．『內經』◯ 陰之所生 陰爲五藏，本在五味，陰之五官，傷在五味．五味者，雖口嗜而慾食之，必自裁制，勿使過焉，過則傷其正也．『內經』◯ 夫五味入胃，各歸其所喜攻，酸先入肝，苦先入心，甘先入脾，辛先入肺，鹹先入腎，久而增氣，物化之常，氣增而久，夭之由也．『內經』◯ 氣增不已，益歲年則藏氣偏勝，氣有偏勝，則有偏絶，藏有偏絶，則有暴夭者．故曰氣增而久，夭之由也．絶粒服餌，則不暴亡，斯何由哉．無五穀味資助故也，復令食穀，其亦夭焉．『內經註』◯ 辛能散結·潤燥，苦能燥濕·軟堅．酸能收緩·收散，甘能緩急，鹹能軟堅，淡能利竅．『東垣』◯ 五味之用，酸束而收斂，鹹止而軟堅，甘上行而發，苦直下而泄，辛橫行而散．『東垣』◯ 藥本五味，入五臟，而爲補瀉．辛散，謂散其表裏怫鬱之氣也．酸收，謂收其耗散之氣也．淡滲，謂滲其內濕，利小便也．鹹軟，謂軟其大便燥結之火熱也．苦泄，謂瀉其上升之火也．甘緩，謂緩其大熱·大寒也．『入門』◯ 味過於酸，肝氣以津，脾氣乃絶．味過於鹹，大骨氣勞，短肌，心氣抑．味過於甘，心氣喘滿，色黑，腎氣不衡．味過於苦，脾氣不濡，胃氣乃厚．味過於辛．筋脈沮弛，精神乃殃．是故謹和五味，骨正筋柔，氣血以流，腠理以密，如是則長有天命．『內經』◯ 五味不欲偏多，故酸多則傷脾，苦多則傷肺，辛多則傷肝，鹹多則傷心，甘多則傷腎．此五味剋五臟，乃五行自然之理也．『內經』◯ 五辣者，蒜辣心·薑辣頰·葱辣鼻·芥辣眼·蓼辣舌也．『綱目』

5가지 맛의 약성[五味藥性]

만물의 성질을 보면 모두 서로 반대되는 것과 맞는 것[離合]이 있다. 범이 고함치면 바람이 불고, 용이 울면 구름이 생기며, 자석은 바늘을 끌어당기고, 호박은 먼지를 거두어들이며, 옻[漆]은 게[蟹]를 만나면 흩어지고, 참기름은 옻을 만나면 끓어오르며, 계피나무는 파를 만나면 연해지고, 나무는 계피나무를 만나면 마르고, 융염(戎鹽)은 알[卵]을 쌓아올리게 하고, 수달의 담[獺膽]은 잔[盃]을 갈라지게 한다. 그 기운이 서로 연관성과 감수성을 가지고 있기 때문에 이렇게 되는 일이 많은데 그 이치는 알 수 없다[서례].

○ 털이나 날개를 가진 동물은 다 양에서 생기지만 음에 속한다. 비늘이 있는 물고기나 조개 같

은 것은 음에서 생기지만 양에 속한다. 이 이치와 같이 공청(空靑)은 나무를 본떠서 색이 푸르다[靑]. 그러므로 그 기운은 주로 간(肝)으로 간다. 주사[丹砂]는 불을 본떠서 색이 붉다[赤]. 그러므로 그 기운은 주로 심(心)으로 간다. 운모는 금을 본떠서 색이 희다[白]. 그러므로 그 기운은 주로 폐(肺)로 간다. 웅황은 흙을 본떠서 색이 누렇다[黃]. 그러므로 그 기운은 주로 비(脾)로 간다. 자석은 물을 본떠서 색이 거멓다[黑]. 그러므로 그 기운은 주로 신(腎)으로 간다[서례].

○ 황제가 "5가지 맛이 음과 양으로 작용한다는 것은 어떻게 한다는 것인가?"라고 물었다. 기백은 "매운맛[辛]과 단맛[甘]은 발산(發散)시키므로 양에 속하고, 신맛[酸]과 쓴맛[苦]은 토하게 하고 설사시키므로[涌泄] 음에 속하며, 짠맛[鹹]도 토하게 하고 설사시키므로 역시 음에 속한다. 심심한 맛[淡味]은 스며나가게 하므로 양에 속한다. 이 6가지가 수렴하게도[收] 하고, 흩어지게도[散] 하며, 늦춰지게도[緩] 하고, 땅겨지게도[急] 하며, 마르게도[燥] 하고, 적셔 주기도[潤] 하며, 연해지게도[耎] 하고, 굳어지게도[堅] 한다. 그러므로 필요한 것을 써서 기운을 조화시켜 평형이 되게 하여야 한다."고 하였다[내경].

○ 매운맛은 흩어지게 하고[辛散], 신맛은 수렴하게 하며[酸收], 단맛은 늦춰지게 하고[甘緩], 쓴맛은 굳어지게 하며[苦堅], 짠맛은 연해지게 한다[鹹耎]. 독이 있는 약은 병사[邪]를 치고, 5가지 곡식은 보양하며, 5가지 과실은 도와주고, 5가지 가축의 고기는 보해 주며, 5가지 채소는 보충해 준다. 그러므로 기미를 잘 배합하여 쓰면 정력을 보하고 기운을 도와주게 된다. 이 5가지는 매운맛·신맛·단맛·쓴맛·짠맛을 가지고 있고 각기 이롭게 하는 곳이 있다. 그리고 흩어지게도 하고 수렴하게도 하며 늦추어지게도 하고 땅겨지게도 하며 단단해지게도 하고 연해지게도 한다. 그러므로 4철과 오장의 병에 맞게 5가지 맛을 골라 써야 한다[내경].

○ 음(陰, 오장을 말한다)은 5가지 맛에서 생기를 받지만, 음인 오관(五官)은 이 5가지 맛에 상할 수 있다. 5가지 맛이 비록 입에 맞는다고 하여도 먹을 때에는 반드시 지나치게 먹지 말고 스스로 조절하여 먹어야 한다. 지나치게 먹으면 원기[正]가 상한다[내경].

○ 대체로 5가지 맛은 위(胃)에 들어갔다가는 각기 제가 좋아하는 곳으로 간다. 즉 신맛은 먼저 간으로 가고, 쓴맛은 먼저 심으로 가며, 단맛은 먼저 비로 가고, 매운맛은 먼저 폐로 가며, 짠맛은 먼저 신으로 간다. 기운이 오랫동안 몰려 있으면 일정한 변화를 일으키는데[物化] 이것은 법칙이다. 그러므로 한 가지 맛만 오랫동안 먹는 것은 수명을 줄이는 원인이 된다[내경].

○ 한 가지 기가 불어나는 것이 그치지 아니하며 해를 거듭하면 어느 한 장기의 기운이 치우치게 우세해진다. 한 장기의 기운이 치우쳐 우세해진 것이 있으면 다른 곳에는 치우치게 끊어진 것이 있고, 장에 치우치게 끊어진 것이 있으면 갑자기 일찍 죽을 수 있다. 그러므로 "기가 불어나는 것이 오래되면 일찍 죽는 것이 그로부터 비롯된다."고 했던 것이다. 곡식을 끊고 약물을 복용하면 갑작스레 죽지는 않으니 이는 어찌된 이유인가? 그것은 5곡(五穀)의 맛으로 치우치게 돕지 않았기 때문이다. 다시 곡식을 먹이면 그 역시 일찍 죽는다[내경주].

○ 매운맛은 맺힌 것을 헤쳐 주고[散結], 마른 것을 적셔 준다[潤燥]. 쓴맛은 습한 것을 마르게 하고[燥濕], 굳은 것을 연해지게 한다[軟堅]. 신맛은 늘어진 것을 조여들게 하고[收緩], 흩어진 것을 거두어들인다[收散]. 단맛은 팽팽한 것을 늦추어 주고[緩急], 짠맛은 굳은 것을 연해지게 하며[軟堅], 심심한 맛은 구멍을 잘 통하게 한다[동원].

○ 5가지 맛의 작용은 다음과 같다. 신맛은 조여들게 하고 수렴하게 하며, 짠맛은 움직이지 못하게 하면서 굳은 것을 연해지게 하며, 단맛은 떠오르게 하여 발산시키고, 쓴맛은 내려가게 하여 설사시키고, 매운맛은 가로 가게[橫行] 하여 발산시킨다[동원].

○ 약의 5가지 맛이 오장에 들어가면 보(補)하기도 하고 사(瀉)하기도 하는데, 매운맛이 발산시킨다는 것은 겉이나 속에 몰려 있는 기운을 흩어지게 한다는 것이다. 신맛이 거두어들이게 한다는 것은 소모되고 흩어진 기운을 거두어들인다는 것이다. 심심한 맛이 스며나가게 한다는 것은 속에 있

는 습기를 스며나가게 하여 오줌이 잘 나가게 한다는 것이다. 짠맛이 연해지게 한다는 것은 화열(火熱)로 대변이 뭉쳐 굳어진 것을 묽어지게 한다는 것이다. 쓴맛이 설사가 나게 한다는 것은 떠오르는 화를 사한다는 것이고, 단맛이 완화시킨다는 것은 몹시 열하거나 몹시 찬 것을 완화시킨다는 것이다[입문].

○ 신맛이 지나치면 간기(肝氣)가 넘쳐나고 비기(脾氣)가 끊어진다. 짠맛이 지나치면 굵은 뼈의 기운[大骨氣]이 약해지고 힘살이 땅기며 심기(心氣)가 억눌린다. 단맛이 지나치면 심기로 숨이 차지고[喘] 가슴이 그득해지며[滿] 몸이 거멓게 되고 신기(腎氣)가 고르지 못하게 된다. 쓴맛이 지나치면 비기가 습윤하지 못하고 위기(胃氣)가 세진다. 매운맛이 지나치면 힘줄과 혈맥이 상하거나 늘어지고 정신이 잘못된다. 그러므로 5가지 맛을 고르게 하면 뼈가 튼튼해지고 힘줄이 부드러워지며 기혈이 잘 돌고 주리(腠理)가 치밀해진다. 이렇게 되면 오래 살 수 있다[내경].

○ 5가지 맛에서 어느 것이나 할 것 없이 치우치게 많이 먹지 말아야 한다. 신 것을 많이 먹으면 비가 상하고, 쓴 것을 많이 먹으면 폐가 상하며, 매운 것을 많이 먹으면 간이 상하고, 짠 것을 많이 먹으면 심이 상하며, 단 것을 많이 먹으면 신이 상한다. 이것은 5가지 맛이 오장을 억제하는 것이며, 5행의 자연스러운 이치이다[내경].

○ 5가지 매운 것에서 마늘[蒜]의 기운은 가슴[心]으로 가고, 생강의 기운은 볼[頰]로 가며, 파의 기운은 코로 가고, 겨자[芥子]의 기운은 눈으로 가며, 여뀌[蓼]의 기운은 혀로 간다[강목].

氣味升降

○ 陽爲氣, 陰爲味. 陰味, 出下竅, 陽氣, 出上竅. 『內經』 ○ 味厚者爲陰, 薄爲陰之陽. 氣厚者爲陽, 薄爲陽之陰. 味厚則泄, 薄則通, 氣薄則發泄, 厚則發熱. 『內經』 ○ 清陽, 出上竅, 濁陰, 出下竅. 清陽, 發腠理, 濁陰, 走五藏. 清陽, 實四肢, 濁陰, 歸六腑. 『內經』 ○ 味有質, 故下流於便瀉之竅. 氣無形, 故上出於呼吸之門. 陽爲氣, 氣厚者, 爲純陽. 陰爲味, 味厚者, 爲純陰. 故味薄者, 爲陰中之陽. 氣薄者, 爲陽中之陰. 陰氣潤下, 故味厚則泄利. 陽氣炎上, 故氣厚則發熱. 味薄爲陰少, 故通泄. 氣薄爲陽少, 故汗出. 發泄, 謂汗出也. 『內經註』 ○ 天有陰陽, 溫 · 凉 · 寒 · 熱, 是也. 溫 · 熱者, 天之陽, 凉 · 寒者, 天之陰也. ○ 地有陰陽, 辛 · 甘 · 淡 · 酸 · 苦 · 鹹, 是也. 辛 · 甘 · 淡者, 地之陽, 酸 · 苦 · 鹹者, 地之陰也. ○ 輕清成象, 味薄, 細茶之類, 本乎天者, 親上也. ○ 重濁成形, 味厚, 大黃之類, 本乎地者, 親下也. ○ 味之薄者, 爲陰中之陽, 味薄則通, 酸 · 苦 · 鹹 · 平, 是也. ○ 味之厚者, 爲陰中之陰, 味厚則泄, 酸 · 苦 · 鹹 · 寒, 是也. ○ 氣之厚者, 爲陽中之陽, 氣厚則發熱, 辛 · 甘 · 溫 · 熱, 是也. ○ 氣之薄者, 爲陽中之陰, 氣薄則發泄, 辛 · 甘 · 淡, 平 · 凉 · 寒, 是也. 『東垣』 ○ 淡爲五味之本, 故本草不言淡, 然其臟腑則同也. 『入門』 ○ 苦藥, 平升, 微寒平, 亦升. 甘辛藥, 平降. 『東垣』 ○ 清陽, 發腠理, 清之清也, 清中清者, 清肺, 以助天眞. ○ 清陽, 實四肢, 清之濁也, 清中濁者, 榮華腠理. ○ 濁陰, 走五藏, 濁之清也, 濁中清者, 榮養于神. ○ 濁陰, 歸六腑, 濁中濁者, 堅强骨髓. 『東垣』

약의 기미와 승강[氣味升降]

기(氣, 냄새)는 양에 속하고, 미(味, 맛)는 음에 속한다. 음인 맛은 하규(下竅)로 나가고, 양인 냄새는 상규(上竅)로 나간다[내경].

○ 맛이 센 것[味厚者]은 음에 속하고, 맛이 약한 것[味薄者]은 음 가운데 양에 속한다. 냄새가 센 것[氣厚者]은 양에 속하고, 약한 것은 양 가운데 음에 속한다. 맛이 센 것은 설사가 나게 하고, 약한 것은 잘 통하게 한다. 냄새가 약한 것은 발산시켜 나가게 하고, 센 것은 열이 나게 한다[내경].

○ 맑은 양기는 상규(上竅)로 나가고, 탁한 음기는 하규(下竅)로 나간다. 맑은 양기는 주리로 발산되고, 탁한 음기는 오장으로 간다. 맑은 양기는 팔다리를 실하게 하고, 탁한 음기는 육부로 간다[내경].

○ 맛[味]은 형체[質]가 있기 때문에 요도(尿道)와 항문으로 나가고, 냄새[氣]는 형체[形]가 없기 때문에 호흡기를 통해서 나간다. 냄새는 양에 속하므로 센 냄새는 순양(純陽)이 되고, 맛은 음에 속하므로 센 맛은 순음(純陰)이 된다. 그러므로 맛이 약한 것은 음 가운데 양이 되고, 냄새가 약한 것은 양 가운데 음이 된다. 음기는 아래를 눅여 주기 때문에 맛이 센 것은 설사가 나게 한다. 양기는 위로 떠오르기 때문에 냄새가 센 것은 열이 나게 한다. 맛이 약한 것은 음이 적은 것이기 때문에 잘 통하게 하고, 냄새가 약한 것은 양이 적은 것이기 때문에 땀이 나게 한다. 발산시켜서 배설시킨다는 것은 땀이 나게 한다는 말이다[내경주].

○ 하늘[天]에는 음과 양이 있는데, 따뜻한 것[溫]·서늘한 것[凉]·찬 것[寒]·열한 것[熱]이 바로 그것이다. 따뜻한 것과 열한 것은 하늘의 양이고, 서늘한 것과 찬 것은 하늘의 음이다.

○ 땅[地]에도 음과 양이 있는데, 매운 것·단 것·심심한 것[淡]·신 것·쓴 것·짠 것이 바로 그것이다. 매운 것·단 것·심심한 것은 땅의 양이고, 신 것·쓴 것·짠 것은 땅의 음이다.

○ 생김새가 가볍고 맑으며 맛이 약한 것은 작설차[細茶] 같은 것인데, 이것은 하늘 기운을 본떴기 때문에 위로 잘 간다.

○ 생김새가 무겁고 탁하며 맛이 센 것은 대황 같은 것인데, 땅 기운을 본떴기 때문에 아래로 잘 간다.

○ 맛이 약한 것은 음 가운데 양이 된다. 그러므로 맛이 약한 것은 잘 통하게 하는데, 신 것·쓴 것·짠 것·평한 것이 바로 그런 것들이다.

○ 맛이 센 것은 음 가운데 음이 된다. 그러므로 맛이 센 것은 설사가 나게 하는데, 신 것·쓴 것·짠 것·찬 것이 바로 그런 것들이다.

○ 냄새가 센 것은 양 가운데 양이 된다. 그러므로 냄새가 센 것은 열이 나게 하는데, 매운 것·단 것·따뜻한 것·열한 것이 바로 그런 것들이다.

○ 냄새가 약한 것은 양 가운데 음이 된다. 그러므로 냄새가 약한 것은 발산시켜서 내보내는데, 단 것·심심한 것·평한 것·찬 것·서늘한 것이 바로 그런 것들이다[동원].

○ 심심한 것[淡]은 5가지 맛의 근본이기 때문에 □본초□에서 심심한 것을 말하지 않았으나 그것이 속한 장부(藏府)는 단 것과 같다[입문].

○ 맛이 쓰면서 성질이 평(平)한 약의 기운은 올라가는데, 성질이 약간 차면서 평한 약의 기운도 역시 올라간다. 맛이 달거나 매우면서 성질이 평한 약의 기운은 내려간다[동원].

○ 맑은 양기가 주리(腠理)로 퍼져 나가는 것은 이것이 맑은 것 중에서도 맑은 것[淸中淸]이기 때문이다. 맑은 것 중에서도 맑은 것은 폐를 깨끗해지게 하여 타고난 진기[天眞]를 도와준다.

○ 맑은 양기가 팔다리를 실하게 하는 것은 이것이 맑은 것 중에서 탁한 것[淸中濁]이기 때문이다. 맑은 것 중에서 탁한 것은 주리를 좋아지게 한다.

○ 탁한 음기가 오장으로 가는 것은 이것이 탁한 것 중에서 맑은 것이기 때문이다. 탁한 것 중에서 맑은 것은 정신을 좋아지게 한다.

○ 탁한 음기가 육부로 가는 것은 이것이 탁한 것 중에서 탁한 것이기 때문이다. 이것은 골수를 튼튼해지게 한다[동원].

風升生

○ 味之薄者, 陰中之陽也, 味薄則通. ○ 防風・升麻・羌活・柴胡・葛根・威靈仙・細辛・獨活・白芷・桔梗・鼠粘子・藁本・川芎・蔓荊子・秦艽・天麻・麻黃・荊芥・薄荷・前胡. 『東垣』

풍증약은 떠오르고 생겨나게 한다[風升生]

맛이 약한 것은 음 가운데 양[陰中之陽]에 속한다. 그러므로 맛이 약한 것은 통하게 한다.

○ 방풍・승마・강활・시호・갈근・위령선・세신・독활・백지・길경・서점자・고본・천궁・만형자・진교・천마・마황・형개・박하・전호가 그런 약이다[동원].

熱浮長

○ 氣之厚者, 陽中之陽, 氣厚則發熱. ○ 附子・烏頭・乾薑・生薑・良薑・肉桂・桂枝・草豆蔻・丁香・厚朴・木香・白豆蔻・益智・川椒・吳茱萸・茴香・縮砂・玄胡索・紅花・神麴. 『東垣』

열증약은 뜨며 자라게 한다[熱浮長]

냄새가 센 것은 양 가운데 양[陽中之陽]에 속한다. 그러므로 냄새가 센 것은 열이 나게 한다.

○ 부자・오두・건강・생강・양강・육계・계지・초두구・정향・후박・목향・백두구・익지인・천초・오수유・회향・축사・현호색・홍화・신국이 그런 약이다[동원].

濕化成

○ 其兼氣, 溫・凉・寒・熱, 以胃應之. 其味甘・辛・鹹・苦, 以脾應之. ○ 黃芪・人參・甘草・當歸・熟地黃・半夏・蒼朮・白朮・陳皮・靑皮・藿香・檳榔・蓬朮・三稜・阿膠・訶子・杏仁・桃仁・麥芽・紫草・蘇木. 『東垣』

습증약은 변화시켜 무성하게 한다[濕化成]

약의 성질은 따뜻한 것・서늘한 것・찬 것・열한 것이 있는데 다 같이 위(胃)에 작용한다. 그리고 맛에는 단 것・매운 것・짠 것・쓴 것이 있는데 다 같이 비(脾)에 작용한다.

○ 황기・인삼・감초・당귀・숙지황・반하・창출・백출・진피・청피・곽향・빈랑・봉출・삼릉・아교・가자(訶子)・행인・도인・맥아・자초・소목이 그런 약이다[동원].

燥降收

○ 氣之薄者, 陽中之陰, 氣薄則發泄. ○ 茯苓・澤瀉・猪苓・滑石・瞿麥・車前子・木通・燈心・五味子・桑白皮・白芍藥・犀角・天門冬・烏梅・牧丹皮・地骨皮・枳殼・琥珀・連翹・枳實・麥門冬. 『東垣』

조증약은 내려가고 수렴하게 한다[燥降收]

냄새가 약한 것은 양 가운데 음[陽中之陰]에 속한다. 그러므로 냄새가 약한 것은 발산시켜서 나가게 한다.

○ 복령・택사・저령・활석・구맥・차전자・목통・등심・오미자・상백피・백작약・서각・천문동・오매・목단피・지골피・지각・호박・연교・지실・맥문동이 그런 약이다[동원].

寒沈藏

○ 味之厚者, 陰中之陰, 味厚則泄. ○ 大黃・黃柏・草龍膽・黃芩・黃連・石膏・生地黃・知母・防己・茵蔯・牡蠣・瓜蔞根・朴硝・玄參・山梔子・川楝子・香豉・地楡.『東垣』

한증약은 가라앉으며 엉기게 한다[寒沈藏]

맛이 센 것은 음 가운데 음[陰中之陰]에 속한다. 그러므로 맛이 센 것은 설사가 나게 한다.

○ 대황・황백・초용담・황금・황련・석고・생지황・지모・방기・인진・모려・과루근・박초・현삼・산치자・천련자・두시[香豉]・지유가 그런 약이다[동원].

用根梢法

○ 凡諸藥根在土者, 中半以上者, 氣脈上行, 以生苗者爲根. 中半以下者, 氣脈下行, 以入土者爲梢. 病在中焦者用身, 蓋上焦用根, 下焦用梢者, 根升而梢降故也.『東垣』○ 大凡藥根, 有上中下, 人之身半以上, 用頭, 在中焦則用身, 身半以下則用梢. ○ 凡用藥, 以頭・身・梢, 分爲上中下用者, 乃述類象形也.『丹心』○ 當歸一物, 頭止血上行, 身養血中守, 梢破血下流. ○ 黃芩, 上截虛者, 以降肺火. 下截實者, 以瀉大腸火. 防風・桔梗之類, 亦然.『正傳』

뿌리와 잔뿌리를 쓰는 방법[用根梢法]

모든 약뿌리[藥根]에서 흙 속에 있는 뿌리의 절반 위의 기운은 위로 올라가서 싹이 나게 한다. 이 부분을 뿌리[根]라고 한다. 절반 아래의 기운은 아래로 내려가서 땅 속으로 들어가는데, 이 부분을 잔뿌리[梢]라고 한다. 중초에 병이 있을 때에는 약뿌리에서 몸통을 쓰고, 상초에 병이 있을 때에는 뿌리를 쓰며, 하초에 병이 있을 때에는 잔뿌리를 쓴다. 그것은 뿌리의 기운은 올라가고 잔뿌리의 기운은 내려가기 때문이다[동원].

○ 대체로 약뿌리를 상・중・하로 나누는데, 상반신의 병에는 약뿌리의 대가리쪽을 쓰고, 중초에 병이 있을 때에는 몸통을 쓰며, 하반신에 병이 있을 때에는 잔뿌리를 쓴다.

○ 모든 약은 쓸 때에 대가리・몸통・잔뿌리를 상・중・하로 나누어 쓰는데, 이것은 물체의 형태를 종류에 따라 나눠서 그에 맞게 쓰는 것이다[단심].

○ 당귀 하나를 보아도 대가리 부분은 피를 멎게 하고 약 기운이 위로 올라가게 하며, 몸통 부분은 혈을 보하면서 약 기운이 중초에 머물러 있게 하고, 잔뿌리 부분은 궂은 피를 헤치며[破血] 약 기운이 아래로 내려가게 한다.

○ 황금의 속이 빈 윗부분은 폐화(肺火)를 내리고, 속이 비지 않은 아랫부분은 대장의 화를 내린다. 방풍・길경 같은 것도 이와 같다[정전].

五臟補瀉

○ 虛則補其母, 實則瀉其子, 假如肝乃心之母, 心虛, 當補肝. 脾乃心之子, 心實, 當瀉脾. 餘經倣此. 『難經』 ○ 肝·膽, 味:辛補·酸瀉, 氣:溫補·凉瀉 ○ 心·小腸, 味:鹹補·甘瀉, 氣:熱補·寒瀉, 三焦·命門, 補·瀉同. ○ 脾·胃味:甘補·苦瀉, 氣:溫補·寒瀉. ○ 肺·大腸, 味:酸補·辛瀉, 氣:凉補·溫瀉. ○ 腎·膀胱, 味:苦補·鹹瀉, 氣:寒補·熱瀉. 『東垣』 ○ 補瀉在味, 髓時換氣. 『東垣』

오장을 보하거나 사하는 것[五藏補瀉]

허(虛)하면 그 어미 격인 장기를 보(補)하고, 실(實)하면 그 아들 격인 장기를 사(瀉)한다. 즉 간(肝)은 심(心)의 어미 격이므로 심이 허약할 때에는 간을 보해야 하고, 비(脾)는 심의 아들 격이므로 심이 실할 때에는 비를 사해야 한다. 다른 장기도 이와 같다[난경].

○ 간과 담은 매운맛으로 보하고 신맛으로 사하며, 성질이 따뜻한 약으로 보하고 서늘한 약으로 사한다.

○ 심·소장은 짠맛으로 보하고 단맛으로 사하며, 성질이 열한 약으로 보하고 찬 약으로 사한다. 삼초·명문을 보하거나 사하는 것도 이와 같다.

○ 비·위는 단맛으로 보하고 쓴맛으로 사하며, 성질이 따뜻한 약으로 보하고 찬 약으로 사한다.

○ 폐와 대장은 신맛으로 보하고 매운맛으로 사하며, 성질이 서늘한 약으로 보하고 따뜻한 약으로 사한다.

○ 신과 방광은 쓴맛으로 보하고 짠맛으로 사하며, 성질이 찬 약으로 보하고 열한 약으로 사한다[동원]. 보하는 약인가 사하는 약인가 하는 것은 주로 약의 맛을 보고 알 수 있으나 때에 따라서는 약의 성질을 보고도 알 수 있다[동원].

[心] 溫:用當歸·芍藥·吳茱萸·肉桂·蒼朮·白朮·石菖蒲.
凉:用犀角·生地黃·牛黃·竹葉·朱砂·麥門冬·黃連·連翹.
補:用遠志·茯神·天麥門冬·兎絲子·人參·金銀箔·炒鹽.
瀉:用黃連·苦參·貝母·前胡·鬱金.

심(心) 더운 약으로는 당귀·백작약·오수유·육계·창출·백출·석창포를 쓴다.
찬 약으로는 서각·생지황·우황·죽엽·주사·맥문동·황련·연교를 쓴다.
보하는 약으로는 원지·복신·천문동·맥문동·토사자·인삼·금박·은박·볶은 소금[炒鹽]을 쓴다.
사하는 약으로는 황련·고삼·패모·전호·울금을 쓴다.

[小腸] 溫:用巴戟·茴香·烏藥·益智.
凉:用茅根·通草·黃芩·天花粉·滑石·車前子.
補:用牡蠣·石斛·甘草梢.
瀉:用葱白·蘇子·續隨子·大黃.

소장(小腸) 더운 약으로는 파극·회향·오약·익지인을 쓴다.

찬 약으로는 모근·통초·황금·천화분·활석·차전자를 쓴다.
보하는 약으로는 모려·석곡·감초를 쓴다.
사하는 약으로는 총백·소자·속수자·대황을 쓴다.

[肝] 溫 : 用木香·肉桂·半夏·肉豆蔻·陳皮·檳榔·蓽撥.
涼 : 用鱉甲·黃芩·黃連·草龍膽·草決明·柴胡·羚羊角.
補 : 用木瓜·阿膠·川芎·黃芪·山茱萸·酸棗仁·五加皮.
瀉 : 用青皮·芍藥·柴胡·前胡·犀角·秦皮·草龍膽.

간(肝) 더운 약으로는 목향·육계·반하·육두구·진피·빈랑·필발을 쓴다.
찬 약으로는 별갑·황금·황련·초용담·초결명·시호·영양각을 쓴다.
보하는 약으로는 목과·아교·천궁·황기·산수유·산조인·오가피를 쓴다.
사하는 약으로는 청피·백작약·시호·전호·서각·진피(秦皮)·초용담을 쓴다.

[膽] 溫 : 用橘皮·半夏·生薑·川芎·桂皮.
涼 : 用黃連·黃芩·竹茹·柴胡·草龍膽.
補 : 用當歸·山茱萸·酸棗仁·五味子.
瀉 : 用青皮·柴胡·黃連·木通·芍藥.

담(膽) 더운 약으로는 귤피·반하·생강·천궁·계지를 쓴다.
찬 약으로는 황련·황금·죽여·시호·초용담을 쓴다.
보하는 약으로는 당귀·산수유·산조인·오미자를 쓴다.
사하는 약으로는 청피·시호·황련·목통·백작약을 쓴다.

[脾] 溫 : 用香附子·縮砂·薑·桂·木香·肉豆蔻·益智·藿香·丁香·附子.
涼 : 用梔子·黃連·石膏·白芍藥·升麻·連翹·黃芩·苦茶.
補 : 用人參·黃芪·白朮·茯苓·陳皮·半夏·乾薑·麥芽·山藥.
瀉 : 用巴豆·三稜·枳實·赤芍藥·大黃·青皮·神麴·山査子.

비(脾) 더운 약으로는 향부자·축사·건강·계피·목향·육두구·익지인·곽향·정향·부자를 쓴다.
찬 약으로는 치자·황련·석고·백작약·승마·연교·황금·작설차[苦茶]를 쓴다.
보하는 약으로는 인삼·황기·백출·복령·진피·반하·건강·맥아·산약을 쓴다.
사하는 약으로는 파두·삼릉·지실·적작약·대황·청피·신국·산사자를 쓴다.

[胃] 溫 : 用丁香·白豆蔻·草豆蔻·乾薑·厚朴·益智·吳茱萸.
涼 : 用石膏·連翹·滑石·升麻·乾葛·天花粉·梔子·黃芩.
補 : 用白朮·山藥·蓮實·芡仁·白扁豆·人參·黃芪·縮砂.
瀉 : 用巴豆·大黃·枳實·芒硝·厚朴·牽牛子.

위(胃) 더운 약으로는 정향·백두구·초두구·건강·후박·익지인·오수유를 쓴다.
찬 약으로는 석고·연교·건강·활석·승마·갈근·천화분·치자·황금을 쓴다.
보하는 약으로는 백출·산약·연실·검인·백변두·인삼·황기·축사를 쓴다.
사하는 약으로는 파두·대황·지실·망초·후박·견우자를 쓴다.

[肺] 溫：用陳皮·半夏·生薑·款冬花·白豆蔻·杏仁·蘇子·川椒.
涼：用知母·貝母·瓜蔞仁·桔梗·天門冬·片芩·梔子·石膏.
補：用人參·黃芪·阿膠·五味子·天門冬·沙參·山藥·鹿角膠.
瀉：用葶藶子·桑白皮·防風·杏仁·麻黃·枳殼·紫蘇葉.

폐(肺) 더운 약으로는 진피·반하·생강·관동화·백두구·행인·소자·천초를 쓴다.
찬 약으로는 지모·패모·과루인·길경·천문동·황금[片芩]·치자·석고를 쓴다.
보하는 약으로는 인삼·황기·아교·오미자·천문동·사삼·산약·녹각교를 쓴다.
사하는 약으로는 정력자·상백피·방풍·행인·마황·지각·자소엽을 쓴다.

[大腸] 溫：用人參·薑桂·半夏·木香·胡椒·吳茱萸.
涼：用黃芩·槐花·天花粉·梔子·連翹·石膏.
補：用罌粟殼·五倍子·牡蠣·肉豆蔻·木香·訶子.
瀉：用芒硝·大黃·續隨子·桃仁·麻仁·枳殼·檳榔·葱白·牽牛子.

대장(大腸) 더운 약으로는 인삼·건강·계피·반하·목향·호초·오수유를 쓴다.
찬 약으로는 황금·괴화·천화분·치자·연교·석고를 쓴다.
보하는 약으로는 앵속각·오배자·모려·육두구·목향·가자(訶子)를 쓴다.
사하는 약으로는 망초·대황·속수자·도인·마인·지각·빈랑·총백·견우자를 쓴다.

[腎] 溫：用沈香·兎絲子·附子·肉桂·破故紙·柏子仁·烏藥·巴戟.
涼：用知母·黃柏·牡丹皮·地骨皮·玄參·生地黃.
補：用熟地黃·枸杞子·鹿茸·龜板·五味子·肉蓯蓉·牛膝·杜仲.
瀉：用澤瀉·茯苓·猪苓·琥珀·木通. ○ 腎本無實，不可瀉，用茯苓·澤瀉，只伐其邪水·邪火也.

신(腎) 더운 약으로는 침향·토사자·부자·육계·파고지·백자인·오약·파극을 쓴다.
찬 약으로는 지모·황백·목단피·지골피·현삼·생지황을 쓴다.
보하는 약으로는 숙지황·구기자·녹용·구판·오미자·육종용·우슬·두충을 쓴다.
사하는 약으로는 택사·복령·저령·호박·목통을 쓴다.
○ 신병(腎病)에는 본래 실증이 없으므로 사(瀉)해서는 안 되는데, 복령·택사를 쓰는 것은 오직 사수(邪水)와 사화(邪火)를 치려는 데 있다.

[膀胱] 溫：用茴香·烏藥·肉桂·沈香·吳茱萸.
凉：用生地黃·防己·黃柏·知母·滑石·甘草梢.
補：用益智·菖蒲·續斷.
瀉：用車前子·瞿麥·滑石·芒硝·澤瀉·猪苓·木通.

방광(膀胱) 더운 약으로는 회향·오약·육계·침향·오수유를 쓴다.
찬 약으로는 생지황·방기·황백·지모·활석·감초(잔뿌리)를 쓴다.
보하는 약으로는 익지인·석창포·속단을 쓴다.
사하는 약으로는 차전자·구맥·활석·망초·택사·저령·목통을 쓴다.

[命門] 溫：用附子·肉桂·破故紙·茴香·沈香·烏藥·乾薑.
凉：用黃柏·梔子·柴胡·知母·滑石·芒硝.
補：用肉蓯蓉·沈香·黃芪·肉桂·兎絲子·破故紙.
瀉：用烏藥·枳殼·大黃·芒硝·黃柏·梔子.

명문(命門) 더운 약으로는 부자·육계·파고지·회향·침향·오약·건강을 쓴다.
찬 약으로는 황백·치자·시호·지모·활석·망초를 쓴다.
보하는 약으로는 육종용·침향·황기·육계·토사자·파고지를 쓴다.
사하는 약으로는 오약·지각·대황·망초·황백·치자를 쓴다.

[三焦] 溫：用附子·破故紙·當歸·熟地黃·兎絲子·吳茱萸·茴香.
凉：用知母·草龍膽·木通·車前子·地骨皮·黃柏·梔子.
補：用人參·黃芪·乾薑·甘草·白朮·桂枝·益智.
瀉：用黃柏·梔子·猪苓·澤瀉·赤茯苓·大黃·檳榔.

삼초(三焦) 더운 약으로는 부자·파고지·당귀·숙지황·토사자·오수유·회향을 쓴다.
찬 약으로는 지모·초용담·목통·차전자·지골피·황백·치자를 쓴다.
보하는 약으로는 인삼·황기·건강·감초·백출·계지·익지인을 쓴다.
사하는 약으로는 황백·치자·저령·택사·적복령·대황·빈랑을 쓴다.

諸經引導

○ 引經藥. 太陽經, 手羌活, 足黃柏. ○ 太陰經, 手桔梗, 足白芍藥. ○ 陽明經, 手白芷·升麻, 足石膏. ○ 少陰經, 手獨活, 足知母. ○ 少陽經, 手柴胡, 足靑皮. ○ 厥陰經, 手柴胡, 足靑皮.『東垣』 ○ 歌曰, 小腸·膀胱屬太陽. 藁本·羌活是本鄕. 三焦·膽與肝包絡. 少陽·厥陰, 柴胡强. 陽明大腸兼足胃. 葛根·白芷·升麻當. 太陰肺脈中焦起. 白芷·升麻·葱白鄕. 脾經少與肺經異. 升麻·芍藥·白芷詳. 少陰心經獨活主. 腎經獨活加桂良. 通經用此藥爲使. 更有何病到膏肓.『東垣』 ○ 肝引經, 柴胡·川芎 行上·靑皮 行下. ○ 膽引經, 柴胡·川芎 行上·靑皮 行下. ○ 心引經, 獨活·細辛.

○ 少陽引經, 藁本·羌活 行上·黃柏 行下. ○ 脾引經, 升麻·酒白芍藥. ○ 胃引經, 葛根·升麻·白芷 行上·石膏 行下. ○ 肺引經, 白芷·升麻·葱白. ○ 大腸引經, 葛根·升麻 行上·白芷石膏 行下. ○ 腎引經, 獨活·肉桂·鹽·酒. ○ 膀胱引經, 藁本·羌活 行上·黃柏 行下. ○ 心包引經, 柴胡 行上·川芎·靑皮 行下. ○ 三焦引經, 柴胡·川芎 行上·靑皮 行下.『回春』○ 附子, 爲百藥之長, 通行諸經.『入門』○ 頭痛, 須用川芎. ○ 頂巓痛, 須用藁本. ○ 肢節痛, 須用羌活. ○ 腹痛, 須用芍藥, 惡寒加桂, 惡熱加黃柏. ○ 飮水多, 須用白朮·茯苓·猪苓. ○ 驚悸·恍惚, 須用茯神. ○ 心下痞, 須用枳實·黃連. ○ 肌熱, 須用黃芩. ○ 腹脹, 須用厚朴. ○ 脇下痛·寒熱, 須用柴胡. ○ 脾胃有濕痰·怠惰, 須用白朮. ○ 破滯氣, 須用枳殼. ○ 破滯血, 須用桃仁·蘇木. ○ 血不足, 須用甘草. ○ 去痰, 須用半夏, 熱加黃芩, 風加南星. ○ 寒痰痞塞, 須用陳皮·白朮. ○ 腹中窄狹, 須用蒼朮. ○ 調氣, 須用木香. ○ 補氣, 須用人參. ○ 和血, 須用當歸. ○ 下焦濕熱, 幷膀胱有火邪, 須用酒洗防己·草龍膽·黃柏·知母. ○ 內傷虛汗, 須用黃芪. ○ 上焦熱, 須用片芩. ○ 中焦濕熱, 須用黃連. ○ 去滯氣, 須用靑皮. ○ 渴, 須用乾葛·茯苓. ○ 嗽, 須用五味子. ○ 喘, 須用阿膠. ○ 宿食不消, 須用黃連·枳實. ○ 胸中煩熱, 須用梔子. ○ 水瀉, 須用白朮·茯苓·芍藥. ○ 氣刺痛, 須用枳殼. ○ 血刺痛, 須用當歸. ○ 瘡痛, 須用黃連·黃芩·黃柏. ○ 眼痛, 須用黃連·當歸, 並酒製. ○ 小便黃, 須用黃柏. ○ 小便澁數, 須用澤瀉. ○ 腹中熱痛, 須用大黃·芒硝. ○ 小腹痛, 須用靑皮. ○ 莖中痛, 須用甘草梢. ○ 胃脘痛, 須用草豆蔻. ○ 凡用純寒·純熱, 必用甘草以緩其力. 寒熱相雜, 亦以此調和之.『東垣』

여러 경락으로 이끌어 가는 약[諸經引導]

인경약(引經藥)은 다음과 같다.

○ 수태양경(手太陽經)의 인경약은 강활, 족태양경(足太陽經)의 인경약은 황백이다.
○ 수태음경(手太陰經)의 인경약은 길경, 족태음경(足太陰經)의 인경약은 백작약이다.
○ 수양명경(手陽明經)의 인경약은 백지·승마, 족양명경(足陽明經)의 인경약은 석고이다.
○ 수소음경(手少陰經)의 인경약은 독활, 족소음경(足少陰經)의 인경약은 지모이다.
○ 수소양경(手少陽經)의 인경약은 시호, 족소양경(足少陽經)의 인경약은 청피이다.
○ 수궐음경(手厥陰經)의 인경약은 시호, 족궐음경(足厥陰經)의 인경약은 청피이다[동원].
○ 노래에는 다음과 같이 씌어 있다.

"소장·방광은 태양에 속하고 고본·강활이 본약이네
삼초·담과 간·심포락 소양·궐음엔 시호가 좋네
대장양명 양명위엔 갈근·백지·승마가 좋네
태음폐경 중초 시작 백지·승마·총백이 본약이네
비경 폐경 다르니 승마·작약·백지 쓰네
소음심경엔 독활이 주약, 신경엔 독활에 계피 더 넣어야 좋네
통경약에 이 약들을 좌사약으로 넣으면
어떤 병도 다시는 생기지 못하리라."[동원]

○ 간경의 인경약은 시호·천궁(위로 간다)·청피(아래로 간다)이다.
○ 담경의 인경약은 시호·천궁(위로 간다)·청피(아래로 간다)이다.

○ 심경의 인경약은 독활·세신이다.
○ 소장경의 인경약은 고본·강활(위로 간다)·황백(아래로 간다)이다.
○ 비경의 인경약은 승마·백작약(술로 법제한 것)이다.
○ 위경의 인경약은 갈근·승마·백지(위로 간다)·석고(아래로 간다)이다.
○ 폐경의 인경약은 백지·승마·총백이다.
○ 대장경의 인경약은 갈근·승마(위로 간다)·백지·석고(아래로 간다)이다.
○ 신경의 인경약은 독활·육계·소금·술이다.
○ 방광경의 인경약은 고본·강활(위로 간다)·황백(아래로 간다)이다.
○ 심포경의 인경약은 시호(위로 간다)·친궁·청피(아래로 간다)이다.
○ 삼초경의 인경약은 시호·천궁(위로 간다)·청피(아래로 간다)이다[회춘].
○ 부자는 여러 가지 약에서 으뜸이 되는데 모든 경락으로 다 들어간다[입문].
○ 머리가 아픈 데[頭痛]는 반드시 천궁을 써야 한다.
○ 정수리가 아픈 데[頂巓痛]는 반드시 고본(藁本)을 써야 한다.
○ 팔다리 마디가 아픈 데[肢節痛]는 반드시 강활을 써야 한다.
○ 배가 아픈 데[腹痛]는 반드시 백작약을 쓰되, 오한이 있을 때는 계피를 더 넣고, 오열이 있을 때는 황백을 더 넣는다.
○ 물을 많이 마신 데는 반드시 백출·복령·저령을 써야 한다.
○ 놀라서 가슴이 두근거리고 정신이 흐릿한 데[驚悸恍惚]는 반드시 복신을 써야 한다.
○ 명치 밑이 트릿한 데[心下痞]는 반드시 지실·황련을 써야 한다.
○ 살이 달아오르는 데[肌熱]는 반드시 황금을 써야 한다.
○ 배가 불러 오르는 데[腹脹]는 반드시 후박을 써야 한다.
○ 옆구리가 아프면서 추웠다 열이 났다 하는 데[脇下痛寒熱]는 반드시 시호를 써야 한다.
○ 비위(脾胃)에 습담이 있어서 나른한 데[怠惰]는 반드시 백출을 써야 한다.
○ 체기(滯氣)를 헤치는 데는 반드시 지각을 써야 한다.
○ 몰린 피[滯血]를 헤치는 데는 반드시 도인·소목을 써야 한다.
○ 혈이 부족한 데는 반드시 감초를 써야 한다.
○ 담을 없애는 데는 반드시 반하를 써야 하는데, 열이 있으면 황금을 더 넣고, 풍증이 있으면 천남성을 더 넣는다.
○ 한담이 막힌 데[寒痰痞塞]는 반드시 진피·백출을 써야 한다.
○ 뱃속에 좁아진 데[腹中窄狹]는 반드시 창출을 써야 한다.
○ 기를 고르게 하는 데[調氣]는 반드시 목향을 써야 한다.
○ 기를 보하는 데[補氣]는 반드시 인삼을 써야 한다.
○ 혈을 고르게 하는 데[和血]는 반드시 당귀를 써야 한다.
○ 하초에 습열이 있고 방광에 화사(火邪)가 있는 데는 반드시 술에 씻은 방기[酒洗防已]·초용담·황백·지모를 써야 한다.
○ 내상으로 허한이 나는 데[內傷虛汗]는 반드시 황기를 써야 한다.
○ 상초에 열이 있는 데[上焦熱]는 반드시 황금을 써야 한다.
○ 중초에 습열이 있는 데는 반드시 황련을 써야 한다.
○ 체기를 없애는 데[去滯氣]는 반드시 청피를 써야 한다.
○ 갈증[渴]이 있는 데는 반드시 갈근·복령을 써야 한다.
○ 기침[嗽]에는 반드시 오미자를 써야 한다.
○ 숨이 찬 데[喘]는 반드시 아교를 써야 한다.

○ 오랜 식체가 삭지 않는 데[宿食不消]는 반드시 황련·지실을 써야 한다.

○ 가슴속에 번열이 있는 데[胸中煩熱]는 반드시 치자를 써야 한다.

○ 물 같은 설사를 하는 데[水瀉]는 반드시 백출·복령·백작약을 써야 한다.

○ 기로 쑤시는 것같이 아픈 데[氣刺痛]는 반드시 지각을 써야 한다.

○ 혈로 쑤시는 것같이 아픈 데[血刺痛]는 반드시 당귀를 써야 한다.

○ 헌데가 생겨 아픈 데[瘡痛]는 반드시 황련·황금·황백을 써야 한다.

○ 눈이 아픈 데[眼痛]는 반드시 황련·당귀를 쓰되 다 술에 법제하여 쓴다.

○ 소변이 누런 데[小便黃]는 반드시 황백을 써야 한다.

○ 소변이 잘 나오지 않으면서 잦은 데[小便澁數]는 반드시 택사를 써야 한다.

○ 뱃속이 달아오르면서 아픈 데[腹中熱痛]는 반드시 대황·망초를 써야 한다.

○ 아랫배가 아픈 데[小腹痛]는 반드시 청피를 써야 한다.

○ 음경속이 아픈 데[莖中痛]는 반드시 감초(잔뿌리)를 써야 한다.

○ 위가 아픈 데[胃脘痛]는 반드시 초두구를 써야 한다.

○ 대체로 성질이 순전히 찬[純寒] 약이나 순전히 열[純熱]한 약만을 쓸 때에는 반드시 감초를 함께 넣어 써서 약 기운을 완화시켜야 한다. 그리고 찬 약과 열한 약을 섞어서 쓸 때에도 역시 감초를 함께 넣어 써서 조화시켜야 한다[동원].

服藥食忌

○ 凡服藥, 不可多食生胡荽·及蒜·雜生菜. 又不可食諸滑物·果實等. 又不可多食肥猪·犬肉·油膩·肥羹·魚膾·腥臊等物. 服藥通忌, 見死尸, 及産婦·淹穢等事.『本草』○ 服諸藥, 不可多食醋. ○ 大都, 服藥通忌生菜.『本草』○ 有朮勿食桃·李·雀·蛤·胡荽·大蒜·青魚鮓. ○ 有半夏·菖蒲, 勿食飴糖·羊肉·海藻. ○ 有地黃, 勿食葱·蒜·蘿葍. ○ 服地黃·何首烏, 人食蘿葍則能耗諸血, 令人髭髮早白. ○ 有何首烏, 勿食無鱗魚. ○ 有巴豆, 勿食蘆笋羹, 野猪肉·及醬豉·冷水. ○ 有黃連·桔梗, 勿食猪肉. 服黃連, 不得食猪肉, 若服至三年, 不得食猪肉一生. ○ 黃連, 又忌冷水. ○ 胡黃連, 忌猪肉, 食之則漏精. ○ 有細辛, 勿食生菜. ○ 有藜蘆, 勿食狸肉. ○ 有牡丹, 勿食生胡荽. ○ 有商陸, 勿食犬肉. ○ 有常山, 勿食生葱·生菜 一作菘菜. ○ 有朱砂·空青, 勿食生血物. ○ 有茯苓, 勿食醋酸物. 一云, 忌米醋, 蓋服茯苓人, 喫醋則前功俱廢. ○ 有甘草, 勿食菘菜·海藻·猪肉. 一云, 服甘草, 而食菘, 卽令病不除. ○ 有鱉甲, 勿食莧菜. 今取鱉甲細剉, 置水濕處, 卽變生鱉, 是其驗也. ○ 有天門冬, 勿食鯉魚, 服天門冬, 誤食鯉魚中毒, 浮萍解之. ○ 有水銀·輕粉, 忌一切血. ○ 銀, 忌一切血. ○ 陽起石, 忌羊血. ○ 服黃精人, 禁食梅實. ○ 有牛膝, 勿食牛肉. ○ 當歸, 惡熱麪. ○ 烏頭·天雄, 忌豉汁. ○ 牡丹皮, 忌蒜. ○ 有桂, 勿食生葱. ○ 有麥門冬, 勿食鯽魚. ○ 厚朴, 忌豆, 食之者動氣. ○ 威靈仙, 忌茗及麪湯. ○ 有蒼耳, 忌食猪肉·米泔. ○ 乾漆, 忌油脂. ○ 枸杞與乳酪, 相惡. ○ 龍骨, 忌魚. ○ 麝香, 禁食大蒜. ○ 破故紙, 忌羊肉. ○ 蓮花, 忌地黃·蒜. ○ 杏仁, 忌粟米. ○ 蜜, 忌葱及萵苣. ○ 猪肉, 殺藥. 猪膏, 忌烏梅. ○ 餌藥之人, 食鹿肉, 必不得藥力. 蓋鹿,恒食解毒草, 能制諸藥耳, 恒食名草者, 葛花·鹿葱·白藥苗·白蒿·水芹·甘草·蒼耳·薺苨. ○ 凡使一切角, 大忌鹽. 『本草』·『入門』

약을 먹을 때 꺼려야 할 음식[服藥食忌]

약을 먹을 때에는 생고수[生胡荽]나 마늘 등 여러 가지 생채(生菜)를 많이 먹지 말아야 한다. 또 여러 가지 미끄러운 음식[滑物]·과실 등을 먹지 말아야 한다. 또한 돼지고기·개고기·기름진 것·고깃국·생선회와 비린내나 노린내가 나는 것을 먹지 말아야 한다. 그리고 약을 먹을 때에는 죽은 사람이나 산부(産婦)·더러운 것 등을 보지 말아야 한다[본초].

○ 약을 먹을 때에는 식초를 많이 먹지 말아야 한다.

○ 대체로 약을 먹을 때에는 생채(生菜)를 먹지 말아야 한다[본초].

○ 백출[朮]이 들어 있는 약을 먹을 때에는 복숭아[桃]·자두[李]·참새고기[雀]·조개[蛤]·고수[胡荽]·마늘[大蒜]·청어젓[靑魚鮓] 등을 먹지 말아야 한다.

○ 반하·석창포가 들어 있는 약을 먹을 때에는 엿[飴糖]·양고기·해조를 먹지 말아야 한다.

○ 지황이 들어 있는 약을 먹을 때에는 파·마늘·무[蘿蔔]를 먹지 말아야 한다.

○ 지황·하수오를 먹을 때에 무를 먹으면 혈이 줄어들고 수염과 머리카락이 일찍 희어진다.

○ 하수오가 들어 있는 약을 먹을 때에는 비늘이 없는 물고기[無鱗魚]를 먹지 말아야 한다.

○ 파두가 들어 있는 약을 먹을 때에는 갈대순국[蘆笋羹]·멧돼지고기[野猪肉]·된장[醬豉]·찬물을 먹지 말아야 한다.

○ 황련·길경이 들어 있는 약을 먹을 때에는 돼지고기를 먹지 말아야 한다. 황련을 먹을 때에는 돼지고기를 먹어서는 안 되는데, 만일 황련을 3년 동안 먹었으면 일생동안 돼지고기를 먹어서는 안 된다.

○ 황련은 또한 찬물[冷水]을 꺼린다.

○ 호황련을 먹을 때에는 돼지고기를 먹지 말아야 하는데, 만약 먹으면 누정(漏精)이 생긴다.

○ 세신이 들어 있는 약을 먹을 때에는 생채를 먹지 말아야 한다.

○ 여로가 들어 있는 약을 먹을 때에는 삵의 고기[狸肉]를 먹지 말아야 한다.

○ 목단피가 들어 있는 약을 먹을 때에는 생고수[生胡荽]를 먹지 말아야 한다.

○ 상륙이 들어 있는 약을 먹을 때에는 개고기를 먹지 말아야 한다.

○ 상산이 들어 있는 약을 먹을 때에는 생파[生葱]·생채(生菜, 배추[菘菜]라고 한 데도 있다)를 먹지 말아야 한다.

○ 주사와 공청(空靑)이 들어 있는 약을 먹을 때에는 피가 있는 것[血物]을 날것으로 먹지 말아야 한다.

○ 복령이 들어 있는 약을 먹을 때에는 식초나 신맛이 나는 것을 먹지 말아야 한다. 또한 쌀초[米醋]도 먹지 말아야 한다. 대체로 복령을 먹을 때 식초를 먹으면 먼저 약효까지 다 없어진다.

○ 감초가 들어 있는 약을 먹을 때에는 배추[菘菜]·해조·돼지고기를 먹지 말아야 한다. 어떤 데는 감초를 먹고 배추[菘]를 먹으면 병이 낫지 않는다고 하였다.

○ 별갑이 들어 있는 약을 먹을 때에는 비름나물[莧菜]을 먹지 말아야 한다. 지금 별갑을 잘게 썰어서 축축한 곳에 놓아두면 변하여 자라가 생기는데, 이것이 그 증험이다.

○ 천문동이 들어 있는 약을 먹을 때에는 잉어[鯉魚]를 먹지 말아야 한다. 천문동을 먹은 다음 잘못하여 잉어를 먹으면 중독되는데, 이때에는 부평으로 해독시켜야 한다.

○ 수은·경분이 들어 있는 약을 먹을 때에는 일체 피를 먹지 말아야 한다.

○ 은(銀)은 일체 피를 꺼린다.

○ 양기석은 양의 피[羊血]를 꺼린다.

○ 황정을 먹을 때에는 매실을 먹지 말아야 한다.
○ 우슬이 들어 있는 약을 먹을 때에는 쇠고기를 먹지 말아야 한다.
○ 당귀는 뜨거운 국수를 꺼린다.
○ 오두·천웅은 약전국즙[豉汁]을 꺼린다.
○ 목단피는 마늘을 꺼린다.
○ 계피가 들어 있는 약을 먹을 때에는 생파[生葱]를 먹지 말아야 한다.
○ 맥문동이 들어 있는 약을 먹을 때에는 붕어[鯽魚]를 먹지 말아야 한다.
○ 후박은 콩을 꺼리는데, 만약 함께 먹으면 기(氣)가 동(動)한다.
○ 위령선은 차[茗]와 밀가루 끓인 것[麪湯]을 꺼린다.
○ 창이가 들어 있는 약을 먹을 때에는 돼지고기·쌀뜨물[米泔]을 먹지 말아야 한다.
○ 건칠은 기름[油脂]을 꺼린다.
○ 구기자와 유락(乳酪)은 상오(相惡) 관계에 있다.
○ 용골은 물고기를 꺼린다.
○ 사향을 먹을 때에는 마늘을 먹지 말아야 한다.
○ 파고지는 양고기를 꺼린다.
○ 연꽃[蓮花]은 지황(地黃)과 마늘을 꺼린다.
○ 행인은 좁쌀을 꺼린다.
○ 꿀은 파와 상추[萵苣]를 꺼린다.
○ 돼지고기는 약의 효과가 나지 못하게 한다. 돼지기름은 오매를 꺼린다.
○ 약을 먹을 때 사슴의 고기를 먹으면 반드시 효과를 볼 수 없다. 사슴은 늘 독을 푸는 풀을 먹기 때문에 모든 약의 효과를 없앤다. 늘 먹는 풀은 갈화·녹총(鹿葱)·백약싹[白藥苗]·백호(白蒿)·수근·감초·창이·제니 등이다.
○ 대체로 여러 가지 뿔[角]을 쓸 때에는 소금을 몹시 꺼려야 한다[본초·입문].

忌銅鐵藥

○ 凡藥, 不得見銅鐵氣者, 緣肝氣惡之也. 『得效』 ○ 黃柏·地黃之類, 俱忌鐵器蒸擣何歟. 曰地黃·黃柏, 皆腎經藥也. 錢仲陽曰, 腎有補而無瀉. 又曰, 虛者補其母, 實者瀉其子, 所以忌鐵器者, 防其伐木瀉肝, 恐子能令母虛也. 竟無他說. 『正傳』 ○ 桑白皮, 忌鐵與鉛, 不可近之, 桑枝同. ○ 桑寄生, 忌鐵, 以銅刀剉. ○ 地黃, 勿犯銅鐵器, 令人腎消, 幷髮白, 男損榮, 女損衛. ○ 菖蒲, 不可犯鐵, 令人吐逆, 宜以銅刀或竹刀刮切. ○ 益母草, 忌鐵, 切用銀·竹刀, 煎用銀磁器. ○ 木瓜, 勿令犯鐵及鉛, 宜以銅刀削皮. ○ 石榴皮·葉·根, 並勿令犯鐵. ○ 何首烏, 忌銅鐵, 以苦竹刀切. ○ 香附子, 於石臼中擣, 勿令犯鐵, 用之切忌. ○ 茜根, 勿犯鐵與鉛, 以銅刀剉. ○ 玄參, 勿令犯銅鐵, 餌之噎人喉, 喪人目. ○ 牡丹皮, 採根, 以銅刀, 劈去骨. ○ 杜仲, 瓦上乾, 於木臼中擣, 則忌鐵, 明矣. ○ 知母·黃柏, 並勿令犯鐵器. ○ 知母·桑白皮·天麥門冬·生熟地黃·何首烏, 俱忌鐵器, 用竹刀, 切之. 犯鐵則必患三消. ○ 肉豆蔲, 勿令犯銅. ○ 忍冬草, 忌犯鐵. ○ 柴胡, 忌銅鐵. ○ 沒石子, 勿令犯銅鐵. ○ 白馬莖, 以銅刀劈破, 忌犯鐵. ○ 草龍膽, 忌鐵, 以銅刀刮. ○ 桃奴, 以銅刀, 刮取肉. ○ 骨碎補, 以銅刀, 削去毛. ○ 地骨皮, 忌鐵. ○ 猪苓, 以銅刀, 削去黑皮, 用之. ○ 凡修治一切角, 大忌鹽. 『本草』·『入門』

구리와 쇠를 꺼리는 약[忌銅鐵藥]

대체로 약에 구리와 쇠를 꺼려야 하는 것은 간기(肝氣)가 그것을 싫어하기 때문이다[득효].

○ 황백·지황 같은 약들은 다 쇠그릇[鐵器]에 넣고 찌거나 찧지 말아야 한다. 그 이유는 다음과 같다. 이 약들은 다 신경의 약[腎經藥]이다. 전중양(錢仲陽)은 "신(腎)을 보(補)할 수는 있으나 사(瀉)할 수는 없다."고 하였고, 또 "허할 때에는 그 어미격인 것을 보하고, 실할 때에는 그 아들격인 것을 사해야 한다."고 하였다. 그런데 쇠그릇을 쓰지 말아야 간목(肝木)을 사하는 것을 막을 수 있다. 그렇게 하지 않아서 간이 약해지면 그 어미격인 신이 허해질 우려가 있다. 이외에 다른 뜻은 없다[정전].

○ 상백피는 쇠와 연(鉛)을 꺼리므로 가까이해서는 안 되는데, 뽕나무 가지[桑枝]도 마찬가지이다.

○ 상기생은 쇠를 꺼리므로 구리칼로 썰어야 한다.

○ 지황은 구리그릇이나 쇠그릇에 닿지 않게 해야 한다. 만약 구리그릇이나 쇠그릇에 닿았던 것을 쓰면 신기(腎氣)가 소모되고 머리카락이 희어진다. 그리고 남자는 영기(榮氣)가 손상되고 여자는 위기(衛氣)가 손상된다.

○ 쇠에 닿았던 석창포를 쓰면 토하고 구역이 난다. 그러므로 구리칼이나 참대칼로 썰어야 한다.

○ 익모초는 쇠를 꺼린다. 그러므로 은칼이나 참대칼로 썰어서 은그릇이나 사기그릇에 넣어 달여야 한다.

○ 목과는 쇠나 연에 닿지 않게 하고, 구리칼로 껍질을 깎아 내야 한다.

○ 석류의 껍질·잎·뿌리는 모두 쇠에 닿지 않게 해야 한다.

○ 하수오는 구리와 쇠를 꺼린다. 그러므로 참대칼로 썰어야 한다.

○ 향부자는 돌절구에 찧어야 하고, 쇠에 닿게 하지 말아야 하며 그것으로 썰지 않아야 한다.

○ 천초근은 쇠와 연에 닿게 하지 말아야 하며, 구리칼로 썰어야 한다.

○ 현삼은 구리와 쇠에 닿지 않게 해야 한다. 구리나 쇠에 닿았던 것을 쓰면 목구멍이 막히고 눈이 상한다.

○ 목단피는 캐서 구리칼로 쪼개고 나무 심[骨]을 빼내야 한다.

○ 두충은 기와 위에다 놓고 말리고 나무절구에 찧어야 하며 쇠를 꺼려야 한다.

○ 지모·황백은 모두 쇠그릇에 닿지 않게 해야 한다.

○ 지모·상백피·천문동·맥문동·생지황·숙지황·하수오는 다 쇠그릇을 꺼리므로 참대칼로 썰어야 한다. 쇠에 닿았던 것을 쓰면 반드시 3가지 소갈증[三消]을 앓는다.

○ 육두구는 구리에 닿지 않게 해야 한다. 인동초는 쇠에 닿지 않게 해야 한다.

○ 시호는 구리와 쇠를 꺼린다.

○ 몰석자는 구리와 쇠에 닿게 하지 말아야 한다.

○ 백마경(白馬莖)은 구리칼로 썰어야 하며, 쇠에 닿지 않게 해야 한다.

○ 초용담은 쇠를 꺼리므로 구리칼로 썰어야 한다.

○ 도노(桃奴)의 살은 구리칼로 발라내야 한다.

○ 골쇄보의 솜털은 구리칼로 긁어내야 한다.

○ 지골피는 쇠를 꺼린다.

○ 저령의 검은 껍질은 구리칼로 벗겨 버리고 쓴다.

○ 여러 가지 뿔로 된 약을 법제할 때에는 소금을 크게 꺼려야 한다[본초·입문].

相反藥

◯ 相反爲害, 甚於相惡者. 謂彼雖惡我, 我無忿心, 猶牛黃惡龍骨, 而龍骨得牛黃更良, 此有以制伏故也. 相反者, 則彼我交讐, 必不宜合. 今畫家用雌黃・胡粉, 相近, 便自黯妬. 粉得黃, 卽黑. 黃得粉, 亦變. 此蓋相反之證也. 『本草』 ◯ 人參・丹參・沙參・苦參・玄參・紫參・細辛・芍藥, 皆與藜蘆, 相反. ◯ 半夏・瓜蔞・貝母・白斂・白芨, 俱與烏頭, 相反. ◯ 大戟・芫花・甘遂・海藻, 皆與甘草, 相反. ◯ 石決明反雲母. ◯ 硫黃反朴硝. ◯ 烏頭反犀角. ◯ 人參反五靈脂. ◯ 水銀反砒礵. ◯ 巴豆反牽牛. ◯ 丁香反鬱金. ◯ 牙硝反三稜. ◯ 官桂反石脂. ◯ 狼毒, 怕密陁僧. ◯ 醋, 不可與蛤肉同食, 相反. ◯ 猬皮與桔梗・麥門冬, 相惡. ◯ 牛乳與酸物・生魚, 相反, 令人腹中結癖. ◯ 藜蘆反酒. ◯ 葱與蜜相反, 食之殺人. 一云, 燒葱和蜜食, 則促人氣, 必殺人. ◯ 韭, 不可與蜜同食, 相反. ◯ 黃顙魚反荊芥, 同食卽殺人, 卽鮎魚之類也. 『本草』・『入門』

상반약(相反藥)

상반약을 함께 쓰면 그 해로움이 상오약(相惡藥)을 함께 쓰는 것보다 심하다. 상오라는 것은 그는 나를 싫어하지만 나는 좋지 않은 마음이 없다는 뜻이다. 즉 우황은 용골을 싫어하나 용골은 우황을 만나면 더 좋아지는 것을 말한다. 이것은 센 것을 제약하기 때문에 생기는 것이다. 상반이란 그와 나는 서로 원수지간이라는 뜻이다. 그러므로 반드시 함께 쓸 수 없다. 지금 그림을 그리는 사람들은 자황(雌黃)과 호분(胡粉)을 쓰는데, 그것을 한데 섞어 놓으면 곧 저절로 거멓게 된다. 호분(胡粉)에 자황(雌黃)을 섞어도 곧 거멓게 되고, 자황(雌黃)에 호분(胡粉)을 섞어도 역시 색이 변하는데, 이것이 상반되는 증거이다[본초].

○ 인삼・단삼・고삼・사삼・현삼・자삼(紫蔘)・세신・백작약은 모두 여로와 상반되는 약이다.

○ 반하・과루・패모・백렴・백급은 모두 오두와 상반되는 약이다.

○ 대극・원화・감수・해조는 모두 감초와 상반되는 약이다.

○ 석결명은 운모와 상반되는 약이다.

○ 유황은 망초와 상반되는 약이다.

○ 오두는 서각과 상반되는 약이다.

○ 인삼은 오령지와 상반되는 약이다.

○ 수은은 비상과 상반되는 약이다.

○ 파두는 견우자와 상반되는 약이다.

○ 정향은 울금과 상반되는 약이다.

○ 마아초는 삼릉과 상반되는 약이다.

○ 육계[官桂]는 석지(石脂)와 상반되는 약이다.

○ 낭독은 밀타승을 꺼린다.

○ 식초는 조갯살[蛤肉]과 함께 먹어서는 안 되는데 그것은 서로 상반되기 때문이다.

○ 위피는 길경・맥문동과 상오되는 약이다.

○ 우유(牛乳)는 신맛이 나는 것[酸物]이나 생선과 상반되는데, 뱃속에 징벽이 생기게 한다.

○ 여로는 술과 상반되는 약이다.

○ 파는 꿀과 상반되는 약이므로 같이 먹으면 죽을 수 있다. 어떤 데는 구운 파[燒葱]를 꿀에 섞어서 먹으면 숨이 몹시 차다가 반드시 죽는다고 하였다.

○ 부추[韭]는 꿀과 함께 먹지 말아야 하는데 그것은 상반되는 약이기 때문이다.

○ 자가사리[黃顙魚]는 형개와 상반되는 약이므로 함께 먹으면 죽을 수 있다. 자가사리란 바로 메기[鮎魚] 같은 종류를 말한다[본초·입문].

不見火藥

○ 桑寄生, 勿令見火. ○ 檳榔, 勿經火, 恐無力. 若熟使, 不如不用. ○ 茵蔯, 勿令見火. ○ 蛇含草, 勿犯火. ○ 丁香, 不見火. 一云, 諸香, 並勿見火. 『本草』·『入門』

불에 가까이하지 말아야 할 약[不見火藥]

○ 상기생은 불에 가까이하지 말아야 한다.

○ 빈랑도 불에 가까이하지 말아야 한다. 왜냐하면 약 기운이 없어질 우려가 있기 때문이다. 그리고 이것을 법제하여 쓰면 쓰지 않는 것만 못하다.

○ 인진은 불에 가까이하지 말아야 한다.

○ 사함초(蛇含草)는 불에 가까이하지 말아야 한다.

○ 정향은 불에 가까이하지 말아야 한다. 어떤 데는 여러 가지 향기가 나는 약은 다 불에 가까이하지 말아야 한다고 하였다[본초·입문].

漬藥酒法

○ 凡漬藥酒, 皆須細切, 生絹袋盛之, 乃入酒密封, 經春五·夏三·秋七·冬十日, 視其濃烈, 便可漉出, 取清服之. 滓可暴燥爲麤末, 更漬飮之. 『本草』 ○ 一瓶酒浸麤末藥三兩爲正. 『俗方』

술에 약을 담그는 방법[漬藥酒法]

술에 약을 담글 때에는 다 잘게 썰어서 생비단주머니에 넣어 술을 부은 다음 밀봉하여, 봄에는 5일, 여름에는 3일, 가을에는 7일, 겨울에는 10일 동안 두었다가 진하게 우러난 다음에 걸러서 웃술만 받아 마신다. 그리고 찌꺼기는 햇볕에 말려 거칠게 가루내서 다시 술에 담가 놓고 그 웃술을 받아 마신다[본초].

○ 술 1병에 거칠게 가루낸 약 120g을 담그는 것이 올바른 방법이다[속방].

2. 水部

◯ 天一生水, 故以水爲首. ◯ 凡三十三種.

하늘이 처음으로 물을 낳았기 때문에 물을 첫머리에 놓는다.

◯ 모두 33가지이다.

論水品

◯ 水者, 日常所用, 人多忽之, 殊不知天之生人, 水穀以養之. 水之於人, 不亦重乎. 故人之形體有厚薄, 年壽有長短, 多由於水土之不同, 驗之南北, 可見矣. 『食物』 ◯ 凡井水, 有遠從地脈來者爲上. 有從近處江河中, 滲來者欠佳. 又城市人家稠密, 溝渠汚水, 雜入井中成醶, 用水煎滾, 停頓一時, 後醶下墜, 取上面淸水用之. 否則氣味俱惡, 而煎茶·釀酒·作豆腐三事, 尤不堪也. 雨後井水渾濁, 須擂桃·杏仁, 連汁投水中攪, 留少時, 則渾濁墜底矣. 『食物』 ◯ 凡諸飮水·療疾, 皆取新汲淸泉, 不用停汚濁煖, 非直無效, 固亦損人, 宜愼之. 『本草』

물의 품질에 대하여[論水品]

물은 일상적으로 쓰는 것이라고 하여 사람들이 흔히 소홀히 여기는데, 그것은 하늘이 사람을 낳아서 물과 곡식으로 기른다는 것을 자못 알지 못하기 때문이다. 그러니 물이 사람에게 또한 중요한 것이 아니겠는가. 사람은 살진 사람도 있고 여윈 사람도 있으며 오래 사는 사람도 있고 오래 살지 못하는 사람도 있다. 이런 차이가 생기는 까닭은 흔히 수토(水土)가 같지 않기 때문이다. 그것은 남쪽지방과 북쪽지방을 비교해 보면 알 수 있다[식물].

○ 대체로 우물물[井水]은 땅속 깊이 있는 물줄기에서 나온 것이 제일 좋고, 가까운 강이나 하천에서 나와 그 물이 스며들어간 것은 좋지 않다. 또 도시는 인가가 조밀하여 개울의 더러운 물이 우물 속에 섞여 들어가서 맛이 시큼하다[醶]. 그러므로 끓여서 한참 동안 놓아두어 가라앉혀서 시큼한 맛이 없어진 다음 그 웃물을 쓰는데, 이와 같이 하지 않으면 냄새와 맛이 다 좋지 않아 차를 달이거나 술을 빚거나 두부(豆腐)를 만드는 데는 더구나 쓸 수 없다. 비가 온 뒤의 흐려진 우물물은 반드시 도인이나 행인을 짓찧어 즙을 내서 넣고 휘저어서 잠깐 동안 놓아두었다가 흐려진 것이 가라앉은 다음에 써야 한다[식물].

○ 병을 치료하는 데 쓰는 물은 다 맑은 샘물[淸泉]을 새로 길어다가 써야 한다. 한 곳에 고여 있어서 더러워지고 흐리며 미지근한 물을 쓰면 효과가 없을 뿐만 아니라 오히려 사람에게 해롭다. 그러므로 쓰지 않는 것이 좋다[본초].

井華水

◯ 새배처엄기른우믈믈. 性平, 味甘, 無毒. 主人大驚, 九竅出血. 亦主口臭, 好顔色,

洗目膚瞖，及酒後熱痢．此井中，平朝第一汲者．『本草』○ 井華水者，天一眞精之氣，浮結于水面，故可取以烹煎補陰之劑，及修煉還丹之用．今好淸之士，每日取以烹春茗，而爲淸利頭目最佳．其性味同於雪水也．『正傳』○ 井華水，服藥·煉藥，並用之，投酒醋，令不腐．『本草』

정화수(井華水, 새벽에 처음 길은 우물물)

성질은 평하고 맛은 달며 독이 없다. 몹시 놀라서 9규로 피가 나오는 것을 치료한다. 또한 입에서 냄새가 나는 것을 치료하고, 얼굴색을 좋아지게 하며, 눈에 생긴 군살과 예막을 없애고, 술을 마신 뒤에 생긴 열리(熱痢)도 낫게 한다. 정화수란 새벽에 처음으로 길어온 우물물을 말한다[본초].

○ 정화수는 하늘의 정기가 수면에 몰려 떠 있기 때문에 여기에 보음(補陰)하는 약을 넣고 달여서 오래 살게 하는 환약을 만든다. 깨끗한 것을 좋아하는 사람들은 매일 이 물에 차를 넣고 달여서 마시고 머리와 눈을 깨끗하게 씻는데 아주 좋다고 한다. 이 물의 성질과 맛은 눈 녹은 물[雪水]과 같다[정전].

○ 정화수는 약을 먹을 때나 연단약[煉藥]을 만들 때에도 다 쓰는데, 그릇에 담아 술이나 식초에 담가 두면 부패하지 않는다[본초].

寒泉水

○ 츤심믈. 卽好井水也. 性平，味甘，無毒. 主消渴·反胃·熱痢·熱淋，無洗漆瘡，利大小便．『本草』○ 其井水新汲，未入缸瓮者，爲新汲水，取其淸潔，無混雜之氣，故用以煎煮藥劑也．『正傳』○ 能解合口椒毒，下魚鯁．『本草』

한천수(寒泉水, 찬 샘물)

즉 좋은 우물물을 말한다. 성질은 평하고 맛은 달며 독이 없다. 소갈·반위·열리(熱痢)·열림(熱淋)을 치료한다. 옻으로 생긴 헌데[漆瘡]도 씻어 없애며, 대소변을 잘 나오게 한다[본초].

○ 우물물을 새로 길어다가 독에 붓지 않은 것을 말한다. 새로 길어온 물은 맑고 아무 것도 섞이지 않았기 때문에 여기에 약을 넣어서 달일 수 있다[정전].

○ 찬 샘물은 입이 벌어지지 않은 천초에 중독된 것을 잘 풀며, 목에 물고기뼈가 걸린 것을 내려가게 한다[본초].

菊花水

○ 구화퍼기믿히셔나는믈. 一名，菊英水. 性溫，味甘，無毒. 療風痺及眩冒，除風補衰，令人好顔色. 久服延年不老．『本草』○ 南陽酈縣北潭水，其源悉芳菊生被崖，水爲菊味，故居民飮此水者，無不壽考．『本草』○ 蜀中有長壽源，其源多菊花而流水，四季皆菊花香，居人飮其水者，壽皆二三百歲．故陶靖節之流，好植菊花，浸水烹茶，期延壽也．『正傳』

국화수(菊花水, 국화 밑에서 나는 물)

일명 국영수(菊英水)라고도 한다. 성질은 따뜻하고 맛은 달며 독이 없다. 풍비(風痺)와 어지럼증[眩冒]을 치료하는데, 풍증을 없애고 쇠약한 것을 보하며, 얼굴색이 좋아지게 한다. 오랫동안 먹으면 늙지 않고 오래 살 수 있다[본초].

○ 남양(南陽) 여현(酈縣) 북담(北潭)의 물은 그 수원지가 낭떠러지까지 국화로 뒤덮여 물이 국화맛이므로 이 물을 마시는 그곳 주민들은 오래 살지 않는 사람이 없다[본초].

○ 촉중(蜀中)에는 장수원(長壽源)이 있는데 거기에는 국화가 많아서 흐르는 물에 사철 모두 국화의 향기가 스며들어 있어 그 물을 마시는 그곳 사람들은 다 200~300살까지 살았다. 도정절[陶靖節] 같은 사람들은 국화를 즐겨 심어서 그것을 물에 담갔다가 차를 달여 마셨는데 그래서 오래 살았다[정전].

臘雪水

○ 섯ᄃᆞᆯ납향ᄣᅴ온눈녹은믈. 性冷, 味甘, 無毒. 治天行時氣·瘟疫·酒後暴熱·黃疸. 解一切毒, 又洗眼, 去熱赤. 『本草』 ○ 臘雪水, 大寒水也. 雨下遇寒氣, 凝而爲雪, 其花六出, 稟六一之正氣也. 『入門』 ○ 藏淹一切果實, 良. ○ 春雪有蟲, 不堪收. 『本草』

납설수(臘雪水, 섣달 납향 때 온 눈 녹은 물)

성질은 냉하며 맛은 달고 독이 없다. 돌림열병[天行時氣]·온역(瘟疫), 술을 마신 뒤에 갑자기 열이 나는 것·황달(黃疸)을 치료한다. 일체 독을 풀며, 또 이 물로 눈을 씻으면 열기로 눈이 충혈된 것을 없앤다[본초].

○ 납설수(臘雪水)는 대단히 차가운 물이다. 비가 내리다가 찬 기운을 만나 엉겨서 눈이 되는데, 모가 여섯인 그 눈꽃은 하늘과 땅 사이의 정기(正氣)를 받은 것이다[입문].

○ 이 물에 모든 과실을 담가서 보관하면 좋다.

○ 봄의 눈 녹은 물에는 벌레가 있기 때문에 쓰지 말아야 한다[본초].

春雨水

○ 졍월처엄온빋믈. 卽正月雨水也, 以器盛接, 煎藥服之, 令人陽氣上升. 『入門』 ○ 正月雨水, 夫妻各飮一盃, 還房當卽有子, 神效. 『本草』 ○ 其性, 始得春升生發之氣, 故可以煮中氣不足, 清氣不升之藥也. 『正傳』 ○ 清明水, 及穀雨水, 味甘, 以之造酒, 色紺味烈, 可儲久. 『食物』

춘우수(春雨水, 정월에 처음으로 내린 빗물)

즉 음력 정월에 내린 빗물인데, 그것을 그릇에 받아서 거기에 약을 달여 먹으면 사람으로 하여금 양기(陽氣)가 위로 오르게 한다[입문].

○ 음력 정월에 내리는 빗물을 부부가 각각 1잔씩 마시고 성생활을 하면 아들을 갖게 되는 신통한 효험이 있다[본초].

○ 이 물은 봄의 오르고 낳고 퍼지는 기운을 처음으로 받은 것이기 때문에 중기(中氣)가 부족하거나 청기(清氣)가 오르지 못하는 데 먹는 약을 달일 수 있다[정전].

○ 청명(清明)에 내리는 빗물이나 곡우(穀雨)에 내리는 빗물은 맛이 단데, 이 물로 술을 빚으면 술이 감빛이 나고 맛도 대단히 좋으며 오랫동안 저장할 수 있다[식물].

秋露水

◯ ᄀᆞ올이슬믈. 性平, 味甘, 無毒. 止消渴. 令人身輕不飢, 肌肉悅澤. 朝露未晞時, 拂取用之. ◯ 在百草頭露, 愈百疾. ◯ 栢葉上露, 主明目. ◯ 百花上露, 令人好顔色. 『本草』 ◯ 繁露水者, 是秋露繁濃時露也, 作盤以收之, 食之延年不飢. 『本草』 ◯ 秋露水者, 稟收斂肅殺之氣, 故可以烹煎殺祟之藥, 及調付殺癩蟲·疥癬·諸蟲之劑也. 『正傳』

추로수(秋露水, 가을 이슬물)

성질은 평하며 맛이 달고 독이 없다. 소갈증을 낫게 한다. 몸이 가벼워지게 하고 배고프지 않게 하며 기육이 윤택해지게 한다. 아침 해가 뜨기 전에 이슬을 받아 쓴다.

◯ 백 가지의 풀 끝에 맺힌 이슬은 백 가지의 병을 낫게 한다.

◯ 측백나무 잎[栢葉] 위의 이슬은 눈을 밝아지게 한다.

◯ 백 가지 꽃 위의 이슬은 얼굴색을 좋아지게 한다[본초].

◯ 번로수(繁露水)라는 것은 가을철에 이슬이 자옥이 내릴 때의 이슬을 말하는데, 그것을 쟁반에 받아서 먹으면 오래 살 수 있고 배도 고프지 않다[본초].

◯ 가을철 이슬은 거두어들이고 숙살(肅殺)하는 기운을 받은 것이기 때문에 여기에 헛것을 없애는 약을 달이거나 문둥병·옴·버짐에 쓰거나 여러 가지 충을 죽이는 약을 개어서 붙일 수 있다[정전].

冬霜

◯ 겨ᄋᆞᆯ에온서리. 性寒, 無毒. 團食之, 主解酒熱·酒後諸熱·面赤, 及傷寒鼻塞. 『本草』 ◯ 暑月, 痱瘡赤爛, 和蚌粉付之, 立差. ◯ 日未出時, 以雞羽掃取, 收磁瓶中, 時久不壞. 『本草』

동상(冬霜, 겨울철에 내린 서리)

성질이 차고 독이 없다. 모아서 먹는데 술 때문에 생긴 열, 술을 마신 뒤의 여러 가지 열, 얼굴이 벌겋게 되는 것, 상한으로 코가 막히는 것 등을 낫게 한다[본초].

◯ 여름에 돋은 땀띠가 낫지 않고 벌겋게 짓무른 것은 겨울철에 내린 서리에 진주조개 껍질 가루[蚌粉]를 개어서 붙이면 곧 낫는다.

◯ 해뜰 무렵에 닭의 깃[雞羽]으로 서리를 쓸어 모아서 사기그릇에 담아 두면 오랫동안 썩지 않는다[본초].

雹

◯ 무뤼. 主醬味不正, 取一二升, 納瓮中, 卽如本味. 『食物』

박(雹, 우박)

간장[醬]의 맛이 좋지 않아졌을 때 우박 1~2되를 받아서 장독에 넣으면 장맛이 전과 같이 된다[식물].

夏氷

○ 여름. 性大寒, 味甘, 無毒. 去煩熱. 食譜云, 凡夏, 用氷, 只可隱映飮食令氣冷, 不可打碎食之. 當時暫快, 久皆成疾. 『本草』

하빙(夏氷, 여름철의 얼음)

성질은 대단히 차고 맛이 달며 독이 없다. 번열(煩熱)이 나는 것을 없어지게 한다. 『식보(食譜)』에 "여름철에 얼음을 쓸 때에는 오직 얼음을 그릇 둘레에 놓아두어서 음식이 차지게 해야 하며, 얼음을 그냥 깨뜨려서 먹지 말아야 한다. 왜냐하면 먹을 때에는 잠깐 동안 시원하지만 오래 있다가 모두 병이 생기기 때문이다."라고 하였다[본초].

方諸水

○ 볼근돌에죠개예바든믈. 性寒, 味甘, 無毒. 主明目定心, 去小兒熱煩渴. ○ 方諸, 大蚌也. 向月承取, 得二三合水, 亦如朝露也. 『本草』

방제수(方諸水, 조개껍질을 밝은 달빛에 비추어 가지고 그것으로 받은 물)

성질은 차고 맛이 달며 독이 없다. 눈이 밝아지게 하고 마음을 안정시키며, 어린아이의 열과 번갈증을 없앤다.

○ 방제(方諸)라는 것은 큰 조개[大蚌]이다. 이것을 달빛에 비추어 가지고 물을 2~3홉 받은 것을 말하는데 아침이슬과 같다[본초].

梅雨水

○ 민실누를제온빗믈. 性寒, 味甘, 無毒. 主洗瘡疥, 滅瘢痕. 澣衣去垢, 如灰汁. 是五月雨水也. 『本草』

매우수(梅雨水, 매화열매가 누렇게 되었을 때에 내린 빗물)

성질은 차고 맛이 달며 독이 없다. 이것으로 헌데와 옴을 씻으면 흠집이 생기지 않는다. 그리고 옷의 때를 없애는 것이 잿물[灰汁]과 같다. 이것은 음력 5월에 내린 빗물을 말한다[본초].

半天河水

○ 나모구무과왕대그르헤고인빗믈. 性平 一云微寒, 一云寒, 味甘, 無毒. 治心病·鬼疰·狂邪氣·惡毒. 能殺鬼精, 恍惚妄語. 此竹籬頭及高樹穴中, 盛天雨水也, 皆可飮, 幷洗諸瘡. 『本草』 ○ 長桑君, 授扁鵲, 飮以上池之水, 乃竹籬藩頭管內之積水耳. 取其淸潔, 自天而降, 未受下流汚濁之氣, 故可以煉還丹·調仙藥之用也. 『正傳』

반천하수(半天河水, 나무의 구새 먹은 구멍과 왕대그루터기에 고인 빗물)

성질은 평하고(혹은 약간 차다고도 하고, 혹은 차다고도 한다) 맛이 달며 독이 없다. 심병(心病)·귀주(鬼疰)·미친 병·악독(惡毒)을 치료한다. 귀정(鬼精)을 없애고, 정신이 흐릿하고 헛소리하는 증

[恍惚妄語]도 낫게 한다. 이것은 참대울타리[竹籬] 위끝이나 큰 나무의 구새 먹은 구멍에 고인 빗물을 말하는데, 먹을 수도 있고 여러 가지 헌데[諸瘡]를 씻을 수도 있다[본초].

○ 장상군(長桑君)이 편작(扁鵲)에게 주어서 마시게 한 상지(上池)의 물이라는 것이 바로 참대울타리 위끝의 구멍에 고인 물이었다. 이 물은 깨끗한데 그것은 하늘에서 내려와 땅의 더럽고 흐린 것이 섞이지 않은 물이기 때문이다. 그러므로 늙지 않게 하는 좋은 약을 만들 때 쓸 수 있다[정전].

屋霤水

○ 디새집우희셔흘러ᄂᆞ린믈. 主洗犬咬瘡. 以水澆屋簷, 承取用之. 又以水滴簷下, 令土濕, 取土付犬咬瘡, 卽差. ○ 有大毒, 誤食必生惡瘡. 『本草』

옥유수(屋霤水, 볏짚지붕에서 흘러내린 물)

이 물로 미친개한테 물려서 생긴 헌데[犬咬瘡]를 씻는다. 지붕에 물을 끼얹고 처마로 흘러내리는 것을 받아 쓰기도 한다. 또는 물을 처마의 흙이 젖도록 끼얹은 다음 그 흙을 걷어서 개한테 물려서 생긴 헌데에 붙이면 곧 낫는다.

○ 이렇게 한 흙에는 큰 독이 있으므로 잘못하여 먹게 되면 반드시 악창(惡瘡)이 생긴다[본초].

茅屋漏水

○ 새집우희셔흘러ᄂᆞ린믈. 殺雲母毒, 煉雲母時, 用之. 『本草』

모옥누수(茅屋漏水, 초가집 이엉에서 흘러내린 물)

운모독(雲母毒)을 풀기 때문에 운모를 법제할 때에 쓴다[본초].

玉井水

○ 옥나ᄂᆞᆫ듸셔십ᄂᆞᆫ믈. 性平, 味甘, 無毒. 久服令人體潤, 毛髮不白. 出諸有玉處, 山谷中. 山有玉則草木潤, 猶潤於草木, 何況於人乎. 今人近山多壽者, 豈非玉石之津乎. 『本草』

옥정수(玉井水, 옥이 나는 곳의 샘물)

성질은 평하고 맛이 달며 독이 없다. 오랫동안 먹으면 몸이 윤택해지고 머리카락이 희어지지 않는다. 이것은 산골짜기의 옥이 있는 곳에서 나오는 물을 말한다. 산에 옥이 있으면 풀과 나무에도 윤기가 돈다. 이처럼 풀과 나무에도 윤기가 돌게 하는데 어찌 사람을 윤택해지게 하지 않겠는가. 산 가까이 사는 사람이 오래 사는 것은 옥돌의 진액[玉石之津]을 먹기 때문이 아닌가 싶다[본초].

碧海水

○ 바다ᄧᆞᆫ믈. 性小溫, 味鹹, 有小毒. 煮浴, 去風瘙·疥癬. 飮一合, 吐下宿食·臚脹. ○ 當取大海中, 味鹹色碧之水. 『本草』

벽해수(碧海水, 짠 바닷물)

성질은 약간 따뜻하고 맛이 짜며 독이 약간 있다. 이 물을 끓여서 목욕하면 풍으로 가려운 것[風

瘻]과 옴[疥癬]이 낫는다. 1홉을 마시면 삭지 않은 음식을 토하고 설사한 다음 식체로 배가 불러 오르고 그득하던 것이 낫는다.

○ 넓은 바다 가운데서 맛이 짜고 색이 퍼런 물을 떠온 것이다[본초].

千里水

○ 멀리셔흘러오는강믈. 性平, 味甘, 無毒. 主病後虛弱. 揚之萬過, 煮藥禁神皆驗. ○ 長流水, 卽千里水也. 二水皆堪盪滌邪穢, 煎煮湯藥, 禁呪鬼神.『本草』○ 千里水, 從西來者, 謂之東流水. 取其性, 快順疾速, 通關下膈也.『食物』○ 長流水者, 但取其流長而來遠耳, 不可泥於千里也. 以其性, 遠而通達, 歷科坎已多, 故取以煎煮手足四末之病, 道路遠之藥, 及通利大小便之用也.『正傳』○ 江河之水, 夏秋大雨後, 山谷中蟲蛇之毒, 從流而下, 人馬飮之多斃, 不可不知.『食物』

천리수(千里水, 멀리서 흘러오는 강물)

성질은 평하고 맛이 달며 독이 없다. 앓고 난 뒤의 허약해진 것을 낫게 한다. 1만여 번 드리워서 약을 달이거나 헛것을 없애는 데 쓰면 효험이 있다.

○ 멀리서 흘러내리는 물[長流水]이 곧 천리수(千里水)이다. 이 두 가지 물로는 사기와 더러운 것을 확 씻어 버릴 수도 있고 약을 달이거나 헛것을 없앨 수도 있다.

○ 천리 밖에서 흘러내리는 물이 서쪽에서 흘러내리는 것이면 동류수(東流水)라고 한다. 이 물을 쓰는 것은 그 성질이 빠르므로 막힌 것을 뚫고 횡격막 아래로 내려가기 때문이다[식물].

○ 멀리서 흘러내리는 물이라고 하는 것은 오직 물의 원천이 멀리 있는 것을 말하는 것이지 반드시 천리 밖에서 흘러내리는 것을 말하는 것은 아니다. 이 물은 멀리서 흘러내리면서 많은 구멍과 웅덩이를 지나왔기 때문에 팔다리 끝에 생긴 병에 쓰는 약과 대소변을 잘 나오게 하는 약을 달이는 데 쓴다[정전].

○ 여름과 가을에 비가 많이 내린 뒤의 강물에는 산골짜기에서 떠내려 온 벌레나 뱀의 독이 들어 있으므로 이것을 사람이나 짐승이 먹으면 흔히 죽을 수 있다는 것을 알아야 한다[식물].

甘爛水

○ 만히동당이텨거픔진믈. 治霍亂, 及入膀胱, 治奔豚. ○ 作甘瀾水法, 取水斗許, 置大盆中, 以杓揚之數百遍, 水上作珠子五六千顆, 掔取用之. 一名百勞水.『本草』○ 此水與月窟水同. 取其味甘溫而性柔, 故可以烹傷寒陰證等藥也.『正傳』

감란수(甘爛水, 많이 동댕이쳐 거품진 물)

곽란을 치료하며, 방광경으로 들어가서 분돈증(奔豚證)도 낫게 한다.

○ 감란수를 만드는 방법은 다음과 같다. 물을 1말 정도 큰 동이에 부은 다음 바가지로 그 물을 수백 번 퍼 올렸다가는 쏟고 퍼 올렸다가 쏟기를 물 위에 구슬 같은 거품방울이 5~6천개 정도 생길 때까지 하여 떠서 쓴다. 이것을 일명 백로수(百勞水)라고도 한다[본초].

○ 이 물은 조개껍데기를 달빛에 비추어 가지고 거기에 받은 물[月窟水]과 같다. 맛이 달고 성질이 따뜻하며 부드럽기 때문에 상한음증(傷寒陰證) 등을 치료하는 약을 달이는 데 쓴다[정전].

逆流水

○ 거스리도라흐르는믈. 逆流水者, 卽倒流水也, 乃慢流廻瀾之水也. 以其性, 逆而倒流, 故取以調和發吐痰飮之劑也. 『正傳』 ○ 倒流水者, 取其回旋留止, 上而不下也. 『本草』

역류수(逆流水, 거슬러 돌아 흐르는 물)

도류수(倒流水)라고도 하는데, 즉 천천히 휘돌아 흐르는 물을 말한다. 거슬러 흐르는 성질이 있기 때문에 여기에 담음(痰飮)을 토하게 하는 약을 타서 쓴다[정전].

○ 거슬러 흐르는 성질이 있는 물을 쓰는 것은 돌아 오르게만 하고 내려가지는 못하게 하려는 것이다[본초].

順流水

○ 슌히흘러오는믈. 其性, 順而下流, 故取以治下焦腰膝之證, 及通利二便之用也. 『正傳』

순류수(順流水, 순하게 흘러오는 물)

그 성질이 순하고 아래로 흐르기 때문에 하초와 허리·무릎의 병을 치료하는 데 쓰며, 대소변을 잘 나오게 하는 데도 쓴다[정전].

急流水

○ 여흐레샐리흐르는믈. 卽湍上, 峻急之流水也. 以其性速, 急而達下, 故特取以煎熬, 通利二便及足脛以下之風藥也. 『正傳』

급류수(急流水, 빨리 흐르는 여울물)

빨리 흘러 아래로 내려가는 성질이 있기 때문에 대소변을 잘 나가게 하는 약이나 정강이 아래에 생긴 풍증을 치료하는 약을 달이는 데 쓴다[정전].

溫泉

○ 더운심믈. 主諸風筋骨攣縮, 及皮膚頑痺·手足不遂. 大風·疥·癬者入浴, 浴乾當虛憊, 可與藥食, 補養. 『本草』 ○ 溫泉, 性熱有毒, 切不可飮. 患疥·癩, 及楊梅瘡者, 飽食, 入池久浴, 得汗出乃止, 旬日諸瘡皆愈. 『食物』 ○ 下有硫黃, 卽令水熱, 硫黃主諸瘡病, 水亦宜然. 水有硫黃臭, 故愈風冷, 爲上. 『本草』

온천(溫泉, 더운 샘물)

여러 가지 풍증으로 힘줄과 뼈마디가 오그라드는 것[筋骨攣縮]과 피부의 감각이 마비된 것[皮膚頑痺], 손발을 잘 쓰지 못하는 증을 치료한다. 문둥병·옴·버짐이 있을 때 이 물에 목욕하는데, 목욕하고 나면 허해지고 피곤하므로 약이나 음식으로 보해야 한다[본초].

○ 온천물은 성질이 열(熱)하고 독이 있기 때문에 절대 마시지 말아야 한다. 옴이나 문둥병이나 양매창(楊梅瘡) 때에는 음식을 배불리 먹은 다음 들어가서 오랫동안 목욕하는데 땀이 푹 나면 그만

두어야 한다. 이렇게 10일 정도 하면 모든 창병[諸瘡]이 다 낫는다[식물].

○ 온천 밑에 있는 유황이 물을 뜨겁게 한다. 유황은 여러 가지 창병을 치료하므로 유황이 들어 있는 온천물도 마찬가지이다. 온천물에서 유황 냄새가 나기 때문에 풍증이나 냉증을 치료하는 데 아주 좋다[본초].

冷泉

○ 마시떫고츤믈. 俗謂之椒水. 主偏頭痛 · 背寒 · 火鬱惡寒等證, 浴之皆差. ○ 下有白礬, 故水味酸澁 · 冷冽. 於七八月時浴之, 切不可夜浴, 夜浴必死. 『俗方』

냉천(冷泉, 맛이 떫은 찬물)

민간에서는 초수(椒水)라고 한다. 편두통, 등골이 싸늘한 것[背寒], 화(火)가 속으로 몰리면서 오한이 나는 증[火鬱惡寒證] 등을 치료할 때에 이 물로 목욕하면 다 낫는다.

○ 물 밑에 백반이 있으면 물맛이 시고 떫으면서 차다. 음력 7~8월에 이 물에 목욕하는데, 절대 밤에는 하지 말아야 한다. 밤에 목욕하면 반드시 죽는다[속방].

漿水

○ 조빌쥭웃믈. 性微溫, 味甘酸, 無毒. 止渴 · 霍亂 · 泄利, 解煩 · 去睡. 『本草』 ○ 粟米新熟, 白花者佳. 『本草』 ○ 卽俗間, 煮粟米, 粥淸也. 『本草』 ○ 熟水漬生米, 爲之味酢. 夏月浸井中如氷冷, 北方飮以祛暑. 『杜註』

장수(漿水, 좁쌀죽웃물)

성질은 약간 따뜻하고 맛은 달면서 시고 독은 없다. 갈증을 멎게 하고 곽란 · 설사 · 이질을 낫게 한다. 그리고 답답해지는 증[煩]을 풀어 주고 지나치게 졸리는 것을 없앤다[본초].

○ 새로 좁쌀죽을 쑤어서 시어지게 한 것이 좋다[본초].

○ 즉 민간에서 좁쌀로 쑨 죽의 웃물[粟米粥淸]이다[본초].

○ 끓인 물에 생좁쌀을 담가 맛이 시어지게 한 것이다. 북쪽 지방에서는 여름에 이것을 우물 속에 두어 얼음처럼 차게 해서 더위 먹는 것을 막으려고 마신다[두주].

地漿

○ 누른홁믈. 性寒, 無毒. 解中毒, 煩悶. 又解諸毒. 山中有毒菌, 人煮食必死. 又楓樹菌, 食之令人, 笑不止亦死, 惟飮地漿, 皆差, 餘藥不能救矣. 『本草』 ○ 掘黃土地, 作坎, 以水沃其中, 攪令濁, 俄頃, 取淸飮之. 『本草』

지장(地漿, 누런 흙물)

성질은 차고 독은 없다. 중독되어 안타깝게 답답한 것[煩悶]을 푼다. 또 여러 가지 중독도 푼다. 산에는 독버섯[毒菌]이 있는데 이것을 모르고 삶아 먹으면 반드시 생명이 위험하다. 또한 신나무버섯[楓樹菌]을 먹으면 계속 웃다가 죽을 수 있다. 이런 때에는 오직 이 물을 마셔야 낫지 다른 약으로는 살릴 수 없다[본초]

○ 누런 흙이 있는 땅에 구덩이를 파고 그 속에 물을 붓고 흐려지도록 휘저은 다음 조금 있다가 웃물을 떠서 마신다[본초].

潦水

○ 뫼ᄭᆞᆯ애비와고인믈. 仲景方, 治傷寒發黃, 麻黃連翹湯, 以潦水煎服, 取其味薄而不助濕也. 『入門』 ○ 潦水, 又名, 無根水. 山谷中, 無人迹處, 新土科, 凹中之水也. 取其性, 不動搖而有上氣內存, 故可以煎熬, 調脾進食, 補益中氣之劑也. 『正傳』

요수(潦水, 산골에 고인 빗물)

중경(仲景)의 처방에 상한으로 생긴 황달을 치료하는 데는 마황연교탕을 쓰되 산골에 고인 빗물에 달여 먹는다고 한 것은 그 맛이 심심[薄]하여 습(濕)을 돕지 않기 때문이다[입문].

○ 요수(潦水)를 무근수(無根水)라고도 하는데, 사람의 발길이 닿지 않은 산골짜기에 새로 판 구덩이 속의 빗물을 말한다. 그 성질을 보면 동요하지 않고 흙기운이 들어 있기 때문에 비(脾)를 고르게 하여 음식을 잘 먹게 하고 중초의 기운을 보하는 약을 달이는 데 쓸 수 있다[정전].

生熟湯

○ ᄭᆞᆯ흔믈과ᄎᆞᆫ믈ᄩᆞ니. 味鹹, 無毒. 以炒鹽, 投中飮之一二升, 吐出宿食, 惡毒之物, 欲爲霍亂, 吐盡, 便愈. 『本草』 ○ 人大醉, 及食苽果過度, 以生熟湯浸身, 湯皆爲酒及苽味. 『本草』 ○ 百沸湯半椀, 新汲水半椀合和, 名曰陰陽湯, 卽生熟湯也. 『醫鑑』 ○ 河水與井水合用, 亦名陰陽湯. 『回春』

생숙탕(生熟湯, 끓는 물에 찬물을 탄 것)

맛은 짜고 독이 없다. 여기에 볶은 소금[炒鹽]을 타서 1~2되 마시면 삭지 않은 음식을 토해 내며, 독이 있는 음식을 먹어서 곽란이 되려고 하던 것도 토하고 낫는다[본초].

○ 술에 몹시 취했거나 과실을 많이 먹었을 때 생숙탕에 몸을 담그고 있으면 그 물에서 술냄새나 과실냄새가 난다[본초].

○ 끓인 물[百沸湯] 반 사발과 새로 길어온 물[新汲水] 반 사발을 섞은 것을 음양탕(陰陽湯)이라고 하는데 이것이 바로 생숙탕이다[의감].

○ 강물[河水]과 우물물[井水]을 섞은 것도 역시 음양탕이라고 한다[회춘].

熱湯

○ 덥게ᄭᆞᆯ힌믈. 性平, 味甘, 無毒. 主忤死, 及霍亂轉筋. ○ 助陽氣, 行經絡, 患冷痺人, 以湯渫脚至膝, 厚覆汗出, 佳. 『本草』 ○ 熱湯, 須百沸過. 若半沸, 則食之病脹. 『食物』

열탕(熱湯, 뜨겁게 끓인 물)

성질은 평하며 맛은 달고 독이 없다. 주로 객오[忤]로 죽을 것같이 된 것과 곽란으로 쥐가 이는 데[霍亂轉筋] 쓴다.

○ 양기(陽氣)를 도와주고 경락을 통하게 하므로 냉비증(冷痺證) 때 다리와 무릎까지 담그고 땀을

푹 내면 좋다[본초].

○ 열탕은 백여 번 끓어오르게 끓여야 한다. 만일 절반쯤 끓여서 먹으면 창만병이 생긴다[식물].

麻沸湯

○ 싱삼솔믄믈. 嘔麻汁, 主消渴, 取其氣薄, 而泄虛熱也. 『入門』 ○ 卽靑麻煮汁也. 『入門』

마비탕(麻沸湯, 생삼을 삶은 물)

삼을 담갔던 즙[嘔麻汁]은 주로 소갈증에 쓰는데, 그 냄새가 약하여 허열을 내린다[입문].

○ 즉 퍼런 삼[靑麻]을 달인 즙이다[입문].

繰絲湯

○ 고티현믈. 無毒. 主蚘蟲. 此煮繭汁, 爲其殺蟲故. 『本草』 ○ 又主消渴口乾. 此物屬火, 有陰之用, 能瀉膀胱中相火, 引淸氣, 上潮于口. 煮湯飮之, 或繭殼絲綿湯飮之, 亦效. 『丹心』

조사탕(繰絲湯, 누에고치를 삶은 물)

독이 없다. 회충을 없애는 데 쓴다. 그것은 고치를 삶은 물이 벌레를 죽이기 때문이다[본초].

○ 또는 주로 소갈증이나 입이 마르는 데 쓴다. 이 물은 화(火)에 속하면서도 음증(陰證)인 병에 쓰며, 방광에 있는 상화(相火)를 사(瀉)하고 청기(淸氣)를 이끌어 입으로 오르게 한다. 끓여서 마시거나 고치껍질이나 명주실[絲綿]을 달여 마셔도 역시 효과가 있다[단심].

甑氣水

○ 밥찌는시르듭게예믹친믈. 主長毛髮. 以物承取沐頭, 令髮長密黑潤, 朝朝取用. 『本草』

증기수(甑氣水, 밥을 찌는 시루 뚜껑에 맺힌 물)

머리카락을 자라게 하기 때문에 이 물로 머리를 감으면 머리카락이 길어지고 빽빽하게 나오며 거멓게 되고 윤기가 돈다. 아침마다 받아서 쓴다[본초].

銅器上汗

○ 듕그릇싀믹친믈. 銅器盖食, 上汗, 滴食中, 令人發惡瘡·內疽. 『本草』

동기상한(銅器上汗, 구리그릇 뚜껑에 맺힌 물)

구리그릇 뚜껑에 맺혔던 물이 떨어진 음식을 먹으면 악창(惡瘡)과 내저(內疽)가 생기게 된다[본초].

炊湯

○ 무근숡닝믈. 經宿, 洗面無顔色, 洗體則成癬. 『本草』

취탕(炊湯, 묵은 숭늉)

하룻밤 묵은 것으로 얼굴을 씻으면 얼굴에 윤기가 없어지고 몸을 씻으면 버짐[癬]이 생긴다[본초].

六天氣

◯ 服之, 令人不飢, 長年美顏色. 『本草』 ◯ 陵陽子明經言, 春食朝霞, 日欲出時, 向東氣也. 秋食飛泉, 日欲沒時, 向西氣也. 冬食沆瀣, 北方夜半氣也. 夏食正陽, 南方日中氣也. 幷天玄地黃之氣, 是爲六氣. 『本草』 ◯ 人有急難, 阻絶之處用之, 如龜蛇, 服氣不死. 昔人墮穴中, 其中有蛇, 每日如此服氣, 其人依蛇時節, 日日服之, 漸覺體輕, 啓蟄之後, 人與蛇, 一時躍出焉. 『本草』

6가지 천기[六天氣]

이것을 마시면 배가 고프지 않고 오래 살며 얼굴이 고와진다[본초].

○ 능양자(陵陽子)의 『명경(明經)』에 봄에 아침노을[朝霞]을 마신다는 것은 해가 뜰 때에 동쪽을 향하고 공기를 마신다는 것이고, 가을에 샘물[飛泉]을 마신다는 것은 해가 지려고 할 때에 서쪽의 공기를 마신다는 것이며, 겨울에 이슬을 먹는다는 것은 한밤중에 북쪽의 공기를 마시는 것이며, 여름에 정양(正陽)을 먹는다는 것은 한낮에 남쪽의 공기를 마신다는 것이다. 여기에 하늘의 검은 기운[天玄之氣]과 땅의 누런 기운[地黃之氣]까지 합하면 6기가 된다[본초].

○ 난리를 만나 급하게 사람이 살지 않던 곳에 갔을 때에 이 방법을 쓴다. 이 방법을 쓰면 마치 남생이[龜]나 뱀[蛇]이 공기를 마시기 때문에 죽지 않는 것과 같이 된다. 옛날 어떤 사람이 땅굴 속에 떨어졌을 때 그 속에 있는 뱀이 매일 이렇게 공기를 마시고 있었다. 그리하여 그 사람도 뱀이 하는 대로 철따라 날마다 공기를 마셨는데 점점 몸이 가벼워졌다. 그 후 경칩이 지난 뒤에 뱀과 같이 땅굴 속에서 나왔다고 한다[본초].

3. 土部

○ 土爲萬物之母, 故以土, 次之. ○ 凡十八種.

흙은 만물의 어미이므로 흙을 2번째에 놓았다.

○ 모두 18가지이다.

伏龍肝

○ 오란솓미ᄐᆡ누른ᄒᆞᆰ. 性微溫, 味辛 一云鹹, 無毒 一云性熱微毒. 主衄血 · 吐血 · 崩漏 · 便血 · 尿血, 能止血. 消癰腫毒氣, 催生 · 下胞, 及小兒夜啼.『本草』○ 此是竈中, 對釜月下黃土也. 經十年以上, 竈下掘深一尺, 下有眞土, 紫色者可用. 以竈有神, 故號爲伏龍肝也.『本草』

복룡간(伏龍肝, 오랜 솥밑 아궁이바닥의 누런 흙)

성질은 약간 따뜻하고 맛이 매우며(짜다고도 한다) 독이 없다(성질이 열하고 독이 약간 있다고도 한다). 코피가 나는 것 · 피를 토하는 것 · 붕루 · 대소변에 피가 섞여 나오는 것을 치료하는데, 피를 잘 멎게 한다. 그리고 옹종과 독기(毒氣)를 삭이고, 해산을 쉽게 하도록 하며 태반을 나오게 한다. 어린아이가 밤에 우는 증[小兒夜啼]도 치료한다[본초].

○ 이것은 솥밑 아궁이바닥의 누런 흙이다. 10년 이상 된 아궁이바닥을 1자 깊이로 파면 자주색의 참흙이 나오는데 그것을 쓴다. 아궁이에는 신(神)이 있기 때문에 복룡간이라고 불렀다[본초].

東壁土

○ ᄒᆡ몬져ᄧᅬᄂᆞᆫ동녁ᄇᆞᄅᆞᆷᄒᆞᆰ. 性平 一云溫, 無毒. 主治脫肛 · 溫瘧 · 及泄利 · 霍亂.『本草』○ 東壁, 常先得曉日烘炙. 日者太陽眞火, 火生之時, 其氣壯. 故不取南壁, 而取東壁土也. 先見日光處, 刮取用之.『本草』○ 多年, 被烟熏者, 尤好.『入門』

동벽토(東壁土, 해가 먼저 쬐는 동쪽벽의 흙)

성질은 평하고(따뜻하다고도 한다) 독이 없다. 주로 탈항(脫肛) · 온학(溫瘧) · 설사 · 이질 · 곽란을 치료한다[본초].

○ 동쪽벽엔 늘 아침 해가 쪼인다. 해는 태양의 진화(眞火)로서 불이 생길 때는 그 화기(火氣)가 세다. 그러므로 남쪽벽의 흙을 쓰지 않고 동쪽벽의 흙을 쓰는 것이다. 제일 먼저 햇볕을 쪼이는 곳의 것을 긁어서 쓴다[본초].

○ 여러 해 동안 연기를 쏘인 것이 더 좋다[입문].

西壁土

○ 셔녁히딜제뾔는ᄇᆞᄅᆞᆷ흙. 主嘔吐 · 噦逆等疾, 令氣下行也. 取日西時, 所照壁上土, 用之. 『入門』

서벽토(西壁土, 서쪽 바람벽의 흙)

구토와 딸꾹질[噦逆] 등을 치료하는데, 기를 내려가게 한다. 해질 무렵에 햇빛이 비치는 벽의 흙을 쓴다[입문].

好黃土

○ 죠ᄒᆞᆫ누른딜흙. 性平, 味甘, 無毒. 主泄痢赤白 · 腹內熱毒絞痛. 『本草』 ○ 又解諸藥毒, 及中肉毒 · 合口椒毒 · 野菌毒. 『本草』 ○ 亦解食牛馬肉, 及肝中毒. 『本草』 ○ 凡土, 三尺已上曰糞, 三尺已下曰土, 當去上惡物, 勿令入客水, 乃爲眞土. 『本草』 ○ 土地, 主斂萬物毒. 治癰疽 · 發背, 及卒患 · 急黃 · 熱盛. 『本草』

호황토(好黃土, 좋은 황토)

성질은 평하고 맛이 달며 독이 없다. 설사와 적백이질[泄痢赤白], 뱃속이 열독으로 비트는 것같이 아픈 것을 치료한다[본초].

○ 또 모든 약에 중독된 것, 고기에 중독된 것, 입이 벌어지지 않은 조피열매에 중독된 것, 버섯에 중독된 것을 푼다[본초].

○ 또한 소와 말의 고기나 간을 먹고 중독된 것도 푼다[본초].

○ 땅 위에서 밑으로 3자 깊이까지의 흙은 다 거름[糞]이라 하고, 3자 깊이 아래에 있는 것은 흙이라고 한다. 위에 있는 나쁜 것을 버리고 다른 물이 스며들지 않은 흙을 참흙[眞土]이라고 한다[본초].

○ 땅은 만물의 독을 빨아들인다. 그러므로 옹저(癰疽) · 발배(發背) · 갑자기 생긴 병 · 급황(急黃)과 열이 성한 것을 치료한다[본초].

赤土

○ ᄀᆞ장블근쥬토. 止一切失血, 殺精物, 辟鬼魅. 塗牛馬辟瘟疫. 『本草』 ○ 卽今, 好赤土也. 『本草』

적토(赤土, 가장 붉은 주토)

일체의 피를 많이 흘리는 증[失血]을 멎게 한다. 그리고 헛것[精物]을 없애고, 가위에 눌리지 않게 한다. 소나 말한테 발라 주면 온역(瘟疫)에 걸리지 않는다[본초].

○ 이것이 바로 요즘 쓰고 있는 좋은 벌건 흙[好赤土]이다[본초].

白堊

○ ᄇᆡᆨ토. 性溫 一作平, 味苦辛 一作甘, 無毒. 能澁腸, 止痢. 『本草』 ○ 一名白善土. 不可

久服，傷五藏，令人羸瘦．『本草』 ○ 卽今畫工所用白土也．火煆，硏，鹽湯飛過，晒乾用．『入門』

백악(白堊, 백토)

성질은 따뜻하고(평하다고도 한다) 맛이 쓰면서 맵고(달다고도 한다) 독이 없다. 삽장(澁腸) 작용이 있어 이질을 멎게 한다[본초].

○ 일명 백선토(白善土)라고도 한다. 오랫동안 먹어서는 안 되는데, 그것은 오장이 상하고 여위게 하기 때문이다[본초].

○ 이것이 바로 요즘 화가들이 쓰는 백토(白土)이다. 불에 달구어 가루내서 소금 끓인 물[鹽湯]에 수비한 다음 햇볕에 말려서 쓴다[입문].

海金沙

○ 主通利小腸．○ 有草初生，作小株，才高一二尺，七月採，暴乾，以紙襯擊取，其沙落紙上，旋收用之．『本草』

해금사(海金沙, 실고사리의 포자)

소장을 잘 통하게 한다.

○ 실고사리풀이 처음 돋아났을 때에는 포기가 작지만 키가 1~2자까지 되게 자란다. 음력 7월에 뜯어서 햇볕에 말린 다음 종이를 펴고 털어서 그 위에 떨어진 씨를 받아 쓴다[본초].

井底沙

○ 우믈미틔몰애．性至冷．主湯火燒·瘡痛，及蝎螫·鬼魘．『本草』

정저사(井底沙, 우물 밑의 모래)

성질이 몹시 냉하다. 끓는 물이나 불에 데서 상처가 생겨 아픈 것과 전갈에 쏘인 것, 가위에 눌린 것을 치료한다[본초].

六月河中熱沙

○ 뉴월믈ᄭᅵ애더온몰애．主風濕頑痺不仁，脚冷癱瘓．取沙，日暴令極熱，伏坐其中，冷卽易．『本草』

유월하중열사(六月河中熱沙, 유월 물가의 더운 모래)

풍습으로 몸에 감각이 없고 잘 쓰지 못하거나 다리가 싸늘하면서 쓰지 못하는 것을 치료한다. 모래를 가져다 햇볕에 몹시 뜨겁게 되도록 말린 다음 그 가운데 엎드리거나 앉아 있는다. 식으면 뜨거운 것으로 바꾼다[본초].

道中熱塵土

○ 녀름길가온대더온흙．主夏月，熱暍死者．『本草』

도중열진토(道中熱塵土, 여름 길 가운데의 더운 흙)

여름에 더위를 먹어서 죽을 것같이 된 것을 치료한다[본초].

土蜂窠上土

○ 쌋벌의집운흙. 主腫毒, 亦主蜘蛛咬. 『本草』

토봉과상토(土蜂窠上土, 땅벌집 위의 흙)

종독(腫毒)을 치료하는데, 거미[蜘蛛]한테 물린 것도 낫게 한다[본초].

鍛鐵竈中灰

○ 불무질ᄒᆞᄂᆞᆫ브억의ᄌᆡ. 主癥瘕 · 堅積. ○ 療暴癥, 兼得鐵力, 以療暴癥. 『本草』

단철조중회(鍛鐵竈中灰, 대장간 아궁이의 재)

징가(癥瘕)와 딴딴한 적[堅積]을 치료한다.

○ 갑자기 생긴 징가를 치료하는데, 그것은 이 재가 쇠기운까지 겸하고 있기 때문이다. 그러므로 갑자기 생긴 징가를 낫게 하는 것이다[본초].

冬灰

○ 명화ᄌᆡ. 性溫, 味辛. 消黑子 · 疣贅, 不可廣用, 爛人皮肉. 『本草』 ○ 一名, 藜灰. 燒諸蒿藜, 煉作之. 此浣衣黃灰爾. 『本草』 ○ 諸灰, 一烘而成, 冬灰則經三四月方徹, 故其性尤烈. 『本草』

동회(冬灰, 명아주 태운 재)

성질은 따뜻하고 맛이 맵다. 검은 사마귀[黑子] · 무사마귀[疣贅]를 없앤다. 널리 써서는 안 되는데, 그것은 피부와 살을 짓무르게 하기 때문이다[본초].

○ 일명 여회(藜灰)라고도 하는데, 여러 가지 쑥[蒿]과 명아주[藜]를 태워서 만든 것이다. 이 재로 옷을 빨면 색이 누렇게 된다[본초].

○ 다른 재는 한 번 불을 때어 받은 것이지만 이 재는 3~4달 동안 있다가 받은 것이므로 그 성질이 더 세다[본초].

桑柴灰

○ 뽕나모ᄌᆡ. 療黑子 · 疣贅, 功勝冬灰. 『本草』 ○ 小豆赤者同煮服, 大下水腫. 『本草』 ○ 桑薪灰, 純者入藥, 絶奇. 『本草』

상시회(桑柴灰, 뽕나무 태운 재)

검은 사마귀 · 무사마귀를 치료하는데 그 효능이 명아주재보다 낫다[본초].

○ 적소두와 함께 삶아서 먹으면 수종(水腫)이 잘 내린다[본초].

○ 뽕나무만 태운 재[桑薪灰]가 약으로는 더 좋다[본초].

百草灰

◯ 빅가지플손지. 主腋臭及金瘡. 五月五日, 承露取一百種草, 陰乾, 燒作灰也. 『本草』

백초회(百草灰, 백 가지 풀을 태운 재)

암내와 쇠붙이에 상한 것을 치료한다. 음력 5월 5일에 아침이슬이 지기 전에 백 가지 풀을 베어 그늘에서 말린 다음 태워서 재를 만든다[본초].

百草霜

◯ 오란브억어귀옛검딕영. 無毒. 治熱毒, 消積·化滯, 止暴瀉痢, 婦人月候不調, 崩中漏下, 橫生·逆産, 胞衣不下. 『本草』 ◯ 局方, 誤以鐺墨, 爲百草霜. 惟黑奴丸, 兩用之. 此竈額上墨. 又名, 竈㷞墨. ◯ 深村久竈, 額上墨, 佳. 止血爲最要. 『入門』

백초상(百草霜, 오랜 부엌 어귀의 검댕)

독은 없다. 열독(熱毒)을 치료하고, 적을 삭이고[消積] 체한 것을 풀며[化滯], 갑자기 생긴 설사와 이질을 멎게 한다. 부인의 월경이 고르지 않은 것·붕중누하(崩中漏下)·횡산[橫生]·역산(逆産)·태반[胞衣]이 나오지 않은 것도 치료한다[본초].

○ 『국방(局方)』에는 솥 밑의 검댕[鐺墨]을 백초상이라고 하였는데 그것은 잘못 쓴 것이다. 오직 흑노환(黑奴丸)에만 이 2가지가 다 들어 있다. 이것은 아궁이 이맛돌에 붙은 검댕을 말하는데, 조돌묵(竈㷞墨)이라고도 한다.

○ 두메산골에 있는 오랜 아궁이 이맛돌의 검댕이가 좋은데, 피를 멎게 하는 데는 가장 필요한 것이다[입문].

鐺墨

◯ 솥미틧검딕영. 主蠱毒·中惡·血暈. 亦塗金瘡, 生肌止血. 然愼勿塗面, 墨入肉如印. 卽鐺下墨也. 『本草』

당묵(鐺墨, 솥 밑의 검댕)

고독(蠱毒)·중악(中惡)·혈훈(血暈)을 치료한다. 또한 쇠붙이에 상한 데 바르면 새살이 살아나고 피가 멎는다. 그러나 얼굴에 바르는 것은 삼가야 한다. 그것은 검댕이가 살에 들어가면 글자를 새긴 것처럼 되기 때문이다. 이것이 바로 솥 밑의 검댕이다[본초].

梁上塵

◯ 듦보우희듣글. 性微寒 一云平, 無毒. 主中惡·鼻衄·小兒軟瘡. 又主金瘡. 『本草』 ◯ 一名, 懸龍尾. 又名, 烏龍尾. 『入門』 ◯ 須取去烟火遠, 高堂殿上者. 拂下, 篩用之. 『本草』

양상진(梁上塵, 들보 위의 티끌)

성질은 약간 차고(평하다고도 한다) 독이 없다. 중악(中惡)·비뉵(鼻衄)과 어린아이의 연한 부스럼을 치료하고, 또 금창(金瘡)을 치료한다.

○ 일명 현룡미(懸龍尾)라 하고, 또 오룡미(烏龍尾)라고도 한다[입문].

○ 사람이 사는 집과 멀리 떨어진 높은 곳의 들보 위의 먼지를 거두어 체에 쳐서 쓴다[본초].

4. 穀 部

○ 天地間, 養人性命者, 惟穀耳. 備土之德, 得氣中和, 故其味淡甘而性和平, 大補而滲泄, 乃可久食而無厭, 是大有功於人者也. 『綱目』 ○ 凡一百七種.

자연계에서 사람의 생명을 유지하게 하는 것은 오직 곡식뿐이다. 이것은 흙의 기운을 받았기 때문에 치우치는 성질이 없이 고르고 맛이 심심하면서 달다[淡甘]. 그리고 성질이 평(平)하면서 고르며, 보하는 것이 세고 배설이 잘 되기 때문에 오랫동안 먹어도 싫지 않다. 그러므로 사람에게 대단히 좋은 것이다[강목].

○ 모두 107가지이다.

胡麻

○ 거믄춤빼. 性平, 味甘, 無毒. 益氣力, 長肌肉, 塡髓腦, 堅筋骨, 潤五藏. 『本草』 ○ 補髓塡精, 延年駐色. 『醫鑑』 ○ 患人虛而吸吸, 加胡麻用之. 『序例』 ○ 一名巨勝, 一名方莖. 葉名靑蘘. 本生胡中, 形體類麻, 故曰胡麻. 又八穀之中最爲大勝, 故名巨勝. 『本草』 ○ 服食則當九蒸九暴, 熬擣餌之. 其性與茯苓相宜, 久服能辟穀不飢. 『本草』 ○ 胡麻·巨勝, 諸家之說不一, 止是今黑脂麻, 更無他義. 『衍義』 ○ 胡麻, 卽胡地黑芝麻耳. 湯淘去浮者, 酒蒸半日, 晒乾, 舂去麤皮, 微炒用之. 『入門』

호마(胡麻, 검은깨, 흑임자)

성질은 평하고 맛이 달며 독이 없다. 기력을 돕고 기육을 자라게 하며, 골수와 뇌수를 충실하게 하고, 힘줄과 뼈를 튼튼하게 하며, 오장을 눅여 준다[본초].

○ 골수를 보하고 정(精)을 보충해 주며, 오래 살게 하고 얼굴색이 젊어지게 한다[의감].

○ 환자가 허해져 말할 기운조차 없어할 때에는 검은깨를 더하여 쓴다[서례].

○ 일명 거승(巨勝) 또는 방경(方莖)이라고도 한다. 잎은 청양(靑蘘)이라고 한다. 이것이 본래는 호(胡)라는 지방에서 났고 생김새가 삼[麻]과 비슷하기 때문에 호마(胡麻)라고 하였다. 또한 이것이 8가지 곡식 가운데서 제일 좋은 것이라고 하여 거승(巨勝)이라고 하였다[본초].

○ 보약으로 쓸 때에는 쪄서 햇볕에 말리기를 9번 해서 볶아 짓찧어 쓴다. 이것의 성질은 복령과 비슷한데, 오랫동안 먹으면 다른 곡식을 먹지 않아도 배가 고프지 않다[본초].

○ 호마(胡麻) 또는 거승(巨勝)이라고 한 데 대한 여러 사람의 말이 같지 않으나, 그것은 다 현재의 검은깨[黑脂麻]를 말하는 것이지 별다른 뜻이 있는 것은 아니다[연의].

○ 호마(胡麻)는 즉 호라는 지방의 검은깨[黑芝麻]이다. 끓인 물에 씻어 일어서 뜨는 것을 버리고 술에 한나절 찐 다음 햇볕에 말린다. 다음 절구에 찧어서 거친 껍질은 버리고 약간 볶아 쓴다[입문].

【靑蘘】 音箱 거믄춤빼닙. 補腦髓, 堅筋骨. ○ 卽胡麻葉也. 甚肥滑, 亦可以沐頭. 『本草』

청양(青蘘, 검은깨의 잎) 뇌수를 보하고 힘줄과 뼈를 튼튼하게 한다.
○ 즉 호마의 잎[胡麻葉]이다. 성질이 몹시 기름지고 미끄럽기[甚肥滑] 때문에 머리를 감아도 된다[본초].

【胡麻油】 거믄츰깨기름. 性微寒 一云大寒. 主天行熱秘, 腸內結熱, 殺蟲. 『本草』 ○ 利大腸, 胞衣不落, 摩瘡腫惡瘡, 生禿髮. 『本草』 ○ 是胡麻生笮油也. 若蒸炒則可供作食, 及燃燈, 不入藥用也. 『本草』

호마유(胡麻油, 검은깨의 기름) 성질이 약간 차다(몹시 차다고도 한다). 돌림열병[天行熱]으로 변비가 되고 장 속에 열이 몰린 것[腸內結熱]을 풀며 충(蟲)을 죽인다[본초].
○ 대변이 잘 나가게 하고, 태반이 나오지 않는 것을 나오게 한다. 창종(瘡腫)과 악창(惡瘡)에도 바르며, 머리카락이 빠진 것도 나오게 한다[본초].
○ 이것은 생검은깨를 짜서 낸 기름이다. 찌거나 볶아서 낸 것은 음식을 만드는 데 쓰거나 등불기름으로 쓰고, 약에 넣어 쓰지는 못한다[본초].

白油麻

○ 흰츰깨. 性大寒, 無毒. 滑腸胃·通血脈·行風氣·潤肌膚. 『本草』 ○ 油麻有二種, 白者潤肺, 黑者潤腎. 『本草』 ○ 白油麻, 與胡麻一等, 但以色言之, 今人止謂之脂麻, 生則寒, 炒則熱. 『本草』

백유마(白油麻, 흰깨)
성질이 몹시 차고 독이 없다. 장위(腸胃)를 미끄럽게 하고 혈맥을 통하게 하며, 풍사를 헤치고[行風氣] 피부를 윤택하게 한다[본초].
○ 참깨[油麻]에는 2가지가 있는데, 흰 것은 폐(肺)를 눅여 주고, 검은 것은 신(腎)을 눅여 준다[본초].
○ 흰깨도 검은깨와 같은 것인데 오직 색깔을 보고 갈라놓았다. 그러므로 요즘은 다 참깨[脂麻]라고만 한다. 날것은 성질이 찬데[寒], 볶으면 성질이 열(熱)해진다[본초].

【葉】 흰츰깨닙. 擣和漿水, 取汁沐頭, 去風潤髮. 『本草』

백유마엽(白油麻葉, 흰깨의 잎) 짓찧어 장수(漿水)와 섞은 다음 즙을 내어 머리를 감으면 풍사가 헤쳐지고 머리카락이 윤택해진다[본초].

【油】 흰츰깨기름. 性大寒 一云冷, 無毒. 下三焦熱毒氣, 通大小腸, 滑骨髓, 困脾藏. 『本草』 ○ 治蚘心痛, 殺一切蟲, 付諸瘡·疥癬. 『本草』 ○ 擣脂麻, 壓笮爲油, 生笮者入藥, 炒熟者可供食. 一名香油. 『本草』 ○ 牙齒病, 幷脾胃疾人, 切不可喫. 『本草』 ○ 陳油煎膏, 生肌長肉, 消癰腫, 補皮裂. 『本草』

백유마유(白油麻油, 흰깨의 기름) 성질은 몹시 차고(냉하다고도 한다) 독이 없다. 삼초에 있는 열독 기운[熱毒氣]을 내리고 대소장을 통하게 하며 골수를 미끄럽게 하는데, 비장에 부담을 준다[본초].

○ 회충으로 명치 밑이 아픈 것을 치료하는데, 모든 충을 다 죽인다. 또한 모든 헌데[諸瘡]와 옴·버짐에도 바른다[본초].

○ 참깨를 짓찧어 눌러서 기름을 짜는데, 날것으로 짠 기름은 약에 넣어 쓰고, 볶아 익혀서 짠 기름은 식용으로 쓴다. 이것을 일명 향유(香油)라고도 한다[본초].

○ 잇병[牙齒病]이나 비위병(脾胃病)에는 절대로 먹지 말아야 한다[본초].

○ 묵은 기름으로 만든 고약[陳油煎膏]은 새살이 살아나게 하고 옹종(癰腫)을 삭이며 피부가 터진 것을 아물게 한다[본초].

麻子

○ 삼씨, 或云열씨. 性平 一云寒, 味甘, 無毒. 補虛勞, 潤五藏, 踈風氣, 治大腸風熱結澁, 利小便, 療熱淋, 通利大小便. 不宜多食, 滑精氣, 痿陽氣. 『本草』 ○ 早春種爲春麻子, 小而有毒. 晩春種爲秋麻子, 入藥佳. 『本草』 ○ 入足太陰·手陽明經. 『入門』 ○ 汗多·胃熱·便難三者, 皆燥濕而亡津液, 仲景以麻仁潤足太陰之燥, 乃通腸也. 『湯液』 ○ 麻仁, 極難去殼, 水浸經三兩日, 令殼破, 暴乾, 新瓦上挼取仁用. 一云, 帛包, 浸沸湯中, 湯冷出之, 垂井中一夜, 勿令着水, 次日日中, 取出暴乾, 就瓦上挼去殼, 簸揚取仁, 粒粒皆完. 『本草』

마자(麻子, 삼씨)

성질은 평하고(차다고도 한다) 맛이 달며 독이 없다. 허로증 때 보하고, 오장을 눅여 주며, 풍기를 없앤다. 대장에 풍열이 몰려 대변이 잘 나오지 않는 것을 치료한다. 그리고 소변을 잘 보게 하고 열림(熱淋)을 낫게 한다. 대소변을 잘 나오게 한다. 많이 먹는 것은 좋지 않는데, 정기(精氣)를 잘 나가게 하고 양기(陽氣)를 약해지게 하기 때문이다[본초].

○ 이른 봄에 심은 것을 춘마자(春麻子)라고 하는데 알이 작고 독이 있다. 늦봄에 심은 것을 추마자(秋麻子)라고 하는데 약에 넣어 쓰면 좋다[본초].

○ 족태음경(足太陰經)과 수양명경(手陽明經)으로 들어가는 약이다[입문].

○ 땀이 많이 나는 것[汗多], 위에 열이 있는 것[胃熱], 대변을 보기가 힘든 것[便難], 이 3가지는 다 습기를 마르게 하고 진액이 없어지게 한다. 장중경(張仲景)은 마인으로 족태음경 부위가 건조한 것을 눅여 주어서 장을 통하게 하였다[탕액].

○ 마인은 껍질을 벗기기가 아주 어렵다. 물에 2~3일 동안 담가 두었다가 껍질이 터진 다음 햇볕에 말려 새 기왓장 위에 놓고 비벼서 씨알을 받아쓴다. 또 한 가지 방법은 다음과 같다. 천에 싸서 끓인 물에 담가 두었다가 물이 식은 다음 꺼내서 우물 가운데 하룻밤 달아 매두되 물에 닿지 않게 한다. 그 다음날 낮에 꺼내서 햇볕에 말려 새 기왓장 위에 놓고 비벼서 키로 까불러 껍질을 버리고 씨알만 받는다. 이와 같이 하면 옹근 알만 받을 수 있다[본초].

【麻蕡】 삼꼿우희누른ᄀᆞᄅᆞ. 性平, 味辛, 有毒. 破積·止痺. 散服. 多食令人見鬼·狂走. 『本草』 ○ 一名麻勃, 此麻花上勃勃者, 七月七日採, 良. 『本草』

마분(麻蕡, 삼꽃 위의 누런 가루) 성질은 평하고 맛이 매우며 독이 있다. 적을 헤치고[破

積] 비증(痺證)을 낫게 한다. 가루로 먹는데, 많이 먹으면 헛것이 보이고 미치게 된다[본초].

○ 일명 마발(麻勃)이라고도 하는데, 삼꽃[麻花]에서 날리는 꽃가루를 말한다. 음력 7월 7일에 받은 것이 좋다[본초].

【葉】 삼닙. 主蚘蟲. 煮湯沐頭, 髮長潤. 『本草』

마엽(麻葉, 삼잎) 회충(蚘蟲)을 죽인다. 그리고 삼잎 삶은 물로 머리를 감으면 머리카락이 길게 자라고 윤택해진다[본초].

【根】 삼불휫겁질. 主産難·衣不出, 破瘀血·下石淋. 煮取汁服之. 『本草』

마근(麻根, 삼뿌리껍질) 난산(難産)과 태반이 나오지 않는 것[衣不出]을 치료하며, 어혈을 헤치고 석림(石淋)이 나오게 한다. 달여서 그 물을 마신다[본초].

【故麻鞋底】 삼으로겨른메트리챵. 主霍亂, 及解食牛馬肉中毒. 又解紫石英毒. 『本草』 ○ 一名千里馬. 取故破者用. 『本草』 ○ 路傍, 棄草鞋鼻繩, 亦名千里馬, 治難産用之. 『良方』

고마혜저(故麻鞋底, 헌 삼신의 바닥) 곽란을 낫게 하고, 쇠고기나 말고기를 먹고 중독된 것을 풀어 주며, 또 자석영의 독을 푼다[본초].

○ 일명 천리마(千里馬)라고 하는데, 오래 묵어 떨어진 것을 쓴다[본초].

○ 길가에 버려진 삼신짝의 돌기총도 천리마라고 하는데, 난산을 치료하는 데 쓴다[양방].

【故魚網】 물고기잡는오란그믈. 主魚鯁在喉不下. 『本草』

고어망(故魚網, 오래된 물고기그물) 생선뼈가 목에 걸려서 내려가지 않는 데 쓴다[본초].

大豆

○ 흰콩. 性平, 味甘 一云鹹, 無毒. 補五藏, 益中, 助十二經脈, 調中, 煖腸胃. 久服令人身重. 『本草』 ○ 豆有黑·白二種. 黑者入藥, 白者不用, 但食之而已. 『本草』

대두(大豆, 콩)

성질은 평하고 맛이 달며(짜다고도 한다) 독이 없다. 오장을 보하고 중초(中焦)와 12경맥을 좋게 하며, 중초를 고르게 하고 장위(腸胃)를 따뜻하게 한다. 오랫동안 먹으면 몸무게가 늘어난다[본초].

○ 콩[豆]에는 검은 것과 흰 것 2가지가 있는데, 검은 것을 약으로 쓴다. 흰 것은 약으로 쓰지 않고 오직 먹기만 한다[본초].

【穭豆】 효근거믄콩. 性溫, 味甘, 無毒. 調中下氣, 通關脈, 制金石藥毒. 生田野, 小而黑. 『本草』 ○ 色黑而緊, 小者爲雄豆, 入藥尤佳. 『本草』 ○ 豆性本平, 而修治之, 便有數等之效, 煮汁甚凉, 去煩熱, 解諸藥毒. 作腐則寒, 而動氣. 炒食則熱, 投酒主風.

作豉極冷, 黃卷及醬, 皆平. 大抵宜作藥使耳.『本草』○ 穭豆, 卽雄黑豆也. 腎之穀也, 腎病宜食.『入門』

여두(穭豆, 쥐눈이콩) 성질은 따뜻하고 맛이 달며 독이 없다. 중초를 고르게 하고 기를 내리며, 맥이 막힌 것을 통하게 하고, 광물성 약재의 독을 없앤다. 이것은 밭에 나는데 알이 작고 검다[본초].
○ 색이 검으면서 반들반들하고 작은 숫콩[雄豆]을 약으로 쓰면 더욱 좋다[본초].
○ 콩의 성질은 본래 평(平)하나 법제하는 데 따라 여러 가지 증에 효과가 나타난다. 이것을 달인 물[煮汁]은 성질이 몹시 서늘하기[甚涼] 때문에 번열을 없애고 모든 약독을 푼다. 이것으로 만든 두부(豆腐)는 성질이 차기[寒] 때문에 기를 동(動)하게 한다. 볶아서 먹으면 몸이 더워지고, 술에 담갔다가 먹으면 풍증이 낫는다. 약전국을 만들면 성질이 몹시 냉해지고[極冷], 대두황권(大豆黃卷)이나 장(醬)을 만들면 성질이 평(平)해진다. 그러므로 알맞게 약을 만들어 써야 한다[본초].
○ 쥐눈이콩이란 바로 검은 숫콩[雄黑豆]을 말한다. 이것은 신(腎)과 관련된 곡식이므로 신장병에 먹으면 좋다[입문].

【豆黃】 콩ᄀᆞᄅᆞ. 味甘. 主胃中熱, 止腹脹, 消穀, 去腫, 除痺.『本草』

두황(豆黃, 콩가루) 맛이 달다. 주로 위(胃) 속에 열이 있는 데 쓰며, 배가 불러 오르는 것을 없애고, 음식이 소화되게 하며, 부은 것을 내리고, 비증(痺證)을 낫게 한다[본초].

【大豆黃卷】 콩기름. 性平, 味甘, 無毒. 主久風濕痺, 筋攣膝痛, 除五藏胃中結聚.『本草』○ 黃卷, 是以生豆, 爲糵, 待其芽出, 便暴乾取用, 入藥微炒.『本草』○ 卷糵長五分者, 破婦人惡血, 産婦藥中用之.『本草』

대두황권(大豆黃卷, 콩나물 순) 성질은 평하고 맛이 달며 독이 없다. 오랜 풍습비(風濕痺)로 힘줄이 땅기고 무릎이 아픈 것을 치료하며, 오장이나 위(胃) 속에 몰린 적취(積聚)를 없앤다[본초].
○ 대두황권은 생콩으로 기른 싹[糵]을 말하는데, 콩나물 싹[芽]을 햇볕에 말린 다음 약간 볶아서[微炒] 약에 넣는다[본초].
○ 길이가 5푼 정도 되는 콩나물[卷糵]은 부인의 어혈을 없애므로 산모의 약에 넣어 쓴다[본초].

赤小豆

○ 블근폿. 性平 一云微寒, 一云溫, 味甘酸, 無毒. 主下水, 排癰腫膿血, 治消渴, 止泄, 利小便, 下水腫脹滿.『本草』○ 消熱癰腫, 散惡血.『本草』○ 小豆, 性逐津液, 主水氣·脚氣方最要. 行水通氣, 盪脾之劑, 久服令人黑瘦枯燥.『入門』○ 入藥, 宜用早種, 色赤者. 晩種者力弱.『本草』○ 赤小豆, 陰中之陽, 解小麥毒.『湯液』

적소두(赤小豆, 붉은팥)

성질은 평하고(약간 차다고도 하고, 따뜻하다고도 한다) 맛이 달면서 시고 독이 없다. 물을 내려가게 하며, 옹종의 피고름을 빨아낸다. 소갈(消渴)을 치료하고 설사를 멎게 하며, 오줌을 나가게 하고 수종과 창만을 내린다[본초].
○ 열기와 옹종을 삭이고 어혈[惡血]을 헤친다[본초].

○ 팥은 진액을 몰아내는 성질이 있기 때문에 수기병(水氣病)과 각기(脚氣)를 치료하는 처방에서 제일 중요하다. 수기를 잘 돌게 하고 기를 통하게 하며 비장을 확 씻어 내는 약인데, 오랫동안 먹으면 몸이 거멓게 되면서 몹시 마른다[입문].
○ 약으로는 조생종[早種]으로서 색이 붉은 것이 좋다. 만생종[晩種]은 효력이 약하다[본초].
○ 적소두는 음 가운데 양에 속하는데, 밀에 중독된 것[小麥毒]을 푼다[탕액].

【葉】 폿닙. 名藿. 止小便數, 去煩熱, 明目. 『本草』 ○ 大豆嫩葉, 亦謂之藿, 可作菜, 食之. 『入門』

적소두엽(赤小豆葉, 팥잎) 곽(藿)이라고 한다. 소변이 잦은 것을 멎게 하고, 번열을 없애며, 눈이 밝아지게 한다[본초].
○ 어린 콩잎[大豆嫩葉]을 보고도 역시 곽(藿)이라고 하는데 나물을 만들어 먹는다[입문].

【花】 폿곶. 性平, 味辛, 無毒. 治宿酒渴病. 『本草』 ○ 止消渴病 · 酒頭痛, 能消酒毒, 主酒病爲良. 『本草』 ○ 一名腐婢. 卽赤小豆花也. 七月採, 陰乾用. 『本草』

적소두화(赤小豆花, 팥꽃) 성질은 평하고 맛이 매우며 독이 없다. 소화되지 않은 술[宿酒]로 갈증이 나는 병을 치료한다[본초].
○ 소갈병과 술을 마셔서 생긴 두통을 멎게 하는데, 술독[酒毒]을 잘 푼다. 그러므로 술을 마셔서 생긴 병에 좋다[본초].
○ 적소두의 꽃을 일명 부비(腐婢)라고도 하는데, 음력 7월에 따서 그늘에 말려 쓴다[본초].

粟米

○ 조빨. 性微寒, 味酸, 無毒. 養腎氣, 去脾胃中熱, 益氣, 利小便, 益脾胃. 『本草』 ○ 粟米, 細於粱米. 顆粒小者, 是粟, 麤大者, 是粱. 『本草』 ○ 粟, 從鹵 · 從米, 象形也. 卽今之小米也. 五穀中最硬, 故謂之硬粟. 『入門』 ○ 黍 · 稷 · 稻 · 粱 · 禾 · 麻 · 菽 · 麥, 乃八穀也. 陶隱居, 以禾爲粟. 朱子詩註, 明言禾者, 穀連藁秸之總名, 蓋八穀有粟則是, 蓋言粱, 則包粟在中. 『入門』

속미(粟米, 좁쌀)
성질은 약간 차고 맛이 시며 독이 없다. 신기(腎氣)를 보양하고, 비위 속의 열을 없애며, 기를 돕고, 오줌을 잘 나오게 하며, 비위를 돕는다[본초].
○ 좁쌀은 기장쌀[粱米]보다 잘다. 그러므로 알이 작은 것은 조[粟]이고, 큰 것은 기장[粱]이다[본초].
○ '조 속(粟)'자를 '열매가 주렁주렁 달릴 조(鹵)'자와 '쌀 미(米)'자를 따서 만든 것은 형상을 본뜬 것이다. 이것이 바로 요즘 소미(小米)라고 하는 것인데, 5곡 가운데서 제일 굳기 때문에 경속(硬粟)이라고도 한다[입문].
○ 기장[黍] · 피[稷] · 벼[稻] · 수수[粱] · 조[禾] · 참깨[麻] · 콩[菽] · 보리[麥], 이것이 8가지 곡식[八穀]인데, 도은거(陶隱居)는 화(禾)를 조[粟]라고 하였고, 주자(朱子)의 시경주(詩經註)에는 "화(禾)란 곡식이 짚에 달려 있는 채로 있는 것을 통틀어 이르는 말이다."라고 명확히 씌어 있다. 8가지 곡식 가운데 조[粟]를 넣은 것은 수수[粱] 속에 조를 포함시킨 것이다[입문].

【陳粟米】 무근조뿔. 味苦. 主胃熱·消渴, 利小便, 止痢.『本草』○ 陳者, 謂經三五年者.『本草』

진속미(陳粟米, 묵은 좁쌀) 맛이 쓰다. 위열(胃熱)과 소갈을 치료하는데, 오줌을 잘 나오게 하고 이질을 멎게 한다[본초].

○ 묵었다는 것은 3~5년 지난 것을 말하는 것이다[본초].

【粟米粉】 조뿔ᄀ라안촌ᄀᄅ. 止煩悶, 解諸毒.『本草』○ 近世, 作英粉用粟米, 浸累日令敗, 研澄取用. 去痱瘡甚佳.『本草』

속미분(粟米粉, 좁쌀가루) 답답한 것[煩悶]을 멎게 하고, 여러 가지 독을 푼다[본초].

○ 요즘에는 좁쌀을 여러 날 물에 담가 두어서 쉬게[敗] 한 다음 갈아 녹말을 앉혀 영분(英粉)을 만들어 쓴다. 이것은 땀띠를 없애는 데 아주 좋다[본초].

【糗】 조뿔미시. 性寒, 味甘, 無毒. 解煩熱, 止渴, 止泄, 實大腸.『本草』○ 蒸粟米, 或麥, 熬磨作之.『本草』○ 粳粟米, 五穀中最硬, 得漿水, 卽易化.『本草』

속미분구(粟米粉糗, 좁쌀미숫가루) 성질이 차고 맛이 달며 독이 없다. 번열을 풀고 갈증과 설사를 멎게 하며, 대장을 튼튼하게 한다[본초].

○ 좁쌀을 쪄서 가루낸 것인데, 혹 밀이나 보리를 볶아 갈아서 만들기도 한다[본초].

○ 메좁쌀[粳粟米]이 5곡 가운데서 제일 굳지만, 장수(漿水)에는 잘 풀린다[본초].

【粟米泔汁】 조뿔쉰뜨믈. 主霍亂·煩渴. 臭泔尤良.『本草』○ 酸泔, 洗瘡疥及惡瘡, 殺蟲.『本草』

속미감즙(粟米泔汁, 좁쌀 뜨물) 곽란과 번갈을 치료한다. 좁쌀 뜨물은 신 냄새가 나는 것이 더 좋다[본초].

○ 신맛이 나는 좁쌀 뜨물로 옴과 악창을 씻으면 충이 죽는다[본초].

【蘗米】 조기름. 性溫, 味苦, 無毒. 主寒中, 下氣, 開胃消食, 除熱.『本草』○ 此卽粟蘗也, 取半生者作之, 今穀神散中, 用之, 性又溫於大麥蘗.『本草』○ 蘗者, 生不以理之名也, 皆當以可生之物, 爲之粟蘗·麥蘗, 皆其類也.『本草』○ 蘗米, 卽穀芽也.『入門』

얼미(蘗米, 조길금) 성질은 따뜻하고 맛이 쓰며 독이 없다. 속이 찬 것[寒中]을 치료하고, 기를 내리며, 입맛이 나게 하고 음식이 소화되게 하며, 열을 없앤다[본초].

○ 이것이 바로 속얼(粟蘗)인데, 절반 정도 자란 것으로 만든다. 요즘에는 곡신산(穀神散)에 넣어 쓰는데, 성질은 맥아[大麥蘗]보다 더 따뜻하다[본초].

○ 얼[蘗]이란 땅 속에 묻지 않고 싹을 낸 것을 말하는데, 곡식은 다 싹을 낼 수 있다. 조길금[粟蘗]이나 맥아[麥蘗]도 다 이렇게 만든 것이다[본초].

○ 얼미란 바로 곡식의 싹[穀芽]이다[입문].

粳米

○ 뎌ᄒᆞᆫ니ᄡᆞᆯ. 性平, 味甘苦, 無毒. 平胃氣, 長肌肉, 溫中止痢, 益氣除煩. 『本草』 ○ 粳硬也, 堅硬於糯米也. 入手太陰·少陰經, 氣精皆從米變化而生, 故字皆從米. 『入門』 ○ 作飯及粥, 食之, 稍生則不益脾, 過熟則佳. 『本草』 ○ 白晩米爲第一, 早熟米不及也. 『本草』 ○ 卽晩米也, 霜後, 收者佳. 『日用』

갱미(粳米, 멥쌀)

성질은 평하고 맛이 달면서 쓰고 독이 없다. 위기(胃氣)를 고르게 하고, 기육을 자라게 하며, 속을 덥히고 이질을 멎게 하며, 기를 돕고 답답한 것[煩]을 없앤다[본초].

○ 멥쌀이라는 '갱(粳)'자에는 굳다[硬]는 뜻이 들어 있는데, 그것은 찹쌀보다 굳기 때문이다. 이것의 기운은 수태음경과 수소음경으로 들어간다. 기(氣)와 정(精)은 다 쌀을 먹어서 그것이 변화되어 생긴 것이기 때문에 '기(氣)'자와 '정(精)'자에는 다 '쌀 미(米)'자가 들어 있다[입문].

○ 밥이나 죽을 만들어 먹는데 약간 설익어도 비장(脾臟)에 좋지 못하다. 잘 익혀 먹어야 좋다[본초].

○ 멥쌀은 늦벼 쌀[晩米]이 제일 좋고, 올벼 쌀[早熟米]은 이것만 못하다[본초].

○ 이것은 바로 늦벼 쌀을 말하는데, 서리가 내린 뒤에 추수한 것이 좋다[일용].

陳廩米

○ 창의드러무근ᄡᆞᆯ. 性溫, 味鹹酸, 無毒. 除煩, 調胃, 止泄, 補五藏, 澁腸胃, 宜作湯食. 『本草』 ○ 卽陳倉米也. 諸家不言是粳米, 是粟米, 然粳粟二米, 陳者性皆冷, 頻食則令人自利, 與經所說稍戾. 煎煮亦無膏膩, 令人多用新粳粟. 蓋久陳則氣味腐敗. 經云, 陳者, 謂經三五年者, 此說有理. 『本草』

진름미(陳廩米, 묵은쌀)

성질은 따뜻하고 맛이 짜면서 시고 독이 없다. 답답한 것[煩]을 없애고, 위(胃)를 조화시키며, 설사를 멎게 하고, 오장을 보하며, 장위를 수렴하는데, 끓여서 먹는 것이 좋다[본초].

○ 즉 진창미(陳倉米)이다. 그러나 여러 학자들이 멥쌀인가 좁쌀인가에 대해서는 말하지 않았다. 그런데 멥쌀과 좁쌀 이 두 가지는 다 묵으면 성질이 냉해지므로 이것을 자주 먹으면 설사가 나게 되니 『내경』에 씌어 있는 것과는 약간 틀린다. 달이거나 삶아도 또한 기름기와 찰기가 없어지기 때문에 요즘 사람들은 흔히 햇멥쌀[新粳]이나 햇좁쌀[新粟]을 쓴다. 대체로 오랫동안 묵으면 냄새와 맛이 다 변한다. 그러니 『내경』에 묵었다는 것은 3~5년이 지난 것을 말한다고 한 데는 이유가 있다[본초].

糯米

○ 니ᄎᆞᆯᄡᆞᆯ. 性寒 一云微寒, 一云凉, 味甘苦, 無毒. 補中益氣, 止霍亂, 令人多熱大便堅. 『本草』 ○ 壅諸經絡氣, 使四肢不收, 發風動氣, 令人昏昏多睡, 不可多食. 久食則令人身軟, 猫犬食之, 脚屈不能行, 緩人筋也. 『本草』 ○ 糯, 耎也 耎與軟同. 其米軟而粘, 卽

稻米也. 今人用之作酒, 煮糖也. 『入門』 ○ 糯者, 粘稻也. 粳者, 稻之不粘者, 然粳糯甚相類, 粘不粘爲異耳. 『本草』 ○ 稻, 是有芒之穀, 故通呼粳糯, 總謂之稻. 『本草』 ○ 糯米性寒, 作酒則熱, 糟乃溫平, 亦如大豆豉醬之不同耳. 『本草』

나미(糯米, 찹쌀)

성질은 차고(약간 차다고도 하고, 서늘하다고도 한다) 맛이 달면서 쓰고 독이 없다. 중초를 보하고 기를 도우며, 곽란을 멎게 한다. 그러나 열을 많이 생기게 하여 대변이 굳어지게 한다[본초].

○ 여러 경락의 기를 막히게 하여 팔다리를 잘 쓰지 못하게 하며, 풍(風)을 일으키고 기(氣)를 동(動)하게 하며, 정신을 혼미하게 하여 잠을 많이 자게 하므로[昏昏多睡] 많이 먹어서는 안 된다. 오랫동안 먹으면 몸이 약해지는데, 고양이나 개가 먹으면 다리가 굽어 들어 잘 다니지 못하게 되고, 사람은 힘줄이 늘어지게 된다[본초].

○ '찹쌀 나(糯)'자는 '연할 연(耎)'자의 뜻을 땄는데('耎'은 '軟'과 같다), 그 쌀이 연하고 찰기가 있으니, 즉 찰진 벼의 쌀[稻米]이다. 요즘 사람들은 이것으로 술[酒]과 엿[糖]을 만든다[입문].

○ 찹쌀은 찰진 벼의 쌀[粘稻]이고, 멥쌀은 찰지지 않은 벼의 쌀[稻之不粘]이다. 그러므로 멥쌀과 찹쌀은 거의 비슷하나 찰지고 찰지지 않은 것이 다를 뿐이다[본초].

○ 벼는 가시랭이[芒]가 있는 곡식이므로, 멥벼[粳稻]와 찰벼[糯稻]를 통틀어 벼[稻]라 한다[본초].

○ 찹쌀은 성질이 차지만[寒] 술을 만들면 성질이 열(熱)해진다. 그리고 술지게미[糟]는 성질이 따뜻하고 평하다. 이것은 마치 약전국과 장(醬)의 성질이 같지 않은 것과 같다[본초].

【糯稻稈】 출벼딥. 治通身黃病, 及消渴 · 蠱毒, 並煮汁飮之. 『入門』 ○ 按五穀, 稻 · 黍 · 稷 · 麥 · 菽. 其早米 · 晩米 · 糯米, 皆稻也, 獨以糯爲稻則誤也. 『入門』

나도간(糯稻稈, 찰볏짚) 온몸이 노랗게 되는 병[通身黃病]과 소갈 · 고독을 치료하는 데는 모두 달여서 그 물을 마신다[입문].

○ 5곡(五穀)이란 벼[稻] · 기장[黍] · 피[稷] · 보리[麥] · 콩[菽]을 말한다. 올벼[早米] · 늦벼[晩米] · 찰벼[糯米]도 다 벼라고 하는데, 유독 찰벼[糯稻]를 벼[稻]라고 하는 것은 잘못된 것이다[입문].

靑粱米

○ 싱동출. 性微寒, 味甘, 無毒. 主胃痺 · 熱中 · 消渴, 利小便, 止泄痢, 輕身長年. 『本草』 ○ 靑粱, 殼穗有毛, 粒靑米亦靑, 而細於黃白粱. 夏月食之, 極淸凉. 『本草』 ○ 粱有靑黃白, 皆粟類也. 諸粱, 食之比他穀, 最益脾胃, 性亦相似耳. 『本草』 ○ 粱雖粟類, 細論則別. 『本草』 ○ 靑粱醋拌, 百蒸百暴, 可作糗粮, 斷穀. 『本草』

청량미(靑粱米, 생동쌀)

성질은 약간 차고 맛이 달며 독이 없다. 위비(胃痺)와 속이 열한 것과 소갈을 치료하는데, 소변을 잘 나오게 하고, 설사와 이질을 멎게 하며, 몸이 가벼워지게 하고 오래 살게 한다[본초].

○ 생동찰벼[靑粱]는 이삭에 털이 있으며, 벼알[粒]은 퍼렇고 쌀알도 퍼렇다. 그리고 누런 양미나 흰 양미보다 잘다. 여름에 그것을 먹으면 아주 시원하다[본초].

○ 양미[粱]에는 퍼런 것 · 누런 것 · 흰 것 등 3가지가 있으나 다 조[粟]의 종류이다. 이것들은 다른 곡식에 비하여 비위(脾胃)를 아주 잘 보하는데 성질도 서로 비슷하다[본초].

○ 양미는 조[粟]의 종류라고는 하지만 자세하게 말하면 다르다[본초].
○ 생동쌀[靑粱]을 식초에 버무린 다음 쪄서 햇볕에 말리기를 1백 번 하여 미숫가루를 만들어 양식으로 하면 다른 곡식을 먹지 않고도 살 수 있다[본초].

【黃粱米】 누른냥미. 性平, 味甘, 無毒. 益氣和中, 止泄. 『本草』 ○ 靑白粱, 食之不及黃粱, 靑白二種, 性皆微凉, 獨黃粱, 性甘平, 豈非得土之中和氣, 多耶. 『本草』 ○ 粱類, 穗皆大而毛長, 米比粟更大. 黃粱, 食之香美愈於諸粱, 號爲竹根黃. 『入門』

황량미(黃粱米) 성질은 평하고 맛이 달며 독이 없다. 기를 돕고 중초를 조화시켜서 설사를 멎게 한다[본초].
○ 생동쌀[靑粱]과 백량미[白粱]는 먹는 데서 황량미만 못하다. 생동쌀과 백량미 2가지는 성질이 다 약간 서늘하지만 유독 황량미는 성질이 달고 평하니, 어찌 흙의 치우치지 않고 고른 기운을 많이 받은 것이 아니겠는가[본초].
○ 양미 종류[粱類]는 이삭이 다 크고 털이 길며 쌀알은 좁쌀보다 크다. 황량미는 다른 양미보다 향기롭고 맛이 좋은데, 죽근황(竹根黃)이라고도 부른다[입문].

【白粱米】 흰냥미. 性微寒, 味甘, 無毒. 主除熱, 益氣. 『本草』

백량미(白粱米) 성질은 약간 차고 맛이 달며 독이 없다. 주로 열을 없애고 기를 돕는다[본초].

黍米

○ 기장발. 性溫, 味甘, 無毒. 益氣補中. 不可久食, 令人多熱煩. 『本草』 ○ 有小毒, 不堪久服, 昏五藏, 令人多睡. 『本草』 ○ 似粟而非粟, 穀之類也. 有丹赤黑三種, 肺之穀也, 肺病宜食之. 『入門』

서미(黍米, 기장쌀)

성질은 따뜻하고 맛이 달며 독이 없다. 기를 돕고 중초를 보한다. 오래 먹으면 안 되는데, 열이 많아지고 답답증[煩]을 생기게 하기 때문이다[본초].
○ 독이 약간 있으므로 오랫동안 먹지 말아야 하는데, 오장의 기능을 장애해서 잠이 많아지게 하기 때문이다[본초].
○ 조[粟]와 비슷하나 조는 아니고, 곡식의 종류이다. 벌건 것[丹]·새빨간 것[赤]·검은 것[黑] 등 3가지가 있는데, 이것은 폐와 관련된 곡식이므로 폐병에 먹으면 좋다[입문].

【丹黍米】 블근기장발. 性溫, 味苦, 無毒. 主咳逆·霍亂, 止泄, 止渴. 『本草』 ○ 此卽赤黍米也, 皮赤而米黃. 『本草』 ○ 黍有二種, 米粘者爲秫, 可以釀酒. 不粘者爲黍, 可食之. 如稻之有粳糯耳. 『本草』

단서미(丹黍米, 붉은 기장쌀) 성질은 따뜻하고 맛이 쓰며 독이 없다. 기침하면서 기운이 치미는 것과 곽란을 치료하고, 설사와 갈증을 멎게 한다[본초].
○ 이것이 바로 붉은 기장쌀인데 껍질은 붉고 쌀알은 누렇다[본초].

○ 기장에는 2가지가 있다. 쌀이 찰진 것을 찰기장[秫]이라고 하는데 술을 빚을 수 있고, 찰지지 않은 것을 기장[黍]이라고 하는데 밥을 지어 먹을 수 있다. 이것은 벼[稻]에 멥쌀벼[粳稻]와 찹쌀벼[糯稻]가 있는 것과 같다[본초].

秫米

○ 출기장발. 性微寒 一云平, 味甘, 無毒. 利大腸, 療漆瘡, 殺瘡疥毒熱. 壅五藏氣, 動風, 不可常食. 『本草』 ○ 仙家重此, 作酒, 最勝餘米. 『本草』 ○ 此, 人以作酒, 及煮糖者. 『本草』 ○ 似黍米而粒小. 北人謂之黃米, 亦謂黃糯, 釀酒最佳. 『本草』

출미(秫米, 찰기장쌀)

성질은 약간 차고(평하다고도 한다) 맛이 달며 독이 없다. 대장을 순조롭게 하고, 옻이 올라 헌 것[漆瘡]을 치료하며, 옴독과 열을 없앤다. 그러나 오장의 기운을 막히게 하고 풍(風)을 동(動)하게 하기 때문에 늘 먹어서는 안 된다[본초].

○ 도교를 믿는 사람들[仙家]은 이것을 귀하게 여기면서 술을 만드는 데는 다른 쌀[米]보다 훨씬 낫다고 한다[본초].

○ 이것으로 사람들은 술[酒]과 엿[糖]을 만든다[본초].

○ 기장쌀[黍米]과 비슷하나 알이 잘다. 북쪽 지방 사람들은 이것을 보고 황미(黃米)라 하고, 또한 황나(黃糯)라고도 하는데, 술을 빚는 데는 제일 좋은 것이다[본초].

小麥

○ 밀. 性微寒 一云平, 味甘, 無毒. 主除煩熱少睡, 止燥渴, 利小便, 養肝氣. 『本草』 ○ 小麥皮寒肉熱. 合湯皆完用之, 不許皮析, 析則溫, 明麪不能消熱止煩也. 『本草』 ○ 秋種夏熟, 受四時氣足, 自然兼有寒溫, 麪熱麩冷, 宜其然也. 『本草』 ○ 凡麥, 秋種冬長, 春秀夏實, 具四時中和之氣, 故爲五穀之貴. 地煖處亦可春種, 至夏便收, 受氣不足, 故有毒而麪性亦冷也. 『本草』

소맥(小麥, 밀)

성질은 약간 차고(평하다고도 한다) 맛이 달며 독이 없다. 주로 번열을 없애고 잠이 적어지게 하며, 조갈(燥渴)을 멎게 하고, 오줌을 잘 나가게 하며, 간기(肝氣)를 보양한다[본초].

○ 밀의 껍질은 성질이 차고[寒], 쌀알은 성질이 열[熱]하다. 탕약에 넣을 때에는 껍질째로 넣어서 껍질이 터지지 않게 달여야 한다. 그것은 껍질이 터지면 성질이 따뜻해지기[溫] 때문이다. 이것으로 보아 껍질을 버린 밀가루[麪]는 열과 답답한 것[煩]을 없애지 못한다는 것을 알 수 있다[본초].

○ 가을에 심으면 이듬해 여름에 익기 때문에 4철의 기운을 충분히 받게 된다. 그러므로 자연히 차고 따뜻한[寒溫] 성질을 겸하게 된다. 밀가루[麪]는 성질이 열(熱)하고 밀기울[麩]은 성질이 냉한데 이것은 당연한 일이다[본초].

○ 밀[麥]은 가을에 심고 겨울에 자라서 이듬해 봄에 이삭이 패고 여름에 익기 때문에 4철의 고른 기운을 갖게 된다. 그러므로 5곡(五穀)에서 제일 귀한 것이다. 기후가 따뜻한 곳에서는 봄에 심었다가 여름에 곧 거두어들이기도 하나 이것은 기를 부족하게 받기 때문에 독이 있으며, 이것으로 낸 가루는 성질이 또한 냉하다[본초].

【麪】 밀ᄀᆞᄅᆞ. 性溫, 味甘. 補中益氣, 厚腸胃, 强氣力, 助五藏, 久食實人.『本草』○ 小麥性寒, 作麪則溫, 而有毒.『本草』○ 麪有熱毒者, 多是陳黦之色. 又爲磨中石末, 在內故也, 杵食, 卽良.『本草』○ 麪性壅熱, 少動風氣.『本草』

면(麪, 밀가루) 성질은 따뜻하고 맛은 달다. 중초를 보하고 기를 도우며, 장위(腸胃)를 튼튼하게 하고 기력이 세어지게 하며 오장을 돕는다. 또한 오랫동안 먹으면 몸이 튼튼해진다[본초].

○ 밀[小麥]은 성질이 차다[寒]. 가루를 만들면 성질이 따뜻해지는데[溫] 독이 있다[본초].

○ 열독이 있는 밀가루는 흔히 묵은 것인데 색은 검누렇다. 또한 가루를 만들 때 돌가루[石末]가 섞인 것이므로 절구에 빻아 먹는 것이 좋다[본초].

○ 밀가루는 열을 몰리게 하고 풍기(風氣)를 약간 동(動)하게 하는 성질이 있다[본초].

【寒食麪】 한식날밍ᄀᆞᆫ밀ᄀᆞᄅᆞ국슈. 謂寒食日, 煮喫麪, 取之以焙乾貯用, 能破積, 行氣.『綱目』

한식면(寒食麪) 한식날에 삶은 밀국수인데 약한 불에 말려서 두고 쓴다. 이것은 적(積)을 헤치고 기(氣)를 잘 돌게 한다[강목].

【麴】 누룩. 性大煖 一云溫, 味甘. 平胃消穀, 止痢.『本草』○ 女麴, 完小麥爲之, 一名䴻 音桓 子. 黃蒸磨小麥爲之, 一名黃衣. 並消食.『本草』○ 麥麵, 止河魚之腹疾.『左傳』○ 六月作者良. 陳久者, 入藥用之, 當炒令香.『本草』

국(麴, 누룩) 성질은 몹시 덥고(따뜻하다고도 한다) 맛은 달다. 위(胃)를 조화시키고 음식이 소화되게 하며, 이질을 멎게 한다[본초].

○ 여국(女麴)은 통밀[完小麥]로 만든 것인데, 일명 환자[䴻子]라고도 한다. 누렇게 쪄서 간 밀[黃蒸磨小麥]로 만든 것은 일명 황의(黃衣)라고 한다. 이것들은 다 음식이 소화되게 한다[본초].

○ 밀누룩[麥麵]은 민물고기[河魚]를 먹고 생긴 배탈을 낫게 한다[좌전].

○ 음력 6월에 만든 것이 좋다. 오래 묵은 것을 약으로 쓰는데, 향기가 나도록 고소하게 볶아서 써야 한다[본초].

【神麴】 약의드ᄂᆞᆫ누룩. 性煖 一云溫, 味甘, 無毒. 開胃健脾, 消化水穀, 止霍亂·泄瀉·痢下赤白, 破癥結, 下痰逆胸滿, 腸胃中塞, 飮食不下, 落胎, 下鬼胎.『本草』○ 入藥炒令香, 火炒以助天五之氣, 入足陽明經.『湯液』○ 紅麴, 活血, 消食止痢, 疑是神麴也.『入門』○ 造神麴法, 詳見雜方.

신국(神麴, 약 누룩) 성질은 덥고(따뜻하다고도 한다) 맛이 달며 독이 없다. 입맛이 나게 하고 비(脾)를 튼튼하게 하며, 수곡이 소화되게 하고, 곽란·설사·적백이질을 멎게 하며, 징결(癥結, 뱃속에 덩어리가 생긴 것)을 헤치고[破], 담이 치밀어올라 가슴이 그득한 것[痰逆胸滿]을 내리며, 장위 속에 음식이 막혀서 내리지 않는 것을 내리게 하고, 유산되게 하며, 귀태(鬼胎)를 나오게 한다[본초].

○ 약에 넣을 때에는 고소한 냄새가 나게 볶아서 넣는다. 불에 볶은 것은 하늘의 5기를 돕고 족양명경으로 들어간다[탕액].

○ 홍국(紅麴)은 피를 잘 돌게 하고 음식이 소화되게 하며 이질을 멎게 한다. 홍국이라는 것은 아

마도 신국(神麴)인 것 같다.

○ 신국을 만드는 방법은 잡방(雜方)에 자세하게 나온다.

【麩】 밀기울. 性寒 一云凉, 味甘, 無毒. 調中去熱, 治熱瘡, 湯火瘡爛, 撲損折傷瘀血. 『本草』 ○ 麥屬陽, 麩之性凉. 『丹心』 ○ 麪熱, 麩凉. 『丹心』

부(麩, 밀기울) 성질은 차고(서늘하다고도 한다) 맛이 달며 독이 없다. 중초를 조화시키고 열을 없앤다. 열창(熱瘡)과 끓는 물이나 불에 덴 상처[湯火瘡]가 짓무른 것, 얻어맞거나 부러져서 어혈(瘀血)이 진 것을 치료한다[본초].

○ 밀은 양(陽)에 속하지만 밀기울은 성질이 서늘하다[단심].

○ 밀가루는 성질이 열(熱)하고, 밀기울은 성질이 서늘하다[단심].

【浮小麥】 주근밀. 養心, 同大棗煎, 止盜汗. 『醫鑑』 ○ 止盜汗, 治大小人骨蒸肌熱, 婦人勞熱. 微炒用之. 『入門』

부소맥(浮小麥, 밀쭉정이) 심을 보양하는데[養心], 대추와 함께 달여 먹으면 식은땀[盜汗]이 멎는다[의감].

○ 식은땀을 멎게 하고, 어른이나 어린아이의 골증열(骨蒸熱)·기열(肌熱)과 부인의 허로열(虛勞熱)을 치료하는데, 약간 볶아서 쓴다[입문].

【小麥苗】 밀ㅈᄌᆞ란삭. 性寒 一云凉, 味辛, 無毒. 消酒毒, 暴熱, 主黃疸目黃, 退膈熱, 利小腸. 絞取汁服之. 『本草』

소맥묘(小麥苗, 갓 돋은 밀싹) 성질은 차고(서늘하다고도 한다) 맛이 매우며 독이 없다. 술독[酒毒]과 갑자기 나는 열[暴熱]을 풀며, 황달로 눈이 노랗게 된 것을 낫게 하고, 가슴의 열[膈熱]을 없애며, 소장을 좋아지게 한다. 즙을 짜서 먹는다[본초].

【小麥奴】 밀감보기. 主熱煩, 解天行熱毒. 『本草』 ○ 卽小麥苗上, 黑黴也. 『本草』 ○ 小麥未熟時, 叢中不成麥, 捻之, 成黑勃者, 是也. 『綱目』

소맥노(小麥奴, 밀깜부기) 열이 나면서 답답한 것[熱煩]과 돌림열독[天行熱毒]을 푼다[본초].

○ 즉 밀 이삭[小麥苗] 위에 생긴 거먼 것[黑黴]을 말한다[본초].

○ 밀이 익지 않았을 때 포기 가운데 이삭이 여물지 못하고 새까맣게 된 것인데 쥐어 보면 푸슬푸슬하다[강목].

大麥

○ 보리ᄡᆞᆯ. 性溫 一云微寒, 味鹹, 無毒. 益氣調中, 止泄, 補虛, 實五藏. 久食令人肥健滑澤. 『本草』 ○ 令人多熱, 爲五穀長. 『本草』 ○ 久食, 頭髮不白, 不動風氣. 暴食, 稍似脚弱, 爲下氣故也. 熟則益人, 帶生則冷, 損人. 『本草』 ○ 大麥, 同小麥, 以秋種者爲良. 春種者氣不足, 故力劣. 『本草』 ○ 和鍼砂·沒石子, 染鬚, 甚黑. 『入門』

대맥(大麥, 보리)

성질은 따뜻하고(약간 차다고도 한다) 맛이 짜며 독이 없다. 기를 돕고 중초를 조화시키며, 설사를 멎게 하고, 허한 것을 보하며, 오장을 튼튼하게 한다. 오랫동안 먹으면 살이 찌고 건강해지며 몸이 윤택해진다[본초].

○ 사람으로 하여금 열이 많아지게 하는 데는 5곡(五穀) 가운데서 으뜸이다[본초].

○ 오랫동안 먹으면 머리카락이 희어지지 않고 풍기(風氣)가 동(動)하지 않는다. 그러나 갑자기 많이 먹으면 다리가 약간 약해지는데 그것은 기를 내리기 때문이다. 잘 익혀 먹으면 사람에게 이롭지만 약간 설어도 성질이 냉해지므로 사람을 상하게 한다[본초].

○ 보리는 밀과 같이 가을에 심은 것이 좋다. 봄에 심은 것은 약 기운이 부족하기 때문에 효력이 떨어진다[본초].

○ 침사(鍼砂) · 몰석자와 함께 넣어서 달인 물로 수염에 물들이면 아주 거멓게 된다[입문].

【穬麥】 것보리. 性微寒, 味甘, 無毒. 主輕身, 補中除熱, 不動疾, 久服令人多力, 健行. 『本草』 ◯ 大麥, 穬麥, 本經兩出, 有如一稻二米. 蓋稻是穀之通名, 則穬是麥之皮號. 麥之穬, 猶米之與稻也. 然則大麥是麥米, 穬麥是麥穀, 明矣. 『本草』 ◯ 大麥, 比小麥差大, 故謂之大麥, 其皮穬脆, 宜謂之穬麥. 『本草』

광맥(穬麥, 겉보리) 성질은 약간 차고 맛이 달며 독이 없다. 주로 몸이 가벼워지게 하고 비위를 보하며[補中] 열을 없애고 병이 생기지 않게 한다. 오랫동안 먹으면 힘이 세지고 건강해진다[본초].

○ 『신농본초경』에는 보리쌀[大麥]과 겉보리[穬麥] 2가지로 나오는데, 이것은 마치 한 가지의 벼에서 2가지 쌀이 나는 것과 같은 것이다. 벼가 멥쌀과 찹쌀이 나는 곡식의 공통된 이름인 것같이 겉보리란 보리를 껍질째로 부르는 이름이다. 보리쌀과 겉보리의 관계는 쌀과 벼의 관계와 같다. 그러니 대맥이란 보리쌀을 말하고 광맥이란 겉보리를 말하는 것이 명백하다[본초].

○ 보리는 밀보다 약간 크기 때문에 대맥(大麥)이라 하였고, 그 껍질은 둘러싸 붙어 있고 부드럽기 때문에 둘러붙었다는 '광(穬)'자의 뜻을 따서 광맥(穬麥)이라고 하였다[본초].

【青顆麥】 쌀보리. 性味, 與大麥同. 天生皮肉相離也. 色黃, 故亦謂之黃顆. 『本草』

청과맥(青顆麥, 쌀보리) 성질과 맛은 보리쌀[大麥]과 같다. 이것은 본래 껍질과 살이 서로 떨어져 있다. 색이 누렇기 때문에 누런 쌀보리[黃顆]라고도 한다[본초].

【大麥麪】 보리쌀ᄀᆞᄅᆞ. 平胃, 止渴消食, 療脹無熱躁, 勝於小麥. 『本草』 ◯ 作餠食, 不動氣, 若暴食似動氣, 多食則益人. 『本草』

대맥면(大麥麪, 보리쌀가루) 위(胃)를 편안하게 하고, 갈증을 멎게 하며 음식을 소화시킨다. 창만증을 치료하는데 성질이 열(熱)하지도 조(躁)하지도 않아서 밀보다 낫다[본초].

○ 떡을 만들어 먹으면 기(氣)를 동(動)하지 않게 한다. 만일 갑자기 많이 먹으면 기가 동하는 것 같지만 오랫동안 먹으면 이롭다[본초].

【大麥糵】 보릿기름. 性微煖 一云溫, 味甘鹹, 無毒. 能消化宿食, 去心腹脹滿, 溫中下

氣, 開胃, 止霍亂, 破癥結, 能催生·落胎. 久食消腎, 不可多食. 『本草』 ○ 不以理, 生芽爲蘖. 『入門』 ○ 大麥水漬, 候芽生, 急暴令乾用, 可作飴糖. 『日用』 ○ 麥蘖, 行上焦滯血宿食, 腸鳴, 溫中消穀. 『醫鑑』 ○ 入藥炒黃, 杵細, 取麪用之. 『湯液』

대맥얼(大麥蘖, 맥아, 보리길금) 성질은 약간 덥고(따뜻하다고도 한다) 맛이 달면서 짜며 독이 없다. 숙식(宿食)을 잘 소화되게 하여 명치 아래가 불러 오르면서 그득한 것[心腹脹滿]을 없애며, 속을 따뜻하게 하고 기를 내린다. 입맛이 나게 하고 곽란을 멎게 하며 징결(癥結)을 헤친다. 또한 해산을 빨리하게 하고 유산하게 한다. 오랫동안 먹으면 신기(腎氣)가 소모되기 때문에 많이 먹어서는 안 된다[본초].

○ 땅에 묻지 않고 싹을 낸 것이 길금[蘖]이다[입문].

○ 보리를 물에 담갔다가 싹이 난 다음에 급히 햇볕에 말려서 쓰는데, 엿[飴糖]을 만드는 데도 쓴다[일용].

○ 맥아[麥蘖]는 상초(上焦)에 머물러 있는 피[滯血]를 잘 돌게 하고 오랜 체기와 배가 끓는 것[腸鳴]을 치료하는데, 속을 따뜻하게 하고 곡식이 소화되게 한다[의감].

○ 약으로는 노랗게 볶아서[炒黃] 절구에 찧은 다음 가루내어 쓴다[탕액].

蕎麥

○ 모밀. 性平寒, 味甘, 無毒. 實腸胃, 益氣力, 雖動諸病, 能錬五藏滓穢, 續精神. 『本草』 ○ 久食動風, 令人頭眩. 合猪羊肉食, 成風癩. 『本草』

교맥(蕎麥, 메밀)

성질은 평하면서 차고 맛이 달며 독이 없다. 장위(腸胃)를 튼튼하게 하고 기력을 돕는다. 그리고 여러 가지 병을 생기게 한다고는 하나 오장에 있는 더러운 것을 몰아내고 정신을 맑게 한다[본초].

○ 오랫동안 먹으면 풍(風)이 동(動)하여 머리가 어지럽다. 돼지고기나 양고기와 같이 먹으면 풍라(風癩, 문둥병)가 생긴다[본초].

【麪】 메밀ᄀᆞᄅᆞ. 能發起諸瘡, 可煮食之. 『直指』 ○ 俗謂一年沈滯, 積在腸胃間, 食此麥, 乃消去. 『食物』

교맥면(蕎麥麵, 메밀가루) 여러 가지 헌데[諸瘡]가 잘 생기게 한다. 그러므로 끓여서 먹는 것이 좋다[직지].

○ 민간에서는 위장 속에 적(積)이 있어서 1년 동안 시름시름 앓을 때 메밀가루를 먹으면 적이 삭는다고 한다[식물].

【葉】 모밀닙. 作菜茹食之. 下氣, 利耳目. 『本草』

교맥엽(蕎麥葉, 메밀의 잎) 나물로 만들어 먹는다. 기를 내리고 귀와 눈을 밝아지게 한다[본초].

【穰】 모밀느정이. 燒灰淋汁, 洗六畜瘡. 『日用』

교맥양(蕎麥穰, 메밀대) 태워 잿물을 받아 가축[六畜]의 헌데[瘡]를 씻어 준다[일용].

藊豆

○ 변두콩. 性微溫 一云微寒, 一云平, 味甘, 無毒. 主和中下氣, 療霍亂吐利不止, 轉筋. 『本草』 ○ 其實, 有黑白二種. 白者溫, 而黑者小冷, 入藥當用白者. 『本草』 ○ 亦名鵲豆, 以其黑間而有白道, 如鵲也. 『本草』 ○ 解一切草木毒, 及酒毒, 亦解河豘毒. 『本草』 ○ 凡使, 去皮生薑汁拌炒用. 『入門』 ○ 患寒熱者, 不可食. 『本草』 ○ 卽白扁豆也. 『本草』

변두(藊豆, 까치콩, 변두콩)

성질은 약간 따뜻하고(약간 차다고도 하고, 평하다고도 한다) 맛이 달며 독이 없다. 주로 중초를 조화시키고[和中] 기를 내리면서[下氣], 곽란으로 구토·설사가 멎지 않는 것과 쥐가 나는 것을 치료한다[본초].

○ 까치콩에는 검은 것과 흰 것 2가지가 있는데, 흰 것은 성질이 따뜻하고[溫] 검은 것은 성질이 약간 냉하다. 약으로는 반드시 흰 것을 쓴다[본초].

○ 또한 작두(鵲豆)라고도 하는데, 그것은 검은 줄 사이에 흰 줄이 있어서 까치와 비슷하다고 하여 붙인 이름이다[본초].

○ 일체 풀과 나무의 독[草木毒]·술독을 풀고, 또한 복어독[河豘毒]을 푼다[본초].

○ 껍질을 버리고 생강즙에 버무려 볶아서 쓴다[입문].

○ 추웠다 열이 났다 하는 환자는 먹지 말아야 한다[본초].

○ 이것이 바로 백변두(白扁豆)이다[본초].

【葉】 변두닙. 主霍亂吐下不止. 又擣付蛇蟲咬. 『本草』

변두엽(藊豆葉, 까치콩의 잎) 곽란으로 토하고 설사하는 것이 멎지 않는 것을 치료한다. 또한 짓찧어 뱀이나 벌레에게 물린 데 붙이기도 한다[본초].

【花】 변두꼿. 主女子赤白帶下. 『本草』

변두화(藊豆花, 까치콩의 꽃) 여자의 적백대하(赤白帶下)를 치료한다[본초].

菉豆

○ 녹두. 性寒 一云平, 一云冷, 味甘, 無毒. 主一切丹毒·煩熱·風疹·藥石發動, 壓熱消腫, 下氣止消渴. 『本草』 ○ 和五藏, 安精神, 行十二經脈, 此最爲良. 『本草』 ○ 作枕, 明目, 治頭風·頭痛. 『本草』 ○ 若欲去病, 須勿去皮, 蓋皮寒肉平爾. 『食物』 ○ 色綠, 圓小者, 佳. 入藥, 須帶皮用, 去皮則少有壅氣. 『入門』

녹두(菉豆)

성질은 차고(평하다고도 하고, 냉하다고도 한다) 맛이 달며 독이 없다. 일체 단독(丹毒)·번열·풍진(風疹)과 광물성 약 기운이 동(動)한 것을 치료하는데, 열을 누르고 부은 것을 삭이며, 기를 내리고 소갈증을 멎게 한다[본초].

○ 오장을 고르게 하고 정신을 편안하게 하며 12경맥을 잘 돌게 하는 데는 이것이 제일 좋다[본초].

○ 이것으로 베개를 만들어 베면 눈이 밝아지고 두풍(頭風)·두통이 낫는다[본초].

○ 병을 치료하는 데 쓸 때에는 껍질을 버리지 말아야 한다. 대체로 껍질은 성질이 차고[寒] 살은 성질이 평(平)하다[식물].

○ 알은 색이 녹색이고 둥글면서 작은 것이 좋다. 약으로 쓸 때에는 반드시 껍질이 붙은 채로 써야 한다. 껍질을 버리고 쓰면 기를 약간 막히게 한다[입문].

【粉】 슈비ᄒᆞᆫ녹듯ᄀᆞᄅᆞ. 性冷 一云平, 味甘, 無毒. 主益氣, 除熱毒, 療發背·癰疽·瘡癤, 解酒食毒. 『日用』 ○ 取豆浸水磨, 濾過, 澄淸泟, 乾爲粉用之, 卽菉豆粉也. 『日用』

녹두분(菉豆粉, 녹두가루) 성질은 냉하고(평하다고도 한다) 맛이 달며 독이 없다. 주로 기를 돕고 열독을 없애는데, 발배(發背)·옹저(癰疽)·창절(瘡癤)을 치료하며, 술독·식중독을 푼다[일용].

○ 녹두를 물에 담갔다가 갈아서 걸러 가라앉힌 다음 웃물을 버리고 말려서 가루내어 쓰는데, 이것이 녹두가루이다[일용].

豌豆

○ 원두. 性平, 味甘, 無毒. 主益中平氣, 調順榮衛. 『日用』 ○ 一名蠶豆. 快胃利五藏. 或點茶, 或炒食佳. 『入門』 ○ 豌豆, 卽蠶豆也. 『得效』 ○ 色靑, 似菉豆而大. 今出咸鏡道, 京中藉田, 亦有之. 『俗方』

완두(豌豆)

성질은 평하고 맛이 달며 독이 없다. 주로 중초를 돕고 기를 고르게 하며, 영위(榮衛)를 순조롭게 한다[일용].

○ 일명 잠두(蠶豆)라고도 하는데, 위(胃)를 시원하게 하고 오장을 좋게 한다. 차에 타서 먹거나 볶아 먹으면 좋다[입문].

○ 완두가 바로 잠두이다[득효].

○ 색이 푸른 것이 녹두 같으나 그보다 알이 크다. 요즘은 함경도에서 나는데 서울의 적전(藉田)에도 있다[속방].

薏苡仁

○ 율믜ᄡᆞᆯ. 性微寒 一云平, 味甘, 無毒. 主肺痿, 肺氣吐膿血咳嗽. 又主風濕痺, 筋脈攣急, 乾濕脚氣. 『本草』 ○ 輕身, 勝瘴氣. 『史記』 ○ 久服, 令人能食. 性緩不妬, 須倍他藥用. 咬之, 粘牙者眞. 『入門』 ○ 此物, 力勢和緩, 須倍用, 卽見效. 『丹心』 ○ 取實, 蒸令氣餾, 暴於日中, 使乾磨之. 或挼之則得仁矣. 『本草』

의이인(薏苡仁, 율무쌀)

성질은 약간 차고(평하다고도 한다) 맛이 달며 독이 없다. 폐위(肺痿)와 폐기(肺氣)로 피고름을 토하고 기침하는 것을 치료한다. 또한 풍습비(風濕痺)로 힘줄이 땅기는 것[筋脈攣急]과 건각기·습각기를 치료한다[본초].

○ 몸이 가벼워지게 하고 장기(瘴氣)를 막는다[사기].

○ 오랫동안 먹으면 음식을 잘 먹게 된다. 성질이 완만하여[緩] 세게 내보내지는 못하므로 다른 약보다 양을 2배로 하여 써야 한다. 깨물어 보아 치아에 붙는 것이 좋은 것이다[입문].

○ 이 약의 기운은 완만하기 때문에 다른 약의 양보다 곱절을 써야 효과를 볼 수 있다[단심].

○ 겉곡을 털어 물이 푹 배게 쪄서 햇볕에 말려 갈아서 쓴다. 혹은 비벼서 쌀을 내기도 한다[본초].

秫薥

○ 슈슈. 穀之最長, 米粒亦大而多者, 北地種之, 以備缺粮, 否則喂牛馬. 南人, 呼爲蘆穄. 『入門』

출촉(秫薥, 수수)

곡식 가운데서 키가 제일 크고 알도 크면서 많이 달린다. 북쪽 지방에서 심는데 다른 곡식이 떨어졌을 때에 먹을 것으로 준비한다. 그렇지 않을 때에는 소나 말을 먹인다. 남쪽 지방 사람들은 이것을 노제(蘆穄)라고 부른다[입문].

稗子米

○ 살히ᄡᆞᆯ. 氣辛味脆. 可以爲飯, 凶年食之. 『入門』

패자미(稗子米, 돌피쌀)

맛이 맵고 잘 풀어진다. 밥을 지을 수도 있는데 흉년에 먹는다[입문].

罌子粟

○ 양귀비씨. 性平 一云寒, 味甘, 無毒. 治反胃, 胸中痰滯, 不下食. 一名, 御米. 『本草』 ○ 花紅白色, 四葉或千葉, 有淺紅暈. 其實作瓶子, 似髇箭頭, 中有米, 極細色白. 『本草』 ○ 其房如甖, 其子如粟. 『入門』

앵자속(罌子粟, 아편꽃씨)

성질은 평하고(차다고도 한다) 맛이 달며 독이 없다. 반위(反胃)와 가슴에 담이 막혀 음식이 내려가지 않는 것을 치료한다. 일명 어미(御米)라고도 한다[본초].

○ 꽃은 벌거면서 허연 색이 나는데 꽃잎은 4개이다. 혹 천엽(千葉)에 연분홍 테두리가 있는 것도 있다. 그 열매는 병처럼 둥글고 화살촉이 붙은 것같이 생긴 가운데 씨가 있는데 몹시 잘고 색은 희다[본초].

○ 송이는 항아리 같고, 씨는 좁쌀 같다[입문].

【殼】 양귀비ᄡᆞᆯ든겁질. 治脾瀉·久痢, 澁腸, 及虛勞久嗽. 又入腎, 治骨病. 『本草』 ○ 粟殼, 去盡筋膜瓤蔕, 剉碎, 以蜜水, 淹一宿, 次日慢火炒黃色用. 『良方』 ○ 入痢藥, 醋炒用之. 『本草』 ○ 甖粟殼, 有澁腸止嗽之能. 『醫鑑』

앵속각(罌粟殼) 설사[脾瀉]와 오랜 이질을 치료하는데, 수렴작용을 한다. 허로(虛勞)와 오랜 기침[久嗽]도 낫게 한다. 또한 이 약 기운은 신(腎)으로 들어가므로 뼈의 병[骨病]도 치료한다[본초].

○ 앵속각은 근(筋)·막(膜)·꼭지를 다 버리고 썰어서 꿀물에 하룻밤 재웠다가 다음날 약한 불에 누렇게 되도록 볶아서 쓴다[양방].

○ 이질약에 넣을 때에는 식초에 축여 볶아서 쓴다[본초].

○ 앵속각은 장을 수렴하고 기침을 멎게 하는 효능이 있다[의감].

【鴉片】 양귀비여름에진. 一名啞芙蓉 一作阿. 卽罌粟花未開時, 用竹鍼, 刺十數孔, 其津自出, 次日以竹刀, 刮在磁器內待積, 取多了以紙封固, 晒二七日卽成片矣. 性急不可多用. 『入門』 ○ 治久痢不止, 罌粟花, 花卸結殼, 後三五日午後, 於殼上, 用大鍼, 刺開外面靑皮, 十餘處, 次日早津出, 以竹刀, 刮在磁器內陰乾, 每用小豆大一粒, 空心溫水化下. 忌葱·蒜·漿水. 如熱渴, 以蜜水解之. 『醫林』

아편(鴉片) 일명 아부용(啞芙蓉, '啞'를 '阿'라고 한 데도 있다)이라고도 한다. 즉 아편꽃[罌粟花]이 피기 전에 참대침[竹鍼]으로 찔러 10여 곳에 구멍을 뚫어 놓으면 진이 저절로 흘러나온다. 이것을 다음날에 참대칼로 긁어서 사기그릇에 담는데 많이 받아서 종이로 잘 막는다. 이것을 14일간 정도 햇볕에 말리면 덩어리가 된다. 이 약은 성질이 급하기 때문에 많이 써서는 안 된다[입문].

○ 오랜 이질이 멎지 않는 것을 치료한다. 아편꽃이 지고 열매가 맺힌 지 15일째 되는 날 오후에 큰 침으로 열매의 푸른 겉껍질만 뚫어지게 10여 곳을 찔러 놓았다가 다음날 아침에 흐르는 진을 참대칼로 긁어모아 사기그릇에 담아 그늘에서 말린다. 매번 팥알만한 것 한 알을 공복에 따뜻한 물에 풀어서 먹는다. 파·마늘·장수(漿水)를 먹지 말아야 한다. 만일 먹은 다음에 열이 나면서 갈증이 날 때에는 꿀물로 풀어야 한다[의림].

酒

○ 술. 性大熱, 味苦甘辛, 有毒. 主行藥勢, 殺百邪悪毒氣, 通血脈, 厚腸胃, 潤皮膚, 消憂發怒, 宣言暢意. 『本草』 ○ 久飮, 傷神損壽. 『本草』 ○ 大寒凝海, 惟酒不氷, 明其性熱, 獨冠群物. 人飮之便體廢神昏, 是其有毒故也. 『本草』 ○ 酒, 能行諸經不止, 與附子相同. 味辛者能散, 味苦者能下, 味甘者居中而緩爲守引, 可以通行一身之表, 至極高之分. 若味淡者, 則利小便而速下. 『湯液』 ○ 本草, 止言熱而有毒, 不言其濕中發熱, 近於相火, 人大醉後, 振寒戰慄, 可見矣. 『丹心』 ○ 酒有諸般, 惟米酒入藥, 當以糯米, 用淸水白麪麴所造, 爲正. 書曰, 若作酒醴爾, 爲麴糵酒, 則須用麴醴, 故用糵也. 『本草』 ○ 諸酒名, 開列于後.

주(酒, 술)

성질은 몹시 열하고 맛이 쓰면서 달고 매우며 독이 있다. 주로 약 기운[藥勢]이 잘 퍼지게 하고, 온갖 사기와 독한 기운[毒氣]을 없애며, 혈맥을 통하게 하고, 장위를 튼튼하게 하며, 피부를 윤택하게 한다. 근심을 없애고 성내게 하며 말을 잘하게 하고 기분을 좋게 한다[본초].

○ 오랫동안 마시면 정신이 상하고 수명에 지장이 있다[본초].

○ 몹시 추워서 바다가 얼어붙는다고 하여도 술은 얼지 않는다. 이것을 보아 술의 성질이 그 무엇보다도 제일 열(熱)하다는 것을 알 수 있다. 술을 마시면 갑자기 몸을 잘 쓰지 못하고 정신이 혼미해지는데 그것은 술에 독기가 있기 때문이다[본초].

○ 술은 모든 경락을 잘 통하게 하는 데서는 부자와 같다. 이것의 매운맛은 잘 헤치고[散], 쓴맛은 잘 내리게 하며, 단맛은 속에 가만히 있기도 하고 끌고 가기도 하는데, 온몸의 표면에까지 다 돌아가며 제일 높은 곳에도 간다. 맛이 담박한 것[淡]은 오줌을 잘 나가게 하며 빨리 내려가게 한다[탕액].

○『본초(本草)』에는 오직 성질이 열(熱)하고 독이 있다는 것만 씌어 있지 습 가운데 열이 있어서 상화(相火)와 비슷하다는 것은 씌어 있지 않다. 그것은 사람이 술에 몹시 취하면 봄이 부들부들 떨리는 것으로 알 수 있다[단심].

○ 술에는 여러 가지가 있으나 오직 쌀술[米酒]만 약으로 쓰는데, 찹쌀에 맑은 물과 흰 밀가루 누룩[白麪麴]을 넣어서 만든 술이 좋다.『서전[書]』에 "만약 술이나 단술을 만들려면 누룩[麴]과 엿기름[糵]을 만들어야 한다."고 씌어 있는데, 술을 만드는 데는 누룩을 쓰고, 단술을 만드는 데는 엿기름을 쓴다[본초].

○ 여러 가지 술의 이름을 뒤에 써 놓았다.

【糟下酒】 性煖. 溫胃, 禦風寒, 疑是未榨酒也.

조하주(糟下酒) 성질이 덥다. 위(胃)를 따뜻하게 하고, 찬 바람과 추위를 막아 주는데, 이것은 아마 거르지 않은 술[未榨酒]을 말하는 것 같다.

【豆淋酒】 治風痓, 角弓反張 方見風門.

두림주(豆淋酒) 풍으로 경련이 일어[風痓] 몸이 뒤로 잦혀지는 것[角弓反張]을 치료한다(처방은 풍문에 나온다).

【葱豉酒】 和解風寒出汗, 治傷寒 方見寒門.

총시주(葱豉酒) 풍한증(風寒證)을 풀고 땀이 나게 하여 상한을 낫게 한다(처방은 상한문에 나온다).

【蒲萄酒】 駐顔, 煖腎 方見雜方.

포도주(蒲萄酒) 얼굴색이 좋아지게 하고, 신(腎)을 덥게 한다(처방은 잡방에 나온다).

【桑椹酒】 補五藏, 明耳目. 取汁釀酒也.

상심주(桑椹酒) 오장을 보하고 눈과 귀를 밝게 한다. 오디즙을 내어 빚은 술이다.

【枸杞酒】 補虛, 肥健人 方見雜方.

구기주(枸杞酒) 허(虛)한 것을 보하고 살찌게 하며 건강해지게 한다(처방은 잡방에 나온다).

【地黃酒】和血，駐顔 方見雜方.

지황주(地黃酒) 혈을 고르게 하며[和血] 얼굴이 젊어지게 한다(처방은 잡방에 나온다).

【戊戌酒】大補陽氣 方見雜方.

무술주(戊戌酒) 양기(陽氣)를 세게 보한다(처방은 잡방에 나온다).

【松葉酒】治脚氣·風痺 方見風門.

송엽주(松葉酒) 각기(脚氣)와 풍비(風痺)를 치료한다(처방은 풍문에 나온다).

【松節酒】治歷節風 方見風門.

송절주(松節酒) 역절풍(歷節風)을 치료한다(처방은 풍문에 나온다).

【菖蒲酒】治風痺，延年 方見身形.

창포주(菖蒲酒) 풍비(風痺)를 치료하고, 오래 살 수 있게 한다(처방은 신형문에 나온다).

【鹿頭酒】補氣血. 煮鹿頭，取汁釀酒也.

녹두주(鹿頭酒) 기혈(氣血)을 보한다. 사슴의 대가리[鹿頭]를 곤 물로 빚은 술이다.

【羔兒酒】肥健人. 煮羔兒，取汁釀酒也.

고아주(羔兒酒) 살찌게 하고 건강해지게 한다. 새끼양[羔兒]을 잡아 곤 물로 빚은 술이다.

【蜜酒】補益，療風疹 方見雜方.

밀주(蜜酒) 보익(補益)하며, 풍진(風疹)을 치료한다(처방은 잡방에 나온다).

【春酒】美酒也. 疑今三亥酒之類也.

춘주(春酒) 맛이 좋은 술이다. 요즘의 삼해주(三亥酒) 종류인 것 같다.

【無灰酒】不雜他物者，卽醇酒也.

무회주(無灰酒) 다른 아무 것도 섞이지 않은 술인데, 곧 좋은 청주[醇酒]를 말한다.

【餠子酒】糯米粉，合和諸藥，爲麴釀之，曰餠子酒.

병자주(餠子酒) 찹쌀가루와 여러 가지 약을 섞어서 누룩을 만들어 빚은 술이기 때문에 병자주라고 한다.

【黃連酒】 解酒毒, 不傷人. 未詳.

황련주(黃連酒) 술독을 푸는데, 사람은 상하지 않게 한다. 어떤 술인지는 자세히 알 수 없다.

【菊花酒】 延年益壽, 治風眩 方見身形.

국화주(菊花酒) 수명을 늘려주며, 풍으로 어지러운 것[風眩]을 치료한다(처방은 신형문에 나온다).

【天門冬酒】 補氣血, 延年 方見身形.

천문동주(天門冬酒) 기혈(氣血)을 보하고, 오래 살 수 있게 한다(처방은 신형문에 나온다).

【暹羅酒】 自暹羅國來. 能破積·殺蠱. 『入門』

섬라주(暹羅酒, 섬라술) 섬라국(暹羅國, 현재의 태국)으로부터 온 것이다. 적(積)을 잘 헤치고, 고독[蠱]을 없앤다[입문].

【紅麴酒】 大熱有毒. 辟瘴氣, 療打傷. 『入門』

홍국주(紅麴酒) 성질은 몹시 열하고 독이 있다. 장기(瘴氣)를 막고, 타박상을 낫게 한다[입문].

【東陽酒】 酒味清香, 自古擅名, 隣邑皆不及. 『入門』

동양주(東陽酒) 술맛이 시원하고 향기로워[清香] 예로부터 이름난 술인데, 이웃 마을의 여러 가지 술도 다 이것보다 못하다[입문].

【金盆露】 出處州. 醇美可尙, 然劣於東陽. 『入門』

금분로(金盆露) 처주(處州)에서 나는데, 맛이 좋아 먹을 만하지만 동양주(東陽酒)보다는 못하다[입문].

【山東秋露白】 色純, 味冽. 『入門』

산동추로백(山東秋露白) 색이 순수하고, 맛이 몹시 차다[입문].

【蘇州小瓶酒】 麴有熱藥, 飮之頭痛口渴. 『入門』

소주소병주(蘇州小瓶酒) 성질이 열한 약[熱藥]이 든 누룩으로 만든 것이므로 마시면 머리가 아프고 갈증이 난다[입문].

【南京金華酒】 味太甛. 多飮留中聚痰.『入門』

남경금화주(南京金華酒) 맛이 아주 달다[太甛]. 많이 마시면 속에 머물러 있고 담(痰)이 뭉친다[입문].

【淮安菉豆酒】 麴有菉豆, 乃解毒良物.『入門』

회안녹두주(淮安菉豆酒) 녹두가 든 누룩으로 만든 것이므로 독을 푸는 데 좋은 술이다[입문].

【江西麻姑酒】 以泉得名, 味殊勝.『入門』

강서마고주(江西麻姑酒) 마고천(麻姑泉)의 샘물로 만들었다고 하여 마고주라고 하는데, 맛이 특별히 좋다[입문].

【燒酒】 自元時始有, 味極辛烈, 多飮傷人.

소주(燒酒) 원(元)나라 때부터 나온 술인데, 맛이 아주 독하다[極辛烈]. 그러므로 많이 마시면 사람이 상할 수 있다.

【煮酒】 味殊佳, 夏月宜飮.『俗方』

자주(煮酒) 맛이 특별히 좋은데, 여름에 마시면 좋다[속방].

【梨花酒】 色白味醺, 宜於春夏.『俗方』

이화주(梨花酒) 색이 맑고 맛이 좋은데, 봄과 여름에 마시면 좋다[속방].

【糟】 술주여미. 性溫, 味鹹, 無毒. 罯撲損瘀血, 浸洗凍瘡, 及付蛇蜂叮毒, 去蔬菜毒. ○ 又能藏物不敗, 柔物能軟.『本草』

조(糟, 술지게미) 성질은 따뜻하고 맛이 짜며 독이 없다. 얻어맞아서 어혈이 진 데는 이것으로 찜질하고, 얼어서 상한 데[凍瘡]는 이것으로 씻는다. 뱀이나 벌한테 쏘인 독과 채소독을 없앤다. ○ 또한 물건을 보관하는데 이것을 넣으면 물건이 변하지 않고 부드러워진다[본초].

豉

○ 약전국. 性寒, 味苦 一云鹹一云甘, 無毒. 主傷寒頭痛·寒熱, 瘴氣. 發汗, 通關節.『本草』○ 治中毒藥·蠱氣·瘧疾.『本草』○ 又殺六畜胎子諸毒.『本草』○ 去心中懊憹, 宜生用之.『湯液』○ 和葱白服, 發汗最速.『本草』○ 得醯良.『本草』○ 造法見雜方.

시(豉, 약전국)

성질은 차고 맛이 쓰며(짜다고도 하고 달다고도 한다) 독이 없다. 상한으로 머리가 아프고 추웠다 열이 났다 하는 것과 산람장기[瘴氣]를 치료하는데, 땀이 나게 하며 관절을 잘 놀릴 수 있게 한다[본초].

○ 약중독·고독·학질을 치료한다[본초].

○ 또 가축의 새끼[六畜胎子]를 먹고 생긴 여러 가지 중독을 푼다[본초].

○ 가슴이 몹시 답답하고 괴로운 것[心中懊憹]을 없애려면 날것을 쓰는 것이 좋다[탕액].

○ 총백과 섞어 달여 먹으면 땀을 내는 데 제일 빠르다[본초].

○ 식초와 함께 쓰면 좋다[본초].

○ 만드는 방법은 잡방(雜方)에 나온다.

醬

○ 장. 性冷利, 味鹹酸, 無毒. 除熱·止煩滿.『本草』○ 殺一切魚肉·蔬菜·蕈毒. 又殺百藥熱傷, 及火毒.『本草』○ 多以豆作, 小麥亦作醬, 不及豆. 肉醬·魚醬, 皆呼爲醢, 不入藥用.『本草』○ 醬, 將也. 將和五味, 以安五藏, 故聖人不得不食也. 以豆作, 陳久者良.『入門』

장(醬)

성질은 냉하고 맛이 짜면서 시고 독이 없다. 열을 내리고, 답답하고 그득한 것을 멎게 한다[본초].

○ 여러 가지 생선·채소·버섯을 먹고 중독된 것을 푼다. 또한 여러 가지 약으로 생긴 열에 상하였거나[百藥熱傷] 불에 덴 독[火毒]을 없앤다[본초].

○ 흔히 콩으로 만든다. 밀로도 장을 만들기는 하나 콩으로 만든 것보다 못하다. 고기장[肉醬]이나 물고기장[魚醬]들을 다 젓갈[醢]이라고 부르는데 약으로는 쓰지 못한다[본초].

○ 간장[醬]은 '가질 장(將)'자의 뜻을 딴 것이다. 간장에 양념을 잘 배합하면 오장을 편안하게 하기 때문에 성인(聖人)이 먹지 않을 수 없었다. 장은 콩으로 만들고 오래 묵은 것이 좋다[입문].

醋

○ 초. 性溫, 味酸, 無毒. 主消癰腫, 破血暈, 除癥塊·堅積.『本草』○ 治產後血暈, 及諸失血過多血暈, 止心痛·咽痛.『本草』○ 殺一切魚肉·蔬菜毒.『本草』○ 醋亦謂之醯. 以有苦味, 故俗呼爲苦酒.『本草』○ 苦酒, 米醋是也.『得效』○ 不可多食, 損人肌藏, 及損人骨.『本草』○ 入藥當取二三年米醋, 良, 穀氣全故也. 小麥醋不及.『本草』○ 醋, 措也. 能措五味以適中也.『入門』

초(醋, 식초)

성질은 따뜻하고 맛이 시며 독이 없다. 주로 옹종(癰腫)을 삭이고, 혈훈(血暈)을 낫게 하며, 징괴(癥塊)와 딴딴한 적[堅積]을 없앤다[본초].

○ 산후 혈훈증과 여러 가지 원인으로 피를 많이 흘려서 생긴 혈훈증을 치료하고, 심통(心痛)과 목구멍이 아픈 것[咽痛]을 멎게 한다[본초].

○ 일체 물고기나 고기나 채소의 독을 없앤다[본초].
○ 식초를 또한 장[醯]이라고도 한다. 그리고 쓴맛이 있기 때문에 민간에서는 고주(苦酒)라고 한다[본초].
○ 고주(苦酒)는 쌀로 만든 식초[米醋]를 말한다[득효].
○ 많이 먹으면 안 되는데, 기육·오장·뼈가 상할 수 있기 때문이다[본초].
○ 약으로는 반드시 2~3년이 된 쌀초[米醋]를 써야 좋은데 그것은 곡기(穀氣)가 온전하기 때문이다. 밀로 만든 식초[小麥醋]는 이것보다 못하다[본초].
○ '초(醋)'자는 조치한다는 '조(措)'자의 뜻과 같은데, 5가지 맛을 잘 조절하여 알맞게 한다는 것이다[입문].

飴糖

○ 흑틩, 又云거믄엿. 性溫, 味甘. 主補虛乏, 益氣力, 潤五藏, 消痰止嗽. 『本草』 ○ 飴糖, 又云膠飴, 是濕糖如厚蜜者. 『本草』 ○ 以其色紫, 凝如琥珀色, 謂之膠飴. 色白而糓强者, 謂之餳糖, 不入藥. 『湯液』 ○ 飴, 卽軟糖也. 建中湯用之, 入脾. 『湯液』 ○ 飴屬土, 成於火, 大發濕中之熱, 多食動脾風. 『丹心』 ○ 諸米, 皆可作, 惟以糯米作者, 入藥. 『本草』

이당(飴糖, 엿)

성질은 따뜻하고 맛이 달다. 주로 허하고 결핍된 것을 보하며, 기력을 돕고 오장을 눅여 주며, 담(痰)을 삭이고 기침을 멎게 한다[본초].
○ 이당을 또한 교이(膠飴)라고도 하는데, 이것은 진한 꿀[厚蜜]과 같은 물엿[濕糖]을 말하는 것이다[본초].
○ 자주색 나는 것이 엉겨서 호박색(琥珀色)이 된 것을 교이(膠飴)라고 한다. 색이 희고 굳게 엉긴 것을 당당(餳糖)이라고 하는데, 이것은 약으로 쓰지 않는다[탕액].
○ 엿[飴]이라고 할 때에는 무른 엿[軟糖]을 말한다. 건중탕(建中湯)에 넣어 쓰는데, 그 기운은 비장(脾藏)으로 들어간다[탕액].
○ 엿은 토(土)에 속하는 것이지만 불로 고아 만들었기 때문에 습한 곳에서도 열이 몹시 생기게 한다. 그러므로 많이 먹으면 비풍(脾風)이 동(動)할 수 있다[단심].
○ 여러 가지 쌀[諸米]로 다 만들 수 있으나 오직 찹쌀로 만든 것만 약으로 쓴다[본초].

豆腐

○ 두부. 性平 一云冷, 味甘, 有毒. 益氣, 和脾胃. 『入門』 ○ 豆腐有毒, 性冷而動氣, 能發腎氣, 頭風·瘡疥. 『食物』 ○ 多食則膨脹殺人, 喫酒則甚, 惟飮冷水卽消矣. 『俗方』 ○ 中寒, 多泄多屁者, 忌食. 『入門』

두부(豆腐)

성질은 평하고(냉하다고도 한다) 맛이 달며 독이 있다. 기를 돕고 비위를 조화시킨다[입문].
○ 두부는 독이 있고 성질이 냉하며 기(氣)를 동(動)하게 하므로 신기(腎氣)를 잘 발(發)하게 하여 두풍·헌데·옴을 생기게 할 수 있다[식물].
○ 많이 먹으면 배가 불러 오르고 생명까지 위험한데, 이때에 술을 먹으면 더 심해진다. 이런 때

에는 찬물을 마셔야 삭는다[속방].

○ 속이 차서 몹시 설사하고 방귀가 많이 나갈 때에는 먹지 말아야 한다[입문].

舂杵頭細糠

○ 방핫고애무든겨. 性平. 主卒噎, 食不下, 亦主反胃不下食, 刮取含之卽差, 亦是舂擣義耳. 『本草』

용저두세강(舂杵頭細糠, 절굿공이에 묻은 겨)

성질은 평하다. 갑자기 목이 막혀 음식이 넘어가지 않는 것을 치료한다. 또한 반위(反胃)로 음식이 내리지 않을 때에 먹어도 곧 낫는데, 그것은 절구공이로 내려 짓찧는 것과 같은 이치이다[본초].

稷米

○ 피발. 性冷, 味甘, 無毒. 治熱, 益氣, 補不足. 『本草』 ○ 多食發冷氣, 八穀之中最爲下. 八穀者, 黍·稷·稻·粱·禾·麻·菽·麥也. 禾是粟苗, 麻是胡麻, 菽是大豆, 麥有大小穬麥, 此諸穀之限也. 『本草』 ○ 稷, 乃穄之異名也. 稷, 亦穀之類, 似黍而小, 卽今之穄米. 又謂之粢, 爲五穀之長. 『入門』 ○ 稷米, 堪爲飯, 不粘着, 其味淡, 今謂之穄米. 『本草』

직미(稷米, 핍쌀)

성질은 냉하고 맛이 달며 독이 없다. 열을 다스리며, 기를 돕고 부족한 것을 보한다[본초].

○ 많이 먹으면 냉기(冷氣)가 생기게 하므로 8가지 곡식 중에서 제일 좋지 못한 것이다. 8가지 곡식이란 기장[黍]·피[稷]·벼[稻]·양미[粱]·조[禾]·참깨[麻]·콩[菽]·맥(麥)을 말한다. 여기서 조[禾]는 조싹[粟苗]을 말하는 것이고, 참깨[麻]는 검은깨를 말하는 것이고, 콩은 흰콩[大豆]을 말하는 것이고, 맥(麥)은 보리쌀[大麥]·밀[小麥]·겉보리[穬麥]를 말하는 것이다. 이것이 곡식의 전부이다[본초].

○ 피[稷]는 채[穄]의 다른 이름이다. 피도 역시 곡식의 한 가지인데 기장 비슷하면서 알이 잘다. 요즘은 검정 핍쌀을 자(粢)라고도 하는데 이것이 5곡 가운데서 상품이다[입문].

○ 핍쌀[稷米]로도 밥을 지을 수 있으나 찰지지 못하고 맛이 심심하다[淡]. 이것을 요즘은 검정 핍쌀[穄米]이라고 한다[본초].

5. 人部

○ 凡二十三種.

모두 23가지이다.

亂髮

○ 절로떠러딘머리카락. 性微溫, 味苦. 主失血, 止鼻衄, 療骨疽·雜瘡.『本草』○ 消瘀血, 通關格, 利水道, 治五淋, 大小便不通, 亦治轉胞.『本草』○ 不拘新剪舊落, 或自己·或無病人髮, 或童男胎髮, 並好. 皂角水洗淨, 入罐內燒存性, 爲末用.『入門』○ 一名血餘灰, 或曰人中血燒灰. 須要略存性, 勿令絶過.『本草』

난발(亂髮, 저절로 떨어진 머리카락)

성질이 약간 따뜻하고 맛이 쓰다. 피를 흘리는 것[失血]을 주로 치료하는데, 코피를 멎게 하고, 골저(骨疽)와 여러 가지 헌데[雜瘡]를 낫게 한다[본초].

○ 어혈(瘀血)을 삭이고 관격(關格)이 된 것을 통하게 하며 오줌이 잘 나오게 하고, 5림(五淋)과 대소변이 통하지 않는 것을 치료하며, 또한 전포증(轉胞證)도 낫게 한다[본초].

○ 갓 잘라 낸 머리카락이나 떨어진 지 오랜 것도 다 모아서 쓴다. 그리고 자기의 머리카락이나 병없는 다른 사람의 것이나 갓난 남자아이의 머리카락을 물론하고 어느 것이나 다 조각 달인 물에 깨끗하게 씻어서 철판 위에 놓고 약성이 남게 태워 가루내어 쓴다[입문].

○ 일명 혈여회(血餘灰) 또는 인중혈소회(人中血燒灰)라고도 한다. 약성이 남게 태워야지 지나치게 재가 되게 태워서는 안 된다[본초].

髮髲

○ 버혀뎔ㄱ민털. 性溫 一云小寒, 味苦, 無毒. 主五癃關格不通, 利水道, 止血悶·血暈.『本草』○ 髮髲, 補陰之功甚捷, 須以皂角水, 或苦參水浸洗, 晒乾燒灰用.『丹心』○ 髮髲, 是剪下, 或作髢者也. 亂髮, 是梳頭自落者, 故療體相似.『本草』

발피(髮髲)

성질이 따뜻하고(약간 차다고도 한다) 맛이 쓰며 독이 없다. 5륭(五癃)과 관격(關格)이 되어 통하지 않는 것을 치료하고, 오줌이 잘 나오게 하며, 혈민(血悶)·혈훈(血暈)을 멎게 한다[본초].

○ 발피는 음(陰)을 보하는 효능이 대단히 빠르므로 반드시 조각 달인 물[皂角水]이나 고삼 달인 물[苦參水]에 담가 씻어서 햇볕에 말린 다음 태워 가루내어 써야 한다[단심].

○ 발피는 잘라낸 머리카락을 말하는 것이고, 난발은 머리를 빗을 때에 저절로 떨어진 머리카락을 말하는 것인데, 치료 효과는 비슷하다[본초].

髭鬚

○ 날옷. 燒灰付癰瘡, 立愈. 唐太宗剪鬚, 賜李世勣, 宋仁宗剪髭, 賜呂夷簡, 皆爲治疾. 『本草』

자수(髭鬚, 수염)

태운 재를 옹창(癰瘡)에 붙이면 바로 낫는다. 당(唐) 태종이 수염을 잘라 이세적(李世勣)에게 하사한 것이나, 송(宋) 인종이 수염을 잘라 여이간(呂夷簡)에게 하사한 것은 다 옹창을 치료하기 위한 것이었다[본초].

頭垢

○ 머리예ᄢᅵ. 性溫. 主淋閉不通, 主噎, 療勞復. 『本草』 ○ 治蠱毒·草毒, 及主百邪·鬼魅·馬肝毒, 並可服之. 蜈蚣·犬咬, 外付之. 『入門』

두구(頭垢, 머리때)

성질이 따뜻하다. 임(淋)이 닫혀서 통하지 않는 것을 치료한다. 또 목이 멘 것, 중병을 앓은 후 병이 도진 것[勞復]을 치료한다[본초].

○ 고독(蠱毒)과 버섯독을 치료하고, 온갖 사기와 요괴, 말의 간을 먹고 중독된 것[馬肝毒]을 치료하는 데 먹는다. 또 지네나 개에게 물렸을 때 바르면 낫는다[입문].

【故膩頭巾】 無毒. 主天行勞復渴. ○ 三年頭帑, 主心痛. 卽縛髻帛也. 並洗汁飮之. 『本草』

고니두건(故膩頭巾, 기름진 묵은 두건) 독이 없다. 천행노복(天行勞復)의 갈증을 치료한다.
○ 3년 묵은 두건은 심통을 치료한다. 곧 상투를 싸매던 천이다. 그것을 씻은 물을 마신다[본초].

耳塞

○ 귀여지. 性溫. 主癲狂·鬼神·及嗜酒. 一名泥丸脂, 卽耳中脂垢也. 『本草』

이색(耳塞, 귀지)

성질이 따뜻하다. 전광(癲狂), 헛것이 보이는 것, 술을 좋아하는 것을 치료한다. 일명 이환지(泥丸脂)라고 하는데, 즉 귓속의 기름때를 말한다[본초].

牙齒

○ 빠딘니. 性平. 治瘧·蠱毒氣, 及痘瘡不起脹. 火煅硏用. 『本草』 ○ 一名生人骨, 卽落齒也. 『醫鑑』

아치(牙齒, 빠진 이)

성질은 평하다. 학질과 고독(蠱毒)의 기(氣), 마마 때 발진에 물이 실리지 않는 것을 치료한다. 불에 달구어 갈아 쓴다[본초].

○ 일명 생인골(生人骨)이라 하는데, 즉 빠진 이빨을 말한다[의감].

【齒涇】 니예브튼적. 性溫. 破癰腫, 出惡刺. 『本草』

치은(齒涇, 이에 붙은 치석) 성질은 따뜻하다. 옹종을 터뜨리고, 나쁜 가시를 뽑아낸다[본초].

口中涎及唾

○ 입에춤. 取平明未語者, 塗癬疥, 良. 『本草』 ○ 又塗諸般腫上, 卽消. 『俗方』

구중연급타(口中涎及唾, 입 안의 침)

날이 밝아올 무렵 말하기 전의 침을 버짐이나 옴에 바르면 좋다[본초].

○ 또 여러 가지로 부어오르는 데 바르면 곧 사그라진다[속방].

天靈蓋

○ 오란듸골의뎡바기뼈. 性平, 味鹹, 無毒. 主尸疰·鬼氣, 及久瘴·勞瘧, 寒熱無時者. 『本草』 ○ 此死人頂骨也. 以年深陳久者爲良. 『本草』 ○ 採得後, 塼灰火中, 罨一伏時, 待腥氣盡, 以檀香湯洗過, 酥炙黃, 或燒黑, 硏用. 『入門』 ○ 本經人部, 惟髮髲一物, 餘皆出於後世怪說, 殊非仁人之用心. 世稱孫思邈有大功於世, 以殺命治病, 尙有陰責, 況於是也. 人死, 毒氣聚頂, 服之反害, 不如代以虎頭骨, 或黃犬頭骨也. 『入門』

천령개(天靈蓋, 오래된 해골의 머리뼈)

성질은 평하고 맛은 짜며 독이 없다. 시주(尸疰)와 귀기(鬼氣) 및 오래된 장학(瘴瘧)으로 때 없이 열이 났다 추웠다 하는 것을 치료한다[본초].

○ 이것은 죽은 사람의 두정골(頭頂骨)인데 오래된 것일수록 좋다[본초].

○ 묻힌 것을 파낸 후 잿불 속에 한참 동안 묻어서 비린 냄새가 없어지면 단향탕(檀香湯)으로 씻고 연유을 발라서 노랗게 될 때까지 굽거나 또는 검게 태워서 가루내어 쓴다[입문].

○ 『본경(本經)』 인부(人部)에는 오직 머리카락 한 가지만 나와 있고 나머지는 모두 후세의 허탄(虛誕)한 말들이니 어진 사람으로서 어찌 이같은 마음을 쓰겠는가. 손사막(孫思邈)이 세상에 큰 공을 세웠다고 하나 사람을 죽여서 병을 고쳤기 때문에 좋은 평을 얻지 못했는데 하물며 죽은 사람의 두골(頭骨)을 써서 되겠는가. 사람이 죽으면 독기(毒氣)가 머리꼭대기에 모이니 그것을 먹으면 도리어 해가 있을 것이므로 호랑이 두골이나 누렁개 두골로 대신하는 것이 좋지 않을까 생각된다[입문].

人乳汁

○ 졋ᄡᅳ니. 性平 一云冷, 味甘, 無毒. 補五藏, 悅皮膚, 潤毛髮, 治瘦悴, 令人肥白·悅澤. 『本草』 ○ 首生男乳, 療目赤痛·多淚, 解馬肝·牛肉毒. 『本草』 ○ 乳酪之中, 牛乳爲上, 羊次之, 馬又次之. 衆乳之功, 總不及人乳. 昔張蒼無齒, 置乳婦十餘人, 每食盡飽, 後年百餘歲, 尙爲相. 肥白如瓠, 視事精神過於少年, 生子數人, 此頤養之妙也. 『食物』

인유즙(人乳汁, 젖)

성질이 평하고(냉하다고도 한다) 맛이 달며 독이 없다. 오장을 보하고 피부가 고와지게 하며 머리카락을 윤기나게 한다. 여윈 사람이 먹으면 살찌고 윤택해진다[본초].

○ 첫아들이 먹는 젖은 눈이 충혈되면서 아프고 눈물이 많이 나오는 것을 치료한다. 또한 말의 간[馬肝]이나 쇠고기를 먹고 중독된 것도 푼다[본초].

○ 젖[乳酪]에서는 우유(牛乳)가 제일 좋고 양의 젖[羊乳]이 그 다음이며 말의 젖[馬乳]은 또 그 다음이다. 그러나 다 사람의 젖[人乳]보다는 못하다. 옛날 장창(張蒼)이란 사람이 이빨이 없어서 젖나는 여자 10여 명을 두고 매번 젖을 배불리 먹었는데 백 살이 넘도록 살면서 정승 벼슬까지 하였고 살이 박[瓠]속같이 희어지고 사무를 보는 정신은 청년시절보다도 나았으며 아들을 여럿 낳았다고 한다. 이것은 젖으로 영양한 효과이다[식물].

婦人胞衣

○ ᄌᆞ식나흔안깨. 主血氣羸瘦, 勞傷虛損, 面䵟皮黑, 腹內諸病, 漸瘦瘁者.『本草』○ 卽產後胞衣也, 一名紫河車, 一名混沌皮, 亦名混元衣. 男胎首生者佳, 如無則壯盛婦人, 次胎亦好. 取得以竹器盛長流水, 浸一刻, 以取生氣, 洗淨去筋膜, 以篾籠盛之, 外以紙糊, 使不泄氣, 焙乾. 要用時, 以米醋浸一宿, 焙乾用.『正傳』○ 一法, 洗放木甑內, 自卯至酉, 蒸爛如糊取出, 於石臼內, 同諸藥, 搗丸用.『回春』○ 古方不分男女, 世傳男用女胎, 女用男胎, 俱以初胎爲勝, 似爲有理.『正傳』○ 一法, 洗斷血脈, 入麝香一錢, 砂鍋內熬膏用之.『丹心』○ 河車者, 天地之先, 陰陽之祖, 乾坤之橐籥, 鉛汞之匡廓, 胚腪將兆, 九九數足, 我則戴而生之, 故謂之河車.『得效』○ 此藥, 入血藥則滋陰·退熱, 入氣藥則壯陽·生子, 入痰藥則治痰, 入風藥則治風, 入心藥則治癲狂·失志等證. 雖病危將絶, 一服更活一二日. 大抵男精·女血搆成, 非金石草木之比. 紫者北方之色, 河者北方流水之名, 車者胚胎, 九九數足, 載而乘之之謂也.『入門』

부인포의(婦人胞衣, 산후 태반)

기혈이 부족하여 몹시 여윈 것[羸瘦]과 허로손상, 얼굴에 기미가 돋고[面䵟] 피부가 시꺼멓게 되는 것, 뱃속의 여러 가지 병으로 점차 여위는 것을 치료한다[본초].

○ 이것은 아이를 싸고 있던 막과 태반[產後胞衣]을 말하는데, 자하거(紫河車)·혼돈피(混沌皮)라고도 하며, 또한 혼원의(混元衣)라고도 한다. 첫아들의 태(胎)가 좋은데 만일 없으면 건강한 부인의 둘째 아들의 태도 좋다. 태를 참대그릇[竹器]에 담아서 장류수(長流水)에 15분 정도 담가 두었다가 깨끗하게 씻어서 힘줄과 꺼풀을 떼버린다. 다음 참대로 만든 둥지[篾籠]에 넣고 겉에 종이를 발라 약 기운이 새어나가지 않게 하여 약한 불에 말린다. 쓸 때에는 하룻밤 식초에 담가 두었다가 약한 불에 말려 쓴다[정전].

○ 한 가지 방법 : 씻어서 나무로 만든 시루에 놓고 10여 시간 푹 익도록 쪄서 풀같이 만든다. 다음 돌절구에 다른 약과 함께 넣고 짓찧어 반죽하여 환약을 만들어 쓴다[회춘].

○ 옛날 처방에서는 아들의 태나 딸의 태를 가리지 않았는데 후세에 와서는 남자는 딸의 태를, 여자는 아들의 태를 쓰는데 모두 첫아이의 태가 좋다고 하는 것은 그럴 듯한 말이다[정전].

○ 한 가지 방법 : 씻어서 썬 다음 사향 4g과 함께 사기냄비에 넣고 쪄서 고약으로 만들어 쓴다[단심].

○ 하거(河車)란 천지의 시초이고 음양의 조상[陰陽之祖]이며 하늘과 땅[乾坤]의 풀무이고 신선이 되는 테두리이다. 태아가 생기려 할 때에는 99의 수(數)가 채워지고 태아가 그것을 이고 생겨난다. 그러므로 하거라고 했다[득효].

○ 이 약에 혈약(血藥)을 더 넣으면 음이 불어나고 열이 내리며, 기약(氣藥)을 더 넣으면 양기가 세져서 아이를 낳게 되고, 담약(痰藥)을 더 넣으면 담증(痰證)을 낫게 하며, 풍약(風藥)을 더 넣으면 풍증(風證)을 치료하고, 심약(心藥)을 더 넣으면 전광(癲狂)과 정신 잃는 증[失志證] 등을 낫게 한다. 아무리 병이 위급하다고 하여도 한 번만 먹으면 1~2일 동안 더 살 수 있다. 대체로 태는 남자의 정(精)과 여자의 혈(血)이 교합하여 이루어진 것이므로 광물성 약이나 식물성 약이 비할 바가 아니다. 자(紫)는 북쪽의 색이고, 하(河)는 북쪽의 흐르는 물의 이름이며, 거(車)는 배태(胚胎)의 99의 수(數)가 채워져서 타고 있는 것을 말하는 것이다[입문].

【胞衣變成水】 안깨사근믈. 味辛, 無毒. 主諸熱毒, 小兒丹毒. 此胞衣, 埋地下七八年, 化爲水也. 『本草』

포의변성수(胞衣變成水, 태반이 삭은 물) 맛이 맵고 독이 없다. 모든 열독(熱毒)과 어린아이의 단독(丹毒)을 치료한다. 이것은 포의(胞衣)를 땅 속에 묻어 7~8년이 지나 물이 된 것이다[본초].

人尿

○ 오좀. 性寒 一云凉, 味鹹, 無毒. 止勞渴嗽, 潤心肺, 療血悶熱狂, 撲損瘀血暈絶, 明目益聲, 潤肌膚, 治肺痿咳嗽. 『本草』 ○ 尿者, 小便也. 降火極速. 『丹心』 ○ 人尿, 須童男者爲良. 『本草』 ○ 嘗見一老婦, 年逾八十, 貌似四十. 詢之, 有惡病, 人教之服人尿, 遂服四十餘年, 老健無他病云. 『丹心』

인뇨(人尿, 오줌)

성질이 차고(서늘하다고도 한다) 맛은 짜며 독이 없다. 허로 때 나는 갈증과 기침을 그치게 하고, 심폐(心肺)를 눅여 주며, 혈민(血悶)과 열광(熱狂) 및 박손(撲損)과 어혈로 어지러운 증세를 낫게 하고, 눈이 밝아지게 하고 소리가 잘 나오게 하며, 기부(肌膚)를 윤택하게 하고, 폐위(肺痿)로 인한 기침을 치료한다[본초].

○ 요(尿)는 소변인데, 열을 내리는 것이 매우 빠르다[단심].

○ 사람의 오줌은 모름지기 사내아이의 것이라야 좋은 것이다[본초].

○ 일찍이 어떤 늙은 부인을 만났는데 나이가 80살을 넘었으나 얼굴은 40살과 같았다. 그 까닭을 물으니, 나쁜 병이 있었는데 어떤 사람이 인뇨를 먹으라고 가르쳐주어 40여 년간을 먹었더니 늙어서도 건강하고 다른 병이 없다고 하였다[단심].

【人中白】 오란딜분지미틔얼읜적. 性凉. 治肺痿·膈熱·鼻洪·吐血·羸瘦·渴疾, 及湯火灼瘡. 『本草』 ○ 人中白, 是積尿白垽也. 『本草』 ○ 人中白, 卽尿桶中澄底潔白者, 須置風露下, 經二三年者可用, 急則不拘. 又名秋白霜. 丹溪云, 能瀉肝火, 降陰火. 凡用, 刮在新瓦上, 火煅, 研末用之. 『入門』

인중백(人中白, 오줌이 저절로 엉긴 것, 오즘버캐) 성질이 서늘하다. 폐위(肺痿)·격열(膈熱)·비홍(鼻洪)·토혈(吐血)·이수(羸瘦)·갈질(渴疾)과 탕화창(湯火瘡)을 치료한다[본초].

○ 인중백은 쌓인 오줌이 오래되어 희게 된 앙금이다[본초].

○ 인중백은 오줌통 속에 맑게 가라앉은 깨끗하고 흰 것인데, 한데에 놓아두어 2~3년이 지나면 쓸 수 있으나 급하면 구애받지 않아도 된다. 또 추백상(秋白霜)이라고도 한다. 단계는 간화(肝火)를 없애고 음화(陰火)를 내린다고 하였다. 대개 새기와 위에 붙어 있는 것을 긁어서 불에 불린[火煆] 다음 갈아 가루내어 쓴다[입문].

【秋石】 오좀만히안초와고은것. 大補煖, 悅色, 益下元, 久服去百疾, 强骨髓, 補精血, 開心益志. 『本草』 ○ 壯陽·補陰·洞入骨髓. 眞還元衛生之寶也. 『入門』 ○ 陽煉法·陰煉法, 俱載雜方.

추석(秋石, 오좀을 고아서 정제한 것) 몸을 크게 보하여 덥게 하고 안색을 좋게 하며 하원(下元)을 도우니, 오래 먹으면 온갖 병이 없어지고 골수(骨髓)가 강해지며 정혈(精血)을 보하고 개심익지(開心益志)한다[본초].

○ 양기를 튼튼하게 하고 음기를 보하며 골수로 들어가니, 참으로 환원위생(還元衛生)의 보고이다[입문].

○ 양련법(陽煉法)과 음련법(陰煉法)은 다 잡방에 실려 있다.

婦人月水

○ 계집의월경슈. 解毒箭, 幷女勞復. ○ 扶南國, 舊有奇術, 能令刀斫不入, 惟以月水塗刀, 便死. 此乃汚穢壞神氣也. 人合藥, 所以忌觸之. 『本草』 ○ 治陰熱, 最佳. 『俗方』 ○ 月經衣, 水漬取汁, 亦同. 『本草』

부인월수(婦人月水, 월경수)

화살독과 여로복(女勞復)을 풀어 준다[본초].

○ 부남국에 요술을 부리는 사람이 있었는데, 칼로 베어도 베어지지 않았으나, 월수를 묻힌 칼로 베니 곧 죽었다. 이는 더러워진 것이 신기(神氣)를 파괴한 것이다. 사람이 약을 합칠 때 그것을 꺼리는 것은 이 때문이다[본초].

○ 음열(陰熱)을 치료하는 데 가장 좋다[속방].

○ 월경대[月經衣]를 물에 적셔 짜낸 것도 또한 같다[본초].

【紅鉛】 계집의처엄난월슈. 味鹹, 有毒. 卽無病室女, 初行月水也. 治男女氣血衰弱, 痰火上升, 虛損癱瘓, 失音, 體痛, 飮食少進, 女子經閉等證. ○ 製法, 詳見雜方. 『入門』

홍연(紅鉛, 처녀의 첫 월경수) 맛은 짜고 독이 있다. 병이 없는 처녀의 처음 나온 월수(月水)이다. 남녀의 기혈이 쇠약한 것과 담화(痰火)가 상승(上升)한 것, 허손과 탄탄(癱瘓)을 비롯해서 실음(失音), 몸이 아픈 것[體痛] 및 음식부진(飮食不進)과 여자의 경폐(經閉) 등을 치료한다.

○ 제법은 상세한 것이 잡방에 나온다[입문].

人裩襠

◯ 사ᄅᆞᆷ의듕의밋. 主陰陽易病, 及胞衣不下.『本草』◯ 卽裩之當陰處, 方圓六寸是也. 男病用女裩, 女病用男裩, 割取燒存性爲末, 水調服之.『入門』◯ 胞衣不下, 取本婦裩, 覆井口, 立下.『本草』

인곤당(人裩襠, 속곳 밑부분)

음양역병(陰陽易病)과 포의(胞衣)가 내려가지 않는 것을 치료한다[본초].

○ 고의는 은밀한 곳에 해당하는데 방원육촌(方圓六寸)이 그것이다. 남자의 병에는 여자의 고의를 쓰고, 여자의 병에는 남자의 고의를 쓰는데, 찢어서 약성이 남게 태운 다음 가루내어 물에 타서 먹는다[입문].

○ 포의가 내려가지 않을 때는 부인의 고의를 가지고 우물을 덮으면 곧 내려간다[본초].

人屎

◯ 사ᄅᆞᆷ의ᄆᆞ른ᄯᅩᆼ. 性寒. 主天行熱病, 大熱狂走, 及解諸毒.『本草』◯ 宜取絶乾者爲末, 沸湯沃服. 又乾者燒存性, 水漬飮汁, 名曰破棺湯. 亦主傷寒大熱.『本草』◯ 今人取乾者, 水漬取汁飮, 名曰野人乾. 以男人糞, 爲良.『俗方』

인시(人屎, 사람의 마른 똥)

성질이 차다. 천행열병(天行熱病)과 심한 열로 미쳐 날뛰는 것을 치료하고, 모든 독을 풀어 준다[본초].

○ 잘 마른 것을 가루로 만들어 끓는 물에 거품내어 먹는다. 또 마른 것을 약성이 남게 태운 다음 물에 적셔 즙을 마신다. 이것을 파관탕(破棺湯)이라고 하는데, 또한 상한으로 열이 심한 것을 치료한다[본초].

○ 지금 사람들은 마른 것을 취하여 물에 담갔다가 즙을 마시는데, 그것을 야인건(野人乾)이라 한다. 남자 똥이 좋다[속방].

【人中黃】 대롱을ᄯᅩᆼ의고자든믈. 性冷. 主天行熱疾, 及解中諸毒, 幷惡瘡·菌草毒.『本草』◯ 臘月, 切大竹筒, 去靑皮, 納糞缸中, 浸滲取汁, 名曰人中黃.『本草』◯ 臘月, 切淡竹, 去靑, 留第二節. 上節發竅, 以大甘草, 內竹筒內, 以木塞上竅, 以留節一頭, 揷糞缸中, 浸一月, 取甘草晒乾用之, 亦名人中黃.『入門』◯ 人中黃, 本經謂之糞清.

인중황(人中黃, 대롱을 똥통에 꽂아 받은 물) 성질이 냉하다. 천행열질(天行熱疾)을 치료하고, 모든 중독과 악창·균독(菌毒)을 치료한다[본초].

○ 12월에 큰 참대통을 잘라 푸른 껍질을 벗겨버리고 똥통에 넣어 그 속에 스며든 즙을 취하는데, 그것을 인중황이라 한다[본초].

○ 12월에 담죽(淡竹)을 잘라 푸른 껍질을 벗겨버리고 두 마디를 남겨둔다. 윗마디에 구멍을 내어 큰 감초(甘草)를 참대통 안에 넣고, 나무로 윗구멍을 막고, 남은 마디 한쪽을 똥통에 꽂아 한 달을 담가두었다가 감초를 꺼내 볕에 말려 쓰는데, 그것도 인중황이라 한다[입문].

○ 인중황을『본경』에서는 분청(糞淸)이라 하였다.

人爪甲

○ 손톱발톱. 性平. 治難産, 催生. ○ 置目中去瞖障. 取妊婦爪甲, 爲末用之. 『本草』

인조갑(人爪甲, 사람의 손톱과 발톱)

성질이 평하다. 난산(難産)을 치료하며, 아이를 빨리 낳게 한다.
○ 눈 속의 예장(瞖障)을 없앤다. 부인의 손톱을 가루내어 쓴다[본초].

新生小兒臍

○ ᄀᆞᆫ난아ᄒᆡ빗복ᄀᆞᆯᄒᆡ니. 主瘧. 取斷者, 燒灰飮下. ○ 臍中屎, 主惡瘡, 蝕瘜肉, 候初生, 取胎中屎也. 『本草』

신생소아제(新生小兒臍, 갓난아이의 탯줄)

학질(瘧疾)을 치료한다. 탯줄 잘라낸 것을 태워서 그 재를 물로 마신다.
○ 탯줄 속의 똥은 악창(惡瘡)을 다스리고 군살[瘜肉]을 사그라지게 한다. 갓난아이가 태어날 것을 기다렸다가 태 속의 똥을 취한다[본초].

6. 禽部

○ 凡一百七種.

모두 107가지이다.

丹雄雞肉

○ 블근수ᄃᆰ. 性微溫 一云微寒, 味甘, 無毒. 主女人崩中漏下 · 赤白沃, 補虛, 溫中, 通神, 殺毒, 辟不祥. 『本草』 ○ 易云, 巽爲雞 · 爲風. 雞鳴於五更者, 日將至巽位, 感動其氣而鳴也. 故風人不可食. 『本草』 ○ 雞屬土而有金與木火. 性補, 故助濕中之火. 病邪得之, 爲有助而病劇, 非雞而已, 與夫魚 · 肉之類, 皆能助病者也. 『丹心』

단웅계육(丹雄鷄肉, 붉은 수탉의 고기)

성질이 약간 따뜻하고(약간 차다고도 한다) 맛이 달며 독이 없다. 주로 여자의 붕루[崩中漏下]와 적백대하[赤白沃]를 치료하는데, 허(虛)한 것을 보(補)하고 속[中]을 따뜻하게 하며, 정신을 좋아지게 하고[通神], 독을 없애며 좋지 못한 것을 피하게 한다[본초].

○ 『주역(周易)』에 "손괘[巽]는 닭이 되고 바람이 된다."고 하였다. 닭이 새벽 3~5시경[五更]에 우는 것은 해가 장차 손방[巽位], 즉 동남쪽 사이에서 떠오르려 하는 그 기운에 감동(感動)하여 우는 것이다. 그러므로 풍증이 있는 사람[風人]은 먹지 말아야 한다[본초].

○ 닭[雞]은 토(土)에 속하나 금(金) · 목(木) · 화(火)의 성질을 보해 주기 때문에 습 가운데 화[濕中之火]를 도와준다. 그러므로 병사(病邪)는 닭을 만나면 도움을 받기 때문에 병이 몹시 심해진다. 닭뿐만 아니라 생선이나 고기류도 다 병을 심해지게 한다[단심].

【頭】 主殺鬼. 東門上者, 尤良. 『本草』

단웅계두(丹雄鷄頭, 붉은 수탉의 대가리) 주로 사귀(邪鬼)를 죽인다. 동쪽 문 위에서 자는 것이 더 좋다[본초].

【朱雄雞冠血】 主自縊死, 及百蟲入耳. 又療白癜 · 瀝瘍風. 『本草』

주웅계관혈(朱雄鷄冠血, 붉은 수탉 볏의 피) 스스로 목을 매고 죽은 것[自縊死]과 귀에 온갖 벌레가 들어간 것[百蟲入耳]을 낫게 한다. 또한 백전풍(白癜風)과 역양풍(瀝瘍風)도 치료한다[본초].

【糞】 治白虎歷節風, 幷付風痛. 『本草』

주웅계분(朱雄鷄糞, 붉은 수탉의 똥) 백호역절풍(白虎歷節風)을 치료하고, 아울러 풍통(風痛)에 붙인다[본초].

白雄雞肉

○ 흰수돍. 性微溫 一云寒, 味酸. 療狂邪, 安五藏, 止消渴, 利小便, 去丹毒. 『本草』 ○ 白毛烏骨者, 佳. 『入門』 ○ 雞色白而眼黑者, 乃眞白烏雞也. 『瑣言』

백웅계육(白雄鷄肉, 흰 수탉의 고기)

성질이 약간 따뜻하고(차다고도 한다) 맛이 시다. 미친 것을 치료하며, 오장을 편안하게 하고, 소갈을 멎게 하며, 오줌을 잘 나오게 하고, 단독(丹毒)을 없앤다[본초].

○ 털이 희고 뼈가 검은 닭[白毛烏骨]이 좋다[입문].

○ 털색이 희고 눈이 검은 것은 진백오계(眞白烏雞)라고 한다[쇄언].

【白雞距及腦】 主産難. 『本草』

백계거와 백계뇌(白鷄距及腦, 흰 닭의 며느리발톱과 골) 난산(難産)에 쓴다[본초].

烏雄雞肉

○ 거믄수돍. 性微溫, 無毒. 主心痛 · 肚痛, 除心腹惡氣, 及風濕攣痺. 補虛羸, 安胎. 治折傷, 幷癰疽. 生罨竹木刺不出. 『本草』 ○ 凡禽鳥眼黑者, 骨必黑, 乃眞烏雞也. 『本草』

오웅계육(烏雄鷄肉, 검은 수탉의 고기)

성질이 약간 따뜻하고 독이 없다. 가슴앓이[心痛] · 배앓이[肚痛]를 치료하고, 명치 아래에 나쁜 기가 있는 것[心腹惡氣]과 풍습으로 저리고 아픈 것[風濕攣痺]을 낫게 한다. 허약하고 여윈 것을 보(補)하며, 안태(安胎)시키고, 골절상과 옹저를 치료한다. 또한 나무나 참대의 가시가 박혀 나오지 않을 때에는 날것을 붙인다[본초].

○ 닭은 눈알이 검으면 뼈도 반드시 검은데, 이런 것이 진짜 오계(烏鷄)이다[본초].

【膽】 性微寒. 主目不明, 幷肌瘡. 『本草』

오웅계담(烏雄鷄膽, 검은 수탉의 쓸개) 성질이 약간 차다. 주로 눈을 밝지 못한 것과 헌데[肌瘡]를 낫게 한다[본초].

【心】 主五邪. 『本草』

오웅계심(烏雄鷄心, 검은 수탉의 염통) 5가지 사기[五邪]를 다스린다[본초].

【血】 性平. 主中惡及踒折骨痛. 『本草』

오웅계혈(烏雄鷄血, 검은 수탉의 피) 성질이 평하다. 나쁜 기에 상한 것[中惡]과 접질려서 뼈가 부러져 아픈 것을 치료한다[본초].

【肪】 性寒. 主耳聾. 『本草』 ○ 肪, 厚脂也. 『入門』

오웅계방(烏雄鷄肪, 검은 수탉의 기름) 성질이 차다. 귀머거리[耳聾]를 치료한다[본초]. ○ 방(肪)은 두터운 기름[厚脂]이다[입문].

【腸】 主遺尿, 小便數不禁. 『本草』

오웅계장(烏雄鷄腸, 검은 수탉의 창자) 유뇨(遺尿)와 소변이 참을 수 없이 자주 나오는 것을 치료한다[본초].

【肝及左翅毛】 主起陰. 『本草』

오웅계간급좌시모(烏雄鷄肝及左翅毛, 검은 수탉의 간과 왼쪽 날개의 털) 음경을 일어서게 한다[본초].

【冠血】 主乳難. 『本草』

오웅계관혈(烏雄鷄冠血, 검은 수탉 볏의 피) 젖이 나지 않는 것[乳難]을 나게 한다[본초].

【頭】 主殺鬼. 『本草』

오웅계두(烏雄鷄頭, 검은 수탉의 대가리) 주로 사귀[鬼]를 없앤다[본초].

【肶胵裏黃皮】 멀더건속에누른겁질. 性微寒 一云平, 無毒. 止泄精·遺尿, 幷尿血·崩中·帶下·腸風·瀉痢. 『本草』 ○ 此卽肫內黃皮也. 諸雞肶胵並止遺精, 宜燒存性用. 『入門』

비치리황피〔肶胵裏黃皮, 모이주머니 속의 누런 껍질〕 성질이 약간 차고(평하다고도 한다) 독이 없다. 유정·몽설·유뇨·요혈(尿血)·붕루·대하·장풍(腸風)·설사와 이질을 치료한다[본초]. ○ 이것은 곧 새의 밥통 속에 있는 누런 껍질을 말한다. 모든 닭의 모이주머니[雞肶胵]는 유정을 멎게 한다. 약성이 남게 태워서 쓰는 것이 좋다[입문].

【屎白】 性微寒. 主消渴, 破石淋, 消鼓脹, 止遺尿, 滅瘢痕. 『本草』

오웅계시백(烏雄鷄屎白, 검은 수탉의 흰 똥) 성질이 약간 차다. 소갈(消渴)을 치료하고, 석림(石淋)을 깨뜨린다. 고창을 삭게 하고, 유뇨를 멎게 하며, 상처 자국을 없앤다[본초].

烏雌雞肉

○ 거믄암돍. 性溫, 味甘 一云酸, 無毒. 主風寒濕痺, 療反胃, 安胎, 補産後虛羸, 治癰疽排膿, 補新血, 除邪辟惡氣. 『本草』 ○ 骨毛俱黑者, 爲上. 『入門』

오자계육(烏雌鷄肉, 검은 암탉의 고기)

성질이 따뜻하고 맛이 달며(시다고도 한다) 독이 없다. 풍(風)·한(寒)·습(濕)으로 비증(痺證)이 생긴 것과 반위(反胃)를 치료한다. 태아를 편안하게 하고, 산후에 허약해진 것을 보(補)한다. 옹저도 낫게 하는데 고름을 빨아내고 새 피가 생기게 하며, 사기와 악기(惡氣)를 없앤다[본초].

○ 털과 뼈가 다 검은 것이 제일 좋은 것이다[입문].

【血】性平, 無毒. 主中惡腹痛, 及踒折骨痛, 乳難. 『本草』

오자계혈(烏雌鷄血, 검은 암탉의 피) 성질이 평하고 독이 없다. 중악(中惡)으로 배가 아픈 것[腹痛]과 접질려서 뼈가 부러져 아픈 것[踒折骨痛], 젖이 잘 나오지 않는 것을 치료한다[본초].

【膽】治疣目耳瘑瘡. 『本草』

오자계담(烏雌鷄膽, 검은 암탉의 쓸개) 무사마귀·눈병·귓병·와창(瘑瘡)을 치료한다[본초].

【腸】治遺尿幷小便多. 『本草』

오자계장(烏雌鷄腸, 검은 암탉의 창자) 유뇨(遺尿)와 소변량이 많은 것[小便多]을 치료한다[본초].

【翼】治小兒夜啼. 『本草』

오자계익(烏雌鷄翼, 검은 암탉의 날개) 어린아이의 밤울음증[小兒夜啼]을 치료한다[본초].

【翮羽】主下血閉. 『本草』

오자계핵우(烏雌鷄翮羽, 검은 암탉의 날갯죽지) 주로 월경이 중단된 것을 나오게 한다[본초].

【窠中草】治頭瘡·白禿. 『本草』

오자계과중초(烏雌鷄窠中草, 검은 암탉 둥지 속의 풀) 두창(頭瘡)과 백독창(白禿瘡)을 치료한다[본초].

【糞】治中風失音, 止消渴, 破石淋, 利小便, 滅瘢痕. 『本草』

오자계분(烏雌鷄糞, 검은 암탉의 똥) 중풍(中風)으로 말을 못하는 것을 치료하고, 소갈(消渴)을 멎게 한다. 석림을 헤치고, 소변을 잘 나오게 하며, 상처 자국을 없앤다[본초].

黃雌雞肉

○ 누른암ᄃᆞᆰ. 性平 一云溫, 味甘 一云酸, 無毒. 主消渴, 小便數, 腸澼泄痢. 補益五藏, 添髓補精, 助陽氣, 煖小腸. 『本草』 ○ 色黃又脚黃色者, 佳. 『入門』

황자계육(黃雌鷄肉, 누런 암탉의 고기)

성질이 평하고(따뜻하다고도 한다) 맛이 달며(시다고도 한다) 독이 없다. 소갈, 소변이 잦은 것, 장벽(腸辟), 설사, 이질을 치료한다. 오장을 보하고 정수(精髓)를 더해 주며, 양기를 돕고 소장을 덥힌다[본초].

○ 털색도 누렇고 다리도 누런 것이 좋다[입문].

【肋骨】 主小兒羸瘦, 食不生肌. 『本草』

황자계늑골(黃雌鷄肋骨, 누런 암탉의 갈비뼈) 어린아이가 여위면서[小兒羸瘦] 먹어도 살찌지 않는 데 쓴다[본초].

雞子

○ 둙의알. 性平, 味甘. 主除熱火瘡·癎痓, 鎭心, 安五藏, 安胎, 開咽喉, 治妊婦天行熱疾. 『本草』 ○ 生絞入藥, 豁開淡煮, 大能却痰, 潤聲喉. 『入門』 ○ 凡雞卵, 以黃雌產者爲良, 烏雞子, 尤善. 『本草』

계자(鷄子, 달걀)

성질이 평하고 맛이 달다. 불에 데서 생긴 헌데[熱火瘡]·간질·경병(痓病)을 치료하는데, 마음을 진정시키고 오장을 편안하게 한다. 안태(安胎)시키고, 목이 쉰 것을 트이게 하며, 임신부의 돌림열병[天行熱疾]도 치료한다[본초].

○ 날것을 휘저어서 약에 넣는다. 깨뜨려서 약간 익혀 먹으면 담이 덜리고[却痰] 성대가 부드러워진다[입문].

○ 달걀은 누런 암탉[黃雌]이 낳은 것이 좋은데, 특히 살 검은 닭[烏鷄]의 알이 더 좋다[본초].

【卵白】 둙의알흰ᄌᆞ의. 性微寒, 味甘, 無毒. 療目熱赤痛, 療疸, 解熱煩, 除心下伏熱, 治產難·胞衣不出, 止咳逆. 『本草』

계자란백(鷄子卵白, 달걀흰자) 성질이 약간 차고 맛이 달며 독이 없다. 눈이 달아오르면서 충혈되고 아픈 것을 치료하는데, 황달도 낫게 한다. 그리고 번열을 풀고 명치 밑에 잠복된 열[心下伏熱]을 없애며, 난산과 태반이 나오지 않는 것을 치료하고, 기침이 나면서 기운이 치미는 것[咳逆]을 멈춘다[본초].

【卵黃】 둙의알누른ᄌᆞ의. 治久瘧及漆瘡, 主痢. 『本草』 ○ 陰不足, 補之以血, 用雞子黃. 『湯液』

계자란황(鷄子卵黃, 달걀노른자) 오랜 학질과 옻이 올라 허는 것[漆瘡]을 치료하고, 이질을 다스린다[본초].

○ 음(陰)이 부족하여 혈(血)을 보하는 데는 달걀노른자를 쓴다[탕액].

【卵中白皮】 主久咳結氣, 得麻黃·紫菀和服, 立已. 一名鳳凰衣. 『本草』

계자란중백피(鷄子卵中白皮, 달걀 속 흰 껍질) 오랜 기침으로 기가 몰린 것을 치료하는데, 여기에 마황·자완을 넣어 쓰면 곧 낫는다. 이것을 일명 봉황의(鳳凰衣)라고도 한다[본초].

【卵殼】研摩目中障瞖, 又主傷寒勞復.『本草』 雞肉雖有小毒, 而補虛羸最要, 故食治方中, 多用之. 然有風人, 及患骨熱人, 不宜食. 大抵丹者入心, 白者入肺, 黑者入腎, 黃者入脾, 總皆歸於肝也.『入門』 ○ 雞屬巽, 佐肝火.『丹心』

계자란각(鷄子卵殼, 달걀 껍데기) 눈에 장예(障瞖)가 생긴 데에 가루내어 문지른다. 또한 상한노복(傷寒勞復)에도 쓴다[본초]. 닭고기[雞肉]에는 독이 약간 있으나 허약한 것을 보하는 데 좋기 때문에 식사요법에 많이 쓴다. 그러나 풍이 있는 사람과 골증열을 앓는 사람이 먹는 것은 좋지 않다. 대개 털색이 붉은 닭의 기운은 심(心)으로 들어가고, 털색이 흰 닭의 기운은 폐(肺)로, 털색이 검은 닭의 기운은 신(腎)으로, 털색이 누런 닭의 기운은 비(脾)로 들어가는데, 어느 것이나 다 간(肝)으로 돌아서 간다[입문].

○ 닭은 손(巽)괘에 속하는데, 간화(肝火)를 돕는다[단심].

白鵝肉

○ 흰거유. 性凉, 無毒. 解五藏熱, 止渴, 主射工毒. 有蒼白二種, 主射工, 當以蒼者爲良, 主熱渴, 當以白者爲良.『本草』

백아육(白鵝肉, 흰 거위의 고기)

성질이 서늘하고 독은 없다. 오장의 열을 풀고, 갈증을 멎게 하며, 사공독(射工毒)을 치료한다. 푸른 것[蒼]과 흰 것[白] 2가지가 있는데, 사공독에는 푸른 것이라야 좋고, 열이 나고 갈증이 나는 데는 흰 것이라야 좋다[본초].

【膏】性微寒. 主耳卒聾. ○ 脂, 潤皮膚, 主手足皸裂, 可合面脂用.『本草』

백아고(白鵝膏, 흰 거위의 기름) 성질이 약간 차다. 갑자기 귀먹은 것[耳卒聾]을 치료한다.

○ 흰 거위의 기름은 피부를 윤택하게 하는데, 주로 손발의 피부가 트는 데 쓰며, 얼굴에 바르는 기름에 섞어 써도 된다[본초].

【毛】主射工水毒, 又主噎.『本草』

백아모(白鵝毛) 사공독과 수독(水毒)을 푼다. 또한 목이 메는 것[噎]도 치료한다[본초].

【尾罌】治聤耳及聾.『本草』

백아미앵(白鵝尾罌) 귀앓이[聤耳]와 귀머거리[聾]를 치료한다[본초].

【卵】性溫. 補五藏, 補中益氣.『本草』

백아란(白鵝卵) 성질은 따뜻하다. 오장을 보하며, 중초를 보하고 기운을 돕는다[본초].

鶩肪

◯ 집올히기름. 肪, 厚脂也. 性大寒. 主水腫及風虛寒熱. 『本草』

목방(鶩肪, 집오리의 기름)

기름[肪]이란 두터운 지방[厚脂]을 말한다. 성질이 몹시 차다. 주로 수종(水腫)과 풍허(風虛)로 추웠다 열이 났다 하는 것을 치료한다[본초].

【血】 主解諸毒. 『本草』

목혈(鶩血) 주로 여러 가지 독(毒)을 푼다[본초].

【頭】 主水腫, 通利小便. 綠頭者, 佳. 『本草』

목두(鶩頭) 수종(水腫)을 치료하며, 소변을 잘 나오게 한다. 대가리가 녹색인 것이 좋다[본초].

【卵】 性寒. 治心腹熱, 鹽淹食之, 宜人. 『本草』

목란(鶩卵) 성질은 차다. 명치 밑이 달아오르는 것[心腹熱]을 치료하는데, 소금에 재워 먹는 것이 좋다[본초].

【白鴨肉】 性冷, 味甘, 微毒 一云無毒. 補虛, 除熱, 和藏府, 利水道. 『本草』

백압육(白鴨肉) 성질이 냉하고 맛이 달며 독이 약간 있다(독이 없다고도 한다). 허(虛)한 것을 보하고, 열을 없애며, 장부를 고르게 하고, 소변을 잘 나오게 한다[본초].

【白鴨屎】 名通. 殺石藥毒, 散蓄熱, 治熱毒痢. 『本草』

백압시(白鴨屎) 백압통(白鴨通)이라고도 한다. 광물성 약의 독[石藥毒]을 없애고, 몰린 열[蓄熱]을 헤치며, 열독리(熱毒痢)를 치료한다[본초].

【黑鴨肉】 滑中發冷痢, 不可多食. 『本草』 ◯ 鴨, 有家有野, 此說, 專是家鴨爾. ◯ 鳧·鶩, 皆鴨也. 一云, 野鴨爲鳧, 家鴨爲鶩. 『本草』 ◯ 凡鴨白毛, 黃雌鴨, 最補. 綠頭·青頭鴨佳, 黑鴨, 滑中, 發冷疾. 凡鴨, 老者佳. 嫩者有毒. 『入門』

흑압육(黑鴨肉) 속을 윤활하게 하기 때문에 냉리(冷痢)가 생길 수 있다. 그러므로 많이 먹어서는 안 된다[본초].

○ 오리에는 집오리[家鴨]와 들오리[野鴨]가 있는데, 여기서는 오로지 집오리만을 말하는 것이다.

○ 부(鳧)라고 하는 것과 목(鶩)이라고 하는 것도 다 오리[鴨]를 말한다. 어떤 데는 들오리를 부

(鳧)라 하였고, 집오리를 목(鶩)이라고 하였다[본초].

○ 오리는 털이 희다. 털이 누런 암오리[黃雌鴨]가 크게 보한다. 대가리가 녹색이나 청색이 나는 것이 좋다. 검은색이 나는 것은 대변이 술술 나가게 하여 냉병[冷疾]이 생기게 한다. 대개 늙은 오리가 좋고, 어린 것은 독이 있다[입문].

野鴨肉

○ 뫼올히. 性凉, 無毒. 補中益氣, 和胃氣. 治熱毒風, 及惡瘡癤, 殺腹藏一切蟲. 九月後立春前, 採者大補益, 全勝家鴨. 其小小者名刀鴨, 味最重, 食之補虛. 『本草』

야압육(野鴨肉, 들오리의 고기)

성질이 서늘하고 독이 없다. 중초를 보하고 기운을 도우며 위기(胃氣)를 고르게 한다. 열독풍(熱毒風)과 악창절(惡瘡癤)을 치료하며, 뱃속의 일체 충을 죽인다. 음력 9월 이후 입춘 전에 잡은 것이 세게 보하는 데는 집오리[家鴨]보다 낫다. 작은 것은 쇠오리[刀鴨]라고 하는데 맛이 아주 좋고 먹으면 허한 것을 보한다[본초].

鴈肪

○ 기러기기름. 性平 一云凉, 味甘, 無毒. 主風痺攣急, 偏枯氣不通, 長毛髮鬚眉, 壯筋骨. 『本草』 ○ 肉, 食之治諸風. 『本草』 ○ 鴈肪, 自不多食, 其肉應亦好. 雖云採無時, 以冬月爲好. 『本草』

안방(鴈肪, 기러기의 기름)

성질이 평하고(서늘하다고도 한다) 맛이 달며 독이 없다. 주로 풍비(風痺)로 저리고 땅기며 한쪽을 쓰지 못하고[偏枯] 기가 통하지 않는 것을 치료한다. 그리고 머리카락과 수염·눈썹을 자라게 하고, 힘줄과 뼈를 튼튼하게 한다[본초].

○ 고기를 먹으면 여러 가지 풍증이 낫는다[본초].

○ 기러기에는 기름이 원래 많지 않기 때문에 그 고기 째로 먹는 것이 좋다. 아무 때나 잡은 것도 먹지만 겨울에 잡은 것이 더 좋다[본초].

雀肉

○ 춤새. 性煖 一云大溫, 無毒. 續五藏不足氣, 壯陽益氣, 煖腰膝, 益精髓, 縮小便, 起陽道. 食之令人有子, 冬月者良. 『本草』 ○ 十月後正月前, 食之益人, 蓋取陰陽靜定, 未決泄之義. 『本草』

작육(雀肉, 참새의 고기)

성질이 덥고(몹시 따뜻하다고도 한다) 독이 없다. 오장의 부족한 기를 보하고, 양기를 세지게 하며 기운을 돕는다. 또한 허리와 무릎을 따뜻하게 하고, 정수(精髓)를 보하며, 소변량을 줄이고, 음경이 잘 일어서게 한다. 이것을 먹으면 아이를 갖게 하는데, 겨울 것이 제일 좋다[본초].

○ 음력 10월 후 정월 전에 먹으면 사람에게 좋다. 그것은 이때에 교미하지 않기 때문이다[본초].

【腦】 性平. 主耳聾, 塗凍瘡. 『本草』

작뇌(雀腦) 성질이 평하다. 주로 귀먹은 것[耳聾]을 치료하는데, 얼어서 생긴 헌데[凍瘡]에도 바른다[본초].

【頭血】 主雀盲. 『本草』

작두혈(雀頭血) 주로 야맹증[雀盲證]에 쓴다[본초].

【卵】 性溫, 味酸, 無毒. 主男子陰痿不起, 强之令熱, 多精有子. ○ 取第一次, 卵尤良. 『本草』

작란(雀卵) 성질이 따뜻하고 맛이 시며 독이 없다. 음위증(陰痿證)으로 음경이 일어서지 않는데 쓰는데, 음경을 힘있게 하고 덥게 하며, 정액이 많아지게 하여 아이를 갖게 한다.
○ 맨 먼저 낳은 알이 더 좋다[본초].

【雄雀屎】 性溫. 療目痛, 決癰癤, 主痃癖 · 疝瘕 · 氣塊 · 伏梁. 『本草』 ○ 一名白丁香, 兩頭尖者是雄屎也. ○ 臘月收雀屎, 俗呼爲青丹, 入藥用. ○ 凡使細硏, 甘草湯浸一宿, 焙乾用之. 『入門』

웅작시(雄雀屎) 성질이 따뜻하다. 눈이 아픈 것을 낫게 하고, 옹절(癰癤) · 현벽(痃癖) · 산가(疝瘕) · 기괴(氣塊) · 복량(伏梁)에도 쓴다[본초].
○ 일명 백정향(白丁香)이라고도 하는데, 양끝이 뾰족한 것이 수컷의 똥이다.
○ 음력 선달의 작시(雀屎)를 민간에서는 청단(靑丹)이라고 하는데 약으로 쓴다.
○ 쓰는 방법은 보드랍게 가루내어 감초 달인 물[甘草湯]에 하룻밤 담가 두었다가 약한 불에 말려서 쓴다[입문].

燕屎

○ 명마긔똥. 性平, 味辛, 有毒. 療瘧, 主蠱毒 · 鬼疰, 破五癃, 利小便. 『本草』 ○ 燕有兩種, 有胡有越, 紫胸輕小者, 是越燕져비, 不入藥用. 胸斑黑, 聲大者, 是胡燕명마긔, 入藥. 『本草』 ○ 燕肉不可食, 入水爲蛟龍所呑, 亦不宜殺之. 『本草』

연시(燕屎, 제비의 똥)

성질이 평하며 맛은 맵고 독이 있다. 학질을 치료하며, 고독(蠱毒) · 귀주(鬼疰)에도 쓴다. 5륭(五癃)을 낫게 하고, 소변을 잘 나오게 한다[본초].
○ 제비[燕]에는 2가지가 있는데, 즉 명마기[胡燕]와 제비[越燕]이다. 가슴이 자주색이고 가벼우며 작은 것이 제비인데 이것은 약으로 쓰지 못한다. 가슴에 검은 반점이 있고 새소리가 큰 것이 명마기인데 이것을 약으로 쓴다[본초].
○ 명마기 고기[燕肉]는 먹지 못한다. 이것을 먹고 물에 들어가면 교룡(蛟龍)에게 물린다. 또한 죽이는 것도 좋지 않다[본초].

【胡燕卵】 主水浮腫. 『本草』

호연란(胡燕卵) 수종(水腫)과 부종(浮腫)을 치료한다[본초].

【胡燕肉】 出痔蟲. 『本草』

호연육(胡燕肉) 치질에 붙이면 벌레[痔蟲]가 나온다[본초].

【越燕屎】 亦療痔, 殺蟲, 去目瞖. 『本草』

월연시(越燕屎) 치질을 낫게 하고 벌레를 죽이며, 눈의 예막[目瞖]을 없앤다[본초].

伏翼

◯ 볽쥐. 性平 一云微熱, 味鹹, 無毒 一云有毒. 主目瞑痒痛, 明目夜視有光, 療五淋, 利水道. 一名蝙蝠. 『本草』 ◯ 伏翼, 以其晝伏, 有翼爾. 『本草』 ◯ 在山谷及人家屋間, 立夏後採暴乾. 『本草』 ◯ 此物善服氣, 故能壽. 『本草』 ◯ 先拭去毛及腸肚嘴脚, 炙乾用之. 『入門』

복익(伏翼, 박쥐)

성질이 평하고(약간 열하다고도 한다) 맛이 짜며 독이 없다(독이 있다고도 한다). 눈이 어둡고 가려우면서 아픈 것을 치료하는데, 눈을 밝게 하고 밤에 보는데 눈에 빛이 나게 한다. 5림(五淋)을 낫게 하여 수도(水道)를 잘 통하게 한다. 일명 편복(蝙蝠)이라고도 한다[본초].

○ 복익이라고 한 것은 낮에는 엎드려 있고 날개가 있기 때문이다[본초].

○ 산골짜기나 인가의 지붕 사이에서 사는데, 입하(立夏) 후에 잡아서 볕에 말려 쓴다[본초].

○ 이것은 공기를 먹기[服氣] 때문에 오래 살 수 있다[본초].

○ 먼저 털을 없애버린 다음 내장과 주둥이와 다리를 떼버리고 구워서 말려 쓴다[입문].

【糞】 名夜明砂. 能明目, 治內外障. 又炒服治瘰癧. 『入門』

복익분(伏翼糞) 야명사(夜明砂)라고 한다. 눈을 밝게 하고 내장과 외장[內外障]을 치료한다. 또한 볶아 먹으면 나력(瘰癧)이 낫는다[입문].

【天鼠】 셕죵유나는굴에이는볽쥐. 一名仙鼠, 卽伏翼也. 在乳石洞中, 食其精汁. 色白, 大如鳩鵲, 壽皆千歲. 此仙經所謂肉芝也. 食之令人肥健長年. 今蝙蝠, 多生古屋中, 其色白而大者蓋稀有, 料其出乳石洞中者如此爾. 『本草』 ◯ 在洞中, 皆倒懸, 蓋其腦重故也. 『本草』

천서(天鼠) 일명 선서(仙鼠)라고도 하는데, 이것이 바로 박쥐이다. 석종유가 있는 굴[乳石洞] 속에서 살면서 그 정기[精汁]를 빨아 먹는다. 색이 흰데, 크기는 비둘기[鳩]나 까치[鵲]만하며, 천년 동안 산다. 이것이 『선경(仙經)』에 씌어 있는 육지(肉芝)인데, 먹으면 살찌고 건강해져서 오래 살 수 있다. 지금 보통 박쥐는 흔히 오래된 집에서 사는데 색이 희면서 큰 것은 대체로 드물다. 석종 있는 굴 속에 사는 것이라야 희고 크다[본초].

○ 굴 속에 거꾸로 매달려 사는데, 그것은 대가리가 무겁기 때문이다[본초].

鷹屎白

○ 매똥. 性平 一云微寒, 有小毒. 主滅瘢痕, 白殭蠶·衣魚之類, 爲膏塗之.『本草』○ 主惡酒.『本草』○ 鶻鵰, 亦相似而小, 蓋是其類.『本草』

응시백(鷹屎白, 매의 흰 똥)

성질이 평하고(약간 차다고도 한다) 독이 약간 있다. 주로 흠집[瘢痕]을 없애는데, 백강잠·옷좀[衣魚] 같은 것과 섞어서 고약을 만들어 바른다[본초].

○ 술과 상오(相惡) 관계이다[본초].

○ 새매[鶻鵰]도 역시 서로 비슷하게 생겼으나 좀 작은데 이것도 같은 종류이다[본초].

【眼睛】和乳汁硏, 點眼中三日, 見碧霄中物.『本草』

응안정(鷹眼睛) 젖에 가루를 타서 3일 동안 눈에 넣으면 하늘 높이 있는 것도 볼 수 있게 된다[본초].

【頭】治五痔.『本草』

응두(鷹頭) 5가지 치질[五痔]을 치료한다[본초].

【嘴及爪】主五痔及狐魅.『本草』

응취와 응조[鷹嘴及爪, 매의 부리와 발톱] 5가지 치질과 여우에 홀린 것[狐魅]을 치료한다[본초].

【肉】主邪魅·野狐魅.『本草』

응육(鷹肉) 헛것에 들린 것[邪魅]과 여우에 홀린 것에 쓴다[본초].

雉肉

○ 쭝의고기. 性微寒 一云平, 一云溫, 味酸, 無毒 一云微毒. 主補中益氣, 止泄痢, 除瘻瘡.『本草』○ 雉雖食品之貴, 然有小毒, 不宜常食. 九月至十二月食之, 稍有補, 他月則發五痔, 瘡疥.『本草』○ 漢避呂太后諱, 號爲野雞.『本草』○ 伊洛一種, 尾長而小者, 爲山雞. 江南一種, 白而背有細黑文, 名曰白鵬, 亦其類也.『本草』

치육(雉肉, 꿩의 고기)

성질이 약간 차고(평하다고도 하고, 따뜻하다고도 한다) 맛이 시며 독이 없다(독이 약간 있다고도 한다). 중초를 보하고 기를 도우며, 설사를 멈추고, 누창(瘻瘡)을 낫게 한다[본초].

○ 꿩은 식품에서 귀한 것이지만 약간 독이 있으므로 늘 먹는 것은 적당치 않다. 음력 9~12월 사이에 먹으면 약간 보하지만, 다른 때 먹으면 5가지 치질이나 헌데 또는 옴[瘡疥]이 생긴다[본초].

○ 한(漢)나라 여태후(呂太后)의 이름이 꿩 '치(雉)'자를 썼기 때문에 그것을 피하기 위하여 야계(野鷄)라고 하였다[본초].

○ 이락(伊洛, 지방 이름)에 꼬리가 길고 몸통이 작은 한 종류가 있는데, 이것을 산닭[山鷄]이라고 한다. 강남에 희면서 등에 작고 검은 무늬가 있는 한 종류도 있는데, 이것을 백붕(白鵬)이라고 한다. 이것들도 역시 같은 종류이다[본초].

鴟頭

○ 쇼로긔머리. 性平, 味鹹, 無毒. 主頭風眩顚倒, 癎疾. 『本草』 ○ 一名鳶, 用之當微炙, 宜用雄者. 『本草』 ○ 雕鶚, 並相似而大. 『本草』

치두(鴟頭, 솔개의 대가리)

성질이 평하고 맛이 짜며 독이 없다. 두풍(頭風)과 어지러워 넘어지는 것, 전간[癎疾]을 치료한다[본초].

○ 일명 연(鳶)이라고도 하는데, 쓸 때에는 불에 약간 구워야 하며, 수컷을 쓰는 것이 좋다[본초].

○ 독수리[雕鶚]와 비슷하나 그보다 크다[본초].

烏鴉

○ 가마괴. 性平, 無毒. 治咳嗽, 骨蒸勞瘦. 又療急風, 幷小兒癎及鬼魅. 『本草』 ○ 泥裹, 燒存性爲末, 飮調下. 『本草』

오아(烏鴉, 까마귀)

성질이 평하고 독이 없다. 기침과 골증로(骨蒸勞)로 여위는 것을 치료한다. 또한 급풍증(急風證)과 어린아이의 간질(癎疾), 가위 눌리는 것[鬼魅]을 낫게 한다[본초].

○ 이긴 진흙[泥]에 싸서 약성이 남게 태워 가루낸 다음 미음에 타서 먹는다[본초].

【目睛】 注目中, 通治目病. 『本草』

오아목정(烏鴉目睛) 눈에 넣으면 눈병을 두루 치료한다[본초].

【翅羽】 破瘀血, 燒灰用. 『本草』

오아시우(烏鴉翅羽) 어혈을 헤치는데, 태운 재를 쓴다[본초].

慈鴉

○ 골가마괴. 性平, 味酸鹹, 無毒. 療骨蒸勞瘦, 止咳嗽. 『本草』 ○ 似烏而小, 多羣飛, 作鵶鵶聲者是, 今謂之寒鴉. 大鴉不中食, 此鴉不作羶臭, 五味炙食良. 『本草』

자아(慈鴉, 갈까마귀)

성질이 평하고 맛이 시면서 짜고 독이 없다. 골증로(骨蒸勞)로 여윈 것을 치료하며, 기침을 멎게 한다[본초].

○ 까마귀[烏] 같으나 작고 무리를 지어 날아다니면서 '까옥까옥' 운다. 요즘에는 그것을 겨울 까마귀[寒鴉]라고 한다. 큰 까마귀[大鴉]는 먹지 못한다. 그러나 이 갈까마귀는 노린내가 나지 않기 때문에 양념하여 구워 먹으면 좋다[본초].

【目睛汁】 注眼中則夜見神鬼. 『本草』

자아목정즙(慈鴉目睛汁) 이것을 눈에 넣으면 밤눈이 밝아져서 귀신도 보이게 된다[본초].

雄鵲肉

○ 수가치고기. 性寒 一云凉, 味甘, 無毒. 主渴疾, 消結熱, 下石淋, 治風, 大小腸澁, 宜用雄者. 『本草』 ○ 鳥之雌雄難別, 舊云, 其翼左覆右是雄, 右覆左是雌. 又燒作灰, 以石投中, 散解者是雄也. 今云投石, 恐止是鵲, 餘鳥未必爾. 『本草』 ○ 又燒作灰, 納水中, 沈者是雄, 浮者是雌. 『本草』 ○ 凡禽獸, 大者是雌, 小者是雄. 『本草』

웅작육(雄鵲肉, 수까치의 고기)

성질이 차고(서늘하다고도 한다) 맛이 달며 독이 없다. 소갈과 열이 몰린 것을 치료하고, 석림(石淋)을 내려가게 하며, 풍증과 대소장이 껄끄러워 잘 통하지 않는 것도 치료하는데, 수컷을 쓰는 것이 좋다[본초].

○ 새들은 암수를 구별하기 힘들다. 옛말에 날개가 왼편으로 덮인 것이 수컷이고, 오른편으로 덮인 것이 암컷이라고 하였다. 또한 태워서 재를 내어 놓고 거기에 돌을 떨어뜨려 보아 흩어지는 것이 수컷이라고도 한다. 이것은 까치에 한해서 하는 말이다. 다른 새는 반드시 그렇지 않다[본초].

○ 또는 태워서 재를 내어 물 속에 넣었을 때 가라앉는 것이 수컷이고 뜨는 것이 암컷이라고도 한다[본초].

○ 새나 짐승은 큰 것이 암컷이고 작은 것이 수컷이다[본초].

【巢】 多年者, 療癲狂 · 鬼魅及蠱毒. 取燒之, 仍呼祟物名號. 『本草』

웅작소(雄鵲巢) 여러 해가 된 것은 전광(癲狂) · 귀매(鬼魅)와 고독(蠱毒)을 치료한다. 그것을 태우면서 빌미가 된 것[祟物]의 이름을 부른다[본초].

練鵲

○ 댓가치. 性溫平, 味甘, 無毒. 益氣, 治風疾. 似鸜鵒而小, 黑褐色. 『本草』

연작(練鵲, 때까치)

성질이 따뜻하면서 평하고 맛이 달며 독이 없다. 기를 돕고, 풍증[風疾]을 치료한다. 범새[鸜鵒] 비슷하나 그보다 작고 검은 갈색이다[본초].

斑鷦

○ 뫼비두기부희니. 性平, 味甘, 無毒. 主明目, 益氣, 助陰陽. 『本草』 ○ 斑鷦, 卽斑鳩也. 有有斑者, 有無斑者, 有灰色者. 春分則化爲黃褐侯, 秋分則化爲斑鷦. 久病虛損, 食之補氣. 『本草』

반초(斑鷦, 멧비둘기)

성질이 평하고 맛이 달며 독이 없다. 주로 눈을 밝게 하고, 기를 더해주며, 음양을 돕는다[본초].

○ 반초는 즉 반구(斑鳩)를 말하는데, 얼룩무늬가 있는 것도 있고 없는 것도 있으며, 또한 잿빛인 것도 있다. 이것이 춘분에는 변화하여 황갈후(黃褐侯)가 되고, 추분에는 변화하여 반초가 된다. 오랜 병으로 허손(虛損)이 된 데 먹으면 기를 보한다[본초].

白鴿

○ 흰집비두기. 性平 一作煖, 味鹹, 無毒. 主解諸藥毒, 及人馬久患疥, 食之立愈. 『本草』 ○ 鴿, 鳩類也, 翔集屋間. 『本草』

백합(白鴿, 흰 집비둘기)

성질은 평하고(덥다고도 한다) 맛이 짜며 독이 없다. 주로 여러 가지 약독을 풀고 사람이나 말[馬]의 오랜 옴[疥]을 낫게 하는데, 먹이면 곧 낫는다[본초].

○ 집비둘기[鴿]도 멧비둘기[鳩]의 한 종류인데 떼를 지어 날아다니다가 지붕에 모인다[본초].

【糞】 主頭極痒不痛, 生瘡. 醋調, 煮成膏. 付之. 『本草』

백합분(白鴿糞) 머리가 몹시 가렵고 아프지는 않으면서 헌데가 생긴 것을 치료하는데, 식초에 개어 졸여서 고약을 만들어 붙인다[본초].

鵓鴿

○ 흰뫼비두기. 性煖, 無毒. 治惡瘡疥, 幷風瘙, 解一切藥毒, 療白癜 · 癧瘍風. 亦療驢馬疥瘡. 『本草』

발합(鵓鴿, 흰 멧비둘기)

성질이 덥고 독이 없다. 악창(惡瘡)과 옴[疥], 풍으로 가려운 것[風瘙]을 치료하며, 여러 가지 약독을 풀고, 백전풍(白癜風)과 역양풍(癧瘍風)도 낫게 한다. 또한 나귀나 말의 옴[疥瘡]도 낫게 한다[본초].

【糞】 名左蟠龍. 治破傷風, 卽野鴿糞也. 『正傳』

발합분(鵓鴿糞) 좌반룡(左蟠龍)이라고도 한다. 파상풍(破傷風)을 치료하는데, 즉 야합분(野鴿糞)이다[정전].

鶉肉

○ 뫼ᄎᆞ라기. 性平, 味甘, 無毒. 補五藏, 實筋骨, 消結熱, 及療小兒疳, 痢下五色. 炙食之良. 『本草』 ○ 蛙變爲鶉. 『列子』 ○ 田鼠化爲鴽, 鴽卽鶉也. 『禮記』

순육(鶉肉, 메추리의 고기)

성질이 평하고 맛이 달며 독이 없다. 오장을 보하고 힘줄과 뼈를 튼튼하게 하며, 몰린 열[結熱]과 어린아이가 감질[疳]로 5가지 색이 나는 설사를 하는 것을 치료한다. 구워서 먹는 것이 좋다[본초].

○ 개구리[蛙]가 변하여 메추리[鶉]가 되었다고 한다[열자].

○ 두더지[田鼠]가 변하여 여(鴽)가 된다고 하였으니, 여가 바로 메추리[鶉]이다[예기].

鸂鶒

○ 비올히. 性平, 味甘, 無毒. 治驚邪, 可食之. 『本草』 ○ 有五色尾, 有毛如船柂, 小於鴨. 『本草』

계칙(鸂鶒, 비오리)

성질이 평하고 맛이 달며 독이 없다. 헛것에 놀란 것[驚邪]을 치료하는 데 먹을 수 있다[본초].

○ 5가지 색깔이 나는 꼬리가 있고, 배의 키[船柂]같이 생긴 털이 있으며, 집오리보다 작다[본초].

鴛鴦

○ 증경이. 性平, 味鹹, 有小毒. 主諸瘻, 疥癬. 酒浸, 炙食. 『本草』 ○ 夫婦不和, 作羹臛, 私與食之, 卽相憐愛也. 『本草』

원앙(鴛鴦)

성질이 평하고 맛이 짜며 독이 약간 있다. 여러 가지 누창과 옴·버짐을 치료한다. 술에 담갔다가 구워서 먹는다[본초].

○ 부부간에 사이가 좋지 못할 때 국을 끓여서 먹게 하면 화목해진다고 한다[본초].

鸀鳿

○ 主溪毒·砂蝨, 水弩·射工等病. 取毛燒灰服, 亦可籠以近人. ○ 形似鴨而大, 眼赤·嘴斑, 好生山溪中. 『本草』

촉옥(鸀鳿)

주로 계독(溪毒)·사슬(砂蝨)·수노(水弩)·사공(射工) 등으로 생긴 병을 치료한다. 털을 태워서 먹는다. 또한 새장에 넣어 사람 가까이 있게 해도 좋다.

○ 생김새는 집오리[鴨] 비슷한데, 크고 눈이 벌거며 주둥이에 얼룩무늬가 있다. 산골 시냇가에서 살기를 좋아한다[본초].

鷸肉

○ 도요. 性煖. 補虛. ○ 如鶉, 嘴長, 色蒼, 在泥塗間, 作鷸鷸聲.『本草』

휼육(鷸肉, 도요새의 고기)

성질이 덥다. 허한 것을 보한다.

○ 생김새는 메추리[鶉]와 비슷한데 주둥이가 길고 색이 푸르며, 진창길에 앉아서 '율율' 운다[본초].

啄木鳥

○ 뎌고리. 性平, 無毒. 主痔瘻, 及牙齒疳䘌·蚛牙.『本草』○ 此鳥有褐·有斑. 褐者雌, 斑者雄. 穿木食蠹, 一名鴷. 淮南子曰, 斲木愈齲, 卽此也.『本草』○ 又有山啄木댓뎌구리, 大如鵲, 色靑黑, 頭上有紅毛.『本草』○ 俱以端午日得者, 爲佳.『入門』

탁목조(啄木鳥, 딱따구리)

성질이 평하고 독이 없다. 치루(痔瘻)·치감(齒疳)·치닉(齒䘌)·충치[蚛牙]를 치료한다[본초].

○ 이 새는 갈색인 것과 얼룩무늬가 있는 것이 있는데, 갈색인 것은 암컷이고, 얼룩무늬가 있는 것은 수컷이다. 나무를 쪼아서 뚫고 벌레를 잡아먹는데, 일명 열(鴷)이라고 한다.『회남자(淮南子)』에 "나무를 쪼는 것으로 충치를 낫게 한다."고 한 것은 이것을 두고 한 말이다[본초].

○ 또한 산에 있는 딱따구리는 크기가 까치[鵲]만하고 검푸른색이며 대가리 위에 붉은 털이 있다[본초].

○ 모두 단옷날에 잡은 것이 좋다[입문].

白鶴

○ 두루미. 性平, 味鹹, 無毒. 肉益氣力. ○ 血, 補勞乏, 去風, 補肺. ○ 今鶴有玄·有黃·有白·有蒼, 取其白者, 爲良.『本草』○ 一名鷲鵚.『飮膳』

백학(白鶴, 두루미)

성질이 평하고 맛이 짜며 독이 없다. 고기는 기력을 더해준다.

○ 두루미의 피는 허로(虛勞)로 부족한 것을 보하고, 풍증을 없애며, 폐를 보한다.

○ 두루미는 검은 것·누런 것·흰 것·퍼런 것이 있는데, 그 가운데서 흰 것이 좋다[본초].

○ 일명 자로(鷲鵚)라고도 한다[음선].

天鵝肉

○ 곤이. 性平, 味甘, 無毒. 醃食佳. 絨毛, 療刀杖瘡, 立愈.『入門』

천아육(天鵝肉, 고니의 고기)

성질이 평하고 맛이 달며 독이 없다. 소금에 절여서 먹으면 좋다. 고니의 솜털[絨毛]로 칼에 베인 것과 매 맞아 터진 것을 치료하면 곧 낫는다[입문].

鸛骨

○ 한새. 性大寒, 味甘, 無毒. 脚骨及嘴, 主喉痺 · 飛尸 · 鬼蠱 · 諸疰毒, 及蛇虺咬, 及小兒閃癖大腹. 並煮汁服. 亦燒灰, 酒飮下.『本草』○ 有小毒. 殺樹木, 禿人毛髮.『本草』○ 鸛頭無丹, 項無烏帶, 身如鶴者是也. 兼不善唳.『本草』

관골(鸛骨, 황새의 뼈)

성질이 몹시 차고 맛이 달며 독이 없다. 다리뼈와 주둥이는 후비(喉痺) · 비시(飛尸) · 고독, 여러 가지 주독과 사교창, 어린아이가 섬벽(閃癖)으로 배가 몹시 불어 오른 데 쓴다. 달여서 그 물을 먹는다. 또는 태워 가루내어 술에 타서 먹는다[본초].

○ 독이 약간 있어서 나무를 죽게 하고 머리카락을 빠지게 한다[본초].

○ 황새[鸛]는 대가리에 붉은 점이 없고 목에 검은 띠[烏帶]가 없으며 몸통은 두루미[鶴]와 비슷한데 잘 울지 못한다[본초].

鸕鷀屎

○ 가마우디똥. 性冷, 有毒 一云微毒. 去面黑䵟 · 黶痣 · 酒皻皰, 及面瘢疵, 與湯火瘡痕. 又主疔瘡.『本草』○ 一名蜀水花, 多在水邊石上, 紫色如花. 刮取, 猪脂調付.『本草』○ 小兒疳蚘, 取屎末, 炙猪肝蘸食之, 奇效.『本草』

노자시(鸕鷀屎, 가마우지의 똥)

성질이 냉하고 독이 있다(독이 약간 있다고도 한다). 주근깨 · 기미 · 사마귀 · 비사증[酒皻皰]과 얼굴에 생긴 흠집, 불에 데서 생긴 흠집[湯火瘡痕]을 없앤다. 또한 정창(疔瘡)을 낫게 한다[본초].

○ 일명 촉수화(蜀水花)라고도 한다. 흔히 물가의 돌 위에 똥을 누는데 자줏빛이 나고 꽃같이 생겼다. 이것을 긁어서 돼지기름[猪脂]에 개어 바른다[본초].

○ 어린아이의 감질(疳疾)과 회충증에는 가마우지의 똥을 가루낸 다음 돼지간[猪肝]에 묻혀 구워서 먹으면 특별한 효과가 있다[본초].

【頭】性微寒. 主鯁及噎.『本草』

노자시두(鸕鷀屎頭) 성질이 약간 차다. 목에 물고기뼈가 걸린 것과 목이 막히는 것[噎]을 치료한다[본초].

魚狗

○ 쇠새. 性平, 味鹹, 無毒. 主鯁, 及魚骨入肉不出, 痛甚者. 今之翠鳥也. ○ 小鳥, 青似翠, 水上取魚食, 故名爲魚狗.『本草』

어구(魚狗, 쇠새)

성질이 평하고 맛은 짜며 독이 없다. 먹은 가시가 목에 걸린 것과 생선뼈가 살에 찔려 나오지 않아 통증이 심한 것을 치료한다. 요즘 물총새[翠鳥]라고 하는 것이 이것이다.

○ 작은 새인데 비취[翠]같이 퍼렇다. 물 위를 날아다니다가 물고기를 잡아먹기 때문에 이름을 어구라고 하였다[본초].

鴝鵒

○ 性平, 味甘, 無毒. 主五痔止血, 又主吃. 『本草』 ○ 鴝鵒, 慧鳥也, 端午日取子, 去舌端, 能效人言. 『入門』 ○ 似鵙而有幘者, 是. 『本草』

구욕(鴝鵒, 구관조)

성질이 평하고 맛이 달며 독이 없다. 5가지 치질[五痔]을 치료하는데, 피가 나는 것을 멎게 한다. 또한 말을 더듬는 것[吃]을 낫게 한다[본초].

○ 구욕은 아주 영리한 새인데, 단옷날에 그 새끼를 잡아 혀끝을 잘라 버리면 사람의 말을 잘 흉내 낸다고 한다[입문].

○ 격(鵙)과 비슷하면서 상투처럼 생긴 털이 난 것이 이것이다[본초].

博勞

○ 性平, 無毒. 毛主小兒繼病. 『本草』 ○ 一名伯勞, 一名鵙. 『本草』

박로(博勞)

성질이 평하고 독이 없다. 박로의 털은 어린아이의 아우 타는 병[小兒繼病]에 주로 쓴다[본초].

○ 일명 백로(伯勞)라고도 하고, 격(鵙)이라고도 한다[본초].

鵜鴣嘴

○ 사다새부리. 性平, 味鹹, 無毒. 主赤白久痢成疳. 『本草』 ○ 大如蒼鵝, 頤下有皮袋, 容二升物, 一名逃河, 生海島中. 『本草』 ○ 腹下有脂, 煮作油, 塗瘻蝕惡瘡久不差, 神效. 『俗方』

제고취(鵜鴣嘴, 사다새의 부리)

성질이 평하고 맛이 짜며 독이 없다. 적백이질이 오래되어 감질이 된 것을 치료한다[본초].

○ 크기는 푸른 거위[蒼鵝]만하고, 주둥이 아래에 주머니 같은 것이 있는데 2되 정도 들어갈 수 있다. 이것을 일명 도하(逃河)라고 하는데 바닷가 섬에서 산다[본초].

○ 배 아래에 있는 지방을 졸여서 기름을 내어 누공[瘻蝕]과 악창이 생겨 오랫동안 낫지 않는 데 바르면 신기하게 효과가 있다[속방].

巧婦鳥

○ 뱁새. 主婦人巧, 可呑其卵, 或取其窠, 燒熏女手令巧. 形小於雀, 在林藪間爲窠, 如小囊袋. 亦名桃雀. 『本草』

교부조(巧婦鳥, 뱁새)

부인이 손재주가 있도록 한다. 뱁새의 알을 먹거나 그 둥지를 태우면서 여자의 손에 냄새를 쏘이면 손재주가 생긴다고 한다. 생김새는 참새[雀]보다 작은데 숲 속에 작은 주머니 같은 둥지를 틀고 산다. 이것을 또한 도작(桃雀)이라고도 한다[본초].

蒿雀

○ 쵹새. 性溫, 味甘, 無毒. 食之益陽道, 似雀青黑, 在蒿間, 食之美於諸雀. 『本草』

호작(蒿雀, 쵹새)

성질이 따뜻하고 맛이 달며 독이 없다. 먹으면 성욕이 강해진다. 생김새는 참새[雀]와 비슷하고 색이 퍼러면서 거멓다. 쑥대밭[蒿間]에서 사는데, 다른 여러 새보다 맛이 좋다[본초].

鶡雞

○ 味甘, 無毒. 食肉, 令人勇健. ○ 鶡雞, 氣猛, 其鬪無負, 期於必死, 今人以此爲冠, 像此也. 『本草』

갈계(鶡鷄)

맛이 달고 독이 없다. 고기를 먹으면 씩씩해지고 건강해진다.

○ 산닭[鶡鷄]은 기운이 세고 용감하기 때문에 싸워서 질 줄을 모르고 죽을 때까지 싸운다. 요즘 사람들은 그것을 본떠서 모자에 산닭의 털을 꽂는다[본초].

百舌鳥

○ 괴꼬리. 主心胃痛, 炙食之. 亦主小兒久不語. 卽今之鸎也. 『本草』

백설조(百舌鳥, 꾀꼬리)

가슴과 위(胃)가 아픈 것을 치료하는데, 구워 먹는다. 또한 어린아이가 오랫동안 말을 못하는 데도 효과가 있다. 이것이 바로 요즘 앵(鸎)이라고 하는 것이다[본초].

黃褐侯

○ 호도애. 性平, 味甘, 無毒. 主蟻瘻惡瘡, 炙食極美. 形如鳩, 作綠褐色. 『本草』

황갈후(黃褐侯, 호도애)

성질이 평하고 맛이 달며 독이 없다. 주로 의루(蟻瘻)·악창에 쓰는데, 구워 먹으면 아주 맛있다. 생김새는 비둘기[鳩] 비슷하고 녹갈색이다[본초].

布穀

○ 벅국새. 令夫妻相愛. 五月五日, 取脚腦骨, 收帶之. 『本草』

포곡(布穀, 뻐꾹새)

부부간에 서로 사랑하게 한다고 한다. 음력 5월 5일에 다리와 골·뼈를 취하여 몸에 띠를 두른다[본초].

杜鵑

○ 졉동새. 一名子規. 初鳴, 先聞者主離別, 學其聲, 令人吐血. 『本草』

두견(杜鵑)

일명 자규(子規)라고도 한다. 이 새가 처음 우는 것을 먼저 들은 사람은 이별하게 되고, 그 소리를 흉내내면 피를 토하게 된다고 한다[본초].

鴞目

○ 온밤의눈. 無毒. 呑之, 令人夜見物. ○ 肉主鼠瘻, 古人重其炙, 固當肥美. ○ 一名梟, 一名鵩. 惡聲鳥也. 此鳥, 盛午不見物, 夜則飛行, 入人家捕鼠. 『本草』 ○ 又有鵂鶹, 亦是其類, 似鴟有角, 兩目如猫兒, 夜飛晝伏. 畜之辟鬼邪. 『本草』

효목(鴞目, 올빼미의 눈알)

독이 없다. 올빼미 눈알을 삼켜 먹으면 밤에 잘 보이게 된다.

○ 고기는 서루(鼠瘻)에 효과가 있다. 옛사람들은 올빼미고기 구운 것을 귀하게 여겼는데, 그것은 살찌고 맛이 좋기 때문이다.

○ 일명 효(梟)라고도 하고, 복(鵩)이라고도 한다. 울음소리가 나쁜 새이다. 이 새는 낮에는 아무것도 보지 못하고 밤에는 날아다니며 사람의 집에 들어가 쥐들을 잡아먹는다[본초].

○ 부엉이[鵂鶹]도 역시 이것과 같은 종류이다. 수리부엉이[鴟]와 비슷하고 뿔이 있으며 두 눈이 고양이[猫兒] 눈 같다. 밤에는 날아다니고 낮에는 숨어 있는다. 이것을 기르면 귀사(鬼邪)가 없어진다[본초].

鸊鷉膏

○ 主耳聾. 又塗刀劒, 令不鏽. 水鳥也, 常在水中, 人至卽沈擊之便起. 『本草』

벽체고(鸊鷉膏, 뜸부기의 기름)

귀먹은 것[耳聾]을 치료한다. 또 칼에 바르면 녹이 슬지 않는다. 물새[水鳥]이므로 늘 물 위에서 살다가 사람이 오면 물을 치며 들어갔다가 곧 나온다[본초].

鷺鷥肉

○ 해아로비. 性平, 味鹹, 無毒. 主虛羸, 益脾補氣. 炙食之. 『入門』

노사육(鷺鷥肉, 해오라기의 고기)

성질이 평하고 맛이 짜며 독이 없다. 허약하고 여윈 데 주로 쓰며, 비(脾)를 돕고 기를 보한다. 구워 먹는다[입문].

白鷗肉

○ 갈며기. 味甘, 無毒. 主燥渴, 狂邪. 五味淹炙, 食之. 『入門』

백구육(白鷗肉, 갈매기의 고기)

맛이 달고 독이 없다. 조갈(燥渴)과 광사(狂邪)를 치료한다. 양념하여 재웠다가 구워 먹는다[입문].

竊脂

○ 고지새. 炙食甚美, 能補氣. 『俗方』

절지(竊脂, 고지새)

구워서 먹으면 맛이 아주 좋은데, 기를 잘 보한다[속방].

鶬鶊

○ 아리새. 補氣, 炙食甚美. 『俗方』

창경(鶬鶊, 아리새)

기를 보하는데, 구워 먹으면 맛이 아주 좋다[속방].

鷓鴣

○ 性溫, 味甘, 無毒. 主蠱氣·瘴疾. 形似母雞, 其鳴若云鉤輈格磔者, 是也. 不爲此鳴者, 非也. 『本草』 ○ 生嶺南.

자고(鷓鴣, 자고새)

성질이 따뜻하고 맛은 달며 독이 없다. 고독[蠱氣]과 장독[瘴疾]을 치료한다. 생김새는 암탉 같은데 '꺼꺼' 하고 우는 것이 이것이다. 그렇게 울지 않는 것은 이 새가 아니다[본초].

○ 영남 지방에서 산다.

7. 獸 部

○ 凡二百三十六種.

모두 236가지이다.

龍骨

○ 룡의뼈. 性平 一云微寒, 味甘, 無毒 一云小毒. 主養精神, 定魂魄, 安五藏, 逐邪氣, 安心神, 止瀉痢, 療夢泄, 治一切失血, 收汗縮尿. 『本草』 ○ 凡入藥, 五色具者良, 黃白色者次, 黑色者下. 『本草』 ○ 作白地錦文, 舐之着舌者良. 『本草』 ○ 龍骨澁劑也, 澁可去脫而固氣. 『湯液』 ○ 火煅細硏, 或酒煮焙乾用, 採無時. 『本草』

용골(龍骨)

성질은 평하고(약간 차다고도 한다) 맛이 달며 독이 없다(독이 약간 있다고도 한다). 정신이 좋아지게 하고, 혼백을 안정시키며, 오장을 편안하게 하고, 사기(邪氣)를 몰아내며, 심신(心神)을 안정시키고, 설사·이질·몽설(夢泄)을 낫게 하며, 일체 피 흘리는 것[失血]을 멎게 하고, 땀이 나지 않게 하며, 오줌이 많이 나가는 것을 줄어들게 한다[본초].

○ 약으로는 5가지 색을 두루 갖춘 것이 좋고, 누렇고 허연 것은 그 다음이고, 검은 것은 하품이다[본초].

○ 허여면서 비단무늬 같고 혀에 대면 착 달라붙는 것이 좋다[본초].

○ 용골은 삽제(澁劑)이다. 삽제는 빠져나가는 것을 없애고 기를 굳게 지킨다[탕액].

○ 불에 달군 다음 보드랍게 가루내거나 혹은 술에 달인 다음 약한 불에 말려 쓰는데, 아무 때나 채취한다[본초].

【齒】 性平 一云大寒, 味澁. 鎭心, 安魂魄, 療癲癎·驚狂·鬼魅. 『本草』 ○ 鎭驚安魂, 治魂飛揚者, 宜用龍齒. 『本草』

용치(龍齒) 성질이 평하고(몹시 차다고도 한다) 맛이 떫다. 마음을 진정시키고 혼백을 편안하게 하는데, 전간(癲癎)·경광(驚狂)·헛것에 들린 것[鬼魅]을 낫게 한다[본초].

○ 놀라는 것을 진정시키고 혼(魂)을 편안하게 하므로, 혼이 날아올라 흩어지는 것을 치료하는 데는 용치를 쓰는 것이 좋다[본초].

【紫梢花】 性溫, 味甘. 主陽衰陰痿. 『入門』 ○ 龍於水邊, 遺瀝値流槎則粘着, 狀如蒲槌, 色微靑黃, 復似灰色, 號紫梢花. 『本草』

자초화(紫梢花) 성질이 따뜻하고 맛이 달다. 양기가 쇠약하여 음위증(陰痿證)이 생긴 것을 치료한다[입문].

○ 용이 물가에 흘린 오줌방울이 떠내려 온 나뭇가지에 들러붙어서 부들꽃방망이[蒲槌]처럼 된 것을 말하는데, 약간 퍼러면서 누런색이 나거나 잿빛 비슷하다. 이것을 자초화라고 한다[본초].

麝香

○ 국놀의비쫘. 性溫, 味辛苦, 無毒. 主辟惡氣, 鎭心安神, 療溫瘧·蠱毒·癎痓·中惡·心腹痛, 去目中膚瞖, 能蝕一切癰瘡膿, 治婦人產難, 墮胎, 小兒驚癎·客忤. 『本草』 ○ 除百邪鬼魅, 殺三蟲. 『本草』 ○ 麝香, 入脾, 治肉. 『綱目』 ○ 麝雖溫, 然性屬陰, 能化陽, 通腠理. 『直指小兒』 ○ 麝香通關透竅, 上達肌膚, 內入骨髓, 與龍腦相同, 而香竄過之. 『入門』 ○ 麝能引藥透達. 『直指』 ○ 春分取之, 生者益良. 其香正在麝陰莖前皮內, 別有膜裹之. 『本草』 ○ 麝有三種. 第一生香, 麝子夏食蛇蟲多, 至寒則香滿, 入春急痛, 自以爪剔出之, 落處遠近, 草木皆焦黃, 此極難得, 今人帶眞香, 過園中, 苽果皆不實, 此其驗也. 其次臍香, 乃捕得殺取者. 其次心結香. 乃被逐狂走而自斃者. 『本草』 ○ 麝香多僞, 破看一片, 毛共在裹中者爲勝. 且燒當門子, 沸良久者卽好, 破看麝內, 有顆子者, 卽當門子也. 『本草』 ○ 凡用麝香, 並以子日開之, 不用苦細硏, 只篩用. 『本草』 ○ 麝, 一名四味臭. 『綱目』

사향(麝香)

성질이 따뜻하고 맛이 매우면서 쓰고 독이 없다. 주로 나쁜 사기를 막고, 심(心)을 진정시키며 신(神)을 편안하게 하고, 온학(溫瘧)·고독·간질·치병·중악(中惡)과 명치 아래가 아픈 것[心腹痛]을 치료하며, 눈에 군살과 예막이 생긴 것[目中膚瞖]을 없애고, 일체 옹창의 고름[癰瘡膿]을 잘 빨아낸다. 또한 부인의 난산을 치료하고, 낙태시킨다. 어린아이의 경간(驚癎)과 객오(客忤)도 낫게 한다[본초].

○ 온갖 사기[百邪]와 헛것이 들린 병[鬼魅]을 치료하며, 3가지 충을 죽인다[본초].

○ 사향의 기운은 비(脾)로 들어가서 살[肉]에 생긴 병을 다스린다[강목].

○ 사향은 성질이 따뜻하나 음(陰)에 속하며, 능히 양(陽)으로 변하여 주리(腠理)를 통하게 한다[직지소아].

○ 사향은 막힌 것을 통하게 하고[通關] 구멍을 열어 주는데[透竅], 그 기운이 겉[上]으로는 살과 피부에까지 가고 속으로는 골수에까지 들어간다. 효능이 용뇌와 같으나, 향기와 뚫고 들어가는 기운은 용뇌보다 더 세다[입문].

○ 사향은 다른 약 기운을 이끌고 뚫고 들어간다[직지].

○ 춘분 때 채취한 날것이 더 좋다. 사향이란 바로 사향노루 음경 앞의 가죽 속에 따로 막(膜)이 씌워진 곳에 있는 것이다[본초].

○ 사향에는 3가지가 있다. 그 첫째는 생향(生香)이다. 사향노루가 여름에 뱀과 벌레를 많이 먹으면 겨울에 가서 향이 가득 들어차게 된다. 그런데 봄이 되면 갑자기 아파서 사향노루가 발톱으로 긁어서 떨어지게 한다. 생향이 떨어진 부근의 풀과 나무는 다 누렇게 마른다. 생향을 얻기는 아주 어렵다. 진짜 사향을 가지고 오이나 과수밭을 지나면 열매가 달리지 않는다. 이것으로 진짜인가를 증험할 수 있다. 둘째는 제향(臍香)인데, 이것은 사향노루를 산 채로 잡아서 떼어 낸 것이다. 셋째는 심결향(心結香)인데, 사향노루가 무엇에 쫓기어 미친 것같이 달아나다가 저절로 죽은 것에서 떼어 낸 것이다[본초].

○ 사향에는 가짜가 많으나 그것을 쪼개 보아 속에 털이 있는 것은 좀 나은 것이다. 사향의 당문자(當門子)를 태워 보아 부글부글 오래 끓는 것이 좋은 것이다. 사향을 쪼개 보면 속에 알맹이가 있는 것도 있는데 이것을 당문자라고 한다[본초].

○ 사향은 자일(子日)에 쪼개서 쓰는데, 아주 보드랍게 갈지 말고 체의 구멍으로 빠져 나갈 정도로 갈아서 쓴다[본초].

○ 사향은 일명 사미취(四味臭)라고도 한다[강목].

【麝肉】 麝形似獐, 其肉食之, 似獐肉而腥氣. 麝啖蛇, 故能療蛇毒. 臍中有香, 除百病. 『本草』

사육(麝肉) 사향노루의 생김새는 노루[獐]와 비슷하고, 그 고기도 노루고기와 비슷하면서 비린내가 난다. 사향노루는 뱀을 잡아 먹기 때문에 뱀독을 풀 수 있다. 사향노루의 배꼽 속에는 사향이 있는데, 이것으로 온갖 병을 다 치료한다[본초].

【水麝】 臍中惟水, 瀝一滴於斗水中, 用瀝衣, 直至敗, 其香不歇. 每取, 以鍼刺之, 捻雄黃則合, 香氣倍於肉麝. 『本草』 ○ 本國麝香, 出於咸鏡·平安兩地者爲好. 然不及於㺚子地方出者. 『俗方』

수사(水麝) 이 사향노루의 배꼽 속에는 오직 물만이 들어 있는데, 이 물 1방울을 물 1말에 떨어뜨려서 옷에 뿌리면 그 옷이 다 헤지도록 향기로운 냄새가 없어지지 않는다. 그 물을 빼낼 때에는 매번 침(鍼)으로 찔러서 빼내는데, 그런 다음 찌른 곳을 웅황으로 비벼 주면 곧 아문다. 이 물사향의 향기는 덩어리 사향[肉麝]보다 배나 된다[본초].

○ 우리나라의 사향은 함경도와 평안도의 것이 좋다. 그러나 달자(㺚子; 시베리아) 지방에서 나는 것보다는 못하다[속방].

牛黃

○ 쇠속에난우황. 性平 一云涼, 味苦 一云甘, 有小毒 一云無毒. 安魂定魄, 除邪逐鬼, 主狂癲·驚悸及中惡, 療小兒百病. 『本草』 ○ 於牛得之, 陰乾百日, 使時燥, 無令見日月光. 『本草』 ○ 牛黃入肝, 治筋. 『綱目』 ○ 牛有黃者, 皮毛光澤, 眼如血色, 時腹鳴吼. 又好照水, 人以盆水承之, 伺其吐出, 乃喝迫, 卽墮落水中一箇, 如雞子黃大. 重疊可揭析, 輕虛而芬香者佳. 『本草』 ○ 此物多僞, 試法, 揩摩爪甲上, 以透甲黃者爲眞. 『本草』 ○ 喝迫得者, 名生黃, 最難得, 今出屠肆, 於牛肝膽中, 得之. 『本草』

우황(牛黃)

성질이 평하고(서늘하다고도 한다) 맛이 쓰며(달다고도 한다) 독이 약간 있다(독이 없다고도 한다). 혼백을 안정시키고, 사기와 헛것[鬼]을 없애며, 전광[狂癲]·경계(驚悸)·중악(中惡)을 낫게 하고, 어린아이의 온갖 병을 치료한다[본초].

○ 소한테서 우황을 꺼내어 백날 동안 그늘에 매달아 놓아 천천히 마르게 하는데, 햇빛이나 달빛이 비치지 않게 해야 한다[본초].

○ 우황의 기운은 간(肝)으로 들어가므로 힘줄에 생긴 병을 낫게 한다[강목].

○ 우황이 든 소는 가죽과 털이 윤기가 있고 눈이 충혈되며 때때로 배에서 우는 소리가 난다. 또한 물에 비추어지기를 좋아하는데, 동이에 물을 가득 부어서 그것을 소 주둥이 밑에 놓는 다음 소 주둥이를 억지로 벌리고 토하게 하면 달걀노른자만한 우황이 물에 떨어진다. 겹겹이 일어나면서 가볍고 퍼석퍼석하며 향기로운 것이 좋은 것이다[본초].

○ 우황에는 가짜가 많은데 시험하는 방법은 다음과 같다. 우황을 손톱 위에 놓고 문질렀을 때 손톱 속까지 누렇게 되는 것이 진짜이다[본초].

○ 억지로 토하게 하여 얻은 것을 생황(生黃)이라고 하는데 이것을 얻기는 대단히 힘들다. 지금은 다 도살장에 가서 소의 담낭[牛肝膽] 속에서 얻는다[본초].

【牛肉】 性平 一云溫, 味甘, 無毒 一云微毒. 養脾胃, 止吐泄, 治消渴, 消水腫, 令人强筋骨, 補益腰脚. 『本草』 ○ 食品, 黃牛爲佳. 用乳及屎尿, 去病者, 黑牛强于黃牛. 『本草』 ○ 自死肉不可食, 必生疔瘡. 『俗方』

우육(牛肉, 쇠고기) 성질이 평하고(따뜻하다고도 한다) 맛이 달며 독이 없다(독이 약간 있다고도 한다). 비위(脾胃)를 보양하고, 토하거나 설사하는 것을 멎게 하며, 소갈과 수종(水腫)을 낫게 한다. 또한 힘줄과 뼈, 허리와 다리를 튼튼하게 한다[본초].

○ 식품으로는 황우(黃牛)가 좋다. 소젖과 소의 똥·오줌으로 병을 치료하는 데는 검정소[黑牛]의 것이 황우의 것보다 낫다[본초].

○ 저절로 죽은 소의 고기는 먹지 말아야 한다. 먹으면 반드시 정창(疔瘡)이 생긴다[속방].

【牛角䚡】 쇠뿔고긔양. 性澁, 味苦甘, 無毒. 止血崩·赤白帶下, 療腸風瀉血, 及血痢. ○ 糞土中, 爛白者, 燒存性用. 『本草』

우각새(牛角䚡) 성질이 삽하고 맛이 쓰면서 달고 독이 없다. 혈붕(血崩)과 적백대하를 멎게 하며, 장풍(腸風)으로 피를 쏟는 것과 혈리(血痢)를 치료한다.

○ 썩은 흙 속에서 문드러져 허옇게 된 것을 약성이 남게 태워 쓴다[본초].

【頭蹄】 下熱風. 『本草』

우두제(牛頭蹄) 풍열(風熱)을 내린다[본초].

【腦】 主消渴·風眩. 『本草』

우뇌(牛腦, 소골) 소갈과 풍현(風眩)을 치료한다[본초].

【齒】 主小兒驚癎. 『本草』

우치(牛齒) 어린아이의 경간[小兒驚癎]을 치료한다[본초].

【耳中垢】 主蛇傷, 及惡蟚傷. 『本草』

우이중구(牛耳中垢) 뱀에게 물린 것과 쐐기에게 심하게 쏘인 상처를 치료한다[본초].

【牛五藏】 主人五藏. ○ 肝主明目, 治痢. ○ 心主虛忘. ○ 脾治痔. ○ 肺治嗽. ○ 腎補腎. 『本草』

우오장(牛五藏) 사람의 오장병을 치료한다.
○ 간(肝)은 주로 눈을 밝게 하고, 이질을 낫게 한다.
○ 염통[心]은 잘 잊어버리는 증을 낫게 한다.
○ 지라[脾]는 치질을 낫게 한다.
○ 허파[肺]는 기침을 멎게 한다.
○ 콩팥[腎]은 신(腎)을 보한다[본초].

【肚】 양. 卽胃也, 俗名膁. 補五藏, 益脾胃, 止消渴. 『本草』

우두(牛肚) 곧 위(胃)이다. 민간에서는 양(膁)이라고도 한다. 오장을 보하고 비위(脾胃)를 도우며, 소갈을 멎게 한다[본초].

【百葉】 천엽. 主熱氣·水氣, 解酒勞, 幷痢. 『本草』

우백엽(牛百葉) 천엽이라고도 한다. 열기(熱氣)와 수기(水氣)를 없애고, 술독[酒勞]을 풀며, 이질을 낫게 한다[본초].

【膽】 性大寒, 味苦, 無毒. 明目, 止消渴. 『本草』

우담(牛膽) 성질이 몹시 차고 맛이 쓰며 독이 없다. 눈을 밝게 하고, 소갈을 멎게 한다[본초].

【鼻】 止消渴, 下乳汁. 『本草』

우비(牛鼻) 소갈을 멎게 하고, 젖이 나오게 한다[본초].

【口中涎】 止反胃·嘔吐, 治噎. ○ 老牛涎沫, 主噎. 『本草』

우구중연(牛口中涎, 소의 침) 반위(反胃)와 구토를 멎게 하고, 목이 메이는 것[噎]을 치료한다. 늙은 소의 침과 거품은 목이 메이는 데 주로 쓴다[본초].

【口中齝草】 主噎. 『本草』 ○ 齝 丑之切.

우구중치초(牛口中齝草, 소가 새김질한 풀) 목이 메이는 것을 주로 치료한다[본초].
○ '치(齝)'는 그 음이 축(丑)과 지(之)의 반절이다.

【骨】 性溫, 無毒. 主一切失血諸疾, 燒存性用. 『本草』

우골(牛骨) 성질이 따뜻하고 독이 없다. 여러 가지 피나는 병에 쓰는데, 약성이 남게 태워서 쓴다[본초].

【特牛莖】主婦人漏下赤白，無子. 卽牛陰莖也. 『本草』

특우경(特牛莖, 소의 음경) 주로 부인의 적백대하와 아이를 낳지 못하는 데 쓴다. 즉 소의 음경이다[본초].

【尿】性寒，味苦辛，無毒. 主消渴·黃疸·水腫·腹脹·脚滿·小便不通. ○ 烏牛尿，佳. 『本草』

우뇨(牛尿) 성질이 차고 맛은 쓰고 매우며 독이 없다.

○ 소갈·황달·수종·복창·각기·소변불통을 치료한다.

○ 검정소의 오줌이 좋다[본초].

【糞】主水腫及霍亂. 塗門戶，辟惡氣，燒之亦辟惡. ○ 糞灰，主灸瘡，久不差. 『本草』 ○ 新生犢子臍中屎，主人九竅出血，燒灰服. 『本草』

우분(牛糞) 수종(水腫)과 곽란(霍亂)을 치료한다. 쇠똥을 출입문에 바르면 나쁜 기를 물리칠 수 있는데, 태워도 된다.

○ 쇠똥을 태운 재는 구창(灸瘡)이 오랫동안 낫지 않는 것을 치료한다[본초].

○ 갓 태어난 송아지의 배내똥은 사람이 9규로 피를 쏟는 것을 치료하는데, 태운 재를 먹는다[본초].

熊脂

○ 곰의기름. 性微寒 一云凉，味甘 一云甘滑，無毒. 治風，補虛，强心，殺勞蟲. 『本草』 ○ 去面上皯黷，及瘡，頭瘡·白禿. 『本草』 ○ 熊脂謂之熊白，寒月則有，夏月則無. 十一月取之，須其背上者. 『本草』 ○ 熊惡鹽，食之則死. 『本草』

웅지(熊脂, 곰의 기름)

성질이 약간 차고(서늘하다고도 한다) 맛이 달며(맛이 달고 성질이 미끄럽다고도 한다) 독이 없다. 풍증을 치료하고, 허(虛)한 것을 보하며, 심(心)을 튼튼하게 하고, 노채충[勞蟲]을 죽인다[본초].

○ 얼굴에 생긴 주근깨와 기미·헌데, 두창(頭瘡)·백독창을 치료한다[본초].

○ 곰기름[熊脂]을 웅백(熊白)이라고도 하는데, 겨울에만 있고 여름에는 없다. 음력 11월에 기름을 내는데, 등에 있는 것을 써야 한다[본초].

○ 곰[熊]은 소금을 싫어하는데, 먹이면 죽는다[본초].

【肉】性平，味甘，無毒. 主風痺，筋骨不仁. ○ 有痼疾者 一云積聚寒熱，不可食熊肉，終身不除愈. 『本草』

웅육(熊肉, 곰의 고기) 성질이 평하고 맛이 달며 독이 없다. 풍비(風痺)로 힘줄과 뼈를 잘 쓰지 못하는 것을 치료한다.

○ 고질병(痼疾病) 환자(적취로 추웠다 열이 났다 하는 환자라고 한 데도 있다)는 먹지 말아야 한다. 만약 곰의 고기를 먹으면 일생 동안 낫지 않는다[본초].

【膽】性寒, 味苦, 無毒. 主熱病·黃疸·久痢·疳䘌·心痛·疰忤, 及小兒五疳, 殺蟲, 治惡瘡. 『本草』 ○ 點眼, 去瞖開盲. 『入門』 ○ 取之陰乾. 然亦多僞, 欲試之, 取粟顆許, 投溫水中, 一道若線不散者, 爲眞. 『本草』

웅담(熊膽) 성질이 차고 맛이 쓰며 독이 없다. 열병(熱病)·황달·오랜 이질[久痢]·감닉(疳䘌)·가슴앓이[心痛]·시주[疰]·객오와 어린아이의 5가지 감질[五疳]을 치료하는데, 벌레를 죽이고, 악창을 낫게 한다[본초].

○ 눈에 넣으면 예막이 없어지고, 소경은 앞을 보게 된다[입문].

○ 웅담은 그늘에서 말려야 한다. 가짜가 많은데, 좁쌀알만큼 떼어서 따뜻한 물에 넣어 시험한다. 이때 실 같은 줄이 하나 생겨 흩어지지 않는 것이 진짜이다[본초].

【腦】腦髓, 去頭上白禿風屑, 幷髮落. 作油摩之 ○ 又療諸聾. 『本草』

웅뇌(熊腦) 곰의 뇌수는 머리가 허옇게 벗어지는 것[白禿], 비듬이 많이 생기는 것[風屑], 머리카락이 빠지는 것을 치료한다. 기름으로 만들어 문지른다.

○ 또한 귀머거리도 낫게 한다[본초].

【骨】主歷節風及小兒客忤, 並煮湯浴. 『本草』

웅골(熊骨) 역절풍과 어린아이의 객오(客忤)를 치료하는데, 이것을 끓인 물에 목욕한다[본초].

【血】療小兒客忤. 『本草』

웅혈(熊血) 어린아이의 객오(客忤)를 치료한다[본초].

【掌】食之可禦風寒. 此是八珍之數. ○ 足蹯爲食珍之貴, 古人最重之, 然胹之難熟. ○ 熊掌, 得酒醋水三件煮熟, 卽嗔大如皮毬. 『本草』 ○ 此物能引氣, 不食自舐其掌, 故美在其掌. 『入門』 ○ 熊壽五百歲, 能化爲狐狸. 『入門』

웅장(熊掌, 곰의 발바닥) 이것을 먹으면 풍한(風寒)을 막는다. 이것이 팔진미(八珍味)의 하나이다.

○ 옛사람들은 곰의 발바닥[熊足蹯]을 음식 가운데서 아주 귀한 것으로 여겼다. 그러나 질겨서 익히기가 힘들다.

○ 곰의 발바닥을 술·식초·물, 이 3가지와 함께 넣어서 끓이면 곧 가죽공처럼 부풀어 오른다[본초].

○ 곰은 겨울에 공기만 마시면서 아무 것도 먹지 않고 제 발바닥을 핥기 때문에 맛이 그 발바닥에 있는 것이다[입문].

○ 곰이 500년을 살면 여우[狐]나 삵[狸]으로 변한다고 한다[입문].

象牙

○ 性平 一云寒, 無毒. 主諸鐵及竹木刺, 入肉不出 ○ 笏及梳, 作屑用之. 『本草』

상아(象牙)

성질이 평하고(차다고도 한다) 독이 없다. 여러 가지 쇠붙이나 대[竹]나 나무의 가시가 살에 박혀 나오지 않는 것을 치료한다. 상아로 만든 홀(笏)이나 빗을 가루내어 쓴다[본초].

白膠

○ 녹각교. 性平溫, 味甘, 無毒. 主男子腎藏氣衰, 虛損, 腰痛羸瘦, 婦人服之令有子, 能安胎, 治赤白漏下及吐血·下血. 『本草』 ○ 一名鹿角膠, 一名黃明膠. 煮鹿角, 作之. ○ 煮法, 詳見雜方. 『本草』

백교(白膠, 녹각교)

성질이 평하면서 따뜻하고 맛이 달며 독이 없다. 남자가 신기(腎氣)가 쇠약하고 허손되어 허리가 아프고 몹시 여위는 것을 치료한다. 부인이 먹으면 임신하게 되고 안태(安胎)시키며, 적백대하와 피를 토하는 것[吐血], 하혈하는 것을 낫게 한다[본초].

○ 일명 녹각교 또는 황명교(黃明膠)라고도 하는데, 사슴의 뿔[鹿角]을 고아서 만든다.

○ 교를 만드는 방법은 잡방문에 자세하게 나온다[본초].

【鹿角霜】 性溫, 味鹹, 無毒. 治勞傷羸瘦, 補腎益氣, 固精壯陽, 强骨髓, 止夢泄. 『入門』

녹각상(鹿角霜) 성질이 따뜻하고 맛이 짜며 독이 없다. 허로로 몸이 여위는 것을 치료하는데, 신(腎)을 보하며 기를 돕고, 정을 굳게 지키며[固精] 양기를 세지게 하고[壯陽], 골수를 튼튼하게 하며, 몽설(夢泄)을 멎게 한다[입문].

阿膠

○ 갖풀. 性平微溫, 味甘 一云甘辛, 無毒. 主虛勞羸瘦, 腰腹痛, 四肢痠疼, 療風, 補虛, 養肝氣, 止泄痢·咳嗽·女子下血, 安胎. 『本草』 ○ 煮牛皮, 作之. 驢皮膠, 主風爲最, 出東阿, 故名阿膠. 『本草』 ○ 阿縣城北井水作者, 爲眞. 阿水是濟水, 性清趨下, 故治濁痰逆上. 入手太陰·足少陰·厥陰, 久嗽久痢並宜. 『入門』 ○ 眞膠極難得, 寧用黃明牛皮膠, 蚌粉炒用. 『入門』

아교(阿膠, 갖풀)

성질이 평하면서 약간 따뜻하고 맛이 달며(달면서 맵다고도 한다) 독이 없다. 허로로 여위는 것, 허리나 배가 아픈 것[腰腹痛], 팔다리가 시큰거리고 아픈 것에 주로 쓰는데, 풍증을 낫게 하고, 허(虛)한 것을 보하며, 간기(肝氣)를 기른다. 그리고 설사·이질·기침과 여자가 하혈(下血)하는 것을 멎게 하며, 안태(安胎)시킨다[본초].

○ 이것은 소가죽[牛皮]을 고아서 만든 것이다. 나귀가죽[驢皮]으로 만든 갖풀이 풍증에 제일 좋다. 동아(東阿) 지방에서 만든다고 하여 아교라고 하였다[본초].

○ 아현성(阿縣城) 북쪽에 있는 우물의 물로 만든 것이 진짜이다. 아수(阿水)는 제수(濟水)를 말하

는데, 이 물은 맑고 아래로 내려가는 성질이 있기 때문에 걸쭉한 가래[濁痰]가 치밀어 오르는 것을 치료한다. 이 약 기운은 수태음·족소음·족궐음경으로 들어가므로, 오랜 기침과 오랜 이질에 다 좋다[입문].

○ 진짜 나귀가죽으로 만든 갖풀은 얻기가 힘들기 때문에 차라리 노랗고 투명한 소가죽갖풀[牛皮膠]을 쓰는 것이 좋은데, 진주조개가루[蚌粉]와 함께 볶아서 쓴다[입문].

牛乳

○ 쇠젖. 性微寒 一云冷, 味甘, 無毒. 補虛羸, 止煩渴, 潤皮膚, 養心肺, 解熱毒.『本草』○ 凡服乳, 必煮一二沸, 停冷啜之, 生飮令人痢, 熱食卽壅. 又不欲頓服, 欲得漸消.『本草』○ 乳及尿屎去病, 黑牛勝黃牛.『本草』○ 凡乳酪, 與酸物相反.『本草』

우유(牛乳)

성질이 약간 차고(냉하다고도 한다) 맛이 달며 독이 없다. 허하고 여윈 것을 보하며, 번갈(煩渴)을 멎게 하고, 피부를 윤택하게 한다. 또한 심폐(心肺)를 보양하고, 열독(熱毒)을 푼다[본초].

○ 우유를 먹을 때에는 반드시 1~2번 끓어오르게 끓여 식힌 다음 마셔야 한다. 날것을 마시면 이질이 생기고, 뜨겁게 하여 먹으면 곧 기가 막힌다. 또한 단숨에 먹으려 하지 말고 천천히 먹어야 한다[본초].

○ 우유와 소의 오줌이나 똥으로 병을 치료하는 데는 검정소[黑牛]의 것을 쓰는 것이 누렁소[黃牛]의 것을 쓰는 것보다 낫다[본초].

○ 젖[乳酪]은 신 것[酸物]과는 상반(相反) 관계에 있다[본초].

【羊乳】性溫, 味甘, 無毒. 潤心肺, 止消渴.『本草』

양유(羊乳) 성질이 따뜻하고 맛이 달며 독이 없다. 심폐(心肺)를 눅여 주고 소갈을 멈춘다[본초].

【馬乳】性冷, 味甘, 無毒. 止渴. ○ 驢乳性同, 冷利.『本草』

마유(馬乳) 성질이 냉하고 맛이 달며 독이 없다. 갈증을 멎게 한다.

○ 나귀젖[驢乳]도 이것과 성질이 같은데, 냉(冷)하고 잘 통한다[본초].

【酪】타락. 性寒 一云冷, 味甘酸, 無毒. 止煩渴熱悶, 心膈熱痛.『本草』○ 療身面上熱瘡·肌瘡.『本草』

낙(酪, 타락) 성질이 차고(냉하다고도 한다) 맛이 달면서 시고 독이 없다. 번갈증과 열이 나면서 답답한 것, 가슴이 달아오르면서 아픈 것[心膈熱痛]을 멎게 한다[본초].

○ 몸과 얼굴에 생긴 열창(熱瘡)과 기창(肌瘡)을 치료한다[본초].

【酥】수유. 性微寒 一云凉, 味甘, 無毒. 益心肺, 止渴嗽, 潤毛髮, 除肺痿心熱, 幷吐血, 補五藏, 利腸胃.『本草』○ 酥, 揷酪作之, 其性猶異.『本草』○ 酥·酪·醍醐·乳腐,

乃牛乳 · 羊乳 · 馬乳, 或各或合爲之. 四種中, 牛乳爲上, 羊乳次之, 馬乳又次之. 『入門』

수(酥, 졸인 젖) 성질이 약간 차고(서늘하다고도 한다) 맛이 달며 독이 없다. 심폐(心肺)를 보하고, 갈증과 기침을 멎게 하며, 머리카락을 윤기나게 하고, 폐위(肺痿)로 가슴이 달아오르는 것과 피를 토하는 것을 없앤다. 또한 오장을 보하고 장위(腸胃)를 순조롭게 한다[본초].

○ 졸인 젖[酥]은 타락[酪]에서 건져서 만든 것이지만 그 성질은 오히려 다르다[본초].

○ 수(酥) · 낙(酪) · 제호(醍醐) · 유부(乳腐)는 소젖 · 양젖[羊乳] · 말젖[馬乳]을 따로따로 혹은 섞어서 만든 것이다. 이 4가지 가운데서 우유로 만든 것이 제일이고, 양의 젖으로 만든 것은 그 다음이며, 말의 젖으로 만든 것은 또 그 다음이다[입문].

【醍醐】 性平, 味甘, 無毒. 治一切肺病咳嗽膿血, 皮膚瘙痒, 通潤骨髓, 明目補虛, 功優於酥. 『本草』 ○ 乳成酪, 酪成酥, 酥成醍醐. 『本草』 ○ 醍醐生酥中, 酥之精液也. 好酥, 一石有三四升, 醍醐熟抨貯器中, 待凝, 穿中至底, 便津出得之, 性滑以物盛之皆透, 惟雞子殼及葫蘆盛之, 不出. 『本草』 ○ 在酥中, 盛冬不凝, 盛夏不融者, 是也. 『本草』 ○ 作酪時, 上一重凝者爲酪面, 酪面上, 其色如油者, 爲醍醐, 熬之卽出, 不可多得, 極甘美. 惟潤養瘡痂, 最相宜. 『本草』

제호(醍醐) 성질이 평하고 맛이 달며 독이 없다. 여러 가지 폐의 병으로 기침이 나고 피고름을 뱉는 것과 피부가 가려운 것을 치료한다. 그리고 골수를 눅여 주고, 눈을 밝게 하며, 허한 것을 보하는데, 효능이 졸인 젖[酥]보다 훨씬 낫다[본초].

○ 젖으로 타락[酪]을 만들고, 타락으로 졸인 젖[酥]을 만들며, 졸인 젖으로 제호를 만든다[본초].

○ 제호는 졸인 젖에서 나온 것인데, 졸인 젖을 정제한 액체[精液]이다. 좋은 졸인 젖 10말에서 3~4되의 제호가 나온다. 이것을 다 졸여서 그릇에 담아 두면 엉긴다. 이때에 한가운데를 그릇 밑창까지 닿도록 찌르면 진이 나와서 맺힌다. 성질이 미끄럽기 때문에 그릇에 담아 두면 다 스며나간다. 오직 달걀껍데기나 바가지에 담아두어야 스며 나오지 못한다[본초].

○ 졸인 젖 중에 한겨울에도 엉기지 않고 한여름에도 녹지 않는 것이 제호이다[본초].

○ 타락을 만들 때 위에 한 꺼풀 엉기는 것이 낙면(酪面)이고, 낙면 위에 기름 같은 색이 나는 것이 제호인데 졸이면 곧 나온다. 그러나 많이 나오지는 않는데 맛이 아주 달다. 헌데 딱지[瘡痂]를 축여 주는 데는 이것이 제일 좋다[본초].

海獺

○ 바닷반달피. 味鹹, 無毒. 主人食魚中毒, 魚骨傷人, 及喉鯁不下者. ○ 似獺, 大如犬, 毛着水不濡, 生海中. 『本草』

해달(海獺)

맛이 짜고 독이 없다. 물고기를 먹고 중독된 것, 물고기뼈에 상하거나 물고기뼈가 목에 걸려 내려가지 않는 것을 치료한다.

○ 수달[獺]과 비슷하고 크기는 개만한데, 털이 물에 젖지 않으며, 바다에서 산다[본초].

白馬莖

○ 흰ᄆᆞᆯ음깅. 性平, 味鹹甘, 無毒. 主男子陰痿不起, 令堅長, 强志益精, 肥健生子. 『本草』 ○ 要馬無病肥嫩, 身如銀, 春收者最妙. 陰乾百日用. 『本草』 ○ 銅刀劈作七片, 以羊血, 拌蒸半日, 晒乾剉用. 『本草』 ○ 入藥用白者爲勝, 得金之正色也. 『入門』

백마경(白馬莖, 흰말의 음경)

성질이 평하고 맛이 짜면서 달고 독이 없다. 주로 남자가 음위증(陰痿證)으로 음경이 일어서지 않는 것을 치료하여 음경을 굳세고 길어지게 하는데, 의지를 강하게 하고 정(精)을 도우며, 살찌게 하고 튼튼해지게 하며 아이를 낳게 한다[본초].

○ 병이 없고 살찌고 어리며 몸통이 은빛 같은 말이라야 하는데, 봄에 거둔 것이 가장 좋다. 백일 동안 그늘에 말려서 쓴다[본초].

○ 구리칼로 7조각을 내어 양의 피[羊血]에 버무린 다음 한나절 동안 쪄서 햇볕에 말려 썰어 쓴다[본초].

○ 약에 넣는 데는 흰 것이 낫다. 그것은 금(金)이 자체의 색깔[正色]을 가지는 것이 되기 때문이다[입문].

【肉】 性冷, 味辛苦, 有小毒 一云大毒. 長筋骨, 强腰脊, 令人壯健. 『本草』 ○ 着水浸洗三五遍, 去血盡, 煮得爛熟, 方可食. 『本草』 ○ 食馬肉中毒心悶, 飮美酒卽解, 一云, 飮淸酒卽解, 濁酒卽加. 『本草』 ○ 自死肉不可食, 生疔瘡. 『本草』

백마육(白馬肉) 성질이 냉하고 맛이 매우면서 쓰고 독이 약간 있다(독이 많다고도 한다). 힘줄과 뼈[筋骨]를 자라게 하고 허리와 등뼈[腰脊]를 튼튼하게 하여 몸이 건강해지게 한다[본초].

○ 물에 담가 3~5번 씻어서 피를 다 뺀 다음 푹 무르게 끓여서 먹는다[본초].

○ 말고기를 먹고 중독되어 속이 답답할 때에는 좋은 술을 마셔야 곧 풀린다. 어떤 책에는 청주(淸酒)를 마시면 풀리지만 탁주(濁酒)를 마시면 더 심해진다고 하였다[본초].

○ 저절로 죽은 말고기는 먹지 말아야 한다. 만약 먹으면 정창(疔瘡)이 생긴다[본초].

【心】 主喜忘. 『本草』

백마심(白馬心) 잊어버리기 잘하는 것[喜忘]을 치료한다[본초].

【肺】 主寒熱. 『本草』

백마폐(白馬肺) 추웠다 열이 났다 하는 것[寒熱]을 치료한다[본초].

【肝】 有毒. 食之殺人. 『本草』

백마간(白馬肝) 독(毒)이 있기 때문에 먹으면 죽는다[본초].

【赤馬皮】 臨産鋪之, 令産母坐上, 催生. 『本草』

적마피(赤馬皮) 해산하려고 할 때 펴놓고 그 위에 임신부를 앉히면 쉽게 해산한다[본초].

【白馬脂】 主白禿瘡.『本草』

백마지(白馬脂) 백독창(白禿瘡)을 치료한다[본초].

【鬐頭膏】 主生髮.『本草』

마기두고(馬鬐頭膏) 주로 머리카락을 나오게 한다[본초].

【頭骨】 性微寒. 療頭耳瘡, 枕之, 令人不睡.『本草』

마두골(馬頭骨, 말의 대가리뼈) 성질이 약간 차다. 머리와 귀에 생긴 헌데[頭耳瘡]를 낫게 한다. 이것으로 베개를 만들어 베면 졸리지 않는다[본초].

【脛骨】 性寒, 味甘. 補陰瀉火, 可代芩連用.『入門』

마경골(馬脛骨, 말의 정강이뼈) 성질이 차고 맛이 달다. 음(陰)을 보하고 화(火)를 사(瀉)하므로 황금이나 황련 대신 쓸 수 있다[입문].

【齒】 療疔腫, 主小兒驚癎.『本草』

마치(馬齒, 말의 이빨) 정종(疔腫)을 낫게 하고, 어린아이의 경간(驚癎)을 치료한다[본초].

【眼】 主驚癎·瘧疾, 及小兒魃病.『本草』

마안(馬眼, 말의 눈알) 경간·학질과 어린아이의 아우타는 병[小兒魃病]을 치료한다[본초].

【蹄】 性熱, 味甘, 無毒. 辟溫瘧. ◯ 白馬蹄, 療婦人白崩, 赤馬蹄, 療婦人赤崩.『本草』

마제(馬蹄, 말의 발굽) 성질이 열하고 맛이 달며 독이 없다. 온학(溫瘧)을 막는다.
○ 흰말의 발굽[白馬蹄]은 부인의 백대하를 낫게 하고, 붉은말의 발굽[赤馬蹄]은 부인의 적대하를 낫게 한다[본초].

【懸蹄】 性平. 主驚癎·乳難, 辟惡氣·鬼毒, 蠱疰不祥, 療齲齒, 止衄. ◯ 俗名, 馬夜眼.『本草』

마현제(馬懸蹄, 말 무릎 안쪽의 털이 없는 곳의 살) 성질이 평하다. 경간과 젖이 잘 나오지 않는 것을 치료하며, 악기(惡氣)·귀독(鬼毒)·고주(蠱疰)와 좋지 못한 기운을 피하게 한다. 또한 충치를 낫게 하고, 코피를 멎게 한다.
○ 민간에서는 이것을 마야안(馬夜眼, 말의 앞종아리 안쪽에 있는 티눈 같은 것)이라고 한다[본초].

【鬐毛】 主女子崩中赤白. 『本草』

마기모(馬鬐毛, 말의 갈기털) 여자의 적백대하를 치료한다[본초].

【鬃毛】 止血, 幷付惡瘡. 『本草』

마종모(馬鬃毛, 말의 정수리 갈기털) 출혈을 멎게 한다. 또한 악창에도 붙인다[본초].

【尿】 性微寒, 味辛. 主消渴, 破積聚癥堅. 銅器承飮之. 又主鱉瘕. ○ 洗, 頭瘡·白禿. 『本草』

마뇨(馬尿) 성질이 약간 차고 맛은 맵다. 소갈(消渴)을 치료하고, 적취(積聚)와 징괴(癥塊)를 없앤다. 구리그릇에 받아 마신다. 또 별가(鱉瘕)도 치료한다.

○ 두창과 백독창을 씻어주면 낫는다[본초].

【屎】 性微溫. 主崩漏, 吐下血, 衄血, 金瘡止血, 又主陰陽易. 一名馬通. ○ 屎及尿以白馬爲良. 『本草』 ○ 煎湯服, 治暑病, 最佳. 『俗方』

마시(馬屎) 성질이 약간 따뜻하다. 붕루(崩漏)와 토혈·하혈·코피 등을 치료하고, 금창(金瘡)의 출혈을 멎게 하며, 또 음양역(陰陽易)을 치료한다. 일명 마통(馬通)이라고도 한다.

○ 똥과 오줌은 흰말의 것이 좋다.

○ 더위병[暑病] 치료에는 달여 먹는 것이 가장 좋다[속방].

鹿茸

○ 사슴의곤내민쌜. 性溫, 味甘酸 一云苦辛, 無毒. 療虛勞羸瘦, 四肢腰脊痠疼, 補男子腎虛冷, 脚膝無力, 夜夢鬼交泄精, 女人崩中漏血, 及赤白帶下, 能安胎. 『本草』 ○ 五月, 角初生時, 取其茸火乾, 以形如小茄子者爲上. 或云茄子茸太嫩, 血氣未具, 不若分岐如馬鞍形者, 有力. 『本草』 ○ 塗酥, 火燎去毛, 微炙入藥. 『本草』 ○ 不可以鼻嗅, 其茸中有小蟲, 入鼻害人. 『本草』

녹용(鹿茸)

성질이 따뜻하고 맛이 달면서 시고(쓰면서 맵다고도 한다) 독이 없다. 허로로 몸이 여위는 것과 팔다리와 허리·등뼈가 시큰거리고 아픈 것을 치료하며, 남자가 신기(腎氣)가 허랭(虛冷)하여 다리와 무릎에 힘이 없는 것을 보한다. 또한 몽설과 붕루·적백대하를 치료하며, 안태(安胎)시킨다[본초].

○ 음력 5월에 뿔이 갓 돋아서 굳어지지 않은 것을 잘라 불에 말려 쓰는데, 생김새가 작은 가지[茄子]처럼 된 것이 상품이다. 어떤 이는 가지처럼 된 녹용은 매우 연하고 혈기(血氣)가 온전하지 못하여 말안장처럼 가닥이 난 것보다도 약 기운이 못하다고도 한다[본초].

○ 연유[酥]를 발라 불에 그슬려 솜털을 없앤 다음 약간 구워서 약으로 쓴다[본초].

○ 코로 냄새를 맡지 말아야 한다. 그것은 녹용 가운데 작은 벌레가 있어서 그것이 코에 들어가면 해롭기 때문이다[본초].

【角】 性溫, 味鹹, 無毒. 主癰疽瘡腫, 除惡血, 除中惡心腹疰痛. 又治折傷腰脊痛. 『本草』 ○ 鹿壽千歲, 五百歲毛變白. 年歲久者, 其角堅好, 入藥彌佳. 『本草』 ○ 冬至一陽生, 麋角解, 夏至一陰生, 鹿角解, 各逐陰陽分, 如此解落, 今人用一般, 殆踈矣. 凡麋鹿, 自生至堅完, 無兩月之久, 大者二十餘斤, 其堅如石, 計一晝夜須生數兩, 凡骨之類, 成長無速於此. 雖草木至易生, 亦無能及, 豈可與凡骨血, 爲比哉. 『本草』 ○ 入藥, 不用自落者. 『本草』 ○ 或醋煮剉碎, 或炙黃色, 或燒灰, 爲末用. 『入門』

녹각(鹿角) 성질이 따뜻하고 맛이 짜며 독이 없다. 옹저 · 창종(瘡腫)을 치료하며, 궂은 피[惡血]를 없애고, 중악과 주병으로 가슴과 배가 아픈 것과 골절상으로 허리와 등뼈가 아픈 것을 치료한다[본초].

○ 사슴[鹿]은 천년을 사는데 5백 살 때 털이 희어진다고 한다. 나이 먹은 사슴의 뿔이 굳고 좋으므로 그것을 약으로 쓰면 좋다[본초].

○ 동지에 양기가 처음 생길 때 큰사슴의 뿔[麋角]이 떨어지고, 하지에 음기가 처음 생길 때 사슴의 뿔[鹿角]이 떨어진다. 음기와 양기가 바뀜에 따라 각각 이렇게 떨어지는데 최근 사람들은 아무것이나 약에 쓰니 아주 경솔한 것이다. 큰사슴의 뿔과 사슴의 뿔이 돋기 시작한 때부터 완전히 굳어질 때까지의 기간은 2달도 걸리지 않는다. 그 동안에 큰 것은 12kg이나 되며 굳기가 돌 같다. 하루 밤낮 동안에 몇 십 그램씩 자란다. 뼈 가운데서 이것보다 빨리 자라는 것은 없다. 풀이나 나무가 잘 자란다고 하여도 이것을 따르지 못한다. 그러니 어찌 다른 뼈나 피에 비할 수 있겠는가[본초].

○ 약으로는 저절로 떨어진 것을 쓰지 않는다[본초].

○ 식초에 달여서 썰어 쓰거나 혹은 누렇게 되도록 구워 쓰거나 혹은 태워 가루내어 쓴다[입문].

【骨】 性微熱 一云溫, 味甘, 無毒. 主虛勞, 可爲酒治風補虛, 又安胎下氣, 殺鬼精物. 『本草』

녹골(鹿骨) 성질이 약간 열하고(따뜻하다고도 한다) 맛이 달며 독이 없다. 허로에 주로 쓰는데, 이것으로 만든 술은 풍증을 치료하고 허(虛)한 것을 보한다. 또한 태아를 안정시키고 기를 내리며, 헛것[鬼精物]을 없앤다[본초].

【髓】 性溫, 味甘, 無毒. 治男女傷中絶脈, 筋骨弱, 四肢不收, 壯陽令有子. 和酒服. ○ 鹿髓可作酒. 『本草』

녹수(鹿髓) 성질이 따뜻하고 맛이 달며 독이 없다. 남자나 여자가 속이 상하여 맥이 끊어지고 힘줄과 뼈[筋骨]가 약하며 팔다리를 가누지 못하는 것[四肢不收]을 치료하는데, 양기(陽氣)를 세지게 하여 아이를 낳게 한다. 술에 타서 먹는다.

○ 사슴의 골수[鹿髓]로는 술을 만들 수 있다[본초].

【血】 補虛, 止腰痛, 治肺痿吐血, 及崩漏 · 帶下. ○ 有人因獵失道, 飢渴獲一鹿, 刺血飮之, 飢渴頓除, 遂覺氣血充盛異常, 人有效此, 刺鹿頭角間血, 和酒飮之, 更佳. 『本草』

녹혈(鹿血) 허(虛)한 것을 보하고, 허리가 아픈 것을 멎게 하며, 폐위(肺痿)로 피를 토하는 것과 붕루 · 대하를 치료한다.

○ 어떤 사람이 사냥을 갔다가 길을 잃었는데 배가 고프고 목이 말랐다. 그리하여 사슴을 잡아 피를 마셨는데 배가 고프고 목이 마르던 것이 곧 없어지고 기혈은 평상시보다 든든해졌다고 한다. 다른 사람이 이것을 알고 사슴의 양쪽 뿔 사이를 찔러서 피를 내어 술에 타서 마셨는데 더 좋았다고 한다[본초].

【肉】 性溫, 味甘, 無毒. 補虛羸, 强五藏, 益氣力, 調血脈. 『本草』 ○ 野肉之中, 獐鹿可食, 生不羶腥, 又不屬十二辰, 八卦無主, 兼能補益於人, 卽生死無尤, 故道家許聽爲脯, 其餘牛羊雞犬, 雖補益充肌膚, 於亡魂皆爲愆責, 並不足啖. 『本草』 ○ 饗神, 用鹿肉者, 以其性, 別淸淨故也. 『本草』 ○ 鹿之一身, 皆能益人, 野族中第一品也. 或脯或煮或蒸, 俱宜和酒服, 但餌藥者不可食, 蓋鹿常食解毒草, 減藥力故也. 『入門』

녹육(鹿肉) 성질이 따뜻하고 맛이 달며 독이 없다. 허해서 여윈 것을 보하고, 오장을 튼튼하게 하며, 기력(氣力)을 돕고, 혈맥(血脈)을 고르게 한다[본초].

○ 산짐승 가운데서 노루[獐]와 사슴[鹿]의 고기를 날것으로 먹을 수 있는데, 날것이어도 노린내도 없고 비리지도 않다. 또한 12지와 8괘에 속하지도 않는다. 또한 사람에게 유익하기만 하고 생명에는 아무런 해로움이 없다. 그러므로 양생하는 사람들[道家]도 포(脯)로 만들어 먹는 것을 허락하였다. 그밖에 소·양·개·닭고기도 원기를 보하고 살과 피부를 튼튼하게 하지만 후에 나쁘기 때문에 적게 먹어야 한다[본초].

○ 제사할 때 사슴의 고기를 쓰는 것은 그것이 특별히 깨끗하기 때문이다[본초].

○ 사람을 보하는 데는 사슴의 몸통 전체가 산짐승 가운데서 제일 좋은 것이다. 고기를 말리거나 삶거나 쪄서 술과 함께 먹는다. 그러나 약을 먹을 때에는 먹지 말아야 한다. 그것은 사슴이 늘 독을 풀어주는 풀[解毒草]을 먹으므로 약 효과가 적어지게 하기 때문이다[입문].

【頭】 止消渴, 主夜夢見物, 取肉食之. 『本草』

녹두(鹿頭) 소갈을 멎게 하고, 밤에 꿈이 많은 것을 치료하는 데는 사슴의 대가리 고기를 먹는다[본초].

【腎】 性平. 補腎, 壯陽氣. 『本草』

녹신(鹿腎) 성질은 평하다. 신(腎)을 보하고, 양기(陽氣)를 세지게 한다[본초].

【蹄】 肉, 主脚膝痠疼. 『本草』

녹제(鹿蹄) 사슴의 발굽 고기는 주로 다리와 무릎이 시큰거리고 아픈 것을 치료한다[본초].

【筋】 主勞損, 續絶. 『本草』

녹근(鹿筋) 허로손상에 주로 쓰는데, 부러진 것을 이어지게 한다[본초].

麋脂

◯ ᄀᆞ장큰사ᄉᆞᆷ의기름. 性溫 一云大熱, 味辛, 無毒. 主癰腫惡瘡, 風寒濕痺, 四肢不收, 不可近陰, 令痿. 一名, 宮脂. 『本草』 ◯ 麋性淫, 決不應痿人陰, 一方云, 不可近陰, 令陰不痿, 此說有理. 『本草』 ◯ 靑麋, 大鹿也. 『本草』 ◯ 俗名고란이.

미지(麋脂, 큰사슴의 기름)

성질이 따뜻하고(몹시 열하다고도 한다) 맛이 매우며 독이 없다. 옹종(癰腫) · 악창(惡瘡), 풍 · 한 · 습으로 생긴 비증[風寒濕痺]으로 팔다리를 잘 쓰지 못하는 것[四肢不收]을 치료한다. 음부에 가까이 대지 말아야 하는데, 가까이 대면 음위증(陰痿證)이 생긴다. 일명 궁지(宮脂)라고도 한다[본초].

○ 큰사슴[麋]은 성질이 음탕[淫]하므로 그 기름이 결코 사람의 음경에 힘이 없게 하지는 않을 것이다. 어떤 책에는 "음부에 가까이 대지 말아야 한다. 가까이 대면 음경이 늘 일어서 있게 된다."고 씌어 있는데 이 말이 그럴 듯하다[본초].

○ 청미(靑麋)란 큰 사슴[大鹿]이다[본초].

○ 민간에서는 고라니라고 한다.

【茸】 麋茸, 利補陽, 鹿茸利補陰. 壯骨血, 堅陽道, 强骨髓. 端如瑪瑙 · 紅玉者, 最善. ◯ 服之, 功力勝鹿茸. 『本草』

미용(麋茸) 미용은 양기(陽氣)를 보하는 데 좋고, 녹용은 음기(陰氣)를 보하는 데 좋다. 뼈와 피를 보하며, 음경[陽道]을 힘 있게 하고, 골수(骨髓)를 튼튼하게 한다. 뿔끝이 마노(瑪瑙)나 홍옥(紅玉) 같은 것이 제일 좋은 것이다.

○ 먹으면 효과가 녹용보다 낫다[본초].

【角】 性溫, 味甘, 無毒. 添精, 補髓, 益血脈, 煖腰膝, 悅色, 壯陽. 偏治丈夫, 療腰膝不仁, 補一切血. 『本草』 ◯ 月令云, 仲夏鹿角解, 仲冬麋角解, 日華子, 謂夏至角解, 誤矣. 鹿是山獸, 夏至得陰氣而解角, 從陽退之象, 麋是澤獸, 冬至得陽氣而解角, 從陰退之象也. 『本草』 ◯ 煎作膠, 與鹿角膠同功. 『本草』

미각(麋角) 성질이 따뜻하고 맛이 달며 독이 없다. 정이 많아지게 하고[添精] 골수를 보해 주며, 혈맥을 좋게 하고 허리와 무릎을 덥게 하며, 얼굴색을 좋아지게 하고 양기(陽氣)가 세어지게 한다. 그리고 남자의 병을 더 잘 낫게 하는데, 허리와 무릎을 잘 쓰지 못하는 것을 낫게 하며, 일체 혈을 보한다[본초].

○ 『예기(禮記)』 월령(月令)에는 "음력 5월에 사슴의 뿔이 떨어지고, 음력 2월에 큰사슴의 뿔이 떨어진다."고 하였다. 일화자(日華子)는 "하지(夏至)에 큰사슴의 뿔이 떨어진다."고 하였는데 이것은 잘못된 말이다. 사슴은 산에서 사는 짐승인데 하지에 음기(陰氣)를 받는다. 이때에 뿔이 떨어지는 것은 양기(陽氣)가 물러가는 것을 본받은 것이다. 큰사슴은 못가에서 사는 짐승인데 동지에 양기를 받는다. 이때에 뿔이 떨어지는 것은 음기가 물러가는 것을 본받은 것이다[본초].

○ 달여서 갖풀처럼 만들면 녹각교와 효과가 같다[본초].

【骨】除虛勞至良, 煮骨汁, 釀酒飮, 令人肥白美顔色.『本草』

미골(麋骨) 허로(虛勞)를 치료하는 데 매우 좋다. 이 뼈를 고은 물로 술을 빚어 먹으면 살이 찌고 얼굴색이 좋아진다[본초]

【肉】性熱. 益氣補中, 治腰脚.『本草』

미육(麋肉) 성질이 열하다. 기를 돕고 중초를 보하며, 허리와 다리의 병을 치료한다[본초].

麞骨

○ 노로의쌔. 性微溫 一云平, 味甘 一云鹹, 無毒. 主虛損泄精, 益精髓, 悅顔色. ○ 煮骨汁, 釀酒飮之, 有補下之功.『本草』

장골(麞骨, 노루의 뼈)

성질이 약간 따뜻하고(평하다고도 한다) 맛이 달며(짜다고도 한다) 독이 없다. 허손(虛損)과 유정[泄精]에 주로 쓰는데, 정혈과 골수[精髓]를 보하고, 얼굴색이 좋아지게 한다. 이 뼈를 삶은 물로 술을 빚어 마시면 하초를 보하는 효과가 있다[본초].

【肉】性溫, 味甘, 無毒. 補益五藏. ○ 自八月至十二月食之, 勝羊肉, 餘月食之動氣. ○ 道家以麞鹿肉羞爲白脯, 言其無禁忌也. ○ 獐又呼爲麕, 麕肉, 主人心麤豪, 取心肝爲末, 酒服卽小膽.『本草』

장육(麞肉, 노루의 고기) 성질이 따뜻하고 맛이 달며 독이 없다. 오장을 보한다.
○ 음력 8월~12월 사이에 먹으면 양고기보다 좋다. 다른 달에 먹으면 기(氣)가 동(動)하게 된다.
○ 양생하는 사람들[道家]이 노루나 사슴의 고기[麞鹿肉]를 말려 먹는 데는 꺼릴 것이 없다고 한다.
○ 노루[獐]를 보고 균(麕, 고라니)이라고도 하는데, 균의 고기[麕肉]는 사람이 통이 커지게 한다. 염통[心]과 간(肝)을 가루내서 술로 먹으면 담이 적어진다[본초].

【髓】益氣力, 悅澤人面, 和酒服.『本草』

장수(麞髓) 기력(氣力)을 돕고 얼굴색이 윤택해지게 하는데, 술에 타서 먹는다[본초].

【臍】中有香, 治虛損, 亦治惡病.『本草』

장제(麞臍) 배꼽 가운데 향(香)이 있는데, 허손(虛損)된 것을 치료하며, 또한 잘 낫지 않는 병[惡病]도 낫게 한다[본초].

麂肉

○ 효근노로. 性平 一云凉, 味甘 一云辛, 無毒 一云有毒. 主五痔, 能墮胎, 多食動痼疾發

瘡疥. ◯ 麂 音紀 獐類也. 又小於獐, 但口兩邊, 有長牙, 性好鬪, 山深處有之. 『本草』

궤육(麂肉, 효근노루의 고기)

성질이 평하고(서늘하다고도 한다) 맛이 달며(맵다고도 한다) 독이 없다(독이 있다고도 한다). 5가지 치질을 치료하고, 유산하게 한다. 많이 먹으면 고질병이 도지며 진옴[瘡疥]이 생긴다.

○ 효근노루[麂]도 노루[獐]의 한 종류인데, 노루보다 작고 긴 어금니가 양쪽으로 나와 있으며 싸우기를 좋아한다. 그리고 깊은 산에서 산다[본초].

羖羊角

◯ 수양의쁠. 性溫 一云微寒, 味鹹苦, 無毒. 主青盲, 明目, 止驚悸, 殺鬼魅, 辟虎狼, 療漏下惡血, 治風退熱. 『本草』 ◯ 卽牡羊角也, 青羖者佳, 取無時, 勿使中濕, 濕卽有毒. 『本草』

고양각(羖羊角, 숫양의 뿔)

성질이 따뜻하고(약간 차다고도 한다) 맛이 짜고 쓰며 독이 없다. 청맹(青盲)을 치료하는데, 눈이 밝아지게 한다. 놀란 것처럼 가슴이 두근거리는 것[驚悸]을 멎게 하며, 헛것에 들린 병[鬼魅]을 낫게 하고, 범과 승냥이가 물러가게 하며, 자궁출혈과 궂은 피[惡血]가 나오는 것을 낫게 한다. 그리고 풍증도 치료하고 열을 내린다[본초].

○ 이것이 바로 숫양의 뿔[牡羊角]인데 푸른 숫양의 뿔이 좋다. 아무 때나 잘라서 쓰는데, 습기를 받지 않게 해야 한다. 습기를 받으면 독이 생긴다[본초].

【頭】 性凉 一云平. 治骨蒸腦熱, 風眩癲疾, 補虛損, 安心止驚, 治小兒驚癎. ◯ 熱病後, 宜食羊頭肉, 冷病人勿食. 『本草』

고양두(羖羊頭) 성질이 서늘하다(평하다고도 한다). 골증(骨蒸)과 뇌열(腦熱), 풍현(風眩)과 전간[癲疾]을 치료하는데, 허손된 것을 보하고, 마음을 안정시키며 놀라는 증을 멎게 한다. 어린아이의 경간[小兒驚癎]도 치료한다.

○ 열병 후에 양의 대가리고기[羊頭肉]를 먹으면 좋다. 냉병(冷病) 환자는 먹지 말아야 한다[본초].

【肉】 性大熱 一云溫, 味甘, 無毒. 治虛勞寒冷, 補中益氣, 安心止驚, 開胃肥健. 『本草』 ◯ 齒骨及五藏, 皆溫平而主疾, 惟肉性大熱, 熱病差後百日內, 食之復發熱, 瘧人食之, 令發熱困重, 皆致死. 『本草』

고양육(羖羊肉) 성질이 몹시 열하고(따뜻하다고도 한다) 맛이 달며 독이 없다. 허로(虛勞)와 한랭증(寒冷證)을 치료하는데, 중초를 보하고 기를 도와주며, 마음을 안정시켜 놀라는 증을 멎게 하고, 음식 맛이 나게 하여[開胃] 살찌고 건강해지게 한다[본초].

○ 숫양[羖羊]의 이빨·뼈와 오장은 다 성질이 따뜻하고 평하기 때문에 병을 낫게 할 수 있으나, 고기는 성질이 몹시 열하기[大熱] 때문에 열병을 앓고 난 지 백일 이내에 먹으면 다시 열이 나게 된다. 학질을 앓을 때 먹으면 열이 나고 몹시 피곤해져서 죽을 수도 있다[본초].

【肝】 性冷. 療肝風目赤暗痛, 能明目. 『本草』

고양간(羖羊肝) 성질이 냉하다. 간풍(肝風)과 눈이 충혈되고 잘 보이지 않으면서 아픈 것을 치료하는데, 눈이 밝아지게 한다[본초].

【膽】性平. 主青盲明目, 點眼中, 主赤障白膜.『本草』○ 青羊膽, 佳.『本草』

고양담(羖羊膽) 성질이 평하다. 주로 청맹(青盲)에 쓰는데, 눈이 밝아지게 한다. 눈에 넣으면 적장(赤障)과 백막(白膜)이 없어진다[본초].
○ 푸른 양의 담즙[青羊膽]이 좋다[본초].

【心】補心, 主憂恚膈氣. 心有孔者, 殺人勿食.『本草』

고양심(羖羊心) 심(心)을 보하는데, 몹시 근심하거나 성을 내서 기가 막힌 것[憂恚膈氣]을 낫게 한다. 구멍이 뚫린 염통[心]을 먹으면 죽을 수 있기 때문에 먹지 말아야 한다[본초].

【胃】主虛羸, 補胃虛損, 止尿數, 補氣.『本草』○ 卽肚也.

고양위(羖羊胃) 허하고 여윈 것을 낫게 하고, 위(胃)가 허손(虛損)된 것을 보하며, 오줌이 잦은 것을 멎게 하고, 기(氣)를 보한다[본초].
○ 곧 밥통[肚]이다.

【腎】補腎氣, 益精髓, 主虛損耳聾盜汗, 壯陽益胃, 止小便 ○ 羊五藏, 補人五藏.『本草』

고양신(羖羊腎) 신기(腎氣)와 정수(精髓)를 보하고, 허손되어 귀가 먹고[耳聾] 식은땀이 나는 것을 낫게 하며, 양기(陽氣)를 세지게 하고 위(胃)를 좋게 하며, 소변이 잦은 것을 멎게 한다[본초].
○ 양(羊)의 오장은 사람의 오장을 보한다[본초].

【髓】性溫, 味甘, 無毒. 利血脈, 益經氣, 以酒服之.『本草』

고양수(羖羊髓) 성질이 따뜻하고 맛이 달며 독이 없다. 혈맥(血脈)을 순조롭게 하고, 경맥의 기운[經氣]을 보한다. 술로 먹는다[본초].

【脂】治遊風, 幷黑䵟.『本草』

고양지(羖羊脂) 유풍(遊風)과 주근깨[黑䵟]를 치료한다[본초].

【血】主産後血暈, 及中風血悶, 飮一升卽愈.『本草』

고양혈(羖羊血) 산후혈훈(産後血暈)과 중풍·혈민(血悶)에 쓰는데, 1되를 마시면 낫는다[본초].

【骨】性熱. 主虛寒羸瘦. 有宿熱人, 勿食.『本草』

고양골(羖羊骨) 성질이 열(熱)하다. 허한증(虛寒證)과 여위는 것을 치료한다. 본래부터 열이 있는 사람은 먹지 말아야 한다[본초].

【脊骨】 治腎冷腰痛. 搗碎煮爛, 和蒜虀或酒, 空心食. 『入門』

고양척골(羖羊脊骨) 신(腎)이 차서 허리가 아픈 것을 치료한다. 짓찧어 푹 삶아서 마늘양념[蒜虀]을 하여 먹거나 공복에 술로 먹는다[입문].

【脛骨】 治牙齒踈痛. 火煅爲末, 入鹽每早擦牙上. 『入門』

고양경골(羖羊脛骨) 이빨이 성기고 아픈 것을 치료한다. 불에 달구어 가루낸 다음 소금과 섞어 아침마다 이빨을 닦는다[입문].

【齒】 主小兒羊癎, 三月三日取之. 『本草』

고양치(羖羊齒) 어린아이의 양간(羊癎)을 치료하는데, 음력 3월 3일에 뽑아 두었다가 쓴다[본초].

【皮】 補虛, 去諸風. 去毛作臛, 食之. 『本草』

고양피(羖羊皮) 허(虛)한 것을 보(補)하고, 모든 풍증을 없앤다. 털을 없애고 곰국을 끓여서 먹는다[본초].

【屎】 燒灰, 淋取汁沐頭, 令髮長黑, 又生髮. ○ 理聤耳, 罨竹木刺, 又主箭鏃不出. 『本草』

고양시(羖羊屎) 태워 가루내어 잿물을 받아서 그 물에 머리를 감으면 머리카락이 잘 자라고 검어지며, 또 머리카락이 생겨난다.

○ 정이(聤耳)도 다스리고, 대가시나 나무가시가 박힌 곳에 덮어둔다. 또 화살촉이 박혀서 나오지 않는 데도 쓴다[본초].

羚羊角

○ 산양의 쁠. 治中風筋攣, 熱毒風攻注, 中惡風昏亂不省, 安心氣, 定驚悸, 常不魘寐, 明目, 辟蠱毒, 惡鬼不祥, 治熱毒痢及血痢. 『本草』 ○ 角甚多節, 蹙蹙圓繞細如人指, 長四五寸, 蹙文細者爲堪用, 採無時. 『本草』 ○ 羚羊夜宿, 以角掛木不着地, 但取角彎中, 深銳緊小, 猶有掛痕者, 是眞也. 『本草』 ○ 羚羊角, 行厥陰經藥也, 入厥陰甚捷, 能淸肝. 『丹心』 ○ 眞角, 耳邊聽之, 集集鳴者良. 『本草』

영양각(羚羊角)

중풍으로 힘줄이 오그라드는 것[中風筋攣], 열독풍(熱毒風)이 치미는 것과 중악(中惡)으로 정신이 혼미한 것을 치료하는데, 마음[心氣]을 안정시키고, 놀란 것처럼 가슴이 두근거리는 것[驚悸]을 진정하게 한다. 그리고 언제나 가위에 눌리지 않게 하고, 눈을 밝게 하며, 고독(蠱毒)과 악귀(惡鬼)를 없애고, 열독리(熱毒痢)와 혈리(血痢)를 낫게 한다[본초].

○ 이 뿔은 마디가 많고 쭈글쭈글한 테두리가 많으며 사람 손가락만큼 가늘고 길이는 4~5치 정도 된다. 쭈글쭈글한 테두리가 가는 것일수록 좋은데, 아무 때나 잘라서 쓴다[본초].

○ 영양(羚羊)은 밤에 잘 때 뿔을 나뭇가지에 걸고 땅에 닿지 않게 하고 잔다. 단지 뿔이 구부러진 것 중에서 깊고 날카로우면서 조직이 치밀하고[緊] 작은 것을 취하되, 오히려 뿔을 나무에 걸었던 흔적이 있는 것, 그것이 진짜이다[본초].

○ 영양각은 궐음경(厥陰經)의 약이다. 궐음경으로 들어가는 기운이 아주 빠른데, 간기(肝氣)를 좋게 한다[단심].

○ 진짜 뿔은 귀에 대고 있으면 '윙윙' 소리가 나는데 이런 것이라야 좋다[본초].

【肉】 肥軟, 益人, 兼主冷勞, 山嵐瘧痢. 又主蛇咬惡瘡. 『本草』

영양육(羚羊肉) 살찌고 연한 고기는 보하는 성질이 있고, 겸하여 냉로(冷勞)와 산람장기로 학질이나 이질이 생긴 것을 치료한다. 또한 뱀한테 물린 것[蛇咬瘡]과 악창(惡瘡)을 낫게 한다[본초].

犀角

○ 性寒 一云微寒, 味苦酸鹹 一云甘辛, 無毒 一云小毒. 鎭心神, 散風毒, 辟邪精鬼魅, 中惡毒氣, 止驚退熱, 毒入心狂言妄語, 鎭肝明目, 解山嵐瘴氣, 及百毒, 治癰疽瘡腫, 化膿作水. 『本草』 ○ 入藥有黑白二種, 以黑者爲勝, 其角尖又勝. ○ 凡犀, 見成物, 皆被蒸煮, 不堪入藥, 惟生者爲佳. ○ 又有牸犀, 其角甚長, 紋理細膩, 不堪藥用. ○ 要使牯犀角, 烏黑色, 肌理麤, 皺裂 · 光潤者上. 『本草』 ○ 犀者, 淸心鎭肝之劑也. 其性善走, 解熱毒以化血, 淸心以入陽明經. 『入門』 ○ 犀性走散, 比諸角猶甚. 鹿取茸, 犀取尖, 其精銳之力, 盡在是矣. 『本草』 ○ 凡修治犀角, 剉末, 以紙裹, 置人懷中一宿, 令受人氣則易硏. 古人云, 人氣粉犀者, 此也. ○ 蓋犀角得人熏染則易爲粉也. 尋常湯藥, 磨水剌服. 若在散藥則屑之, 多用則令人煩, 以麝香一字, 水調解之. 『入門』 ○ 又有通天犀 · 駭雞犀 · 辟塵犀 · 辟水犀, 皆至貴之物. 『本草』

서각(犀角, 무소뿔)

성질이 차고(약간 차다고도 한다) 맛이 쓰면서 시고 짜며(달면서 맵다고도 한다) 독이 없다(독이 약간 있다고도 한다). 마음[心神]을 진정시키고, 풍독을 헤치며, 헛것에 들린 것과 독한 기운에 상한 것을 낫게 한다. 놀라는 증을 멎게 하고, 심(心)에 열독(熱毒)이 들어가서 미친 말과 허튼 소리를 하는 것을 낫게 하며, 간기(肝氣)를 안정시키고 눈을 밝게 하며, 산람장기(山嵐瘴氣)와 모든 중독을 푼다. 옹저(癰疽)와 창종(瘡腫)을 치료하는데, 고름이 삭아서 물로 되게 한다[본초].

○ 검은 것과 흰 것 2가지가 있는데, 약으로 쓰는 데는 검은 것이 더 좋다. 그리고 뿔끝을 쓰는 것이 더 좋다.

○ 대체로 서각으로 만든 물건들은 다 찌거나 삶은 것이기 때문에 약으로 쓰지 못한다. 날것으로 쓰는 것이 좋다.

○ 또한 자서각(牸犀角)이란 것도 있는데, 아주 길고 결이 가늘며 눅진눅진하다. 이것은 약으로 쓰지 못한다.

○ 고서각(牯犀角)을 약으로 쓰는데, 이것은 색이 거멓고 결이 드물며 주름이 쭉쭉 뻗어나갔고 광택이 난다. 이것이 제일 좋다[본초].

○ 서각은 심의 열을 내리고 간기를 진정시키는 약[淸心鎭肝藥]인데 빨리 돌아가는 성질이 있다. 열독을 풀고 궂은 피를 변화시키며 심을 맑게 한다. 서각의 기운은 양명경(陽明經)으로 들어간다[입문].

○ 서각은 돌면서 헤치는 성질이 다른 모든 뿔에 비하여 특히 세다. 사슴뿔은 갓 돋은 것을 쓰지만 서각은 뿔끝을 쓰는데, 그것은 정미하고 예리한 기운이 다 뿔끝에 있기 때문이다[본초].

○ 서각을 가루낼 때에는 썰어서 종이에 싼 다음 하룻밤 동안 몸에 품고 있다가 가루내야 쉽게 갈린다. 그것은 사람의 기운[人氣]을 받았기 때문이다. 옛사람들이 서각은 사람의 기운이 가루낸다고 한 것은 바로 이런 것을 보고 한 말이다. 대개 서각은 사람의 기운을 쐬어 스며들게 하면 쉽게 가루낼 수 있다. 보통 탕약으로 달여 먹으며, 물에 갈아 즙을 내어 복용한다. 그러나 가루약[散藥]에 넣을 때에는 가루내서 넣어야 한다. 많이 먹으면 속이 답답해지는데 이런 때에는 사향 1g을 물에 타서 먹어야 풀린다[입문].

○ 통천서(通天犀)·해계서(駭雞犀)·벽진서(辟塵犀)·벽수서(辟水犀) 등은 다 희귀한 것들이다[본초].

虎骨

○ 갈범의뼈. 性平 一云微熱, 味辛, 無毒. 骨用頭及脛. ○ 一名大蟲, 凡虎色黃者佳, 雄虎爲勝. ○ 虎壽千歲, 五百歲毛變白. 『本草』

호골(虎骨, 범의 뼈, 호랑이의 뼈)

성질이 평하며(약간 열하다고도 한다) 맛이 맵고 독이 없다. 대가리뼈와 정강이뼈[脛骨]를 쓴다.

○ 일명 대충(大蟲)이라고도 한다. 대체로 누런 색깔의 범이 좋은데, 수컷이 더 낫다.

○ 범이 사는 기간은 천년인데, 5백년이 지나면 털이 허옇게 된다[본초].

【頭骨】除邪惡氣, 殺鬼疰毒, 止驚悸, 治溫瘧, 殺犬咬毒. ○ 作枕枕之, 辟惡魘. 以置戶上, 辟鬼. 『本草』

호두골(虎頭骨) 사기(邪氣)와 나쁜 기운[惡氣]을 없애고, 귀주(鬼疰)의 독을 없애며, 놀란 것처럼 가슴이 두근거리는 것[驚悸]을 멎게 한다. 또한 온학(溫瘧)을 낫게 하고, 개한테 물린 독을 푼다.

○ 베개를 만들어 베면 가위에 눌리지 않게 되고, 문 위에 걸어두면 헛것이 없어진다[본초].

【脛骨】治筋骨毒風·攣急·屈伸不得·走注疼痛. ○ 煮湯浴, 去骨節風毒. 『本草』 ○ 用脛骨者, 虎之一身筋力, 皆出於前足脛骨中, 性氣藏焉, 故用以入藥. 『入門』

호경골(虎脛骨) 힘줄과 뼈에 독풍이 들어가서 몹시 오그라들어 펴지도 굽히지도 못하는 것과 온몸으로 왔다 갔다 하면서 아픈 것을 치료한다.

○ 호경골을 달인 물에 목욕하면 뼈마디에 있던 풍독이 없어진다[본초].

○ 경골을 쓰는 이유는 다음과 같다. 범 몸뚱이의 기운은 다 앞 정강이뼈에서부터 나오는데, 그것은 범의 정기가 여기에 저장되어 있기 때문이다. 그래서 정강이뼈를 약으로 쓴다[입문].

【肉】 性平, 味酸, 無毒. 益氣力, 主惡心欲嘔, 治瘧, 辟三十六種精魅. ○ 食虎肉入山, 虎見有畏. ○ 熱食虎肉損齒. 『本草』

호육(虎肉) 성질이 평하며 맛이 시고 독이 없다. 기력을 돕고, 메스꺼운 것[惡心]과 토하려고 하는 것을 낫게 한다. 학질과 36가지 헛것에 들린 병[精魅]을 없앤다.
○ 범고기를 먹고 산에 들어가면 범이 무서워한다고 한다. 범고기를 뜨겁게 하여 먹으면 이빨이 상한다[본초].

【膏】 主犬咬瘡, 納下部, 治五痔下血. 『本草』

호고(虎膏) 개한테 물린 상처를 치료한다. 항문이나 음문에 넣으면 5가지 치질과 하혈(下血)하는 것이 낫는다[본초].

【鬚】 療齒痛, 火上溫, 揷孔中. 『本草』

호수(虎鬚) 치통을 치료하는데, 불에 따뜻하게 하여 벌레 먹은 이빨 속에 꽂아 넣는다[본초].

【鼻】 主癲疾及小兒驚癎. 『本草』

호비(虎鼻) 전질(癲疾)과 어린아이의 경간(驚癎)을 치료한다[본초].

【爪】 辟惡魅, 懸小兒臂上, 辟惡鬼. 『本草』

호조(虎爪) 가위에 눌리는 것[惡魅]을 막는다. 어린아이의 팔에 달아 매주면 악귀(惡鬼)가 없어진다[본초].

【牙】 主丈夫陰頭瘡, 及疽瘻. 『本草』

호아(虎牙) 음경 끝이 허는 것[陰頭瘡]과 저루(疽瘻)를 치료한다[본초].

【皮】 主瘧. 鋪房內, 寢臥其上. 『本草』

호피(虎皮) 학질을 치료하는데, 바닥에 깔고 그 위에 누워서 잔다[본초].

【膽】 主小兒驚癎, 及疳痢. 『本草』

호담(虎膽) 어린아이의 경간과 감리(疳痢)를 치료한다[본초].

【屎】 主鬼氣及惡瘡. 『本草』

호시(虎屎, 범의 똥) 귀기(鬼氣)와 악창(惡瘡)을 치료한다[본초].

【眼睛】主癲及驚邪, 辟惡, 鎭心, 治瘧疾, 療小兒客忤, 驚啼. ○ 虎睛定魄, 治魄不寧者, 宜用此.『本事』

호안정(虎眼睛) 전질[癲]과 경사(驚邪)에 쓰는데, 악기(惡氣)를 물리치고 마음을 진정시킨다. 학질과 어린아이의 객오(客忤), 놀라면서 우는 증[驚啼]도 낫게 한다.
○ 범의 눈알은 정신을 안정시키므로 정신이 안정되지 않는 데 쓰는 것이 좋다[본사].

豹肉

○ 표범의고기. 性平, 味酸, 無毒 一云微毒 . 主安五藏, 壯筋骨, 輕身益氣, 令人猛健. 又主鬼魅 · 邪神.『本草』○ 肉食令人志性麤踈, 少時消卽定, 久食耐寒暑. ○ 豹毛赤黃, 其紋黑如錢而中空, 比比相次. 此獸猛捷過虎, 故能安五藏而輕身.『本草』

표육(豹肉)
성질이 평하며 맛이 시고 독이 없다(독이 약간 있다고도 한다). 오장을 편안하게 하고, 힘줄과 뼈를 튼튼하게 하며, 몸이 가벼워지게 하고, 기를 도와주며 용감해지게 한다. 또한 가위에 눌린 것[鬼魅]과 헛것에 들린 것[邪神]을 낫게 한다[본초].
○ 표범의 고기[豹肉]를 먹으면 성질이 거칠어진다. 그러나 조금 있으면 없어진다. 오랫동안 먹으면 추위와 더위에 잘 견딘다.
○ 표범의 털[豹毛]은 색이 붉으면서 누렇고 무늬는 돈닢 같으면서 거멓고 가운데가 비었는데 줄지어 있다. 표범은 범보다 더 날쌔다. 때문에 오장을 안정시키고 몸을 가벼워지게 한다[본초].

【脂】可合生髮膏, 朝塗暮生.『本草』

표지(豹脂) 머리카락을 나오게 하는 고약[生髮膏]에 섞어서 아침에 바르면 저녁에 머리카락이 나온다[본초].

【頭骨】燒灰, 淋汁沐頭, 去風屑.『本草』

표두골(豹頭骨) 태워 재를 내서 잿물을 받아 머리를 감으면 비듬이 없어진다[본초].

【鼻】主狐魅.『本草』

표비(豹鼻) 여우에 홀린 병[狐魅]을 낫게 한다[본초].

【皮】寢之, 祛瘟疫, 辟鬼邪.『本草』

표피(豹皮) 깔고 자면 온역(瘟疫)이 낫고 헛것[鬼邪]이 없어진다[본초].

【土豹】시라손. 此物毛更無紋, 色亦不赤, 其形亦小, 此爲自有種, 非能變爲虎也.『本草』

토표(土豹, 스라소니) 털에 무늬가 없고 색이 붉지 않으며 몸집이 작다. 이것은 자체로 한 종(種)이 되며, 범의 변종은 아니다.

狸骨

○ 솕의쌔. 性溫, 味甘, 無毒. 主鬼疰毒氣心腹痛, 治噎病不通飮食, 及痔瘻惡瘡. 『本草』 ○ 頭骨最妙, 皆當燒灰, 服之. 『本草』 ○ 狸類甚多, 以虎斑文者堪用, 猫斑者不佳. 『本草』

이골(狸骨, 삵의 뼈, 살쾡이의 뼈)

성질이 따뜻하고 맛이 달며 독이 없다. 귀주(鬼疰)와 독기(毒氣)로 명치 아래가 아픈 것[心腹痛]을 치료한다. 그리고 열격[噎病]으로 음식이 넘어가지 않는 것, 치루(痔瘻)·악창(惡瘡)을 낫게 한다[본초].

○ 삵의 대가리뼈[頭骨]가 제일 좋은데, 태워 가루내서 쓴다[본초].

○ 삵에는 여러 가지 종류가 있으나 범무늬 같은 것이 있는 것을 쓴다. 고양이 무늬 같은 것이 있는 것은 좋지 못하다[본초].

【肉】 療諸疰, 鼠瘻, 遊風. 『本草』

이육(狸肉) 여러 가지 주병(疰病)과 서루(鼠瘻)·유풍(遊風)을 치료한다[본초].

【陰莖】 主月水不通, 男子陰癀, 燒灰, 東流水送下. 『本草』

이음경(狸陰莖) 월경이 중단된 것과 남자의 퇴산[陰癀]을 치료하는데, 태워 가루내어 동쪽으로 흐르는 강물[東流水]에 타서 먹는다[본초].

【糞】 主寒熱鬼瘧, 發無期度者, 極驗, 燒灰用, 五月收糞, 極神妙. 『本草』

이분(狸糞, 너구리의 똥) 추웠다 열이 났다 하는 것[寒熱]과 귀학(鬼瘧)이 일정한 시기와 한도가 없이 발작하는 것을 치료하는데 극히 효험이 있다. 불에 태운 재를 쓰는데, 5월에 거둔 똥이 극히 신묘하다[본초].

【家狸】 괴. 一名猫, 亦曰狸奴, 肉性微寒, 味甘酸. 主勞瘵·骨熱·痰多, 及痔瘻. 作羹, 空心食之, 黑色者, 尤佳. 『入門』

가리(家狸, 고양이) 일명 묘(猫) 또는 이노(狸奴)라고 한다. 성질이 약간 차고 맛이 달면서 시다. 노채·골증열, 담이 성한 것과 치루(痔瘻)를 치료하는데, 국을 끓여서 공복에 먹는다. 색이 검은 것이 더 좋다[입문].

兎頭骨

○ 톳긔머리. 性平, 無毒. 主難産及胞衣不出, 及産後餘血不下搶心, 脹欲死. ○ 頭

骨, 和皮毛髓, 並燒灰, 酒服或丸服. ◯ 兎爲食品之上味. 兎竅有六七穴, 子從口出, 故姙娠忌食者, 非爲缺脣, 亦緣口出. 『本草』

토두골(兎頭骨)

성질이 평하며 독이 없다. 난산과 태반이 나오지 않는 데 쓴다. 산후에 여혈(餘血)이 내리지 않고 가슴으로 치밀어서 죽을 것같이 된 것을 치료한다. 대가리뼈·가죽·털·골수 등을 다 태워 술에 타서 먹거나 환약을 만들어 먹는다.

○ 토끼고기[兎肉]는 제일 맛있는 음식이다. 토끼한테는 구멍이 6~7개가 있다. 새끼는 입으로 낳기 때문에 임신부는 먹지 말아야 한다. 그것은 언청이가 생기지 않게 하려는 데 있다[본초].

【肉】性寒平, 味辛 一云酸, 無毒. 治渴健脾, 然性冷, 多食損元氣, 絶血脈, 弱房事, 令人萎黃. 『本草』 ◯ 臘月, 肉作醬食, 去小兒豌豆瘡. ◯ 八月至十月, 肉酒炙喫, 與丹石發熱人相宜, 性冷故也. ◯ 兎有白者, 全得金之氣, 入藥尤佳, 兎壽千歲, 五百歲毛變白, 餘兎至秋深可食, 金氣全故也. 『本草』

토육(兎肉) 성질이 차고 평하며 맛이 맵고(시다고도 한다) 독이 없다. 갈증을 멎게 하고, 비(脾)를 튼튼하게 한다. 그러나 성질이 냉하므로 많이 먹으면 원기(元氣)가 상하고 혈맥(血脈)이 끊어지며 성욕이 약해지고 얼굴이 누렇게 되면서 윤기가 없어진다[본초].

○ 음력 섣달에 고기로 장(醬)을 만들어 먹으면 어린 아이의 완두창(豌豆瘡)을 없애 준다.

○ 8월부터 10월 사이에 토끼고기를 술에 담갔다가 구운 것은 광물성 약을 먹고 열이 나는 데 좋다. 그것은 성질이 냉하기 때문이다.

○ 흰토끼[白兎]는 금(金)의 기운을 온전히 받은 것이기 때문에 약으로는 제일 좋다. 토끼는 천년을 사는데 5백년이 지나면 털이 희어진다. 토끼고기는 늦가을에 먹어야 한다. 그것은 이때에야 금의 기운[金氣]을 완전히 받기 때문이다[본초].

【腦】主凍瘡, 手足皸裂, 又能滑産. 『本草』

토뇌(兎腦) 동창(凍瘡)과 손발이 터서 갈라진 것을 치료한다. 또한 해산을 쉽게 하게 한다[본초].

【肝】主目暗能明目, 補勞. 『本草』

토간(兎肝) 눈이 어두운 것을 치료하는데, 눈을 밝게 하고, 허로증(虛勞證) 때 보한다[본초].

【毛】燒灰, 主灸瘡不差. 『本草』

토모(兎毛) 태워 가루내서 쓰는데, 뜸자리가 낫지 않는 것을 치료한다[본초].

【屎】一名玩月砂, 治瘡及痔. 『本草』

토시(兎屎) 완월사(玩月砂)라고도 하는데, 창(瘡)과 치(痔)를 치료한다[본초].

【蹶兎】北方有跳兎, 前足寸餘, 後足幾尺, 行則用後足, 跳一躍數尺, 止則蹶然仆地. 爾雅所謂蹶兎, 亦曰蛩蛩, 駏驉. 『本草』

궐토(蹶兎) 북쪽 지방에 산토끼가 있는데 앞다리는 1치 정도이고 뒷다리는 몇 자나 된다. 뒷다리로 뛰는데 한 번에 몇 자씩 뛴다. 그러나 멈춰서면 땅에 곧 거꾸러진다. 『이아(爾雅)』에 "궐토(蹶兎)를 공공(蛩蛩)이라고도 하고, 거허(駏驉)라고도 한다."고 한 것은 이것을 두고 한 말이다.

牡狗陰莖

○ 수개의음깅. 性平, 味鹹, 無毒. 主傷中絶陽, 陰痿不起, 令强熱大生子, 除女子帶下十二疾. 『本草』 ○ 一名狗精, 六月上伏日, 取陰乾百日. 『本草』

모구음경(牡狗陰莖, 수캐의 음경)

성질이 평하고 맛이 짜며 독이 없다. 오장이 상하여 양기가 극도로 쇠약해져서 음경이 일어나지 않는 것[陰痿不起]을 치료하는데, 음경이 힘이 있게 하고 덥게 하며 커지게 한다. 그리고 아이를 낳을 수 있게 한다. 또한 여자의 12가지 대하(帶下)를 치료한다[본초].

○ 일명 구정(狗精)이라고도 한다. 음력 6월 초복에 구하여 백일 동안 그늘에 말려 쓴다[본초].

【肉】性溫 一云煖, 味鹹酸, 無毒 一云有毒. 主安五藏, 補五勞七傷, 補血脈, 厚腸胃, 塡骨髓, 煖腰膝, 起陽道, 益氣力. 『本草』 ○ 黃色牡者上, 白黑色者次之. ○ 比來, 去血食之, 却不益人. ○ 肥者, 血亦香美, 何要去血, 去血則都無效矣. 『本草』 ○ 春月, 目赤鼻燥欲狂者, 不可食. 『本草』

모구육(牡狗肉) 성질이 따뜻하고(덥다고도 한다) 맛이 짜면서 시고 독이 없다(독이 있다고도 한다). 오장을 편안하게 하고, 5로 7상(五勞七傷) 때 보하며, 혈맥이 잘 통하게 하고, 장위(腸胃)를 튼튼하게 한다. 또한 골수가 가득 차게 하고, 허리와 무릎을 더워지게 하며, 음경이 일어서게 하고, 기력을 돕는다[본초].

○ 누렁수캐가 제일 좋고, 흰 개와 검정개는 이보다 좀 못하다.
○ 피를 뽑아 버리고 먹는 것은 도리어 이롭지 못하다.
○ 살진 개의 피는 맛이 좋은데 어째서 버리겠는가. 피를 버리고 쓰면 효과도 없다[본초].
○ 봄철이 눈이 벌겋게 되고 코가 마르면서 미친 것같이 된 개의 고기는 먹지 못한다[본초].

【血】性溫, 味鹹, 無毒. ○ 白狗血, 主癲疾及産難. ○ 黑狗血, 主産難橫生, 皆取熱血飮之. 『本草』

모구혈(牡狗血) 성질이 따뜻하고 맛이 짜며 독이 없다.

○ 흰 개[白狗]의 피는 전간[癲疾]과 난산(難産)에 효과가 있다.
○ 검정개[黑狗]의 피는 난산과 횡산(橫産)에 쓰는데, 더운 것을 먹어야 좋다[본초].

【頭骨】性平. 主久痢勞痢及崩中帶下, 血痢, 金瘡止血. 黃狗頭骨, 燒灰服. ○ 白狗骨, 療瘡瘻及妬乳, 癰腫, 燒灰用. 『本草』

모구두골(牡狗頭骨) 성질이 평하다. 오랜 이질[久痢]·허로로 생긴 이질[勞痢]·붕루[崩中]·대하(帶下)·혈리(血痢)·쇠붙이에 상한 것[金瘡]을 치료하는데, 피가 나오는 것을 멎게 한다. 누렁개[黃狗]의 대가리뼈를 태워 가루내서 먹는다.

○ 흰 개[白狗]의 뼈는 누공이 생기는 헌데[瘡瘻]와 젖앓이[妬乳]·옹종에 쓰는데, 태워 가루내서 먹는다[본초].

【腦】主下部䘌瘡, 鼻中息肉.『本草』

모구뇌(牡狗腦) 음부에 생긴 익창(䘌瘡)과 콧속에 생긴 군살[鼻中息肉]을 치료한다[본초].

【乳汁】主十年青盲, 取白犬乳汁, 注目中.『本草』

모구유즙(牡狗乳汁) 10년이 된 청맹(青盲)을 치료하는데, 흰 개의 젖을 눈에 넣는다[본초].

【齒】性平. 主癲癎及小兒客忤. 伏日取之燒灰用.『本草』

모구치(牡狗齒) 성질이 평하다. 전간(癲癎)과 어린아이의 객오(客忤)를 치료하는데, 태워 가루내서 쓴다[본초].

【心】主憂恚氣, 療狂犬咬.『本草』

모구심(牡狗心) 몹시 근심하고 성을 내서 기운이 치밀어 오르는 것과 미친개한테 물린 것을 치료한다[본초].

【腎】主産後腎勞如瘧, 又主腎虛冷.『本草』

모구신(牡狗腎) 산후에 신로(腎勞)가 생겨서 학질처럼 앓는 것을 치료한다. 또한 신이 허랭(虛冷)한 것을 낫게 한다[본초].

【肝】主脚氣攻心.『本草』

모구간(牡狗肝) 각기로 가슴이 치미는 것[脚氣攻心]을 치료한다[본초].

【膽】性平, 味苦, 有小毒. 主明目, 去眼中膿水. 又去腸中膿水, 療鼻齆瘜肉, 痂瘍惡瘡. 又治撲損金瘡瘀血. ○ 上伏日採, 熱酒調下, 久陳瘀血盡下.『本草』

모구담(牡狗膽) 성질이 평하고 맛이 쓰며 독이 약간 있다. 눈을 밝아지게 하고, 눈에 고름이나 진물이 생긴 것을 없앤다. 또한 장(腸) 속에 고름물이 생긴 것도 없앤다. 코가 막히거나 군살이 돋은 것, 딱지가 생기는 헌데[痂瘍]와 악창을 치료한다. 또한 얻어맞거나 쇠붙이에 상하여 어혈이 진 것을 낫게 한다.

○ 초복에 구하여 따끈한 술에 타서 먹으면 오래된 어혈도 다 없어진다[본초].

【四脚蹄】 性平. 煮汁飮, 下乳汁. 『本草』

모구사각제(牡狗四脚蹄) 성질이 평하다. 달여서 먹으면 젖이 잘 나온다[본초].

【白狗屎】 主疔瘡 · 瘻瘡及諸毒. 『本草』 ○ 今治心腹積聚, 及落傷瘀血不下, 燒存性, 和酒服, 神效. 『俗方』

백구시(白狗屎) 정창(疔瘡)과 누창(瘻瘡) 및 모든 독을 치료한다[본초].

○ 뱃속의 적취와 낙상(落傷)으로 어혈진 것이 없어지지 않는 것을 치료하는데, 약성이 남게 태워 가루를 만들어 술에 타서 먹으면 신기한 효험이 있다[속방].

【狗寶】 膽中黃, 謂之狗寶. 治肺經風毒痰火, 癰疽惡瘡, 犬吠月發狂者, 多有之, 必自採乃眞, 用乾豆腐作竅, 入黃於中合定, 水煮半日, 細硏用之. 『入門』 ○ 狗寶, 於癩狗腹中, 得之. 『丹心』

구보(狗寶, 구황) 구담(狗膽) 속에 생긴 누런 것을 구보라고 한다. 폐경(肺經)에 풍독(風毒)과 담화(痰火)가 있는 것과 옹저와 악창을 치료한다. 달을 보고 미친 것같이 짖는 개한테는 반드시 구보가 있다. 자기가 직접 구한 것이 진짜이다. 마른 두부[乾豆腐]에 구멍을 뚫고 거기에 구보를 넣은 다음 꼭 막아서 한나절 동안 끓여 가루내서 쓴다[입문].

○ 구보는 비루먹은 개의 뱃속[癩狗腹中]에 있다[단심].

豚卵

○ 돋틱블. 性溫, 味甘, 無毒. 除奔豚, 五癃邪氣攣縮, 及驚癎 · 癲疾 · 鬼疰 · 蠱毒.

○ 一名豚顚. 陰乾藏之, 勿令敗. 『本草』

돈란(豚卵, 돼지의 불알)

성질이 따뜻하고 맛이 달며 독이 없다. 분돈증(奔豚證)과 5가지 융폐증[五癃], 사기로 힘줄이 오그라드는 것과 경간(驚癎) · 전질(癲疾) · 귀주(鬼疰) · 고독을 치료한다.

○ 일명 돈전(豚顚)이라고도 하는데, 그늘에서 말려 갈무리하되 썩지 않게 해야 한다[본초].

【肉】 性寒 一云凉, 味苦, 微毒. 解熱. ○ 療熱, 閉血脈 · 弱筋骨 · 虛人肌. 殺藥 · 動風, 不可久食. ○ 療水銀風, 壓丹石毒. ○ 食能暴肥, 此蓋虛肌故也. ○ 猪, 水畜也. 其味甘美而鹹, 其氣微寒, 先入腎. 『本草』 ○ 食豚去腦. 『本草』

돈육(豚肉) 성질이 차고(서늘하다고도 한다) 맛이 쓰며 독이 약간 있다. 열을 내린다.

○ 열로 혈맥(血脈)이 막히고 근골과 기육이 허약한 것을 치료한다. 돼지고기는 약 기운을 없애고 풍(風)을 동(動)하게 하기 때문에 오랫동안 먹지는 말아야 한다.

○ 수은 중독과 광물성 약중독을 치료한다.

○ 돼지고기를 먹으면 살이 빨리 오르는데, 그것은 비계가 많기 때문이다.

○ 돼지는 수(水)에 속하는 가축이다. 그리고 맛이 좋은데 달면서 짜다. 성질은 약간 찬데, 그 기

운은 먼저 신(腎)으로 들어간다[본초].

○ 돼지고기에서 골은 버리고 먹어야 한다[본초].

【肪膏】悅皮膚, 作手膏, 不皸裂. ○ 主諸惡瘡癰疽, 殺蟲, 宜煎諸膏藥, 用. ○ 解斑猫, 芫青毒. ○ 臘月亥日取之, 勿令中水, 經年不壞.『本草』○ 又治五疸, 下胞衣, 易產.『入門』

돈방고(豚肪膏) 피부를 좋아지게 하는데 손에 바르면 손이 트지 않는다. 여러 가지 악창(惡瘡)과 옹저(癰疽)도 치료하는데 벌레를 죽인다. 이것을 졸인 것은 여러 가지 고약을 만드는 데 쓴다.

○ 반묘와 원청의 독도 푼다. 음력 선달 해일에 잡은 것을 쓰는데, 물이 들어가지 않은 것은 오랫동안 변하지 않는다[본초].

○ 5달(五疸)을 치료하며, 태반[胞衣]이 나오게 하고, 해산을 쉽게 하게 한다[입문].

【血】主奔豚氣, 及海外瘴氣.『本草』

돈혈(豚血) 분돈증[奔豚氣]이나 해외에서 들어온 나쁜 기운[海外瘴氣]이 있을 때 쓴다[본초].

【鬐膏】性微寒. 主生髮.『本草』

돈기고(豚鬐膏) 성질이 약간 차다. 머리카락이 나오게 한다[본초].

【大猪頭】補虛益氣, 去驚癎五痔.『本草』

대저두(大猪頭) 허한 것을 보하고 기를 돕는데, 경간과 5가지 치질[五痔]을 치료한다[본초].

【腦】主風眩腦鳴, 及凍瘡.『本草』

저뇌(猪腦) 풍현(風眩)으로 머리에서 소리가 나는 것[腦鳴]과 동창(凍瘡)에 쓴다[본초].

【骨髓】性寒. 主撲損惡瘡.『本草』

저골수(猪骨髓) 성질이 차다. 맞아서 상한 것과 악창(惡瘡)을 치료한다[본초].

【骨】解諸果毒. 燒灰, 和水服.『本草』

저골(猪骨) 여러 가지 과실에 중독된 것을 푼다. 태워 가루내어 물을 타서 먹는다[본초].

【肝】性溫. 主冷泄, 久滑赤白, 去濕治脚氣.『本草』

저간(猪肝) 성질이 따뜻하다. 냉설(冷泄)과 피곱이나 곱을 오랫동안 누는 설사를 치료하는데, 습(濕)을 없애고, 각기(脚氣)도 치료한다[본초].

【心】 性熱. 治驚邪 · 驚癎, 補心血不足. 『本草』

저심(猪心) 성질이 열(熱)하다. 경사(驚邪)와 경간(驚癎)을 치료한다. 심혈(心血)이 부족한 것을 보한다[본초].

【脾】 主脾胃虛熱, 以薑 · 橘 · 參 · 葱合陳米, 煮作羹, 食之. 『本草』

저비(猪脾) 비위(脾胃)에 허열(虛熱)이 있는 데 쓴다. 생강 · 귤껍질 · 인삼 · 총백 · 묵은쌀과 함께 두고 국을 끓여서 먹는다[본초].

【肺】 性寒. 能補肺, 殺斑猫 · 地膽毒. 『本草』

저폐(猪肺) 성질이 차다. 폐(肺)를 잘 보하고, 반묘와 지담의 독을 없앤다[본초].

【腎】 卽腰子也. 性冷. 和理腎氣, 通利膀胱, 補水藏, 煖腰膝, 治耳聾, 腰痛, 雖補腎, 亦令少子. ○ 冬月不可食, 損人眞氣. 『本草』

저신(猪腎) 이것을 요자(腰子)라고 하는데, 성질이 냉하다. 신기(腎氣)를 고르게 하고, 방광의 작용이 잘 되게 하며, 신(腎)을 보하고 허리와 무릎을 덥게 한다. 또한 귀머거리와 허리가 아픈 것을 낫게 한다. 신을 보하기는 하지만 아이를 많이 낳지 못하게 한다.

○ 겨울에 먹으면 원기[眞氣]가 상하기 때문에 먹지 말아야 한다[본초].

【肚】 性微溫. 主骨蒸熱勞, 補虛羸, 助氣. 止渴止痢. 又治暴痢虛弱, 殺勞蟲, 四季宜食. 『本草』

저두(猪肚) 성질이 약간 따뜻하다. 골증(骨蒸)과 열로(熱勞)를 치료하는데, 허하고 여윈 것[虛羸]을 보하고 기운을 돕는다. 갈증을 멎게 하고, 이질을 멈춘다. 또한 갑자기 이질이 생겨 허약해진 것도 치료하며, 노채충[勞蟲]도 죽이는데, 사철 다 쓸 수 있다[본초].

【腸】 主虛竭小便數, 補下焦虛竭. 『本草』

저장(猪腸) 허손되어 소변이 잦은 것을 치료한다. 또한 하초가 허손된 것도 보한다[본초].

【膽】 性微寒 一云大寒, 味苦. 主傷寒熱渴, 骨熱勞極, 大便不通, 療濕䘌下膿血不止, 又主小兒五疳殺蟲. 『本草』 ○ 能潤燥通便, 入心通脈. 『入門』 ○ 性寒, 味苦鹹. 與人尿同體. 『湯液』

저담(猪膽) 성질이 약간 차고(몹시 차다고도 한다) 맛이 쓰다. 상한으로 열이 나고 목이 마르는 것[傷寒熱渴], 골증열과 노극(勞極)으로 대변이 나오지 않는 것을 치료하며, 습닉(濕䘌)으로 고름과 피가 계속 나오는 것을 낫게 한다. 또한 어린아이의 5가지 감질[五疳]도 치료하는데, 벌레를 죽인다[본초].

○ 마른 것을 적셔 주고[潤燥] 대변이 잘 나오게 한다. 그리고 이 약 기운은 심으로 들어가서 혈맥을 통하게 한다[입문].
○ 성질이 차고 맛이 쓰고 짜다. 사람의 오줌과 본질적으로 같다[탕액].

【脏】音夷. 性寒. 主肺痿喘急, 氣脹, 去皺皰皯黯. 『本草』

저이(猪脏) 성질이 차다. 폐위(肺痿)로 숨이 차고[喘急] 기로 배가 불러 오르는 것[氣脹]과 여드름·살이 트는 것·주근깨·기미를 없앤다[본초].

【齒】性平. 主小兒驚癎及蛇咬. 『本草』

저치(猪齒) 성질이 평하다. 어린아이의 경간(驚癎)과 뱀한테 물린 것을 치료한다[본초].

【乳汁】主小兒驚癎及天弔, 大人猪雞癎, 飮之. 『本草』

저유즙(猪乳汁) 어린아이의 경간과 천조증(天弔證), 어른의 저간(猪癎)·계간(雞癎)을 치료하는데, 그것을 마신다[본초].

【舌】健脾, 令人能食. 『本草』

저설(猪舌) 비(脾)를 튼튼하게 하며 음식을 잘 먹게 한다[본초].

【四足】性寒, 味甘. 補氣下乳汁, 煎湯洗瘡, 可免乾痛. 『得效』

저사족(猪四足) 성질이 차고 맛이 달다. 기(氣)를 보하고, 젖이 나오게 한다. 이것을 삶은 물로 헌데[瘡]를 씻으면 헌데가 마르면서 통증이 멎는다[득효].

【懸蹄】性平. 主五痔, 腸癰內蝕. 『入門』

저현제(猪懸蹄) 성질이 평하다. 5가지 치질[五痔], 장옹(腸癰)으로 속이 패는 것[內蝕]을 치료한다[입문].

【猪黃】主金瘡, 血痢, 膽中有黃, 和水服. 『本草』

저황(猪黃) 쇠붙이에 상한 것[金瘡]과 혈리(血痢)를 치료한다. 저황은 저담(猪膽) 주머니 속에 생기는 것인데, 물에 타서 먹는다[본초].

【耳中垢】主蛇咬傷. 『本草』

저이중구(猪耳中垢) 뱀에게 물린 상처를 주로 치료한다[본초].

【猪膚】性寒, 味甘, 無毒. 治傷寒客熱下痢咽痛, 胸滿心煩. 『入門』 ○ 猪者水畜也. 其氣先入腎, 解少陰客熱, 所以言膚者, 肌膚之義也. 宜用燖猪皮上, 黑膚也. 『活人』

저부(猪膚) 성질이 차고 맛이 달며 독이 없다. 상한으로 열이 생겨서 설사하고 목안이 아프며 가슴이 그득하고 속이 답답한 것[心煩]을 치료한다[입문].

○ 돼지는 수(水)에 속하는 가축인데, 그 기운은 먼저 신(腎)으로 들어가서 소음경(少陰經)에 침입한 열[客熱]을 내린다. 부(膚)란 가죽[肌膚]을 말한다. 검정돼지의 가죽[黑膚]을 쓰는 것이 좋다[활인].

【屎】性寒. 治天行熱病·黃疸·濕痺·蠱毒. ○ 屎汁, 極療溫毒. ○ 東行牡猪者, 爲良. 水浸一宿, 去渣服. 『本草』

저시(猪屎) 성질이 차다. 천행열병(天行熱病)과 황달 및 습비(濕痺)와 고독을 치료한다.

○ 똥물은 온독(溫毒)을 치료하는 데 매우 좋다.

○ 동행(東行)의 수돼지의 것이 좋다. 하룻밤 물에 담가두었다가 찌꺼기를 버리고 먹는다[본초].

野猪黃

○ 뫼돗틔쁠게예뭉긘것. 性平, 味辛甘, 無毒. 主鬼疰癎病, 惡毒風, 小兒疳氣, 客忤天弔. 『本草』 ○ 膽中有黃, 硏和水服. 『本草』 ○ 形似家猪, 但腰脚長, 毛褐. 『入門』

야저황(野猪黃)

성질이 평하고 맛이 달면서 맵고 독이 없다. 귀주(鬼疰)·간질·악독풍(惡毒風)·어린아이 감질[疳氣]·객오·천조풍(天吊風)을 치료한다.

○ 야저황이란 멧돼지 담낭 속에 있는 것인데, 갈아서 물에 타서 먹는다[본초].

○ 멧돼지[野猪]의 생김새는 집돼지[家猪]와 비슷하나 허리와 다리가 길고 털이 갈색이다[입문].

【肉】味甘美, 無毒. 補肌膚, 主腸風瀉血. ○ 肉赤色者, 補人五藏, 不發風虛氣也. ○ 雌者, 肉美. ○ 野猪肉, 勝家猪, 不動風氣, 所以勝家猪也. 『本草』

야저육(野猪肉) 맛이 달고 좋으며 독이 없다. 살과 피부를 보하며, 장풍으로 피를 쏟는 것[腸風瀉血]을 치료한다.

○ 벌건 살은 사람의 오장을 보하고 풍허기(風虛氣)를 생기지 않게 한다.

○ 암돼지 고기가 맛이 있다.

○ 멧돼지 고기가 집돼지 고기[家猪肉]보다 나은 것은 풍기(風氣)를 동(動)하지 않게 하기 때문이다. 그래서 집돼지보다 낫다고 한다[본초].

【脂】悅色, 除風腫, 毒瘡, 疥癬, 及婦人無乳. ○ 産婦無乳, 取煉脂, 和酒服, 乳卽下. 一婦可供五兒. ○ 臘月陳者佳. 『本草』

야저지(野猪脂) 얼굴색이 좋아지게 하고, 풍종(風腫)을 내리며, 독창(毒瘡)·옴[疥癬]과 부인의 젖이 나오지 않는 것을 치료한다.

○ 산모가 젖이 나오지 않을 때 이 기름을 졸여서 술에 타서 먹으면 젖이 곧 나오게 되는데, 어린아이 5명을 먹일 수 있게끔 나온다.
○ 음력 섣달에 잡아서 오랫동안 두었던 것이 좋다[본초].

【膽】 主惡熱毒, 邪氣. 『本草』

야저담(野猪膽) 열독과 사기를 치료한다[본초].

【齒】 主蛇咬瘡, 燒灰服. 『本草』

야저치(野猪齒) 뱀한테 물려 생긴 헌데를 치료하는데, 태워 가루내서 먹는다[본초].

【外腎】 治崩中 · 帶下, 幷腸風血痢, 和皮燒灰服. 『本草』

야저외신(野猪外腎) 붕루[崩中] · 대하(帶下) · 장풍(腸風) · 혈리(血痢)에 쓰는데, 껍질째로 태워 가루내서 먹는다[본초].

【猪靨子】 生豚猪項下喉嚨, 絲一枚, 形如棗大, 微匾色紅. 『醫林』

저엽자(猪靨子) 멧돼지 목 아래의 울대[喉嚨] 옆에 있는 것인데, 생김새는 대추알만하면서 약간 납작하고 색이 붉다[의림].

驢肉

○ 나귀고기. 主風狂, 能安心氣, 釀酒服治一切風. ○ 凡驢, 以烏者爲勝, 入藥用烏之意, 如烏雞子, 烏蛇, 烏鴉之類, 以治風者, 取其水色, 以制熱生風之義. 『本草』

여육(驢肉, 나귀의 고기)

풍으로 미친 것[風狂]을 치료하는데, 정신을 안정시킨다. 술을 빚어서 먹으면 여러 가지 풍증이 낫는다.
○ 대체로 검정나귀가 좋다. 검정나귀를 약으로 쓰는 것은 뼈 검은 닭 · 검은 뱀 · 까마귀 같은 것을 쓰는 것과 같은 이치이다. 검은 것으로 풍증을 치료하는 이유는 검은 색과 관련된 물[水色]이 풍을 일으키는 열을 억제하기 때문이다[본초].

【脂】 治積年聾, 多年瘧, 狂癲不識人, 和酒服, 幷付瘡疥. 『本草』

여지(驢脂) 오랜 귀머거리와 여러 해 된 학질과 전광[狂癲]으로 사람을 알아보지 못하는 것을 치료하는데, 술에 타서 먹는다. 헌데나 옴에도 바른다[본초].

【皮】 治瘧, 煎膠服. 治一切風, 幷衄血吐血, 腸風血痢, 崩中帶下. ○ 煎膠用皮, 取其發散皮膚之義. 『本草』

여피(驢皮) 학질을 치료하는데, 갖풀을 만들어 먹는다. 여러 가지 풍증과 코피 나는 것[衄血]·피를 토하는 것[吐血]·장풍(腸風)·혈리(血痢)·붕루[崩中]·대하(帶下)를 치료한다.
○ 가죽을 졸여 갖풀을 만들어 쓰는 이유는 가죽의 발산(發散) 작용을 이용하자는 것이다[본초].

【頭】 煮汁, 止消渴, 洗頭風風屑. 『本草』

여두(驢頭) 삶은 물은 소갈증을 멎게 한다. 이 물로 두풍증[頭風]이나 풍설(風屑)이 있을 때 씻기도 한다[본조].

【乳】 性冷利, 味甘. 主消渴熱, 急黃·小兒驚癎客忤. 『本草』

여유(驢乳) 성질이 냉하고 맛이 달다. 소갈열(消渴熱)로 생긴 급황(急黃)·어린아이의 경간(驚癎)·객오(客忤)를 치료한다[본초].

【尿】 性平, 味鹹, 有小毒. 主胃反吐不止又主齒痛. 『本草』

여뇨(驢尿, 나귀의 오줌) 성질이 평하고 맛이 짜며 독이 약간 있다. 반위(反胃)로 토하는 것이 멎지 않는 것을 치료하며, 또 치통(齒痛)을 멈추게 한다[본초].

【屎】 主心腹卒痛, 諸疰忤, 絞汁服. 『本草』

여시(驢屎, 나귀의 똥) 가슴과 배가 갑자기 아픈 것과 여러 가지 주(疰)증과 객오(客忤)를 치료하는데, 즙을 짜서 먹는다[본초].

【尾下軸垢】 療瘧, 無久新發無期者. 『本草』

여미하축구(驢尾下軸垢, 나귀 꼬리 밑의 축에 낀 때) 학질(瘧疾)이 오래된 것과 새로 생긴 것에 상관없이 발작하여 일정한 시기가 없는 것을 치료한다[본초].

騾肉

○ 노새고기. 性溫, 味辛, 有小毒. 食之不益人, 孕婦忌食. 『入門』

나육(騾肉, 노새의 고기)
성질이 따뜻하고 맛이 매우며 독이 약간 있다. 먹어도 좋은 것은 없다. 임신부는 먹지 말아야 한다[입문].

狐陰莖

○ 여의음밍. 性微寒, 味甘, 有毒. 主女子絶産·陰痒·小兒陰㿉卵腫. ○ 狐, 善爲魅. ○ 形似黃狗而小, 鼻尖尾大. 『本草』

호음경(狐陰莖, 여우의 음경)
성질이 약간 차고 맛이 달며 독이 있다. 임신하지 못하는 것과 음부가 가려운 것, 어린아이가 퇴산(㿗疝)으로 음낭이 부은 것[卵腫]을 치료한다.
○ 여우는 잘 홀리게 한다.
○ 생김새는 누렁개[黃狗]와 비슷하나 그보다 작고 코끝이 뾰족하며 꼬리가 길다[본초].

【肉】 性煖 一云溫, 味甘, 有小毒. 主五藏邪氣, 精神恍惚·健忘·補虛勞·療蠱毒·疥瘡·作羹食. ○ 作膾生食, 甚煖去風. 『本草』

호육(狐肉) 성질이 덥고(따뜻하다고도 한다) 맛이 달며 독이 약간 있다. 오장에 사기(邪氣)가 있는 것과 정신이 흐릿하면서 잘 잊어버리는 것을 치료한다. 또한 허로증(虛勞證)을 보하고, 고독(蠱毒)과 옴[疥]·헌데[瘡]를 치료한다. 국을 끓여서 먹는다.
○ 회를 쳐서 먹으면 속이 몹시 더워지고 풍사가 없어진다[본초].

【五臟】 性微寒, 味苦, 有毒. 主蠱毒及小兒驚癎. ○ 心肝生服, 治狐魅. ○ 肝, 燒灰治風. 『本草』

호오장(狐五臟) 성질이 약간 차고 맛이 쓰며 독이 있다. 고독(蠱毒)과 어린아이의 경간을 치료한다.
○ 염통[心]과 간(肝)을 날것으로 먹으면 여우에게 홀린 것[狐魅]이 낫는다.
○ 간(肝)을 태워 가루내서 먹으면 풍증이 낫는다[본초].

【膽】 主人暴亡, 溫水研灌喉中卽活. 臘月, 收雄者佳. 『本草』

호담(狐膽) 갑자기 숨이 끊어진 것같이 되었을 때에 따뜻한 물에 타서 입에 떠 넣어 주면 곧 깨어난다. 음력 섣달에 잡은 수컷의 쓸개가 좋다[본초].

【腸肚】 性微寒. 主瘡疥及小兒驚癎, 大人見鬼. 『本草』

호장두(狐腸肚) 성질이 약간 차다. 옴과 어린아이의 경간, 어른이 헛것이 보인다고 하는 것을 치료한다[본초].

【頭尾】 燒之辟惡. 『本草』

호두미(狐頭尾) 이것을 태우면 나쁜 기운[惡氣]이 없어진다[본초].

【脣】 出惡刺. 『本草』

호순(狐脣) 가시[惡刺]를 나오게 한다[본초].

【屎】 燒之辟瘟疫惡氣. ○ 雄狐屎, 正月取者佳. ○ 在木石上, 尖頭堅者, 是也. 『本草』

호시(狐屎) 불에 사르면 온역(瘟疫)의 악기(惡氣)를 몰아낸다.
○ 수컷의 똥으로 정월에 채취한 것이 좋다.
○ 나뭇등걸이나 돌 위에 뾰족이 솟아 굳은 것이 그것이다[본초].

獺肝

○ 엉우릐간. 性微熱 一云平. 味甘 一云鹹. 有毒 一云無毒. 主鬼疰病, 相染一門悉患者, 又療傳尸勞疾, 止久嗽, 治蠱毒. ○ 一名水狗, 卽今水獺也. 入藥, 當以取魚祭天者. ○ 獺, 五藏及肉皆寒, 惟肝性溫, 主傳尸勞極, 亦主産勞, 諸畜肝, 皆葉數定, 惟此肝, 一月一葉, 十二月十二葉, 其間又有退葉, 須見形乃可驗, 不爾多僞也. 『本草』

달간(獺肝)

성질이 약간 열하고(평하다고도 한다), 맛이 달며(짜다고도 한다), 독이 있다(독이 없다고도 한다). 귀주(鬼疰)·한집안 식구가 다 앓게 되는 전염병·전시노채[傳尸勞疾]를 치료하는데, 오랜 기침도 멎게 하고, 고독(蠱毒)도 낫게 한다.
○ 일명 수구(水狗)라고 하는 것이 곧 오늘날의 수달(水獺)이다. 약에 넣는 것은 물고기를 잡아 하늘에 제사지낸다는 뜻을 취한 것이다.
○ 수달의 오장이나 고기는 다 성질이 차지만 간(肝)의 성질만은 따뜻한데, 전시노채를 치료한다. 또한 산후에 허해진 것도 낫게 한다. 여러 짐승의 간은 다 몇 개의 엽(葉)으로 되어 있다. 그러나 오직 수달의 간은 음력 1월에는 1엽이고, 12월에는 12엽이다. 그러나 그 사이에 엽의 수가 줄어든다. 생김새를 보아 이와 같이 생기지 않은 것은 대체로 가짜이다[본초].

【肉】 性寒 一云平. 無毒. 主骨蒸熱勞, 血脈不行, 及女子經脈不通, 大小腸秘澁, 然消陽氣不益男子, 宜少食. ○ 下水脹, 熱脹卽差, 冷脹益甚, 只治熱, 不治冷故也. ○ 療瘟疫時氣, 及牛馬疫, 煮屎灌, 亦良. 『本草』

달육(獺肉) 성질이 차고(평하다고도 한다) 독이 없다. 골증노열(骨蒸勞熱)과 혈맥이 잘 통하지 못하는 것, 월경이 중단된 것, 대소변이 잘 나오지 않는 것[大小腸秘澁]을 치료한다. 이것은 양기(陽氣)를 줄어들게 하기 때문에 남자에게는 좋지 않다. 그러나 조금씩 먹으면 좋다.
○ 수창(水脹)과 열창(熱脹)을 내리게 하여 낫게 한다. 그러나 냉창(冷脹)에 쓰면 더 심해진다. 그 이유는 이것이 열(熱)은 치료하나 냉(冷)은 치료하지 못하기 때문이다.
○ 온역(瘟疫)과 돌림병[時氣]을 치료한다. 소나 말이 전염병에 걸렸을 때에는 수달의 똥[獺屎]을 달여서 그 물을 떠먹이면 좋다[본초].

【膽】 主眼瞖黑花, 飛蠅上下, 視物不明. ○ 療結核瘰癧, 最效. 『俗方』 ○ 古云獺膽分盃, 嘗試不驗, 惟塗盞面, 使酒稍高而已. 『本草』

달담(獺膽) 눈에 예막이 생긴 것[眼瞖], 눈앞에 검은 꽃무늬 같은 것이 나타나거나 파리가 오르내리는 것 같은 것이 나타나는 것[飛蠅], 눈이 똑똑히 보이지 않는 것을 치료한다.
○ 멍울이 진 것[結核]과 나력(瘰癧)에 제일 잘 듣는다[속방].

○ 옛말에 수달의 쓸개는 잔[盃]을 갈라지게 한다고 하였다. 그러나 시험해 보니 그렇지 않다. 이것을 잔에 바르면 오직 술이 약간 떠올라올 뿐이다[본초].

【腎】 主益男子. 『本草』

달신(獺腎) 남자에게 좋다[본초].

【骨】 止嘔噦, 療魚骨鯁. 『本草』

달골(獺骨) 구역[嘔]과 딸꾹질[噦]을 멎게 하고, 목구멍에 물고기뼈가 걸린 것[魚骨鯁]을 낫게 한다[본초].

【髓】 滅瘢痕, 取白獺髓, 雜玉與琥珀屑, 塗之. 『本草』

달수(獺髓) 흠집[瘢痕]을 없어지게 한다. 흰 수달[白獺]의 골수를 내어 잡옥(雜玉)과 호박가루[琥珀屑]에 섞어서 바른다[본초].

【四足】 主魚骨鯁, 煮汁服, 又取爪, 爬項下卽下. 『本草』

달사족(獺四足) 물고기뼈가 목에 걸렸을 때 삶아서 그 물을 마신다. 또는 수달의 발톱[爪]으로 목 아래를 긁어도 걸렸던 것이 곧 내려간다[본초].

【皮】 今人以皮飾毳服領袖, 云垢不着. 如風塵眯目, 以皮拭目卽出, 又毛端, 果不染塵, 亦一異也. 『本草』

달피(獺皮) 이 가죽으로 옷을 장식하는데 소매를 만들면 때가 묻지 않는다. 눈에 먼지가 들어갔을 때 이 가죽으로 눈을 문지르면 곧 나온다. 또한 수달의 털끝에는 먼지가 묻지 않는 것이 다른 털과 특별히 다른 것이다[본초]

猯肉

○ 오소리고기. 性平, 味甘 一云酸, 無毒. 主久水脹垂死者. ○ 一名獾豚. 似犬而矮, 尖喙黑, 足褐色, 極肥. 蒸食甚美. 『本草』 ○ 獾猪肉, 甘美作羹食之, 下水腫, 瘦人食之, 長肌肉令肥白, 治久痢大效. 『入門』 ○ 俗名土猪. 『俗方』

단육(猯肉, 오소리의 고기)

성질이 평하고, 맛이 달며(시다고도 한다), 독이 없다. 수창(水脹)이 오래되어 죽게 된 것을 치료한다.

○ 일명 환돈(獾豚)이라고도 하는데, 개와 비슷하면서 좀 작고 주둥이가 뾰족하며 발이 검고 털은 갈색이며 살이 몹시 쪘다. 쪄서 먹으면 맛이 좋다[본초].

○ 오소리고기는 맛이 달고 좋다. 국을 끓여서 먹으면 수종(水腫)이 내린다. 여윈 사람이 먹으면 살이 허옇게 찐다. 오랜 이질에 아주 잘 듣는다[입문].

○ 민간에서는 이것을 토저(土猪)라고 한다[속방].

【脂膏】 主傳尸鬼疰, 及上氣咳逆. 『本草』

단지고(猯脂膏) 전시노채[傳尸]・귀주(鬼疰)와 기운이 치밀어 오르고 기침이 나는 것을 치료한다[본초].

【胞】 乾之, 湯摩如雞卵許, 空腹服之, 吐蠱毒. 『本草』

단포(猯胞) 마른 것으로 달걀만한 것을 끓는 물에 넣고 주물러서 공복에 먹으면 고독(蠱毒)을 토한다[본초].

貛肉

○ 디구리고기. 主小兒疳瘦, 啖之殺蚘蟲. ○ 俗名山獺. 毛微灰色, 嘴尖黑, 尾短闊. 『本草』 ○ 山狗卽貛也. 味甘美. 皮可爲裘. 『食物』

환육(貛肉, 너구리의 고기)

어린아이가 감질로 여위는 것[疳瘦]을 치료한다. 이것을 씹어도 회충이 죽는다.

○ 민간에서는 이것을 산달(山獺)이라고 한다. 털은 연한 잿빛이고, 주둥이는 뾰족하면서 거멓고, 꼬리는 짧고 넓다[본초].

○ 산구(山狗)라고 하는 것이 바로 너구리[貛]인데 맛이 달고 좋다. 가죽으로는 갖옷을 만든다[식물].

貉肉

○ 담뷔고기. 主元藏虛劣, 及女子虛憊. ○ 形似小狐, 毛黃褐色. ○ 猯・貛・貉三種, 大抵相類而形色差別也. 『本草』

학육(貉肉, 담비의 고기)

신[元藏]이 몹시 허한 것과 여자가 허약한 것을 치료한다.

○ 생김새는 작은 여우[小狐]와 비슷하고 털은 누런 밤색[黃褐色]이다.

○ 오소리[猯]・너구리[貛]・담비[貉], 이 3가지 종류가 대체로 비슷하나 생김새와 색깔이 약간씩 다르다[본초].

膃肭臍

○ 性大熱 一云熱, 味鹹, 無毒. 主五勞七傷, 腎氣衰弱, 陰痿少力, 面黑精冷, 幷男子腎精衰損, 多色成腎勞瘦悴, 又療鬼魅・狐魅・夢與鬼交・中惡邪氣. 助陽氣, 煖腰膝. ○ 新羅國海狗外腎也. 連卵取之. 其臍紅紫色, 其皮上, 自有肉黃毛, 三莖共一穴. 取其外腎, 陰乾百日, 置密器中, 常濕潤如新, 採無時. 『本草』 ○ 其外腎上, 有紅紫斑點, 兩重薄膜裹其肉核. 『入門』 ○ 須酒浸一日, 紙裹, 微火上炙令香, 細剉, 單擣用. 『本草』 ○ 凡使火燎去毛, 酒浸一日, 微微火上炙令香, 細剉, 另研用. 如無眞者, 以黃狗腎三枚可代一枚. 『入門』 ○ 欲驗其眞, 取置睡犬傍, 其犬忽驚跳若狂者爲佳. 又於臘月當風處, 置盂水浸之, 不凍者爲眞也. 『本草』 ○ 今出江原道平海郡, 甚貴難得. 『俗方』

올눌제(膃肭臍, 해구신)

성질이 몹시 열하며(열하다고도 한다) 맛이 짜고 독이 없다. 5로 7상 · 신기가 쇠약한 것 · 음위증 · 기운이 없고 얼굴이 거멓게 되며 정액이 찬 것[面黑精冷] · 남자의 신기가 약하고 정액이 적은 것[腎精衰損] · 성생활을 지나치게 한 탓으로 신로(腎勞)가 되어 여위고 상한 것 · 가위눌린 것 · 여우한테 홀린 것 · 꿈에 헛것과 방사하는 것 · 중악(中惡) · 사기(邪氣)를 치료하며, 양기(陽氣)를 돕고 허리와 무릎을 덥힌다.

○ 신라(新羅)의 물개[海狗]의 음경이다. 고환이 달린 채로 떼어 낸다. 그 배꼽은 붉은 자주색이고 그 가죽에는 살이 붙어 있으며 노란 털 3오리가 한 구멍으로 돋아나 있다. 음경을 떼어 내서 그늘에 1백일 동안 말린 다음 그릇에 담고 뚜껑을 잘 덮어 두면 새것처럼 눅신눅신해진다. 아무 때나 떼어 낸다[본초].

○ 고환 위에는 붉은 자주색 반점이 있고 2겹으로 된 엷은 막[薄膜]이 고환을 싸고 있다[입문].

○ 술에 하루 동안 담가 두었다가 종이에 싸서 약한 불에 고소한 냄새가 나게 구운 다음 잘게 썰어 찧어서 사용한다[본초].

○ 대체로 털을 그슬려 없애고 술에 하루 동안 담가 두었다가 약한 불에 고소한 냄새가 나게 구워서 잘게 썬 다음 따로 가루내어 쓴다. 만일 해구신이 없으면 이것 1개 대신 누렁개 콩팥[黃狗腎] 3개를 쓸 수 있다[입문].

○ 진짜인가를 시험해 보는 방법은 다음과 같다. 잠자는 개 옆에 해구신을 가만히 가져다 놓으면 그 개가 갑자기 놀라면서 뛰는 것으로 알 수 있는데 미친 듯이 뛰는 것이 좋다. 또는 음력 12월에 물에 담가서 바람받이에 두어 보아 그 물이 얼지 않으면 진짜이다[본초].

○ 요즘 강원도 평해군에서 나기는 하지만 매우 귀하여 얻기가 힘들다[속방].

豺皮

○ 승냥의가족. 性熱, 有毒. 主冷痺脚氣, 炙熱裹脚卽差. ○ 又主䘌齒瘡, 燒灰付 ○ 肉味酸, 不可食, 消脂肉, 損精神. 『本草』

시피(豺皮, 승냥이의 가죽)

성질이 열하고 독이 있다. 냉비(冷痺)와 각기(脚氣)를 치료하는데, 뜨겁게 구워서 다리를 싸매면 곧 낫는다.

○ 또한 벌레 먹은 이빨에 태워 가루내서 붙인다.

○ 고기는 맛이 신데 먹지 말아야 한다. 먹으면 여위고 정신이 상한다[본초].

狼肉

○ 일희고기. 味辛. 可食. 老狼頷下有懸肉. 行善顧, 疾則不能鳴, 則諸孔皆涕. 『入門』 ○ 豺狼一類, 大如狗, 蒼色, 狼尾黃黑色長大, 武士取以懸櫜鞬爲飾. 『本草』 ○ 狼壽八百歲, 三百歲則善變人形. 『入門』

낭육(狼肉, 이리의 고기)
맛이 매운데 먹을 수 있다. 늙은 이리는 턱 아래에 군턱이 있다. 이리는 다닐 때에 자주 뒤를 돌아보는데 급하게 쫓으면 돌아보지 못한다. 울 때에는 모든 구멍에서 물이 흘러나온다[입문].

○ 승냥이[豺]와 이리[狼]는 한 종류인데 크기는 개만하다. 승냥이는 퍼런색이 난다. 이리는 꼬리가 누러면서 꺼먼색이 나며 길고 크다. 무사(武士)들이 이것으로 활집을 장식한다[본초].

○ 이리의 수명은 800살인데, 300살이 되면 곧잘 사람의 모양으로 변한다고 한다[입문].

【喉】 治噎病. 『本草』

낭후(狼喉) 열격[噎病]을 치료한다[본초].

【屎】 治瘰癧. 又狼屎燒之, 烟直上, 故烽火用之. 『入門』

낭시(狼屎, 이리의 똥) 나력(瘰癧)을 치료한다. 또 낭시를 불에 사르면 그 연기가 곧바로 올라오므로 봉화(烽火)에도 쓴다[입문].

【狼筋】 如織絡袋子. 大小如鴨卵, 人有犯盜者, 熏之當脚攣, 因獲賊. 『本草』

낭근(狼筋, 이리의 힘줄) 자루를 짜 두른 것과 같다. 크고 작은 것을 오리알처럼 만들어 두었다가 도적이 들었을 때 불에 사르고 연기를 쏘이면 다리가 땅겨서 걷지 못하는데 그때 도둑을 잡는다[본초].

野駝脂

○ 약대기름. 性溫, 無毒. 療諸風頑痺, 及惡瘡腫毒. 其脂在兩峯間. ○ 峯蹄最精, 人多煮熟, 醋啖. 『本草』

야타지(野駝脂, 낙타의 기름)
성질이 따뜻하고 독이 없다. 여러 가지 풍증과 완비(頑痺)·악창·중독(腫毒)을 치료하는데, 기름은 등에 있는 2개의 혹 사이에 있다.

○ 등에 있는 혹과 발족[蹄]이 제일 기름진데, 이것을 삶아 익혀 식초를 쳐서 먹는다[본초].

獼猴

○ 진납. 肉性平, 味酸, 無毒. 主諸風勞. 作脯, 主久瘧. ○ 此物有數種, 取色黃·尾長·面赤者. 『本草』 ○ 獼猴八百歲, 化爲猿, 猿五百歲, 變爲玃, 玃一千歲, 變爲蟾蜍. 『入門』

미후(獼猴, 잔나비)
고기는 성질이 평하고 맛이 시며 독이 없다. 모든 풍증과 허로를 치료한다. 포육[脯]을 만들어 오랜 학질에도 쓴다.

○ 잔나비는 여러 종류가 있는데, 색이 누렇고 꼬리가 길며 얼굴이 붉은 것을 약으로 쓴다[본초].

○ 잔나비[獼猴]는 800년이 지나면 원숭이[猿]가 되고, 원숭이가 500년이 지나면 확(玃)으로 변하며, 확은 천년이 지나면 두꺼비[蟾蜍]로 변한다고도 한다[입문].

【頭骨】主瘴瘧·鬼瘧. 燒灰, 酒服. 又辟小兒驚·鬼魅. 『本草』

미후두골(獼猴頭骨) 장학(瘴瘧)과 귀학(鬼瘧)을 치료한다. 태워서 술에 타서 먹는다. 또한 어린아이의 경풍과 가위에 눌린 것도 치료한다[본초].

蝟皮

○ 고솜돗틔겁질. 性平, 味苦 一云甘, 無毒 一云毒. 主五痔, 陰蝕, 下五色血汁, 及腸風瀉血, 痔疾. 又療腹痛疝積. ○ 生田野, 取無時, 猪蹄者妙, 鼠脚者次, 勿使中濕. ○ 狀類猯㹠, 脚短多刺, 尾長寸餘, 人觸近, 便藏頭足, 外皆刺, 不可嚮邇. 『本草』 ○ 入藥, 燒灰或炙黃, 或炒黑, 或水煮用, 得酒良. 『入門』

위피(蝟皮, 고슴도치의 가죽)

성질이 평하고 맛이 쓰며(달다고도 한다) 독이 없다(독이 있다고도 한다). 5가지 치질이나 음식창(陰蝕瘡)으로 5가지 색을 띤 핏물이 나오는 것, 장풍(腸風)으로 피를 쏟는 것, 치질, 복통을 치료하며 산기(疝氣)와 적(積)을 삭인다.

○ 밭이나 들판에서 사는데 아무 때 잡아 써도 좋다. 돼지발족[猪蹄]같이 생긴 것이 좋고 쥐다리[鼠脚]같이 생긴 것은 그 다음이다. 누기[濕]를 받지 않게 해야 한다.

○ 생김새는 오소리[猯㹠]와 비슷한데 다리가 짧고 가시가 많으며 꼬리는 1치 정도이다. 사람이 가까이 가면 대가리와 발을 감추고 통째로 가시처럼 되어 가까이 하지 못하게 한다[본초].

○ 약으로는 태워 가루내거나 누렇게 되도록 굽거나 거멓게 되도록 볶거나 물에 삶아서 쓰는데, 술과 섞어서 쓰는 것이 좋다[입문].

【肉】肥下焦, 理胃氣. ○ 善開胃氣, 止嘔逆, 止血汗, 令人能食, 從蟲從胃, 有義焉. 『入門』

위육(蝟肉) 고슴도치 고기는 하초(下焦)를 살찌게 하고 위기(胃氣)를 고르게 한다.

○ 또한 입맛이 나게 하고, 구역과 혈한(血汗)을 멎게 하며, 음식을 잘 먹게 한다. '벌레 충(虫)'변에 '밥통 위(胃)'자로 글자를 만든 데는 이런 뜻이 담겨져 있다[입문].

【脂】可煮五金八石. 主耳聾, 及腸風瀉血, 五痔. 『本草』

위지(蝟脂) 고슴도치 기름에 광물성 약재를 달일 수 있다. 귀머거리와 장풍(腸風)으로 피를 쏟는 것[瀉血], 5가지 치질[五痔]을 치료한다[본초].

【骨】食之則令人瘦, 諸節漸縮小. 『本草』

위골(蝟骨) 고슴도치 뼈를 먹으면 여위면서 뼈마디가 점차 약해진다[본초].

牡鼠肉

○ 수쥐고기. 性微溫 一云凉, 味甘, 無毒. 療踒折續筋骨, 擣付. ○ 主小兒疳疾, 腹大貪食, 炙食之, 牡鼠. 父鼠也又主骨蒸勞極, 四肢羸瘦, 殺蟲, 去骨酒熬入藥. 『本草』

모서육(牡鼠肉, 숫쥐의 고기)

성질이 약간 따뜻하고(서늘하다고도 한다) 맛이 달며 독이 없다. 뼈마디가 어긋난 것, 뼈가 부러진 것을 치료하는데 힘줄과 뼈를 이어지게 한다. 짓찧어 붙인다.

○ 어린아이가 감질(疳疾)로 배가 커지고 먹으려고만 하는 데는 구워서 먹인다. 또한 골증(骨蒸)·노극(勞極)으로 팔다리가 몹시 여윈 것[四肢羸瘦]도 치료하며 벌레를 죽인다. 뼈를 버리고 술에 졸여서 약으로 쓴다[본초].

【膽】 主目暗及耳聾, 但纔死, 膽便消, 故不可得. 『本草』 ○ 鼠膽隨人神所在, 一云每月初生, 有之. 初三日前則可得. 『入門』

모서담(牡鼠膽) 눈이 어둡고 귀가 먹은 것을 치료한다. 숫쥐는 죽자마자 쓸개가 금방 녹아 없어지기 때문에 담(膽)을 얻을 수 없다[본초].

○ 쥐쓸개는 인신(人神)이 있는 곳에 따라 있다. 매달 초순에 있다고도 하고 초 3일 전에 얻을 수 있다고도 한다[입문].

【目】 主明目, 夜見書. 『本草』

모서목(牡鼠目) 눈을 밝아지게 하여 어두운 밤에도 글을 볼 수 있게 한다[본초].

【脂】 主湯火瘡. 『本草』

모서지(牡鼠脂) 끓는 물이나 불에 덴 것[湯火瘡]을 치료한다[본초].

【四足及尾】 主婦人墮胎易出. 『本草』

모서사족급미(牡鼠四足及尾, 숫쥐의 네 발과 꼬리) 유산하게 하며 아이를 쉽게 낳게 한다[본초].

【骨】 甚瘦人, 不可食. 『本草』

모서골(牡鼠骨) 사람을 몹시 여위게 하기 때문에 먹지 말아야 한다[본초].

【糞】 性微寒. 專主傷寒勞復, 又主小兒癎疾. 兩頭尖者, 是牡鼠糞也. 『本草』

모서분(牡鼠糞, 숫쥐의 똥) 성질이 약간 차다. 상한(傷寒)과 노복(勞復)을 전적으로 치료하고, 또 어린아이의 간질(癎疾)을 낫게 한다. 양끝이 뾰족한 것[兩頭尖]이 숫쥐의 똥이다[본초].

鼴鼠

○ 두디쥐. 性寒, 味鹹, 無毒. 主癰疽, 諸瘻蝕惡瘡, 瘡疥陰䘌爛瘡, 及血脉不行結成癰疽, 食之可消. 小兒食, 殺蚘蟲. ○ 一名鼢鼠. 常穿耕地中行, 討堀卽得. 其形類鼠而肥, 多膏色黑, 口鼻尖强, 脚絶短. 但能行, 尾長寸餘, 目極小, 項尤短. 五月取, 令乾燔之. ○ 膏, 堪摩諸惡瘡. 『本草』

언서(鼴鼠, 두더지)

성질이 차고 맛이 짜며 독이 없다. 옹저나 여러 가지 누창으로 패여 들어가는 것[瘻蝕], 악창, 옴, 음닉창(陰䘌瘡)으로 헤진 것, 혈맥이 잘 통하지 못하여 생긴 옹저를 치료한다. 어린아이에게 먹이면 회충이 죽는다.

○ 일명 분서(鼢鼠)라고도 한다. 늘 밭을 뒤지면서 다니는데, 굴을 찾으면 잡을 수 있다. 생김새는 쥐 같은데 살이 찌고 기름이 많으며 색이 검고 주둥이와 코가 뾰족하며 다리는 짧고 힘이 있다. 꼬리로도 잘 다니는데 그 길이는 1치 정도이다. 눈이 몹시 작고 목이 짧다. 음력 5월에 잡아 말려서 구워 쓴다.

○ 만든 고약은 악창(惡瘡)에 바른다[본초].

鸓鼠

○ ᄂᆞᄂᆞᆫᄃᆞ라미. 性微溫. 主墮胎令易產. ○ 鸓鼠, 是鼯鼠, 卽飛生鳥也. 山中有之, 狀如蝙蝠, 大如鳩鵲, 暗夜行飛, 人取其皮毛, 與產婦臨蓐持之, 令易產. ○ 毛赤黑色, 長尾, 飛不能致遠, 人謂之飛生. 『本草』

누서(鸓鼠, 날다람쥐)

성질이 약간 따뜻하다. 유산하게 하며 아이를 쉽게 낳게 한다.

○ 날다람쥐가 바로 오서(鼯鼠)인데 날아다니는 쥐[飛生鳥]이다. 산속에 있는데 생김새는 박쥐[蝙蝠]같고 크기는 까치나 비둘기[鵲鳩]만하며 밤에 날아다닌다. 그 가죽을 벗겨 두었다가 해산할 때에 손에 쥐고 있으면 아이를 쉽게 낳게 된다.

○ 털은 벌거면서 검고 꼬리가 길다. 날아다니기는 하나 멀리 날아가지는 못한다. 사람들이 이것을 보고 비생(飛生)이라고도 한다[본초].

敗鼓皮

○ 붑메워오라ᄒᆞ여딘가족. 性平. 主中蠱毒, 燒作屑, 和水服, 病人卽喚蠱主姓名, 令其呼取蠱, 便差. ○ 以黃牛皮者爲勝, 久用穿破者佳. 『本草』

패고피(敗鼓皮, 오래된 북 가죽)

성질이 평하다. 고독(蠱毒)에 중독된 것을 치료하는데, 태워 가루내어 물에 타서 먹고, 환자가 고(蠱)의 주인 성명을 불러 고를 데려가도록 하면 곧 낫는다.

○ 누렁소의 가죽[黃牛皮]으로 만든 것이 좋은데, 특히 오랫동안 써서 헤진 것이 더 좋다[본초].

貂鼠

○ 돈피. 四足, 燒灰和酒服, 治奔豚·疝氣上衝欲死, 卽效. ○ 靑鼠 셔피貂鼠同功. 『俗方』

초서(貂鼠)

4개의 발을 태워 술에 타서 먹는다. 분돈산기(奔豚疝氣)가 치밀어 올라 죽을 것같이 되었을 때 먹이면 곧 낫는다.

○ 청서(靑鼠)도 효과는 돈피와 같다[속방].

黃鼠

○ 죡져비. 卽鼠狼也. 肉作末, 瘻瘡瘻久不合, 付之卽效. ○ 四足主疝氣上衝, 燒灰服. 『俗方』

황서(黃鼠, 족제비)

곧 서랑(鼠狼)이다. 고기를 가루내어 누창(瘻瘡)이 오랫동안 아물지 않는 데 붙이면 곧 낫는다.

○ 4개의 발은 산기(疝氣)가 치밀어 오르는 데 태워서 먹는다[속방].

筆頭灰

○ 오래쁜붇ㅅ로니. 性微寒. 主小便難不通, 及陰腫莖痿. ○ 取年久使乏者, 燒灰用. 『本草』

필두회(筆頭灰, 오래된 붓끝을 태운 재)

성질이 약간 차다. 소변보기 어렵거나 아주 나오지 않는 것과 음종(陰腫)·음위[莖痿]를 치료한다.

○ 오랫동안 쓴 것을 태워 가루내어서 쓴다[본초].

震肉

○ 벼락마자주근즘승의고기. 主小兒夜驚, 大人因驚失心. 作脯食之. 此畜物, 爲天雷所霹靂者也. 『本草』 古人云, 肉雖多, 不使勝食氣, 蓋人, 食以穀氣爲主, 一或過焉, 適足以傷人, 非養生之道也. 『食物』 ○ 食諸肉過度, 還飮肉汁卽消, 食腦立消. ○ 萬物腦能消身, 所以食膾, 飡魚頭羹也. 『本草』

진육(震肉, 벼락 맞아 죽은 짐승의 고기)

어린아이가 밤에 놀라는 데[夜驚]와 어른이 놀라서 정신을 잃는 데[失心] 쓴다. 포육[脯]을 만들어 먹는다. 이 짐승은 하늘의 우레가 벼락 쳐 된 것이다[본초]. 옛사람들은 고기를 아무리 많이 먹고 싶어도 밥보다는 더 먹지 말라고 하였다. 그것은 곡기(穀氣)가 사람에게 기본이므로 고기를 지나치게 먹으면 상할 수 있으며 그렇게 하는 것은 양생(養生)하는 도리가 아니기 때문이다[식물].

○ 모든 고기를 지나치게 먹었을 때 그 고기국물을 마시면 곧 소화된다. 그 고기의 골을 먹어도 삭는다.

○ 온갖 골은 해당하는 고기를 삭인다. 그러므로 생선회를 먹었을 때에는 그 생선의 대가리로 국을 끓여서 먹는다[본초].

■ 東醫寶鑑 湯液篇 卷之二

8. 魚部

○ 凡五十三種.

모두 53가지이다.

鯉魚膽

○ 니어쁠개. 性寒, 味苦, 無毒. 主青盲明目, 目熱赤痛, 療耳聾. ○ 點眼, 主赤腫瞖痛, 去障瞖.『本草』

이어담(鯉魚膽, 잉어의 쓸개)

성질이 차고 맛이 쓰며 독은 없다. 청맹[青盲]을 낫게 하고 눈을 밝게 하며, 눈에 열이 있어 충혈되면서 아픈 것과 귀머거리를 치료한다.

○ 눈에 넣으면 눈이 충혈되고 부은 것과 예막[瞖]이 생겨서 아픈 것이 낫는다. 장예(障瞖)도 없앤다[본초].

【肉】性寒 一云平, 味甘, 無毒 一云有毒. 主黃疸, 止消渴, 療水腫·脚滿, 下氣, 破冷氣·痃癖. 又治胎動, 及姙婦身腫, 能安胎. ○ 鯉魚最爲魚之主, 形旣可愛, 又能神變. 脊中鱗, 從頭數至尾, 皆三十六鱗, 亦其成數也. ○ 生江湖池澤中, 處處有之, 今人食品中, 以爲上味. ○ 修事法, 可去脊上兩筋, 及黑血毒故也.『本草』

이어육(鯉魚肉) 성질이 차고(평하다고도 한다) 맛이 달고 독은 없다(독이 있다고도 한다). 이것은 황달·소갈·수종병(水腫病)·각기병 등에 쓰며, 기를 내리고, 냉기와 현벽(痃癖)을 헤친다[破]. 또한 태동(胎動)과 임신부가 몸이 붓는 것을 치료하며 안태(安胎)시킨다.

○ 잉어는 아주 좋은 물고기인데 생김새가 귀엽고 색은 자주 변한다. 등심의 비늘은 대가리에서부터 꼬리까지 모두 36개인데, 역시 그 성수(成數)이다.

○ 강이나 호수·못에 사는데 오늘날 사람의 식품 중에서 제일 맛있다.

○ 손질할 때에는 독이 있는 2개의 힘줄과 검은 피를 버려야 한다[본초].

【腦髓】主暴聾. 煮粥食之.『本草』

이어뇌수(鯉魚腦髓) 갑자기 귀머거리가 된 데 주로 쓰는데, 죽을 쑤어 먹는다[본초].

【齒】主石淋. 燒灰, 酒下.『本草』

이어치(鯉魚齒) 석림(石淋)을 치료하는데, 태워서 가루내어 술로 먹는다[본초].

【目】 燒灰, 付瘡. 『本草』 ○ 眼睛, 主刺在肉中不出, 及諸瘡, 中風水毒, 腫痛. 燒灰, 納瘡中卽愈. 諸魚目, 並好. 『入門』

이어목(鯉魚目) 태워 가루내서 헌데에 붙인다[본초].

○ 눈알은 살에 가시가 박혀서 빠지지 않는 데와 여러 가지 헌데에 풍사와 수독(水毒)이 들어가서 붓고 아픈 데 주로 쓰는데, 태워 가루내어 헌데 속에 넣으면 곧 낫는다. 모든 물고기의 눈알은 다 좋다[입문].

【骨】 主女子帶下赤白, 及陰蝕. 『本草』

이어골(鯉魚骨) 여자의 적백대하[帶下赤白]와 음식창(陰蝕瘡)을 치료한다[본초].

【腸】 主小兒肌瘡, 及腹中瘡. 『本草』

이어장(鯉魚腸) 어린아이의 피부와 뱃속에 헌데가 생긴 것을 치료한다[본초].

【鱗皮】 破産後滯血, 及癮疹. 燒灰酒服. 『本草』

이어인피(鯉魚鱗皮) 해산 후에 생긴 어혈을 헤치고 두드러기를 낫게 하는데, 태워 가루내어 술로 먹는다[본초].

【血】 主小兒丹腫及瘡. 塗之卽差. 『本草』

이어혈(鯉魚血) 어린아이에게 단독이 생겨 부은 것과 헌데를 치료하는데, 바르면 곧 낫는다[본초].

鯽魚

○ 붕어. 性溫 一云平. 味甘, 無毒. 平胃氣, 益五藏, 調中下氣, 止下痢. 合蓴作羹, 主胃弱不下食. 作膾, 主久赤白痢. ○ 一名鮒魚, 諸魚中最可食, 色黑而體促, 肚大而脊隆, 池澤皆有之. ○ 一種, 背高腹狹小者, 名鰤魚, 力差劣. 『本草』 ○ 諸魚皆屬火, 惟鯽魚屬土, 故能入陽明而有調胃, 實腸之功. 又云, 魚在水中, 無一息之停, 故能動火. 『入門』

즉어(鯽魚, 붕어)

성질은 따뜻하고(평하다고도 한다) 맛이 달며 독은 없다. 위기(胃氣)를 고르게 하고 오장을 보한다. 또한 중초를 고르게 하고, 기를 내리며, 이질을 낫게 한다. 순채[蓴]와 같이 국을 끓여 먹으면 위가 약해서 소화가 잘 되지 않던 것이 낫게 된다. 회를 쳐서 먹으면 오래된 적백이질이 낫는다.

○ 일명 부어(鮒魚)라고도 하는데, 여러 가지 물고기 가운데서 제일 먹을 만한 고기이다. 색이 검으면서 몸통은 좁고[促] 배가 크며 등이 두드러졌는데, 못에는 다 있다.

○ 다른 한 종류는 등이 높고 배가 좁은 것도 있는데, 이것을 절어(鰤魚)라고 한다. 약효는 붕어보다 못하다[본초].

○ 모든 물고기는 다 화(火)에 속하지만 붕어만은 토(土)에 속하기 때문에 양명경(陽明經)으로 들어가서 위기를 고르게 하고 장위를 튼튼하게 한다. 그리고 물고기는 물 속에서 잠시 동안도 멈춰 있지 않기 때문에 화를 동하게 하는 것이다[입문].

【頭】 性溫. 主小兒頭瘡 · 口瘡 · 重舌 · 目瞖. 燒灰用. 『本草』

즉어두(鯽魚頭) 성질이 따뜻하다. 어린아이의 두창 · 구창 · 중설(重舌)과 눈에 예막이 생긴 것을 치료한다. 태워서 가루내어 쓴다[본초].

【膽】 主小兒腦瘡. 取汁, 滴入鼻中. 『本草』

즉어담(鯽魚膽) 어린아이의 뇌창(腦瘡)을 치료한다. 담즙을 코 안에 조금씩 넣어 준다[본초].

【子】 調中, 益肝氣. 凡魚生子, 皆粘着草上及土中, 經冬月, 至六月三伏時雨中, 便化爲魚. 『本草』

즉어자(鯽魚子) 중초를 고르게 하고, 간기를 돕는다. 물고기가 낳은 알은 풀 위나 흙에 붙어서 겨울을 나고, 음력 6월 삼복철 비가 올 때에 알을 깨고 나와 물고기가 된다[본초].

烏賊魚骨

○ 오중어쌔이긔치. 性微溫, 味鹹, 無毒 一云小毒. 主婦人漏血, 治耳聾及眼中熱淚, 又療血崩, 殺蟲心痛. ○ 形如革囊, 口在腹下, 八足聚生口傍, 只一骨厚三四分似小舟, 輕虛而白. 又有兩鬚如帶, 可以自纜, 故一名纜魚. 生東海, 取無時. 『本草』 ○ 骨, 一名海螵蛸. 凡使, 水煮一時, 煮令黃, 去皮細硏, 水飛日乾用. 『入門』 ○ 浮于水上, 烏見以爲死, 往啄之, 乃卷取入水而食之, 故謂之烏賊. 有無骨者, 謂之柔魚. 『本草』

오적어골(烏賊魚骨, 오징어의 뼈)

성질이 약간 따뜻하고 맛이 짜며 독이 없다(독이 약간 있다고도 한다). 부인이 하혈을 조금씩 하는 것, 귀머거리[耳聾]와 눈에서 뜨거운 눈물이 나오는 것[眼中熱淚]과 혈붕(血崩)을 치료하고, 충심통(蟲心痛)을 멎게 한다.

○ 생김새는 가죽주머니 같은데, 입은 배 밑에 있으며 8개의 발이 다 입 곁에 모여 있다. 그리고 뼈가 1개 있는데 그 두께는 3~4푼 정도이고 작은 배같이 생겼으며 속이 빈 것같이 가볍고 희다. 또한 띠같이 생긴 2개의 수염으로 배의 닻줄처럼 제 몸통을 잡아맸기 때문에 남어(纜魚)라고도 한다. 동해 바다에 있는데 아무 때나 잡을 수 있다[본초].

○ 이것의 뼈를 일명 해표초(海螵蛸)라고도 하는데, 물에 2시간 동안 삶아서 누렇게 된 다음에 껍질을 버리고 보드랍게 가루내어 수비(水飛)한다. 다음 햇볕에 말려 쓴다[입문].

○ 물 위에 떠 있다가 까마귀가 죽은 것인 줄 알고 쪼면 곧 까마귀를 감아 가지고[卷取] 물 속으로 들어가 먹기 때문에 오적어(烏賊魚)라고 했다. 뼈가 없는 것은 유어(柔魚)라고 한다[본초].

【肉】 性平, 味酸. 主益氣强志, 通月經, 久食益精, 令人有子. 『本草』

오적어육(烏賊魚肉) 성질이 평하고 맛이 시다. 주로 기(氣)를 더해주고 의지를 강하게 하며 월경을 통(通)하게 한다. 오랫동안 먹으면 정액[精]을 많게 해서 아이를 낳게 한다[본초].

【腹中墨】 主血刺心痛. 醋磨服之. ○ 腹中血及膽, 正如墨, 能吸波噀墨, 以溷水自衛, 免爲人獲. 『本草』

오적어복중묵(烏賊魚腹中墨) 어혈로 가슴이 찌르는 것같이 아픈 것을 치료하는데, 식초에 갈아서 먹는다.

○ 오징어의 배 안에 있는 피와 담즙[膽]은 꼭 먹과 같은데, 물을 빨아들여 썩혔다가 먹물 같은 것을 내뿜어서 물을 흐리게 하여 제 몸을 감춘다. 그래서 잘 잡히지 않는다[본초].

蠡魚

○ 가몰티. 性寒, 味甘, 無毒. 主浮腫下水, 療五痔. 有瘡者不可食, 令人瘢白. ○ 一名鱧魚. 生池澤中, 處處有之. 是蛇所變, 至難死, 猶有蛇性. 『本草』 ○ 治癩. 用此以代花蛇, 是亦去風. 『丹心』 ○ 一名鮦魚. 黑色無鱗, 頭有星, 名水厭. 『日用』

여어(蠡魚, 가물치)

성질이 차고 맛이 달며 독은 없다. 주로 부은 것을 내리고 오줌이 잘 나가게 하며, 5가지 치질을 치료한다. 헌데가 생겼을 때에는 먹지 말아야 하는데, 그것은 헌데 아문 자리가 허옇게 되기 때문이다.

○ 일명 예어(鱧魚)라고도 하는데, 어느 못에나 다 있다. 이것은 뱀의 변종이므로 잘 죽지 않는데, 그것은 뱀의 성질이 아직 남아 있기 때문이다[본초].

○ 나병(癩病)을 치료한다. 이것으로 화사(花蛇)를 대신하여 쓰면 또한 풍을 제거한다[단심].

○ 일명 동어(鮦魚)라고도 한다. 색은 검고 비늘은 없으며 대가리에 별 같은 점이 있는데, 이것을 수염(水厭)이라고 한다[일용].

【腸】 主五痔. 灸熟納肛中, 蟲出. 『本草』

여어장(蠡魚腸) 5가지 치질을 치료하는데, 익도록 구워서 항문에 넣으면 벌레가 나온다[본초].

【膽】 主急喉痺, 取點卽差. 諸魚中, 惟此膽, 味甘可食. 『本草』

여어담(蠡魚膽) 급한 후비증(喉痺證)을 치료하는데, 조금씩 넣어 주면 곧 낫는다. 모든 물고기 가운데서 가물치의 쓸개만이 맛이 달기 때문에 먹을 수 있다[본초].

鰻鱺魚

○ 빅얌댱어. 性寒 一云平, 味甘, 無毒 一云微毒. 主五痔瘡瘻, 殺諸蟲, 治惡瘡及婦人陰戶蟲痒. ○ 此魚雖有毒, 而能補五臟虛損, 治勞瘵. ○ 似鱔而腹大無鱗, 青黃色, 蓋蛇之類也. 生江湖中, 處處有之, 五色者功尤勝. 『本草』

만리어(鰻鱺魚, 뱀장어)

성질이 차고(평하다고도 한다) 맛이 달고 독이 없다(약간 있다고도 한다). 5가지 치질과 누공[瘻]이 생긴 헌데를 치료한다. 여러 가지 충을 죽이는데, 악창(惡瘡)과 부인의 음문이 충으로 가려운 것을 낫게 한다.

○ 이 물고기는 독이 있으나 오장이 허손된 것을 보하고 노채(勞瘵)를 낫게 한다.

○ 드렁허리[鱔魚] 비슷하면서 배가 크고 비늘이 없으며 퍼러면서 누런색이 나는데 뱀 종류이다. 강과 호수에는 다 있는데, 5가지 색이 나는 것이 효과가 더 낫다[본초].

【海鰻】 性平, 有毒. 治惡瘡疥瘻, 功同上. 生海中. 『本草』

해만(海鰻) 성질이 평하고 독이 있다. 악창과 옴[疥]·누창을 치료하는데, 효능은 뱀장어와 같다. 바다에 산다[본초].

鮫魚皮

○ 사어피. 性平, 味甘鹹, 無毒. 主鬼疰·蠱毒·吐血, 及食魚中毒. ○ 今之沙魚皮也. 皮上有眞珠斑, 背皮麤錯, 堪揩木如木賊. 生海中. 卽飾鞍劒·裝刀靶, 錯魚皮也. 『本草』

교어피(鮫魚皮, 상어 가죽)

성질이 평하고 맛이 달면서 짜며 독이 없다. 귀주(鬼疰)·고독(蠱毒)·토혈(吐血)과 생선 중독에 주로 쓴다.

○ 요즘 상어 가죽[沙魚皮]이라고 하는 것이다. 가죽의 겉으로는 진주 같은 반점이 있으며, 등가죽에는 거친 비늘이 어리어리 서려 있는데, 이것으로 나무에 문질러 보면 나무가 목적(木賊)처럼 부스러진다. 바다에 산다. 즉 말안장·칼집·칼자루를 장식하는 데 쓰는 상어 가죽[錯魚皮]이다[본초].

【肉】 性平, 無毒 一云小毒. 補五藏. 爲膾爲脯, 皆食品之美者, 食之益人. 『本草』

교어육(鮫魚肉) 성질이 평하고 독이 없다(독이 약간 있다고도 한다). 오장을 보한다. 회를 치거나 말려 포(脯)를 만들어 먹으면 맛이 있는데 몸을 보한다[본초].

鱖魚

○ 소가리. 性平, 味甘, 無毒 一云微毒. 補勞, 益脾胃, 治腸風瀉血, 去腹內小蟲, 益氣力令人肥健. ○ 生江溪間, 背有黑點巨口, 一名鱖豚, 卽今錦鱗魚也. 『本草』

궐어(鱖魚, 쏘가리)

성질이 평하고 맛이 달며 독이 없다(독이 약간 있다고도 한다). 허로를 보하고 비위를 튼튼하게 하며, 장풍(腸風)으로 피를 쏟는 것을 치료하고, 배 안의 작은 벌레를 죽이며, 기력(氣力)을 도와 살찌게 하며 건강해지게 한다.

○ 강이나 개울에 있는데 등에는 검은 점이 있으며 입이 크다. 일명 궐돈(鱖豚)이라고도 하는데, 요즘은 금린어(錦鱗魚)라고 한다[본초].

【膽】主骨鯁, 在喉中不下.『本草』

궐어담(鱖魚膽) 뼈가 목에 걸려서 내려가지 않는 데 주로 쓴다[본초].

青魚

○ 性平, 味甘, 無毒. 主濕痺脚弱. ○ 生江湖間, 似鯉鯇而背正青色.『本草』○ 非我國之青魚也.『俗方』

청어(青魚)

성질이 평하고 맛이 달며 독이 없다. 습비(濕痺)로 다리가 약해지는 데 주로 쓴다[본초].

○ 강이나 호수에 사는데, 잉어[鯉]나 혼어[鯇] 비슷하고 등은 퍼렇다[본초].

○ 이것은 우리나라의 청어가 아니다[속방].

石首魚

○ 조긔. 性平, 味甘, 無毒. 主食不消, 腹脹暴痢. 和蓴作羹, 開胃益氣. ○ 乾食之, 名爲鮝(音想). 生東海.『本草』

석수어(石首魚, 조기)

성질이 평하고 맛이 달며 독이 없다. 음식이 잘 소화되지 않고 배가 불러 오르면서 갑자기 이질이 생긴 데 주로 쓴다. 순채[蓴]와 같이 국을 끓여서 먹으면 음식 맛이 나게 되고 소화가 잘 되며 기를 돕는다.

○ 말린 것을 굴비[鮝]라고 한다. 이것은 동해에 산다[본초].

【頭中石】頭中有小石, 如碁子, 主下石淋, 磨服之.『本草』

석수어두중석(石首魚頭中石) 조기의 대가리 안에는 바둑돌 같은 작은 돌이 있는데, 이것은 주로 석림 때 돌을 내려가게 한다. 갈아서 먹는다[본초].

鯔魚

○ 슝어. 性平, 味甘, 無毒. 開胃, 通利五藏, 令人肥健. ○ 此魚食泥, 與百藥無忌, 似鯉而身圓頭扁骨軟. 生江海淺水中.『本草』

치어(鯔魚, 숭어)

성질이 평하고 맛이 달며 독이 없다. 이것은 음식 맛이 나게 하고 소화가 잘 되게 하며, 오장을 통하게 하고 순조롭게 하여 살찌게 하며 건강해지게 한다.

○ 이 물고기는 진흙을 먹으므로 온갖 약을 쓸 때도 꺼리지 않는다. 생김새는 잉어[鯉]와 비슷한데 몸통은 둥글고 대가리는 넓적하며 뼈는 연하다. 강과 바다의 얕은 곳에서 산다[본초].

鱸魚

○ 로어. 性平, 味甘, 有小毒. 補五藏, 和腸胃, 益筋骨. 作膾尤佳, 多食宜人, 雖有小毒, 不至發病. 生江湖中. 『本草』

노어(鱸魚, 농어)

성질이 평하고 맛이 달며 독이 약간 있다. 오장을 보하고, 장위를 고르게 하며, 힘줄과 뼈를 튼튼하게 한다. 회를 쳐 먹으면 더 좋은데 많이 먹어야 좋다. 독이 좀 있으나 병이 생기게는 하지 않는다. 강이나 호수에 산다[본초].

鮎魚

○ 머여기. 性煖, 味甘, 無毒. 主浮腫下水, 利小便. ○ 生池澤, 處處有之. 大首方口, 背靑黑, 無鱗多涎. ○ 有三種, 口腹俱大者名鱯 音戶, 背靑口小者名鮎 音廉, 口小背黃腹白者名鮠 音危, 皆無鱗有毒, 非食品之佳味也. 一名鮧. 『本草』

점어(鮎魚, 메기)

성질은 덥고 맛은 달며 독이 없다. 주로 부은 것을 내리고 오줌이 잘 나오게 한다.

○ 못에서 사는데 어느 못에나 다 있다. 대가리가 크고 입은 모가 났으며 등이 검푸르고 비늘이 없으며 침이 많다.

○ 3가지 종류가 있는데, 입과 배가 다 큰 것은 호어(鱯魚)라 하고, 등이 퍼렇고 입이 작은 것은 점어(鮎魚)라고 하며, 입이 작고 등이 누렇고 배가 허연 것은 위어(鮠魚)라고 한다. 이것은 다 비늘이 없고 독이 있기 때문에 식품으로는 좋지 않다. 일명 이어(鮧魚)라고도 한다[본초].

【涎】 主三消渴疾. 『本草』

점어연(鮎魚涎) 상·중·하의 3가지 소갈[三消渴疾]을 치료한다[본초].

鱔魚

○ 드렁허리. 性大溫, 味甘, 無毒. 主濕痺, 補虛損, 療瀋脣, 治婦人產後淋瀝, 血氣不調, 羸瘦. ○ 一名鱓 音善 魚. 似鰻鱺魚而細長, 亦似蛇而無鱗, 有靑黃二色, 生水岸泥窟中, 所在皆有. 亦蛇類也. 『本草』

선어(鱔魚, 드렁허리)

성질이 몹시 따뜻하고 맛이 달며 독이 없다. 습비(濕痺)를 치료하고, 허손된 것을 보하며, 입술이 허는 것을 낫게 한다. 또한 부인들이 해산 후에 오줌이 잘 나오지 않으면서 방울방울 떨어지는 것과 혈기가 고르지 않고 여위는 것도 치료한다.

○ 일명 선어(鱓魚)라고도 하는데, 뱀장어처럼 가늘고 길어서 뱀 비슷한데 비늘은 없고, 푸르고 누런 2가지 색이 난다. 물가의 진흙 구멍 속에서 산다. 이것도 뱀 종류이다[본초].

【血】 主癬及瘻瘡. 『本草』

선어혈(鱔魚血) 버짐[癬]과 누창(瘻瘡)을 치료한다[본초].

【頭骨】 止痢, 治消渴. 端午日取, 燒灰用. 『本草』

선어두골(鱔魚頭骨) 이질을 낫게 하고, 소갈을 치료한다. 단옷날에 잡아 태워 가루내서 쓴다[본초].

【皮】 主婦人乳硬結痛. 燒灰, 酒下二錢. 『本草』

선어피(鱔魚皮) 부인의 젖이 딴딴하게 뭉쳐서 아픈 것을 치료하는데, 불에 태워 가루내어 8g씩 술로 먹는다[본초].

比目魚

○ 가자미. 性平, 味甘, 無毒. 補虛, 益氣力. 多食稍動氣. ○ 東海有比目魚, 其名爲鰈. 『本草』 ○ 形如箬葉, 一邊有兩目, 動則兩邊相比而行. 『日用』 ○ 卽今廣魚·舌魚之類. 『俗方』

비목어(比目魚, 가자미)

성질이 평하고 맛이 달며 독이 없다. 허한 것을 보하고 기력을 돕는다. 많이 먹으면 기를 약간 동(動)하게 한다.

○ 동해에 있는 가자미는 그 이름을 접어(鰈魚)라고 한다[본초].

○ 생김새는 산대잎[箬葉] 같고 한쪽에 두 눈이 있는데 다닐 때에는 두 눈이 나란히 되어 다닌다[일용].

○ 요즘 광어(廣魚)나 설어(舌魚)라고 하는 것과 같은 종류이다[속방].

魟魚

○ 가오리. 食之益人. 尾有大毒, 有肉翅, 尾長二尺. 刺在尾中, 人被刺, 煮海獺皮及魚簄竹解之. ○ 候人尿處, 以刺釘之, 令人陰腫痛. 拔去卽愈. 『食物』

공어(魟魚, 가오리)

먹으면 몸을 보한다. 꼬리에는 독이 많고 살로 된 지느러미가 있으며 꼬리는 2자나 된다. 꼬리에 가시가 있는데, 이 가시에 찔렸을 때에는 바다 수달의 껍질[海獺皮]과 고기잡는 발[魚簄]을 만들었던 참대를 달여 먹어야 독이 풀린다.

○ 사람이 오줌을 눈 곳에 가오리의 가시를 박아 놓으면 그 사람의 음부가 붓고 아프게 하는데, 그것을 뽑아버리면 곧 낫는다[식물].

河純

○ 복. 性溫 一云凉, 味甘, 有毒 一云大毒. 補虛去濕, 理腰脚, 去痔疾, 殺蟲. ○ 生江河中, 觸之則怒氣滿腹膨脹. 又名䰽魚, 吹肚魚, 胡夷魚. ○ 此魚有大毒, 味雖珍, 然修治不如法, 食之殺人, 不可不愼也. ○ 此魚, 肉無毒, 肝與卵, 有大毒. 凡修事, 宜去肝與卵, 並脊內黑血, 淨洗去血爲好. 『本草』 ○ 與水芹同煮, 則無毒云. 『俗方』

하돈(河純, 복어)

성질이 따뜻하고(서늘하다고도 한다) 맛이 달며 독이 있다(독이 많다고도 한다).

○ 허한 것을 보하고 습을 없애며, 허리와 다리의 병을 치료하고, 치질을 낫게 하며, 벌레를 죽인다.

○ 강물에서 사는데, 무엇으로 건드리면 성을 내어 배가 팽팽하게 부풀어 오른다. 또한 규어(䰽魚), 취두어(吹肚魚), 호이어(胡夷魚)라고도 한다.

○ 이 물고기는 독이 많아서 맛이 좋지만 제대로 손질하지 않고 먹으면 죽을 수 있으므로 조심하지 않으면 안 된다.

○ 이 물고기의 살에는 독이 없으나 간과 알에는 독이 많기 때문에 손질할 때에는 간과 알을 제거해야 하며, 등뼈 속의 검은 피도 깨끗하게 씻어 피를 제거하는 것이 좋다[본초].

○ 수근과 함께 끓이면 독이 없어진다고 한다[속방].

杏魚

○ 대구. 性平, 味鹹, 無毒. 食之補氣. 腸與脂, 味尤佳. 生東北海, 俗名大口魚. 『俗方』

구어(杏魚, 대구)

성질이 평하고 맛이 짜며 독이 없다. 먹으면 기를 보한다. 장(腸)과 기름의 맛이 더 좋다. 동해와 북해에 사는데, 민간에서는 대구어(大口魚)라고 한다[속방].

八梢魚

○ 문어. 性平, 味甘, 無毒. 食之無別功. 身有八條長脚, 無鱗無骨, 故又名八帶魚. 生東北海, 俗名文魚. 『俗方』

팔초어(八梢魚, 문어)

성질이 평하고 맛이 달며 독이 없다. 먹어도 특별한 효과는 없다. 몸통에는 8가닥의 긴 다리가 있고 비늘과 뼈가 없기 때문에 팔대어(八帶魚)라고도 한다. 동해와 북해에 사는데, 민간에서는 문어(文魚)라고 한다[속방].

小八梢魚

○ 性平, 味甘, 無毒. 形似八梢魚而小, 亦無鱗無骨. 生海邊, 俗名絡蹄. 『俗方』 ○ 本經, 名章擧魚, 一名石距, 比烏賊魚差大, 味珍好, 卽此也. 『本草』

소팔초어(小八梢魚, 낙지)

성질이 평하고 맛이 달며 독이 없다. 생김새는 문어[八梢魚]와 비슷한데 작고 비늘과 뼈가 없다. 바닷가에 사는데, 민간에서는 낙제(絡蹄)라고 한다[속방].

○ 『신농본초경[本經]』에 장거어(章擧魚)라 하고 일명 석거(石距)라고도 하는데 오징어[烏賊魚]보다 크고 맛이 좋다고 한 것이 곧 이것이다[본초].

松魚

○ 性平, 味甘, 無毒. 味極珍, 肉肥色赤, 而鮮明如松節, 故名爲松魚. 生東北江海中. 『俗方』

송어(松魚)

성질이 평하고 맛이 달며 독이 없다. 맛이 아주 좋으며 살이 많고 색깔이 벌거면서 선명한 것이 관솔[松節]과 같다고 하여 송어라고 하였다. 동해 · 북해와 강에서 산다[속방].

鰱魚

○ 性平, 無毒, 味亦甘美. 卵如眞珠而微紅色, 味尤美. 生東北江海中. 『俗方』

연어(鰱魚)

성질이 평하고 독이 없으며 맛이 또한 달고 좋다. 알이 진주같이 생겼는데 약간 붉은색이 나는 것이 맛이 더 좋다. 동해 · 북해와 강에서 산다[속방].

白魚

○ 性平, 無毒. 開胃下食. 生江湖中, 冬月鑿氷取之. 生漢江者尤好. 『俗方』

백어(白魚, 뱅어)

성질이 평하고 독이 없다. 음식 맛이 나게 하고 소화가 잘 되게 한다. 강이나 호수에서 사는데, 겨울에는 얼음을 뚫고[鑿] 잡는다. 한강에 사는 것이 더 좋다[속방].

鰍魚

○ 믜꾸리. 性溫, 味甘, 無毒. 補中, 止泄. 形短小, 常在泥中. 一名鰌魚. 『入門』

추어(鰍魚, 미꾸라지)

성질이 따뜻하고 맛이 달며 독이 없다. 중초를 보하고, 설사를 멎게 한다. 생김새는 짧고 작으며 늘 진흙 속에서 산다. 일명 추어(鰌魚)라고도 한다[입문].

黃顙魚

○ 性平, 味甘, 無毒. 主醒酒. 一名䱱鰮, 尾如鮎魚. 『日用』

황상어(黃顙魚)

성질이 평하고 맛이 달며 독이 없다. 주로 술에 취한 것을 깨어나게 한다. 일명 앙알(䱱鰮)이라고도 하는데, 꼬리는 메기[鮎魚]와 같다[일용].

鱟魚

○ 性平, 無毒. 治痔殺蟲, 及腸風瀉血, 産後痢. 生南海. 大者如扇, 長六七尺, 似蟹皆牡牝相隨, 無目得牝始行, 牝去牡死, 生南海. 『本草』 ○ 鱟音候.

후어(鱟魚)

성질이 평하고 독이 없다. 치질을 낫게 하고 벌레를 죽이며, 장풍(腸風)으로 피를 쏟는 것[瀉血]과 해산 후의 이질을 치료한다. 남해에서 산다. 큰 것은 부채같이 생겼는데 길이가 6~7자나 되고 게 비슷하기도 하며 수컷과 암컷이 맞붙어 다닌다. 수컷은 눈이 없기 때문에 암컷을 만나야 비로소 다닐 수 있다. 암컷이 달아나면 수컷은 죽는다. 남해에 산다[본초].

銀條魚

○ 性平, 無毒. 寬中健胃. 合生薑, 作羹良. 『入門』 ○ 疑今之銀口魚也.

은조어(銀條魚, 도루묵)

성질이 평하고 독이 없다. 속을 편안하게 하고 위를 튼튼하게 한다. 생강과 함께 넣어서 국을 끓이면 좋다[입문].

○ 요즘 은어[銀口魚]라고 하는 것이 이것을 말하는 것 같다.

海㹠

○ 물가치. 味鹹, 無毒. 主蠱毒·瘴瘧, 作脯食之. ○ 皮中脂, 摩惡瘡·疥癬·痔瘻. 生大海, 候風潮卽出. 形如㹠, 江中亦有. 『入門』

해돈(海㹠, 곱등어)

맛이 짜고 독이 없다. 고독(蠱毒)과 장학(瘴瘧)을 치료하는데, 말려 포(脯)로 만들어 먹는다.

○ 가죽에서 낸 기름은 악창이나 옴[疥癬]·치루(痔瘻)에 바르면 좋다. 큰 바다에서 사는데, 바람이나 조수에 밀려서 나온다. 생김새는 돼지[㹠] 같은데, 강에서도 산다[입문].

鮰魚

○ 生南海. 味美, 無毒. 膘可作膠, 一名江鰾. 『入門』 ○ 一名魚鰾. 治破傷風. 『正傳』

○ 疑是今之民魚.『俗方』

회어(鮰魚, 민어)

남해에서 사는데, 맛이 좋고 독이 없다. 부레로는 갖풀을 만들 수 있는데, 일명 강표(江鰾)라고도 한다[입문].

○ 일명 어표(魚鰾)라고도 하는데, 파상풍(破傷風)을 치료한다[정전].

○ 요즘 민어(民魚)라고 하는 것이 이것을 말하는 것 같다[속방].

魚鮓

○ 믈고기젓. 性平, 味甘, 無毒. 乃諸魚所作之鮓也, 不益脾胃.『入門』

어자(魚鮓, 물고기젓)

성질이 평하고 맛이 달며 독이 없다. 여러 가지 물고기로 담근 젓인데, 비위(脾胃)에는 좋지 않다[입문].

魚膾

○ 믈고기회. 性溫, 味甘. 主喉中氣結, 心下酸水. 和薑·芥·醋食之. ○ 鮒魚膾, 開胃, 止腸澼. ○ 鯉魚膾, 主氣結.『本草』

어회(魚膾, 물고기회)

성질이 따뜻하고 맛이 달다. 목구멍에 기가 뭉친 것과 명치 밑에 신물이 도는 것을 치료한다. 생강·겨자[芥]·식초를 쳐서 먹는다.

○ 붕어회[鮒魚膾]는 음식을 잘 먹게 하고 이질[腸澼]을 멎게 한다.

○ 잉어회[鯉魚膾]는 기가 뭉친 것을 치료한다[본초].

9. 蟲部

○ 凡九十五種.

모두 95가지이다.

白蜜

○ 빗흰꿀. 性平 一云微溫, 味甘, 無毒. 主安五藏, 益氣補中, 止痛解毒, 除衆病, 和百藥, 養脾氣, 止腸澼, 療口瘡, 明耳目. ○ 生諸山石中, 色白如膏者良. 一名石蜜, 卽崖蜜也. ○ 生諸山石中, 或木中, 經二三年者, 氣味醇厚. 人家畜養, 則一歲再取之, 取之旣數, 則氣味不足, 所以不及陳白者爲良. 『本草』 ○ 蠟取新, 蜜取陳也. 凡煉蜜, 必須用火熬開, 以紙覆經宿, 紙上去蠟盡, 再熬變色. 大約一斤得十二兩爲佳, 不可過度. 『入門』

백밀(白蜜, 꿀)

성질이 평하고(약간 따뜻하다고도 한다) 맛이 달며 독이 없다. 주로 오장을 편안하게 하고 기를 도우며 중초를 보하고, 통증을 멎게 하며 해독한다. 여러 가지 병을 낫게 하고, 온갖 약을 조화시키며, 비기(脾氣)를 보한다. 또한 장벽(腸澼)을 멎게 하고, 입이 헌 것을 치료하며, 귀와 눈을 밝게 한다.

○ 산속의 바위틈에 있는 것으로서 색이 희고 기름 같은 것이 좋다. 일명 석밀(石蜜)이라고 하는 것도 있는데 그것은 벼랑에 있는 꿀[崖蜜]을 말한다.

○ 산속의 바위틈이나 나무 안에서 2~3년 묵은 것이라야 성질과 냄새・맛이 좋다. 양봉한 꿀은 1년에 2번 뜨는데 자주 뜨면 성질과 맛이 좋지 못하다. 때문에 묵어서 허옇게 된 것이 좋다[본초].

○ 황랍은 새것을 쓰고, 꿀은 묵은 것을 쓴다. 꿀은 반드시 다음과 같이 졸여야 한다. 불에 녹여서 하룻밤 종이를 덮어 두었다가 황랍이 종이 위에 다 올라붙은 다음 건져 버리고 다시 색이 변하도록 졸인다. 대체로 600g을 360g이 되게 졸이면 좋고, 지나치게 졸이면 안 된다[입문].

【蜂子】 벌의삿기. 性平, 味甘, 無毒. ○ 蜂子, 卽蜜蜂子也, 在蜜脾中, 如蛹而色白大. 黃蜂子卽人家及大木間作房㼌瓡蜂也, 比蜜蜂更大. 土蜂子, 卽穴土居者, 形最大. 凡用蜂子, 並取頭足未成者佳. 鹽炒食之, 皆性凉, 有毒. 利大小便, 治婦人帶下. 『本草』

봉자(蜂子, 새끼벌) 성질이 평하고 맛이 달며 독이 없다.

○ 봉자(蜂子)는 바로 꿀벌 새끼를 말하는데, 벌개 속에 있으며 번데기 같으면서 색이 희고 크다. 황봉자(黃蜂子)는 바로 사람 사는 집이나 큰 나무 사이에 집을 짓고 있는 참벌[㼌瓡蜂]을 말하는데 꿀벌보다 크다. 토봉자(土蜂子)는 바로 땅 속에서 사는 벌을 말하는데 생김새가 제일 크다. 새끼벌은 대가리와 발이 생기지 않은 것을 쓰는 것이 좋은데, 소금에 볶아서 먹는다. 이것은 모두 성질이 서늘하고 독이 있다. 대소변이 잘 나오게 하고, 부인의 대하증을 치료한다[본초].

【蜜蠟】 누른밀. 性微溫, 味甘, 無毒. 主下痢膿血, 療金瘡, 益氣, 不飢, 耐老. ○

蠟, 卽蜜脾底也. 初時香嫩, 重煮治乃成. 俗人謂之黃蠟. 『本草』

밀랍(蜜蠟, 누런 밀) 성질이 약간 따뜻하고 맛이 달며 독이 없다. 피고름이 나오는 이질과 쇠붙이에 상한 것을 치료하며, 기를 돕고, 배고프지 않게 하며, 늙지 않게 한다.

○ 납(蠟)이란 바로 벌개의 찌꺼기[蜜脾底]를 말한다. 처음 것은 향기가 있고 묽은데, 여러 번 끓이면 굳어진다. 민간에서는 황랍이라고 한다[본초].

【白蠟】 흰밀. 性平, 味甘, 無毒. 療久痢, 補絶傷. ○ 取黃蠟, 薄削之, 曝百許日, 自然色白. 若卒用, 則烊納水中, 十餘過, 亦白色. 『本草』 ○ 又有白蠟, 出於兩南及濟州, 乃水青木脂也. 作燭甚明, 非此白蠟也. 『俗方』

백랍(白蠟, 흰 밀) 성질이 평하고 맛이 달며 독이 없다. 오랜 이질을 치료하고, 부러진 것을 이어지게 한다.

○ 황랍을 얇게 깎아서 백일 정도 햇볕에 말리면 저절로 색이 희어진다. 만일 빨리 쓰려면 녹여서 물 가운데 10여 일 동안 넣어 두었다가 쓴다. 이와 같이 하여도 역시 색이 희어진다[본초].

○ 또 한 가지 백랍은 전라도·경상도와 제주도에서 나는데, 이것은 수청목나무의 진[水青木脂]이다. 이것으로 초[燭]를 만들어 불을 켜면 대단히 밝은데, 이런 백랍을 말하는 것이 아니다[속방].

【蠮螉】 과내. 性平, 味辛, 無毒 一云有毒. 主久聾, 療鼻窒, 止嘔逆, 出竹木刺. ○ 卽蜾蠃, 一名蒲盧, 乃細腰蜂也. 黑色, 腰甚細, 能連泥在屋壁間·或器物傍作房, 如並竹管者是也. 入藥, 炒用. 『本草』

열옹(蠮螉, 나나니벌) 성질이 평하고 맛이 매우며 독이 없다(독이 있다고도 한다). 오래된 귀머거리와 코가 막히는 것을 치료하고, 구역을 멎게 하며, 박힌 참대나 나무가시를 나오게 한다.

○ 이것이 바로 과라(蜾蠃)인데, 일명 포로(蒲盧)라고도 한다. 곧 허리가 가는 벌이다. 색이 검고 허리가 아주 가늘며 진흙으로 집담벽이나 어떤 물체에 붙어서 대롱을 여러 개 묶어 놓은 것 같은 집을 짓는다. 약으로는 볶아서 쓴다[본초].

【露蜂房】 물벌의집. 性平, 味苦鹹, 無毒 一云微毒. 主驚癎·瘈瘲, 療癰腫不消, 及乳癰·齒痛·惡瘡. ○ 樹上大黃蜂窠也. 人家者力慢, 不堪用, 不若山林中得風露氣者佳. 七月七日, 或十一月·十二月採, 熬乾, 研用. ○ 土蜂房, 治癰腫不消, 醋調塗之. 『本草』 ○ 紫金砂, 卽蜂房蒂也. 治大小便不通. 熬研用之. 『總錄』

노봉방(露蜂房, 말벌의 집) 성질이 평하고 맛이 쓰고 짜며 독이 없다(독이 약간 있다고도 한다). 경간(驚癎)·계종(瘈瘲), 옹종(癰腫)이 삭지 않는 것과 유옹(乳癰)·치통·악창을 치료한다.

○ 나무 위에 붙어 있는 크고 누런 벌집을 말한다. 마을에 있는 것은 효력이 약하기 때문에 쓰지 못한다. 산속에서 바람과 이슬을 맞은 것이 좋다. 음력 7월 7일이나 11월·12월에 뜯어다가 볶아서 말린 다음 가루내어 쓴다.

○ 땅벌집[土蜂房]은 옹종이 삭지 않는 것을 치료하는데, 식초에 개어 바른다[본초].

○ 자금사(紫金砂)란 바로 노봉방의 꼭지이다. 대소변이 통하지 않는 것을 치료하는데, 볶아 가루내어 쓴다[총록].

牡蠣

◯ 굴조개. 性平 一云微寒, 味鹹, 無毒. 澁大小腸, 止大小便及盜汗, 療泄精及女子帶下赤白, 除溫瘧. ◯ 牡蠣爲軟堅·收斂之劑, 入足少陰經. 『總錄』 ◯ 生東海, 採無時. 一云十一月採爲好. 其殼, 擧腹向南視之, 口斜向東則是左顧, 或曰以尖頭爲左顧. 左顧者入藥. 大抵以大者爲好. ◯ 先用鹽水煮一伏時, 火煅, 研粉用之. 『總錄』

모려(牡蠣, 굴조개)

성질이 평하고(약간 차다고도 한다) 맛이 짜며 독이 없다. 대소장을 껄끄럽게 하고, 대소변이 지나치게 나오는 것과 식은땀을 멎게 하며, 유정·몽설·적백대하를 치료하며, 온학을 낫게 한다.

○ 모려는 굳은 것을 물러지게 하고 수렴작용을 하는 약제[收斂之劑]인데, 약 기운이 족소음경(足少陰經)으로 들어간다[총록].

○ 동해에 사는데, 아무 때나 잡는다. 음력 11월에 잡는 것이 좋다는 말도 있다. 배 쪽의 껍질을 남쪽으로 향하게 들고 보았을 때 주둥이가 동쪽으로 돌아가 있는 것을 좌고모려(左顧牡蠣)라고 하며, 혹 대가리가 뾰족한 것을 좌고모려라고도 하는데, 이것을 약으로 쓴다. 대체로 큰 것이 좋다.

○ 먼저 소금물에 2시간 정도 끓인 다음 불에 구워 가루내어 쓴다[총록].

【肉】 굴. 食之美好, 更有益, 兼令人細肌膚, 美顔色. 海族之最可貴者也. 『總錄』

모려육(牡蠣肉, 굴조갯살) 먹으면 맛이 좋은데, 몸에 아주 좋다. 또한 살결을 곱게 하고 얼굴색을 좋아지게 하는데, 바다에서 나는 식품 가운데서 가장 좋은 것이다[총록].

龜甲

◯ 남셩의등겁질. 性平, 味鹹甘, 有毒 一云無毒. 主漏下赤白, 破癥瘕·痎瘧·五痔·陰蝕·濕痺痿弱. 『本草』 ◯ 破癥, 止漏, 攻瘧, 治勞復. 『醫鑑』 ◯ 一名神屋. 生江河湖水中, 採無時, 勿令中濕, 卽有毒. 『本草』 ◯ 凡用龜甲, 以生脫者爲上, 酥灸·或酒灸用之. 『入門』

귀갑(龜甲, 남생이의 등딱지)

성질이 평하고 맛이 짜면서 달고 독이 있다(독이 없다고도 한다). 적백대하를 치료하고, 징가를 헤치며, 학질과 5가지 치질, 음식창과 습비로 다리가 늘어지고 약해진 것을 치료한다[본초].

○ 징가를 헤치고, 대하를 멎게 하며, 학질과 노복(勞復)을 치료한다[의감].

○ 일명 신옥(神屋)이라고도 한다. 강과 호수에서 사는데, 아무 때나 잡아도 좋다. 누기가 차지 않게 해야 한다. 누기가 차면 독이 생긴다[본초].

○ 남생이의 등딱지는 산 채로 벗긴 것이 제일 좋은데, 연유[酥]를 발라 굽거나 술에 담갔다가 구워서 쓴다[입문].

【龜板】 남셩의빗바당. 性味, 同龜甲. ◯ 上甲卽龜甲, 下甲卽龜板, 皆善治陰虛·食積發熱. 『入門』 ◯ 龜板補陰·續骨·逐瘀血. 『醫鑑』 ◯ 腹下可十鑽遍者, 名敗龜. 治血麻痺. 方書多用敗龜. 取鑽灼之多者, 一名漏天機. 『本草』 ◯ 龜乃陰中至陰之物, 稟北

方之氣而生, 故大有補陰之功. 『丹心』

귀판(龜板, 남생이의 배딱지) 성질과 맛은 귀갑과 같다.

○ 등딱지는 귀갑(龜甲)이라 하고, 배딱지는 귀판이라고 하는데, 이것들은 다 음이 허하거나 식적(食積)으로 열이 나는 것을 잘 치료한다[입문].

○ 남생이 배딱지는 음을 보하고 뼈가 이어지게 하며 어혈을 몰아낸다[의감].

○ 배 밑에 송곳으로 몸 전체에 걸쳐 구멍 열 개를 뚫을 수 있는 것[1]은 패귀(敗龜)라고 하는데, 혈증으로 마비된 것을 치료한다. 방서(方書)에는 패귀가 많이 사용된다. 이것은 송곳으로 구멍을 많이 뚫어 불에 많이 구운 것을 취하는데, 일명 누천기(漏天機)라고도 한다[본초].

○ 남생이[龜]는 음(陰) 가운데서 음이 많은[陰中至陰] 동물인데 북쪽의 기운을 받아서 생긴 것이기 때문에 음을 크게 보한다[단심].

【肉】性溫, 味酸. 除濕瘴·風痺·踒折. 食之一如鼈法. ○ 十二月勿食龜肉, 損命. 多神靈, 不可輕殺. 『本草』

귀육(龜肉, 남생이의 고기) 성질이 따뜻하고 맛이 시다. 습장(濕瘴)·풍비(風痺)와 다리를 잘 쓰지 못하는 것을 치료한다. 먹는 방법은 자라와 같다.

○ 음력 12월에는 남생이 고기[龜肉]를 먹지 말아야 한다. 먹으면 몸에 몹시 나쁘다. 신령이 많으니 경솔하게 죽여서도 안 된다[본초].

【尿】主耳聾, 滴耳中卽差. ○ 龜尿最難得, 取龜置盤中, 以鑑照之, 龜見影淫發而失尿. 又以紙撚點火, 以點其尻, 亦致失尿. 『本草』 ○ 以龜置荷葉上, 用猪鬃, 鼻內刺之, 卽出. 『類聚』 ○ 熱龜體, 上下抖擻之, 尿卽出. 『俗方』 ○ 置龜蓮葉, 以鏡照之, 尿自出. 諸法皆不及鏡照之駃. 『綱目』

귀뇨(龜尿, 남생이의 오줌) 귀가 먹은 것[耳聾]을 치료하는데, 귀 안에 떨어뜨려 넣으면 곧 낫는다.

○ 남생이의 오줌을 구하기는 매우 어렵다. 남생이를 그릇에 담아 놓고 거울을 비춰 주면 제 그림자를 보고 성욕이 생겨서 오줌을 싸게 된다. 또한 종이심지에 불을 달아 꽁무니에 쪼여 주어도 오줌을 눈다[본초].

○ 남생이를 연잎 위에 놓고 돼지 갈기털[猪鬃]로 콧속을 찔러 주어도 오줌을 눈다[유취].

○ 남생이 몸뚱이[龜體]의 아래위를 뜨겁게 해주면서 들고 흔들어도 오줌을 눈다[속방].

○ 남생이를 연잎 위에 놓고 거울을 비쳐 주면 오줌을 누는데 다른 방법들은 모두 이 방법보다 못하다[강목].

鼈甲

○ 쟈라등겁질. 性平, 味鹹, 無毒. 主癥瘕·痃癖, 除骨節間勞熱, 婦人漏下五色羸瘦, 小兒脇下痞堅, 療溫瘧, 墮胎. 『本草』 ○ 除崩, 主漏, 消痃癖·骨蒸勞熱. 『醫鑑』 ○ 生

1) 남생이의 배딱지가 모두 열 조각이다.

江湖. 生取甲, 剔去肉爲好, 不用煮脫者. 但看有連厭及乾厭便好. 若兩邊骨出, 知已被煮也. ○ 要綠色·九肋·多裙, 重七兩者爲上. 取無時. ○ 食鱉忌莧. ○ 凡用, 以醋煮黃色, 去勞熱, 童尿煮一日.『本草』

별갑(鱉甲, 자라의 등딱지)

성질이 평하고 맛이 시며 독이 없다. 주로 징가와 현벽(痃癖)에 쓰며, 뼈마디 사이의 노열(勞熱)을 없앤다. 부인이 5가지 대하가 흐르면서 여위는 것과 어린아이의 갈빗대 밑에 딴딴한 것이 있는 것을 치료한다. 또한 온학을 낫게 하고, 유산하게 한다[본초].

○ 붕루를 멎게 하고, 현벽과 골증노열(骨蒸勞熱)을 없앤다[의감].

○ 강이나 호수에서 산다. 산 채로 잡아 등딱지에서 고기를 발라 버린 것이 좋고, 삶아서 벗긴 것은 쓰지 못한다. 변두리에 살같이 너덜너덜한 것이나 말라붙은 것이 있는 것이 좋다. 양쪽에 뼈 같은 것이 나온 것은 삶은 것이다.

○ 색이 퍼렇고 갈빗대가 9개이고 너부렁이가 많으며 무게가 280g 정도 되는 것이라야 상품이다. 아무 때나 잡아 써도 좋다.

○ 자라[鱉]를 먹을 때에 비름[莧]을 먹어서는 안 된다.

○ 식초를 두고 누렇게 삶아 쓰면 노열을 없앤다. 동자뇨[童尿]에 하루 동안 삶아서 쓰기도 한다[본초].

【肉】性冷, 味甘. 主熱氣·濕痺·婦人帶下, 益氣, 補不足. 細擘, 和五味煮食之, 但不可久食, 則損人, 以其性冷故也. ○ 鱉甲·鱉肉, 補陰. ○ 三足者·獨足者·頭足不能縮者, 並大毒, 不可食之.『本草』○ 鱉, 其聽以眼, 故稱守神.『入門』

별육(鱉肉, 자라의 고기) 성질이 냉하고 맛이 달다. 열기(熱氣)와 습비(濕痺) 및 부인의 대하를 치료하는데, 기를 돕고 부족한 것을 보한다. 잘게 썰어서 양념을 두고 끓여 먹는다. 오랫동안 먹으면 안 되는데, 그 성질이 냉하여 사람을 손상시키기 때문이다.

○ 자라의 등딱지와 고기는 음(陰)을 보한다.

○ 발이 3개인 것과 하나인 것, 대가리와 발을 움츠렸다 내밀었다 하지 못하는 것은 모두 독이 많기 때문에 먹지 말아야 한다[본초].

○ 자라는 눈으로 듣기 때문에 수신(守神)이라고도 한다[입문].

【頭】主産後陰脫及脫肛, 燒灰付之. 頭血亦塗脫肛.『本草』

별두(鱉頭) 해산 후에 생긴 탈음증[陰脫證]과 탈항(脫肛)을 치료하는데, 태워서 가루내어 붙인다. 대가리의 피도 탈항에 바른다[본초].

【黿】ㄱ장큰쟈라. 性微溫. 主濕氣, 消百藥毒. ○ 鱉之最大者爲黿. 生江湖中, 有闊一二丈者, 卵大如鷄鴨子. 人捕食之.『本草』

원(黿, 큰자라) 성질이 약간 따뜻하다. 습증을 치료하고, 여러 가지 약독을 풀어 준다.

○ 자라 가운데서 제일 큰 것이 원(黿)이다. 강이나 호수에서 사는데, 너비는 1~2장 정도이고, 알의 크기는 달걀이나 오리알만하다. 이것은 사람도 잡아먹는다[본초].

瑇瑁

○ 야긔겁질. 性寒, 無毒. 解百藥毒, 辟蠱毒, 療心經風熱. ○ 瑇 與玳同 瑁, 龜類也. 惟腹背甲, 皆有紅點斑文. 生海中, 採無時. 入藥須生者乃佳. 『本草』

대모(瑇瑁, 바다거북의 껍데기)

성질이 차고 독이 없다. 여러 가지 약독을 풀어 주고, 고독(蠱毒)을 없애며, 심경(心經)의 풍열(風熱)을 내린다.

○ 대모도 거북이 종류이다. 오직 배와 등의 껍데기에는 모두 붉은 점과 알락달락한 무늬가 있다. 바다에서 사는데 아무 때나 잡는다. 약으로는 날것이라야 좋다[본초].

【肉】 性平. 主諸風, 鎭心脾, 利大小腸, 通月經. 『本草』

대모육(瑇瑁肉) 성질이 평하다. 여러 가지 풍증을 치료하고, 심과 비(脾)를 진정시키며, 대소장을 순조롭게 하고, 월경을 통하게 한다[본초].

石決明

○ 싱포겁질. 性平, 味鹹, 無毒. 主青盲·內障, 肝肺風熱, 目中障瞖. ○ 鰒魚甲也, 一名九孔螺, 一名千里光. 生東南海中, 以七孔九孔者爲良, 採無時. 眞珠母也, 內亦含珠. ○ 麪裹, 熟煨, 或鹽水煮, 一伏時然後, 磨去外黑皺皮了, 細研如麪, 方堪用. 『本草』

석결명(石決明, 전복의 껍질)

성질이 평하고 맛이 짜며 독이 없다. 청맹·내장(內障)과 간(肝)·폐(肺)에 풍열이 있어 눈에 장예(障瞖)가 생긴 것을 치료한다.

○ 전복 껍데기[鰒魚甲]를 말하는데, 일명 구공라(九孔螺) 또는 천리광(千里光)이라고도 한다. 동해나 남해에서 나는데, 구멍이 7개나 9개 있는 것이 좋고, 아무 때나 잡는다. 진주의 어미[眞珠母]인데, 속에 진주가 들어 있다.

○ 밀가루떡에 싸서 잿불에 굽거나 소금물에 2시간 정도 삶아서 겉에 있는 검으면서 주름이 진 껍질은 버리고 밀가루처럼 보드랍게 가루내어 쓴다[본초].

【肉】 名鰒魚. 性凉, 味鹹, 無毒. 啖之明目. ○ 人採肉, 以供饌, 最爲珍味. ○ 殼肉, 皆治目. 『本草』

석결명육(石決明肉) 전복[鰒魚]이라고 한다. 성질이 서늘하고 맛이 짜며 독이 없다. 먹으면 눈이 밝아진다.

○ 전복의 살을 반찬으로도 먹는데 맛이 아주 좋다.

○ 껍질과 살은 다 눈병을 낫게 한다[본초].

蟹

○ 게. 性寒 一云凉, 味鹹, 有毒 一云微毒. 主胸中熱結, 治胃氣消食, 療漆瘡, 治産後肚

痛, 血不下. ○ 生近海溪澗湖澤中. 八足二螯, 足節屈曲, 行則旁橫, 故曰一名螃蟹. 今人以爲食品之佳味. ○ 每至夏末秋初, 則如蟬蛻解, 當日名蟹之意, 必取此也. ○ 八月前, 每箇腹內, 有稻芒一顆, 東輸海神, 待輸芒後, 過八月, 方可食. 經霜更味美, 未經霜時有毒. 『本草』 ○ 殼闊多黃者, 名蠘, 其螯最銳, 食之行風氣. 扁而大者, 名蝤蛑, 解熱氣. 最小者, 名彭蜞, 食之生吐利. 一螯大一螯小者, 名擁劒, 可供食. 『入門』 ○ 獨螯 · 獨目 · 四足 · 六足皆有毒, 不可食. 海中有大蟹, 不入藥用. 『本草』

해(蟹, 게)

성질이 차고(서늘하다고도 한다) 맛이 짜며 독이 있다(독이 약간 있다고도 한다). 가슴에 열이 몰린 것을 헤치고, 위기를 다스려 음식이 소화되게 하며, 옻이 오른 것을 낫게 하고, 해산 후에 배가 아픈 것과 궂은 피가 내리지 않는 것을 치료한다.

○ 얕은 바닷가 · 시냇물 · 호수 · 못 등에서 산다. 발이 8개인데 집게발이 둘이다. 발가락을 폈다 굽혔다 하면서 기어가는데 옆으로 가기 때문에 방해(螃蟹)라고도 한다. 지금 사람들은 맛이 좋은 식품으로 여기고 있다.

○ 매번 늦여름과 초가을에 매미처럼 허물을 벗는다. '벗을 해(解)'자와 '벌레 충(虫)'자를 따서 '게 해(蟹)'자를 만든 뜻이 있다.

○ 음력 8월 전에는 게의 뱃속에 벼의 까끄라기[稻芒] 같은 덩어리가 하나 있는데, 그것은 동쪽 해신(海神)에게 보내진다. 그러므로 까끄라기가 보내진 후 8월이 지나야 먹을 수 있다. 서리가 내릴 때에 맛이 더 좋고, 서리가 내리기 전에는 독이 있다[본초].

○ 껍데기가 넓고 누런색이 많은 것은 점(蠘)이라고 하는데, 집게발이 제일 날카롭다. 이것을 먹으면 풍(風)이 동한다. 껍데기가 납작하면서 큰 것은 유모(蝤蛑)라고 하는데, 열을 내리게 한다. 제일 작은 것은 방게[彭蜞]라고 하는데, 이것을 먹으면 토하고 설사한다. 한 개의 집게발은 크고 한 개의 집게발은 작은 것을 꽃게[擁劒]라고 하는데 이것은 먹을 수 있다[입문].

○ 집게발과 눈이 하나씩 있거나 발이 4개이거나 6개인 것은 다 독이 있기 때문에 먹지 말아야 한다. 바다에 있는 큰 게는 약으로 쓰지 못한다[본초].

【脚中髓及殼中黃】 並能續斷絶筋骨. 『本草』

해각중수와 해각중황〔蟹脚中髓及蟹殼中黃〕 모두 끊어진 힘줄과 뼈를 이어지게 한다[본초].

【爪】 破胞, 墮胎, 破宿血, 止産後血閉腹痛. 『本草』

해조(蟹爪, 게의 발톱) 유산하게 하고, 어혈[宿血]을 삭이며, 해산 후에 궂은 피가 막혀 배가 아픈 것을 낫게 한다[본초].

【石蟹】 가재. 與螃蟹不同, 形且小, 其黃, 付久不合疽瘡. 螃蟹橫行, 石蟹退行, 此亦異. 生溪澗中. 『俗方』

석해(石蟹, 가재) 방게[螃蟹]와는 같지 않고 생김새가 작은데 딱지 속에 있는 누런 장을, 오랫동안 아물지 않는 헌데에 붙이면 좋다. 방게는 옆으로 가고 가재[石蟹]는 뒷걸음질하는 것이 다르다. 이것은 시냇물에서 산다[속방].

桑螵蛸

○ 뽕나모우희당의아지집. 性平, 味鹹甘, 無毒. 療男子腎衰, 漏精, 精自出, 止小便滑數, 或遺尿. ○ 一名蝕疣, 螳蜋子也. 生桑樹上, 二月三月採, 蒸之, 當火炙, 不爾令人泄. ○ 以桑上者爲好, 兼得桑皮之津氣也. 略蒸過用之. 『本草』

상표초(桑螵蛸, 사마귀알집)

성질이 평하고 맛이 짜면서 달고 독이 없다. 남자가 신기(腎氣)가 쇠약하여 몽설과 유정이 있는 것을 낫게 하고, 오줌이 술술 자주 나오는 것과 혹 오줌이 저도 모르게 나오는 것을 멎게 한다.

○ 일명 식우(蝕疣)라고 하는데, 당랑자(螳蜋子)이다. 뽕나무에 붙어서 사는데, 음력 2~3월에 따서 찌거나 불에 구워 쓴다. 그렇지 않으면 설사한다.

○ 뽕나무의 것이 좋은데, 그것은 뽕나무 껍질[桑皮]의 진기(津氣)까지 겸하고 있기 때문이다. 약간 쪄서 쓴다[본초].

蟬殼

○ 미얌의허믈. 主小兒癎, 及不能言, 治目昏瞖不見物. 又療痘瘡不快出, 甚良. 專主小兒諸疾. 五月採. 『本草』

선각(蟬殼, 매미의 허물)

어린아이의 간질과 말을 못하는 것, 눈이 어둡고 예장이 생겨서 보지 못하는 것을 치료한다. 또한 마마[痘瘡] 때 발진이 잘 돋지 않는 데도 아주 좋다. 오로지 어린아이의 여러 가지 병을 치료한다. 음력 5월에 수집한다[본초].

蠐螬

○ 굼벙이. 性微寒, 味鹹, 有毒. 主惡血 · 血瘀 · 痺氣, 目中淫膚 · 靑瞖 · 白膜, 及破骨 · 踒折 · 金瘡內塞, 下乳汁. ○ 生人家積糞草中, 取無時, 反行者良. 此蟲以背行, 反駃於脚. 『本草』 ○ 生桑柳樹中, 內外潔白者佳. 生糞中者, 止可敷瘡疽. 採取陰乾, 糯米同炒, 米焦取出, 去口畔及身上黑塵了, 乃可用. 『入門』 ○ 然不背行者, 非眞蠐螬也. 『俗方』

제조(蠐螬, 굼벵이)

성질이 약간 차고 맛이 짜며 독이 있다. 악혈(惡血) · 어혈[血瘀] · 비기(痺氣)와 눈의 군살[淫膚] · 청예(靑瞖) · 백막(白膜) 및 뼈가 부스러졌거나 부러지고 삔 것, 쇠붙이에 다쳐 속이 막힌 것을 치료하고 젖이 잘 나오게 한다.

○ 집 근처의 두엄더미 속에서 산다. 아무 때나 잡아도 좋은데, 뒤집어져서 다니는 것이 좋다. 이 벌레는 등으로 다니는 것이 다리로 다니는 것보다 더 빠르다[본초].

○ 뽕나무나 버드나무 속에서 사는데, 겉과 속이 깨끗하고 흰 것이 좋다. 두엄더미 속에 있는 것은 창저(瘡疽)에만 바를 수 있다. 잡아 그늘에서 말린 다음 찹쌀과 함께 넣고 쌀이 누렇게 되도록 볶아 꺼내어, 입이나 몸뚱이에 있는 검은 티를 버리고 나서야 쓸 수 있다[입문].

○ 등으로 다니지 않는 것은 좋은 굼벵이가 아니다[속방].

白殭蠶

○ 누에주겨므ᄃᆞ니. 性平, 味鹹辛, 無毒 一云小毒. 主小兒驚癎, 去三蟲, 滅黑䵟, 及諸瘡瘢痕, 幷一切風疾, 皮膚痒痺. 又主婦人崩中·下血 ○ 蠶自殭死, 白色而條直者爲佳. 四月取, 勿令中濕, 濕則有毒. ○ 糯米泔浸去涎·嘴, 薑汁炒用. 『本草』

백강잠(白殭蠶)

성질이 평하고 맛이 짜면서 매우며 독이 없다(독이 약간 있다고도 한다). 어린아이의 경간을 치료하고, 3가지 충을 죽이며, 주근깨와 여러 가지 헌데의 흠집을 없애고, 모든 풍병과 피부가 가렵고 마비된 것을 낫게 하며, 부인이 붕루로 하혈하는 것을 멎게 한다.

○ 누에[蠶]가 저절로 죽어서 색이 허옇게 되고 꼿꼿한 것이 좋다. 음력 4월에 수집해서 쓰는데, 누기가 차지 않게 해야 한다. 누기가 차면 독이 생긴다.

○ 찹쌀 뜨물[糯米泔]에 담가 두었다가 침[涎] 같은 것과 주둥이는 버리고 생강즙에 볶아서 쓴다[본초].

【蠶蛹子】 누에고티예본도기. 性平, 味甘, 無毒. 治風及勞瘦. 乃繰絲後, 繭內蛹子也. 『本草』

잠용자(蠶蛹子, 누에번데기) 성질이 평하고 맛이 달며 독이 없다. 풍증과 허로, 여위는 것을 치료한다. 이것은 누에고치에서 실을 뽑으면 나온다[본초].

原蠶蛾

○ 도나기누에나뷔. 性溫 一云熱, 味鹹, 有小毒. 壯陽事, 止泄精·尿血, 煖水藏益精氣, 强陰道令交接不倦. ○ 是重養蠶, 俗呼爲晩蠶. 取蛾去翅足, 微炒用. ○ 原, 再也. 是第二番蠶, 以其敏於生育也. 蠶蛾·蠶砂·蠶退·蠶紙, 皆取第二番者佳. ○ 原蠶蛾, 有原復敏速之義. 『本草』

원잠아(原蠶蛾, 누에나비)

성질이 따뜻하고(열하다고도 한다) 맛이 짜며 독이 약간 있다. 남자의 성욕을 세지게 하고, 유정·몽설과 피오줌을 누는 것을 멎게 하며, 신[水藏]을 덥게 하고 정기를 도우며, 발기를 세게 하여 성생활을 잘 하게 한다.

○ 이것은 되내기누에[重養蠶]를 말하는데, 민간에서는 만잠(晩蠶, 늦게 치는 누에)이라고 한다. 나비의 날개와 발을 버리고 약간 볶아서 쓴다.

○ 원(原)은 거듭하다(再)라는 뜻이다. 이것은 2벌누에[第二番蠶]로 나서 빨리 자라는 것이다. 누에나비[蠶蛾]·누에똥[蠶砂]·누에알깐껍질[蠶退]·잠지[蠶紙]는 다 2벌누에의 것이 좋다.

○ 원잠아(原蠶蛾)라는 말에는 거듭 나서 빨리 자란다는 뜻이 있다[본초].

【蠶砂】 蠶屎, 一名蠶砂. 性溫, 無毒. 治風痺不仁, 腸鳴. ○ 一名, 馬鳴肝. 淨收取, 晒乾炒黃色用. 五月收者良. ○ 或酒浸服, 或炒熱, 熨病處. 『本草』

잠사(蠶砂) 누에똥[蠶屎]을 잠사라고 한다. 성질이 따뜻하고 독이 없다. 풍비(風痺)로 몸을 잘 쓰지 못하는 것과 배가 끓는 것[腸鳴]을 치료한다.

○ 일명 마명간(馬鳴肝)이라고도 하는데, 깨끗하게 받아서 햇볕에 말린 다음 누렇게 되도록 볶아 쓴다. 음력 5월에 받아서 쓰는 것이 좋다.

○ 술에 담갔다가 그 술을 마신 다음 잠사를 뜨겁게 볶아 환부에 찜질하기도 한다[본초].

【蠶布紙】性平. 治血風, 益婦人. 一名, 馬鳴退, 亦謂之蠶連. 治婦人血露, 婦人藥多用之. ○ 是初出蠶殼, 在紙上者, 亦名蠶退. 入藥, 當微炒.『本草』

잠포지(蠶布紙) 성질이 평하다. 혈풍(血風)을 치료하는데, 부인 환자에게 좋다. 일명 마명퇴(馬鳴退) 또는 잠련(蠶連)이라고도 한다. 부인의 혈로(血露)를 치료하는데, 부인들에게 쓰는 약에 많이 넣는다.

○ 이것은 누에가 갓 까서 나간 누에알껍질이 붙어 있는 종이를 말하는데, 또한 잠퇴(蠶退)라고도 한다. 약에 넣을 때에는 약간 볶아야 한다[본초].

【新綿】燒灰, 主五痔下血. ○ 弓弩弦, 主難産, 胞衣不出, 燒灰飮服.『本草』

신면(新綿) 태운 재는 5가지 치질로 하혈하는 것을 치료한다.

○ 활줄[弓弩弦]은 난산이나 태반이 나오지 않는 것을 치료하는데, 태운 재를 미음에 타서 먹는다[본초].

緣桑螺

○ 뽕나모우희인ᄂᆞᆫ돌팡이. 主脫肛, 燒末, 猪脂和付, 立縮. ○ 此螺, 似蝸牛而小, 雨後好緣桑樹葉.『本草』

연상라(緣桑螺, 뽕나무 위에 있는 달팽이)

탈항에 주로 쓰는데, 태워서 가루낸 다음 돼지기름에 개어 바르면 곧 들어간다.

○ 이 연상라는 달팽이[蝸牛]와 비슷하면서 좀 작으며, 비 온 뒤에 뽕잎[桑樹葉]에 잘 붙는다[본초].

樗雞

○ 픗비히. 性平, 味苦, 有小毒. 主陰痿, 益精强陰生子. ○ 今所謂莎雞. 六月後出飛, 而振羽索作聲. 今在樗樹上, 人呼爲紅娘子, 頭翅皆赤, 七月採, 暴乾微炒用. ○ 形類蠶蛾, 但頭足微黑, 翅兩重, 外一重灰色, 下一重深紅, 五色皆具腹大, 此則樗雞也.『本草』

저계(樗鷄, 메뚜기)

성질이 평하고 맛이 쓰며 독이 약간 있다. 음위증(陰痿證)을 치료하고, 정(精)을 보충하며 성욕을 세지게 하여 아이를 낳게 한다.

○ 요즘 말하는 사계(莎雞)이다. 음력 6월이 지나면 나와 날아다니는데, 날개가 움직일 때 '색색' 하는 소리가 난다. 가죽나무[樗樹] 위에 있는 것을 사람들은 홍랑자(紅娘子)라고 부르는데, 대가리와

날개가 다 벌겋다. 음력 7월에 잡아 햇볕에 말린 다음 약간 볶아서 쓴다.

○ 메뚜기의 생김새는 누에나비[蠶蛾]와 비슷하나 대가리와 다리가 약간 거멓고 날개가 두 겹인데, 겉의 한 겹은 잿빛이고 속의 한 겹은 짙은 붉은색이면서 5가지 색이 나며 배가 크다. 이것이 곧 저계이다[본초].

蝸牛

○ 집진ᄃᆞᆯ팡이. 性寒 一云冷, 味鹹, 有小毒. 主賊風 · 喎僻 · 踠跌 · 脫肛, 治驚癇, 止消渴. ○ 一名海羊, 卽負殼蛞蝓也. 八月採, 以形圓而大者爲勝. 入藥炒用. ○ 蝸牛負殼而行, 驚之則縮, 首尾俱藏入殼中, 有四角. 二物大同小異. 『本草』

와우(蝸牛, 달팽이)

성질이 차고(냉하다고도 한다) 맛이 짜며 독이 약간 있다. 적풍(賊風)으로 입과 눈이 삐뚤어진 것과 삔 것, 탈항 · 경간을 치료하고 소갈을 멎게 한다.

○ 일명 해양(海羊)이라고도 하는데, 즉 껍질을 지고 있는 달팽이[負殼蛞蝓]이다. 음력 8월에 잡아서 쓰는데 생김새가 둥글면서 큰 것이 낫다. 약으로는 볶아서 쓴다.

○ 달팽이는 껍데기를 지고 다니는데 놀라면 대가리와 꼬리를 움츠려서 껍데기 속으로 들이민다. 그리고 뿔이 4개 있다. 활유(蛞蝓)와 대체로 비슷하면서 약간 다르다[본초].

【蛞蝓】 집업슨ᄃᆞᆯ팡이. 性味功用, 同蝸牛. ○ 蛞 音活 蝓 音兪 大於蝸牛, 無殼而有二角, 久雨竹林池沼間, 多有出者. 『本草』

활유(蛞蝓) 성질 · 맛 · 효능은 달팽이와 같다.

○ 달팽이보다 큰데 껍데기가 없고 2개의 뿔이 있다. 장마철에 대밭이나 못가에 많다[본초].

石龍子

○ 도룡. 性寒, 味鹹, 有小毒. 主五癃, 破石淋, 利水道. ○ 一名, 蜥蜴. 入藥, 當用溪澗澤水中者, 以五色具者爲雄而良, 色不具者爲雌, 力劣. 五月取. 一云, 三四月八九月採, 火乾. 『本草』 ○ 形似龍而小, 能致風雨. 『入門』 ○ 又有蝎虎 · 蝘蜓 · 守宮相類, 生草野間, 然非石龍也. 『入門』

석룡자(石龍子, 도롱뇽)

성질이 차고 맛이 짜며 독이 약간 있다. 5가지 융병[五癃]을 치료하는데, 석림 때 돌을 깨뜨리고, 오줌을 잘 나오게 한다.

○ 일명 석척(蜥蜴)이라고도 하는데, 약으로는 반드시 냇가나 못에서 사는 5가지 색이 다 나는 수컷이 좋다. 5가지 색이 나지 않는 것은 암컷인데 약효가 덜하다. 음력 5월에 잡아서 쓴다. 어떤 책에는 3~4월이나 8~9월에 잡아서 불에 말려 쓴다고 하였다[본초].

○ 생김새는 용(龍)과 비슷한데 작으며, 비바람을 잘 부른다[입문].

○ 또한 갈호(蝎虎) · 언정(蝘蜓) · 수궁(守宮)과 서로 비슷하면서 풀밭에 사는 것은 도롱뇽이 아니다[입문].

蝱蟲

○ 등의. 性寒, 味苦, 有毒. 主逐瘀血, 破血積·癥瘕, 通利血脈. ○ 治瘀血, 血閉, 破癥結, 消積膿, 墮胎. 『本草』 ○ 蝱散積血. 『淮南』 ○ 木蝱, 長大綠色, 咂牛馬或至顚仆. 蜚蝱, 狀如蜜蜂, 腹凹褊, 微黃綠色, 醫家所用蝱蟲, 卽此也. 又有一種, 小蝱, 大如蠅, 咂牛馬亦猛, 三種大抵同體, 俱能破血, 五月採, 腹有血者良, 炒黃去頭翅足用. 『本草』

망충(蝱蟲, 등에)

성질이 차고 맛이 쓰며 독이 있다. 주로 어혈을 몰아내고, 혈적(血積)·징가를 깨뜨리며, 혈맥을 잘 통하게 한다.

○ 어혈로 월경이 막힌 것을 치료하고, 징결(癥結)을 깨뜨리며, 쌓인 고름을 없애고, 유산하게 한다[본초].

○ 등에는 쌓인 피를 헤친다[회남].

○ 목망(木蝱)은 길고 크며 초록색이다. 이것은 소나 말이 넘어지도록 피를 빨아먹는 경우도 있다. 비망(蜚蝱)이라고 하는 등에는 생김새가 꿀벌 같고 배가 오목하면서 납작하며 연한 누런빛이 나는 녹색인데, 의사들이 쓰는 등에가 바로 이것이다. 또 한 가지는 작은 망충인데 크기가 파리만하고 소나 말의 피를 몹시 빨아먹는다. 이 3가지는 대체로 같은 것인데 다 어혈을 헤친다. 음력 5월에 잡아서 쓰는데, 배에 피가 들어 있는 것이 좋다. 누렇게 되도록 볶아서 대가리와 날개·다리를 버리고 쓴다[본초].

紫貝

○ 굴근쟈개. 性平, 無毒. 明目, 去熱毒. 生海中, 卽砑螺也. 大二三寸, 紫斑而骨白. 『本草』

자패(紫貝)

성질이 평하고 독이 없다. 눈을 밝게 하고, 열독을 없앤다. 바다에서 사는데, 이것이 바로 아라(砑螺)이다. 크기가 2~3치 정도이고 자주색 반점이 있으며 뼈가 허옇다[본초].

【貝子】 효근쟈개. 性平 一云凉, 味鹹, 有毒. 破五淋, 利小便, 散結熱, 治目中障瞖. ○ 生海中, 貝類之最小者, 潔白如魚齒, 故一名貝齒. ○ 紫貝, 是大者, 此是小小貝子也. 採無時. ○ 酒洗, 火煅細研, 水飛用之. 『本草』

패자(貝子) 성질이 평하고(서늘하다고도 한다) 맛이 짜며 독이 있다. 5가지 임병을 치료하며, 소변이 잘 나오게 하고, 뭉친 열을 헤치며, 눈에 생긴 장예(障瞖)를 낫게 한다.

○ 바다에 사는 조개 종류 가운데서 제일 작은데, 물고기 이빨같이 희기 때문에 일명 패치(貝齒)라고도 한다.

○ 자패(紫貝)는 큰 것이고, 이 패자는 작은 것들이다. 아무 때나 잡아서 쓴다.

○ 술에 씻어서 불에 달군 다음 보드랍게 가루내어 수비해서 쓴다[본초].

海馬

○ 性平溫, 無毒. 主難産. ○ 婦人難産, 手握此蟲則如羊之産也. 生物中, 羊産最易.

臨産帶之, 或手持之, 可也. ○ 一名水馬. 生南海中, 大小如守宮, 頭如馬, 身如鰕, 背傴僂, 其色黃褐, 蓋鰕類也. 收之暴乾, 以雌雄, 爲一對.『本草』

해마(海馬)

성질이 평하고 따뜻하며 독이 없다. 주로 난산(難産)을 치료한다.

○ 부인이 난산일 때에 손에 이것을 쥐면 양처럼 순산하게 된다(생물 가운데서 양이 새끼를 제일 쉽게 낳는다). 해산할 무렵에 몸에 띠고 있거나 손에 쥐고 있으면 좋다.

○ 일명 수마(水馬)라고도 한다. 남해에서 사는데, 크기는 수궁(守宮)만하고, 대가리는 말 같으며, 몸뚱이는 새우 같고, 등은 곱사등처럼 되고 황갈색이다. 새우[鰕]의 한 종류인데, 잡아서 햇볕에 말리는데, 암컷과 수컷 한 쌍을 쓴다[본초].

蟾蜍

○ 두터비. 性寒, 味辛, 有毒. 破癥結, 療惡瘡, 殺疳蟲, 治猘犬傷瘡, 及小兒面黃癖氣. ○ 身大, 背黑無點, 多痱磊, 不能跳, 不解作聲, 行動遲緩, 多在人家濕處. ○ 蟾蜍, 俗名癩疙麻, 又名風雞.『正傳』○ 五月五日取乾之, 東行者良, 剗去皮爪, 酒浸一宿陰乾, 酥炙或酒炙去骨, 或燒存性, 用之.『本草』

섬여(蟾蜍, 두꺼비)

성질이 차고 맛이 매우며 독이 있다. 징결(癥結)을 깨뜨리고, 악창(惡瘡)을 낫게 하며, 감충(疳蟲)을 죽이고, 미친개한테 물린 것과 어린아이가 얼굴색이 누렇게 되고 벽기(癖氣)가 있는 것을 치료한다.

○ 몸뚱이는 크고 등은 검으면서 점은 없으나 몹시 울퉁불퉁하고, 잘 뛰지 못하며 소리를 내지 못하고 더디게 움직이는데, 대체로 집 근처의 습한 곳에서 산다.

○ 두꺼비를 민간에서는 나흘마(癩疙麻)라 하고, 또 풍계(風雞)라고도 한다[정전].

○ 음력 5월 5일에 잡아서 말리는데, 동쪽으로 뛰던 것이 좋다. 겹질과 발톱을 버리고 하룻밤 술에 담갔다가 그늘에서 말린 다음 졸인 젖[酥]을 발라 굽거나 술에 축여 구워서 뼈를 버리고 쓰거나 약성이 남게 태워서 쓴다[본초].

【眉酥】性寒, 有毒. 治癰疽·疔瘡·瘰癧, 及一切惡瘡. 又治小兒疳瘦·蚛牙痛. ○ 五月五日, 取活蟾, 眉間裂之, 有白汁出, 謂之蟾酥, 以油紙裹, 陰乾. 用時, 以人乳汁化開, 入藥.『本草』○ 勿令入人眼, 卽瞎.『綱目』○ 取法, 又見雜方.

섬여미소(蟾蜍眉酥, 두꺼비의 진) 성질이 차고 독이 있다. 옹저(癰疽)·정창(疔瘡)·나력(瘰癧)과 모든 악창을 치료하고, 또 어린아이가 감질로 여위는 것과 벌레 먹은 이가 아픈 것을 치료한다.

○ 음력 5월 5일에 산 두꺼비의 눈썹 사이를 째고 받은 흰 진[白汁]을 섬소(蟾酥)라고 하는데, 기름먹인 종이에 싸서 그늘에서 말린다. 쓸 때에는 사람의 젖에 풀어서 약에 넣는다[본초].

○ 사람의 눈에 들어가지 않게 해야 한다. 들어가면 눈이 곧 멀게 된다[강목].

○ 섬소를 받는 방법은 또 잡방문에 나온다.

【肪】塗玉則刻之如蠟, 但不可多得, 但取肥者, 剉煎膏, 以塗玉亦軟.『本草』

섬여방(蟾蜍肪) 옥(玉)에 바르면 옥이 황랍처럼 연해져 조각할 수 있다. 그러나 많이 받을 수는 없다. 살찐 두꺼비를 잡아 썰어서 고(膏)가 되게 달여 구슬에 발라도 연해진다[본초].

【屎】 謂之土檳榔, 出下濕地, 往往有之. 主惡瘡. 『本草』

섬여시(蟾蜍屎) 토빈랑(土檳榔)이라고 하는데, 습한 땅에 있다. 악창을 치료한다[본초].

【蝦蟆】 개고리. 性冷, 無毒. 塗癰腫, 貼惡瘡, 解熱結腫. ○ 背有黑斑點, 形小腹大, 能跳接百蟲食之, 時作呷呷聲, 擧動極急, 在陂澤間者是也. 『本草』

하마(蝦蟆, 청개구리) 성질이 냉하고 독이 없다. 옹종에 바르고 악창에 붙이는데, 열이 몰려서 부은 것을 내리게 한다.

○ 등에는 검은 반점이 있으며, 생김새가 작고 배가 크며, 잘 뛰어다니면서 여러 가지 벌레를 잡아먹는다. 때로는 '압압(呷呷)' 하는 소리를 내면서 몹시 빨리 움직이는데, 못에서 산다[본초].

【鼃】 머구리. 性寒 一云冷, 味甘, 無毒. 主小兒熱瘡 · 肌瘡 · 臍傷, 止痛. ○ 蝦蟆屬也, 似蝦蟆而背青綠色, 善鳴, 聲作蛙者是也. 生水澤中, 取無時, 所謂在水曰蛙者也. ○ 背青腹白, 嘴尖, 後脚長, 故善躍. ○ 背有黃紋者, 名爲金線蛙. 殺尸疰病蟲, 去勞劣, 解熱毒. ○ 黑色者, 南人呼爲蛤子, 食之至美, 補虛損. 『本草』

와(鼃, 개구리) 성질이 차고(냉하다고도 한다) 맛이 달며 독이 없다. 어린아이의 열로 생긴 헌데와 힘살에 생긴 헌데, 배꼽이 상한 것을 치료하는데 통증을 멎게 한다.

○ 하마(蝦蟆) 종류로서 하마 비슷한데 등은 청록색이고 '와와' 하는 소리를 내며 잘 운다. 못에서 사는데, 아무 때나 잡아서 써도 좋다. 물에서 사는 것을 개구리[蛙]라고 한다.

○ 등은 푸르고 배는 희며, 주둥이는 뾰족하고, 뒷다리가 길기 때문에 잘 뛴다.

○ 등에 누런 무늬가 있는 것은 금선와(金線蛙)라고 하는데, 시주병(尸疰病)의 충을 죽이고, 허로증을 없애며, 열독을 푼다.

○ 색이 검은 것을 남쪽 사람들은 합자(蛤子)라고 부르는데, 먹으면 맛이 아주 좋고 허손된 것을 보한다[본초].

蚌蛤

○ 바다굴근죠개. 性冷 一云寒, 味甘, 無毒. 明目, 止消渴, 除熱毒, 解酒毒, 去眼赤, 療婦人虛勞, 血崩帶下. 肉之功也. ○ 爛殼粉, 卽蚌粉也, 飮下, 主反胃, 心胸間痰飮作痛, 兼療癰腫. ○ 此海中大蛤也. 老蚌含珠, 此物能産眞珠. 『本草』

방합(蚌蛤, 진주조개)

성질이 냉하고(차다고도 한다) 맛이 달며 독이 없다. 눈을 밝게 하고, 소갈(消渴)을 멎게 하며, 열독을 없애고, 술독을 풀며, 눈이 충혈된 것을 없애고, 부인의 허로와 혈붕 · 대하증을 낫게 한다(이것은 조갯살의 효능이다).

○ 조개껍데기를 가루낸 것이 방분(蚌粉)인데, 음료로 넘기면 반위(反胃)와 가슴에 담음이 있어 아픈 것을 치료하고, 겸하여 옹종을 낫게 한다.

○ 이것은 바다 속의 큰 조개이다. 여러 해 된 조개는 구슬을 머금고 있는데, 이런 조개에서 진주를 얻을 수 있다[본초].

【蛤蜊】 춤조개. 性冷, 味甘, 無毒. 潤五臟, 止消渴, 開胃, 解酒毒, 能醒酒, 婦人血塊, 宜煮食 肉之功也. ◯ 殼粉, 主老癖, 能爲寒熱. 蛤粉, 卽海蛤粉也. 以蛤蜊殼, 火煆研爲粉, 治痰痛. 『丹心』 ◯ 蛤粉, 攻疝痛·反胃, 能軟頑痰. ◯ 月令, 雀入大水爲蛤者也. 『本草』

합리(蛤蜊, 참조개) 성질이 냉하고 맛은 달며 독이 없다. 오장을 눅여 주고, 소갈을 멎게 하며, 음식 맛이 나게 하고 소화가 잘 되게 하며, 술독을 풀고 술에 취한 것을 잘 깨어나게 하며, 부인의 혈괴(血塊)를 치료한다(이것은 조갯살의 효능이다). 삶아 먹는 것이 좋다.

○ 껍질가루[殼粉]는 오랜 벽증[老癖]으로 추웠다 열이 났다 하는 것을 치료한다. 합분(蛤粉)은 곧 조가비가루인데, 참조개의 껍데기[蛤蜊殼]를 불에 달군 다음 갈아 가루낸 것은 담(痰)으로 아픈 것을 치료한다[단심].

○ 합분(蛤粉)은 산통(疝痛)과 반위(反胃)를 치료하고, 오랜 담[頑痰]을 잘 연해지게 한다.

○ 『예기(禮記)』 월령(月令)에는 "참새가 바다에 들어가서 참조개로 되었다."고 하였다[본초].

【車螯】 바다히ᄀ장큰죠개. 性冷, 無毒. 治酒毒·消渴·酒渴 肉之功也. ◯ 殼治瘡腫, 火煆醋淬爲末, 甘草末等分, 酒服. 又醋調, 付腫上妙. ◯ 是海中大蛤, 一名蜃, 能吐氣爲樓臺者, 月令, 雉入大水, 爲蜃, 卽此也. 『本草』

차오(車螯) 성질이 냉하고 독이 없다. 술독과 소갈증, 술 마신 뒤에 생긴 갈증을 치료한다(이것은 차오 살의 효능이다).

○ 껍질로는 종창을 치료하는데, 불에 달구어 식초에 담갔다가 가루낸 다음 감초가루와 같은 양으로 섞어서 술로 먹는다. 또 식초에 개어 종처에 발라도 좋다.

○ 바다에서 사는 큰 조개[大蛤]를 말하는데, 일명 신(蜃)이라고도 한다. 기(氣)를 토하여 누대(樓臺)를 잘 짓는데, 『예기』 월령(月令)에 "꿩이 바다에 들어가 신(蜃)이 되었다."고 한 것은 이를 두고 한 말이다[본초].

【海粉】 治肺燥, 熱痰能降, 濕痰能燥, 塊痰能軟, 頑痰能消, 取其鹹能軟堅也. 止入丸藥. ◯ 製法, 詳見雜方. 『本草』

해분(海粉) 폐가 조(燥)한 것을 치료하고, 열담(熱痰)을 잘 내리며, 습담(濕痰)을 잘 말리고, 뭉친 담[塊痰]을 잘 연해지게 하며, 오래된 담을 잘 삭인다. 이것은 짠맛이 굳은 것을 잘 연하게 하기 때문이다. 오직 환약에만 넣어서 쓴다.

○ 약 만드는 방법은 잡방문에 자세하게 나온다[본초].

【海石】 性平, 味淡. 治痰燥在咽不出, 療痰塊·血塊·食塊, 心痛·疝痛, 遺精·白濁·帶下. 入藥, 火煆, 或醋煮, 研用. 『入門』 ◯ 海石, 卽蛤蜊殼在海中泥沙, 日久風波淘汰, 圓淨如石, 故名海石. 其味苦鹹. 故能軟堅化痰. 『丹心』 ○ 出閩廣. 海粉·海石, 同種, 石其根也. 近有造海粉法, 終不如生成之爲美. 『入門』

해석(海石) 성질이 평하고 맛이 심심하다. 담이 목구멍에 말라붙어 나오지 않는 것을 나오게 하고, 담이 뭉친 것과 피가 뭉친 것과 음식이 뭉친 것을 헤치며, 심통(心痛)·산통·유정(遺精)·백탁(白濁)·대하를 치료한다. 약으로 쓸 때에는 불에 달구거나 식초에 삶아서 가루내어 쓴다[입문].

○ 해석은 참조개의 껍데기[蛤蜊殼]가 바다의 진흙과 모래에 있어 오랫동안 풍파에 씻기고 밀려서 둥글게 되고 깨끗해져서 돌처럼 된 것이기 때문에 해석이라고 한다. 그 맛이 쓰면서 짜기 때문에 굳은 것을 물러지게 하고 담을 잘 삭인다[단심].

○ 이것은 복건성과 광동성·광서성에서 난다. 해분(海粉)과 해석(海石)은 같은 종류인데, 그 근본은 돌이다. 근래에 해분을 만드는 방법이 나왔으나 저절로 생긴 것보다 못하다[입문].

【文蛤海蛤】出東海, 大如巨勝. 有紫文彩, 未爛者爲文蛤, 無文彩, 已爛爲海蛤, 二蛤同類, 主治亦同. 『入門』

문합과 해합[文蛤海蛤] 동해에서 나며, 크기가 검은깨[巨勝]만하다. 자주색의 무늬가 있는데, 그것이 문드러져서 없어지지 않은 것이 문합이고, 무늬가 이미 문드러져서 없어진 것은 해합이다. 이 2가지는 같은 종류이며 주로 치료하는 병도 같다[입문].

【馬刀】말십조개. 性微寒, 味辛, 有毒. 主漏下赤白, 破石淋, 除五藏間熱, 殺禽獸賊鼠, 療痰飮作痛 殼之功也. ○ 一名馬蛤. 生江湖池澤, 處處有之, 細長小蛤也. 多在泥沙中, 取無時, 火煅用. 『本草』 ○ 形如斬馬刀, 故爲名, 卽蚌之類也. 肉可爲鮓. 然多食發風痰. 與蚌蛤·蚶·蜆·螺·蛳, 大同小異. 『入門』

마도(馬刀, 말조개) 성질이 약간 차고 맛이 매우며 독이 있다. 적백대하를 치료하고, 석림을 깨뜨리며, 오장 사이의 열을 없애고, 새나 짐승·쥐를 죽이며, 담음으로 아픈 것을 치료한다(이것은 껍질의 효능이다).

○ 일명 마합(馬蛤)이라고도 한다. 강이나 호수·못에서 살며, 곳곳에 다 있는데, 가늘고 길며 작은 조개이다. 흔히 진흙이나 모래 속에 있는데, 아무 때나 잡아서 불에 달구어 쓴다[본초].

○ 생김새가 참마도(斬馬刀) 같기 때문에 마도라고 하며, 곧 백합조개[蚌] 종류이다. 살로는 젓갈을 담근다. 그러나 많이 먹으면 풍담(風痰)이 생긴다. 진주조개[蚌蛤]·살조개[蚶]·가막조개[蜆]·소라[螺]·골뱅이[蛳]는 대체로 비슷하면서 약간 다르다[입문].

【蜆】가막죠개. 性冷 一云寒, 無毒. 明目, 利小便, 下熱氣, 開胃, 止消渴, 解酒毒目黃 肉之功也. ○ 爛殼灰, 性溫. 治陰瘡, 止痢, 療反胃吐食, 除心胸痰水. ○ 小於蛤黑色, 生水泥中, 採無時. 『本草』

현(蜆, 가막조개) 성질이 냉하고(차다고도 한다) 독이 없다. 눈을 밝게 하고, 소변이 잘 나오게 하며, 열 기운을 내리고, 음식 맛이 나게 하며, 소갈을 멎게 하고, 술독으로 눈이 노랗게 된 것을 풀어 준다(이것은 조갯살의 효능이다).

○ 문드러진 껍데기를 태워 가루낸 것은 성질이 따뜻하다. 음창(陰瘡)을 치료하고, 이질을 멎게

하며, 반위(反胃)로 먹은 것을 토하는 것을 낫게 하고, 가슴에 생긴 담수(痰水)를 없앤다.
○ 참조개[蛤]보다 작고 검으며, 물 속의 진흙 속에 사는데, 아무 때나 잡는다[본초].

【蚶】 살조개. 性溫, 味甘, 無毒. 利五藏, 健胃溫中, 消食起陽 肉之功也. **○ 殼, 火煅醋淬, 爲末, 醋膏丸服. 治一切血氣·冷氣·癥癖. ○ 出海中, 味最重. 殼如瓦屋, 故一名瓦壟子.** 『本草』 **○ 瓦壟子, 能消血塊, 次消痰積.** 『正傳』 **○ 疑是今之江瑤柱也. 其肉味甘, 而殼似瓦屋. 出咸鏡道海中.** 『俗方』

감(蚶, 살조개) 성질이 따뜻하고 맛이 달며 독이 없다. 오장을 순조롭게 하고, 위(胃)를 튼튼하게 하며, 속을 따뜻하게 하고, 음식이 소화되게 하며, 음경이 일어서게 한다(이것은 조갯살의 효과이다).
○ 껍데기는 불에 달구어 식초에 담갔다가 가루낸 다음 식초로 고약[膏]이나 환약을 만들어 먹는다. 일체 혈기(血氣)·냉기(冷氣)·징벽(癥癖)을 치료한다.
○ 바다에서 나는 것이 제일 맛있다. 껍데기가 기와집[瓦屋] 같이 생겼기 때문에 일명 와룡자(瓦壟子)라고도 한다[본초].
○ 와룡자는 혈괴(血塊)를 잘 삭이고, 다음으로 담적(痰積)을 잘 삭인다[정전].
○ 이것은 요즘의 강요주(江瑤柱)인 것 같다. 그 살은 맛이 달고 껍데기는 기와집 비슷하다. 함경도의 바다에서 난다[속방].

【蟶】 가리맛. 性溫 一云寒, **味甘, 無毒. 主心胸煩悶, 止渴. ○ 生海泥中, 長二三寸, 大如指, 兩頭開. 煮食之.** 『本草』

성(蟶, 가리맛) 성질이 따뜻하고(차다고도 한다) 맛이 달며 독이 없다. 가슴이 안타깝게 답답한 것[煩悶]을 치료하고, 갈증을 멎게 한다.
○ 바다 밑의 진흙 속에서 사는데, 길이는 2~3치 정도이고 굵기는 손가락만하며, 양쪽 끝이 벌어졌다. 삶아서 먹는다[본초].

【淡菜】 홍합, 又云섭. 性溫, 味甘, 無毒. 補五藏, 利腰脚, 益陽事, 療虛損羸瘦, 幷產後血結腹痛, 治癥瘕及崩中帶下. ○ 生海中, 一頭尖中, 含小毛. 一名殼菜, 又名東海夫人. 雖形狀不典而甚益人, 煮食良. 採無時. 『本草』 **○ 海物皆鹹, 惟此味淡, 故爲名. 俗名紅蛤.** 『入門』

담채(淡菜, 홍합) 홍합을 섭조개라고도 한다. 성질이 따뜻하고 맛이 달며 독이 없다. 오장을 보하고, 허리와 다리를 잘 움직이게 하며, 음경이 일어서게 하고, 허손되어 여위는 것과 해산 후에 피가 뭉쳐서 배가 아픈 것을 낫게 하며, 징가와 붕루·대하를 치료한다.
○ 바다에서 사는데, 한쪽 끝이 뾰족한 가운데 잔털이 있다. 일명 각채(殼菜)라 하고, 또 동해부인(東海夫人)이라고도 한다. 생김새는 아름답지 못하나 사람에게 매우 유익한데, 삶아서 먹으면 좋다. 아무 때나 잡는다[본초].
○ 바다에서 나는 것은 다 맛이 짜지만 오직 이것만은 맛이 심심하기 때문에 담채라고 한다. 민간에서는 홍합(紅蛤)이라고 한다[입문].

鰕

○ 사요. 性平, 味甘, 有小毒. 主五痔. 久食動風. 生江海中, 稍大. 煮之色白. ○ 生溝渠中, 小者, 主小兒赤白遊腫. 煮之色赤. 『本草』

하(鰕, 새우)

성질이 평하고 맛이 달며 독이 약간 있다. 5가지 치질을 치료한다. 오래 먹으면 풍이 동한다. 강이나 바다에서 사는 것은 좀 크다. 이것은 삶으면 색이 허옇게 된다.

○ 개울이나 물웅덩이에서 사는 것은 작은데, 어린아이의 적백유종(赤白遊腫)을 치료한다. 이것은 삶으면 색이 벌겋게 된다[본초].

田螺

○ 우룽이. 性寒, 味甘, 無毒. 解熱毒, 止渴, 治肝熱目赤腫痛, 利大小便, 除腹中熱結. ○ 療熱, 醒酒. ○ 生水田中, 形圓大如桃李, 類蝸牛而尖長, 青黄色. 夏秋採之, 先用米泔浸去泥, 乃煮食之. ○ 一名螺螄. 『日用』 又名鬼眼睛, 卽土墻上, 螺螄殼也. 『東垣』 ○ 此物, 至難死, 有誤泥, 在壁中, 三十年猶活, 能服氣飲露. 『本草』

전라(田螺, 우렁이)

성질이 차고 맛이 달며 독이 없다. 열독을 풀고, 갈증을 멎게 하며, 간에 열이 있어서 눈이 충혈되고 부으며 아픈 것을 치료하고, 대소변을 잘 나오게 하며, 뱃속에 열이 몰린 것을 없앤다.

○ 열을 내리고, 술에 취한 것을 깨어나게 한다.

○ 논밭에서 사는데, 생김새는 둥글고, 크기는 복숭아[桃]나 자두[李]만하며, 달팽이[蝸牛]와 비슷하면서 뾰족하고 길며, 색깔은 청황색이다. 여름과 가을에 잡아 쓰는데, 먼저 쌀뜨물에 담가서 진흙을 뺀 다음 삶아 먹는다.

○ 일명 나사(螺螄)라고도 한다[일용]. 또 일명 귀안정(鬼眼睛)이라고도 하는데, 바로 흙담장에 있는 우렁이 껍질[螺螄殼]이다[동원].

○ 이것은 잘 죽지 않는데, 잘못하여 진흙에 섞여서 담벽 속에 있게 되어도 30년 동안 오히려 살아 있다. 공기와 이슬을 마시고 산다[본초].

【殼】 主反胃 · 胃冷, 消痰, 療心腹痛. 取爛殼, 火煆爲末, 用之. 『本草』

전라각(田螺殼) 반위와 위(胃)가 냉한 것을 치료하고, 담을 삭이며, 명치 밑이 아픈 것을 낫게 한다. 문드러진 껍질을 불에 달군 다음 가루내어 쓴다[본초].

【海螺】 바다히나는쇼라. 治目痛久不愈. 取生螺, 抹開, 以黄連, 納螺口中, 取汁點目中. 海中小螺也. 『本草』

해라(海螺, 소라) 목통(目痛)이 오래도록 낫지 않는 것을 치료한다. 날것을 잡아서 벌린 다음 황련을 넣고 즙을 내어 눈에 떨어뜨려 넣는다. 이것은 바다에 있는 작은 소라[小螺]이다[본초].

烏蛇

○ 거믄빅얌. 性平, 味甘, 有小毒 一云無毒. 主大風疥癩眉髭脫落, 皮膚頑痺, 生瘡, 治熱毒風, 及一切諸風, 癮疹疥癬. ○ 背有三稜, 色黑如漆, 性善不噬物. 頭上有逆毛, 至枯死而眼不陷如活者. 秤之重七錢半至一兩上, 爲上, 用之入神, 麤大者, 轉重力彌減. ○ 尾細長, 能穿小銅錢一百文者佳. 此蛇脊高, 世謂之劒脊烏蛇. 多在蘆叢中, 嗅其花氣, 亦乘南風吸, 最難採捕. 酒浸, 去皮骨取肉, 焙乾用. 『本草』 ○ 我國, 黃海道豊川海中, 椒島有之, 常在椒樹上, 吸其氣, 然最難得. 『俗方』

오사(烏蛇)

성질이 평하고 맛이 달며 독이 약간 있다(독이 없다고도 한다). 문둥병으로 눈썹이 빠진 것과 피부에 감각이 없는 것, 헌데가 생긴 것, 열독풍(熱毒風)과 모든 풍증, 두드러기, 옴, 버짐을 치료한다.

○ 등은 세모나고 색깔이 옻같이 검은데, 성질이 순하여 잘 물지 않는다. 대가리에는 거꾸로 나온 털이 있고 말라 죽어도 눈을 감지 않기 때문에 살아 있는 것 같다. 무게가 30~40g 되는 것이 상품이며, 거칠고 큰 것은 효력이 떨어진다.

○ 꼬리가 가늘고 길어서 작은 동전 백 닢을 꿸 만한 것이 좋다. 이 뱀은 등골뼈가 높기 때문에 세간에서는 검척오사(劒脊烏蛇)라고 한다. 흔히 갈밭에서 살면서 갈꽃의 향기를 맡으며 남풍을 들이마시는데, 잡기가 매우 힘들다. 술에 담갔다가 껍질과 뼈를 버리고 살만 발라서 약한 불에 말려 쓴다[본초].

○ 우리나라 황해도 풍천의 바다 가운데 초도에 있으며, 늘 조피나무[椒樹] 위에서 살면서 그 향기를 마시는데, 잡기가 매우 어렵다[속방].

白花蛇

○ 산므애빅얌. 性溫, 味甘鹹, 有毒. 主大風疥癩, 暴風瘙痒, 中風喎斜, 癱瘓, 骨節疼痛, 及白癜 · 癧瘍 · 癮疹 · 風痺. ○ 蛇何以治風. 綠蛇性竄, 卽令引藥, 至於有風疾處, 因定, 號之爲使. ○ 黑質白章, 其文作方勝白花, 治風速於諸蛇, 一名褰鼻蛇. 生深山谷中. 九十月採捕之, 火乾. ○ 諸蛇鼻向下, 獨此蛇鼻向上, 以此名褰鼻蛇. 雖枯死, 眼如活, 當以眼不陷爲眞. ○ 此蛇有大毒, 頭尾各二尺尤甚, 只取中段酒浸, 候潤, 去皮骨, 焙, 收其肉用之. 其骨遠棄埋之, 恐傷人, 與生者無異. 『本草』

백화사(白花蛇, 산무애뱀)

성질이 따뜻하고 맛이 달면서 짜며 독이 있다. 문둥병과 갑자기 생긴 풍증으로 가려운 것, 중풍으로 입과 눈이 삐뚤어진 것, 몸 한쪽을 쓰지 못하는 것, 뼈마디가 아픈 것과 백전풍(白癜風) · 역양(癧瘍) · 두드러기[癮疹] · 풍비(風痺)를 치료한다.

○ 뱀으로 어떻게 풍증을 치료하는가. 녹사(綠蛇)는 뚫고 들어가는 성질이 있어서 약 기운을 이끌고 풍병이 있는 곳까지 들어가서 풍(風)을 진정시키기 때문이다. 그러므로 사약(使藥)이라고 한다.

○ 검은 바탕에 흰 점이 있고 모가 난 무늬가 있는 뱀이 백화사보다 낫다. 이것으로 풍증을 치료하는데 다른 뱀보다 효과가 빠르다. 일명 건비사(褰鼻蛇)라고도 하는데, 깊은 산골짜기에 산다. 음력 9~10월에 잡아서 불에 말린다.

○ 모든 뱀은 다 코가 아래로 향하였지만 이 뱀만은 코가 위로 향하였기 때문에 건비사라고 한다. 말라 죽어도 살아 있는 것처럼 눈을 감지 않는 것이 진짜이다.

○ 이 뱀은 독이 많은데 대가리와 꼬리 쪽에서 각각 2자 길이만한 부분에는 독이 더 많다. 그러므로 가운데 토막만 술에 담가서 푹 축인 다음에 껍질과 뼈를 버리고 그 살만 약한 불에 말려서 쓴다. 그리고 뼈는 먼 곳에 버리거나 묻어야 한다. 그것은 산 뱀이나 다름없이 사람을 상하게 할까 우려되기 때문이다[본초].

蛇蛻

○ 비얌의허믈. 性平, 味鹹, 無毒 一云有毒. 主小兒百二十種驚癎癲疾, 大人五邪狂亂, 及百鬼魅, 療喉痺蠱毒, 催生易産, 去眼中障瞖甚, 療惡瘡. ○ 一名龍子衣, 生田野. 五月五日, 十五日取之, 皆須完全, 石上者佳, 要用白如銀色者. ○ 蛇從口飜, 退出, 眼睛亦退, 今眼藥用此義也. 『本草』 ○ 埋土中一宿, 醋浸炙乾用之, 或燒存性. 『入門』

사태(蛇蛻, 뱀의 허물)

성질이 평하고 맛이 짜며 독이 없다(독이 있다고도 한다). 어린아이의 120가지 경간과 전질(癲疾), 성인이 5가지 사기로 미쳐서 날치는 것[五邪狂亂]과 온갖 귀매(鬼魅)를 다스리고, 후비(喉痺)·고독을 치료하며, 쉽게 해산하도록 한다. 또 눈에 생긴 장예가 심한 것도 없애고, 악창도 낫게 한다.

○ 일명 용자의(龍子衣)라고도 하는데, 들판에 생긴다. 음력 5월 5일부터 15일 사이에 모아들이되 돌 위에 있는 것으로 온전한 것이 좋다. 그리고 은빛같이 흰 것을 써야 한다.

○ 사태는 입에서부터 벗는데 이때에는 눈알도 함께 벗어진다. 이런 뜻으로 오늘날도 안약으로 쓰고 있다[본초].

○ 흙 속에 하룻밤 동안 묻어 두었다가 식초에 담갔다 구워 말려 쓰거나 혹은 약성이 남게 태워서 쓴다[입문].

蝮蛇膽

○ 독샤의쓸게. 性微寒, 味苦, 有毒. 主䘌瘡, 殺蟲, 良. ○ 肉有大毒, 不可輕用. ○ 其蛇黃黑色, 黃頷尖口, 毒最烈. 諸蛇之中, 此獨胎産. 『本草』

복사담(蝮蛇膽, 살모사의 쓸개)

성질이 약간 차고 맛이 쓰며 독이 있다. 익창을 치료하고 벌레를 죽이는 데 좋다.

○ 이 뱀의 고기는 독이 많기 때문에 경솔하게 써서는 안 된다.

○ 그 뱀의 색깔은 황흑색인데, 턱은 누렇고 주둥이가 뾰족하며, 독이 아주 심하다. 모든 뱀 가운데서 이 뱀만이 새끼를 낳는다[본초].

土桃蛇

○ 급비얌. 此蛇黃色, 在土窟中, 入秋則鳴吼, 其聲遠聞. 取肉燒灰, 酒服, 治大風, 諸風疥癩, 一切風. 『俗方』

토도사(土桃蛇)

이 뱀의 색깔은 누렇고 땅굴 속에서 산다. 가을에 접어들면 우는데, 그 소리가 멀리에서도 들긴다. 살을 발라서 구워 가루내어 술로 먹는다. 문둥병과 일체 풍증을 치료한다[속방].

蜘蛛

○ 믈거믜. 性微寒, 有毒. 主大人小兒㿉, 療小兒大腹丁奚, 又主蜂·蛇·蜈蚣毒. 空中作圓網, 身小尻大, 大腹. 深灰色, 腹內有蒼黃膿者眞也. 去頭足, 硏膏用. 若炒焦則無功. 『本草』

지주(蜘蛛, 말거미)

성질이 약간 차고 독이 있다. 어른과 어린아이의 퇴산(㿉疝)을 치료하고, 어린아이의 배가 커지는 정해감(丁奚疳)을 낫게 하며, 또 벌·뱀·왕지네의 독을 푼다. 공중에 둥그렇게 그물을 치는데, 몸뚱이는 작고 꽁무니와 배가 크다. 색이 짙은 잿빛이고, 뱃속에 푸르누르스름한 고름 같은 물이 있는 것이 진짜이다. 대가리와 발을 버리고 가루내어 고약을 만들어 쓴다. 타지게 볶으면 효능이 없어진다[본초].

【網】 療喜忘. 七月七日取之, 納衣領中. ○ 又取網, 纏贅疣, 自枯落. 『本草』

지주망(蜘蛛網, 거미줄) 잘 잊어버리는 것을 치료한다. 음력 7월 7일에 걷어서 옷깃에 넣는다. ○ 또 거미줄로 무사마귀를 잡아매면 사마귀가 저절로 말라서 떨어진다[본초].

【斑蜘蛛】 性冷, 無毒. 治瘧疾·丁腫, 用如上法, 小於蜘蛛而色斑. 『本草』

반지주(斑蜘蛛, 얼룩거미) 성질이 냉하고 독은 없다. 학질과 정종(疔腫)을 치료하는데, 쓰는 방법은 말거미[蜘蛛]와 같다. 말거미보다 작고 색이 얼룩얼룩하다[본초].

【壁錢】 납거믜. 性平, 無毒. 主鼻衄, 及金瘡血不止. 取蟲汁, 點之. ○ 蟲上錢幕, 主小兒嘔吐. ○ 似蜘蛛而小, 在闇壁間, 形扁如錢, 作白幕者是也. 一名壁鏡. 『本草』

벽전(壁錢, 납거미) 성질이 평하고 독이 없다. 코피가 나오거나 쇠붙이에 다쳐서 피가 멎지 않고 나오는 것을 치료한다. 즙을 내어 환부에 떨어뜨린다.

○ 납거미의 거미줄로는 어린아이가 구토하는 것을 치료한다.

○ 말거미와 비슷한데 작고, 어두운 벽 틈에 있으며, 생김새가 돈닢같이 납작하고 흰 막 같은 거미줄을 치는 것이 이것이다. 일명 벽경(壁鏡)이라고도 한다[본초].

蚯蚓

○ 디룽이. 性寒, 味鹹, 無毒 一云小毒. 主蛇瘕·蠱毒, 去三蟲, 殺長蟲, 療傷寒伏熱發狂, 及黃疸, 幷天行熱疾, 喉痺, 蛇蟲傷. ○ 一名地龍. 白頸, 是其老者, 宜用此. 三月

取, 破去土, 日乾微熬, 作末用之. ◯ 取生者, 去土着鹽, 須臾成水, 名地龍汁. ◯ 行路人踏殺者, 名千人踏, 入藥燒用. 『本草』 ◯ 性寒, 大解熱毒, 若腎藏風·下疰病不可闕也. 仍須鹽湯送下. 『丹心』

구인(蚯蚓, 지렁이)

성질이 차고 맛이 짜며 독이 없다(독이 약간 있다고도 한다). 사가(蛇瘕)[2]와 고독을 치료하고, 3충을 없애며, 회충[長蟲]을 죽이고, 상한 때에 잠복된 열로 발광하는 것과 황달을 낫게 하며, 돌림열병·후비 및 뱀이나 벌레한테 물린 것을 치료한다.

◯ 일명 지룡(地龍)이라고도 한다. 목에 흰 테를 두른 것은 늙은 것인데 이것을 약으로 쓰는 것이 좋다. 음력 3월에 잡아서 흙을 없앤 다음 햇볕에 말려 약간 볶아서 가루내어 쓴다.

◯ 산 것을 잡아 흙을 없앤 다음 소금을 치면 잠깐 만에 물로 되는데 이것을 지룡즙(地龍汁)이라고 한다.

◯ 길 가던 사람이 밟아서 죽은 것을 천인답(千人踏)이라고 하는데, 이것을 불에 구워서 약으로 쓴다[본초].

◯ 성질이 차서[寒] 열독을 잘 푸는데, 신장풍(腎藏風)과 하주병(下疰病)에 없어서는 안 될 약이다. 반드시 소금 끓인 물로 먹어야 한다[단심].

【屎】 呼爲蚓螻, 又名六一泥, 在韭菜地上者佳. 療狂犬傷瘡, 及諸惡瘡. 『本草』

구인시(蚯蚓屎) 인루(蚓螻) 또는 육일니(六一泥)라고 하는데, 부추밭에 있는 것이 좋다. 미친 개한테 물린 상처와 모든 악창을 낫게 한다[본초].

蜈蚣

◯ 진에. 性溫, 味辛, 有毒. 主鬼疰·蠱毒·邪魅·蛇毒, 殺老物老精, 去三蟲, 療溫瘧·心腹結聚·癥癖, 墮胎, 去惡血. ◯ 多在土石間, 腐爛積草處, 及人家屋壁間. 背光黑綠色, 足赤, 腹下黃, 頭金色, 多足. 以頭足赤者爲良. 七月採暴乾, 入藥炙用. ◯ 一名, 蝍蛆. 淮南子曰, 蝍蛆甘帶, 帶者小蛇也. 其性能制蛇, 見之則便緣而啖其腦. ◯ 又性畏蛞蝓, 觸其身則蜈蚣死, 故取以治蜈蚣毒. 『本草』 ◯ 薑汁炙, 去頭足, 爲末用. 『入門』 ◯ 一名天龍. 『類聚』

오공(蜈蚣, 지네)

성질이 따뜻하고 맛이 매우며 독이 있다. 귀주(鬼疰)·고독·사매(邪魅)·뱀독을 치료하고, 늙은 헛것을 없애며, 3충(三蟲)을 죽이고, 온학(溫瘧)과 명치 아래와 배에 뭉친 취(聚)와 징벽(癥癖)을 낫게 하며, 유산시키고, 나쁜 피[惡血]를 나가게 한다.

◯ 흙이나 돌 사이, 썩은 풀더미와 인가(人家)의 지붕이나 벽 틈에 많이 있다. 등은 검은 녹색이 나면서 번쩍거리고, 발은 붉으며 배 아래는 누렇고 대가리는 금빛인데, 발이 많다. 대가리와 발이 붉은 것을 좋은 것으로 친다. 음력 7월에 잡아 햇볕에 말리는데, 약으로는 구워서 쓴다.

2) 사가(蛇瘕) : 식적과 충적으로 배에 뱀 비슷한 징가가 생겨서 때로 가슴으로 치밀어올라 답답하고 음식을 먹지 못하는 증.

○ 일명 즉저(蝍蛆)라고도 한다. 『회남자(淮南子)』에 "즉저는 대(帶)를 달게 먹는다."고 하였는데, 대(帶)라는 것은 작은 뱀[小蛇]을 말한다. 오공은 뱀을 억누르는 성질이 있어서, 뱀을 보기만하면 곧 덮쳐서 그 골을 먹어치운다.

○ 또 성질이 활유(蛞蝓)를 무서워하여, 활유가 오공 몸에 닿기만 하여도 오공은 죽는다. 그러므로 활유를 잡아 오공의 독을 푸는 데 쓴다[본초].

○ 생강즙을 발라 구워서 대가리와 발을 버리고 가루내어 쓴다[입문].

○ 일명 천룡(天龍)이라고도 한다[유취].

蛤蚧

◯ 性平, 味鹹, 有小毒 一云無毒. 治肺氣止嗽, 通月經, 下石淋, 通水道. ◯ 首如蝦蟆, 背有細鱗, 身短尾長. 藥力專在尾, 酥炙用. 『本草』 ◯ 生嶺南, 朝夕自鳴蛤蚧. 『本草』

합개(蛤蚧, 도마뱀)

성질이 평하고, 맛이 짜며, 독이 약간 있다(독이 없다고도 한다). 폐기(肺氣)를 다스려 기침을 멎게 하고, 월경을 통하게 하며, 석림을 내리고, 수도(水道)를 통하게 한다.

○ 대가리는 하마(蝦蟆) 같고, 등에는 가는 비늘이 있으며, 몸은 짧고 꼬리가 길다. 약의 효력은 오로지 꼬리에 있는데, 연유[酥]를 발라 구워서 쓴다[본초].

○ 영남 지방에 사는데, 아침저녁으로 '합개(蛤蚧)' 하는 소리를 내면서 운다[본초].

水蛭

◯ 검어리. 性平 一云微寒, 味鹹苦, 有毒. 治瘀血·積聚, 破癥結, 墮胎, 利水道, 通女子月侯不通欲成血勞. ◯ 生池澤中, 五六月採, 暴乾. ◯ 一名馬蜞, 一名馬蟥 一作蝗. 或有長者, 當以小者爲佳. 咂牛馬人血, 滿腹者尤佳. ◯ 取蛭當展令長, 腹中有子者去之. 此物至難死, 雖火炙經年, 得水猶活. 『本草』 ◯ 米泔浸一宿, 日乾細剉, 以石灰炒黃色, 用之. 『得效』

수질(水蛭, 거머리)

성질이 평하고(약간 차다고도 한다) 맛이 짜면서 쓰고 독이 있다. 어혈(瘀血)·적취(積聚)를 치료하고, 징결(癥結)을 깨뜨리며, 유산시키고, 수도(水道)를 순조롭게 하며, 월경이 나오지 않다가 혈로(血勞)가 되려고 하는 것을 치료한다.

○ 못에서 사는데, 음력 5~6월에 잡아서 햇볕에 말린다.

○ 일명 마기(馬蜞)·마황(馬蟥, '蟥'을 '蝗'으로 쓴 데도 있다)이라고도 한다. 혹 큰 것도 있는데, 작은 것이라야 좋다. 사람이나 소·말의 피를 빨아 먹어서 배가 똥똥해진 것이 더 좋다.

○ 거머리를 잡아 길게 늘여서 뱃속에 있는 알을 버려야 한다. 거머리는 잘 죽지 않는데, 불에 구워서 해를 넘긴 것도 물을 만나면 오히려 살아난다[본초].

○ 쌀뜨물에 하룻밤 담가 두었다가 햇볕에 말린 다음 잘게 썰어서 석회(石灰)와 함께 누렇게 볶아 쓴다[득효].

斑猫

○ 갈외. 性寒, 味辛, 有大毒. 主鬼疰·蠱毒, 蝕死肌, 破石淋, 通利水道, 治瘰癧, 墮胎. ○ 大豆花時, 此蟲多在葉上, 長五六分, 甲上黃黑斑文, 烏腹尖喙如巴豆大. 七月八月取, 陰乾. 用時去翅足, 入糯米同炒, 米黃爲度. 生則吐瀉人. 『本草』

반묘(斑猫, 가뢰)

성질이 차고 맛이 매우며 독이 많다. 귀주·고독을 치료하고, 죽은 살을 썩게 하며, 석림을 깨뜨리고, 수도(水道)를 통하게 하여 순조롭게 하며, 나력(瘰癧)을 치료하고, 유산하게 한다.

○ 콩이 꽃이 필 때에 이 벌레는 잎 위에 많은데, 길이는 5~6푼 정도이고, 딱지 위에는 검누른 반점이 있다. 배는 거멓고, 주둥이는 뾰족하며 파두 크기만하다. 음력 7~8월에 잡아서 그늘에 말린다. 쓸 때는 날개와 발을 버리고 찹쌀과 함께 넣어서 쌀이 누렇게 되도록 볶는다. 날것을 쓰면 토하고 설사한다[본초].

【芫青】 청갈외. 性微溫, 味辛, 有毒. 形大小, 如斑猫而純青綠色. 三四月取, 暴乾. 『本草』

원청(芫青, 청가뢰) 성질이 약간 따뜻하고 맛이 매우며 독이 있다. 생김새나 크기는 반묘만한데, 순전히 청록색이다. 음력 3~4월에 잡아서 햇볕에 말린다[본초].

【地膽】 性寒, 味辛, 有毒. 功用製法, 同斑猫. ○ 此蟲, 二三月在芫花上, 呼爲芫青, 六七月在葛花上, 呼爲葛上亭長, 八月在豆花上, 呼爲斑猫, 九月十月欲還地蟄, 呼爲地膽. 盖一蟲, 隨時變耳. 『本草』

지담(地膽) 성질이 차고 맛이 매우며 독이 있다. 효능과 용법·제법은 반묘와 같다.

○ 이 벌레가 음력 2~3월에 원화 위에 있을 때에는 원청이라 부르고, 6~7월에 갈화 위에 있을 때에는 갈상정장(葛上亭長)이라고 부르며, 8월에 콩꽃[豆花] 위에 있을 때에는 반묘라고 부른다. 9~10월에는 땅에 들어가서 숨기 때문에 이때에는 지담이라고 부른다. 이것은 한 가지 벌레이지만 계절에 따라 이름이 다르다[본초].

雀甕

○ 쐬야기. 性平, 味甘, 無毒 一云有毒. 主小兒驚癎及諸疾. ○ 一名天漿子, 卽蛅蟴房也. 多在木枝上, 形如雀卵, 紫白間斑. 其子在甕中, 如蛹在繭, 取子用之. 八月採, 蒸之. ○ 其蟲似蚕而短, 背有五色斑. 背上毛螫人, 有毒. 欲老, 口吐白汁, 凝聚成甕, 子在中, 如繭之有蛹. 『本草』 ○ 治小兒驚風最妙. 『入門』

작옹(雀甕, 쐐기벌레집)

성질이 평하고 맛이 달며 독이 없다(독이 있다고도 한다). 어린아이의 경간과 여러 가지 병을 치료한다.

○ 일명 천장자(天漿子)라고도 하는데, 바로 쐐기벌레집[蛅蟴房]이다. 흔히 나뭇가지 위에 있는데,

생김새는 참새 알 같고, 자주색과 흰색 반점이 있다. 새끼는 독집[瓮] 속에 있는데, 그것은 마치 누에번데기가 고치 속에 있는 것과 같다. 음력 8월에 새끼를 잡아 쪄서 쓴다.

○ 그 벌레는 누에와 비슷하나 짧고, 등에는 5가지 색의 반점이 있다. 등에 있는 털로 사람을 쏘는데 독이 있다. 늙으면 입으로 허연 물을 토하는데 이것이 엉긴 것을 모아서 독집을 만들어, 새끼가 그 속에 들어가 있는데, 마치 고치 속에 번데기가 있는 것과 같다[본초].

○ 어린아이의 경풍(驚風)을 치료하는 데 아주 좋다[입문].

蜣蜋

○ 물똥구으리. 性寒, 味鹹, 有毒. 主小兒驚癎·腹脹·寒熱, 大人癲狂, 及奔豚, 出箭頭, 療惡瘡, 能墮胎. ○ 一名蛣蜋. 處處有之, 喜入人牛馬糞中, 取屎丸而却推之, 俗呼爲推丸. 當取大者, 以鼻頭扁者爲眞. 入藥去翅足炒用, 五月五日取蒸藏之, 臨用當炙. 其中鼻高目深者, 名胡蜣蜋, 用之最佳.『本草』

강랑(蜣蜋, 말똥구리)

성질이 차고 맛이 짜며 독이 있다. 어린아이의 경간과 배가 불러 오르는 것과 추웠다 열이 났다 하는 것, 어른의 전광(癲狂)과 분돈(奔豚)을 치료하고, 화살촉이 박힌 것을 나오게 하며, 악창을 낫게 하고, 잘 유산시킨다.

○ 일명 길랑(蛣蜋)이라고도 한다. 곳곳에 다 있는데, 사람의 똥이나 소·말의 똥 속에 잘 들어가며, 똥을 둥글게 만들어 밀고 다닌다. 민간에서는 이것을 추환(推丸)이라고 한다. 반드시 큰 것을 잡아 쓰는데, 코끝이 납작한 것이 진짜이다. 약으로는 날개와 발을 버리고 볶아서 쓰는데, 음력 5월 5일에 잡아 쪄서 두었다가 쓸 때에 반드시 구워서 쓴다. 그 가운데서 코끝이 높고 눈이 우묵한 것을 호강랑(胡蜣蜋)이라고 하는데 제일 좋은 것이다[본초].

五靈脂

○ 性溫, 味甘, 無毒. 主心腹冷痛, 通利血脈, 下女子月閉.『本草』○ 此物, 入肝最速, 能行血·止血. 治婦人血氣刺痛, 甚效.『丹心』○ 北地, 寒號蟲糞也. 色黑如鐵, 採無時. 此蟲四足, 有肉翅不能遠飛. ○ 多挾沙石, 先以酒研, 飛鍊去沙石, 乃佳.『本草』○ 生用酒研, 飛鍊去沙石. 熟用者, 飛後, 炒令烟起, 另研用.『入門』○ 去心腹死血作痛, 最妙.『醫鑑』

오령지(五靈脂)

성질이 따뜻하고 맛이 달며 독이 없다. 명치 밑이 차면서 아픈 것을 치료하고, 혈맥을 잘 통하게 하며, 월경이 막힌 것을 내려가게 한다[본초].

○ 이 약의 기운은 아주 빠르게 간(肝)으로 들어가기 때문에 피를 잘 돌게 하고, 피를 잘 멎게 한다. 부인이 혈기로 찌르는 것같이 아픈 것을 치료하는데, 효과가 아주 좋다[단심].

○ 이것은 북쪽 지방에 사는 한호충(寒號蟲)의 똥이다. 색은 무쇠처럼 검은데 아무 때나 모아서 쓴다. 이 벌레는 발이 4개이고 날개에 살이 있기 때문에 멀리 날아가지 못한다.

○ 오령지에는 모래와 돌이 흔히 섞여 있으므로 먼저 술에 갈아서 수비하여 모래와 돌을 버려야 좋다[본초].

○ 날것을 쓸 때에는 술에 갈아 수비하여 모래와 돌을 버리고 쓰며, 익혀서 쓸 때에는 수비한 다음에 연기가 나도록 볶아서 따로 가루내어 쓴다[입문].

○ 명치 밑에 죽은피가 있어 아픈 것을 멎게 하는 데는 아주 좋다[의감].

蝎

○ 전갈. 性平, 味甘辛, 有毒. 療諸風, 及中風喎斜·癱瘓·語澁, 手足抽掣, 幷小兒驚風. ○ 出靑州, 形緊小者良. 採無時, 有用全者, 有用梢者, 梢力尤功. 水洗去腹中土, 炒用. ○ 蝎前謂之螫, 後謂之蠆, 螫人最毒. 『本草』 ○ 我國昌德宮後苑, 及黃州, 時有生者, 蓋貿諸中朝, 而來時散失者也. 『俗方』

갈(蝎, 전갈)

성질이 평하고 맛이 달면서 맵고 독이 있다. 여러 가지 풍증과 중풍으로 입과 눈이 삐뚤어진 것, 팔다리를 쓰지 못하는 것, 말을 잘하지 못하는 것, 손발이 오그라드는 것과 어린아이의 경풍을 치료한다.

○ 청주(靑州)에서 나는데, 생김새가 단단하고 작은 것이 좋다. 아무 때나 잡아서 써도 되는데, 전체를 쓸 수도 있고 꼬리만 쓸 수도 있다. 꼬리 부분이 효과가 더 좋다. 물로 뱃속의 흙을 씻어 버린 다음 볶아서 쓴다.

○ 전갈의 앞부분을 오(螫)라 하고, 뒷부분을 채(蠆)라고 하는데, 사람이 쏘이면 독이 심하다[본초].

○ 우리나라의 창덕궁 후원과 황주에서 간혹 나는데, 이것은 중국에서 무역하여 오던 도중 놓친 것이 번식된 것이다[속방].

螻蛄

○ 도로래. 性寒 一云冷, 味鹹, 無毒 一云有毒. 主産難, 潰癰腫, 下哽噎, 除惡瘡, 出惡刺, 療水腫. 『本草』 ○ 此物走小腸·膀胱, 其效甚捷. 『綱目』 ○ 一名螜, 俗名土狗. 處處有之, 穴地糞壤中而生, 以夜出者爲良. 夏至後取, 暴乾, 入藥, 炒用. ○ 自腰以前甚澁, 主止大小便, 從腰以後甚利, 主下大小便. 『本草』

누고(螻蛄, 땅강아지)

성질이 차고(냉하다고도 한다), 맛이 짜며, 독이 없다(독이 있다고도 한다). 난산을 치료하며, 옹종(癰腫)을 터지게 하고, 목구멍에 걸린 것을 내려가게 하며, 악창을 없애고, 가시를 나오게 하며, 수종(水腫)을 낫게 한다[본초].

○ 이 약의 기운은 소장과 방광으로 가는데, 그 효과가 아주 빠르다[강목].

○ 일명 곡(螜)이라고도 하며, 민간에서는 토구(土狗, 하늘밥도둑)라고 한다. 어느 곳에나 다 있는데, 두엄더미 밑의 흙에 구멍을 뚫고 살며, 밤에 나오는 것이 좋다. 하지가 지난 다음에 잡아서 햇볕에 말리는데, 약으로는 볶아서 쓴다.

○ 허리에서부터 앞부분은 매우 껄끄러워서 주로 대소변이 지나치게 나오는 것을 멎게 하고, 허리에서부터 뒤쪽 부분은 매우 이(利)로워서 주로 대소변을 잘 나오게 하는 약으로 쓴다[본초].

【腦】 主竹木惡刺, 入肉不出, 取腦塗之, 卽出. 『本草』

누고뇌(螻蛄腦) 대가시나 나무가시가 살에 박혀서 나오지 않는 데 주로 쓰는데, 누고의 뇌를 바르면 곧 나온다[본초].

穿山甲

○ 性微寒, 有毒. 主五邪·鬼魅·驚啼·悲泣, 及小兒驚邪, 療山嵐瘴瘧·痔瘻·惡瘡. ○ 一名鯪鯉甲, 以其好穿地道, 故又名穿山甲. 形似鯉魚而有四足, 能陸能水. 採無時, 用時細剉, 蚌粉炒成珠, 爲末用. 『本草』

천산갑(穿山甲)

성질이 약간 차고 독이 있다. 5가지 사기와 귀매, 놀라서 울거나 슬피 우는 증과 어린아이가 놀라는 증을 다스리고, 산람장학(山嵐瘴瘧)·치루(痔瘻)·악창을 낫게 한다.

○ 일명 능리갑(鯪鯉甲)이라고도 하며, 땅을 뚫기 좋아하므로 또한 천산갑이라고 한다. 생김새는 잉어[鯉魚]와 비슷한데 발이 4개이다. 땅이나 물, 어디나 잘 다닌다. 아무 때나 잡는데, 쓸 때에는 잘게 썬 다음 진주조개가루[蚌粉]와 함께 구슬처럼 되게 볶아 가루내어 쓴다[본초].

蜻蛉

○ 준자리. 性微寒 一云凉, 無毒. 壯陽, 煖水藏, 止精. ○ 一名蜻蜓, 一名青娘子. 六足四翼, 好飛溪渠側. 五六月取乾, 去翅足, 炒用. ○ 有數種, 當用青色大眼者, 爲良. 『本草』

청령(蜻蛉, 잠자리)

성질이 약간 차고(서늘하다고도 한다) 독이 없다. 양기를 세지게 하고, 신[水藏]을 덥게 하며, 유정을 멎게 한다.

○ 일명 청정(蜻蜓)·청랑자(青娘子)라고도 한다. 발이 6개이고 날개가 4개인데, 시냇가나 도랑에 잘 날아다닌다. 음력 5~6월에 잡아서 말린 다음 날개와 발을 버리고 볶아 쓴다.

○ 종류가 몇 가지인데, 반드시 푸른색이 나면서 눈알이 큰 것을 써야 좋다[본초].

螢火

○ 반되. 性微溫, 味辛, 無毒. 主明目, 治青盲, 治蠱毒·鬼疰, 通神精子. ○ 一名夜光. 乃腐草所化, 常在大暑前後, 飛出. 是得大火之氣, 變化明照也. 七月七日取, 納酒中, 死乃乾之. 『本草』

형화(螢火, 반딧불)

성질이 약간 따뜻하고 맛이 매우며 독이 없다. 주로 눈을 밝게 하고, 청맹(青盲)과 고독·귀주를 치료하며, 정신이 좋아지게 한다.

○ 일명 야광(夜光)이라고도 한다. 썩은 풀 속에서 생겨나는데, 대서(大暑) 전후에 많이 날아다닌다. 이것은 여름의 더운 기운을 받아 그것을 불빛으로 변화시켜 밝게 비치게 한다. 음력 7월 7일에 잡아 술에 넣어 죽여서 말린다[본초].

鼠婦

○ 쥐며느리. 性溫 一云微寒, 味酸, 無毒 一云有毒. 主氣癃不得小便, 婦人月閉 · 血瘕, 通小便, 能墮胎. ○ 亦謂濕生蟲, 在人家地上, 多在下濕處, 瓮器底, 及土坎中, 常着鼠背, 故一名鼠負.『本草』○ 卽地雞也. 端午日採, 晒乾.『入門』

서부(鼠婦, 쥐며느리)

성질이 따뜻하고(약간 차다고도 한다) 맛이 시며 독이 없다(독이 있다고도 한다). 기로 생긴 융병[氣癃]으로 오줌을 누지 못하는 것과 월경이 막힌 것, 혈가(血瘕)를 치료하고, 소변을 통하게 하며, 잘 유산시킨다.

○ 또한 습생충(濕生蟲)이라고도 하는데, 인가(人家)의 땅 위에 있고, 낮은 습지나 질그릇 밑바닥, 흙구덩이 속에 많이 있으며, 언제나 쥐의 등에 붙어 있기 때문에 서부(鼠負)라고도 한다[본초].

○ 이것이 바로 지계(地雞)인데, 단옷날에 잡아서 햇볕에 말린다[입문].

衣魚

○ 반대좀. 性溫, 味鹹, 無毒 一云有毒. 主婦人疝瘕, 小便不利, 小兒中風項强, 療淋, 利小便, 墮胎, 滅瘡瘢. ○ 一名壁魚, 衣中有之, 然多在書卷中, 或久不動帛中. 身有厚粉, 而手搐之則落. 其形稍似魚, 故曰衣魚. 採無時.『本草』

의어(衣魚, 옷좀)

성질이 따뜻하고 맛이 짜며 독이 없다(독이 있다고도 한다). 부인의 산가(疝瘕)와 오줌이 잘 나오지 않는 것, 어린아이가 중풍으로 목이 뻣뻣해진 것을 치료하고, 임병을 낫게 하여 오줌을 잘 나오게 하며, 유산하게 하고, 헌데의 흠집을 없앤다.

○ 일명 벽어(壁魚)라고도 하는데, 옷 속에 있고, 책 가운데나 오래 움직이지 않고 그대로 둔 비단 속에도 많다. 몸뚱이에는 가루가 두텁게 있는데 손으로 만지면 떨어진다. 그 생김새가 마치 물고기와 비슷하기 때문에 의어라고 한다. 아무 때나 잡아서 쓴다[본초].

虱子

○ 니. 人大熱則腦縫裂開, 取黑虱三五百枚, 搗付之. 及療丁腫 · 肉刺. ○ 病人將死, 虱離身, 或云, 取虱於床前虱行, 背病者則死, 向病者則生.『本草□

슬자(虱子, 이)

사람이 열이 심하게 나면 뇌봉(腦縫)이 벌어지는데, 검은니[黑虱] 300~500마리를 잡아 찧어서 붙인다. 정종(疔腫)과 티눈[肉刺]도 치료한다.

○ 환자가 죽게 되었을 때는 이가 몸에서 기어 나오는데, 어떤 사람은 이르기를 환자의 침대 앞에 이를 놓아 이가 환자를 등지고 기어가면 그 환자는 죽고 이가 환자를 향하여 기어가면 그 환자는 살게 된다고 하였다[본초].

活師

○ 올창이. 主熱瘡及疥癬, 搗付之. ○ 卽科斗蟲也. 乃蝦蟆兒, 生水中, 有尾漸大而脚生, 則尾脫. 『本草』

활사(活師, 올챙이)

열창과 옴이나 버짐에 주로 쓰는데, 짓찧어 붙인다.

○ 곧 개구리의 새끼[科斗蟲]이다. 물 속에 살며, 꼬리가 있는데 점점 크면서 다리가 생기면 꼬리가 없어진다[본초].

蚘蟲

○ 사룸의믁의셔난거위. 性大寒. 主目赤熱痛, 取汁滴目中卽差. ○ 是大小人, 吐出蚘蟲也. 可收之暴乾, 末用亦可. 『本草』

회충(蚘蟲, 사람의 몸에서 나온 거위)

성질은 매우 차다. 눈이 벌게지고 열이 나면서 아픈 것을 치료하는데, 즙을 내어서 눈 속에 떨어뜨리면 곧 낫는다.

○ 이것은 어른과 어린아이가 토해 낸 회충이다. 거두어 볕에 말려 쓰는데, 가루를 만들어 써도 좋다[본초].

蠱蟲

○ 노올들닌사룸의게셔난벌에. 患蠱人, 燒爲灰, 服之立愈. ○ 是蠱病人, 諸竅中, 時有蠱出, 取之暴乾用. 『本草』

고충(蠱蟲)

고독(蠱毒)을 앓는 사람이 이 벌레를 태워 가루내어 먹으면 곧 낫는다.

○ 고독을 앓는 환자의 9규(九竅)에서 때때로 고충이 나올 수 있는데, 이런 때에 이것을 잡아서 햇볕에 말려 쓴다[본초].

10. 果 部

○ 凡九十一種.

모두 91가지이다.

蓮實

○ 년밤. 性平寒, 味甘, 無毒. 養氣力, 除百疾, 補五藏, 止渴 · 止痢, 益神 · 安心, 多食令人喜. 『本草』 ○ 補十二經氣血. 『入門』 ○ 一名水芝丹, 一名瑞蓮, 亦謂之藕實. 其皮黑而沈水者, 謂之石蓮, 入水必沈, 惟煎鹽鹵, 能浮之. 處處有之, 生池澤中. 八月九月取堅黑者用. 生則脹人腹中, 蒸食之良. 『本草』 ○ 其葉爲荷, 其莖爲茄, 其本爲蔤, 其花未發爲菡萏, 已發爲芙蓉, 其實爲蓮, 其根爲藕, 其中爲的, 的中有青, 長二分爲薏, 味苦者是也. 芙蕖, 其總名也. 『本草』 ○ 凡用, 白蓮爲佳. 『日用』

연실(蓮實, 연밥)

성질은 평하고 차며 맛이 달고 독이 없다. 기력을 도와 온갖 병을 낫게 하며, 오장을 보하고, 갈증과 이질을 멎게 하며, 정신을 좋게 하고 마음을 안정시키며, 많이 먹으면 기쁘게 한다[본초].

○ 12경맥의 기혈을 보한다[입문].

○ 일명 수지단(水芝丹) · 서련(瑞蓮)이라고도 하며, 또한 우실(藕實)이라고 한다. 그 껍질이 검고 물에 가라앉는 것을 석련(石蓮)이라고 하는데, 물에 넣으면 반드시 가라앉지만 소금을 넣고 달이면 잘 뜬다. 연실은 어느 곳에나 있으며 못에서 자란다. 음력 8~9월에 검고 딴딴한 것을 따서 쓴다. 날것으로 쓰면 배가 불러 오르기 때문에 쪄서 먹는 것이 좋다[본초].

○ 그 잎은 '하(荷)'라 하고, 줄기는 '가(茄)'라 하며, 밑그루는 '밀(蔤)'이라 하고, 피지 않은 꽃봉오리는 '함담(菡萏)'이라 하며, 꽃이 핀 것은 '부용(芙蓉)'이라 하고, 열매는 '연(蓮)'이라고 하며, 뿌리는 '우(藕)'라 한다. 연실 가운데를 '적(的)'이라 하는데, 이 적 가운데는 길이가 2푼쯤 되는 푸른 심이 있다. 이것을 '의(薏)'라고 하는데 맛이 쓰다. 부거(芙蕖)라고 하는 것은 통틀어서 이르는 말이다[본초].

○ 대체로 흰 연밥[白蓮]을 쓰는 것이 좋다[일용].

【藕汁】 性溫, 味甘, 無毒. 藕者, 蓮根也. 止吐血, 消瘀血. 生食主霍亂後虛渴, 蒸食甚補五藏, 實下焦. 與蜜同食, 令人腹藏肥, 不生諸蟲. ○ 除煩止泄, 解酒毒, 壓食, 及病後熱渴. ○ 節, 性冷. 解熱毒, 消瘀血. ○ 昔宋太官, 誤削藕皮, 落羊血中, 其䘓音坎 不成, 乃知藕能散血也. 『本草』

우즙(藕汁, 연근에서 짜낸 물) 성질이 따뜻하고 맛은 달며 독이 없다. 우(藕)란 것은 연뿌리이다. 토혈을 멎게 하고, 어혈을 삭인다. 날것을 먹으면 곽란 후 허해서 나는 갈증을 멎게 하고,

쪄서 먹으면 오장을 아주 잘 보하며 하초를 튼튼하게 한다. 꿀과 함께 먹으면 배에 살이 오르고 여러 가지 충병이 생기지 않는다.

○ 답답한 것을 없애고 설사를 멎게 하며, 술독을 풀어 주고, 식후나 병을 앓고 난 뒤에 열이 나면서 나는 갈증을 멎게 한다.

○ 우절(藕節)은 성질이 냉하므로 열독을 풀며 어혈을 삭인다.

○ 옛날 송나라의 고관이 연뿌리의 껍질을 벗기다가 실수하여 양의 피를 받아 놓은 그릇에 떨어뜨렸는데 그 피가 엉기지 않았다. 이것으로써 연뿌리가 어혈을 헤칠[散] 수 있다는 것을 알게 되었다[본초].

【荷葉】止渴，落胞，殺蕈毒，主血脹腹痛. ○ 荷鼻，性平，味苦，無毒. 主血痢，安胎，去惡血. 卽荷葉蔕也，謂之荷鼻. 『本草』

하엽(荷葉, 연잎) 갈증을 멎게 하고, 태반을 나오게 하며, 버섯의 독[蕈毒]을 죽이고, 혈창(血脹)으로 배가 아픈 것을 치료한다.

○ 하비(荷鼻)는 성질이 평하고 맛은 쓰며 독이 없다. 혈리(血痢)를 치료하고, 안태시키며, 나쁜 피[惡血]를 없앤다. 하비는 즉 하엽의 꼭지이다[본초].

【蓮花】性煖，無毒. 鎭心，輕身駐顔. 入香甚妙. ○ 一名佛座鬚，卽蓮花蘂也. 『正傳』 ○ 蓮花蘂，澁精氣. 『入門』

연화(蓮花, 연꽃) 성질이 덥고 독이 없다. 마음을 진정시키고, 몸을 가볍게 하며, 얼굴을 늙지 않게 한다. 향료에 넣어 쓰면 매우 좋다.

○ 일명 불좌수(佛座鬚)라고 하는데, 즉 연화예(蓮花蘂)이다[정전].

○ 연화예는 정기(精氣)가 새어나가는 것을 막는다[입문].

【蓮薏】的中有青爲薏，味甚苦. 食之令人霍亂. 『本草』 ○ 薏，蓮心也. 治心熱，及血疾作渴，幷暑月霍亂. 『局方』

연의(蓮薏, 연실의 심) 적(的) 가운데에 있는 푸른 것을 의(薏)라고 하는데 맛이 몹시 쓰다. 먹으면 곽란이 생긴다[본초].

○ 의(薏)는 연심(蓮心)이다. 심열(心熱)과 혈병으로 나는 갈증과 여름철에 생기는 곽란을 치료한다[국방].

橘皮

○ 동뎡귤. 性溫 一云煖, 味苦辛，無毒. 能治胸膈間氣，開胃止痢，消痰涎，主上氣咳嗽，止嘔逆，利水穀道. ○ 木高一二丈，葉與枳無別，刺生莖間，夏初生白花，六七月而成實，至冬黃熟乃可啖. 十月採，以陳者爲良. 生南方. 『本草』 ○ 我國，惟產濟州，其青橘·柚子·柑子皆產焉. 『俗方』 ○ 補脾胃，不去白. 若理胸中滯氣，須去白. 色紅故名紅皮. 日久者佳故名陳皮. ○ 留白者，補胃和中，去白者，消痰泄氣. ○ 有白朮則補

脾胃，無白朮則瀉脾胃．有甘草則補肺，無甘草則瀉肺．『丹心』 ○ 入下焦，用鹽水浸，肺燥者，童尿浸晒用．『入門』

귤피(橘皮, 귤껍질)

성질이 따뜻하며(덥다고도 한다) 맛은 쓰고 매우며 독이 없다. 가슴에 기가 뭉친 것을 잘 치료하며, 음식 맛이 나게 하고 소화를 잘 시키며, 이질을 멎게 하고, 담연(痰涎)을 삭이며, 기가 위로 치미는 것과 기침하는 것을 낫게 하고, 구역을 멎게 하며, 대소변을 잘 통하게 한다.

○ 나무의 높이는 3~6미터이며, 잎은 탱자나무 잎과 같고, 가시가 줄기 사이에 돋아 나며, 초여름에 흰 꽃이 핀다. 6~7월에 열매가 열리고 겨울에 노랗게 익으므로 먹을 수 있다. 열매는 음력 10월에 따는데 껍질은 묵은 것이 좋다. 이 열매는 남방에서 난다[본초].

○ 우리나라에서는 오직 제주도에서만 난다. 제주도에서는 청귤(青橘)·유자(柚子)·감자(柑子)가 다 난다[속방].

○ 비위(脾胃)를 보하려면 흰 속을 긁어 버리지 말아야 한다. 만일 가슴에 막힌 기를 치료하려면 흰 속을 긁어 버리고 써야 한다. 색이 벌겋기 때문에 홍피(紅皮)라고 한다. 오래된 것이 좋기 때문에 그것을 진피(陳皮)라고 한다.

○ 흰 속이 그대로 있는 것은 위(胃)를 보하고 속을 고르게 하며, 흰 속을 버린 것은 담을 삭이고 체기를 푼다.

○ 백출과 함께 쓰면 비위를 보하고, 백출과 함께 쓰지 않으면 비위를 사(瀉)한다. 감초와 함께 쓰면 폐를 보하고, 감초와 함께 쓰지 않으면 폐를 사한다[단심].

○ 약 기운이 하초(下焦)에 들어가게 하려면 소금물에 담갔다가 쓰고, 폐가 건조하면 동변[童尿]에 담갔다가 볕에 말려 쓴다[입문].

【肉】性冷，味甘酸．止消渴，開胃．卽橘之瓤也，不可多食，令人多痰．○ 酸者聚痰，甛者潤肺．皮堪入藥，肉非宜人．『本草』

귤육(橘肉, 귤의 속살) 성질이 냉하고 맛이 달며 시다. 소갈을 멎게 하고, 음식 맛을 나게 한다. 즉 귤의 속[橘之瓤]이며, 많이 먹으면 안 되는데, 담(痰)이 많아지기 때문이다.

○ 신맛은 담을 모이게 하고, 단맛은 폐를 눅여 준다. 껍질은 약으로 쓰지만 귤의 속살[橘肉]은 사람에게 그리 좋지 않다[본초].

【橘囊上筋膜】治渴及吐酒，煎湯飲妙．『本草』

귤낭상근막(橘囊上筋膜, 귤의 속살에 붙은 실 같은 층) 갈증을 멎게 하고 술을 마신 뒤에 토하는 것을 치료하는데, 달인 물을 마시면 좋다[본초].

【核】治腰痛·膀胱氣·腎冷．炒作末，酒服良．『本草』

귤핵(橘核, 귤씨) 요통(腰痛)·방광기(膀胱氣)[3]와 신기(腎氣)가 냉(冷)한 것을 치료한다. 귤씨를 볶아 가루내어 술로 먹으면 좋다[본초].

---

3) 방광기(膀胱氣) : 산증(疝證)의 한 가지인데, 아랫배가 아프고 오줌을 누지 못하는 병이다.

青橘皮

○ 프른귤. 性溫, 味苦, 無毒. 主氣滯, 下食, 破積結, 及膈氣. 『本草』 ○ 形小而色青, 故一名青皮. 足厥陰引經藥, 又入手少陽經. 氣短者禁用, 消積定痛醋炒. 『入門』 ○ 陳皮味辛, 理上氣. 青皮味苦, 理下氣. 二味俱用, 散三焦氣也, 宜去白用. 『易老』 ○ 今之青橘, 似黄橘而小, 別是一種耳. 收之去肉, 暴乾. 『本草』 ○ 青皮, 乃肝膽二經之藥, 人多怒, 脇下有鬱積, 最效. 『正傳』

청귤피(青橘皮, 푸른 귤껍질)

성질은 따뜻하고 맛은 쓰며 독이 없다. 기가 막힌 것을 치료하고, 소화가 잘 되게 하며, 적(積)이 뭉친 것과 가슴에 기가 막힌 것을 헤친다[본초].

○ 생김새가 작고 푸르기 때문에 청피(青皮)라고 한다. 이것은 족궐음경(足厥陰經)의 인경약(引經藥)이며, 또 수소양경(手少陽經)의 약이다. 숨결이 밭은[氣短] 사람은 쓰지 말아야 한다. 적(積)을 삭이고 통증을 진정시키려면 식초에 축여 볶아서 쓴다[입문].

○ 진피는 맛이 맵기 때문에 상초의 기를 다스리고, 청피는 맛이 쓰기 때문에 하초의 기를 다스린다. 청피와 진피를 함께 쓰면 삼초의 기를 헤친다. 이때는 흰 속을 버리고 쓰는 것이 좋다[역로].

○ 지금의 청귤(青橘)은 황귤(黄橘)과 비슷하면서도 작은데, 다른 종류일 뿐이다. 그것을 따서 속살은 버리고 볕에 말린다[본초].

○ 청피는 간과 담 두 경락의 약이다. 사람이 자주 노해서 옆구리에 울적(鬱積)이 생긴 데 쓰면 아주 좋다[정전].

【葉】 導胸中逆氣, 行肝氣, 乳腫及脇癰, 用之. 『入門』

청귤엽(青橘葉, 청귤의 잎) 가슴으로 치미는 기를 내려가게 하고 간기를 잘 돌게 하는데, 젖이 붓는 것과 협옹(脇癰) 때에 쓴다[입문].

柚子

○ 유ᄌᆞ. 皮厚, 味甘, 無毒. 去胃中惡氣, 解酒毒, 治飮酒人口氣. ○ 果之美者, 有雲夢之柚. ○ 小曰橘, 大曰柚, 柚似橙而大於橘. 『本草』 ○ 橘之大者, 曰柚. 『丹心』

유자(柚子)

유자의 껍질은 두껍고 맛이 달며 독이 없다. 위(胃) 속의 나쁜 기를 없애고, 술독을 풀며, 술을 마시는 사람의 입에서 나는 냄새를 없앤다.

○ 과실로서 맛이 좋기는 운몽(雲夢) 지방에서 나는 유자가 있다.

○ 작은 것은 귤이고 큰 것은 유자인데, 유자는 등자(橙子)와 비슷하면서 귤보다 크다[본초].

○ 귤이 큰 것을 유자라고 한다[단심].

乳柑子

○ 감ᄌᆞ. 性大寒 一云冷, 味甘, 無毒. 主腸胃中熱毒, 止暴渴, 利小便, 解酒毒及酒渴.

○ 樹若橘樹, 子形似橘而圓大, 皮色生青熟黃赤. 霜後甚甛, 故名柑子. 『本草』

유감자(乳柑子)

성질은 몹시 차고(냉하다고도 한다) 맛은 달며 독이 없다. 장위(腸胃) 속의 열독을 치료하고, 심한 갈증을 멎게 하며, 소변을 잘 나오게 하고, 술독과 술을 마신 뒤의 갈증을 풀어 준다.

○ 이 나무는 귤나무와 비슷하고 열매는 귤처럼 둥글면서 크다. 그 껍질의 색은 설었을 때에는 퍼렇고 익으면 누렇고 붉다. 서리가 내린 다음에는 매우 달기 때문에 감자(柑子)라고 한다[본초].

大棗

○ 대추. 性平 一云溫, 味甘, 無毒. 安中養脾, 補五藏, 助十二經脈, 補津液, 通九竅, 强志, 和百藥. ○ 一名乾棗. 處處有之, 八月採, 暴乾. ○ 其皮裏肉, 補虛, 所以合湯, 皆擘之也. 『本草』 ○ 味甘, 補經不足, 以緩陰血, 血緩則脈生, 故能助十二經脈. 『入門』

대조(大棗, 대추)

성질은 평하고(따뜻하다고도 한다) 맛은 달며 독이 없다. 속을 편안하게 하고, 비(脾)를 영양하며, 오장을 보하고, 12경맥을 도와주며, 진액(津液)을 불리고, 9규(九竅)를 통하게 하며, 의지를 강하게 하고, 여러 가지 약을 조화시킨다.

○ 일명 건조(乾棗)라고도 한다. 어느 곳에나 다 있는데, 음력 8월에 따서 볕에 말린다.

○ 그 껍질 속의 살은 허한 것을 보하기 때문에 탕약에는 모두 쪼개어 넣어야 한다[본초].

○ 단맛은 부족한 경락을 보하여 음혈을 완화시킨다. 혈이 완화되면 경맥이 살아나기 때문에 12경맥을 도울 수 있다[입문].

【生棗】味甘辛. 多食, 令人腹脹羸瘦, 生寒熱. ○ 蒸煮食則補腸胃, 肥中益氣. 生食則腹脹注泄. 『本草』

생조(生棗, 생대추) 맛은 달고 맵다. 많이 먹으면 배가 불러 오르고 여위며 추웠다 열이 났다 한다.

○ 쪄서 먹으면 장위를 보하고 살찌게 하며 기를 돕는다. 날것을 먹으면 배가 불러 오르고 설사한다[본초].

【核中仁】三歲陳核中仁燔之, 主腹痛 · 邪氣 · 疰忤. 『本草』

조핵중인(棗核中仁, 대추씨 속의 알) 3년 묵은 씨 가운데 있는 알을 구워서 복통(腹痛)과 사기(邪氣) · 시주(尸疰) · 객오(客忤)에 주로 쓴다[본초].

【棗葉】爲末服, 使人瘦. 取汁, 揩熱痱瘡良. 『本草』

조엽(棗葉, 대추나무의 잎) 가루내어 먹으면 사람이 여위게 된다. 즙을 내어 땀띠[熱痱瘡]에 문지르면 좋다[본초].

蒲萄

○ 보도. 性平, 味甘 一云甘酸, 無毒. 主濕痺, 治淋, 通小便, 益氣强志, 令人肥健. ○ 子有紫白二色, 紫者名馬乳, 白者名水晶. 又有圓者, 又有無核者, 七月八月熟, 北果之最珍者. ○ 暴收其實, 以治瘡疹不出, 甚效, 多食昏人眼. ○ 取汁釀酒, 名曰蒲萄酒. 『本草』

포도(葡萄)

성질이 평하고 맛은 달며(달고 시다고도 한다) 독이 없다. 습비(濕痺)와 임병을 치료하고, 소변이 잘 나오게 하며, 기를 돕고 의지를 강하게 하며, 살찌게 하고 건강하게 한다.

○ 열매에는 자주색과 흰색의 2가지가 있는데, 자주색인 것을 마유(馬乳)라 하고, 흰색인 것을 수정(水晶)이라고 한다. 그리고 둥근 것도 있고 씨가 없는 것도 있는데, 음력 7~8월이 되면 익는다. 북쪽 지방의 과실 중에서 제일 진귀한 것이다.

○ 많이 따두었다가 마마 때 발진이 내돋지 않는 데 쓰면 효과가 매우 좋다. 많이 먹으면 눈이 어두워진다.

○ 이 즙으로 만든 술을 포도주(葡萄酒)라고 한다[본초].

【根】 煮汁飮, 止嘔噦, 又主姙婦子上衝心, 卽下. ○ 性能下走滲道. 『丹心』

포도근(葡萄根, 포도나무의 뿌리) 이것을 달여 그 물을 마시면 구역과 딸꾹질이 멎는다. 그리고 임신한 후 태기가 명치를 치받을 때에 마시면 곧 내려간다.

○ 이 뿌리는 오줌을 잘 나가게 한다[단심].

【蘡薁】 묀멀위. 卽山蒲萄也. 實細而味酸, 亦堪作酒. 『丹心』

영욱(蘡薁, 머루) 즉 산포도(山葡萄)이다. 열매가 잘고 맛이 신데, 이것으로도 술을 만들 수 있다[단심].

栗子

○ 밤. 性溫, 味鹹, 無毒. 益氣, 厚腸胃, 補腎氣, 令人耐飢. ○ 處處有之, 九月採. ○ 果中, 栗最有益. 欲乾莫如暴. 欲生收, 莫如潤. 沙中藏, 至春末夏初, 尙如初採摘. ○ 生栗, 可於熱灰中煨, 令汁出, 食之良. 不得通熟, 熟則壅氣. 生則發氣. 故火煨, 殺其木氣耳. ○ 有一種栗피덕늘, 頂圓末尖, 謂之旋栗, 但形差小耳. 『本草』

율자(栗子, 밤)

성질은 따뜻하고 맛은 짜며 독이 없다. 기를 도와주고, 장위를 튼튼하게 하며, 신기(腎氣)를 보하고, 배가 고픈 것을 견딜 수 있게 한다.

○ 어느 곳에나 있는데 음력 9월에 딴다.

○ 과실 가운데서 밤이 가장 유익하다. 말리려고 할 때에는 갑자기 말리지 말아야 한다. 생으로 두려면 눅눅하게 두지 말아야 한다. 모래 속에 묻어 두면 다음 해 늦봄이나 초여름에 가서도 갓 딴

것과 같다.

○ 생밤[生栗]은 뜨거운 잿불에 묻어 진이 나게 구워 먹어야 좋다. 그러나 속까지 익히지 말아야 한다. 속까지 익히면 기가 막히게 된다. 생으로 먹어도 기를 발동하게 하므로 잿불에 묻어 약간 구워 그 나무의 기를 없애야 한다.

○ 밤의 한 가지 종류로서 꼭대기가 둥글고 끝이 뾰족한 것을 선율(旋栗)이라고 하는데, 그 크기는 밤보다 좀 작을 뿐이다[본초].

【皮】 名扶, 卽栗子上皮也. 和蜜塗人, 令急縮, 可展老人面皮皺. 『本草』

율피(栗皮, 밤의 껍질) 이것을 '부(扶)'라고도 하는데 즉 밤알의 겉껍질이다. 이것을 꿀에 섞어 바르면 피부가 수축되므로, 노인의 얼굴에 생긴 주름살을 펴게 한다[본초].

【毛殼】 止反胃及消渴 · 瀉血. 煮汁飮. 又療毒腫. 『本草』

율모각(栗毛殼, 밤송이) 반위(反胃)와 소갈증, 뒤로 피를 쏟는 것[瀉血]을 멎게 한다. 밤송이를 달여서 그 물을 마신다. 또 독종(毒腫)[4]을 치료한다[본초].

【栗楔】 栗三顆, 共一毬, 其中者楔也, 亦作榍. 理筋骨風痛, 幷付瘰癧腫痛毒, 出箭頭及惡刺. 『本草』

율설(栗楔, 밤의 가운데 톨) 밤 한 송이 안에 3알이 들어 있을 때 그 가운데 것을 말한다. 혹은 쐐기톨이라고도 한다. 힘줄과 뼈가 풍으로 아픈 것을 다스리고, 나력(瘰癧)으로 붓고 아픈 데 발라 주며, 화살촉이나 가시를 빼낸다[본초].

覆盆子

○ 나모빨기. 性平 一云微熱, 味甘酸, 無毒. 療男子腎精虛竭, 女人無子. 主丈夫陰痿, 能令堅長. 補肝明目, 益氣輕身, 令髮不白. ○ 五月採, 處處有之. 收時五六分熟便可採, 烈日中暴乾. 用時去皮 · 蔕, 酒蒸用之. ○ 益腎精, 止小便利. 當覆其尿器, 故如此取名. 『本草』

복분자(覆盆子, 나무딸기)

성질은 평하며(약간 열하다고도 한다) 맛은 달고 시며 독이 없다. 남자의 신기(腎氣)가 허하고 정(精)이 고갈된 것과 여자가 임신되지 않는 것을 치료한다. 또한 남자의 음위증(陰痿證)을 치료하여 음경이 굳고 길어지게 하며, 간을 보하여 눈을 밝게 하고, 기운을 도와 몸이 가벼워지게 하며, 머리카락이 희어지지 않게 한다.

○ 음력 5월에 따는데 어느 곳에나 다 있다. 절반쯤 익은 것을 따서 뜨거운 한낮에 볕에 말린다. 그것을 쓸 때에는 껍질과 꼭지를 버리고 술에 쪄서 쓴다.

○ 신정(腎精)을 보충해 주고, 소변이 지나치게 나오는 것을 멎게 한다. 그러므로 요강을 엎어 버렸다고 하여 '엎을 복(覆)' 자와 '동이 분(盆)' 자를 따서 복분자라고 하였다[본초].

---

4) 독종(毒腫) : 헌데의 독. 종독이라고도 한다.

【蓬蘽】 멍덕딸기. 性味功用, 與覆盆子同. ○ 蓬蘽, 非覆盆也, 自別是一種. ○ 作藤蔓生者, 蓬蘽也, 作樹條者覆盆也. 皆宜取子用. 覆盆早熟而形小, 蓬蘽晩熟而形大, 其形大同小異, 終非一物也. 『本草』 ○ 俱能縮小便, 黑白髮. 『日用』

봉루(蓬蘽, 멍덕딸기) 성질·맛·효능·용법은 복분자와 같다.

○ 멍덕딸기[蓬蘽]는 복분자가 아니고 딸기의 다른 종류이다.

○ 덩굴로 된 것이 멍덕딸기이고, 나무로 된 것은 복분자이다. 이것들에서 다 열매를 딴다. 복분자는 빨리 익고 작으며, 멍덕딸기는 늦게 익고 크다. 그 생김새가 거의 비슷하나 좀 다른데 한가지 종류는 아니다[본초].

○ 모두 소변을 줄여주며[縮] 흰 머리칼을 검어지게 한다[일용].

芡仁

○ 거싀년밤. 性平, 味甘, 無毒. 益精氣, 强志, 令耳目聰明, 延年. ○ 一名鷄頭實, 一名鷄雍. 生水澤中, 葉大如荷, 皺而有刺, 花子若拳大, 形似鷄頭, 故以名之. 實若石榴, 皮靑黑肉白. 八月採蒸之, 於烈日晒之, 其皮卽開, 亦可舂作粉, 益人勝菱. 『本草』 ○ 芡 音儉 能補人之精欠少, 謂之水硫黃. 『入門』 ○ 作粉熬, 金櫻子汁作丸, 名水陸丹, 能秘精. 『日用』

감인(芡仁, 가시연밥)

성질은 평하고 맛은 달며 독이 없다. 정기를 돕고 의지를 강하게 하며, 귀와 눈을 밝게 하고 오래 살게 한다.

○ 일명 계두실(雞頭實) 또는 계옹(雞雍)이라고도 한다. 못 가운데서 자라며 잎은 연잎 크기만하고 주름이 지고 가시가 있다. 그 꽃은 주먹 크기만하고 생김새가 닭의 대가리 같다고 하여 계두실(雞頭實)이라고 하였다. 열매는 석류와 비슷한데 껍질은 검푸르고 살은 희다. 음력 8월에 따서 찐 다음 볕에 말리면 껍질이 터진다. 또한 가루내어 쓸 수도 있는데 마름[菱]보다 사람에게 더 유익하다[본초].

○ 감인은 부족한 정을 잘 보하므로 수류황(水硫黃)이라고도 한다[입문].

○ 가루내어 끓여서 금앵자즙(金櫻子汁)으로 환약을 만든 것을 수륙단(水陸丹)이라고 하는데, 정액이 저절로 나가지 않게 한다[일용].

菱仁

○ 말음. 性平 一云冷, 味甘, 無毒. 主安中, 補五藏. ○ 生水中, 葉浮水上, 其花黃白色, 實有二種, 一者四角, 一者兩角. 水果中, 此物最冷, 不可多食, 令人腹脹, 飮薑酒卽消. ○ 煮熟, 取仁作粉, 極白滑, 宜人. 一名芰實. 『本草』 ○ 菱·芡, 皆水物, 菱寒而芡煖者, 菱花開背日, 芡花開向日故也. 『入門』

능인(菱仁, 마름)

성질은 평하고(냉하다고도 한다) 맛은 달며 독은 없다. 주로 속을 편안하게 하고 오장을 보한다.

○ 물 속에서 자라는데 잎은 물 위에 떠 있다. 누르고 흰 꽃이 피며, 열매는 2가지인데 하나는 4개의 각이 나 있고 하나는 2개의 각으로 되어 있다. 물 속에서 나는 열매 가운데서 이것이 가장 냉하다. 많이 먹으면 배가 불러 오르는데 생강술을 마시면 곧 꺼진다.

○ 마름을 삶아 익힌 다음 씨를 빼서 가루내면 아주 희고 미끄러운데 사람에게 좋다. 일명 지실(芰實)이라고도 한다[본초].

○ 마름과 가시연밥은 다 물 속에서 나지만 마름은 성질이 차고 가시연밥은 덥다. 그것은 마름의 꽃은 해를 등지고 피며, 가시연밥의 꽃[芡花]은 해를 향하여 피기 때문이다[입문].

櫻桃

○ 이스랏. 性熱 一云溫, 味甘, 無毒 一云微毒. 主調中, 益脾氣, 令人好顏色, 美志, 止水穀痢. ○ 先百果而熟, 故古人多貴之, 以薦寢廟. 一名含桃. 此桃在三月末四月初熟, 得正陽之氣, 先諸果熟, 故性熱. ○ 雖多食無損, 但發虛熱耳. 『本草』 ○ 爲鸜鳥所含, 且形似桃, 故曰櫻桃. 『入門』

앵도(櫻桃, 앵두)

성질은 열하고(따뜻하다고도 한다) 맛은 달며 독은 없다(독이 약간 있다고도 한다). 주로 중초를 고르게 하고 비기(脾氣)를 도와주며, 얼굴빛을 좋아지게 하고 기분을 좋게 하며, 수곡리(水穀痢)를 멎게 한다.

○ 모든 과실 가운데서 제일 먼저 익기 때문에 옛사람들은 흔히 귀하게 여기고, 따서 침묘(寢廟)[5]에 올렸다. 일명 함도(含桃)라고도 한다. 음력 3월 말~4월 초에 처음으로 익기 때문에 정양의 기운[正陽之氣]을 받으며 모든 과실 가운데서 제일 먼저 익기 때문에 성질이 열(熱)하다.

○ 많이 먹어도 나쁠 것은 없으나 허열(虛熱)이 생긴다[본초].

○ 꾀꼬리가 먹으며 또 생김새가 복숭아 같기 때문에 앵두[櫻桃]라고 하였다[입문].

【葉】 搗付蛇咬, 且搗汁服, 防蛇毒內攻. 『本草』

앵도엽(櫻桃葉, 앵두나무의 잎) 뱀에게 물린 데에 짓찧어 붙이고, 또 즙을 내어 먹으면 뱀독이 속으로 들어가는 것을 막을 수 있다[본초].

【東行根】 療寸白蟲·蚘蟲, 煮汁, 空心服. 『本草』

앵도동행근(櫻桃東行根, 동쪽으로 뻗은 앵두나무의 뿌리) 촌백충증과 회충증을 치료하는데, 삶은 물을 공복에 먹는다[본초].

橙子皮

○ 性溫 一云煖, 味苦辛, 無毒. 消食, 散腸胃中惡氣浮風. ○ 宿酒未醒, 食之速醒. 其形圓, 大於橘而香, 皮厚而皺. 八月熟, 生南方, 蓋橘之類也. 『本草』 ○ 今之橙糖, 卽此也. 『俗方』

등자피(橙子皮, 등자나무의 껍질)

성질은 따뜻하고(덥다고도 한다) 맛은 쓰며 맵고 독이 없다. 음식을 잘 소화시키고, 장위(腸胃) 속의 나쁜 기운과 부풍(浮風)을 헤친다.

---

5) 침묘(寢廟) : 옛날 역대의 신주를 모셔놓던 왕실의 사당.

○ 술에 취해서 깨어나지 못할 때 먹으면 빨리 깨어난다. 그 생김새는 둥근데 귤(橘)보다 크고 향기로우며 껍질이 두껍고 주름이 있다. 음력 8월이 되면 익는데, 남방에서 자란다. 이것은 귤 종류이다[본초].

○ 지금의 등당(橙糖)이 즉 이것이다[속방].

梅實

◯ 미화여름. 性平, 味酸, 無毒. 止渴, 令人膈上熱. ◯ 生南方, 五月採黃色梅實, 火熏乾, 作烏梅. 又以鹽殺爲白梅. 又烟熏之, 爲烏梅, 暴乾, 藏密器中, 爲白梅. 用當去核, 微熬之. ◯ 生實, 酸而損齒傷骨, 發虛熱, 不宜多食. 蓋人食酸則津液泄, 水生木也. 津液泄, 故傷齒, 腎屬水, 外爲齒故也. 『本草』

매실(梅實, 매화열매)

성질은 평하고 맛이 시며 독이 없다. 갈증을 멎게 하고, 횡격막 위에 열이 나게 한다.

○ 남방에서 나며, 음력 5월에 노랗게 된 열매를 딴 다음 불에 쪼여 말려서 오매를 만든다. 또 소금에 절이면 백매(白梅)가 된다. 또는 연기에 그을려도 오매가 되며, 볕에 말려 밀폐된 그릇에 담아두어도 백매가 된다. 이것을 쓸 때에는 반드시 씨를 버리고 약간 볶아야 한다.

○ 날것은 시어서[酸] 치아와 뼈를 손상시키고 허열이 나게 하기 때문에 많이 먹으면 좋지 않다. 대체로 신 것을 먹으면 진액이 빠지는데, 그것은 신수가 간목을 낳기[水生木] 때문이다.[6] 진액이 빠지면 치아가 상한다. 이것은 신(腎)은 수(水)에 속하고 밖으로는 이[齒]가 되기 때문이다[본초].

【烏梅】 性煖, 味酸, 無毒. 去痰, 止吐逆, 止渴止痢, 除勞熱骨蒸, 消酒毒, 主傷寒及霍亂燥渴, 去黑痣, 療口乾好唾. 『本草』

오매(烏梅) 성질은 덥고 맛이 시며 독이 없다. 담을 삭이며, 구토와 갈증·이질을 멎게 하고, 노열(勞熱)과 골증(骨蒸)을 없애며, 술독을 풀어 준다. 또한 상한 및 곽란 때에 갈증이 나는 것을 치료하며, 검은 사마귀를 없애고, 입이 마르며 침을 잘 뱉는 것을 낫게 한다[본초].

【白梅】 性煖, 味酸, 無毒. 主金瘡止血, 點痣, 蝕惡肉, 除痰唾. ◯ 水浸爲醋, 和羹臛虀中, 好. 『本草』

백매(白梅) 성질은 덥고 맛이 시며 독이 없다. 쇠붙이에 상한 것을 치료하여 피를 멎게 하고, 검은 사마귀와 궂은살을 썩게 하며, 가래침[痰唾]을 없앤다.

○ 백매를 물에 담가 신맛이 나게 해서 국이나 김치에 넣으면 좋다[본초].

【葉】 濃煎湯, 治休息痢及霍亂. 『本草』

매엽(梅葉, 매화나무의 잎) 진하게 달인 물은 휴식리(休息痢)와 곽란을 치료한다[본초].

---

6) 이것은 나무를 자라게 하는 데 물이 없어지는 것과 같다.

木瓜

○ 모과. 性溫, 味酸, 無毒. 主霍亂大吐下, 轉筋不止, 消食, 止痢後渴, 治奔豚及脚氣·水腫·消渴·嘔逆·痰唾, 强筋骨, 療足膝無力. ○ 生南方, 其樹枝狀如柰, 花作房生子, 形如瓜蔞. 火乾甚香, 九月採. ○ 實如小瓜, 醋可食, 然不可多食, 損齒及骨. ○ 此物入肝, 故益筋與血. ○ 勿令犯鐵, 用銅刀, 削去皮及子, 薄切暴乾. ○ 木瓜, 得木之正, 故入筋. 以鉛白霜塗之, 則失酸味, 受金之制故也. 『本草』 ○ 木實如瓜, 良果也, 入手足太陰經, 益肺而去濕, 和胃而滋脾. 『入門』

목과(木瓜, 모과)

성질은 따뜻하며 맛이 시고 독은 없다. 곽란으로 몹시 토하고 설사하며 계속 쥐가 이는 것을 치료하며, 소화를 잘 시키고, 이질 뒤의 갈증을 멎게 한다. 또한 분돈(奔豚)·각기(脚氣)·수종(水腫)·소갈·구역과 담연이 있는 것 등을 치료한다. 또한 힘줄과 뼈를 튼튼하게 하고, 다리와 무릎에 힘이 없는 것을 낫게 한다.

○ 모과는 남방에서 나는데, 그 나뭇가지의 생김새는 벚꽃과 같고, 열매 속의 칸이 막혔으며 그 속에 씨가 있다. 씨의 모양은 과루인과 같다. 불에 말리면 향기가 몹시 난다. 음력 9월에 딴다.

○ 열매는 작은 참외[小瓜] 같으며, 시큼하기는 하나 먹을 수 있다. 그러나 치아와 뼈를 손상시키기 때문에 많이 먹지 말아야 한다.

○ 이것은 간에 들어가므로 힘줄과 혈을 보한다.

○ 쇠붙이에 닿게 하지 말아야 하며, 구리칼로 껍질과 씨를 긁어 버리고 얇게 썰어 볕에 말린다.

○ 모과는 나무의 정기를 받았기 때문에 힘줄에 들어간다. 연백상(鉛白霜)을 바르면 신맛이 없어지는데, 이것은 금(金)의 억제를 받기 때문이다[본초].

○ 모과의 열매는 오이[瓜] 같은 것이 좋다. 수족태음경(手足太陰經)에 들어가기 때문에 폐를 도와주고 습을 없애며 위(胃)를 고르게 하고 비(脾)를 자양한다[입문].

【枝葉】 煮汁飮, 治霍亂. 煮湯淋足脛, 可以已蹶. 『本草』

목과지엽(木瓜枝葉, 모과나무의 가지와 잎) 달인 물을 마시면 곽란이 치료된다. 그 달인 물로 발과 정강이를 씻으면 잘 쓰지 못하던 다리를 쓸 수 있다[본초].

【根】 治脚氣. 『本草』

목과근(木瓜根, 모과나무의 뿌리) 각기(脚氣)를 치료한다[본초].

【榠樝】 명쟈. 性溫, 味酸. 消痰止渴, 可進酒. ○ 其形, 酷類木瓜而差小. 欲辨之, 看蔕間, 別有重蔕如乳者, 爲木瓜, 無此者爲榠樝. 功用與木瓜, 大同小異, 亦治霍亂轉筋, 解酒毒, 去惡心及咽酸吐黃水. 其氣辛香, 置衣箱中, 殺蟲魚. 『本草』

명사(榠樝, 명자) 성질은 따뜻하고 맛은 시다. 담을 삭이고 갈증을 멎게 하며, 술을 많이 먹을 수 있게 한다.

○ 그 생김새는 목과와 거의 비슷하나 좀 작다. 구별하려고 할 때는 꼭지 사이를 보아 젖꼭지 같

은 겹꼭지가 따로 있는 것은 목과이고, 이런 것이 없는 것은 명자이다. 효능은 목과와 거의 비슷하며, 또한 곽란으로 쥐가 이는 것을 치료하고, 술독을 풀어 주며, 메스껍고 생목이 괴며[咽酸] 누런 물을 토하는 증을 없앤다. 그 냄새가 맵고 향기로워 옷장에 넣어 두면 벌레와 좀이 죽는다[본초].

紅柿

○ 감. 性寒 一云冷, 味甘, 無毒. 潤心肺, 止渴, 療肺痿心熱, 開胃, 解酒熱毒, 壓胃間熱, 止口乾, 亦治吐血. ○ 生南方, 軟熟者爲紅柿. 飮酒不可食, 令心痛且易醉. 不可與蟹同食, 令腹痛吐瀉. ○ 柿有七絶, 一壽, 二多陰, 三無鳥巢, 四無蟲蠹, 五霜葉可玩, 六佳實, 七落葉肥大. 柿實, 初則色靑而苦澁, 熟則色紅, 澁味自無矣. 『本草』 ○ 柿朱果也, 故有牛心紅珠之稱, 日乾者名白柿, 火乾者名烏柿. 其白柿, 皮上凝厚者, 謂之柿霜. 『入門』

홍시(紅柿, 연감)

성질은 차고(냉하다고도 한다) 맛은 달며 독이 없다. 심폐(心肺)를 눅여 주며, 갈증을 멈추고, 폐위(肺痿)로 가슴에 열이 나는 것을 치료하며, 음식 맛을 나게 하고, 술독과 열독을 풀어 주며, 위(胃)의 열을 내리고, 입이 마르는 것을 낫게 하며, 또한 토혈을 멎게 한다.

○ 남방에서 나며, 말랑말랑하게 익은 것이 홍시이다. 술을 마신 뒤에 먹으면 안 되는데, 가슴이 아프고 또 쉽게 취하게 하기 때문이다. 게[蟹]와 함께 먹어도 안 되는데, 배가 아프며 토하고 설사하게 하기 때문이다. 감에는 7가지의 좋은 점이 있다. 첫째는 나무가 오래 살고, 둘째는 그늘이 많고, 셋째는 새가 둥지를 틀지 않고, 넷째는 벌레가 없고, 다섯째는 단풍이 들어서 보기 좋고, 여섯째는 과실이 아름답고, 일곱째는 떨어진 잎도 기름지고 크다. 감은 처음에는 색이 푸르고 몹시 떫으나 익으면 빨갛게 되면서 떫은맛이 저절로 없어진다[본초].

○ 감은 붉은 과실이기 때문에 우심홍주(牛心紅珠)라고도 한다. 볕에 말린 것은 백시(白柿)라 하고, 불에 말린 것은 오시(烏柿)라고 하며, 백시의 껍질 위에 두텁게 엉긴 것을 시상(柿霜)이라고 한다[입문].

【烏柿】 卽火乾者, 一名火柿. 性煖. 主殺毒, 療金瘡 · 火瘡, 生肉止痛, 可斷下. 『本草』

오시(烏柿) 즉 불에 말린 것인데, 일명 화시(火柿)라고도 한다. 성질은 덥다. 주로 독을 죽이고, 쇠붙이에 다친 헌데와 불에 덴 헌데를 치료하며, 새살이 살아나게 하고 통증을 멎게 하며, 설사를 멎게 한다[본초].

【白柿】 卽日乾者. 性冷 一云平. 溫補, 厚腸胃, 健脾胃, 消宿食, 去面皯, 除宿血, 潤聲喉. 一名乾柿, 一名黃柿. 『本草』

백시(白柿, 곶감) 즉 볕에 말린 것이다. 성질은 냉하다(평하다고도 한다). 온보(溫補)하여 장위를 두텁게 하고 비위를 튼튼하게 하며, 오랜 식체를 삭이고, 얼굴의 주근깨를 없애며, 어혈[宿血]을 없애고, 성대를 눅여 준다. 일명 건시(乾柿)라고도 하고, 황시(黃柿)라고도 한다[본초].

【小柿】 고욤. 謂之牛奶柿, 似柿而甚小. 性至冷, 不可多食. 『本草』 ○ 小柿蔕, 止咳逆, 性澁. 『入門』

소시(小柿, 고욤) 우내시(牛嬭柿)라고 하는데, 감과 비슷하나 아주 작다. 성질이 몹시 냉하기 때문에 많이 먹으면 안 된다[본초].

○ 고욤의 꼭지는 기침하면서 기운이 치미는 것을 멎게 하는데, 성질이 껄끄럽다[입문].

【椑柹】性寒, 味甘, 無毒. 解酒毒, 潤心肺, 止渴, 去胃中熱. 色青黑綠, 柹也, 性冷, 甚於紅柹, 别一種也.『入門』

비시(椑柹, 먹감) 성질은 차며 맛은 달고 독이 없다. 술독을 풀며, 심폐를 눅여 주고, 갈증을 멎게 하며, 위(胃) 속의 열을 없앤다. 색이 검푸른 감인데, 성질이 찬 것이 홍시(紅柹)보다 심하다. 이것은 다른 한 종류이다.

枇杷葉

○ 性平, 味苦 一云甘, 無毒. 主咳逆不下食, 胃冷嘔噦, 治肺氣, 主渴疾. ○ 生南方, 木高丈餘, 葉大如驢耳, 背有毛. 四月採葉, 暴乾. ○ 須火炙, 以布拭去上黄毛令盡. 不爾, 毛射入肺, 令人咳不已.『本草』

비파엽(枇杷葉)

성질은 평하고 맛은 쓰며(달다고도 한다) 독이 없다. 기침하면서 기운이 치밀며 음식이 내려가지 않고 위(胃)가 차서 구역하고 딸꾹질하는 것을 치료하고, 폐기(肺氣)를 다스리며, 갈증을 낫게 한다.

○ 남방에서 나며, 나무의 높이는 3미터 남짓하고, 잎의 크기가 나귀의 귀만하며, 잎의 등 쪽에 솜털이 있다. 음력 4월에 잎을 따서 볕에 말린다.

○ 반드시 불에 구워 천으로 누런 솜털을 깨끗이 훔쳐 버려야 한다. 그렇지 않으면 털이 폐에 들어가서 기침이 멎지 않는다[본초].

【實】性寒, 味甘, 無毒. 治肺, 潤五藏, 下氣.『入門』

비파실(枇杷實, 비파나무의 열매) 성질은 차고 맛은 달며 독이 없다. 폐의 병을 치료하며, 오장을 눅여 주고, 기를 내린다[입문].

荔枝

○ 性平 一云微溫, 味甘 一云甘酸, 無毒. 通神益智, 止煩渴, 好顔色. ○ 生川蜀雲南, 子如鷄卵大, 殼朱如紅羅文, 肉青白如水晶, 甘美如蜜. 又云, 核如蓮子, 肉白如肪脂, 甘而多汁. ○ 多食則發熱, 飮蜜漿, 解之. ○ 結實時, 枝弱而蔕牢不可摘取, 以刀斧, 劙取其枝, 故以爲名耳.『本草』

여지(荔枝, 여주)

성질은 평하고(약간 따뜻하다고도 한다) 맛은 달며(달면서 시다고도 한다) 독이 없다. 정신을 깨끗하게 하고 지혜를 도우며, 번갈을 멎게 하고, 얼굴빛을 좋아지게 한다.

○ 사천·운남 지방에서 나며, 과실은 달걀만하고, 껍질에는 붉은 항라의 무늬 같은 것이 있으며, 살은 푸르고 흰 것이 수정 같고 맛이 꿀맛 같다. 또한 "씨는 연자육 같으며, 살은 비계같이 희고 달면서 즙이 많다."고 한다.

○ 많이 먹으면 열이 나는데, 꿀물[蜜漿]을 마시면 풀린다.

○ 열매를 맺을 때 가지는 약하고 꼭지는 단단하여 딸 수 없으므로 칼이나 도끼로 그 가지를 찍는다. 때문에 '여(荔)'자에 '가지 지(枝)'자를 붙여서 여지(荔枝)라고 이름을 지은 것이다[입문].

【核】治心痛及小腸疝氣, 燒爲末, 溫酒調下. 『入門』

여지핵(荔枝核, 여주의 씨) 심통(心痛)과 소장산기(小腸疝氣)를 치료하는데, 태워 가루낸 다음 따뜻한 술에 타서 먹는다[입문].

龍眼

○ 性平, 味甘, 無毒. 主五藏邪氣, 安志, 除蠱毒, 去三蟲. ○ 其味歸脾, 而能益志. ○ 生西南, 與荔枝同, 似檳榔而小. 肉薄於荔枝, 甘美堪食. 『本草』 ○ 形如龍之眼, 故謂之龍眼. 『入門』 ○ 一名圓眼, 一名益智. 生食不及荔枝, 故曰荔枝奴. 『食物』

용안(龍眼)

성질은 평하고 맛은 달며 독이 없다. 오장의 사기를 없애고, 마음[志]을 안정시키며, 고독을 없애고, 3충을 죽인다.

○ 그 맛이 비(脾)에 들어가 의지를 강하게 한다.

○ 서남 지방에서 나며, 여지(荔枝)와 같고, 빈랑과는 비슷하나 작다. 살이 여지보다 엷으며, 맛이 달아 먹을 만하다[본초].

○ 생김새가 용의 눈알과 비슷하다고 하여 용안이라고 하였다[입문].

○ 일명 원안(圓眼)이라고도 하고, 익지(益智)라고도 한다. 날것으로 먹으면 여지만 못하기 때문에 여지노(荔枝奴)라고 한다[식물].

【核】燒烟熏鼻, 治流涕不止. 『入門』

용안핵(龍眼核, 용안의 씨) 이 씨를 태우면서 코에 연기를 쏘이면 계속 콧물이 흐르던 것이 멎는다[입문].

乳糖

○ 性寒, 味甘, 無毒. 安五藏, 益氣, 主心腹熱脹, 口乾渴. 性冷利. ○ 笮甘蔗汁, 以爲沙糖, 煉沙糖, 和牛乳爲乳糖. 『本草』 ○ 一名石蜜, 今謂之乳糖, 川浙最佳. 用牛乳汁, 沙糖相和煎之, 並作餅, 堅重. 『丹心』 ○ 又謂之捻糖. 多食, 生長蟲, 損齒, 發疳䘌. 『本草』 ○ 或云, 沙糖和牛乳, 鷄子淸相和, 捻作餅, 色黃白.

유당(乳糖)

성질은 차며 맛이 달고 독이 없다. 오장을 편안하게 하고, 기를 도우며, 명치 밑이 달면서 불러 오르고 입이 마르며 갈증이 나는 것을 치료한다. 그러나 성질이 차서 설사를 하게 한다.

○ 사탕수수의 즙[甘蔗汁]을 짜서 사탕을 만들고, 그 사탕을 졸인 것[煉沙糖]에 우유를 섞어 유당을 만든다[본초].

○ 일명 석밀(石蜜)이라고도 하는데, 지금은 유당이라 한다. 사천 절강 지방에서 나는 것이 가장 좋으며, 우유즙(牛乳汁)에 사탕을 타서 끓여 딴딴한 떡을 만든다[단심].

○ 또한 염당(捻糖)이라고도 하는데, 많이 먹으면 회충이 생기며, 치아가 상하고, 감닉증(疳䘌證)이 생긴다[본초].

○ 어떤 이는 "사탕(沙糖)에 우유(牛乳)와 달걀 흰자위를 섞어 주물러서 떡을 빚으면 색이 누렇고 희어진다."고 한다.

【沙糖】性寒, 味甘, 無毒. 主心熱口乾. 功與石蜜同, 而冷利過之. 此卽甘蔗汁煎成者, 形如沙, 故曰沙糖. 『入門』

사당(沙糖, 사탕) 성질은 차고 맛이 달며 독이 없다. 심열(心熱)로 입이 마르는 증을 치료한다. 효능은 석밀(石蜜)과 같은데, 성질이 차므로 설사시킨다. 이것은 곧 사탕수수즙을 달여 만든 것인데, 생김새가 모래알 같기 때문에 사탕이라고 한다[입문].

桃核仁

○ 복숑화삐. 性平 一云溫, 味苦甘, 無毒. 主瘀血, 血閉, 破癥瘕, 通月水, 止心痛, 殺三蟲. ○ 處處有之, 七月採, 核破之取仁, 陰乾. 『本草』 ○ 破滯血, 生新血, 逐瘀活血, 有功. 『醫鑑』 ○ 肝者血之海, 血受邪則肝氣燥. 經曰, 肝苦急, 急食甘以緩之, 桃仁味苦甘辛, 散血緩肝也. 『綱目』 ○ 入手足厥陰經, 湯浸去雙仁及皮尖, 研如泥用. 『湯液』

도핵인(桃核仁, 복숭아의 씨)

성질은 평하며(따뜻하다고도 한다) 맛이 달고 쓰며 독이 없다. 어혈로 월경이 막힌 것을 치료하며, 징가를 헤치고, 월경을 통하게 하며, 가슴앓이를 멎게 하고, 3충을 죽인다.

○ 어느 곳에나 있으며, 음력 7월에 따서 씨를 깨뜨려 받은 알맹이를 그늘에 말린다[본초].

○ 혈(血)이 막힌 것을 헤치고, 새로운 혈이 생기게 하며, 어혈을 몰아내고 피를 잘 돌게 하는 효능이 있다[의감].

○ 간은 혈이 모이는 곳인데, 혈이 사기를 받으면 간기가 건조해진다. 『내경』에 "간은 조여드는 것을 괴로워하니, 급히 단 것을 먹어서 완화시킨다."고 하였는데, 도인은 맛이 쓰고[苦] 달며[甘] 매워서[辛] 어혈을 헤치고 간을 완화시킨다[강목].

○ 수족궐음경(手足厥陰經)에 들어가는데, 끓는 물에 담갔다가 두알들이와 꺼풀과 끝을 버리고 찰지게 갈아서 쓴다[탕액].

【桃花】性平, 味苦, 無毒. 破石淋, 利大小便, 下三蟲, 殺疰惡鬼, 令人好顔色. ○ 桃花蕚, 破積聚. 桃花落時, 以竹簽, 收取陰乾, 和麪作燒餠, 空心服, 大下積聚陳久之物.『醫說』 ○ 三月三日採花陰乾. 勿用千葉花.『本草』

도화(桃花, 복숭아꽃) 성질은 평하고 맛이 쓰며 독이 없다. 석림(石淋)을 깨뜨리며, 대소변을 잘 나오게 하고, 3충을 내려가게 하며, 시주(尸疰)와 악귀(惡鬼)를 죽이고, 얼굴빛을 좋게 한다.

○ 복숭아꽃의 꽃받침[桃花蕚]은 적취(積聚)를 헤친다. 꽃이 떨어질 때 대바구니에 주워 담아 그늘에서 말려 밀가루로 반죽한 다음 구운 떡[燒餅]을 만든다. 이것을 공복에 먹으면 오래된 적취를 몰아낸다[의설].

○ 음력 3월 3일에 꽃을 모아 그늘에서 말린다. 여러 겹 둘러싸인 꽃은 쓰지 못한다[본초].

【桃梟】 性微溫, 味苦. 主殺百鬼精物, 五毒不祥, 療中惡心腹痛, 破血. 又治中惡毒氣·蠱疰. ○ 一名桃奴. 是桃實, 已乾着木上, 經冬不落者, 名桃梟. 正月採之, 以中實者爲良. 一云十二月採. ○ 一名鬼髑髏. 是千葉桃花, 結子在樹上, 不落乾者. 於十二月採得, 可爲神妙.『本草』 ○ 酒拌蒸, 以銅刀, 刮取肉, 焙乾用.『入門』

도효(桃梟, 나무에 달린 채 마른 복숭아) 성질은 약간 따뜻하며 맛은 쓰다. 온갖 헛것에 들린 것과 5가지 좋지 않은 독을 없애며, 나쁜 기운에 감촉되어 명치 밑이 아픈 것을 치료하고, 피를 헤친다. 또한 나쁜 독기에 감촉된 것과 고주(蠱疰)를 없앤다.

○ 일명 도노(桃奴)라고도 한다. 복숭아가 나무에 달려 말라서 겨울이 지나도록 떨어지지 않는 것을 도효라고 한다. 음력 정월에 따며, 속이 실한 것이 좋다. 혹 음력 12월에 딴다고도 한다.

○ 일명 귀촉루(鬼髑髏)라고도 한다. 이는 여러 겹 둘러싸인 복숭아꽃이 피는 나무에 달려 떨어지지 않고 마른 것인데, 음력 12월에 딴 것이 신묘하다[본초].

○ 술에 버무려 찐 다음 구리칼로 살을 긁어내서 약한 불에 말려 쓴다[입문].

【桃毛】 性平. 主下血瘕·積聚, 殺惡鬼·邪氣, 療崩中, 破癖氣. ○ 桃實上毛, 刮取用之.『本草』

도모(桃毛, 복숭아의 털) 성질은 평하다. 혈가(血瘕)와 적취를 몰아내고 악귀와 사기(邪氣)를 없애며 붕루를 치료하고 벽기(癖氣)를 헤친다[破].

○ 복숭아털을 긁어 쓴다[본초].

【桃蠹】 殺鬼, 辟邪氣·不祥. 食桃樹蟲也.『本草』

도두(桃蠹, 복숭아나무의 벌레) 사귀를 죽이고, 사기와 상서롭지 못한 것을 없앤다. 복숭아나무를 먹는 벌레이다[본초].

【莖白皮】 除邪鬼, 主中惡心腹痛.『本草』

경백피(莖白皮, 복숭아나무의 속껍질) 사귀(邪鬼)를 없애고, 중악(中惡)으로 명치 밑이 아픈 것을 치료한다[본초].

【桃葉】 除尸蟲, 出瘡中蟲, 治小兒中惡·客忤.『本草』

도엽(桃葉, 복숭아나무의 잎) 시충(尸蟲)을 없애고, 헌데의 벌레를 나오게 하며, 어린아이의 중악·객오(客忤)를 치료한다[본초].

【桃膠】下石淋, 破血, 主中惡·疰忤. 『本草』

도교(桃膠, 복숭아나무의 진) 석림을 내려보내고, 어혈을 헤치며, 중악과 시주·객오를 치료한다[본초].

【桃實】性熱, 味酸, 微毒. 益顔色. 多食令人發熱. 『本草』

도실(桃實, 복숭아 열매) 성질은 열하고 맛이 시며 독이 약간 있다. 얼굴빛을 좋게 한다. 많이 먹으면 열이 난다[본초].

【急性子】治小兒癖疾. 卽小紅桃子也. 『回春』

급성자(急性子) 어린아이의 벽질(癖疾)[7]을 치료한다. 이것은 작은 홍도의 씨다[회춘].

【桃符】主鬼邪·精魅, 煮汁服之. 是門上桃板符也, 桃者五木之精, 此仙木也. 『本草』

도부(桃符) 귀사(鬼邪)와 정매(精魅)에 홀린 것을 치료하는데, 달여서 즙을 마신다. 이는 문(門) 위의 도판(桃板)에 붙인 부적 글인데, 도(桃)라는 것은 오목(五木)의 정(精)이고 이것은 선목(仙木)이기 때문이다[본초].

杏核仁

○ 살구씨. 性溫, 味甘苦, 有毒 一云小毒. 主咳逆·上氣, 療肺氣喘促, 解肌出汗, 殺狗毒. ○ 處處有之, 山杏不堪入藥, 須家園種者. 五月採. ○ 入手太陰經, 破核取仁, 湯浸去皮·尖及雙仁, 麩炒令黃色用之. ○ 雙仁者殺人, 可以毒狗. 凡桃·杏雙仁殺人者, 其花本五出, 若六出必雙仁. 草木花皆五出, 惟山梔·雪花六出, 此殆陰陽之理. 令桃·杏雙仁有毒者, 失其常也. 『入門』 ○ 生熟喫俱得, 惟半生半熟殺人. 『本草』 ○ 病人有火·有汗, 童尿浸三日用. 『入門』

행핵인(杏核仁, 살구의 씨)

성질은 따뜻하며 맛이 달고 쓰며 독이 있다(독이 약간 있다고도 한다). 기침이 나면서 기가 치미는 것을 치료하며, 폐기로 숨이 찬 것을 낫게 하고, 해기(解肌)[8]하여 땀이 나게 하며, 개의 독을 없앤다.

○ 어느 곳에나 다 있는데, 산살구[山杏]는 약에 쓸 수 없고 반드시 집 근처에 심은 살구나무 열매를 음력 5월에 따서 쓴다.

---

7) 벽질(癖疾) : 적병(積病)의 하나인데, 옆구리에 혹 같은 덩어리가 생기는 병이다.
8) 해기(解肌) : 땀을 갑자기 많이 내지 않고 축축하게 약간 내는, 땀내는 방법의 하나이다.

○ 수태음경에 들어간다. 씨를 깨뜨려 속의 알맹이를 발라 끓는 물에 담갔다가 꺼풀과 끝과 두알들이를 버리고 밀기울[麩]과 함께 노랗게 볶아서 쓴다.

○ 두알들이는 사람을 죽일 수 있으며 개도 죽인다. 도인이나 행인의 두알들이가 사람을 죽일 수 있는 까닭은 다음과 같다. 꽃잎은 본래 다섯 잎인데 만일 여섯 잎이면 반드시 두알들이로 된다. 풀과 나무의 꽃이 다 다섯 잎인데 오직 산치자와 설화(雪花)만이 여섯 잎이다. 이것은 음양의 이치이다. 그런데 복숭아나 살구도 꽃이 다섯 잎이지만 만일 여섯 잎이면 그것은 두알들이이다. 두 알이 들어 있는 것은 음양의 원리를 벗어난 것이기 때문에 사람을 죽이는 것이다[입문].

○ 날것으로 먹거나 익혀 먹거나 다 좋은데, 절반은 익고 절반은 설게 하여 먹으면 사람을 죽인다[본초].

○ 화기(火氣)가 있거나 땀이 나는 환자는 동변에 3일 동안 담갔다가 쓴다[입문].

【杏實】性熱, 味酸, 有毒. 不可多食, 損神·傷筋骨. 『本草』

행실(杏實, 살구 열매) 성질은 열하고 맛이 시며 독이 있다. 많이 먹으면 안 되는데, 정신이 상하고 힘줄과 뼈가 상하기 때문이다[본초].

石榴

○ 석뉴. 性溫, 味甘酸, 無毒. 主咽燥渴. 損人肺, 不可多食. ○ 生南方, 八九月採實. 有甘·酸二種, 甘者可食, 酸者入藥. 多食損齒. ○ 石榴, 道家謂之三尸酒, 云三尸得此果則醉也. 『本草』

석류(石榴)

성질은 따뜻하며 맛이 달고 시며 독이 없다. 목 안이 마르고 갈증이 나는 것을 치료한다. 폐를 상하기 때문에 많이 먹지 말아야 한다.

○ 남방에서 나는데, 음력 8~9월에 과일을 딴다. 단 것과 신 것 2가지가 있는데, 단 것은 먹을 수 있고, 신 것은 약으로 쓴다. 많이 먹으면 치아를 상할 수 있다.

○ 석류는 도가(道家)에서 삼시주(三尸酒)라고 하는데, 삼시(三尸)가 이 과일을 만나면 취하기 때문이라고 한다[본초].

【殼】味酸, 無毒. 止漏精, 澁腸·止赤白痢. 須老木所結及陳久者佳. 微炒用. 『本草』

석류각(石榴殼, 석류의 껍질) 맛은 시고 독이 없다. 유정[漏精]을 멎게 하고, 삽장(澁腸) 작용을 하여 적백이질을 멎게 한다. 늙은 나무에 달린 것과 오랫동안 묵은 것이라야 좋다. 약간 볶아서 쓴다[본초].

【花】主心熱吐血及衄血. 百葉尤良. 『本草』

석류화(石榴花, 석류의 꽃) 심열로 피를 토하는 것과 코피가 나는 것을 치료한다. 만첩꽃[百葉花]이 더욱 좋다[본초].

【東行根皮】療蚘蟲·寸白蟲. 『本草』

석류동행근피(石榴東行根皮, 동쪽으로 뻗은 석류나무의 뿌리껍질) 회충과 촌백충을 없앤다[본초].

梨子

○ 비. 性寒 一云冷, 味甘微酸, 無毒. 除客熱, 止心煩, 消風熱, 除胸中熱結. ○ 處處有之. 味甘·性寒, 渴者宜之, 尤治酒渴. 然多食令人寒中, 金瘡·産婦尤不可食. 『本草』

이자(梨子, 배)

성질은 차며(냉하다고도 한다) 맛은 달고 약간 시며 독이 없다. 객열(客熱)을 없애며, 가슴이 답답한 것을 멎게 하고, 풍열과 가슴속에 열이 뭉친 것을 헤친다.

○ 어느 곳에나 다 있다. 맛이 달고 성질이 차서 갈증에 좋으며, 술을 마신 뒤의 갈증을 치료하는 데는 더욱 좋다. 그러나 많이 먹으면 속을 차게 하며, 쇠붙이에 다쳤을 때와 산모는 더욱 먹지 말아야 한다[본초].

【葉】主霍亂吐利不止. 煮汁服. 『本草』

이엽(梨葉, 배나무의 잎) 곽란으로 계속 토하고 설사하는 것을 치료한다. 배나무 잎을 달여 물을 마신다[본초].

【樹皮】治瘡癬·疥癩, 甚效. 煮汁洗之. 『本草』

이수피(梨樹皮, 배나무의 껍질) 헌데와 버짐, 옴, 문둥병을 치료하는 데 효과가 좋다. 껍질을 달인 물로 씻는다[본초].

林檎

○ 닝금. 性溫, 味酸甘, 無毒. 止消渴, 治霍亂肚痛, 消痰, 止痢. ○ 其樹似柰樹, 實形圓如柰. 六月·七月熟, 或謂之來禽, 處處有之. 味苦澁不可多食, 閉百脈令人好睡, 發痰, 生瘡癤. ○ 半熟者味苦澁, 故入藥治病. 爛熟則無味矣. 『本草』

임금(林檎, 능금)

성질은 따뜻하며 맛이 시고 달며 독이 없다. 소갈증을 멎게 하고, 곽란으로 배가 아픈 것을 치료하며, 담을 삭이고, 이질을 멎게 한다.

○ 나무는 사과나무[柰樹]와 비슷한데, 열매는 둥글면서 사과[柰]와 같다. 음력 6~7월에 익는데, 내금(來禽)이라고도 한다. 어느 곳에나 다 있다. 맛은 쓰고 떫으므로[苦澁] 많이 먹지 말아야 한다. 많이 먹으면 모든 맥이 통하지 않게 되고 잠이 많아지며 담과 창절(瘡癤)이 생긴다.

○ 반쯤 익은 것은 맛이 쓰고 떫기 때문에 약에 넣어 병을 치료한다. 물렁물렁하게 익은 것은 맛이 없다[본초].

【東行根】治蚘蟲及寸白蟲. 『本草』

임금동행근(林檎東行根, 동쪽으로 뻗은 능금나무의 뿌리) 회충과 촌백충을 없앤다[본초].

李核仁

◯ 오얏씨. 性平, 味苦, 無毒. 主踒折骨痛·肉傷, 利小腸, 下水腫, 治面䵟. ◯ 處處有之, 六七月採, 取仁, 湯泡去皮·尖, 硏用. ◯ 解核如杏子者佳. 『本草』

이핵인(李核仁, 오얏씨)

성질은 평하고 맛이 쓰며 독이 없다. 삐었거나 부러져서 뼈가 아프고 살이 상한 것을 치료하며, 오줌을 잘 나가게 하여 수종(水腫)을 내리며, 얼굴에 난 주근깨를 없앤다.

◯ 어느 곳에나 다 있는데, 음력 6~7월에 따서 씨를 깨뜨려 씨알을 받아 끓는 물에 우린 다음 꺼풀과 끝을 버리고 갈아서 쓴다.

◯ 살구씨[杏子]와 같은 것이 좋다[본초].

【根白皮】性大寒 一云凉, 味苦, 無毒. 止消渴, 主奔豚氣逆, 治熱毒煩躁, 療齒痛, 及赤白痢·赤白帶. 炙黃色, 水煮服. 『本草』

이근백피(李根白皮) 성질은 몹시 차고(서늘하다고도 한다) 맛이 쓰며 독이 없다. 소갈을 멎게 하고, 분돈으로 기가 치미는 것, 열독으로 안타깝게 답답한 것[熱毒煩躁], 치통, 적백이질과 적백대하 등을 치료한다. 누런색이 날 때까지 구운 다음 물에 달여 먹는다[본초].

【葉】治小兒驚癎·熱瘧. 可作浴湯. 『本草』

이엽(李葉) 어린아이의 경간(驚癎)과 열학(熱瘧)을 치료한다. 자두나무 잎[李葉]을 삶은 물로 목욕시킨다[본초].

【實】卽李子也. 味甘美者可啖, 味苦者入藥. 除骨節間勞熱, 及痼熱, 益氣. 但不可多食. 『本草』

이실(李實) 즉 자두나무의 열매이다. 맛이 달고 좋은 것을 먹는데, 대체로 맛이 쓴 것은 약으로 쓴다. 뼈마디 사이의 노열(勞熱)과 고질인 열기[痼熱]를 풀며 기를 좋게 한다. 다만 많이 먹지 말아야 한다[본초].

胡桃

◯ 당츄ᄌᆞ. 性平 一云熱, 味甘, 無毒. 通經脈, 潤血脈, 黑鬚髮, 令人肥健. ◯ 性熱, 不可多食, 能脫人眉, 動風故也. 入夏禁食, 雖肥人而動風. ◯ 生南方, 生實外有靑皮包之, 胡桃乃核也, 核中瓤爲胡桃肉. 湯浸, 剝去肉上薄皮乃用. ◯ 胡桃瓤縮, 資其形以斂肺, 故能治肺氣喘促, 補腎治腰痛, 本出胡地, 生時外有靑皮, 形如桃, 故謂之胡桃. 『入門』

호도(胡桃, 당추자)

성질은 평하며(열하다고도 한다) 맛이 달고 독이 없다. 경맥을 통하게 하며, 혈맥을 윤활하게 한다. 수염을 검게 하며, 살찌게 하고 몸을 튼튼하게 한다.

○ 성질이 열하므로 많이 먹어서는 안 된다. 그것은 눈썹이 빠지고 풍을 동하게 하기 때문이다. 여름에는 먹지 말아야 한다. 비록 살찌게는 하나 풍을 동하게 한다.

○ 남방에서 나며, 과실의 겉은 푸른 껍질로 싸여 있는데, 호두가 그 씨[核]이고, 그 속에 있는 살이 호두살[胡桃肉]이다. 끓는 물에 담갔다가 얇은 꺼풀을 벗겨 버리고 쓴다.

○ 호두 속의 살이 쭈그리져 겹친 것이 폐의 형체와 비슷한데, 이것은 폐를 수렴하므로 폐기로 숨이 가쁜 것을 치료하며, 신을 보하고, 허리가 아픈 것을 멎게 한다. 본래 호지(胡地)에서 나는 것이고 겉에는 푸른 껍질로 되어 있으며 그 생김새가 복숭아 같으므로 호두라고 한다[입문].

【外青皮】卽生實上青皮也，染鬚髮令黑.『本草』

호도외청피(胡桃外青皮, 호두의 푸른 겉껍질) 익지 않은 과실[生實] 겉부분의 푸른 껍질이다. 수염과 머리카락에 물들이면 검어진다[본초].

【樹皮】止水痢，可染褐. 又斫樹取汁，沐頭至黑.『本草』

호도수피(胡桃樹皮, 호두나무의 껍질) 설사와 이질을 멎게 하며, 갈색으로 물들인다. 호두나무를 쪼개어 즙(汁)을 받아 머리를 감으면 검어진다[본초].

獼猴桃

○ ᄃᆞ래. 性寒，味酸甘，無毒. 止暴渴，解煩熱 · 下石淋，冷脾胃，療熱壅反胃. ○ 處處有之，生山中，作藤蔓，延樹木上. 其實青綠色，形扁而大，初甚苦澁，經霜始甘美，乃可食之. 一名藤梨.『本草』

미후도(獼猴桃, 다래)

성질은 차며 맛이 시고 달며 독이 없다. 심한 갈증을 멎게 하고, 번열을 없애며, 석림을 내려가게 한다. 또 비위(脾胃)를 차게 하고, 열기에 막힌 증과 반위(反胃)를 치료한다.

○ 어느 곳에나 다 있으며, 깊은 산 속에서 자라는데, 나무를 감고 덩굴지어 뻗어 있다. 그 열매는 청록색이며 생김새가 좀 납작하면서 크다. 처음에는 몹시 쓰고 떫다가[甚苦澁] 서리를 맞은 다음에는 맛이 달고 좋아져서 먹을 만하다. 일명 등리(藤梨)라고도 한다[본초].

海松子

○ 잣. 性小溫，味甘，無毒. 主骨節風，及風痺 · 頭眩，潤皮膚，肥五藏，補虛羸少氣.『本草』○ 處處有之，生深山中，樹如松栢，實如瓜子，剝取子，去皮食之.『俗方』

해송자(海松子, 잣)

성질은 조금 따뜻하고 맛이 달며 독이 없다. 골절풍(骨節風)과 풍비(風痺) · 어지럼증을 치료하며,

피부를 윤기나게 하고, 오장을 좋게 하며, 허약하고 여위어 기운이 없는 것을 보한다[본초].

○ 어느 곳에나 다 있으며, 깊은 산 속에서 자란다. 나무는 소나무[松]나 측백나무[栢]와 비슷하고, 열매는 오이씨[瓜子] 같은데, 그 씨를 깨뜨려서 속꺼풀을 벗겨 버리고 먹는다[속방].

柰子

○ 멋, 或云능금. 性寒 一云冷, 味苦 一云苦澁, 無毒. 益心氣, 和脾, 補中焦諸不足氣. ○ 在處有之, 似林檎而小. 多食令人脹. 『本草』

내자(柰子)

성질은 차고(냉하다고도 한다) 맛이 쓰며(쓰고 떫다고도 한다) 독이 없다. 심기를 돕고, 비(脾)를 고르게 하며, 중초의 모든 부족한 기를 보한다.

○ 어느 곳에나 있으며, 능금[林檎]과 비슷하나 좀 작다. 많이 먹으면 배가 불러 오른다[본초].

榛子

○ 개얌. 性平, 味甘, 無毒. 益氣力, 寬腸胃, 令人不飢, 開胃健行. ○ 處處有之, 六七月採, 去皮食之. 『本草』

진자(榛子, 개암)

성질은 평하고 맛이 달며 독이 없다. 기력을 돕고, 장위를 편안하게 하며, 배고프지 않게 하고, 음식을 잘 먹게 하며 걸음을 잘 걷게 한다.

○ 어느 곳에나 다 있으며, 음력 6~7월에 따서 껍질을 버리고 먹는다[본초].

銀杏

○ 은힝. 性寒, 味甘, 有毒. 清肺胃濁氣, 定喘止咳. 『入門』 ○ 一名白果. 以葉似鴨脚, 故又名鴨脚樹, 其樹甚高大, 子如杏子, 故名爲銀杏, 熟則色黃, 剝去上肉, 取子煮食, 或煨熟食, 生則戟人, 喉小兒食之發驚. 『日用』

은행(銀杏)

성질은 차고 맛이 달며 독이 있다. 폐(肺)와 위(胃)의 탁한 기를 맑게 하며, 숨찬 것과 기침을 멎게 한다[입문].

○ 일명 백과(白果)라고도 한다. 또한 잎이 오리발가락 같기 때문에 압각수(鴨脚樹)라고도 한다. 은행나무[銀杏樹]는 키가 아주 크며 열매는 행인 같기 때문에 은행이라 하였다. 익으면 색이 노래진다. 속껍질을 벗겨 버리고 씨만 삶아 먹거나 구워 먹는다. 날것은 목구멍을 자극하며, 어린아이가 먹으면 놀라는 증이 생긴다[일용].

榧子

○ 비ᄌᆞ. 性平, 味甘, 無毒. 主五痔, 去三蟲, 鬼疰, 消穀. 一名玉榧, 土人呼爲赤果.

去皮取中仁, 食之.『日用』○ 患寸白蟲, 日食七枚, 七日, 其蟲皆化爲水.『入門』○ 榧, 文木也, 作板甚有文彩, 我國惟出濟州.『俗方』

비자(榧子)

성질은 평하고 맛이 달며 독이 없다. 5가지 치질을 치료하고, 3충과 귀주를 없애며, 음식을 소화시킨다. 일명 옥비(玉榧)라고도 하며, 지방 사람들은 적과(赤果)라고 부른다. 껍질을 까 버리고 알을 먹는다[일용].

○ 촌백충증 환자에게 하루에 7개씩 7일 동안 먹이면 촌백충이 녹아서 물이 된다[입문].

○ 비자나무[榧子樹]는 무늬가 있다. 판자를 만들면 매우 좋은 무늬가 난다. 우리나라에는 오직 제주도에서만 난다[속방].

山楂子

○ 아가외. 消食積, 化宿滯, 行結氣, 消積塊·痰塊·血塊, 健脾開膈, 療痢疾, 兼催瘡痛. ○ 一名棠毬子. 山中處處皆有之, 生靑, 熟紅, 其半熟而酸澁者入藥, 陳久者良, 水洗蒸軟, 去核晒乾用.『入門』

산사자(山楂子)

식적(食積)을 삭이고, 오랜 체기를 풀어 주며, 기가 몰린 것을 잘 돌아가게 하고, 적괴(積塊)·담괴(痰塊)·혈괴(血塊)를 삭이고, 비(脾)를 튼튼하게 하며, 가슴을 시원하게 하고, 이질을 치료하며, 종창을 빨리 곪게 한다.

○ 일명 당구자(棠毬子)라고도 하며, 산속 어느 곳에나 다 있다. 선 것은 푸르고, 익으면 붉어진다. 절반쯤 익어서 시고 떫은 것[酸澁]을 약재로 쓴다. 오랫동안 묵은 것이 좋다. 물에 씻은 다음 잘 쪄서 씨를 버리고 햇볕에 말려 쓴다[입문].

椰子

○ 肉, 益氣治風, 其中有漿似酒, 飮之不醉, 殼爲酒器, 酒有毒則沸起.『食物』○ 生南海外, 極熱之地, 土人賴此, 解夏月煩渴.『丹心』○ 實大如瓠, 外有麤皮如棕包, 次有殼, 圓而且堅, 裏有膚, 至白如猪肪, 厚半寸許, 味亦似胡桃, 膚裏有漿四五合, 如乳, 飮之冷而氛醺. 卽椰木實也.『本草』

야자(椰子)

야자의 살은 기를 돕고 풍병을 치료한다. 그 속에 있는 즙은 술과 비슷하다. 그러나 마셔도 취하지 않는다. 껍질을 술잔으로 쓸 때 술에 독이 있으면 끓어오른다[식물].

○ 야자수(椰子樹)는 남해의 열대지방에서 난다. 그 지방 사람들은 이것으로써 여름철에 나는 번갈을 멈추는 데 썼다[단심].

○ 열매는 박만한데 겉에 종려껍질과 같이 거친 꺼풀이 싸여 있고 둥글며 굳은 껍질이 있고 속에 살이 있는데 돼지비계[猪肪]처럼 희고 반치 정도 두터우며 맛은 또한 호두와 같다. 살 속에 젖 같은 물이 4~5홉이나 들어 있다. 그것을 마시면 시원하고 향기로우며 훈훈하다. 야자는 곧 야자나무의 열매이다[본초].

無花果

○ 味甘. 開胃, 止泄瀉.『食物』○ 無花結實, 色如青李而稍長, 自中原移來, 我國或有之.『俗方』

무화과(無花果)

맛은 달다. 음식을 잘 먹게 하며, 설사를 멎게 한다[식물].

○ 꽃이 없이 열매가 열리는데, 그 색이 푸른 자두[青李] 같으면서 좀 길쭉하다. 중국으로부터 우리나라에 이식되어 간혹 있다[속방].

11. 菜部

○ 凡一百二十二種.

모두 122가지이다.

生薑

○ 싱강. 性微溫, 味辛, 無毒. 歸五藏. 去痰下氣, 止嘔吐, 除風寒濕氣, 療咳逆上氣, 喘嗽. ○ 性溫而皮寒. 須熱卽去皮, 要冷卽留皮.『本草』○ 能制半夏·南星·厚朴之毒, 止嘔吐反胃之聖藥也.『湯液』○ 古云不徹薑食, 言可常啖, 但勿過多爾, 夜間勿食. 又云八九月多食薑, 至春患眼, 損壽, 減筋力.『本草』○ 我國, 惟全州多産焉.『俗方』

생강(生薑)

성질이 약간 따뜻하고 맛이 매우며 독이 없다. 오장으로 들어간다. 담을 삭이며 기를 내리고, 구토를 멎게 하며, 풍한습의 사기를 없애고, 딸꾹질하며 기운이 치미는 것과 숨이 차고 기침하는 것을 치료한다.

○ 이 약의 성질은 따뜻하나 껍질의 성질은 차다. 그러므로 뜨겁게 하려면 껍질을 버려야 하고 차게 하려면 껍질째로 써야 한다[본초].

○ 반하·천남성·후박의 독을 잘 없애고, 토하는 것과 반위(反胃)를 멎게 하는 데 좋은 약이다[탕액].

○ 옛날에 생강을 먹는 것을 그만두지 말라고 한 것은 늘 먹으라는 말이다. 그러나 많이 먹지 말아야 하며, 밤에 먹어서는 안 된다. 또한 음력 8~9월에 생강을 많이 먹으면 봄에 가서 눈병이 생기고 오래 살지 못하게 되며 힘이 없어진다[본초].

○ 우리나라는 오직 전주에서만 많이 난다[속방].

【乾薑】性大熱, 味辛 一云苦, 無毒. 開五藏六府. 通四肢關節, 逐風寒濕痺, 主霍亂吐瀉, 療寒冷心腹痛, 治腸澼下痢, 溫脾胃, 消宿食, 去冷痰. ○ 以生薑, 作乾薑有法 詳見雜方. ○ 水洗, 慢火炮用, 炮則溫中, 生則發表. 若止血須炒令黑, 用之.『湯液』○ 乾薑多用, 則耗散正氣, 須以生甘草, 緩之.『丹心』○ 乾薑見火, 則止而不移, 所以能治裏寒也.『丹心』

건강(乾薑, 마른 생강) 성질이 몹시 열하고 맛이 매우며(쓰다고도 한다) 독이 없다. 오장 육부를 잘 통하게 하고, 팔다리의 관절을 잘 놀릴 수 있게 하며, 풍·한·습의 비증을 몰아낸다. 곽란으로 토하고 설사하는 것과 찬 기운으로 명치가 아픈 것, 설사와 이질을 치료한다. 비위를 덥게 하고, 오래된 식체를 삭이며, 냉담(冷痰)을 없앤다.

○ 생강으로 건강을 만드는 방법이 있다(상세한 것은 잡방문에 나온다).

○ 물에 씻어서 싼 다음 약한 불에 구워 쓴다. 싸서 구운 것은 속을 덥히고, 날것은 발산시킨다. 지혈(止血)하려면 새까맣게 되도록 볶아서 써야 한다[탕액].

○ 건강을 많이 쓰면 정기(精氣)가 줄어드는데, 이렇게 될 때에는 생감초(生甘草)를 써서 완화시켜야 한다[단심].

○ 건강을 불에 법제하면 약 기운이 머물러 있게 되므로 속이 찬 증을 잘 치료한다[단심].

【白薑】卽去皮, 未經釀者, 色白. 治肺胃寒邪.『入門』

백강(白薑) 껍질을 벗기고 말려 띄우지 않은 것인데 색이 희다. 폐(肺)와 위(胃)에 있는 한사(寒邪)를 없앤다[입문].

【乾生薑】乃留皮自乾者, 治脾胃寒濕.『入門』

건생강(乾生薑, 말린 생강) 껍질째로 말린 것이다. 비위에 있는 한사와 습사를 없앤다[입문].

芋子

○ 토란. 性平 一云冷, 味辛, 有毒. 寬腸胃, 充肌膚, 滑中, 破宿血, 去死肌. ○ 一名土芝, 處處有之. 生則有毒, 簽不可食, 性滑. 熟則無毒, 甚補益, 和鯽魚作羹尤良.『本草』○ 園圃中種者可食, 野芋有毒, 不堪啖. 當中出苗者爲芋頭, 四面附芋頭而生者爲芋子.『本草』○ 今人呼爲土蓮.『俗方』

우자(芋子, 토란)

성질이 평하고(냉하다고도 한다) 맛이 매우며 독이 있다. 장위(腸胃)를 잘 통하게 하고, 살과 피부를 튼튼하게 하며, 중초를 잘 통하게 하고, 궂은 피를 헤치며, 죽은 살을 없앤다.

○ 일명 토지(土芝)라고도 하는데, 어느 곳에나 다 있다. 날것은 독이 있기 때문에 목이 알알하여 먹을 수 없다. 성질이 미끄럽다. 익히면 독이 없어지고 세게 보한다. 붕어와 같이 국을 끓여 먹으면 더 좋다[본초].

○ 밭에 심은 것은 먹을 수 있으나 들에 저절로 난 것은 독이 있기 때문에 먹지 말아야 한다. 가운데 돋아난 싹을 우두(芋頭)라 하고, 우두의 주위에 붙어서 난 것을 토란이라고 한다[본초].

○ 요즘 사람들은 토련(土蓮)이라고 한다[속방].

【葉】性冷, 無毒. 除煩 · 止瀉, 療姙婦胎動心煩.『本草』

우엽(芋葉, 토란의 잎) 성질이 냉하고 독이 없다. 답답한 것을 없애고, 설사를 멎게 하며, 임신부가 태동으로 속이 답답한 것을 치료한다[본초].

烏芋

○ 올미, 又云가ᄎᆞ라기. 性微寒 一云冷, 味苦甘, 無毒 一云有毒 . ○ 除胸胃熱, 治黃疸, 止消渴, 明耳目, 開胃下食. ○ 處處有之, 生水濕地, 澤瀉之類也. 人取食之, 亦以作

粉食, 厚人腸胃令不飢, 正二月採食之, 荒歲多採, 以充糧. 『本草』 ○ 烏芋, 葉似箭鏃, 根黃似芋而小, 煮熟可啖. 『入門』 ○ 烏芋, 卽鳧茨也, 俗謂之葧臍. 『丹心』

오우(烏芋, 올방개)

성질이 약간 차며(냉하다고도 한다) 맛이 쓰면서 달고 독이 없다(독이 있다고도 한다).

○ 가슴과 위(胃)에 있는 열을 없애고, 황달을 치료하며, 소갈을 멎게 하고, 귀와 눈을 밝게 하며, 입맛이 나게 하고, 음식이 잘 내리게 한다.

○ 어느 지방에나 다 있는데, 습한 땅에서 난다. 택사와 같은 종류인데 캐서 먹는다. 가루내어 먹으면 장위가 튼튼해지고 배가 고프지 않다. 음력 1~2월에 캐서 먹는데, 흉년에는 많이 캐서 식량을 보충한다[본초].

○ 오우(烏芋)는 잎이 화살촉 같고 뿌리가 누런 것이 토란 비슷하나 그보다 작다. 삶아 익혀야 먹을 수 있다[입문].

○ 오우(烏芋)를 부자(鳧茨)라고도 하는데, 민간에서는 발제(葧臍)라고 한다[단심].

冬葵子

○ 돌아옥삐. 性寒 一云冷, 味甘, 無毒. 治五淋, 利小便, 除五藏六府寒熱, 婦人乳難內閉. ○ 秋種葵, 覆養經冬, 至春作子, 謂之冬葵, 多入藥用, 性至滑利, 能下石. 春葵子亦滑, 然不堪藥用. ○ 霜後葵, 不可食, 動痰吐水. ○ 子微炒碎用. 『本草』

동규자(冬葵子, 아욱의 씨)

성질이 차고(냉하다고도 한다) 맛이 달며 독이 없다. 5가지 임병을 치료하고, 오줌을 잘 누게 하며, 오장 육부에 있는 한열증(寒熱證)과 부인의 젖줄이 막혀서 아픈 것을 치료한다.

○ 가을에 아욱[葵]을 심고 겨울이 지나고 봄이 되도록 덮어 두면 씨가 앉는데, 이것을 동규자라고 한다. 약으로 많이 쓰는데 성질이 활리(滑利)하고 돌을 잘 내리게 한다. 춘규자(春葵子)도 성질이 활(滑)하나 약으로는 쓰지 못한다.

○ 서리가 내린 뒤의 아욱은 먹지 못한다. 그것은 담을 동하게 하고 물을 토하게 하기 때문이다. 씨는 약간 볶아 부스러뜨려서 쓴다[본초].

【根】 主惡瘡, 療淋利小便. 『本草』

동규근(冬葵根, 아욱의 뿌리) 악창과 임병을 치료하고, 오줌을 잘 나가게 한다[본초].

【葉】 爲百菜, 主作菜茹, 甚甘美, 能宣導積壅氣. 『本草』

동규엽(冬葵葉, 아욱의 잎) 다른 채소처럼 나물을 만들어 먹으면 매우 달고 맛이 있다. 적(積)과 기운이 몰린 것[壅氣]을 잘 헤친다[본초].

紅蜀葵

○ 블근쏫픠는규화. 性寒, 味甘, 無毒. 根莖並主客熱, 利小便, 散膿血惡汁. ○ 四

時, 取紅單葉者, 根治帶下, 排膿血惡物, 極驗. ○ 處處有之, 以種出戎蜀, 故謂之蜀葵, 形似葵花, 有五色, 如槿花. 『本草』

홍촉규(紅蜀葵)

성질이 차고 맛은 달며 독이 없다. 뿌리와 줄기는 다 객열을 내리고, 오줌을 잘 나가게 하며, 피고름과 궂은 물[惡汁]을 없앤다.

○ 사철 붉은 꽃이 외첩으로 피는 뿌리를 캐서 쓴다. 대하증을 치료하고 피고름과 궂은 물을 내보내는 데 아주 좋다.

○ 어느 지방에나 다 있다. 융촉 지방에서 심기 때문에 촉규(蜀葵)라고 한다. 생김새는 아욱[葵花]과 비슷하고, 5가지 색이 나는 꽃이 피는 것은 무궁화[槿花]와 같다[본초].

【葉】主金瘡火瘡, 大小人熱毒痢. 『本草』

홍촉규엽(紅蜀葵葉, 홍촉규의 잎) 쇠붙이에 상한 것과 불에 덴 상처를 치료하고, 어른이나 어린아이의 열독이질[熱毒痢]을 낫게 한다[본초].

【花】有赤 · 白, 赤者治赤帶, 白者治白帶, 赤治血, 白治氣. 『本草』

홍촉규화(紅蜀葵花, 홍촉규의 꽃) 붉은 것과 흰 것이 있는데, 붉은 것은 적대하를 치료하고, 흰 것은 백대하를 치료한다. 또한 붉은 것은 혈병을 치료하고, 흰 것은 기병을 치료한다[본초].

【子】治淋澁, 通小腸, 催生落胎, 治一切瘡疥 · 瘢疵. 『本草』

홍촉규자(紅蜀葵子, 홍촉규의 씨) 임병(淋病)으로 오줌이 잘 나가지 않는 것을 치료하며, 소장을 통하게 하고, 해산을 빨리 하게 하며, 유산하게 하고, 모든 헌데와 옴 · 흠집을 낫게 한다[본초].

黃蜀葵花

○ 일일화. 治小便淋及難産, 又主諸惡瘡膿水, 久不差. ○ 與蜀葵別種, 非謂蜀葵中, 花黃者, 葉尖狹, 多刻缺, 夏末開花淺黃色, 六七月採花陰乾用. 『本草』

황촉규화(黃蜀葵花, 닥풀꽃)

소변이 잘 나오지 않는 것과 난산을 치료하고, 여러 가지 악창이 고름과 진물이 나오면서 오랫동안 낫지 않는 데 주로 쓴다.

○ 촉규화(蜀葵花)와는 다른 종류이다. 이것은 노란 꽃이 피는 촉규화(蜀葵花)를 말하는 것이 아니다. 이것은 잎이 뾰족하고 좁으며 많이 패이고 늦여름에 누르스름한 꽃이 핀다. 음력 6~7월에 꽃을 따서 그늘에서 말려 쓴다[본초].

【子】主小便淋澁, 令婦人易産. 『本草』

황촉규자(黃蜀葵子, 황촉규의 씨) 오줌이 잘 나오지 않는 것을 치료하고 순산하게 한다[본초].

莧實

○ 비름씨. 性寒, 味甘, 無毒. 主青盲·白瞖, 明目, 除邪, 利大小便, 殺蚘蟲. ○ 主肝風, 客熱瞖目黑花. ○ 處處有之. 其子霜後方熟, 實細而黑. 九十月採之. 『本草』

현실(莧實, 비름의 씨)

성질이 차고 맛이 달며 독이 없다. 청맹과 백예(白瞖)를 치료하는데, 눈을 밝게 하며, 사기를 없앤다. 또한 대소변을 잘 나가게 하고, 회충을 죽인다.

○ 간풍(肝風)과 객열, 눈에 예막이 생긴 것, 검은 꽃무늬 같은 것이 보이는 것을 치료한다.

○ 어느 지방에나 다 있다. 씨는 서리가 내린 뒤에 익는데 가늘면서 검다. 음력 9~10월에 씨를 받는다[본초].

【莖葉】 補氣, 除熱, 通九竅. ○ 莧有六種, 而入藥惟人莧白莧耳. 然其實一也. 『本草』

현경엽(莧莖葉, 비름의 줄기와 잎) 기를 보하고, 열을 내리며, 9규(九竅)를 통하게 한다.

○ 비름에는 6가지가 있는데, 약으로는 오직 참비름[人莧]과 흰 비름[白莧]만을 쓴다. 그러나 기실은 한가지이다[본초].

【赤莧】 主赤痢血痢. 此莧, 莖葉深赤. 『本草』

적현(赤莧, 붉은 비름) 적리(赤痢)와 혈리(血痢)를 치료한다. 이 비름은 줄기와 잎이 진한 붉은색이다[본초].

【紫莧】 主痢. 此莧, 莖葉通紫, 可染菜苽. 『本草』

자현(紫莧, 자주색 비름) 이질을 치료한다. 이 비름은 줄기와 잎이 다 자주색인데 채소나 오이에 물을 들일 수 있다[본초].

馬齒莧

○ 쇠비름. 性寒, 味酸, 無毒. 主諸腫惡瘡, 利大小便, 破癥結, 療金瘡內漏, 止渴, 殺諸蟲. ○ 處處有之. 有二種, 葉大者不堪用, 葉小者節葉間有水銀者入藥, 性至難燥, 當以槐木槌碎之, 向日東作架, 晒三兩日卽乾, 入藥去莖節, 只取葉用. ○ 雖名莧, 與人莧都不相似, 又名五行草, 以其葉青, 莖赤, 花黃, 根白, 子黑也. 『本草』 ○ 葉形如馬齒, 故以名之. 『入門』

마치현(馬齒莧, 쇠비름)

성질이 차고 맛이 시며 독이 없다. 여러 가지 헌데와 악창을 낫게 하고, 대소변을 잘 나가게 하며, 징결(癥結)을 헤친다. 쇠붙이에 다쳐서 생긴 헌데와 속에 누공[漏]이 생긴 것을 치료한다. 갈증을 멎게 하며, 여러 가지 벌레를 죽인다.

○ 어느 지방에나 다 있는데, 2가지가 있다. 잎이 큰 것은 약으로 쓰지 못하고, 잎이 작고 마디와

잎 사이가 수은색 같은 것을 약으로 쓰는데 이것을 말리기가 매우 어렵다. 홰나무 방망이[槐木槌]로 짓찧어서 해가 돋는 동쪽에 시렁을 매고 2~3일 동안 햇볕에 말려야 마른다. 약으로는 줄기와 마디를 버리고 잎만 쓴다.

○ 이것을 비름[莧]이라고는 하나 참비름[人莧]과는 전혀 다르다. 또한 오행초(五行草)라고도 하는데, 그것은 잎이 퍼렇고 줄기가 붉으며 꽃이 누렇고 뿌리가 희며 씨가 검기 때문이다[본초].

○ 잎의 생김새가 말 이빨[馬齒] 같기 때문에 마치현이라고도 한다[입문].

【子】主青盲·白瞖. 搗末, 和飮服之.『本草』

마치현자(馬齒莧子, 쇠비름의 씨) 청맹과 백예를 치료하는데, 짓찧어 가루낸 다음 음료에 타서 먹는다[본초].

蔓菁

○ 쉰무우. 性溫, 味甘, 無毒. 主利五藏, 消食下氣, 療黃疸, 輕身益氣. ○ 四時皆有, 春食苗, 夏食葉, 秋食莖, 冬食根, 亦可以備飢歲, 菜中之最有益者, 根在地下, 經冬不枯, 至春復生, 常食之令人肥健. ○ 諸菜之中, 有益無損, 最宜食服.『本草』

만청(蔓菁, 순무)

성질이 따뜻하고 맛이 달며 독이 없다. 오장을 좋아지게 하고, 음식을 소화시키며, 기를 내리고, 황달을 치료한다. 몸을 가벼워지게 하고 기를 도와준다.

○ 4철 동안 다 있는데, 봄에는 싹을 먹고, 여름에는 잎을 먹으며, 가을에는 줄기를 먹고, 겨울에는 뿌리를 먹는다. 흉년에는 식량을 대신할 수 있다. 채소 가운데서 제일 좋은 것이다. 뿌리를 땅에 묻어 두면 겨울이 지나도록 마르지 않다가 봄에 가서 싹이 튼다. 늘 먹으면 살이 찌고 건강해진다.

○ 여러 가지 채소 가운데서 이롭기만하고 해로운 것이 없는 것이 이것이다. 늘 먹으면 참으로 좋다[본초].

【子】性溫. 下氣明目, 療黃疸, 利小便. 蒸暴. 久服, 長生.『本草』

만청자(蔓菁子, 순무씨) 성질이 따뜻하다. 기를 내리고, 눈을 밝게 하며, 황달을 치료한다. 또한 오줌을 잘 나가게 한다. 쪄서 햇볕에 말려 쓴다. 늘 먹으면 오래 살 수 있다[본초].

萊菔

○ 댄무우. 性溫 一云冷一云平, 味辛甘, 無毒. 消食去痰癖, 止消渴, 利關節. 練五藏惡氣, 治肺痿吐血, 勞瘦咳嗽. ○ 處處種之, 常食之菜也. 此物下氣最速, 久服澁榮衛, 令鬚髮早白. ○ 俗名蘿葍, 亦曰蘆菔. 以能制來麰麪毒, 故亦名萊菔.『本草』

내복(萊菔, 무)

성질이 따뜻하고(냉하고도 하고 평하다고도 한다) 맛이 매우면서 달고 독이 없다. 음식을 소화시키고, 담벽(痰癖)을 헤치며, 소갈을 멎게 하고, 뼈마디를 잘 놀릴 수 있게 한다. 오장에 있는 나쁜 기운을 씻어 내고, 폐위(肺痿)로 피를 토하는 것과 허로로 여윈 것, 기침하는 것을 치료한다.

○ 아무 곳에나 심는데, 늘 먹는 채소이다. 무[萊菔]는 기를 내리는 데서는 제일 빠르다. 오랫동안 먹으면 영(榮)·위(衛)가 잘 돌지 못하게 되고 수염과 머리카락이 빨리 희어진다.

○ 민간에서는 나복(蘿蔔)이라 하고, 또한 노복(蘆菔)이라고도 한다. 메밀국수의 독[麪麪毒]을 잘 억제하기 때문에 내복(萊菔)이라고 하였다[본초].

【子】 治膨脹積聚, 利五藏及大小二便. 又研末飮服, 吐風痰甚效. ○ 菘子黑, 蔓菁子紫赤, 大小相似. 惟蘿葍子黃赤色, 大數倍, 復不圓也. 『本草』

내복자(萊菔子, 무씨) 배가 팽팽하게 불러 오르는 것과 적취를 치료하며, 오장과 대소변을 순조롭게 한다. 또한 갈아 가루내어 미음에 타서 먹으면 풍담(風痰)을 토하는데 효과가 아주 좋다.

○ 배추씨[菘子]는 거멓고, 만청자는 자줏빛이 나면서 붉은데, 크기는 서로 비슷하다. 그러나 무씨는 누러면서 벌건 색이 나고 배추씨보다 몇 배나 크며 둥글지 않다[본초].

菘菜

○ 비치. 性平 一云凉, **味甘, 無毒** 一云微毒. **消食下氣, 通利腸胃, 除胸中熱, 解酒渴, 止消渴. ○ 菜中有菘, 最爲常食, 然多食發冷病, 惟生薑可解.** 『本草』

숭채(菘菜, 배추)

성질이 평하고(서늘하다고도 한다) 맛이 달며 독이 없다(독이 약간 있다고도 한다). 음식을 소화시키고, 기를 내리며, 장위를 잘 통하게 한다. 또한 가슴 속에 있는 열기를 없애고, 술 마신 뒤에 생긴 갈증과 소갈을 멎게 한다.

○ 채소 가운데서 배추를 제일 많이 먹는다. 많이 먹으면 냉병(冷病)이 생기는데, 그것은 생강으로 풀어야 한다[본초].

【子】 可作油, 塗頭長髮, 塗刀劍, 令不銹. 『本草』

숭채자(菘菜子, 배추씨) 기름을 짜서 머리에 바르면 머리카락이 빨리 자라고, 칼에 바르면 녹이 슬지 않는다[본초].

【虀】 菘菜晒令半乾, 次早取入壜內, 以熱飯飮浸之, 三日後則酸如醋, 謂之虀水. 入藥可吐痰涎, 和五味作湯食, 益脾胃, 解酒麪毒. 『入門』

숭채제(菘菜虀, 배추김치국물) 배추를 햇볕에 절반 정도 말리어 다음날 독에 넣고 더운 밥물을 부어서 2~3일 동안 그대로 두면 초같이 시어진다. 이것을 김칫국물이라고 한다. 약으로 쓰는데, 담연을 토하게 한다. 양념을 넣고 끓여서 먹으면 비위(脾胃)를 돕고 술이나 국수의 독을 푼다[입문].

竹笋

○ 듁슌. 性寒, 味甘, 無毒. 止消渴, 利水道, 除煩熱, 益氣. ○ 生南方竹木中, 發冷

動氣, 不可多食. 『本草』 ◯ 消痰利水, 爽胃氣, 取蒸煮食之. 『入門』 ◯ 笋類甚多, 滋味甚爽人喜食之, 然性冷難化, 不益脾胃, 宜少食之. 『食物』

죽순(竹笋)

성질이 차고 맛이 달며 독이 없다. 소갈을 멎게 하고, 오줌을 잘 나가게 하며, 번열(煩熱)을 없애고, 기를 돕는다.

◯ 남방의 대밭에서 나는데, 속을 차게 하고 기를 동하게 한다. 그러므로 많이 먹지 말아야 한다[본초].

◯ 담을 삭이고, 오줌을 잘 나가게 하며, 위기(胃氣)를 고르게 한다. 죽순을 따서 쪄 먹거나 삶아 먹는다[입문].

◯ 참대순은 종류가 매우 많은데, 맛이 좋고 먹으면 시원하므로 사람들이 먹기를 좋아한다. 그러나 성질이 차서 소화가 잘 안 되고 비위에 좋지 못하기 때문에 적게 먹는 것이 좋다[식물].

西瓜

◯ 슈박. 性寒, 味甘極淡, 無毒. 壓煩渴, 消暑毒, 寬中下氣, 利小便, 治血痢, 療口瘡. 『入門』 ◯ 契丹, 破回紇, 得此種, 以牛糞覆而種之, 其實圓大如瓠色如青玉, 子如金色, 或赤 · 或黑 · 或黑麻色, 北地多有之, 今則流播南北, 處處皆有之, 六七月熟. 『日用』 ◯ 有一種楊溪瓜, 秋生冬熟, 形略長匾而大, 瓤色臙紅, 味勝西瓜, 可留至次年夏間, 或云異人遺種也. 『食物』

서과(西瓜, 수박)

성질이 차고, 맛은 달면서 아주 심심하며 독이 없다. 번갈과 더위 독을 없애고, 속을 시원하게 하며, 기를 내리고, 오줌이 잘 나가게 하며, 혈리(血痢)와 입 안이 헌 것을 치료한다[입문].

◯ 거란(契丹)이 회흘(回紇)을 정복하고 이 종자를 얻어다가 쇠똥거름을 주고 심었는데, 크기가 박만하고 둥그스름한 열매가 열렸다. 그 색깔은 퍼런 옥 같았고 씨는 금빛이 나는 것과 혹 벌겋거나 검은 것이 있었다. 그리고 혹 검은깨 색[黑麻色]과 같은 것도 있었다. 이것은 북쪽 지방에 많았는데 요즘은 퍼져서 남북의 곳곳에서 다 심는다. 음력 6~7월에 익는다[일용].

◯ 또 한 종류는 양계(楊溪)라는 것인데, 가을에 나서 겨울에 익는다. 생김새는 약간 길쭉하면서 넓적하고 크다. 속빛은 연분홍빛이고 맛은 수박보다 좋다. 다음해 여름까지 둘 수 있다. 혹자는 이인(異人)이 남긴 종자라고도 한다[식물].

甛瓜

◯ 참외. 性寒, 味甘, 有毒 一云無毒. 止渴, 除煩熱, 利小便, 通三焦間壅塞氣, 兼主口鼻瘡. ◯ 處處有之, 多食則動宿冷病, 破腹, 令人脚手無力. ◯ 有癥癖, 患脚氣人, 尤不可食. 沈水者, 及兩蔕兩鼻, 並殺人. 『本草』

첨과(甛瓜, 참외)

성질이 차고 맛이 달며 독이 있다(독이 없다고도 한다). 갈증을 멎게 하고, 번열을 없애며, 오줌을 잘 나가게 한다. 삼초에 기가 막힌 것을 통하게 하고, 입과 코에 생긴 헌데를 치료한다.

○ 어느 곳에나 심는데, 많이 먹으면 오래된 냉병이 동하여 배가 상하게 되고 다리와 팔의 힘이 없어진다.

○ 징벽(癥癖)이나 각기병이 있을 때에는 더욱 먹지 말아야 한다. 물에 잠겨 있고 꼭지와 배꼽이 2개씩인 것은 다 사람을 죽게 한다[본초].

【瓜蔕】 츰외고고리. 性寒, 味苦, 有毒. 主通身浮腫, 下水, 殺蠱毒, 去鼻中瘜肉, 療黃疸, 及食諸物過多, 病在胸中者, 皆吐下之. ○ 卽甛瓜蔕也, 一名苦丁香, 瓜有青白二種, 當用靑瓜蔕, 七月待瓜熟氣足, 其蔕自然落在蔓莖上, 約半寸許, 採取陰乾, 麩炒黃色用. 『本草』

첨과체(甛瓜蔕, 참외의 꼭지) 성질이 차고 맛이 쓰며 독이 있다. 온몸이 부은 것을 치료하는데, 물을 빠지게 하며, 고독을 죽인다. 코 안에 생긴 군살을 없애고, 황달을 치료하며, 여러 가지 음식을 지나치게 먹어서 체했을 때 토하게 하거나 설사하게 한다.

○ 이것이 첨과체(甛瓜蔕)인데, 일명 고정향(苦丁香)이라고도 한다. 참외는 퍼런 것과 흰 것 2가지가 있는데, 반드시 퍼런 참외꼭지[青瓜蔕]를 써야 한다. 음력 7월에 참외가 익어서 저절로 떨어진 꼭지를 쓰는데, 덩굴에서부터 약 반치 정도 되게 잘라서 그늘에 말려 밀기울[麩]과 함께 누렇게 되도록 볶아 쓴다[본초].

【瓜子】 主腹內結聚, 破潰膿血, 最爲腸胃癰要藥, 又主婦人月經太過. ○ 暴乾搗末, 三重紙包裹, 壓去油, 用之. 『本草』

첨과자(甛瓜子, 참외의 씨) 뱃속의 적취를 없애고 피고름이 고인 것을 헤치기 때문에 장옹(腸癰)이나 위옹(胃癰)에 가장 필요한 약이다. 또한 부인의 월경량이 지나치게 많은 것도 치료한다.

○ 햇볕에 말려 가루내서 종이로 3겹 싼 다음 눌러 기름을 빼버리고 쓴다[본초].

【葉】 主無髮, 取汁塗之. 『本草』

첨과엽(甛瓜葉, 참외의 잎) 머리카락이 없는 것을 치료하는데, 즙을 내어 바른다[본초].

【花】 主心痛咳逆. 『本草』

첨과화(甛瓜花, 참외의 꽃) 가슴앓이와 딸꾹질을 치료한다[본초].

【野甛瓜】 又名馬剝兒, 味酸. 似甛瓜而小. 治噎膈有功. 『入門』

야첨과(野甛瓜, 들참외) 마박아(馬剝兒)라고도 하는데, 맛이 시다[酸]. 참외[甛瓜]같이 생겼으나 그보다 작다. 열격(噎膈)을 치료하는 효능이 있다[입문].

白冬瓜

○ 동화. 性微寒 一云冷, 味甘, 無毒. 主三消渴疾, 解積熱, 利大小腸, 壓丹石毒, 除水

脹, 止心煩. ○ 一名地芝. 蔓生結實, 初則青綠色, 經霜則皮上白如塗粉, 故云白冬瓜. 熱者食之佳, 冷者食之瘦人. 『本草』 ○ 久病與陰虛者, 不可食. 『丹心』

백동과(白冬瓜, 동아)

성질이 약간 차고(냉하다고도 한다) 맛이 달며 독이 없다. 3가지 소갈병을 치료하고, 쌓인 열을 풀며, 대소변을 잘 나가게 하고, 광물성 약의 독을 없애며, 수창(水脹)과 가슴이 답답한 것을 낫게 한다.

○ 일명 지지(地芝)라고도 한다. 덩굴이 뻗고 열매가 달리는데, 처음에는 청록색이고 서리가 온 뒤에는 껍질이 분을 칠한 것처럼 허옇게 되므로 백동과(白冬瓜)라고 한다. 열이 있을 때 먹으면 좋으나 냉이 있을 때 먹으면 여위게 된다[본초].

○ 오래된 병이 있을 때와 음이 허한 사람은 먹지 말아야 한다[단심].

【子】 卽冬瓜子也. 性平寒, 味甘, 無毒. 潤肌膚, 好顏色, 剃黑皯, 可作面脂. ○ 經霜後八月採, 破核取仁, 微炒用之. 『入門』

백동과자(白冬瓜子, 동아의 씨) 곧 동과자(冬瓜子)이다. 성질이 평하고 차며 맛이 달고 독이 없다. 피부를 윤택하게 하고, 얼굴색이 좋아지게 하며, 주근깨를 없앤다. 또한 이것으로 얼굴에 바르는 기름도 만든다.

○ 서리가 내린 뒤나 음력 8월에 받아서 껍질은 버리고 알맹이만 약간 볶아 쓴다[입문].

【藤】 燒灰淋汁, 洗黑皯, 幷洗瘡疥. 『本草』

백동과등(白冬瓜藤, 동아 덩굴) 태워 재를 내서 잿물을 받아 주근깨나 헌데나 옴을 씻는다[본초]

【葉】 殺蜂螫毒. 『本草』

백동과엽(白冬瓜葉, 동아의 잎) 벌한테 쏘인 독을 없앤다[본초].

胡瓜

○ 외. 性寒, 味甘, 無毒. 不可多食, 動寒熱, 多瘧病. ○ 卽今常食瓜子也. 老則色黃, 故謂之黃瓜. 『本草』

호과(胡瓜, 오이)

성질이 차고 맛이 달며 독이 없다. 많이 먹으면 한기와 열기가 동하고 학질이 생긴다.

○ 이것은 요즘 보통 먹는 오이를 말한다. 늙으면 누렇게 되므로 황과(黃瓜)라고도 한다[본초].

【葉】 主小兒閃癖, 挼汁服, 得吐下良. 『本草』

호과엽(胡瓜葉, 오이의 잎) 어린아이의 섬벽(閃癖)을 치료하는데, 주물러 즙을 내어 먹인 다음 토하거나 설사하면 좋다[본초].

【根】擣付, 狐刺毒腫.『本草』

호과근(胡瓜根, 오이의 뿌리) 대나무나 나무가시에 찔려서 생긴 독종(毒腫)에 짓찧어 붙인다[본초].

【越瓜】性寒, 味甘. 利腸胃, 止煩渴, 不可多食. ◯ 生越地, 色正白, 越人食之.『本草』

월과(越瓜) 성질이 차고 맛이 달다. 장위를 편안하게 하고 번갈을 멎게 하는데, 많이 먹어서는 안 된다.

○ 월(越) 지방에서 나며 색이 흰데, 월나라 사람들이 먹는다[본초].

絲瓜

◯ 수세외. 性冷. 解毒, 治一切惡瘡, 小兒痘疹, 幷乳疽·丁瘡·脚癰 ◯ 霜後, 取老絲瓜, 連皮根子全者, 燒存性爲末, 蜜湯調下二三錢, 則腫消毒散, 不致內攻.『入門』◯ 一名天蘿, 一名天絡絲. 葉名虞刺葉.『正傳』◯ 嫩者煮熟, 薑醋食之, 枯者去皮及子, 用瓤滌器.『食物』◯ 自中原, 得子移種, 形如胡瓜, 極長大.『俗方』

사과(絲瓜, 수세미외)

성질이 냉하다. 해독하며, 모든 악창과 어린아이의 마마[痘疹], 아울러 유저(乳疽)·정창(疔瘡)·각옹(脚癰)을 치료한다.

○ 서리가 내린 뒤에 늙은 수세미외[老絲瓜]를 껍질·뿌리·씨까지 온전한 것으로 약성이 남게 태워서 가루내어 4~12g을 꿀물[蜜湯]에 타서 먹으면 헌데가 삭으면서 독이 헤쳐져 속으로 들어가지 못한다[입문].

○ 일명 천라(天蘿)라고도 하고, 천락사(天絡絲)라고도 한다. 이것의 잎을 우자엽(虞刺葉)이라고 한다[정전].

○ 어린것은 삶아 익혀서 생강과 식초로 양념하여 먹고, 마른 것은 껍질과 씨를 버리고 그 속으로 그릇을 씻는다[식물].

○ 중국에서 씨를 가져다가 심은 것인데, 생김새는 오이[胡瓜] 같으나 매우 길고 크다[속방].

芥菜

◯ 갓, 又云계ᄌᆞ. 性溫, 味辛, 無毒. 除腎邪, 利九竅, 明耳目, 止咳嗽上氣, 能溫中, 去頭面風. ◯ 芥味, 歸鼻. ◯ 似菘而有毛, 味極辛辣. 大葉者良, 煮食動氣, 猶勝諸菜. ◯ 有黃芥·紫芥·白芥, 黃芥·紫芥, 作虀食之最美, 白芥入藥.『本草』

개채(芥菜, 겨자, 갓)

성질이 따뜻하고 맛이 매우며 독이 없다. 신(腎)에 있는 사기를 없애고, 9규(九竅)를 잘 통하게 하며, 눈과 귀를 밝게 한다. 기침과 기운이 치미는 것도 멎게 한다. 그리고 속을 따뜻하게 하며, 두면풍(頭面風)을 없앤다.

○ 개채의 매운맛은 코에서 더 아리다.

○ 생김새가 배추[菘] 같은데, 털이 있고 맛은 몹시 매우면서 알알하다[辣]. 잎이 큰 것이 좋다. 삶아 먹으면 기를 동하게 하는데 다른 여러 채소보다 훨씬 세다.
○ 황개(黃芥)·자개(紫芥)·백개(白芥)가 있는데, 황개(黃芥)와 자개(紫芥)로는 김치를 만들어 먹으면 아주 좋고, 백개는 약으로 쓴다[본초].

【子】治風毒腫及麻痺, 撲損瘀血, 腰痛, 腎冷心痛. ○ 熬研作醬, 能通利五藏.『本草』

개자(芥子, 겨자씨) 풍독(風毒)으로 부은 것과 마비된 것, 얻어맞거나 다쳐서 어혈진 것, 요통(腰痛), 신(腎)이 차고 가슴이 아픈 것을 치료한다.
○ 볶아서 가루내어 장을 담가 먹으면 오장이 잘 통한다[본초].

【白芥】흰계ᄌᆞ. 性溫, 味辛, 無毒. 主冷氣, 能安五藏. ○ 從西戎來, 如芥而葉白, 爲茹食之, 甚辛美.『本草』

백개(白芥, 흰겨자) 성질이 따뜻하고 맛이 매우며 독이 없다. 몸이 찬 것을 치료하고, 오장을 편안하게 한다.
○ 서융(西戎)에서 온 것인데, 갓[芥] 비슷하고 잎이 허옇다. 나물을 하여 먹으면 아주 맵고 맛이 좋다[본초].

【子】主上氣, 發汗, 胸膈痰冷, 面黃. ○ 子, 麤大白色, 如白粱米, 入藥最佳, 痰在皮裏膜外, 非此不能達, 微炒研碎用.『入門』

백개자(白芥子, 흰겨자 씨) 기운이 치미는 것을 낫게 하고, 땀이 나게 하며, 가슴에 담이 있고 냉하여 얼굴이 누렇게 된 것을 치료한다.
○ 씨는 알이 굵고 희어서 백량미(白粱米) 같은데 약으로 쓰면 아주 좋다. 담이 피부 속 근막 밖에 있을 때 이것을 쓰지 않으면 약 기운이 그곳까지 도달하지 못한다. 약간 볶아서 가루내어 쓴다[입문].

萵苣

○ 부루. 性冷 一云寒, 味苦, 微毒. 主補筋骨, 利五藏, 開胸膈壅氣, 通經脈, 令人齒白, 聰明少睡, 療蛇咬. ○ 今人, 菜中常食者, 患冷人, 食則腹冷, 然不至苦損人.『入門』

와거(萵苣, 상추)

성질이 냉하고(차다고도 한다) 맛이 쓰며 독이 약간 있다. 힘줄과 뼈를 튼튼하게 하고, 오장을 편안하게 하며, 가슴에 기가 막힌 것을 통하게 하고, 경맥을 통하게 한다. 이빨을 희게 하고, 머리가 총명하게 하며, 졸리지 않게 한다. 또한 뱀한테 물린 것도 치료한다.
○ 요즘 보통 먹는 채소를 말하는데, 냉병이 있는 사람이 먹으면 배가 차진다. 그러나 사람에게 몹시 해롭지는 않다[입문].

【白苣】性味功用, 同萵苣. 其形亦相似而有白毛.『本草』

백거(白苣) 성질과 맛, 효능은 상추[萵苣]와 같고 그 생김새도 상추와 비슷한데 흰털이 있다[본초].

苦苣

○ 싀화. 性寒, 味苦. 輕身少睡, 調十二經脈, 利五藏, 療黃疸. ○ 苦苣, 卽野苣也. 一名褊苣, 雖冷甚益人, 可久食之. 『本草』

고거(苦苣, 시화)

성질이 차고 맛이 쓰다. 몸이 가벼워지게 하고, 잠을 덜 자게 하며, 12경맥을 고르게 하고, 오장을 편안하게 하며, 황달을 치료한다.

○ 고거란 바로 들상추[野苣]를 말한다. 일명 편거(褊苣)라고도 한다. 비록 성질이 차지만 사람에게 아주 이롭기 때문에 오랫동안 먹어도 된다[본초].

【根】 主赤白痢及骨蒸. 『本草』

고거근(苦苣根, 고거의 뿌리) 적리·백리와 골증을 치료한다[본초].

苦菜

○ 고듯바기. 性寒, 味苦, 無毒 一云小毒. 主五藏邪氣, 去中熱, 安心神, 少睡臥, 療惡瘡. ○ 生田野中, 凌冬不死, 一名遊冬. 葉似苦苣而細, 斷之有白汁, 花黃似菊, 三月三日採, 陰乾. 『本草』 ○ 莖中白汁, 點瘊子自落. 『入門』

고채(苦菜, 씀바귀)

성질이 차고 맛이 쓰며 독이 없다(독이 약간 있다고도 한다). 오장의 사기와 속의 열기를 없애고, 마음과 정신을 안정시키며, 잠을 덜 자게하고, 악창을 낫게 한다.

○ 밭이나 들에 나며, 추운 겨울에도 죽지 않는다. 일명 유동(遊冬)이라고도 한다. 잎은 들상추[苦苣]와 비슷하면서 가는데, 꺾으면 흰 진[白汁]이 나온다. 꽃은 국화처럼 노랗다. 음력 3월 3일에 캐어 그늘에서 말린다[본초].

○ 줄기에서 나오는 흰 진을 사마귀에 바르면 사마귀가 저절로 떨어진다[입문].

薺菜

○ 나이. 性溫, 味甘, 無毒. 利肝氣, 和中, 利五藏. ○ 生田野中, 凌冬不死, 煮粥喫, 能引血歸肝明目. 『本草』 ○ 八月, 陰中含陽, 陽氣發生, 乃於中秋, 而薺麥復生也. 『參同契註』

제채(薺菜, 냉이)

성질이 따뜻하고 맛이 달며 독이 없다. 간기를 잘 통하게 하고, 속을 고르게 하며, 오장을 편안하게 한다.

○ 밭이나 들에 나는데, 추운 겨울에도 죽지 않는다. 냉이로 죽을 쑤어 먹으면 그 기운이 피를 간으로 이끌어 가기 때문에 눈이 밝아진다[본초].

○ 음력 8월은 음 가운데 양이 포함되어 있는 때이기 때문에 양기(陽氣)도 생긴다. 그러므로 이때에는 냉이와 밀이 다시 살아난다[참동계의 주해].

【子】薺菜子，一名菥蓂子．補五藏不足，去風毒邪氣，療青盲目痛不見物，明目去障瞖，解熱毒，久食視物鮮明．四月八日採．『本草』

제채자(薺菜子, 냉이의 씨) 일명 석명자라고도 한다. 오장이 부족한 것을 보하고, 풍독(風毒)과 사기(邪氣)를 없애며, 청맹과 눈이 아파서 보지 못하는 것을 치료하는데, 눈을 밝게 하고, 장예(障瞖)를 없애며, 열독을 푼다. 오랫동안 먹으면 모든 것이 선명하게 보인다. 음력 4월 8일에 받는다[본초].

【根】療目疼．『本草』

제채근(薺菜根, 냉이의 뿌리) 눈이 아픈 것[目疼]을 치료한다[본초].

【莖葉】燒灰，治赤白痢，極效．

제채경엽(薺菜莖葉, 냉이의 줄기와 잎) 태워 가루내서 쓰는데, 적백이질을 치료한다.

沙參

○ 더덕．性微寒，味苦，無毒．補中益肺氣，治疝氣下墜，排膿消腫毒，宣五藏風氣．○ 處處皆有，生山中，葉似枸杞，根白實者佳，採苗及根，作菜茹食之良．『本草』○ 二月八月，採根暴乾．『本草』

사삼(沙蔘, 더덕)

성질이 약간 차고 맛이 쓰며 독이 없다. 비위를 보하고 폐기를 돕는데, 산기(疝氣)로 음낭이 처진 것을 치료하며, 고름을 빨아내고 종독(腫毒)을 삭이며, 오장의 풍기(風氣)를 헤친다.

○ 어느 지방에나 다 있는데, 산 속에서 난다. 잎이 구기자와 비슷하면서 뿌리가 허옇고 실한 것이 좋다. 싹이나 뿌리는 채소로 먹는다[본초].

○ 음력 2월과 8월에 뿌리를 캐어 햇볕에 말린다[본초].

薺苨

○ 계로기．性寒，味甘，無毒．解百藥毒，殺蠱毒，治蛇蟲咬，罯毒箭傷．○ 似人參而葉少異，根似桔梗但無心，爲異．二月八月，採根暴乾．○ 處處有之，生山中．今人採收以爲果菜，取苗煮食，採根作脯．味甚美．『本草』

제니(薺苨, 게로기)

성질이 차고 맛이 달며 독이 없다. 모든 약독을 풀고, 고독을 죽이는데, 뱀이나 벌레한테 물린 것과 독화살에 상한 것을 치료한다.

○ 인삼과 비슷하나 잎이 작다. 그리고 뿌리는 길경과 비슷하지만 심(心)이 없는 것이 다르다. 음력 2월과 8월에 뿌리를 캐어 햇볕에 말린다.

○ 어느 지방에나 다 있는데, 산 속에서 난다. 요즘은 채소로 먹는데, 싹은 삶아서 먹고, 뿌리는 자반[脯]을 만들어 먹는다. 맛이 아주 좋다[본초].

桔梗

○ 도랏. 性微溫 一云平, 味辛苦, 有小毒. 治肺氣喘促, 下一切氣, 療咽喉痛及胸脇諸痛, 下蠱毒. ○ 處處有之, 生山中, 二月八月, 採根暴乾. 『本草』 ○ 桔梗, 能載諸藥, 使不下沈, 升提氣血, 爲舟楫之劑, 手太陰引經藥也. 『丹心』 ○ 今人作菜茹, 四時長食之物也. 『俗方』

길경(桔梗, 도라지)

성질이 약간 따뜻하며(평하다고도 한다) 맛이 매우면서 쓰고 독이 약간 있다. 폐기로 숨이 찬 것을 치료하고, 모든 기를 내리며, 목구멍이 아픈 것과 가슴·옆구리가 아픈 것을 낫게 하고, 고독을 없앤다.

○ 어느 지방에나 다 있는데, 산 속에서 난다. 음력 2월·8월에 뿌리를 캐어 햇볕에 말린다[본초].

○ 길경은 모든 약 기운을 끌고 위로 올라가면서 아래로 내려가지 못하게 한다. 또한 기혈도 끌어올린다. 그러니 나룻배와 같은 역할을 하는 약인데, 수태음경의 인경약이다[단심].

○ 요즘은 채소로 4철 늘 먹는다[속방].

葱白

○ 파흰믿. 性涼 一云平, 味辛, 無毒. 主傷寒寒熱, 中風面目腫, 療喉痺, 安胎, 明目, 除肝邪, 利五藏, 殺百藥毒, 通大小便, 治奔豚·脚氣. ○ 處處種之, 宜冬月食, 只可和五味用之, 不宜多食, 蓋開骨節出汗, 虛人故爾. ○ 一名凍葱, 謂經冬不死, 分莖栽蒔而無子也, 食用入藥最善. ○ 此物, 大抵以發散爲功, 多食昏人神, 且白冷而青熱, 傷寒藥去青葉者, 以其熱也. ○ 葱者菜之伯, 雖臭而有用. 消金玉成漿. 『本草』 ○ 入手太陰經·足陽明經, 以通上下之陽也. 專主發散風寒. 『湯液』

총백(葱白, 파의 흰 밑)

성질이 서늘하고(평하다고도 한다) 맛이 매우며 독이 없다. 상한으로 추웠다 열이 났다 하는 것, 중풍으로 얼굴과 눈이 붓는 것, 후비(喉痺)를 치료하고, 태아를 편안하게 하며, 눈을 밝게 하고, 간에 있는 사기를 없애고, 오장을 고르게 한다. 여러 가지 약독(藥毒)을 없애고, 대소변을 잘 나가게 하며, 분돈과 각기를 치료한다.

○ 어느 곳에나 다 심는데, 겨울에 먹는 것이 좋다. 그리고 반드시 양념을 하여 먹되 많이 먹지 말아야 한다. 그것은 뼈마디를 벌어지게 하고 땀이 나게 하여 사람을 허해지게 하기 때문이다.

○ 일명 동총(凍葱)이라고도 하는데, 그것은 겨울을 지나도 죽지 않는다고 해서 붙인 이름이다. 총백을 갈라서 심으면 씨가 생기지 않는다. 이런 것이 먹거나 약으로 쓰는 데는 제일 좋다.

○ 파는 대체로 발산시키는 효과가 있기 때문에 많이 먹으면 정신이 흐려진다. 또한 흰 밑동[白]은 성질이 냉하고, 푸른 잎은 성질이 열하다. 상한에 쓸 때에 푸른 잎을 버리고 쓰는 것은 잎의 성

질이 열하기 때문이다.

○ 파는 채소에서 첫째가는 것이므로 냄새가 나지만 많이 쓴다. 금이나 옥을 녹여 물이 되게 한다[본초].

○ 수태음경·족양명경으로 들어가 아래위의 양기를 통하게 한다. 파는 주로 풍한을 발산시키는 약이다[탕액].

【實】 卽葱子也. 明目, 溫中, 益精. 『本草』

총실(葱實, 파의 씨) 즉 파의 씨이다. 눈을 밝게 하고, 속을 덥히며, 정액을 보충해 준다[본초].

【根】 卽葱鬚也. 主傷寒陽明經頭痛. 『本草』

총근(葱根, 파의 뿌리) 즉 파의 잔뿌리를 말한다. 상한의 양명경두통을 치료한다[본초].

【葉】 治諸瘡, 中風水腫痛, 成破傷風. 『本草』

총엽(葱葉, 파의 잎) 여러 가지 헌데에 풍사가 침범했거나 물이 들어가서 붓고 아프면서 파상풍(破傷風)이 된 것을 치료한다[본초].

【花】 主脾心痛. 『本草』

총화(葱花, 파의 꽃) 비심통(脾心痛)을 치료한다[본초].

【胡葱】 性溫, 味辛, 無毒. 溫中, 消穀, 下氣, 殺蟲, 久食傷神損性. ○ 其狀似大蒜而小, 形圓皮赤, 稍長而銳, 五六月採, 亦是葷物耳. 『本草』 ○ 味似葱而不甚辛, 疑是今之紫葱也. 『俗方』

호총(胡葱) 성질이 따뜻하고 맛이 매우며 독이 없다. 속을 덥히고, 음식이 소화되게 하며, 기를 내리고, 벌레를 죽인다. 오랫동안 먹으면 정신이 나빠진다.

○ 생김새는 마늘과 비슷하나 작고 둥글면서 약간 길며 뾰족하고 껍질은 벌겋다. 음력 5~6월에 캐는데, 이것 역시 냄새가 나는 채소이다[본초].

○ 맛은 파와 같으나 몹시 맵지는 않다. 요즘 자총(紫葱)이라고 하는 것이 이것인 것 같다[속방].

大蒜

○ 마늘. 性溫 一云熱, 味辛, 有毒. 主散癰腫, 除風濕, 去瘴氣, 爛痃癖, 破冷除風, 健脾溫胃, 止霍亂轉筋, 辟瘟疫, 療勞瘧, 去蠱毒, 療蛇蟲傷. ○ 園圃皆種之, 經年者良, 五月五日採. ○ 蒜, 葷菜也. 今人謂葫爲大蒜, 性最葷臭, 不可食, 久食, 傷肝損目. ○ 獨顆者, 謂之獨頭蒜, 殺鬼去痛, 灸癰疽方, 多用之 도아마늘. ○ 久食能淸血, 令髮早白. 『本草』

대산(大蒜, 마늘)

성질이 따뜻하고(열하다고도 한다) 맛이 매우며 독이 있다. 옹종(癰腫)을 헤치고, 풍습(風濕)과 장기(瘴氣)를 없애며, 현벽(痃癖)을 삭이고, 냉과 풍증을 없애며, 비를 튼튼하게 하고, 위를 따뜻하게 하며, 곽란으로 쥐가 이는 것과 온역(瘟疫)·노학(勞瘧)을 치료하고, 고독과 뱀이나 벌레한테 물린 것을 낫게 한다.

○ 밭에는 다 심을 수 있는데, 가을에 심어서 겨울 난 것이 좋다. 음력 5월 5일에 캔다.

○ 마늘은 매운 냄새가 나는 채소이다. 지금 사람은 호(葫)를 마늘[大蒜]이라고 한다. 성미가 가장 매워서 먹을 수 없다. 오랫동안 먹으면 간과 눈을 손상시킨다.

○ 한 톨[獨顆]로 된 것은 외톨마늘[獨頭蒜]이라고 하는데, 헛것에 들린 것을 낫게 하고, 통증을 멎게 한다. 이것은 옹저에 뜸을 뜰 때에 많이 쓴다.

○ 오랫동안 먹으면 청혈(淸血) 작용을 하여 머리카락을 빨리 희게 한다[본초].

【小蒜】 족지. 性溫 一云熱. 味辛, 有小毒. 歸脾腎. 溫中消穀, 止霍亂·吐瀉, 治蠱毒, 付蛇蟲傷. ◯ 一名蒚根, 名薍子, 生山中. 爾雅云, 菜之美者, 有雲夢之葷. 根苗皆如葫而細小, 亦甚葷臭. 五月五日採. 『本草』

소산(小蒜, 달래) 성질이 따뜻하고(열하다고도 한다) 맛이 매우며 독이 약간 있는데, 이 약 기운은 비와 신으로 들어간다. 속을 덥히고, 음식이 소화되게 하며, 곽란으로 토하고 설사하는 것을 멎게 하고, 고독을 치료한다. 뱀이나 벌레한테 물린 데도 붙인다.

○ 일명 역근(蒚根) 또는 완자(薍子)라고도 하는데, 산에서 난다. 『이아(爾雅)』에 "채소에서 맛이 있는 것은 운몽 지방에서 나는 냄새가 나는 채소이다."라고 한 것은 바로 이것을 말한다. 뿌리와 싹은 마늘 같으나 가늘고 작으며 냄새가 몹시 난다. 음력 5월에 캔다[본초].

【野蒜】 들랑괴. 性·味·功用, 略與小蒜同. 多生田野中, 似蒜而極細小. 人採食之. 『俗方』

야산(野蒜) 성질과 맛·효능은 달래[小蒜]와 거의 같다. 밭이나 들에 많은데, 마늘 비슷하면서 아주 가늘고 작다. 캐서 먹는다[속방].

韭菜

◯ 부치. 性溫 一云熱. 味辛微酸, 無毒. 歸心, 安五藏, 除胃中熱, 補虛乏, 煖腰膝, 除胸中痺. 『本草』 ◯ 韭, 能去胸中惡血滯氣, 又能充肝氣. 『丹心』 ◯ 處處有之, 一種而久者, 故謂之韭. 圃人種蒔, 一歲而三四割之, 其根不傷, 至冬壅培, 先春而復生, 信乎一種而久者也. 菜中, 此物最溫而益人, 宜常食之. ◯ 此物殊辛臭, 最是養性所忌. ◯ 取汁服, 或作葅食, 並佳. 『本草』

구채(韭菜, 부추)

성질이 따뜻하고(열하다고도 한다) 맛이 매우면서 약간 시고 독이 없다. 이 약의 기운은 심으로 들어간다. 오장을 편안하게 하고, 위(胃) 속의 열기를 없애며, 허약한 것을 보하고, 허리와 무릎을 덥게 하며, 흉비증(胸痺證)을 낫게 한다[본초].

○ 부추는 가슴 속의 나쁜 피[惡血]와 체기(滯氣)를 없애고, 또 간기를 잘 보충한다[단심].

○ 어느 지방에나 다 있는데, 한 번 심으면 오래 간다. 그러므로 이것을 부추[韭][9]라 일컫는다. 농사꾼이 씨뿌리고 모종하여 1년에 3~4번 정도 갈라서 심어도 뿌리가 상하지 않는다. 겨울에 덮어 주고 북돋아 주면 이른 봄에 가서 다시 살아난다. 그러니 한 번 심으면 오래 간다는 말이 신빙할 만하다. 채소 가운데서 성질이 제일 따뜻하고 사람에게 유익하므로 늘 먹으면 좋다.

○ 부추는 매운 냄새가 특별히 나기 때문에 수양하는 사람들은 꺼린다.

○ 즙을 내어 먹거나 김치를 담가 먹어도 다 좋다[본초].

【子】 性煖. 主夢泄精尿白, 煖腰膝, 壯陽道, 療精滑甚良. 入藥微炒用之. 『本草』

구채자(韭菜子, 부추 씨) 성질이 덥다. 몽설(夢泄)과 오줌에 정액이 섞여 나오는 것을 치료하는데, 허리와 무릎을 덥게 하고, 양기(陽氣)를 세게 하며, 유정과 몽설을 치료하는 데 아주 좋다. 약으로 쓸 때에는 약간 볶아서 쓴다[본초].

薤菜

○ 염교. 性溫, 味辛苦, 無毒. 調中, 止久痢冷瀉, 除寒熱, 去水氣, 肥健人. ○ 薤性溫補, 仙方及服食家, 皆須之. ○ 歸於骨, 菜芝也. ○ 生圃中, 似韭而葉濶多白, 無實, 雖辛而不葷五藏, 故道家常餌之, 補虛最宜人. ○ 作羹粥食之, 煠作虀葅, 並得. ○ 薤葉濶而更光, 故古人言薤露者, 以其光滑難竚之義也. 『本草』

해채(薤菜, 염교)

성질이 따뜻하고, 맛이 매우면서 쓰고, 독이 없다. 중초를 고르게 하고, 오래된 이질과 냉증으로 오는 설사를 멎게 하며, 추웠다 열이 났다 하는 것과 수기(水氣)를 치료하고, 살찌게 하며 건강해지게 한다.

○ 염교는 성질이 따뜻하고 잘 보하므로 선방(仙方)이나 복식가(服食家)들에게 모두 꼭 필요한 것이다.

○ 그 기운이 뼈로 들어가는 좋은 채소이다.

○ 밭에서 자라는데 부추[韭] 비슷하면서 잎이 넓고 흰색이 많으며 씨가 없다. 맛이 맵기는 하나 냄새가 오장에 배지 않기 때문에 도가(道家)들이 늘 먹는다. 허한 것을 보하는 데서는 사람에게 제일 좋다.

○ 국이나 죽을 쑤어 먹으며 데쳐서 나물을 하거나 김치를 담근다.

○ 염교의 잎[薤葉]은 넓고 광택이 있다. 그러므로 옛사람들이 '염교 잎에 이슬[薤露]'이라는 말을 한 것은 염교잎이 광택이 있고 매끄럽기 때문에 이슬이 붙어 있을 수가 없다는 것을 비유해서 한 말이다[본초].

荊芥

○ 뎡가. 性溫, 味辛苦, 無毒. 治惡風·賊風·遍身𤸷痺, 傷寒頭痛筋骨煩疼, 血勞風

---

9) '구(韭)'자의 모양은 땅 위에 무리지어 나 있는 부추의 형상을 본뜬 것이다.

氣, 療瘰癧瘡瘍. ◯ 生圃中, 初生香辛可啖, 作菜生熟食, 幷煎茶服, 能淸利頭目. ◯ 取花實成穗者, 暴乾入藥.『本草』◯ 本名假蘇, 以氣味似紫蘇故也.『入門』

형개(荊芥, 정가)

성질이 따뜻하고 맛이 매우면서 쓰며 독이 없다. 악풍(惡風)·적풍(賊風), 온몸에 감각이 없는 것, 상한으로 머리가 아프고 힘줄과 뼈가 달면서 아픈 것과 혈로(血勞)·풍기(風氣)를 치료하며 나력(瘰癧)과 창양(瘡瘍)을 낫게 한다.

○ 밭에 심는다. 어릴 때는 향기롭고 맛이 맵기 때문에 채소로 먹을 수 있는데, 생으로도 먹고 익혀서도 먹는다. 또한 달여 차를 만들어 먹으면 머리와 눈이 시원해진다.

○ 꽃과 씨로 이삭을 이룬 것을 베서 햇볕에 말려 약으로 쓴다[본초].

○ 본래 이름은 가소(假蘇)라고 하는데, 그것은 냄새와 맛이 자소 비슷하기 때문이다[입문].

紫蘇

◯ ᄎᆞ조기. 性溫, 味辛, 無毒. 治心腹脹滿, 止霍亂, 療脚氣, 通大小腸, 除一切冷氣, 散風寒表邪, 又能下胸膈痰氣. ◯ 生園圃中, 葉下紫色, 皺而氣甚香, 可入藥, 其無紫色不香者, 名曰野蘇, 不堪用. 其背面皆紫者尤佳. 夏採莖葉, 秋採實. ◯ 葉可生食, 與一切魚肉, 作羹良.『本草』

자소(紫蘇, 차조기)

성질이 따뜻하고 맛이 매우며 독이 없다. 명치 밑이 불러 오르고 그득한 것과 곽란·각기 등을 치료하는데, 대소변이 잘 나오게 한다. 일체 냉기를 없애고, 풍한 때 표사(表邪)를 헤친다. 또한 가슴에 있는 담과 기운을 내려가게 한다.

○ 밭에서 심는다. 잎의 뒷면이 자주색이고 주름이 있으며 냄새가 몹시 향기로운 것을 약으로 쓴다. 자주색이 아니고 향기롭지 못한 것은 들차조기[野蘇]인데 약으로 쓰지 못한다. 잎의 뒷면과 앞면이 다 자주색인 것은 더 좋다. 여름에는 줄기와 잎을 따고, 가을에는 씨를 받는다.

○ 잎은 날것으로 먹을 수 있다. 여러 가지 생선이나 고기와 같이 국을 끓여 먹으면 좋다[본초].

【子】主上氣咳逆, 調中, 益五藏, 下氣, 止霍亂反胃, 利大小便, 止嗽, 潤心肺, 消痰氣. 又療肺氣喘急. 與橘皮相宜. 微炒用.『本草』

자소자(紫蘇子, 차조기의 씨) 기운이 치밀어 오르며 기침이 나는 것을 치료하고, 중초를 고르게 하며, 오장을 보하고, 기운을 내린다. 곽란·반위를 멎게 하고, 대소변을 잘 나가게 하며, 기침을 멎게 한다. 심과 폐를 눅여 주고, 담을 삭인다. 또한 폐기로 숨이 찬 데도 쓴다. 귤피의 약효도 잘 도와준다. 약간 볶아서 쓴다[본초].

【莖】治風寒濕痺, 筋骨疼痛, 及脚氣. 與葉同煮飮, 佳.『本草』

자소경(紫蘇莖, 차조기의 줄기) 풍·한·습으로 생긴 비증(痺證)으로 힘줄과 뼈가 아픈 것과 각기를 치료한다. 잎과 함께 달여 먹는 것이 좋다[본초].

香薷

◯ 노야기. 性微溫, 味辛, 無毒. 主霍亂腹痛吐下, 散水腫, 消暑濕, 煖胃氣, 除煩熱. ◯ 家家皆種, 暑月亦作蔬菜, 食之, 九十月, 作穗後採乾之. 『本草』 ◯ 一名香茹, 言可作菜茹也. 『入門』

향유(香薷, 노야기)

성질이 약간 따뜻하고 맛이 매우며 독이 없다. 곽란으로 배가 아프고 토하며 설사하는 것을 치료한다. 수종을 흩어지게 하고, 더위 먹은 것과 습증을 없앤다. 위기(胃氣)를 덥히고, 번열(煩熱)을 없앤다.

○ 집집마다 심는데, 여름철에도 채소로 먹는다. 음력 9~10월에 이삭이 나온 다음에 베서 말린다[본초].

○ 일명 향여(香茹)라고도 하는데, 그것은 겉절이로 먹을 수 있다고 하여 붙인 이름이다[입문].

薄荷

◯ 영싱이. 性溫 一云平, 味辛苦, 無毒. 能引諸藥, 入榮衛. 發毒汗, 療傷寒頭痛, 治中風·賊風·頭風, 通利關節, 大解勞乏. ◯ 園中種蒔, 可生啖, 亦宜作葅, 夏秋採莖葉, 暴乾用. 『本草』 ◯ 性味辛凉, 最清頭目, 治骨蒸, 入手太陰·手厥陰經, 上行之藥也. 『湯液』 ◯ 猫食薄荷則醉. 『食物』

박하(薄荷, 영생이)

성질이 따뜻하고(평하다고도 한다) 맛이 매우면서 쓰며 독이 없다. 모든 약 기운을 영위(榮衛)로 이끌어 간다. 땀이 나게 하여 독이 빠지게 하는데, 상한으로 머리가 아픈 것을 낫게 하고, 중풍·적풍(賊風)·두풍(頭風)을 치료하며, 관절이 잘 놀려지게 하고, 몹시 피로한 것을 풀리게 한다.

○ 밭에 심는데 날것으로 먹어도 되고, 또한 김치를 만들어 먹어도 좋다. 여름과 가을에 줄기와 잎을 따서 햇볕에 말려서 쓴다[본초].

○ 성질이 서늘하고 맛이 맵다. 머리와 눈을 아주 시원하게 하고, 골증(骨蒸)을 낫게 한다. 수태음과 수궐음경으로 들어가는데 약 기운이 위로 올라가는 약이다[탕액].

○ 고양이가 박하를 먹으면 취한다[식물].

茄子

◯ 가지. 性寒, 味甘, 無毒. 主寒熱, 五藏勞及傳尸勞氣. ◯ 園中人種而食者, 一名落蘇. 不可多食, 動氣發痼疾. ◯ 茄類, 有紫茄·黃茄, 南北通有. 青水茄·白茄, 北土多有. 入藥多用黃茄, 其餘惟作菜茹耳. 『本草』 ◯ 新羅國, 出一種, 淡光微紫色, 蔕長味甘, 已遍中國, 惟此無益·無所治. 『入門』

가자(茄子, 가지)

성질이 차고 맛이 달며 독이 없다. 추웠다 열이 났다 하는 오장허로[五藏勞]와 전시노채[傳尸勞氣]를 치료한다.

○ 밭에 심어서 먹는데, 일명 낙소(落蘇)라고도 한다. 기를 동하게 하여 고질병이 생기게 하므로 많이 먹지 말아야 한다.

○ 가지의 종류에는 자주색 가지[紫茄]와 누런 가지[黃茄]가 있는데, 남북 지방에 다 있다. 푸른 물가지[青水茄]나 흰 가지[白茄]는 북쪽 땅에만 많이 있다. 약으로는 흔히 누런 가지를 쓰고, 그 밖의 가지는 오직 채소로만 먹는다[본초].

○ 신라에서 나는 한 종류는 약간 반들반들하면서 연한 자주색이 나고 꼭지가 길며 맛이 달다. 이것은 이미 중국에 널리 퍼졌으나 몸에는 이로운 것이 아무 것도 없고 약효도 없다[입문].

【根及枯莖葉】 主凍瘡, 煎湯浸洗. 『本草』

가자근과 가자고경엽(茄子根及枯莖葉, 가지의 뿌리와 마른 줄기와 잎) 얼어서 헌데가 생긴 것을 치료한다. 달여서 그 물에 담그고 씻는다[본초].

水芹

○ 미나리. 性平 一云寒, 味甘, 無毒. 止煩渴, 養神益精, 令人肥健, 治酒後熱毒, 利大小腸, 療女子崩中帶下, 小兒暴熱. ○ 一名水英. 生水中, 葉似芎藭, 花白色而無實, 根亦白色, 可作虀菹, 及煮食, 並得生啖亦佳, 亦治五種黃疸. 『本草』

수근(水芹, 미나리)

성질이 평하고(열하다고도 한다) 맛이 달고 독이 없다. 번갈을 멎게 하고, 정신이 좋아지게 하며, 정(精)을 보충해 주고, 살찌고 건강해지게 한다. 술을 마신 뒤에 생긴 열독을 치료하는데, 대소변을 잘 나가게 한다. 여자의 붕루·대하와 어린아이가 갑자기 열이 나는 것을 치료한다.

○ 일명 수영(水英)이라고도 하는데, 물에서 자란다. 잎은 천궁과 비슷하고 흰 꽃이 피며 씨는 없다. 뿌리도 역시 흰색이다. 김치와 생절이를 만들어 먹는다. 또한 삶아 먹기도 한다. 날것으로 먹어도 좋다. 또한 5가지 황달도 치료한다[본초].

【渣芹】 養精神, 保血脈, 嗜飮食, 主女子赤白帶. ○ 疑是春夏刈食後, 再生嫩芹也. 『俗方』

사근(渣芹) 정신을 좋아지게 하고, 혈맥을 보호하며, 음식을 잘 먹게 하고, 적백대하를 치료한다.
○ 이것은 봄과 여름에 베어 먹은 그루터기에서 돋아난 어린 미나리[嫩芹]를 말하는 것 같다[속방].

蓴菜

○ 슌. 性寒 一云冷, 味甘, 無毒. 主消渴·熱痺, 厚腸胃, 補大小腸, 治熱疸, 解百藥毒, 開胃氣. ○ 生水澤中, 處處有之, 三四月至七八月, 通名絲蓴, 味甛體軟. 霜降至十二月名塊蓴, 味苦體澁, 取以爲羹, 猶勝雜菜. ○ 雖冷而補, 熱食則壅氣不下甚損人, 不可多食久食. 『本草』

순채(蓴菜)

성질이 차고(냉하다고도 한다) 맛이 달며 독이 없다. 소갈·열비(熱痺)를 치료하고, 장위(腸胃)를 튼튼하게 하며, 대소장을 보한다. 열달(熱疸)을 치료하고, 온갖 약독을 풀며, 음식을 잘 먹게 한다.

○ 못에서 자라는데, 곳곳에 다 있다. 음력 3~4월에서부터 7~8월까지는 그 이름을 사순(絲蓴)이라고 하는데 맛이 달고 연하다. 상강(霜降) 후부터 12월까지는 이름을 괴순(塊蓴)이라고 하는데 맛이 쓰고 떫다. 이것으로 만든 국은 다른 채소국보다 낫다.

○ 성질은 냉하지만 보하는 성질이 있다. 뜨겁게 하여 먹으면 기가 몰려 내려가지 않기 때문에 몸에 몹시 해롭다. 많이 먹거나 오랫동안 먹지 말아야 한다[본초].

蓼實

○ 엿귀씨. 性冷, 味辛, 無毒. 歸鼻, 除腎氣, 明目, 下水氣, 療癰瘍, 通五藏壅氣. ○ 蓼, 水草也. 多生水澤中. 有紫蓼·赤蓼·青蓼·香蓼·馬蓼·水蓼·木蓼等, 七種, 惟紫蓼·香蓼·青蓼爲人所食, 葉俱小狹. ○ 多食, 吐水損陽氣, 發心痛. ○ 諸蓼, 花皆紅白, 子皆赤黑. ○ 春初, 取蓼實, 以葫蘆盛水, 浸濕高掛, 於火上, 晝夜使煖, 遂生紅芽, 取以爲蔬, 以備五辛盤. 『本草』

요실(蓼實, 여뀌의 씨)

성질이 냉하고 맛이 매우며 독이 없다. 이 약 기운은 코로 들어간다. 신(腎)에 있는 사기를 없애고, 눈을 밝게 하며, 습기를 내린다. 옹종·창양을 치료하며, 오장에 몰린 기를 통하게 한다.

○ 여뀌는 물에서 자라는 풀인데, 대체로 못에서 자란다. 여뀌에는 자료(紫蓼)·적료(赤蓼)·청료(青蓼)·향료(香蓼)·마료(馬蓼)·수료(水蓼)·목료(木蓼) 등 7가지가 있다. 그 가운데서 오직 자료·향료·청료만을 먹을 수 있는데, 잎은 다 작고 좁다.

○ 많이 먹으면 물을 토하게 되고 양기가 상하며 가슴이 아프다.

○ 모든 여뀌의 꽃[蓼花]은 다 붉고 희며 씨는 다 검붉다.

○ 초봄에 여뀌씨를 받아 바가지에 담고 물을 뿌리면서 불 위에 높이 걸어 놓고 밤낮으로 덥히면 드디어 붉은 싹이 돋아난다. 이것으로 나물을 하여 양념을 쳐서 밥상에 차려 놓는다[본초].

【葉】 歸舌. 除大小腸邪氣, 利中益志. 『本草』

요엽(蓼葉, 여뀌의 잎) 약 기운이 혀로 들어간다. 대소장의 사기를 없애고, 속을 편안하게 하며, 의지를 강하게 한다[본초].

胡荽

○ 고싀. 性溫 一云平, 味辛, 微毒. 消穀, 通小腸氣, 通心竅, 療沙疹, 豌豆瘡不出. ○ 生園圃中, 人多生食, 亦是葷菜, 久食損人精神, 令多忘, 發腋臭. ○ 北方人, 避石勒諱, 胡號爲香荽. 『本草』

호유(胡荽, 고수)

성질이 따뜻하고(평하다고도 한다) 맛이 매우며 독이 약간 있다. 음식이 소화되게 하고, 소장기(小腸氣)와 심규(心竅)를 통하게 하며, 홍역 때 꽃과 마마 때 발진이 잘 돋지 않는 것을 치료한다.

○ 밭에 심는데, 사람들은 흔히 날것을 먹는다. 고수도 역시 냄새가 나는 채소이다. 오랫동안 먹

으면 정신이 나빠지고 잊어버리기를 잘 하며 겨드랑이에서 냄새가 나게 된다.

○ 북쪽 사람들은 남북조시대 후조의 왕 석륵(石勒)의 이름이 호(胡)이므로 그것을 피하느라고 이 채소의 이름을 향유(香荽)라고 하였다[본초].

【子】 主小兒禿瘡, 及五痔, 療食肉中毒下血, 能發瘡疹不出. 『本草』

호유자(胡荽子, 고수의 씨) 어린아이가 머리가 헐어서 머리카락이 빠지는 것, 5가지 치질과 고기를 먹고 중독된 것, 하혈하는 것을 치료한다. 그리고 홍역 때 꽃이나 마마 때 발진이 잘 돋지 않는 것을 돋게 한다[본초].

羅勒

○ 性溫, 味辛, 微毒. 調中消食, 去惡氣. 宜生食之, 然不可多食. ○ 北方, 號爲蘭香, 爲石勒諱也. 『本草』

나륵(羅勒)

성질이 따뜻하고 맛이 매우며 독이 약간 있다. 중초를 고르게 하고, 음식이 소화되게 하며, 나쁜 기운을 없앤다. 날것으로 먹는 것이 좋다. 그러나 많이 먹지 말아야 한다.

○ 북쪽 지방에서는 난향(蘭香)이라고 하는데, 그것은 석륵의 이름 부르는 것을 꺼려서이다[본초].

【子】 主目瞖及諸物入目不出, 取三五顆, 置目中, 少頃, 當濕脹, 與物俱出. 『本草』

나륵자(羅勒子, 나륵의 씨) 눈에 예막[瞖]이 생긴 때와 눈에 무엇이 들어가서 나오지 않을 때 3~5알을 눈에 넣으면 잠시 후에 그것이 젖으면서 불어나 눈에 들어간 것과 함께 나온다[본초].

荏子

○ 들깨. 性溫, 味辛, 無毒. 下氣止嗽止渴, 潤肺補中, 塡精髓. ○ 人多種之, 取子研之, 雜米作糜食之, 甚肥美, 下氣補益人. ○ 笮取油, 日煎之, 卽今油帛及和漆所用者. ○ 荏子欲熟, 採其角食之, 甚香美 속소리. 『本草』

임자(荏子, 들깨)

성질이 따뜻하고 맛이 매우며 독이 없다. 기를 내리고, 기침과 갈증을 멎게 한다. 폐를 눅여 주고, 중초를 보하며, 정수(精髓)를 보충해 준다.

○ 많이 심는데, 씨를 갈아 쌀[米]과 섞어서 죽을 쑤어 먹으면 살이 찌고 기가 내리며 보해진다.

○ 이것의 기름을 짜서 졸여 비단[帛] 짤 때 옻칠하는 데 쓴다.

○ 들깨가 익으려 할 때에 이삭을 따서 먹으면 몹시 고소하고 맛이 있다[본초].

【葉】 調中, 去臭氣, 治上氣 · 咳嗽. 搗付諸蟲咬, 男子陰腫. 『本草』

임자엽(荏子葉, 들깨의 잎) 중초를 고르게 하고, 냄새나는 것을 없애며, 기가 치미는 것과 기침하는 것을 치료한다. 여러 가지 벌레한테 물린 데와 음낭이 부은 데는 짓찧어 붙인다[본초].

龍葵

○ 가마종이. 性寒, 味苦, 無毒. 解勞少睡, 去熱腫. ○ 處處有之, 葉圓花白, 子若牛李子, 生青熟黑, 但堪煮食, 不宜生啖. 『本草』

용규(龍葵)

성질이 차고 맛이 달며 독이 없다. 피로를 풀어주고, 잠이 적어지게 하며, 열로 부은 것을 치료한다.
○ 어느 지방에나 다 있다. 잎이 둥글고 꽃의 색은 희며 열매는 갈매나무 열매 같은데, 날것은 퍼렇고 익으면 거멓다. 달여서 먹어야지 날것으로 먹는 것은 좋지 않다[본초].

【子】 主丁腫, 研付之. 『本草』

용규자(龍葵子) 정종(疔腫)을 치료하는데, 갈아서 붙인다[본초].

蕨菜

○ 고사리. 性寒滑, 味甘. 去暴熱, 利水道. ○ 處處有之, 生山坡原野中, 人多採取, 煮食之, 味甚好, 然不可久食, 消陽氣, 令脚弱不能行, 眼暗腹脹. 『本草』

궐채(蕨菜, 고사리)

성질이 차고 활하며 맛이 달다. 갑자기 나는 열을 내리고, 오줌을 잘 나가게 한다.
○ 어느 지방에나 다 있는데, 산언덕과 들판에 난다. 많이 꺾어다가 삶아서 먹으면 맛이 아주 좋다. 그러나 오랫동안 먹어서는 안 되는데, 양기가 줄어들게 되고 다리가 약해져서 걷지 못하게 되며 눈이 어두워지고 배가 불러 오른다[본초].

【薇】 회초미. 性寒, 味甘, 無毒. 調中, 潤大小腸, 通利水道, 下浮腫. ○ 薇亦蕨類, 生處亦同. 『入門』

궐채미(蕨菜薇, 고비) 성질이 차고 맛이 달며 독이 없다. 중초를 고르게 하고, 대소장을 적셔주며, 수도를 잘 통하게 하고, 부종(浮腫)을 내린다.
○ 이것은 고사리 종류인데 자라는 곳도 역시 같다[입문].

苜蓿

○ 거여목. 莖葉性平, 根性凉, 味苦, 無毒. 安中, 利五藏, 去脾胃間邪氣, 諸惡熱毒, 利大小腸, 療黃疸. ○ 處處有之, 生田野濕地, 人多採取, 煮和醬食之, 生食亦可. 但多食則瘦人. 『本草』

목숙(苜蓿, 거여목)

줄기와 잎은 성질이 평하고 뿌리는 성질이 서늘하며 맛이 쓰고 독이 없다. 속을 편안하게 하고, 오장이 좋아지게 하며, 비위에 있는 사기와 여러 가지 나쁜 열독을 없앤다. 또한 대소변을 잘 나오게 하고, 황달을 치료한다.

○ 어느 지방에나 다 있는데 밭이나 들의 젖은 땅에서 자란다. 많이 캐서 삶아 장을 쳐서 먹는다. 날것으로 먹어도 좋다. 많이 먹으면 여위게 된다[본초].

蘘荷

○ 양하. 性微溫, 味辛, 有小毒. 主中蠱及瘧. ○ 葉似甘蕉, 根如薑而肥, 其根莖堪爲菹, 有赤白二種, 赤者堪啖, 白者入藥. ○ 周禮, 以嘉草, 除蠱毒, 嘉草卽蘘荷也. 『本草』 ○ 我國南方有之, 人多種食. 『俗方』

양하(蘘荷)

성질이 약간 따뜻하고 맛이 매우며 독이 약간 있다. 고독과 학질을 치료한다.

○ 잎은 파초[甘蕉] 같고, 뿌리는 생강 같으면서 굵다. 뿌리와 줄기로는 겉절이를 만들어 먹을 수 있다. 붉은 것과 흰 것 2가지가 있는데, 붉은 것을 먹고, 흰 것은 약으로 쓴다.

○ 『주례(周禮)』에 "가초(嘉草)로는 고독을 치료한다."고 씌어 있는데 가초란 바로 양하를 말한다[본초].

○ 우리나라의 남쪽에서 나는데 사람들이 많이 심어서 먹는다[속방].

蕺菜

○ 멀. 性微溫, 味辛, 有毒. 主蠼螋尿瘡. ○ 處處有之, 生山中及田野間, 人好生食, 然久食, 損陽氣. 『本草』

즙채(蕺菜, 멀)

성질이 약간 따뜻하고 맛이 매우며 독이 있다. 그리마의 오줌독으로 생긴 헌데를 치료한다.

○ 여러 지방의 산과 밭·들에서 자란다. 사람들은 이것을 날것으로 먹기 좋아한다. 그러나 많이 먹으면 양기(陽氣)가 상한다[본초].

芸薹

○ 평지. 性溫 一云凉, 味辛, 有毒. 主遊風·丹腫·乳癰, 破癥結瘀血. ○ 處處有之, 久食損陽氣, 道家特忌. 『本草』

운대(芸薹, 유채)

성질이 따뜻하고(서늘하다고도 한다) 맛이 매우며 독이 없다. 유풍(遊風)·단종(丹腫)·유옹(乳癰)을 치료하며, 징결(癥結)과 어혈을 헤친다.

○ 여러 지방에 있다. 오랫동안 먹으면 양기가 상한다. 그러므로 도가들은 특별히 꺼린다[본초].

【子】 壓取油, 付頭, 令髮長黑. 『本草』

운대자(芸薹子, 유채의 씨) 기름을 짜서 머리에 바르면 머리카락이 길게 자라고 검어진다[본초].

莙薘

○ 근대. 性平, 微毒. 補中下氣, 理脾氣, 去頭風, 利五藏. ○ 園圃中, 多有之. 人多食之, 然不可多食, 必破腹. 『本草』

군달(莙薘, 근대)

성질이 평하고 독이 약간 있다. 중초를 보하고, 기를 내리며, 비기(脾氣)를 다스린다. 또한 두풍(頭風)을 없애고, 오장을 순조롭게 한다.

○ 채소밭에 많이 심는다. 사람들이 이것을 흔히 먹는데 많이 먹어서는 안 된다. 많이 먹으면 반드시 배탈이 난다[본초].

菠薐

○ 시근치. 性冷, 微毒. 利五藏, 通腸胃熱, 解酒毒. ○ 生圃中, 人常採食, 然不可多食, 令脚弱. 『本草』

파릉(菠薐, 시금치)

성질이 냉하고, 독이 약간 있다. 오장을 순조롭게 하며, 장위의 열을 없애고, 주독(酒毒)을 풀어준다.

○ 밭에 심어서 사람들이 늘 뜯어 먹는데, 많이 먹지 말아야 한다. 다리가 약해질 수 있다[본초].

蘩蔞

○ 둙의십가비. 性平 一云微寒, 味酸 一云甘鹹, 無毒. 主毒腫, 止小便利, 破瘀血, 療積年惡瘡. ○ 卽雞腸草也, 處處有之. 其莖作蔓, 斷之有絲縷細而中空, 似雞腸, 故因此得名. 煮作菜食, 亦可生食. 『本草』

번루(蘩蔞, 달개비)

성질이 평하고(약간 차다고도 한다) 맛이 시며(달면서 짜다고도 한다) 독이 없다. 종독(腫毒)을 낫게 하고, 오줌이 지나치게 나오는 것을 멎게 하며, 어혈을 헤치고, 오랜 악창을 치료한다.

○ 이것이 바로 계장초(雞腸草)인데, 어느 곳에나 있다. 그 줄기는 덩굴지는데 잘라 보면 가는 실 같은 것이 있고 속이 빈 것이 닭의 창자 같다고 하여 계장초라 하였다. 삶아서 나물을 무쳐 먹는데, 날것으로 먹어도 된다[본초].

甛瓠

○ 든박. 性冷, 味甘, 無毒 一云微毒 . 通利水道, 除煩止渴, 治心熱, 利小腸, 潤心肺, 治石淋. ○ 瓠之味甘者, 人常作菜茹食之. 『本草』

첨호(甛瓠, 단 박)

성질이 냉하고 맛이 달며 독이 없다(독이 약간 있다고도 한다). 오줌을 잘 나가게 하고, 번갈을 멎게 하며, 심열을 없앤다. 소장을 좋아지게 하고, 심폐를 눅여 주며, 석림을 치료한다.

○ 맛이 단 박으로 사람들은 늘 나물을 무쳐 먹는다[본초].

苦瓠

○ 쁜박. 性冷, 味苦, 有毒. 其瓤, 療大水, 面目四肢浮腫, 下水氣, 令人吐, 吐不止, 以黍穰灰汁, 解之. 『本草』

고호(苦瓠, 쓴 박)

성질이 냉하고 맛이 쓰며 독이 있다. 박의 속[瓤]은 수종병으로 얼굴과 팔다리가 부은 것을 치료하는데, 수기(水氣)를 내린다. 쓴 박은 토하게 하는데 이것을 먹고 토하는 것이 멎지 않을 때에는 기장짚 잿물[黍穰灰]을 마셔야 멎는다[본초].

木耳

○ 남긔도돈버슷. 性寒 一云平, 味甘, 無毒. 利五藏, 宣腸胃壅毒氣, 凉血, 止腸澼下血, 益氣輕身. 『本草』 ○ 地生名菌, 木生名檽 音軟, 又名蕈 音甚. 有天花蕈·蘑菰蕈·香蕈·肉蕈, 皆因濕氣熏蒸而成, 生山中僻處, 多毒殺人. 『日用』 ○ 蕈性平 一云微溫, 味鹹甘, 有小毒. 主心痛, 溫中, 去諸蟲, 今世所通用者, 此物多有毒. 宜切, 以薑及投飯粒, 試之, 如黑則有毒, 否則無害. 『日用』 ○ 有木生者·有地生者, 皆濕熱相感而成, 多食發濕熱, 春初無毒, 夏秋有毒, 爲蛇蟲過也. 『入門』 ○ 楡柳桑槐楮, 此爲五木茸, 煮漿粥, 安木上, 以草覆之, 卽生茸, 軟者採以作葅, 並堪啖. 『本草』

목이(木耳, 나무버섯)

성질이 차고(평하다고도 한다) 맛이 달며 독이 없다. 오장을 좋아지게 하고, 장위(腸胃)에 독기가 몰린 것을 헤치며, 혈열을 내리고, 이질과 하혈하는 것을 멎게 하며, 기를 도와 몸이 가벼워지게 한다[본초].

○ 땅에 돋은 것을 균(菌)이라 하고, 나무에 돋은 것을 연[檽]이라고도 하고 심(蕈)이라고도 한다. 버섯에는 천화심(天花蕈)·마고심(蘑菰蕈)·향심(香蕈)·육심(肉蕈) 등이 있는데 다 습기가 훈증해서 생긴 것이다. 산속 으슥한 곳에 나는 것은 독이 많아서 사람을 죽게 한다[일용].

○ 버섯은 성질이 평하고(약간 따뜻하다고도 한다) 맛이 짜면서 달고 독이 약간 있다. 가슴앓이를 치료하는데, 속을 덥히고 여러 가지 벌레를 죽인다. 요즘은 두루 버섯을 많이 쓰는데 독이 있는 것이 많다. 그러므로 썰어서 생강즙에 버무려 보거나 밥알과 섞어 보아야 한다. 이때에 거멓게 되는 것은 독이 있는 것이다. 그렇게 되지 않는 것은 해롭지 않다[일용].

○ 나무에서 돋은 것이나 땅에서 돋은 것이나 다 습과 열이 서로 합쳐서 돋게 한 것이기 때문에 많이 먹으면 습열이 생길 수 있다. 초봄에는 독이 없다. 여름과 겨울에는 독이 있는데 그것은 뱀과 벌레가 지나갔기 때문이다[입문].

○ 느릅나무[楡]·버드나무[柳]·뽕나무[桑]·홰나무[槐]·닥나무[楮]의 버섯이 5가지 버섯에 속한다. 나무에 좁쌀죽[漿粥]을 쑤어 바르고 풀로 덮어 두면 곧 버섯이 돋는다. 연한 것은 겉절이를 하여 먹을 수 있다[본초].

【桑耳】性平 一云溫, 味甘, 微毒. 主腸風瀉血, 及婦人心腹痛 · 崩中 · 漏下赤白.『本草』○ 一名桑黃.『本草』

상이(桑耳, 뽕나무버섯) 성질이 평하고(따뜻하다고도 한다) 맛이 달며 독이 약간 있다. 장풍(腸風)으로 피를 쏟는 것과 부인의 명치 밑이 아픈 것, 붕루, 적백대하를 치료한다[본초].

○ 일명 상황(桑黃)이라고도 한다[본초].

【槐耳】療五痔, 治風, 破血, 益氣力.『本草』

괴이(槐耳, 홰나무버섯) 5가지 치질과 풍증을 치료하는데, 어혈을 헤치고, 기력이 더 나게 한다[본초].

【蘑菰】표고. 性平, 味甘, 無毒. 悅神開胃, 止吐止瀉, 甚香美.『入門』

마고(蘑菰, 표고버섯) 성질이 평하고 맛이 달며 독이 없다. 정신이 좋아지게 하고, 음식을 잘 먹게 하며, 구토와 설사를 멎게 한다. 아주 향기롭고 맛이 있다[입문].

【石耳】性寒 一云平, 味甘, 無毒. 淸心養胃, 止血, 延年益顔色, 令人不飢. 生於名山石崖上, 名曰靈芝.『日用』

석이(石耳) 성질이 차고(평하다고도 한다) 맛이 달며 독이 없다. 속을 시원하게 하고, 위(胃)를 보하며, 출혈을 멎게 한다. 그리고 오랫동안 살 수 있게 하고, 얼굴빛을 좋아지게 하며, 배고프지 않게 한다. 높은 산의 벼랑에서 나는 것을 영지(靈芝)라고 한다[일용].

【菌子】싸해도든버슷. 性寒. 發五藏風, 壅經絡, 動痔疾, 令人眠睡. 生野田中, 多有毒不可輕食. 楓樹菌, 尤有毒.『本草』

균자(菌子, 땅버섯) 성질이 차다. 오장에 풍증이 생기게 하고, 경락을 막히게 하며, 치질을 도지게 하고, 사람을 까무러치게 한다. 들이나 밭에 나는데 독이 있는 것이 많으므로 경솔하게 먹지 말아야 한다. 또한 신나무버섯[楓樹菌]은 독이 아주 많다[본초].

松耳

○ 性平, 味甘, 無毒. 味甚香美, 有松氣, 生山中古松樹下, 假松氣而生, 木茸中第一也.『俗方』

송이(松耳, 송이버섯)

성질이 평하고 맛이 달며 독이 없다. 맛이 매우 향기롭고 솔 냄새가 난다. 이것은 산에 있는 늙은 소나무 밑에서 솔 기운을 받으면서 돋은 것인데, 나무버섯 가운데서 제일이다[속방].

海菜

○ 머육. 性寒, 味鹹, 無毒. 下熱煩, 療癭瘤結氣, 利水道. ○ 生海中, 色正青, 取乾之則色紫, 故一名紫菜. 『本草』

해채(海菜, 미역)

성질이 차고 맛이 짜며 독이 없다. 열이 나면서 답답한 것을 없애고, 영류(癭瘤)와 기가 뭉친 것을 치료하며, 오줌을 잘 나가게 한다.

○ 바다에서 나는데 색이 퍼렇다. 그러나 말리면 자주색으로 되기 때문에 일명 자채(紫菜)라고도 한다[본초].

【海藻】 말. 性寒, 味苦鹹, 無毒 一云小毒. 主癭瘤·結核·疝氣下墜·核腫疼痛, 下十二水腫, 利小便. ○ 生海中, 七月七日採暴乾. 『本草』

해조(海藻, 말) 성질이 차고 맛이 쓰면서 짜고 독이 없다(독이 약간 있다고도 한다). 영류, 멍울[結核], 산기(疝氣)로 음낭이 처진 것, 음낭이 붓고 아픈 것을 치료한다. 12가지 수종도 낫게 하는데, 오줌을 잘 나가게 한다.

○ 바다에서 나는데, 음력 7월에 뜯어서 햇볕에 말린다[본초].

【海帶】 다ᄉᆞ마. 療疝氣, 下水, 治癭瘤結氣, 能軟堅. ○ 生東海中, 似海藻而麤且長. 『本草』

해대(海帶, 참다시마) 산기(疝氣)를 치료하고, 수기(水氣)를 내리며, 영류와 기가 뭉친 것을 낫게 하며, 굳은 것을 연하게 한다.

○ 동해에서 나는데, 해조 비슷하면서 굵고 길다[본초].

【昆布】 性寒, 味鹹, 無毒. 主十二水腫, 利水道, 去面腫, 療瘻瘡, 癭瘤結氣. ○ 生東海中, 凡海物, 洗去鹹味, 乃入藥. 『本草』

곤포(昆布, 다시마) 성질이 차고 맛이 짜며 독이 없다. 12가지 수종을 치료하는데, 오줌을 잘 나가게 하고, 얼굴이 부은 것을 내리게 한다. 또한 누창(瘻瘡)과 영류(癭瘤), 기가 뭉친 것[結氣]도 치료한다.

○ 동해에서 난다. 바다에서 나는 것들은 짠맛을 씻어 버리고 약으로 쓴다[본초].

【甘苔】 性寒, 味鹹. 主痔, 殺蟲, 霍亂吐瀉心煩. ○ 一名青苔. 生海中, 可作脯食之. 『本草』

감태(甘苔, 김) 성질이 차고 맛이 짜다. 치질을 치료하고, 벌레를 죽이며, 곽란으로 토하고 설사하며 속이 답답한 것을 치료한다.

○ 일명 청태(青苔)라고도 한다. 바다에서 나는데 말려서 먹는다[본초].

【鹿角菜】性大寒, 無毒 一云微毒. 下熱氣, 療小兒骨蒸, 解麫毒. ◯ 生東海中, 不可久食. 『本草』 ◯ 疑是今之青角菜. 『俗方』

녹각채(鹿角菜) 성질이 몹시 차고 독이 없다(독이 약간 있다고도 한다). 열기를 내리고, 어린 아이의 골증(骨蒸)을 치료하며, 메밀독[麫毒]을 푼다.

○ 동해에서 나는데, 오랫동안 먹지 말아야 한다[본초].

○ 요즘 청각채(青角菜)라고 하는 것이 이것인 것 같다[속방].

蔞蒿

◯ 믈뿍. 味甘辛. 食之香美而脆, 作羹臛及菜茹, 並佳. ◯ 生水澤中, 似艾青白色. 『食物』

누호(蔞蒿, 물쑥)

맛이 달면서 맵다. 먹으면 향기로운데 말랑하다[脆]. 국을 끓이거나 나물이나 겉절이를 하여 먹으면 좋다.

○ 못가에서 자라는데, 쑥 비슷하면서 청백색이 난다[식물].

木頭菜

◯ 둘훕. 性平, 無毒. 煮作茹, 作葅食之佳, 處處有之, 春初採之. 『俗方』

목두채(木頭菜, 두릅나물)

성질이 평하고 독이 없다. 삶아서 나물이나 김치를 만들어 먹는다. 여러 지방에 있는데 이른 봄에 캔다[속방].

白菜

◯ 머휘. 性平, 無毒. 取莖, 煮作羹茹甚佳, 處處種之. 『俗方』

백채(白菜, 머위)

성질이 평하고 독이 없다. 줄기를 뜯어다 삶아 국이나 나물을 하여 먹으면 아주 좋다. 어느 곳에나 심는다[속방].

12. 草部 (上)

○凡七十九種.

모두 79가지이다.

黃精

○ 듁댓불휘. 性平, 味甘, 無毒. 主補中益氣, 安五藏, 補五勞七傷, 助筋骨, 益脾胃, 潤心肺. ○ 一名仙人飯. 三月生苗, 高一二尺, 葉如竹葉而短, 兩兩相對, 莖梗柔脆, 頗似桃枝, 本黃末赤, 四月開細靑白花, 子白如黍, 亦有無子者, 根如嫩生薑黃色, 二月八月採根暴乾, 根葉花實, 皆可餌服. ○ 其葉, 相對爲黃精, 不對爲偏精, 功用劣. ○ 其根雖燥, 並柔軟, 有脂潤.『本草』○ 黃精, 得太陽之精也, 入藥生用, 若久久服餌, 則採得先用滾水綽過, 去苦味, 乃九蒸九暴.『入門』○ 我國, 惟平安道有之, 平時上貢焉.『俗方』

황정(黃精, 죽대의 뿌리)

성질은 평하고 맛이 달며 독이 없다. 주로 중초를 보하고 기를 도우며, 오장을 편안하게 하고, 5로 7상(五勞七傷)을 보하며, 힘줄과 뼈를 튼튼하게 하고, 비위를 보하며, 심폐를 눅여 준다.

○ 일명 선인반(仙人飯)이라고도 한다. 음력 3월에 돋아나며 키는 1~2자이다. 잎은 댓잎 같으나 짧고 줄기에 맞붙어 나온다. 줄기는 부드럽고 연한데 복숭아나무 가지[桃枝]와 거의 비슷하다. 밑은 누렇고 끝은 붉다. 음력 4월에 푸르고 흰색의 잔 꽃이 피며 씨는 흰 기장[白黍]과 같다. 씨가 없는 것도 있다. 뿌리는 풋생강[嫩生薑] 비슷한데 색은 누르다. 음력 2월과 8월에 뿌리를 캐어 볕에 말린다. 뿌리와 잎·꽃·씨 등을 다 먹을 수 있다.

○ 그 잎은 한 마디에 맞붙어 난 것을 황정이라 하고, 맞붙어 나지 않은 것을 편정(偏精)이라 하는데 약효가 못하다.

○ 그 뿌리는 말려도 유연하며 기름기와 윤기가 있다[본초].

○ 황정은 태양의 정기를 받은 것이다. 약으로는 날것을 그대로 쓴다. 만일 오랫동안 두고 먹으려면 캐어 먼저 물에 우려서 쓴맛을 빼버리고 9번 찌고 9번 말려 쓴다[입문].

○ 우리나라에서는 오직 평안도에만 있는데, 평상시에 나라에 바쳤다[속방].

菖蒲

○ 셕창포. 性溫 一云平, 味辛, 無毒. 主開心孔, 補五藏, 通九竅, 明耳目, 出音聲, 治風濕瘴痺, 殺腹藏蟲, 辟蚤蝨, 療多忘, 長智, 止心腹痛. ○ 生山中石澗沙磧上, 其葉中心, 有脊狀如劒刃, 一寸九節者, 亦有一寸十二節者, 五月十二月, 採根陰乾, 今以五月五日採, 露根不可用. ○ 初採虛軟, 暴乾方堅實, 折之中心色微赤, 嚼之辛香少滓.

◯ 生下濕地. 大根者名曰昌陽. 止主風濕, 又有泥菖夏菖相似, 並辟蚤蝨, 不堪入藥, 又有水菖, 生水澤中, 葉亦相似, 但中心無脊. 『本草』 ◯ 蓀, 無劒脊如韭葉者, 是也, 菖蒲有脊, 一如劒刃. 『丹心』

창포(菖蒲, 석창포)

성질은 따뜻하고(평하다고도 한다) 맛이 매우며 독이 없다. 심규[心孔]를 열어 주고, 오장을 보하며, 9규를 잘 통하게 하고, 귀와 눈을 밝게 하며, 목청을 좋게 하고, 풍습으로 감각이 매우 둔해진 것을 치료하며, 뱃속의 벌레를 죽인다. 이와 벼룩 따위를 없애며, 건망증을 치료하고, 지혜를 나게 하며, 명치 밑이 아픈 것을 낫게 한다.

○ 산골짜기의 개울가, 바위틈이나 자갈 밑에서 나고 자란다. 그 잎의 한가운데는 등심이 있고 칼날 모양으로 되어 있다. 한 치 되는 뿌리에 9개의 마디 혹은 12개의 마디로 된 것도 있다. 음력 5월, 12월에 뿌리를 캐어 그늘에서 말린다. 오늘날은 5월 5일에 캔 것으로서 바깥쪽으로 드러난 뿌리는 쓰지 않는다.

○ 처음 캤을 때에는 뿌리가 무르다가 볕에 말리면 딴딴해진다. 썰면 한가운데가 약간 붉으며 씹어 보면 맵고 향기로우며 찌꺼기가 적다.

○ 걸고 습한 땅에서 자라는데 뿌리가 큰 것을 창양(菖陽)이라 한다. 풍습병을 주로 치료한다. 또한 이창(泥菖)과 하창(夏菖)이라는 종류가 있는데 서로 비슷하다. 이것은 다 이와 벼룩을 없애기는 하나 약으로는 쓰지 않는다. 또한 수창(水菖)이 있는데, 못에서 자라며 잎이 서로 비슷하나 다만 잎 한가운데에 등줄이 없다[본초].

○ 손(蓀)은 잎에 등심줄이 없고 부추잎[韭葉] 같은 것이다. 석창포에는 등심줄이 있는데 꼭 칼날처럼 되어 있다[단심].

甘菊花

◯ 강셩황. 性平, 味甘, 無毒. 安腸胃, 利五脈, 調四肢, 主風眩頭痛. 養目血, 止淚出, 淸利頭目, 療風濕痺. ◯ 處處種之, 菊類甚多, 惟單葉, 花小而黃, 葉綠色深, 小而薄, 應候而開者, 是眞也. ◯ 甘者入藥, 苦者不用. ◯ 野菊爲薏, 菊甘而薏苦, 甘菊延齡, 野菊瀉人, 花小氣烈, 莖靑者, 爲野菊. ◯ 正月採根, 三月採葉, 五月採莖, 九月採花, 十一月採實, 皆陰乾用之. 『本草』

감국화(甘菊花)

성질은 평하고 맛이 달며 독이 없다. 장위를 편안하게 하고, 5맥을 좋게 하며, 팔다리를 잘 놀리게 하고, 풍으로 어지러운 것과 두통에 쓴다. 또 눈의 정혈을 돕고 눈물이 나는 것을 멎게 하며, 머리와 눈을 시원하게 하고, 풍습비(風濕痺)를 치료한다.

○ 어느 곳에나 심는다. 국화의 종류가 매우 많은데, 오직 홑잎이면서 꽃이 작고 누르며, 잎은 진한 초록색이고 작으며 엷다. 늦가을에 꽃이 피는 것이 진짜이다.

○ 단 것은 약에 쓰고 쓴 것은 쓰지 못한다.

○ 들국화[野菊]는 의국(薏菊)이라고도 하는데, 감국화는 달고 의국은 쓰다. 감국화는 오래 살게 하고, 들국화는 기운을 사(瀉)하게 한다. 꽃은 작으면서 몹시 향기롭다. 줄기가 푸른 것이 들국화이다.

○ 음력 1월에 뿌리를 캐며, 3월에 잎을 따고, 5월에 줄기를 베며, 9월에 꽃을 따고, 11월에 씨를 받아 그늘에서 말려 쓴다[본초].

【白菊花】 흰국화. 莖葉都相似, 惟花白, 亦主風眩, 令頭不白. ◯ 葉大似艾葉, 莖青根細, 花白蘂黃. 性平, 味辛, 無毒. 主風眩, 八九月收花, 暴乾. 『本草』

백국화(白菊花, 흰 국화) 잎과 줄기가 다 감국과 비슷한데 오직 꽃만 희다. 역시 풍으로 어지러운 데 주로 쓴다. 그리고 머리가 희지 않게 한다.

◯ 잎의 크기는 쑥잎과 비슷하다. 줄기는 푸르고 뿌리는 가늘며 꽃은 희고 꽃술은 누렇다. 백국화의 성질은 평하고 맛이 매우며 독이 없다. 풍으로 어지러운 데 주로 쓴다. 음력 8~9월에 꽃을 따서 햇볕에 말린다[본초].

【苦薏】 味苦. 破血, 婦人腹內宿血, 此野菊也. 『本草』

고의(苦薏, 들국화) 맛은 쓴데 어혈을 헤친다. 부인의 뱃속에 있는 어혈을 치료한다[본초].

人參

◯ 심. 性微溫 一云溫, 味甘 一云味苦, 無毒. 主五藏氣不足, 安精神, 定魂魄, 明目, 開心益智, 療虛損, 止霍亂嘔噦, 治肺痿吐膿, 消痰. ◯ 讚曰, 三椏五葉, 背陽向陰, 欲來求我, 椵樹相尋. 一名神草, 如人形者, 有神. ◯ 此物, 多生於深山中, 背陰, 近椵漆樹下, 濕潤處, 中心生一莖, 與桔梗相似, 三四月開花, 秋後結子, 二月四月八月上旬採根, 竹刀刮, 暴乾. ◯ 此物易蛀, 惟納器中, 密封口, 可經年不壞, 和細辛密封, 亦久不壞. ◯ 用時, 去其蘆頭, 不去則吐人. 『本草』 ◯人參動肺火, 凡吐血久嗽, 面黑氣實, 血虛陰虛之人勿用, 代以沙參, 可也. 『丹心』 ◯ 人參苦微溫, 補五藏之陽, 沙參苦微寒, 補五藏之陰也. 『丹心』 ◯ 夏月少使, 發心痃之患也. 『本草』 ◯ 夏月多服, 發心痃. 『丹心』 ◯ 入手太陰經. 『湯液』

인삼(人蔘)

성질은 약간 따뜻하고(따뜻하다고도 한다) 맛이 달며(약간 쓰다고도 한다) 독이 없다. 주로 오장의 기가 부족한 데 쓰며, 정신을 안정시키고, 눈을 밝게 하며, 심규를 열어 주고, 기억력을 좋게 한다. 허손된 것을 보하며, 곽란으로 토하고 딸꾹질하는 것을 멎게 하며, 폐위(肺痿)로 고름을 뱉는 것을 치료하며, 담을 삭인다.

◯ 찬(讚)에는 "세 가지 다섯 잎에 그늘에서 자란다네, 나 있는 곳 알려거든 박달나무 밑 보라네"라고 하였다. 일명 신초(神草)라고도 하는데, 사람의 모양처럼 생긴 것이 효과가 좋다.

◯ 산삼(山蔘)은 깊은 산 속에서 흔히 자라는데 응달쪽 박달나무나 옻나무[漆樹] 아래의 습한 곳에서 자란다. 인삼 가운데는 하나의 줄기가 위로 올라갔는데 마치 길경과 비슷하다. 꽃은 음력 3~4월에 피고 씨는 늦은 가을에 여문다. 음력 2월, 4월, 8월 상순에 뿌리를 캐어 대칼로 겉껍질을 벗긴 다음 햇볕에 말린다.

◯ 인삼은 좀이 나기 쉬운데 다만 그릇에 넣고 꼭 봉해 두면 몇 해 지나도 변하지 않는다. 또는 세신과 같이 넣어서 꼭 봉해 두어도 역시 오래도록 변하지 않는다.

◯ 쓸 때에는 노두(蘆頭)를 버려야 하는데, 버리지 않고 쓰면 토할 수 있다[본초].

◯ 인삼은 폐화(肺火)를 동하게 하므로 피를 토하거나 오랫동안 기침을 하거나 얼굴색이 검고 기

가 실하며 혈이 허하고 음이 허해진 사람에게는 쓰지 말고 사삼을 대용으로 쓰는 것이 좋다[단심].

○ 인삼은 쓰고 성질이 약간 따뜻한데 오장의 양을 보하고, 사삼은 쓰고 성질이 약간 찬데 오장의 음을 보한다[단심].

○ 여름철에는 적게 써야 한다. 그것은 심현(心痃)[10]이 생기기 때문이다[본초].

○ 여름철에 많이 먹으면 심현이 생긴다[단심].

○ 인삼은 수태음경(手太陰經)에 들어간다[탕액].

天門冬

○ 性寒, 味苦甘, 無毒. 治肺氣喘嗽, 消痰, 止吐血, 療肺痿, 通腎氣, 鎭心利小便. 冷而能補, 殺三蟲, 悅顔色, 止消渴, 潤五藏. ○ 二月三月七月八月採根, 暴乾. 用時湯浸, 劈破去心, 以大根味甘者, 爲好. 『本草』 ○ 入手太陰 · 足少陰經. 『湯液』 ○ 我國, 惟忠清 · 全羅 · 慶尙道, 有之. 『俗方』

천문동(天門冬)

성질은 차며 맛이 쓰고 달며 독이 없다. 폐에 기가 차서 숨이 차하고 기침하는 것을 치료한다. 또는 담을 삭이고 피를 토하는 것을 멎게 하며, 폐위를 낫게 한다. 뿐만 아니라 신기(腎氣)를 통하게 하고, 마음을 진정시키며, 오줌이 잘 나가게 한다. 성질이 차나 보하고, 3충을 죽이며, 얼굴빛을 좋게 하고, 소갈증을 멎게 하며, 오장을 눅여 준다.

○ 음력 2월 · 3월 · 7월 · 8월에 뿌리를 캐어 볕에 말린다. 쓸 때에 뜨거운 물에 담갔다가 쪼개어 심을 버린다. 뿌리가 크고 맛이 단 것이 좋은 것이다[본초].

○ 천문동은 수태음경과 족소음경에 들어간다[탕액].

○ 우리나라에는 오직 충청도 · 전라도 · 경상도에서만 난다[속방].

甘草

○ 性平, 味甘, 無毒. 解百藥毒, 爲九土之精, 安和七十二種石, 一千二百種草, 調和諸藥, 使有功, 故號爲國老. ○ 主五藏六府寒熱邪氣, 通九竅, 利百脈, 堅筋骨, 長肌肉. ○ 二月八月, 除日採根, 暴乾, 以堅實斷理者爲佳, 折之則粉出, 故號爲粉草. 『本草』 ○ 入足三陰經, 炙則和中, 生則瀉火. 『湯液』 ○ 嘔吐中滿嗜酒之人, 不可久服多服. 『正傳』 ○ 自中原, 移植於諸道各邑, 而不爲繁殖, 惟咸鏡北道所産, 最好. 『俗方』

감초(甘草)

성질은 평하고 맛이 달며 독이 없다. 온갖 약의 독을 풀어 준다. 9가지 흙의 기운을 받아 72가지의 광물성 약재와 1,200가지의 초약(草藥) 등 모든 약을 조화시키는 효과가 있으므로 국로(國老)라고 한다.

○ 오장 육부에 한열의 사기[寒熱邪氣]가 있는 데 쓰며, 9규(九竅)를 통하게 하고, 모든 혈맥을 잘 돌게 한다. 또한 힘줄과 뼈를 튼튼하게 하고 살찌게 한다.

○ 음력 2월, 8월에 뿌리를 캐어 볕에 말려서 딴딴하고 잘 꺾어지는 것이 좋다. 꺾을 때 가루가

---

10) 심현(心痃) : 명치 밑이 그득하고 아픈 것.

나오기 때문에 분초(粉草)라고 한다[본초].

○ 감초는 족삼음경(足三陰經)에 들어가며, 구우면 비위를 조화시키고, 날것으로 쓰면 화(火)를 사(瀉)한다[탕액].

○ 토하거나 속이 그득하거나 술을 즐기는 사람은 오랫동안 먹거나 많이 먹으면 안 된다[정전].

○ 중국으로부터 들여다가 우리나라의 여러 지방에 심었으나 잘 번식되지 않았다. 다만 함경북도에서 나는 것이 가장 좋다[속방].

【梢】 卽甘草梢尾. 細小味淡者也. 能去尿管澁痛, 又治陰莖中痛. 『入門』

감초초(甘草梢) 즉 감초의 잔뿌리이다. 가늘고 단맛은 없으며 심심하다. 오줌이 잘 나가지 않으면서 요도[尿管]가 아픈 것과 음경이 아픈 것을 치료한다[입문].

【節】 消癰腫. ◯ 生用則消腫導毒. 『入門』

감초절(甘草節, 감초마디) 옹종(癰腫)을 삭게 한다.

○ 날것으로 쓰면 부은 것을 내리게 하고 해독한다[입문].

生地黃

◯ 性寒, 味甘 一云苦, 無毒. 解諸熱, 破血消瘀血, 通利月水, 主婦人崩中血不止, 及胎動下血, 幷衄血吐血. ◯ 處處種之, 二月八月採根陰乾, 沈水肥大者佳. 一名地髓, 一名芐. 生黃土地者佳. ◯ 本經, 不言生乾及蒸乾, 蒸乾則溫, 生乾則平宣. ◯ 初採, 浸水中, 浮者名天黃, 半浮半沈者名人黃, 沈者名地黃. 沈者力佳入藥, 半沈者次之, 浮者名天黃, 不堪用. 採時不可犯銅鐵器. 『本草』 ◯ 能生血凉血, 入手太陽少陰經之劑, 酒浸則上行外行. 『湯液』

생지황(生地黃)

성질은 차고 맛이 달며(쓰다고도 한다) 독이 없다. 모든 열을 내리며, 뭉친 피를 헤치고, 어혈을 삭게 한다. 또한 월경을 잘 통하게 한다. 부인이 붕루증으로 피가 멎지 않는 것과 태동(胎動)으로 하혈하는 것과 코피, 피를 토하는 것 등에 쓴다.

○ 어느 곳에나 심을 수 있는데, 음력 2월이나 8월에 뿌리를 캐어 그늘에 말린다. 물에 넣으면 가라앉고 살이 찌고 큰 것이 좋은 것이다. 일명 지수(地髓) 또는 하(芐)하고도 한다. 황토에 심은 것이 좋다.

○ 『신농본초경[本經]』에는 생으로 말린다[生乾]는 말과 쪄서 말린다[蒸乾]는 말은 하지 않았는데, 쪄서 말리면 그 성질이 따뜻하고, 날것으로 말리면 그 성질이 평순해진다.

○ 금방 캔 것을 물에 담가 뜨는 것을 천황(天黃)이라 하며, 반은 뜨고 반은 가라앉는 것을 인황(人黃)이라 하며, 가라앉는 것을 지황(地黃)이라고 한다. 가라앉는 것은 효력이 좋아서 약으로 쓰며, 절반쯤 가라앉는 것은 그 다음이며, 뜨는 것은 약으로 쓰지 않는다. 지황(地黃)을 캘 때 구리나 쇠붙이로 만든 도구를 쓰지 않는 것이 좋다[본초].

○ 생지황은 혈을 생기게 하고 혈의 열을 식히며 수태양과 수소음경에 들어가며 술에 담그면 약성이 위로 올라가고 겉으로 나간다[탕액].

【熟地黃】 性溫, 味甘微苦, 無毒. 大補血衰, 善黑鬚髮, 塡骨髓, 長肌肉, 助筋骨, 補虛損, 通血脈, 益氣力, 利耳目. ◯ 蒸造法, 詳見雜方. 『本草』 ◯ 生地黃損胃, 胃氣弱者不可久服, 熟地黃泥膈, 痰火盛者亦不可久服. 『正傳』 ◯ 熟地黃入手足少陰厥陰經, 性溫而補腎. 『入門』 ◯ 熟地黃以薑汁製之, 無膈悶之患. 『醫鑑』

숙지황(熟地黃, 찐 지황) 성질은 따뜻하고 맛이 달며 약간 쓰고 독이 없다. 부족한 혈을 크게 보하고, 수염과 머리카락을 검게 하며, 골수를 보충해 주고, 살찌게 하며, 힘줄과 뼈를 튼튼하게 한다. 또 허손증(虛損證)을 보하고, 혈맥을 통하게 하며, 기운을 더 나게 하고, 귀와 눈을 밝게 한다.

○ 쪄서 만드는 법[蒸造法]은 잡방(雜方)에 자세히 나온다[본초].

○ 생지황은 위(胃)를 상하므로 위기(胃氣)가 약한 사람은 오랫동안 먹지 못한다. 숙지황은 가슴이 막히게 하므로 담화가 성(盛)한 사람은 역시 오랫동안 먹을 수 없다[정전].

○ 숙지황은 수족소음경과 궐음경(厥陰經)에 들어가며, 성질은 따뜻하여 신(腎)을 보한다[입문].

○ 숙지황을 생강즙으로 법제하면 가슴이 답답해지는 일이 없다[의감].

白朮

◯ 삽듓불휘. 性溫, 味苦甘, 無毒. 健脾强胃, 止瀉除濕, 消食止汗, 除心下急滿及霍亂吐瀉不止, 利腰臍間血, 療胃虛冷痢. ◯ 生山中, 處處有之, 其形麤促, 色微褐, 氣味微辛苦而不烈, 一名乞力伽, 此白朮也. 『本草』 ◯ 本草無蒼白之名, 近世多用白朮. 治皮膚間風, 止汗消痞, 補胃和中, 利腰臍間血, 通水道, 上而皮毛, 中而心胃, 下而腰臍, 在氣主氣, 在血主血. 『湯液』 ◯ 入手太陽 · 少陰, 足陽明 · 太陰四經, 緩脾, 生津, 去濕, 止渴, 米泔浸半日, 去蘆, 取色白不油者用之. 『入門』 ◯ 瀉胃火生用, 補胃虛黃土同炒. 『入門』

백출(白朮, 흰 삽주)

성질은 따뜻하고 맛이 쓰며 달고 독이 없다. 비위를 튼튼하게 하고, 설사를 멎게 하며, 습을 없앤다. 또한 소화를 시키고, 땀을 거두며, 명치 밑이 몹시 그득한 것과 곽란으로 토하고 설사하는 것이 멎지 않는 것을 치료한다. 허리와 배꼽 사이의 혈을 잘 돌게 하며, 위(胃)가 허랭(虛冷)하여 생긴 이질을 낫게 한다.

○ 산에서 자라는데 어느 곳에나 다 있다. 그 뿌리의 겉모양이 거칠며 둥근 마디로 되어 있다. 색은 연한 갈색이다. 맛은 약간 맵고 쓰나 심하지 않다. 일명 걸력가(乞力伽)라고 하는 것이 즉 백출이다[본초].

○ 『신농본초경』에는 창출과 백출(白朮)의 이름이 없었는데 근래 와서 백출을 많이 쓴다. 백출(白朮)은 피부 속에 있는 풍을 없애며 땀을 거두고 트릿한 것을 없애며 위(胃)를 보하고 중초를 고르게 한다. 허리와 배꼽 사이의 혈을 잘 돌게 하며 오줌을 잘 나가게 한다. 위로는 피모(皮毛), 중간으로는 심과 위, 아래로는 허리와 배꼽의 병을 치료한다. 기병(氣病)이 있으면 기를 치료하고 혈병(血病)이 있으면 혈을 치료한다[탕액].

○ 수태양과 수소음, 족양명과 족태음의 4경에 들어간다. 비(脾)를 완화시키며 진액을 생기게 하고 습을 말리며 갈증을 멎게 한다. 쌀뜨물[米泔]에 한나절 담갔다가 노두를 버리고 색이 희고 기름기가 없는 것을 쓴다[입문].

○ 위화(胃火)를 사할 때는 날것으로 쓰고, 위허(胃虛)를 보할 때에는 황토와 함께 볶아 쓴다[입문].

【蒼朮】 性溫, 味苦辛, 無毒. 治上·中·下濕疾, 寬中發汗, 破窠囊痰飮, 痃癖氣塊, 山嵐瘴氣, 治風寒濕痺, 療霍亂吐瀉不止, 除水腫脹滿. ◯ 蒼朮, 其長如大小指, 肥實如連珠, 皮色褐, 氣味辛烈, 須米泔浸一宿, 再換泔浸一日, 去上麤皮, 炒黃色用. 『本草』 ◯ 一名山精. 採法同白朮. 『本草』 ◯ 入足陽明太陰經, 能健胃安脾. 『入門』 ◯ 蒼朮, 雄壯上行之藥, 能除濕安脾. 『易老』

창출(蒼朮, 삽주) 성질은 따뜻하며 맛이 쓰고 매우며 독이 없다. 상초·중초·하초의 습증을 치료하며, 속을 시원하게 하고, 땀이 나게 하며, 고여 있는 담음(痰飮)·현벽(痃癖)·기괴(氣塊)·산람장기(山嵐瘴氣) 등을 헤치며, 풍·한·습으로 생긴 비증(痺證)과 곽란으로 토하고 설사하는 것이 멎지 않는 것을 낫게 하며, 수종과 창만(脹滿)을 없앤다.

○ 창출의 길이는 엄지손가락이나 새끼손가락만하며, 살지고 실한 것은 구슬을 꿴 것 같으며, 겁질의 색은 갈색이고, 냄새와 맛이 몹시 맵다. 반드시 쌀뜨물에 하룻밤 담갔다가 다시 그 물을 갈아 하루 동안 담가 두었다가 겉겁질을 벗기고 노랗게 볶아 쓴다[본초].

○ 일명 산정(山精)이라고 하는데, 채취 방법은 백출과 같다[본초].

○ 족양명과 족태음경에 들어가며, 위(胃)를 튼튼하게 하고, 비(脾)를 편안하게 한다[입문].

○ 창출은 웅장하여 올라가는 힘이 세고, 습을 잘 없애며, 비를 안정시킨다[역로].

兎絲子

◯ 새삼삐. 性平, 味辛甘, 無毒. 主莖中寒精自出, 尿有餘瀝, 口苦燥渴, 添精益髓, 去腰痛膝冷. ◯ 處處有之, 多生豆田中, 無根假氣而生, 細蔓黃色, 六七月結實, 極細如蠶子, 九月採實暴乾, 得酒良. 仙經俗方, 並以爲補藥. ◯ 稟中和凝正, 陽氣受結, 偏補人衛氣, 助人筋脈. 『本草』 ◯ 水淘, 洗去沙土晒乾, 酒浸春五夏三秋七冬十日, 取出蒸熟擣爛. 作片晒乾, 再擣爲末入藥, 若急用則酒煮爛, 晒乾擣末用, 亦可. 『入門』

토사자(兎絲子, 새삼씨)

성질은 평하며 맛이 맵고 달며 독이 없다. 주로 음경 속이 찬 것, 정액이 저절로 나오는 것, 오줌을 누고 난 다음에 방울방울 떨어지는 것을 치료한다. 또한 입맛이 쓰고 입이 마르며 갈증이 나는데 쓴다. 정액을 돕고, 골수를 불려 주며, 허리가 아프고 무릎이 찬 것을 낫게 한다.

○ 어디에나 있는데 흔히 콩밭 가운데서 자란다. 뿌리가 없이 다른 식물에 기생하며 가늘게 뻗어 올라간다. 색은 누렇고, 음력 6~7월에 씨가 여무는데 몹시 잘아서 누에씨[蠶子]와 같다. 9월에 씨를 받아서 볕에 말린다. 술과 같이 쓰면 좋다. 『선경(仙經)』과 『속방(俗方)』에는 다 보약으로 되어 있다.

○ 고르고 온전한 양기를 받아 씨가 달리는데 위기(衛氣)를 보하고 근맥을 좋게 한다[본초].

○ 물에 씻어서 모래와 흙을 버린 다음 햇빛에 말려 봄에는 5일 여름에는 3일, 가을에는 7일, 겨울에는 10일간 술에 담가 두었다가 꺼내어 쪄서 익힌 다음 짓찧어 덩어리를 만든다. 이것을 햇볕에 말린다. 그리고 다시 짓찧어 가루내서 약에 넣는다. 만일 급하게 쓰려면 술에 넣고 푹 무르게 달여 볕에 말린다. 이것을 짓찧어 가루내어 써도 좋다[입문].

牛膝

◯ 쇠무릅디기. 性平, 味苦酸, 無毒. 主寒濕痿痺, 膝痛不可屈伸, 男子陰消, 老人失

尿, 塡骨髓, 利陰氣, 止髮白, 起陰痿, 療腰脊痛, 墮胎, 通月經. ◯ 處處有之, 有節如鶴膝, 又如牛膝狀, 以此名之, 一名百倍. 以長大而柔潤者佳, 二月八月十月採根陰乾. 『本草』 ◯ 助十二經脈, 活血生血之劑也, 引諸藥, 下行于腰腿, 酒洗用之. 『入門』

우슬(牛膝, 쇠무릎)

성질은 평하고 맛은 쓰며 시고 독이 없다. 주로 한습으로 위증(痿證)과 비증(痺證)이 생겨 무릎이 아파서 굽혔다 폈다 하지 못하는 것과 남자의 음소(陰消)[11]증과 노인의 요실금[失尿] 등을 치료한다. 골수를 보충하고, 음기(陰氣)를 잘 통하게 하며, 머리카락이 희어지지 않게 하고, 음위증(陰痿證)과 허리와 등뼈가 아픈 것을 낫게 하며, 유산시키고, 월경을 통하게 한다.

◯ 어느 곳에나 다 있는데, 학의 무릎[鶴膝] 같은 마디가 있으며 또는 소의 무릎과도 비슷하기 때문에 우슬(牛膝)이라고 이름지었다. 일명 백배(百倍)라고도 한다. 길고 크며 연하고 윤기있는 것이 좋다. 음력 2월·8월·10월에 뿌리를 캐어 그늘에서 말린다[본초].

◯ 12경맥을 도와주며 피를 잘 돌게 하고 피를 생기게 하는 약[生血之劑]이다. 모든 약 기운을 이끌어 허리와 넓적다리로 내려가게 한다. 술로 씻어서 쓴다[입문].

茺蔚子

◯ 암눈비얏삐. 性微溫 一云微寒, 味辛甘, 無毒. 主明目, 益精, 除水氣. ◯ 處處有之, 一名益母草, 一名野天麻. 其葉, 類大麻方莖, 花紫色, 端午日採莖葉陰乾, 不見日及火, 忌鐵器. 一云, 葉似荏, 方莖, 花生節間, 實如雞冠子, 黑色, 九月採. 『本草』

충위자(茺蔚子, 익모초의 씨)

성질은 약간 따뜻하며(약간 차다고도 한다) 맛이 맵고 달며 독이 없다. 주로 눈을 밝게 하고, 정(精)을 보하며, 부종을 내린다.

◯ 어느 곳에나 다 있는데, 일명 익모초 또는 야천마(野天麻)라고 한다. 그 잎이 삼과 비슷하며 줄기는 네모가 나고 꽃은 자주색이다. 단옷날에 줄기와 잎을 베어 그늘에서 말린다. 햇빛과 불빛을 보이지 말며 쇠붙이에 닿게 하지 말아야 한다. 어떤 책에는 잎이 깻잎 같으며 줄기는 네모나고 꽃은 마디 사이에 나며 열매는 맨드라미씨[雞冠子]와 같고 검으며 음력 9월에 씨를 받는다고 하였다[본초].

【莖葉】 善救婦人胎前産後諸疾, 故命名益母, 求嗣調經, 無所不效, 故曰婦人仙藥. 『入門』

충위경엽(茺蔚莖葉, 익모초의 줄기와 잎) 임신과 산후의 여러 가지 병을 잘 낫게 하므로 이름을 익모(益母)라 하며, 임신이 되게 하고, 월경을 고르게 하는데, 모두 효력이 있으므로 부인들에게 좋은 약이다[입문].

柴胡

◯ 뫼미나리. 性微寒 一云平, 味微苦 一云甘, 無毒. 主傷寒寒熱往來, 天行時疾, 內外熱不解, 治熱勞骨節煩疼, 除虛勞寒熱, 解肌熱, 早晨潮熱, 能瀉肝火, 除寒熱往來, 瘧疾

---

11) 음소(陰消) : 음증인 소갈을 말한다.

及胸脇痛滿. ◯ 處處有之, 二月生苗甚香, 莖青紫, 葉如竹葉, 亦似麥門冬葉而短, 七月開黃花. 二月八月採根暴乾. 『本草』 ◯ 足少陽厥陰行經藥也, 能引清氣而行陽道, 又能引胃氣, 上行升騰而行春令, 是也. 『湯液』 ◯ 如鼠尾, 獨窠而長者好, 莖長軟, 皮黃赤者佳. 忌犯銅鐵. 外感生用, 內傷升氣酒炒, 有咳汗者蜜水炒, 瀉肝膽火者, 以猪膽汁拌炒, 去蘆用. 『入門』

시호(柴胡)

성질은 약간 차고(평하다고도 한다) 맛은 약간 쓰며(달다고도 하다) 독이 없다. 주로 상한에 추웠다 열이 났다 하는 것, 유행성 열병 때 안팎의 열이 풀리지 않을 때에 쓰며 열과 관련된 허로(虛勞)로 뼈마디가 달아오르며 아픈 것과 허로로 추웠다 열이 났다 하는 것을 치료한다. 살에 열이 있는 것[肌熱]과 이른 새벽에 나는 조열(潮熱)을 없앤다. 간화(肝火)를 잘 내리고, 추웠다 열이 났다 하는 학질과 가슴과 옆구리가 그득하면서 아픈 것을 낫게 한다.

◯ 어느 곳에나 다 있다. 음력 2월에 싹이 돋는데 아주 향기롭고 줄기는 푸르고 자주색이 나며 잎은 댓잎[竹葉] 같으며 또 맥문동잎[麥門冬葉]과 비슷하나 짧다. 7월에 누른 꽃이 핀다. 음력 2월, 8월에 뿌리를 캐어 볕에 말린다[본초].

◯ 족소양과 족궐음경으로 들어가는 약[行經藥]이다. 청기(淸氣)를 이끌고 양도(陽道)로 가며 또 위기(胃氣)를 이끌어 위로 올라가 봄과 같은 작용을 한다[탕액].

◯ 쥐꼬리처럼 외톨이로 긴 것이 좋으며, 줄기는 길고 연하며 겉껍질이 황적색인 것이 좋다. 구리와 쇠붙이에 닿는 것을 꺼려야 하며, 외감(外感)에는 날것으로 쓰고, 내상(內傷)에 기를 끌어올려야[升氣] 할 때에는 술로 축여 볶아 쓴다. 또 기침이 나고 땀이 날 때에는 꿀물로 축여 볶아 쓰며, 간담의 화를 내리려고 할 때에는 노두를 버리고 저담즙(猪膽汁)에 버무려 볶아 쓴다[입문].

麥門冬

◯ 겨으사리불휘. 性微寒 一云平, 味甘, 無毒. 主虛勞客熱, 口乾燥渴, 治肺痿吐膿, 療熱毒, 身黑, 目黃, 補心清肺, 保神, 定脈氣. ◯ 葉青似莎草, 四季不凋, 根作連珠, 形似穬麥顆, 故名麥門冬. 二三月九十月採根陰乾, 以肥大者爲好, 用之湯潤, 抽去心, 不爾令人煩. 『本草』 ◯ 入手太陰經, 行經酒浸. 『入門』 ◯ 我國, 慶尙 · 全羅 · 忠清道有之, 生肥土及海島中. 『俗方』

맥문동(麥門冬, 겨우살이풀의 뿌리)

성질은 약간 차고(평하다고도 한다) 맛이 달며 독이 없다. 허로에 열이 나고 입이 마르며 갈증이 나는 것과 폐위로 피고름을 뱉는 것, 열독으로 몸이 검고 눈이 누른 것을 치료하며, 심을 보하고, 폐를 시원하게 하며, 정신을 보호하고, 맥기(脈氣)를 안정케 한다.

◯ 잎은 푸르러 향부자[莎草]와 비슷하며 사철 마르지 않고 뿌리는 구슬을 꿰놓은 것 같다. 그 모양이 보리알 같으므로 이름을 맥문동이라 한다. 음력 2월 · 3월과 9월 · 10월에 뿌리를 캐어 그늘에서 말린다. 살지고 큰 것이 좋으며, 쓸 때에는 끓는 물에 불려 심을 빼버린다. 그렇게 하지 않으면 답답증[煩]이 생긴다[본초].

◯ 수태음경으로 들어가는데, 경락으로 가게 하려면 술에 담갔다가 쓴다[입문].

◯ 우리나라에는 경상도 · 전라도 · 충청도의 기름진 땅과 섬에서 난다[속방].

獨活

◯ 땃둘흅. 性平 一云微溫, 味甘苦 一云辛, 無毒. 療諸賊風, 百節痛風無久新者, 治中風失音, 喎斜癱瘓, 遍身㾦痺及筋骨攣痛. ◯ 生山野中, 二月三月九月十月採根暴乾, 此草得風不搖, 無風自動, 故一名獨搖草. 『本草』 ◯ 一莖直上, 得風不搖, 故曰獨活, 乃足少陰行經藥也. 獨活氣細, 羌活氣雄. 『入門』 ◯ 療風, 宜用獨活, 兼水, 宜用羌活. 今人以紫色節密者爲羌活, 黃色而作塊者爲獨活. 『本草』 ◯ 獨活氣細而色白, 治足少陰伏風, 故兩足寒濕痺不能動, 非此不除. 『湯液』

독활(獨活, 땃두릅나물)

성질은 평하고(약간 따뜻하다고도 한다) 맛이 달고 쓰며(맵다고도 한다) 독이 없다. 온갖 적풍(賊風)과 모든 뼈마디가 아픈 풍증(風證)이 금방 생겼거나 오래되었거나 할 것 없이 다 치료한다. 중풍으로 목이 쉬고 입과 눈이 비뚤어지고 팔다리를 쓰지 못하며 온몸에 전혀 감각이 없고 힘줄과 뼈가 저리면서 아픈 것을 치료한다.

◯ 산이나 들에서 자라는데 음력 2월·3월과 9월·10월에 뿌리를 캐어 볕에 말린다. 이 풀은 바람 불 때 흔들리지 않으며 바람이 없을 때는 저절로 움직이므로 독요초(獨搖草)라고도 한다[본초].

◯ 줄기는 하나로 곧게 서서 바람에도 흔들리지 않으므로 독활이라 하며, 족소음경으로 들어가는 약[行經藥]이다. 독활은 기운이 약하고, 강활은 기운이 웅장하다[입문].

◯ 풍을 치료하는 데는 독활을 쓰는 것이 좋고, 부종을 겸하였을 때에는 강활을 쓰는 것이 좋다. 지금 사람들은 자주색이고 마디가 빽빽한 것을 강활이라고 하며, 색이 누르고 덩어리로 된 것을 독활이라고 한다[본초].

◯ 독활은 기운이 약하고 색이 희면서 족소음경에 잠복된 풍을 치료하므로 두 다리가 한습으로 생긴 비증(痺證)에 의하여 움직이지 못하는 것은 이것이 아니면 치료할 수 없다[탕액].

羌活

◯ 강호리. 性微溫, 味苦辛, 無毒. 主治, 與獨活大同小異. 『本草』 ◯ 羌活乃手足太陽足厥陰, 少陰表裏引經之藥也, 撥亂反正之主, 大無不通, 小無不入, 故一身百節痛, 非此不能治. 『入門』 ◯ 羌活氣雄, 故入足太陽, 獨活氣細, 故入足少陰, 俱是治風而有表裏之殊. 『湯液』 ◯ 我國惟江原道, 獨活 · 羌活, 俱產焉. 『俗方』

강활(羌活)

성질은 약간 따뜻하고 맛이 쓰며 맵고 독이 없다. 주로 치료하는 것이 독활과 거의 같다[본초].

◯ 강활은 수족태양과 족궐음과 족소음의 표리(表裏)가 되는 경맥에 인경하는 약[引經之藥]이다. 혼란해진 것을 바로잡아 원기를 회복케 하는데 주로 쓰는 약으로서 통하지 않는 것이 없고 들어가지 못하는 곳도 없다. 그러므로 온몸의 뼈마디가 아픈 데는 이것이 아니면 치료하지 못한다[입문].

◯ 강활은 기운이 웅장하므로 족태양경에 들어가고, 독활은 기운이 약하므로 족소음경에 들어간다. 이 약들은 다 같이 풍을 치료하는데 표리의 차이가 있을 뿐이다[탕액].

◯ 독활과 강활은 모두 우리나라 강원도에서만 난다[속방].

升麻

◯ 끠뎔가릿불휘. 性平 一云微寒, 味甘苦, 無毒. 主解百毒, 殺百精老物, 辟瘟疫瘴氣, 療蠱毒, 治風腫諸毒, 喉痛口瘡.『本草』◯ 生山野中, 其葉如麻, 故名爲升麻. 二月八月採根暴乾, 刮去黑皮幷腐爛者, 用細削如雞骨, 色青綠者佳, 本治手足陽明風邪, 兼治手足太陰, 肌肉間熱.『入門』◯ 陽明本經藥也, 亦主手陽明太陰經, 若元氣不足者用此, 於陰中升陽氣上行, 不可缺也.『丹心』◯ 陽氣下陷者宜用, 若發散生用, 補中酒炒, 止汗蜜炒.『入門』

승마(升麻, 끼절가리 뿌리)

성질은 평하고(약간 차다고도 한다) 맛이 달며 쓰고 독이 없다. 모든 독을 풀어 주고, 온갖 헛것에 들린 것을 없애며, 온역(瘟疫)과 장기(瘴氣)를 물리친다. 그리고 고독(蠱毒)과 풍으로 붓는 것[風腫], 여러 가지 독으로 목 안이 아픈 것, 입이 허는 것 등을 치료한다[본초].

○ 산이나 들판에서 자라는데, 그 잎이 삼과 같으므로 이름을 승마라 한다. 음력 2월, 8월에 뿌리를 캐서 볕에 말려 검은 껍질과 썩은 부분을 긁어 버리고 쓴다. 가늘고 여윈 것이 닭의 뼈 같고 푸른색 나는 것이 좋은 것이다. 주로 수·족양명경의 풍사를 치료하고 겸하여 수·족태음경의 살 속의 열을 없앤다[입문].

○ 족양명경의 약인데 또한 수양명경과 수태음경으로 간다. 만일 원기가 부족한 사람이 이것을 쓰면 음속에 양기를 이끌어 위로 가게 하므로, 위로 올라가게 하려면 없어서는 안될 약이다[단심].

○ 양기(陽氣)가 아래로 처진 사람이 쓰면 좋다. 만일 발산시키려면 날것으로 쓰고, 중초를 보하려면 술로 축여 볶아 쓰며, 땀을 멎게 하려면 꿀을 발라 볶아 쓴다[입문].

車前子

◯ 길경이삐, 一名뵈짱이삐. 性寒 一云平, 味甘鹹, 無毒. 主氣癃, 通五淋, 利水道, 通小便淋澁, 明目, 能去肝中風熱, 毒風衝眼, 赤痛障瞖. ◯ 卽芣苡也. 大葉長穗, 好生道傍, 喜在牛跡中生, 故曰車前也. 五月採苗, 九十月採實, 陰乾.『本草』◯ 略炒擣碎用, 用葉勿用子.『入門』

차전자(車前子, 질경이 씨)

성질은 차며(평하다고도 한다) 맛이 달고 짜며 독이 없다. 주로 기륭(氣癃)[12]에 쓰며, 5림(五淋)을 통하게 하고, 오줌을 잘 나가게 하며, 눈을 밝게 하고, 간의 풍열(風熱)과 풍독(風毒)이 위로 치밀어서 눈이 충혈되고 아프며 장예(障瞖)가 생긴 것을 치료한다.

○ 즉 부거(芣苢)인데, 잎이 크고 이삭이 길며 길가에서 잘 자란다. 소 발길이 닿는 곳에 나서 자라므로 차전(車前)이라 한다. 음력 5월에 싹을 캔다. 9월·10월에 씨를 받아 그늘에서 말린다[본초].

○ 약간 볶아서 짓찧어 쓴다. 잎을 쓸 때는 씨를 쓰지 않는다[입문].

【葉及根】 主吐衄·尿血·血淋, 取汁服之.『本草』

12) 기륭(氣癃) : 기의 장애로 오줌이 나오지 않는 것.

차전엽과 차전근(車前葉及根, 질경이의 잎과 뿌리) 주로 코피·피오줌[尿血]·혈림(血淋)에 쓰는데, 즙을 내어 먹는다[본초].

木香

○ 性溫, 味辛, 無毒. 治心腹一切氣及九種心痛·積年冷氣腹痛·痃癖·癥塊, 止泄瀉·霍亂·痢疾, 消毒, 殺鬼, 辟瘟疫, 行藥之精. ○ 卽青木香也. 形如枯骨者良. 『本草』 ○ 行氣, 不見火, 生磨, 剌服之, 止瀉實大腸, 濕紙包煨用. 『入門』

목향(木香)

성질은 따뜻하고 맛이 매우며 독이 없다. 가슴과 배가 온갖 기로 아픈 것, 9가지 심통(心痛), 여러 해 된 냉기로 불러 오르면서 아픈 것, 현벽(痃癖), 징괴(癥塊) 등을 치료한다. 또한 설사·곽란·이질 등을 멎게 하며, 해독시키고, 헛것에 들린 것을 낫게 하며, 온역을 예방하고, 약의 정기[藥之精]가 목적하는 곳으로 잘 가게 한다.

○ 즉 청목향(青木香)인데, 생김새가 마른 뼈[枯骨]와 같은 것이 좋다[본초].

○ 기를 잘 돌게 하려면 불빛을 보이지 말고 날것으로 갈아 먹는다. 설사를 멎게 하고 대장을 실하게 하려면 목향을 젖은 종이로 싸서 잿불에 묻어 구워 쓴다[입문].

薯蕷

○ 마. 性溫 一云平, 味甘, 無毒. 補虛勞羸瘦, 充五藏, 益氣力, 長肌肉. 强筋骨, 開達心孔, 安神長志. ○ 處處有之, 一名山芋, 一名玉延. 宋時避諱, 又號爲山藥. 二月八月採根, 刮之白色者爲上, 青黑者不堪. ○ 此物, 貴生乾, 方入藥, 生濕則滑, 只消腫核, 不可入藥. 熟則只堪啖, 亦滯氣. ○ 乾法, 取肥大者, 刮去黃皮, 以水浸, 末白礬少許摻水中, 經宿, 取洗去涎, 焙乾. 『本草』 ○ 山藥手太陰肺經藥也. 『入門』

서여(薯蕷, 마)

성질은 따뜻하고(평하다고도 한다) 맛이 달며 독이 없다. 허로로 여윈 것을 보하며, 오장을 충실하게 하고, 기력을 도와주며, 살찌게 하고, 힘줄과 뼈를 튼튼하게 한다. 심규[心孔]를 잘 통하게 하고, 정신을 안정시키며, 의지를 강하게 한다.

○ 어느 곳이나 다 있는데, 일명 산우(山芋)라고도 하고, 또는 옥연(玉延)이라고도 한다. 송(宋)나라 때 임금의 이름과 음이 같으므로 이것을 피하기 위하여 산약이라고 하였다. 음력 2월, 8월에 뿌리를 캐어 겉껍질을 벗기는데, 흰 것이 제일 좋고, 푸르고 검은 것은 약으로 쓰지 못한다.

○ 마는 날것을 말려서 약으로 쓰는 것이 좋다. 날것으로 습기가 있는 것은 미끄러워서, 단지 붓고 멍울이 선 것을 삭힐 뿐이므로 약으로는 쓰지 못한다. 익히면 다만 식용으로 쓰는데, 또한 기를 막히게 한다.

○ 말리는 방법은 굵고 잘된 것으로 골라 누른 껍질을 버리고 물에 담그되 백반가루를 조금 넣어 두었다가 하룻밤 지난 다음 꺼낸다. 침과 같은 것은 훔쳐 버리고 약한 불에 말린다[본초].

○ 마는 수태음폐경의 약(手太陰肺經藥)이다[입문].

澤瀉

○ 쇠귀나믈불휘. 性寒, 味甘鹹, 無毒. 逐膀胱停水, 治五淋, 利膀胱熱, 宣通水道, 通小腸, 止遺瀝. ○ 生水澤中, 處處有之, 八九月採根暴乾. 『本草』 ○ 入足太陽經少陰經, 除濕之聖藥也. 然能瀉腎, 不可多服久服. 本經云, 多服病人眼. 『湯液』 ○ 入藥, 酒浸一宿, 漉出暴乾用. 仲景八味丸酒蒸用之. 『入門』

택사(澤瀉, 쇠귀나물의 뿌리)

성질은 차며 맛이 달고 짜며 독이 없다. 방광에 몰린 오줌을 잘 나가게 하는데, 5림을 치료하고, 방광의 열을 없애며, 수도(水道)와 소장을 잘 통하게 하며, 오줌이 방울방울 떨어지는 것을 멎게 한다.

○ 택사는 못에서 자라는데, 어느 곳에나 다 있다. 음력 8 · 9월에 뿌리를 캐어 볕에 말린다[본초].

○ 족태양경과 족소음경에 들어간다. 습을 없애는 데 아주 좋은 약이다. 그러나 신기(腎氣)를 사하므로 많이 먹거나 오래 먹어서는 안 된다. 『신농본초경』에는 "많이 먹으면 눈병이 생기게 된다."고 하였다[탕액].

○ 약에 넣을 때에는 술에 하룻밤 담가 두었다가 볕에 말려 쓴다. 중경이 쓴 팔미환(八味丸)에는 술로 축여 쪄서 쓴다고 하였다[입문].

遠志

○ 아기플불휘. 性溫, 味苦, 無毒. 益智慧, 令耳目聰明, 不忘强志, 定心氣, 止驚悸, 療健忘, 安魂魄, 令人不迷惑. ○ 生山中, 葉如麻黃而靑, 根黃色, 四月九月採根葉, 暴乾. 『本草』 ○ 先用甘草水, 煮過去骨, 以薑汁拌炒用. 『得效』

원지(遠志, 애기풀의 뿌리)

성질은 따뜻하고 맛이 쓰며 독이 없다. 지혜를 돕고, 귀와 눈을 밝게 하며, 건망증을 없애고, 의지를 강하게 한다. 또는 심기(心氣)를 진정시키고, 가슴이 두근거리는 증[驚悸]을 멎게 하며, 건망증을 치료하고, 정신을 안정시킬 뿐 아니라 정신을 흐리지 않게 한다.

○ 산에서 자란다. 잎은 마황과 비슷하고 푸르며, 뿌리는 누렇다. 음력 4월 · 9월에 뿌리를 캐고 잎을 따서 볕에 말린다[본초].

○ 먼저 감초물[甘草水]에 잠깐 달여 심을 빼버리고 생강즙을 축여 볶아 쓴다[득효].

【葉】 名小草. 主益精, 止虛損夢泄. 『本草』

원지엽(遠志葉, 애기풀의 잎) 소초(小草)라고 한다. 정(精)을 돕고, 허손으로 몽설(夢泄)이 있는 것을 멎게 한다[본초].

龍膽

○ 과남플. 性大寒, 味苦, 無毒. 除胃中伏熱, 時氣溫熱熱泄下痢. 益肝膽氣, 止驚惕, 除骨熱, 去腸中小蟲, 明目. ○ 根黃白色, 下抽根十餘本, 類牛膝, 味苦如膽, 故俗呼爲草龍膽. 二月八月十一月十二月採根陰乾, 採得後, 以銅刀切去鬚土了, 甘草湯中浸

一宿, 暴乾用, 勿空腹餌之, 令人尿不禁. 『本草』 ○ 治下焦濕熱, 明目, 凉肝. 『醫鑑』 ○ 治眼疾, 必用之藥也, 酒浸則上行. 虛人酒炒黑, 用之. 『湯液』

용담(龍膽, 과남풀)

성질은 몹시 차고 맛이 쓰며 독이 없다. 위(胃) 속에 있는 열과 돌림온병[時氣溫]과 열병, 열설(熱泄), 이질 등을 치료한다. 간과 담의 기를 돕고, 놀라서 가슴이 두근거리는 것을 멎게 하며, 골증열[骨熱]을 없애고, 장(腸)의 작은 벌레를 죽이며, 눈을 밝게 한다.

○ 뿌리는 황백색인데, 10여 가닥으로 쭉 갈라진 것은 우슬과 비슷하며 쓰기가 담즙[膽] 같으므로 민간에서 초용담이라 한다. 음력 2월·8월·11월·12월에 뿌리를 캐어 그늘에서 말린다. 뿌리를 캐어 구리칼로 가는 뿌리와 흙을 긁어 버리고 감초 달인 물에 하룻밤 담갔다가 볕에 말려 쓴다. 이 약은 공복에 먹지 말아야 한다. 먹으면 오줌을 참지 못한다[본초].

○ 하초(下焦)의 습열에 주로 쓰며, 눈을 밝게 하고, 간을 시원하게 한다[의감].

○ 반드시 눈병에 쓰는 약이다. 술에 담그면 약 기운이 위[上]로 가는데 허약한 사람은 술로 축여 거멓게 볶아 쓴다[탕액].

細辛

○ 性溫, 味大辛 一云苦辛, 無毒. 主風濕痺痛, 溫中下氣, 除喉痺齆鼻, 添膽氣, 去頭風, 明目, 治齒痛, 破痰出汗. ○ 生山野, 其根細而其味極辛, 故名之曰細辛. 二月八月採根, 陰乾用之, 去頭節. ○ 單用末, 不可過半錢匕, 多卽氣悶塞, 不通者死, 雖死無傷. 『本草』 ○ 少陰經藥也. 治少陰頭痛如神, 獨活爲之使, 細辛香味俱細而緩, 故入手少陰, 治頭面風痛, 不可缺也. 『湯液』

세신(細辛)

성질은 따뜻하고 맛이 몹시 매우며(쓰고 맵다고도 한다) 독이 없다. 주로 풍습으로 저리고 아픈 데 쓰며, 속을 따뜻하게 하고, 기를 내린다. 후비(喉痺)와 코가 막힌 것[齆鼻]을 치료하며, 담기를 세게[添] 한다. 두풍(頭風)을 없애고, 눈을 밝게 하며, 치통을 멎게 하고, 담을 삭이며, 땀이 나게 한다.

○ 산이나 들에서 자라는데, 뿌리는 아주 가늘고 맛이 몹시 매우므로 이름을 세신이라고 한다. 음력 2월·8월에 뿌리를 캐어 그늘에서 말린 다음 노두를 버리고 쓴다.

○ 단종[單]으로 가루내어 쓰되 2g을 넘지 말아야 한다. 만일 이 약을 많이 쓰면 숨이 답답하고 막혀서 통하지 않게 되어 죽을 수 있다. 비록 죽기는 하나 아무런 상처도 없다[본초].

○ 소음경의 약이다. 소음두통에 잘 듣는데 독활을 사약[使]으로 하여 쓴다. 세신은 향기나 맛이 다 약하면서 완만하므로 수소음경에 들어가며, 두면풍(頭面風)으로 아픈 것을 치료하는 데 없어서는 안 될 약이다[탕액].

石斛

○ 셕곡플. 性平, 味甘, 無毒. 治腰脚軟弱, 補虛損, 壯筋骨, 煖水藏, 補腎塡精, 養腎氣, 止腰痛. ○ 生水傍石上, 細實而黃色. 以桑灰湯沃之, 色如金, 形如蚱蜢髀者, 爲佳, 世謂之金釵石斛. 七月八月採莖陰乾, 入藥酒洗蒸用. 『本草』

석곡(石斛)

성질은 평하고 맛이 달며 독이 없다. 허리와 다리가 연약한 것을 낫게 하고, 허손증을 보하며, 힘줄과 뼈를 튼튼하게 하고, 신장[水藏]을 덥게 하며, 신(腎)을 보하고 정(精)을 보충하며, 신기(腎氣)를 보하고, 허리가 아픈 것을 멎게 한다.

○ 개울가의 돌 위에서 나는데, 가늘면서 딴딴하고 색이 누렇다. 뽕나무 태운 잿물[桑灰湯]로 눅여 주면 금색 같이 된다. 생김새가 메뚜기 넓적다리[蚱蜢髀]와 같은 것이 좋은데, 민간에서 금차석곡(金釵石斛)이라 한다. 음력 7월 · 8월에 줄기를 뜯어 그늘에서 말린다. 약에 넣을 때는 술로 씻은 다음 써서 쓴다[본초].

巴戟天

○ 性微溫, 味辛甘, 無毒. 主男子夜夢, 鬼交泄精, 治陰痿不起, 益精利男子. ○ 二月八月採根, 陰乾, 以連珠肉厚者爲勝. 今方家, 多以紫色爲良. 入藥鹽水煮, 打去心用之. 『本草』

파극천(巴戟天)

성질은 약간 따뜻하며 맛이 맵고 달며 독이 없다. 주로 몽설이 있는 데 쓴다. 또한 음위증(陰痿證)을 치료하고 정(精)을 돕기 때문에 남자에게 좋다.

○ 음력 2월 · 8월에 뿌리를 캐어 그늘에서 말린다. 구슬을 많이 꿰놓은 것 같고 살이 두터운 것이 좋다. 지금 의사들은 흔히 자주색이 나는 것이 좋은 것이라고 한다. 약으로 쓸 때는 소금물에 잠깐 달여 심을 빼버리고 쓴다[본초].

赤箭

○ 텬맛삭. 性溫, 味辛, 無毒. 殺鬼精物, 蠱毒惡氣, 消癰腫, 治疝. ○ 生山野, 卽天麻苗也. 其苗獨莖, 如箭簳, 葉生其端, 簳葉俱赤, 故號爲赤箭. 三月四月採苗暴乾, 此草有風不動, 無風則自搖. 『本草』 ○ 此物治風. 苗爲赤箭, 有自表入裏之功. 根爲天麻, 有自內達外之理. 『丹心』

적전(赤箭, 천마의 싹)

성질은 따뜻하고 맛이 매우며 독이 없다. 헛것에 들린 것과 고독(蠱毒)과 나쁜 기운[惡氣]을 없애며, 옹종(癰腫)을 삭이고, 산증(疝證)을 치료한다.

○ 산이나 들에 나는 천마의 싹[天麻苗]은 외줄기로 화살과 같이 돋아 올라온다. 잎은 그 끝에 나며 붉기 때문에 적전이라고도 한다. 음력 3월 · 4월에 싹을 뜯어 볕에 말린다. 이 풀은 바람이 불 때에는 흔들리지 않고 바람이 없을 때에는 저절로 흔들린다[본초].

○ 천마는 풍을 치료한다. 싹은 적전이라 하는데 약효가 겉에서부터 속으로 들어가고, 뿌리는 천마라 하는데 약효가 속에서부터 밖으로 나온다[단심].

菴䕡子

○ 진쥬봉. 性微寒, 味苦辛, 無毒. 主五藏瘀血, 腹中水氣, 身體諸痛, 療心腹脹滿, 能消瘀血, 治婦人月水不通. ○ 莖葉如蒿艾之類, 處處有之, 九月十月採實陰乾. 『本草』

암려자(菴藺子, 맑은대쑥의 씨)

성질은 약간 차며 맛이 쓰고 매우며 독이 없다. 오장의 어혈과 뱃속의 수기(水氣)와 온몸의 여러 가지 통증에 쓴다. 명치 밑이 창만(脹滿)한 것을 낫게 하며, 어혈을 풀리게 하고, 월경이 없는 것을 치료한다.

○ 줄기와 잎이 쑥[蒿艾]과 같으며 어느 곳에나 다 있다. 음력 9월·10월에 씨를 받아 그늘에서 말려 쓴다[본초].

菥蓂子

○ 굴근나이삐. 性微溫, 味辛, 無毒. 主明目, 目痛淚出, 能治肝家積熱, 眼目赤痛, 益精光. ○ 處處有之, 是大薺子也. 四月五月採實暴乾. 『本草』

석명자(菥蓂子, 굵은 냉이의 씨)

성질은 약간 따뜻하고 맛이 매우며 독이 없다. 주로 눈을 밝게 하고, 눈이 아프며 눈물이 흐르는 데 쓴다. 간에 쌓인 열로 눈이 충혈되고 아픈 것을 치료하며, 눈에 정기가 나게 한다.

○ 어느 곳에나 다 있는데, 이것은 큰 냉이 씨[大薺子]이다. 음력 4월·5월에 씨를 받아 볕에 말린다[본초].

卷栢

○ 부텨손. 性溫平 一云微寒, 味辛甘, 無毒. 主女子陰中寒熱痛, 血閉絶子, 治月經不通, 去百邪鬼魅, 鎭心, 治邪啼泣, 療脫肛痿躄, 煖水藏. 生用破血, 炙用止血. ○ 生山中, 叢生石上, 苗似栢葉而細碎, 拳屈如雞足, 靑黃色, 無花子. 五月七月採陰乾, 去下近石, 有沙土處, 用之. 『本草』

권백(卷栢, 부처손)

성질은 따뜻하고 평하다(약간 차다고도 한다) 맛이 맵고 달며 독이 없다. 여자의 음부 속이 차거나 달면서 아픈 것, 월경이 없으면서 임신하지 못하는 것, 월경이 통하지 않는 것 등을 치료한다. 여러 가지 헛것에 들린 것을 없애며, 마음을 진정시키고, 헛것에 들려 우는 것과 탈항증(脫肛證)·위벽증(痿躄證)을 치료하고, 신[水藏]을 덥게 한다. 날것으로 쓰면 어혈을 헤치고, 볶아 쓰면 피를 멎게 한다.

○ 높은 산의 바위 위에 무더기로 자라는데 싹이 측백잎[栢葉]과 비슷하며 가늘게 갈라져서 주먹같이 꼬부라진 것이 닭의 발과 같고 색이 청황색이며 꽃과 씨는 없다. 음력 5월·7월에 캐어 그늘에서 말린다. 바위에 있던 모래와 흙이 붙은 밑동을 버리고 쓴다[본초].

藍藤根

○ 가ᄉᆞ새. 性溫, 味辛, 無毒. 主上氣冷嗽, 煮服之, 或作末和蜜, 作煎服. ○ 處處有之, 根如細辛, 卽今藍漆也. 『俗方』

남등근(藍藤根)

성질은 따뜻하고 맛이 매우며 독이 없다. 기가 치밀어 오르고 냉으로 기침하는 것을 치료하는데, 달여 먹는다. 혹 가루내어 꿀에 섞어서 볶아 먹기도[煎服] 한다.

○ 어느 곳에나 다 있는데, 뿌리가 세신(細辛)과 같다. 즉 지금의 남칠(藍漆)이다[속방].

藍實

○ 족빠. 性寒 一云冷, 味苦 一云甘, 無毒. 主解諸毒, 殺蠱·蚑疰·鬼螫毒, 治經絡中結氣, 令人健少睡. ○ 卽今種蒔, 大藍實也. 五月六月採實子, 若蓼子而大, 黑色. 『本草』

남실(藍實, 쪽의 씨)

성질은 차고(냉하다고도 한다) 맛이 쓰며(달다고도 한다) 독이 없다. 여러 가지 독을 풀어 주며, 고독·시주·귀독·벌레에 쏘인 독을 없애며, 경락 속에 뭉친 기를 풀리게 하고, 건강하게 하며 잠을 적게 한다.

○ 즉 지금 심는 굵은 쪽이다. 음력 5월·6월에 씨를 받으며 여뀌씨[蓼子] 같은데 크고 색이 검다[본초].

【葉汁】殺百藥毒, 解狼毒·射罔毒·毒藥·毒箭·金石藥毒, 治天行熱狂·遊風·熱毒·腫毒·鼻洪·吐血·金瘡·血悶, 除煩止渴, 療蟲蛇傷·毒刺, 婦人産後血暈, 小兒壯熱·熱疳. ○ 此卽生藍莖·葉, 可以染靑者. 『本草』 ○ 能散敗血, 分歸經絡. 『丹心』

남엽즙(藍葉汁, 쪽잎즙) 여러 가지 약독을 없애고 낭독(狼毒)의 독, 사망독(射罔毒), 독약의 독[毒藥毒], 화살독, 광물성 약재들의 독을 풀어 주며 돌림병으로 발광하는 것, 유풍(遊風), 열독(熱毒)과 종독(腫毒), 코피를 흘리는 것, 피를 토하는 것, 쇠붙이에 상하여 피를 흘려 정신이 아찔해지는 것 등을 치료한다. 번갈을 멎게 하고 벌레와 뱀에 물린 독, 산후의 혈훈(血暈)과 어린아이의 심한 열과 열감(熱疳)을 낫게 한다.

○ 쪽[藍, 날것]의 줄기와 잎으로 푸른 물을 들일 수 있다[본초].

○ 궂은 피[敗血]를 헤쳐서 해당하는 경락으로 가게 한다[단심].

【靑黛】性寒, 味鹹, 無毒. 主解諸藥毒·天行頭痛寒熱, 亦治熱瘡·惡腫·金瘡下血·蛇犬等毒, 解小兒疳熱消瘦·殺蟲. ○ 靑黛乃藍爲之, 以藍造者乃入藥. 『本草』 ○ 靑黛殺惡蟲物, 化爲水. 『丹心』 ○ 治熱毒·蟲積·疳痢, 除五藏鬱火而瀉肝. 『醫鑑』 ○ 靑色, 古人用以畫眉, 故曰黛. 卽靛花也. 『入門』

청대(靑黛) 성질은 차고 맛이 짜며 독이 없다. 여러 가지 약독, 돌림병으로 머리가 아프고 추웠다 열이 나는 것, 또는 열창(熱瘡), 악종(惡腫), 쇠붙이에 다쳐서 피가 쏟는 것, 뱀과 개 등에 물린 독을 치료한다. 어린아이가 감열(疳熱)로 여윈 것을 낫게 하고, 벌레를 죽인다.

○ 청대는 쪽으로 만든다. 쪽으로 만든 것이라야 약에 넣어 쓸 수 있다[본초].

○ 청대는 나쁜 벌레들을 죽여서 물이 되게 한다[단심].

○ 열독·충적(蟲積)·감리(疳痢) 등을 치료하고, 오장에 몰린 화를 없애며, 간기를 사한다[의감].

○ 색이 푸르러 옛사람이 눈썹을 그리는 데 썼기 때문에 대(黛)라고 한다. 즉 전화(靛花)이다[입문].

【藍澱】 亦堪付熱惡腫 · 蛇虺螫毒, 兼解諸毒, 及小兒丹熱, 此染瓮上池沫, 紫碧色者, 功同青黛. 『本草』

남전(藍澱) 열이 나는 악창에 붙이며, 독사에게 물려 독이 오르는 데 붙인다. 겸하여 여러 가지 독과 어린아이의 단독열[丹熱]을 풀어 준다. 이것은 쪽물을 담은 그릇 밑에 앉은 앙금인데, 자주색을 띤 푸른색 나는 것이다. 그 효능이 청대와 같다[본초].

【青布】 性寒, 味鹹, 無毒. 主解諸物毒 · 天行熱毒, 小兒丹毒. 並水漬, 取汁飮. ○ 燒作黑灰, 付惡瘡, 及灸瘡久不差. 入水不爛, 燒熏虎狼咬瘡, 出水毒. 此藍染青布也. 『本草』

청포(青布, 쪽물들인 천) 성질은 차고 맛이 짜며 독이 없다. 여러 가지 독, 돌림병의 열독, 어린아이의 단독(丹毒) 등을 푸는데 다 물에 담가 우린 물을 마신다.

○ 태운 재를 악창이나 구창(灸瘡)이 오랫동안 낫지 않는 데 붙이면 물이 들어가도 헌데가 터지지 않고 아문다. 범이나 이리에게 물린 데는 청포를 태우면서 연기를 쏘이면 진물이 나오면서 독이 빠져 나온다. 이것은 쪽물을 들인 푸른 천이다[본초].

芎藭

○ 궁궁이. 性溫, 味辛, 無毒. 治一切風 · 一切氣 · 一切勞損 · 一切血, 破宿血 · 養新血 · 止吐衄血, 及尿血 · 便血, 除風寒入腦頭痛, 目淚出, 療心腹脇冷痛. ○ 處處種蒔, 三月九月採根, 暴乾. 惟貴形塊重實, 作雀腦狀者, 謂之雀腦芎, 此最有力. 『本草』 ○ 入手足厥陰經 · 少陽經本經藥也, 治血虛頭痛之聖藥, 散肝經之風邪. ○ 貫芎, 治少陽經苦頭痛, 上行頭目, 下行血海, 治頭面風, 不可缺也. 頂痛 · 腦痛須用川芎. 『湯液』 ○ 蕪芎, 卽苗頭小塊也, 氣脈上行, 故能散鬱, 與雀腦芎同功. 『丹心』 ○ 芎藭, 若單服 · 久服則走散眞氣, 或致暴死, 須以他藥佐之, 骨蒸多汗者, 尤不可久服. 『本草』 ○ 大塊 · 色白 · 不油者佳. 『本草』

궁궁(芎藭, 궁궁이)

성질은 따뜻하고 맛이 매우며 독이 없다. 모든 풍병 · 기병 · 노손(勞損) · 혈병 등을 치료한다. 오래된 어혈을 헤치며 피를 생겨나게 하고 토혈 · 코피 · 피오줌 · 피똥 등을 멎게 한다. 풍한사가 뇌에 들어가 머리가 아프고 눈물이 나는 것을 낫게 하며, 명치 밑과 옆구리가 냉으로 아픈 것을 치료한다.

○ 어디에나 다 심는다. 음력 3월 · 9월에 뿌리를 캐어 볕에 말린다. 오직 귀한 것은 덩이져 무거우며 속이 딴딴하고 참새골[雀腦]처럼 생겼다. 이것을 작뇌궁(雀腦芎)이라 하며 약효가 제일 좋다[본초].

○ 수 · 족궐음경, 소양경에 들어가는 본경약(本經藥)이다. 혈허로 일체 두통을 치료하는 데 아주 좋은 약이다. 간경(肝經)의 풍사(風邪)를 헤친다.

○ 관궁(貫芎)은 소양경 두통이 심한 것을 낫게 한다. 또한 약 기운이 위로는 머리와 눈에 가고 아래로는 자궁에까지 간다. 두면풍을 치료하는 데 없어서는 안 된다. 그러므로 정수리와 속골이 아픈 데는 반드시 천궁을 써야 한다[탕액].

○ 무궁(撫芎)은 싹이 돋아나는 대가리가 작은 것인데, 약 힘이 위로 가므로 몰린 것을 잘 흩어지게 한다. 작뇌궁과 효력이 같다[단심].

○ 궁궁 한 가지만 먹거나 오랫동안 먹으면 진기(眞氣)가 흩어지는데 혹 갑자기 죽게도 한다. 그러므로 반드시 다른 약을 좌사약으로 써야 한다. 골증열이 나거나 땀이 많은 사람은 더욱 오랫동안 먹지 말아야 한다[본초].

○ 크게 덩어리가 지고 색이 희며 기름기가 없는 것이 좋은 것이다[본초].

【蘼蕪】 一名江籬, 卽芎藭苗也. 主風邪·頭風·目眩, 辟邪惡, 除蠱毒, 去三蟲. 四五月採葉, 暴乾. 『本草』

미무(蘼蕪, 궁궁이의 싹) 일명 강리(江籬)라고도 하는데, 즉 궁궁이의 싹[芎藭苗]이다. 풍사·두풍, 눈이 아찔한 것[目眩] 등을 치료하며, 사기(邪氣)·악기(惡氣)를 물리치고, 고독을 없애며, 3충을 죽인다. 음력 4월, 5월에 잎을 따서 볕에 말린다[본초].

黃連

○ 性寒, 味苦, 無毒. 主明目·止淚出, 鎭肝, 去熱毒, 點赤眼昏痛, 療腸澼·下痢膿血, 止消渴, 治驚悸·煩躁·益膽, 療口瘡, 殺小兒疳蟲. ○ 二月八月採, 節如連珠, 堅重, 相擊有聲者爲勝, 一云如鷹爪者佳. 用之去毛. 『本草』 ○ 酒浸炒則上行頭目·口舌, 薑汁炒則辛散衝熱有功, 生用治實火, 以吳茱萸水炒則調胃·厚腸, 黃土炒治食積·安蚘蟲, 鹽水炒治下焦伏火. 『入門』 ○ 生用瀉心·淸熱, 酒炒厚腸胃, 薑製止嘔吐. 『回春』 ○ 入手少陰經, 苦燥故入心, 火就燥也, 能瀉心, 其實瀉脾胃中濕熱也. 『湯液』

황련(黃連)

성질은 차고 맛이 쓰며 독이 없다. 눈을 밝게 하고 눈물이 흐르는 것을 멎게 하며, 간기를 진정시키고, 열독을 없애며, 눈이 충혈되어 잘 보이지 않고 아픈 데 넣으며, 장벽(腸澼)으로 피고름이 섞여 나오는 것을 치료한다. 소갈을 멎게 하고, 놀라서 가슴이 두근거리는 것과 번조증이 나는 것 등을 낫게 하며 담을 이롭게 한다. 입 안이 헌 것을 낫게 하며, 어린아이의 감충(疳蟲)을 죽인다.

○ 음력 2월과 8월에 캐는데 마디가 구슬을 꿰놓은 듯하면서 딴딴하고 무거우며 마주쳐서 다글다글 소리 나는 것이 좋은 것이다. 어떤 책에는 매 발톱같이 생긴 것이 좋은 것이라고 하였다. 쓸 때에는 잔털을 뜯어버리고 쓴다[본초].

○ 술에 담갔다가 볶으면[酒浸炒] 약 기운이 머리·눈·입과 혀로 올라가고, 생강즙으로 축여 볶으면 매워서 치미는 열[衝熱]을 발산시키는 효과가 있다. 날것으로 쓰면 실화(實火)를 치료하고, 오수유 달인 물[吳茱萸水]에 축여 볶으면 위(胃)를 조화시키고 장(腸)을 튼튼하게 한다. 황토와 함께 볶으면 식적(食積)을 치료하고 회충을 안정시키며, 소금물로 축여 볶으면 하초에 잠복된 화를 치료한다[입문].

○ 날것으로 쓰면 심을 사하고 열을 내리며, 술로 축여 볶으면 장위를 튼튼하게 하고, 생강즙으로 법제하면 구토를 멎게 한다[회춘].

○ 수소음경에 들어가는데 맛이 쓰고 조(燥)하므로 화(火)의 장기인 심(心)에 들어간다. 그것은 화는 조(燥)한 데를 따라가게 마련이기 때문이다. 심을 사한다고 하지만 사실은 비위 속의 습열을 사하는 것이다[탕액].

絡石

◯ 담장이. 性微寒 一云溫, 味苦, 無毒. 主癰腫不消·喉舌腫·金瘡, 去蛇毒心悶, 療癰傷, 口乾舌焦. ◯ 一名石薜荔. 生木石間, 凌冬不凋, 葉似細橘, 蔓延木石之陰, 莖節着處卽生根鬚, 包絡石傍, 花白·子黑, 六七月採莖葉, 日乾. 『本草』 ◯ 根鬚包絡石上而生, 葉細圓者良, 絡木者不用. 『入門』

낙석(絡石, 담쟁이덩굴)

성질은 약간 차고(따뜻하다고도 한다) 맛이 쓰며 독이 없다. 옹종이 잘 삭아지지 않는 데와 목 안과 혀가 부은 것, 쇠붙이에 상한 것 등에 쓰며 뱀독으로 가슴이 답답한 것을 없애고 옹저, 외상과 입 안이 마르고 혀가 타는 것[舌焦] 등을 치료한다.

○ 일명 석벽려(石薜荔)라고도 한다. 바위나 나무에 달라붙어서 자라며, 겨울에도 잘 시들지 않는다. 잎은 자질구레한 귤잎 비슷하며 나무와 바위에 붙어 덩굴이 뻗어 나가는데, 줄기의 마디가 생기는 곳에 잔뿌리가 내려서 돌에 달라붙으며, 꽃은 희고 씨는 검다. 음력 6월, 7월에 줄기와 잎을 뜯어서 볕에 말린다[본초].

○ 잔뿌리가 내려 바위에 달라붙으며 잎이 잘고 둥근 것이 좋은 것이다. 나무에 뻗은 것은 쓰지 않는다[입문].

【薜荔】 與絡石極相類, 治背癰. 『本草』 ◯ 在石上者爲絡石, 在墻上者爲薜荔, 同是一物也. 『俗方』

벽려(薜荔) 낙석(絡石)과 아주 비슷한데, 등에 난 옹종을 치료한다[본초].

○ 바위에 있는 것이 낙석이고, 담장에 있는 것이 벽려인데, 다 같은 것이다[속방].

白蒺藜

◯ 납가십. 性溫, 味苦辛, 無毒. 主諸風·身體風痒·頭痛, 及肺痿吐膿, 又治水藏冷·小便多, 及奔豚·腎氣·陰㿉. ◯ 生原野, 布地蔓生, 細葉, 子有三角刺人, 狀如菱而小, 七月八月九月採實, 暴乾. ◯ 蒺藜有兩種. 杜蒺藜, 卽子有芒刺者, 風家多用之. 白蒺藜, 出同州沙苑, 子如羊內腎, 入補腎藥. ◯ 今多用有刺者, 炒去刺, 搗碎用之. 『本草』

백질려(白蒺藜, 남가새 열매)

성질은 따뜻하며 맛이 쓰고 매우며 독이 없다. 여러 가지 풍증, 몸이 풍으로 가려운 것, 두통, 폐위로 고름을 뱉는 것, 신[水藏]이 차서 오줌을 많이 누는 것과 분돈(奔豚)·신기(腎氣)와 퇴산(㿉疝)을 치료한다.

○ 벌판과 들에서 자라는데, 땅에 덩굴이 뻗으며, 잎은 가늘고 씨에는 삼각으로 된 가시가 있어 찌르며 모양이 마름[菱] 비슷한데 작다. 음력 7월·8월·9월에 씨를 받아 볕에 말린다.

○ 질려(蒺藜)에는 2가지가 있다. 두질려(杜蒺藜)는 씨에 가시가 있으며 풍증에 많이 쓰고, 백질려는 동주(同州) 사원(沙苑)에서 나는데 씨가 양의 콩팥 비슷하며 신(腎)을 보하는 약에 쓴다.

○ 지금 많이 쓰는 것은 가시가 있는 것인데, 볶아서 가시를 없애고 짓찧어 쓴다[본초].

黃芪

◯ 단너삼불휘. 性微溫, 味甘, 無毒. 主虛損羸瘦, 益氣·長肉, 止寒熱, 療腎衰耳聾, 治癰疽久敗瘡, 排膿止痛. 又治小兒百病, 婦人崩漏·帶下諸疾. ◯ 生原野, 處處有之, 二月十月採根, 陰乾. 『本草』 ◯ 治氣虛盜汗·自汗, 卽皮表之藥. 又治咯血, 柔脾胃, 是爲中州之藥. 又治傷寒尺脈不至, 補腎藏元氣, 爲裏藥. 是上·中·下·內·外·三焦之藥也. ◯ 入手少陽經·足太陰經·足少陰命門之劑. 『湯液』 ◯ 肥白人多汗者, 服之有功. 蒼黑人氣實者, 不可服. 『正傳』 ◯ 綿軟箭幹者佳. 瘡瘍生用, 肺虛蜜水炒, 下虛鹽水炒用. 『入門』

황기(黃芪, 단너삼의 뿌리)

성질은 약간 따뜻하고 맛은 달며 독이 없다. 주로 허손증으로 몹시 여윈 데 쓰는데, 기를 돕고 살찌게 하며, 추웠다 열이 나는 것을 멎게 하고, 신(腎)이 약해서 귀가 먹은 것을 치료하며, 옹저를 없애고, 오래된 헌데에서 고름을 빨아내며 통증을 멎게 한다. 또한 어린아이의 온갖 병과 붕루·대하 등 여러 가지 부인병을 치료한다.

○ 벌판과 들에서 자라는데, 어느 곳에나 다 있다. 음력 2월·10월에 뿌리를 캐어 그늘에서 말린다[본초].

○ 기가 허하여 나는 식은땀[盜汗]과 저절로 나는 땀[自汗]을 멎게 하는데, 이것은 피부 표면에 작용하는 약이다. 또 각혈(咯血)을 멈추고 비위를 편안하게[柔] 한다는 것은 비위의 약[中州之藥]이라는 것이다. 또 상한에 척맥(尺脈)이 짚이지 않는 것을 치료하고, 신기(腎氣)를 보하고 원기를 간직한다는 것은 속을 치료하는 약이라는 것이다. 그러므로 황기는 상·중·하와 속·겉·삼초의 약이 되는 것이다.

○ 수소양경과 족태음경·족소음경의 명문에 들어가는 약이다[탕액].

○ 희멀쑥하게 살찐 사람이 땀을 많이 흘리는 데 쓰면 효과가 있고, 색이 검푸르면서 기가 실한 사람에게는 쓰지 못한다[정전].

○ 솜처럼 말랑[軟]하면서 화살같이 생긴 것이 좋다. 창양(瘡瘍)에는 날것으로 쓰고, 폐가 허한 데는 꿀물을 축여 볶아 쓰며, 하초가 허한 데는 소금물을 축여 볶아 쓴다[입문].

【莖葉】 療渴及筋攣, 消癰腫·疽瘡. 『本草』

황기경엽(黃芪莖葉, 단너삼의 줄기와 잎) 갈증과 힘줄이 오그라드는 것[筋攣]을 낫게 하고, 옹종과 저창(疽瘡)을 치료한다[본초].

肉蓯蓉

◯ 性微溫, 味甘酸鹹, 無毒. 主五勞七傷, 除莖中寒熱痛, 强陰益精氣, 令多子, 治男絶陽不興, 女絶陰不產, 潤五藏, 長肌肉, 煖腰膝男子泄精·尿血遺瀝, 女子帶下·陰痛. ◯ 皮如松子, 有鱗甲長尺餘, 三月採根, 陰乾用之. 酒浸去鱗甲. 『本草』 ◯ 能峻補精血, 驟用反致尿澁. 『丹心』

육종용(肉蓯蓉)

성질은 약간 따뜻하며 맛이 달고 시며 짜고 독이 없다. 5로 7상(五勞七傷)을 치료하고, 음경 속이 찼다 더웠다 하면서 아픈 것을 낫게 하며, 양기를 세지게 하고 정기를 불려 아이를 많이 낳게 한다. 남자의 양기가 끊어져서 음위증이 된 것과 여자의 음기가 끊어져서 임신하지 못하는 것을 치료한다. 오장을 눅여 주고 살찌게 하며, 허리와 무릎을 덥게 하고, 남자의 몽설과 유정, 피오줌이 나오는 것, 오줌이 방울방울 떨어지는 것, 여자의 대하와 음부가 아픈 데 쓴다.

○ 겉은 잣송이처럼 비늘이 있고 길이는 1자가 넘는다. 음력 3월에 뿌리를 캐어 그늘에서 말려 쓴다. 술에 담갔다가 비늘 같은 것을 벗겨버린다[본초].

○ 정혈(精血)을 세게 보하는데, 갑자기 많이 쓰면 도리어 오줌이 잘 나오지 않게 된다[단심].

【瑣陽】 ○ 性溫, 味甘寒, 無毒. 閉精·補陰氣. 虛而大便燥結者, 煮粥食之. 肉蓯蓉根也. ○ 肉蓯蓉根名瑣陽, 酒浸一宿, 刷去浮甲及心中白膜, 乃酒蒸, 或塗酥炙用. 『入門』 ○ 潤大便燥結, 能補陰. 『醫鑑』

쇄양(瑣陽) 성질은 따뜻하며 맛이 달고 차며 독이 없다. 유정·몽설을 멎게 하며, 음기를 보한다. 기가 허하여 대변이 굳은 사람은 쇄양죽(瑣陽粥)을 쑤어 먹인다. 이것은 육종용의 뿌리이다.

○ 육종용의 뿌리를 쇄양이라고 하는데, 술에 하룻밤 담갔다가 비늘과 속의 흰 막을 버리고 술에 쪄서 쓰거나 졸인 젖[酥]을 발라 구워 쓴다[입문].

○ 대변이 몹시 굳은 것을 눅여 주고 음을 잘 보한다[의감].

防風

○ 병풍ᄂᆞᄆᆞᆯ불휘. 性溫, 味甘辛, 無毒. 治三十六般風, 通利五藏關脈, 風頭眩·痛風, 赤眼出淚, 周身骨節疼痺. 止盜汗, 安神·定志. ○ 生山野中, 隨處有之, 二月十月採根, 暴乾. 惟實而脂潤·頭節堅如蚯蚓頭者爲好. 去蘆及叉頭叉尾者. 叉頭令人發狂, 叉尾發痼疾. 『本草』 ○ 足陽明·足太陰之行經藥也, 足太陽本經藥也. 治風通用, 頭去身半以上風邪, 梢去身半以下風邪. 『湯液』 ○ 除上焦風邪之仙藥也. 『入門』

방풍(防風)

성질은 따뜻하며 맛이 달고 매우며 독이 없다. 36가지 풍증을 치료하는데, 오장관맥(五藏關脈)을 통하게 하고 순조롭게 하여 풍으로 머리가 어지러운 것[風頭眩], 통풍(痛風), 눈이 충혈되고 눈물이 나는 것, 온몸의 뼈마디가 아프고 저린 것 등을 치료한다. 식은땀을 멈추고, 정신을 안정시킨다.

○ 산과 들에서 자라는데, 어느 곳에나 다 있다. 음력 2월·10월에 뿌리를 캐어 볕에 말린다. 뿌리가 실하면서 누진누진하고[脂潤] 대가리 마디가 딴딴하면서 지렁이 대가리처럼 된 것이 좋다. 노두와 대가리가 두 가닥인 것, 꼬리가 두 가닥인 것들은 버린다. 대가리가 가닥인 것을 쓰면 사람이 미치고, 꼬리가 두 가닥인 것을 쓰면 고질병이 생기게 된다[본초].

○ 족양명·족태음경에 들어가는 약이며, 족태양의 본경약이다. 풍을 치료하는 데 두루 쓴다. 상체의 풍사에는 노두를 버리고 쓰며, 하체의 풍사에는 잔뿌리를 버리고 쓴다[탕액].

○ 상초의 풍사를 없애는 데 아주 좋은 약이다[입문].

【葉】 主中風·熱汗出. 『本草』

방풍엽(防風葉, 방풍의 잎) 중풍으로 열이 나고 땀이 나는 것을 치료한다[본초].

【花】 主心腹痛, 四肢拘急, 經脈虛羸. 『本草』

방풍화(防風花, 방풍의 꽃) 명치 밑이 아프고 팔다리가 오그라들며 경맥이 허하여 몸이 여윈 데 주로 쓴다[본초].

【子】 似胡荽而大, 調食用之, 香而療風更優也. 『本草』

방풍자(防風子, 방풍의 씨) 고수씨[胡荽]와 비슷하면서 크다. 양념으로 쓰면 향기롭고 풍을 치료하는 데 더욱 좋나[본초].

蒲黃

○ 부들욋ᄀᆞᄅᆞ. 性平, 味甘, 無毒. 止九竅出血, 消瘀血, 主血痢及婦人崩漏·帶下, 及兒枕急痛, 下血, 墮胎. ○ 生水澤中, 處處有之, 卽蒲槌中黃粉也, 伺其有, 便拂取之. ○ 要破血·消腫, 卽生使. 要補血·止血, 卽炒用. 其下篩後有赤滓, 名爲萼, 炒用, 甚澁腸·止瀉血, 及血痢. 『本草』

포황(蒲黃, 부들꽃가루)

성질은 평하고 맛이 달며 독이 없다. 9규(九竅)에서 피가 나오는 것을 멎게 하고, 어혈을 삭인다. 혈리(血痢)·붕루·대하·훗배앓이[兒枕急痛]·하혈·유산 등을 치료한다.

○ 못에서 자라는데, 어느 곳에나 다 있다. 즉 부들꽃방망이[蒲槌]에 있는 노란 가루이다. 가루가 날리기 전에 털어 쓴다.

○ 어혈을 헤치고 부은 것을 내리려면 날것을 쓴다. 혈을 보하고 피를 멎게 하려면 볶아 쓴다. 채로 친 뒤에 빨간 무거리[赤滓]가 있는 것은 꽃받침인데 볶아 쓰면 장(腸)을 몹시 껄끄럽게 하므로 뒤로 피를 쏟는 것[瀉血]과 혈리(血痢)를 멎게 한다[본초].

【香蒲】 卽蒲黃苗也. 主五藏邪氣, 口中爛臭, 堅齒, 明目, 聰耳. ○ 此卽甘蒲作薦者. 春初生嫩茸, 紅白色, 生啖之甘脆, 以苦酒浸如食笋, 大美, 可爲鮓或爲葅. 『本草』

향포(香蒲) 즉 부들의 싹[蒲黃苗]이다. 오장의 사기로 입 안이 헤어지면서[爛] 냄새나는 것을 치료하며, 치아를 튼튼하게 하고, 눈과 귀를 밝게 한다.

○ 이것은 즉 감포(甘蒲)인데 돗자리를 만드는 것이다. 초봄에 나는 싹은 붉고 희며, 날것을 씹으면 달고 말랑하다[脆]. 식초에 담그면 죽순 맛처럼 좋다. 절여서 먹고 김치도 해먹는다[본초].

【敗蒲席】 主墜墮損瘀刺痛, 煮服之. 以久臥得人氣者, 爲佳. 『本草』

패포석(敗蒲席) 떨어져서 상한 어혈로 쑤시면서 아픈 것을 치료하는데, 달여 먹는다. 오래 깔고 누워 있던 것으로서 사람의 냄새가 밴 것이 좋다[본초].

續斷

○ 性微溫, 味苦辛, 無毒. 能通經脈, 續筋骨, 助氣, 調血脈, 婦人產後一切病. ○ 生山野. 三月後, 生苗幹, 四稜似苧麻, 葉亦類, 兩兩相對而生, 四月開花紅白色, 根如大薊赤黃色, 七月八月採根陰乾, 以節節斷, 皮黃皺者爲眞.『本草』○ 能止痛生肌, 續筋骨, 故名爲續斷. 婦人崩漏帶下, 尿血爲最. 節節斷, 有烟塵起者佳, 酒浸焙乾用, 與桑寄生同功.『入門』

속단(續斷)

성질은 약간 따뜻하며 맛이 쓰고 매우며 독이 없다. 경맥을 잘 통하게 하고, 힘줄과 뼈를 이어주며, 기를 도와주고 혈맥을 고르게 하며, 해산 후의 일체 병에 쓴다.

○ 산이나 들에서 자란다. 음력 3월 이후에 싹이 돋아서 화살대 같은데, 줄기가 네모진 것이 모시풀 같고, 잎 또한 모시풀잎 같아 2개씩 마주보고 난다. 음력 4월에 붉은색과 흰색의 꽃이 피고, 뿌리는 대계의 뿌리와 같은데 색이 붉고 누렇다. 음력 7월·8월에 뿌리를 캐어 그늘에서 말린다. 마디마디가 끊어지고 껍질이 누르고 주름진 것이 진품이다[본초].

○ 통증을 잘 멎게 하고 살이 생겨나게 하며, 힘줄과 뼈를 이어주므로 속단이라고 한다. 부인의 붕루·대하·요혈에 매우 좋다. 마디마디가 끊어지면서 연기 같은 먼지가 나는 것이 좋은 것이다. 술에 담갔다가 약한 불에 말려 쓴다. 상기생(桑寄生)과 효능이 같다[입문].

漏蘆

○ 절국대. 性寒, 味苦鹹, 無毒. 治身上熱毒風生惡瘡, 皮肌瘙痒·癮疹, 療發背·乳癰·瘰癧·排膿·補血, 付金瘡止血, 治瘡疥. ○ 生山野, 莖若筯大, 其子作房, 類油麻而小, 根黑色似蔓菁而細. 八月採根, 陰乾.『本草』○ 足陽明本經藥.『入門』

누로(漏蘆, 절굿대의 뿌리)

성질은 차며 맛이 쓰고 짜며 독이 없다. 열독풍(熱毒風)으로 생긴 악창, 피부소양증[皮肌瘙痒], 두드러기, 발배(發背), 유옹(乳癰), 나력(瘰癧) 등을 치료한다. 고름을 잘 빨아내고, 혈을 보하며, 쇠붙이에 다친 데 붙이면 피가 멎는다. 헌데와 옴을 낫게 한다.

○ 산과 들에서 자란다. 줄기는 젓가락만하고 그 씨는 거푸집이 있어 참깨와 비슷한데 작다. 뿌리는 검어서 순무와 비슷한데 가늘다. 음력 8월에 뿌리를 캐어 그늘에서 말린다[본초].

○ 족양명 본경의 약이다[입문].

【莖葉】療疳蝕, 殺蟲, 有驗.『本草』

누로경엽(漏蘆莖葉, 절굿대의 줄기와 잎) 감충이 파먹는 것[疳蝕]을 치료하며, 벌레를 죽이는 데 효험이 있다[본초].

營實

○ 딜위여름. 性溫 一云微寒, 味酸 一云苦, 無毒. 主癰疽·惡瘡·敗瘡·陰蝕不瘳, 頭瘡·白禿. ○ 營實, 卽野薔薇子也. 莖間多刺, 蔓生, 子若杜棠子, 其花有五·葉八出·六出, 或赤或白, 處處有之, 以白花者爲良.『本草』○ 八九月採實, 漿水拌蒸, 晒乾用.『入門』

영실(營實, 찔레나무의 열매)

성질은 따뜻하고(약간 차다고도 한다) 맛이 시며(쓰다고도 한다) 독이 없다. 옹저 · 악창 · 패창(敗瘡), 음식창이 낫지 않는 것과 두창(頭瘡) · 백독창(白禿瘡) 등에 쓴다.

○ 찔레나무 열매는 즉 들장미의 열매[野薔薇子]이다. 줄기 사이에 가시가 많고 덩굴이 뻗으며, 열매는 두당자(杜棠子)와 같고, 꽃은 5잎이며 6~8개가 한데 나온다. 붉기도 하고 희기도 하며 어느 곳에나 다 있다. 흰 꽃이 피는 것이 좋다[본초].

○ 음력 8월 · 9월에 열매를 따서 장수(漿水)에 버무려 쪄서 볕에 말려 쓴다[입문].

【根】 性冷, 味苦澁, 無毒. 治熱毒風, 癰疽 · 惡瘡, 止赤白痢 · 腸風瀉血, 小兒疳蟲 · 肚痛. 『本草』

영실근(營實根, 찔레나무의 뿌리) 성질은 냉하고 맛이 쓰며 떫고 독이 없다. 열독풍으로 옹저 · 악창이 생긴 것을 치료한다. 또한 적백이질과 장풍(腸風)으로 피를 쏟는 것을 멎게 하고, 어린아이가 감충으로 배가 아픈 것을 낫게 한다[본초].

決明子

○ 초결명. 性平 一云微寒, 味鹹苦, 無毒. 主青盲, 及眼赤痛 · 淚出淫膚 · 赤白膜, 助肝氣 · 益精水, 治頭痛 · 鼻衄, 療脣口青. ○ 葉似苜蓿而大. 七月開花, 黃白色. 其子作穗, 如青菉豆而銳. 又云, 子作角, 實似馬蹄, 故俗名馬蹄決明. 十月十日採子, 陰乾百日, 入藥微炒用. 『本草』 ○ 一名還瞳子. 『正傳』 ○ 作枕, 治頭風 · 明目. 『本草』

결명자(決明子, 초결명)

성질은 평하며(약간 차다고도 한다) 맛이 짜고 쓰며 독이 없다. 청맹(青盲)과 눈이 충혈되면서 아프고 눈물이 흐르는 것, 살에 붉고 흰 막이 있는 데 쓴다. 간기를 돕고, 정수(精水)를 보태어 주며, 머리가 아프고 코피 나는 것을 치료하고, 입술이 푸른 것을 낫게 한다.

○ 잎은 거여목[苜蓿]처럼 크다. 음력 7월에 황백색의 꽃이 핀다. 그 씨는 이삭으로 되어 있고, 푸른 녹두[青菉豆]와 비슷하면서 뾰족하다. 또 씨[子]를 각(角)이라고도 하는데, 실제로 말발굽 같으므로 민간에서 마제결명(馬蹄決明)이라고 한다. 음력 10월 10일에 씨를 받아 백일 동안 그늘에서 말린 다음 약간 볶아서 약으로 쓴다[본초].

○ 일명 환동자(還瞳子)라고도 한다[정전].

○ 베개를 만들어 베면 두풍증을 없애고 눈을 밝게 한다[본초].

【葉】 明目, 利五藏, 作茹食之, 甚良. 『本草』

결명엽(決明葉) 눈을 밝게 하고, 오장을 좋게 한다. 나물을 해 먹으면 아주 좋다[본초].

丹參

○ 性微寒 一云平, 味苦, 無毒. 治脚軟 · 疼痺, 四肢不遂, 排膿止痛, 生肌長肉, 破宿血 ·

補新血, 安生胎 · 落死胎, 調婦人經脈不勻, 止崩漏 · 帶下. ◯ 莖 · 葉如薄荷而有毛. 三月開花, 紅紫色. 根赤大如指, 長尺餘, 一苗數根. 九十月採根, 暴乾. 『本草』 ◯ 酒浸服, 可逐奔馬, 故又名奔馬草. 酒洗, 晒乾用. 『入門』

단삼(丹蔘)

성질은 약간 차고(평하다고도 한다) 맛이 쓰며 독이 없다. 다리가 약하면서 저리고 아픈 것과 팔다리를 쓰지 못하는 것을 치료한다. 또한 고름을 빨아내고, 통증을 멎게 하며, 살찌게 하고, 오래된 어혈을 헤치며, 새로운 피를 보하여 주고, 안태시키며, 죽은 태아를 나오게 한다. 또 월경을 고르게 하고, 붕루와 대하를 멎게 한다.

○ 줄기와 잎은 박하와 비슷하나 털이 있고, 음력 3월에 자홍색의 꽃이 핀다. 뿌리는 붉은데 손가락만하고 길이는 1자 남짓하며, 1개의 싹에 몇 개의 뿌리가 있다. 음력 9~10월에 뿌리를 캐어 볕에 말린다[본초].

○ 술에 담갔다가 먹으면 달리는 말을 따를 수 있게 되므로 또한 분마초(奔馬草)라고도 한다[본초].

○ 술로 씻어서 볕에 말려 쓴다[입문].

茜根

◯ 곡도숑. 性寒, 味甘, 無毒. 主六極, 傷心肺吐血瀉血用之, 止衄 · 吐 · 便 · 尿血, 崩中下血, 治瘡癤, 殺蠱毒. ◯ 此草可以染絳, 葉似棗葉, 而頭尖 · 下闊, 莖 · 葉俱澁, 四五葉對生節間, 蔓延草木上, 根紫赤色, 生山野, 二月三月採根, 暴乾入藥, 剉 · 炒用之. 『本草』 ◯ 銅刀剉, 炒勿犯鉛鐵. 『入門』 ◯ 一名過山龍. 『正傳』

천근(茜根, 꼭두서니의 뿌리)

성질은 차고 맛이 달며 독이 없다. 6극(六極)으로 심폐를 상하여 피를 토하거나 뒤로 피를 쏟는데 쓴다. 코피, 대변에 피가 섞여 나오는 것, 피오줌, 붕루, 하혈 등을 멎게 하고 창절(瘡癤)을 치료하며 고독(蠱毒)을 없앤다.

○ 이 풀은 붉은 물을 들일 수 있으며, 잎은 대추잎[棗葉] 비슷하나 끝이 뾰족하고 아래가 넓다. 줄기와 잎에 모두 가시가 있어 깔깔한데 1개 마디에 4~5잎이 돌려나며 풀이나 나무에 덩굴이 뻗어 오르고 뿌리는 짙은 붉은색이다. 산과 들에서 자란다. 음력 2월과 3월에 뿌리를 캐어 볕에 말린다. 약에 넣을 때는 잘게 썰어서 볶아 쓴다[본초].

○ 구리칼로 베서 볶는데, 연이나 쇠붙이에 닿지 않게 해야 한다[입문].

○ 일명 과산룡(過山龍)이라고도 한다[정전].

五味子

◯ 오미ᄌᆞ. 性溫, 味酸 一云微苦, 無毒. 補虛勞羸瘦, 明目, 煖水藏, 强陰, 益男子精 · 生陰中肌, 止消渴, 除煩熱, 解酒毒, 治咳嗽上氣. ◯ 生深山中, 莖赤色, 蔓生. 葉如杏葉. 花黃白. 子如豌豆許大, 叢生莖頭. 生靑 · 熟紅紫. 味甘者佳. 八月採子, 日乾. ◯ 皮肉甘酸, 核中辛苦, 都有鹹味, 此則五味具也. 故名爲五味子. 入藥生暴, 不去子.

『本草』 ◯ 孫眞人云, 夏月常服五味子, 以補五藏之氣, 在上則滋源, 在下則補腎, 故入手太陰·足少陰也. 『湯液』 ◯ 我國生咸鏡道·平安道最佳. 『俗方』

오미자(五味子)

성질은 따뜻하고 맛이 시며(약간 쓰다고도 한다) 독이 없다. 허로(虛勞)로 몹시 여윈 것을 보하며, 눈을 밝게 하고, 신[水藏]을 덥히며, 양기를 세게 한다. 남자의 정을 돕고 음경을 커지게 한다. 소갈을 멈추고, 번열을 없애며, 술독을 풀고, 기침이 나면서 숨이 찬 것을 치료한다.

○ 깊은 산 속에서 자란다. 줄기는 붉은색이고 덩굴로 자라며, 잎은 살구나무 잎[杏葉]과 비슷하다. 꽃은 황백색이며 열매는 완두콩만한데 줄기 끝에 무더기로 열린다. 날것은 푸르고, 익힌 것은 분홍자줏빛이며, 맛이 단 것이 좋다. 음력 8월에 열매를 따서 볕에 말린다.

○ 껍질과 살은 달고 시며 씨는 맵고 쓰면서 모두 짠맛이 있다. 그래서 5가지 맛이 다 나기 때문에 오미자라고 한다. 약으로는 날것을 볕에 말려 쓰고 씨를 버리지 않는다[본초].

○ 손진인(孫眞人)이 "여름철에 오미자를 늘 먹어 오장의 기운을 보해야 한다."고 한 것은 위로는 폐를 보하고 아래로는 신을 보하기 때문이다. 수태음·족소음경에 들어간다[탕액].

○ 우리나라에서는 함경도와 평안도에서 나는 것이 제일 좋다[속방].

旋花

◯ 멧곷. 性溫, 味甘, 無毒. 主益氣, 去面皯, 令顔色媚好. ◯ 一名鼓子花, 言其形肖也. 五月採花, 陰乾. ◯ 此卽生平澤, 旋蔔之花也. 蔓生, 葉似薯蕷而多狹長. 花紅白色. 根無毛節, 蒸煮堪啖, 味甘美, 食之不飢. 生田野, 處處有之, 最難鋤治. 『本草』

선화(旋花, 메꽃)

성질은 따뜻하고 맛이 달며 독이 없다. 기를 보하고 얼굴의 주근깨를 없애며 얼굴색을 좋게 한다.

○ 일명 고자화(鼓子花)라고도 하는데, 그 모양이 나팔 비슷하기 때문이다. 음력 5월에 꽃을 따서 그늘에서 말린다.

○ 이것이 평지나 못가에 나는 메꽃이다. 덩굴이 뻗으며 잎은 마잎과 비슷하지만 좁고 길다. 꽃은 분홍색이면서 희고, 뿌리에는 털과 마디가 없다. 쪄서 먹는데 맛이 달다. 먹기 좋고 배고프지 않다. 밭에서 자라며 어느 곳에나 다 있어서 김매기가 어렵다[본초].

【根】 味甘. 主腹中寒熱·邪氣, 利小便, 久服不飢. 又主續筋骨·合金瘡, 一名美草, 一名㹠腸草. 『本草』

선화근(旋花根, 메꽃의 뿌리) 맛이 달다. 주로 배가 찼다 더웠다 하는 데 쓰며, 오줌을 잘 나가게 한다. 오랫동안 먹으면 배고프지 않다. 또 힘줄과 뼈를 이어주며, 쇠붙이에 상한 것을 아물게 한다. 일명 미초(美草) 또는 돈장초(豚腸草)라고도 한다[본초].

蘭草

◯ 性平, 味辛, 無毒. 殺蠱毒·辟不祥, 利水道, 除胸中痰癖. ◯ 葉似麥門冬而闊且靭, 長及一二尺, 四時常青. 花黃·中間葉上有細紫點. 有春芳者爲春蘭·色深. 秋芳者爲秋蘭, 色淺, 四月五月採. ◯ 葉不香, 惟花香, 盆盛置座右, 滿室盡香, 與他花香又別. 『本草』 ◯ 葉似馬欄, 故名蘭草. 『入門』 ◯ 蘭稟金水之清氣而似有火, 人知其花香之貴, 而不知爲用之有方, 蓋其氣, 能散久積陳鬱之氣, 甚有力. 東垣云, 味甘·性寒, 其氣清香, 生津止渴, 益氣潤肌肉. 內經曰, 治以蘭, 除陳氣也. 『丹心』

난초(蘭草)

성질은 평하고 맛이 매우며 독이 없다. 고독을 죽이고, 좋지 못한 기운을 막으며, 오줌을 잘 나가게 하고, 가슴 속의 담벽(痰癖)[13]을 없앤다.

○ 잎이 맥문동잎[麥門冬葉]과 비슷하나 넓고 질기며 길이가 1~2자나 된다. 사철 푸르고 꽃은 누르며 가운데 꽃잎에 자주색의 작은 점들이 있다. 봄에 피는 것을 춘란(春蘭)이라 하는데 색이 짙고, 가을에 피는 것을 추란(秋蘭)이라 하는데 색이 연하다. 음력 4월과 5월에 뜯는다.

○ 잎에는 향기가 없고 다만 꽃에만 향기가 있다. 화분에 심어 방 안에 두면 온 방에 향기가 가득 차며 다른 꽃향기와 특별히 다르다[본초].

○ 잎이 마란(馬欄)과 비슷하므로 이름을 난초라고 한다[입문].

○ 난초는 금수의 맑은 기[金水之清氣]를 받았는데 화기(火氣)가 있는 듯하다. 사람들이 그 향기가 좋은 것을 알고 쓰는 방법은 잘 알지 못한다. 난초는 흩어지게 하는 힘이 있으므로 오랫동안 쌓여서 묵고 몰려 있는 기를 흩어지게 하는 데 아주 좋다. 동원은 "맛이 달고 성질이 차며 그 냄새가 맑고 향기로워서 진액을 생겨나게 하며 갈증을 멈추고 기운을 도와주며 살을 윤택하게 한다."고 하였다. 『내경』에는 난초로써 묵은 기를 없앤다고 하였다[단심].

忍冬

◯ 겨ᄋ사리너출. 性微寒, 味甘, 無毒. 主寒熱身腫, 熱毒血痢, 療五尸. ◯ 處處有之, 莖赤紫色, 宿者有薄白皮膜, 其嫩莖有毛. 花白蘂紫. 十二月採, 陰乾. 『本草』 ◯ 此草藤生, 蔓繞古木上, 其藤左纏附木, 故名爲左纏藤. 凌冬不凋, 故又名忍冬草. 花有黃·白二色, 故又名金銀花. 『入門』 ◯ 一名老翁鬚草, 一名鷺鷥藤, 又名水楊藤. 其藤左纏, 花五出而白, 微香, 體帶紅色, 野生蔓延. 『直指』 ◯ 今人用此, 以治癰疽熱盛煩渴, 及感寒發表, 皆有功. 『俗方』

인동(忍冬, 겨우살이 덩굴)

성질은 약간 차고 맛이 달며 독이 없다. 주로 추웠다 열이 났다 하면서 몸이 붓는 것과 열독·혈리 등에 쓰며, 5시(五尸)를 치료한다.

○ 어느 곳에나 다 있는데, 줄기는 붉은 자주색이며 오랫동안 묵은 줄기에는 엷고 흰 피막이 있다. 갓 나온 줄기에는 털이 있으며 흰 꽃의 꽃술은 자주색이다. 음력 12월에 뜯어다 그늘에서 말린다[본초].

○ 이 풀은 덩굴로서 늙은 나무에 감겨 있는데, 그 덩굴이 왼쪽으로 나무에 감겨 있으므로 좌전등(左纏藤)이라 한다. 겨울에도 잘 시들지 않기 때문에 또한 인동초(忍冬草)라고도 한다. 꽃은 누른 것과 흰 것의 2가지가 있으므로 또한 금은화라고도 한다[입문].

○ 일명 노옹수초(老翁鬚草) 또는 노사등(鷺鷥藤) 또는 수양등(水楊藤)이라고도 한다. 덩굴은 왼쪽

---

13) 담벽(痰癖) : 담으로 생긴 벽증.

으로 감긴다. 꽃은 5개의 꽃잎이 나오면서 희고 향기가 약간 있고 덩굴은 분홍색을 띠며 들에서 나고 덩굴로 뻗어 나간다[직지].

○ 지금 사람들은 이것으로써 옹저 때 열이 몹시 나고 번갈증이 나는 것과 감기 때 땀을 내어 표(表)를 풀어 주는 데 써서 다 효과를 본다[속방].

蛇床子

○ 비얌도랏삐. 性平 一云溫, 味苦辛甘, 無毒 一云小毒. 主婦人陰中腫痛, 男子陰痿·濕痒, 溫中下氣. 令婦人子藏熱, 男子陰强, 浴男女陰, 去風冷, 大益陽事. 腰痛·陰汗·濕癬·縮小便, 療赤白帶下. ○ 處處有之, 似小葉芎藭, 花白, 子如黍粒黃白, 至輕虛, 生下濕地, 五月採實, 陰乾. 『本草』 ○ 凡入丸散, 微炒·挼去皮殼, 取淨仁用之. 若作湯洗病, 則生使. 『入門』

사상자(蛇床子, 뱀도랏의 씨)

성질은 평하고(따뜻하다고도 한다) 맛은 쓰며 맵고 달며 독이 없다(독이 약간 있다고도 한다). 주로 부인의 음부가 부어서 아픈 것과 남자의 음위증(陰痿證), 사타구니가 축축하고 가려운 데 쓴다. 속을 덥히고, 기를 내리며, 자궁을 덥게 하고, 양기를 세게 한다. 남녀의 생식기를 씻으면 풍랭(風冷)을 없앤다. 성욕을 세게 하며 허리가 아픈 것, 사타구니에 땀이 나는 것, 진버짐이 생긴 것 등을 낫게 한다. 오줌이 많은 것을 줄이며, 적백대하를 치료한다.

○ 어느 곳에나 다 있는데, 작은 잎은 천궁과 비슷하며 꽃은 희고 열매는 기장쌀알[黍粒] 같으며 황백색이며 가볍다. 습지에서 나고 자란다. 음력 5월에 씨를 받아 그늘에서 말린다[본초].

○ 환약·가루약에 넣어 쓸 때는 약간 볶은 다음 비벼서 껍질을 버리고 알맹이만 가려서 쓴다. 만일 달인 물로 환부를 씻으려면 날것을 그대로 쓴다[입문].

地膚子

○ 대ᄡ리여름. 性寒, 味苦, 無毒. 主膀胱熱, 利小便, 治陰卵㿉疾, 及客熱丹腫. ○ 處處有之, 莖赤, 葉青, 大似荊芥, 花黃白, 子青白色, 似一眠起蠶沙, 堪爲掃箒, 一名落箒子. 八九月採實, 陰乾. 『本草』 ○ 一名千頭子. 『回春』

지부자(地膚子, 댑싸리의 씨)

성질은 차고 맛이 쓰며 독이 없다. 주로 방광에 열이 있을 때에 쓰며, 오줌을 잘 나가게 하고, 퇴산[㿉]과 열이 있는 단독으로 부은 것을 치료한다.

○ 어느 곳에나 다 있는데, 줄기는 붉고 잎은 푸르며 크기는 형개와 비슷하다. 꽃은 황백색이다. 씨는 청백색인데 한잠 자고 눈 누에똥과 비슷하다. 빗자루를 맬 수 있다. 일명 낙추자(落箒子)라고도 한다. 음력 8월과 9월에 씨를 받아 그늘에서 말린다[본초].

○ 일명 천두자(千頭子)라고도 한다[회춘].

【葉】 止赤白痢, 澁腸胃, 解惡瘡毒, 洗目, 去熱暗·雀盲澁痛. 四五月採用之. 『本草』

지부엽(地膚葉, 댑싸리의 잎) 적백이질을 멎게 하고, 장위(腸胃)를 수렴하여 설사를 멎게 하며, 악창의 독을 풀어 준다. 눈을 씻으면 눈에 열이 있으면서 잘 보지 못하는 것과 야맹증[雀盲]이 있으면서 깔깔하고[澁] 아픈 것을 낫게 한다. 음력 4월과 5월에 뜯어 쓴다[본초].

景天

○ 집우디기. 性平 一云冷, 味苦酸, 無毒 一云小毒. 治心煩熱狂 · 赤眼 · 頭痛 · 遊風丹腫, 及大熱火瘡, 婦人帶下, 小兒丹毒. ○ 苗葉似馬齒莧而大, 作層而生, 莖極脆弱, 夏中開紅紫碎花, 秋後枯死. 四月四日 · 七月七日採, 陰乾. ○ 今人以盆盛植屋上, 以辟火, 故謂之愼火草. 『本草』

경천(景天, 꿩의비름)

성질은 평하며(냉하다고도 한다) 맛이 쓰고 시며 독이 없다(독이 조금 있다고도 한다). 가슴에 번열이 있어서 발광하는 것과 눈이 충혈되고 머리가 아픈 것, 유풍(遊風)으로 벌겋게 부은 것과 센 불에 덴 것, 부인의 대하, 어린아이의 단독 등을 치료한다.

○ 싹과 잎은 마치현과 비슷한데 크게 층(層)을 지어 난다. 줄기는 몹시 연약하며 여름에 붉은 자주색의 잔 꽃이 핀다. 가을에는 말라 죽는다. 음력 4월 4일과 7월 7일에 뜯어서 그늘에 말린다.

○ 지금 사람들은 화분에 심어 지붕에 올려놓으면 불이 붙지 않게 한다고 하여 신화초(愼火草)라고도 한다[본초].

■ 東醫寶鑑 湯液篇 卷之三

12. 草部 (下)

○ 凡一百八十八種.

모두 188가지이다.

茵蔯蒿

○ 더위자기. 性微寒 一云凉, 味苦辛, 無毒 一云小毒. 主熱結黃疸, 通身發黃, 小便不利, 治天行時疾, 熱狂頭痛及瘴瘧. ○ 處處有之, 似蓬蒿而葉緊細, 無花實. 秋後葉枯, 莖榦經冬不死, 更因舊苗而生, 故名茵蔯蒿. 五月七月採莖葉陰乾, 勿令犯火. 『本草』 ○ 入足太陽經去根土, 細剉用. 『入門』

인진호(茵蔯蒿, 더위지기, 사철쑥)

성질은 약간 차고(서늘하다고도 한다) 맛은 쓰고 매우며 독이 없다(독이 약간 있다고도 한다). 열이 몰려 황달이 생겨 온몸이 노랗게 되고 소변이 잘 나오지 않는 것을 낫게 한다. 돌림병으로 열이 몹시 나면서 발광하는 것, 머리가 아픈 것과 장학(瘴瘧)을 낫게 한다.

○ 곳곳마다 있다. 다북쑥[蓬蒿] 비슷한데 잎이 빳빳하고 가늘며, 꽃과 열매가 없다. 가을이 지나면 잎이 마르고, 줄기는 겨울이 지나도 죽지 않는다. 다시 묵은 줄기에서 싹이 돋기 때문에 이름을 인진호라고 한다. 음력 5월·7월에 줄기와 잎을 뜯어 그늘에서 말리는데, 불기운을 가까이 하지 말아야 한다[본초].

○ 족태양경(足太陽經)에 들어간다. 뿌리와 흙을 버리고 잘게 썰어서 쓴다[입문].

王不留行

○ 댱고재. 性平, 味苦甘, 無毒. 主金瘡止血, 逐痛出刺, 治衄血·癰疽·惡瘡, 祛風毒, 通血脈, 療婦人血經不勻及難産. ○ 在處有之, 葉似菘藍, 花紅白色, 子殼似酸漿, 實圓黑似菘子, 如黍粟. 五月採苗莖晒乾. 根莖花子, 並通用. 『本草』 ○ 一名剪金花, 一名金盞銀臺子. 治淋, 最有效. 『資生』

왕불류행(王不留行, 장구채)

성질은 평하고 맛은 쓰고 달며 독이 없다. 주로 쇠붙이에 상한 데 쓰며, 지혈(止血)하게 하고, 통증을 멎게 하며, 가시를 나오게 한다. 코피·옹저(癰疽)·악창(惡瘡)을 낫게 하며, 풍독(風毒)을 몰아내고, 혈맥(血脈)을 통하게 하며, 월경이 고르지 못한 것과 난산을 치료한다.

○ 여러 곳에 다 있는데, 잎은 숭람(菘藍)과 비슷하고, 꽃은 홍백색이며, 씨의 껍질은 꽈리와 비슷하다. 씨는 둥글고 검은 것이 마치 배추씨[菘子] 같기도 하고, 기장[黍]이나 조[粟] 같기도 하다. 음력 5월에 싹과 줄기를 뜯어 햇볕에 말린다. 뿌리·줄기·꽃·씨를 다 쓸 수 있다[본초].

○ 일명 전금화(剪金花) 또는 금잔은대자(金盞銀臺子)라고도 한다. 임병(淋病)을 치료하는 데 아주

효과가 있다[자생].

白蒿

○ 큰날제흰쑥. 性平, 味甘, 無毒. 主五藏邪氣, 風寒濕痺, 療心懸少食常飢. ○ 白蒿, 蓬蒿也. 所在皆有, 春初, 最先諸草而生, 上有白毛錯澁, 頗似細艾, 二月採, 自春及秋, 香美可食, 醋淹爲菹, 甚益人. 『本草』

백호(白蒿, 다북쑥)

성질은 평하고 맛은 달며 독이 없다. 오장의 사기와 풍·한·습으로 생긴 비증(痺證)을 치료하고, 차게 하면 명치 밑이 아프면서 적게 먹고 늘 배고파하는 것을 낫게 한다.

○ 백호는 봉호(蓬蒿)이다. 어느 곳에든지 다 있다. 이른 봄에 다른 풀들보다 제일 먼저 돋아 나오고 줄기와 잎에 깔깔한 흰털이 배어나서 마치 가는 쑥 같다. 음력 2월에 뜯는다. 봄부터 가을까지 향기롭고 맛이 좋아 먹을 만하다. 식초에 재워 생으로 절여서 먹으면 몸에 아주 좋다[본초].

葈耳

○ 도고마리. 性微寒, 味苦辛, 有小毒. 主風頭寒痛, 風濕周痺, 四肢拘攣痛, 惡肉死肌, 治一切風, 塡骨髓, 煖腰膝, 治瘰癧, 疥癬瘙痒. ○ 卽蒼耳也. 一名喝起草. 處處皆有, 實名羊負來. 昔中國無此, 從羊毛中粘綴, 遂至中國, 故以爲名. 五月五日·七月七日採莖葉, 九月九日採實, 陰乾. 『本草』

시이(葈耳, 도꼬마리)

성질은 약간 차고 맛은 쓰며 맵고 독이 조금 있다. 풍으로 머리가 차면서 아픈 것과 풍습(風濕)으로 생긴 주비(周痺)와 팔다리가 오그라들면서 아픈 것[攣痛], 궂은 살[惡肉]과 썩은 살[死肌]이 있는데 주로 쓰며 일체 풍을 없앤다. 골수(骨髓)를 보충해 주고, 허리와 무릎을 덥게 하며, 나력(瘰癧)·옴·버짐·가려움증을 치료한다.

○ 즉 창이(蒼耳)이다. 일명 갈기초(喝起草)라고도 한다. 곳곳에 다 있다. 열매는 양부래(羊負來)라고 한다. 옛적에 중국에는 이것이 없었는데 양의 털 속에 붙어서 중국에 들어왔기 때문에 양부래(羊負來)라고 하였다. 음력 5월 5일과 7월 7일에 줄기와 잎을 뜯고 9월 9일에 열매를 따서 그늘에 말린다[본초].

【實】 性溫, 味苦甘, 無毒. 主肝家熱, 明目. 入藥杵去刺, 略炒用. 一名道人頭. 『本草』

시이실(葈耳實, 도꼬마리의 열매) 성질은 따뜻하고 맛은 쓰며 달고 독이 없다. 간병을 자주 앓는 사람[肝家]의 열을 없애며, 눈을 밝게 한다. 약에 넣을 때는 절구에 찧어서 가시를 없애고 약간 볶아서 쓴다. 일명 도인두(道人頭)라고도 한다[본초].

葛根

○ 츩불휘. 性平 一云冷, 味甘, 無毒. 主風寒頭痛, 解肌發表出汗, 開腠理, 解酒毒, 止煩

渴, 開胃下食, 治胸膈熱, 通小腸, 療金瘡. ○ 生山中, 處處有之, 五月五日採根暴乾, 以入土深者, 爲佳. 『本草』 ○ 一名鹿藿. 『本草』 ○ 足陽明經, 行經的藥也, 通行足陽明之經, 生津止渴, 虛渴者非此不能除也, 凡病酒及渴者, 得之甚良, 亦治溫瘧消渴. 『湯液』

갈근(葛根, 칡의 뿌리)

성질은 평하고(냉하다고도 한다) 맛은 달며 독이 없다. 풍한으로 머리가 아픈 것을 낫게 하며, 땀이 나게 하여 표(表)를 풀어 주고, 땀구멍을 열어 주며, 술독을 푼다. 번갈을 멎게 하며, 음식맛을 나게 하고, 소화를 잘 되게 하며, 가슴의 열을 없애고, 소장을 잘 통하게 하며, 쇠붙이에 다친 것을 낫게 한다.

○ 산에서 자라는데 곳곳에 다 있다. 음력 5월 5일에 뿌리를 캐어서 햇볕에 말린다. 땅 속으로 깊이 들어간 것이 좋다[본초].

○ 일명 녹곽(鹿藿)이라고도 한다[본초].

○ 족양명경에 인경하는 약이다. 족양명경에 들어가서 진액이 생기게 하고 갈증을 멎게 한다. 허해서 나는 갈증은 갈근이 아니면 멈출 수 없다. 술로 생긴 병이나 갈증이 있는 데 쓰면 아주 좋다. 또한 온학(溫瘧)과 소갈(消渴)도 치료한다[탕액].

【生根】 破血, 合瘡, 墮胎, 解酒毒身熱, 酒黃小便赤澁. ○ 生根, 擣取汁飮, 療消渴, 傷寒瘟病壯熱. 『本草』

갈생근(葛生根, 칡의 생뿌리) 어혈을 헤치며, 헌데를 아물게 하고, 유산을 시키며[墮胎], 술독으로 열이 나는 것과 술로 황달이 생겨 오줌이 붉고 잘 나오지 않는 것을 낫게 한다.

○ 생뿌리[生根]를 짓찧어 즙을 내어 마시면 소갈·상한·온병으로 열이 몹시 나는 것이 내린다[본초].

【葛穀】 主下痢十年已上, 穀卽是實也. 『本草』

갈곡(葛穀, 칡의 씨) 10년 이상 된 설사를 멎게 한다. 곡(穀)이란 씨[實]이다[본초].

【葉】 主金瘡止血. 挼碎付之. 『本草』

갈엽(葛葉, 칡의 잎) 쇠붙이에 상한 것을 낫게 하며, 피를 멎게 한다. 손으로 비벼 으깨어서 붙인다[본초].

【花】 主消酒毒. ○ 葛花, 與小豆花等分, 爲末服, 飮酒不知醉. 『本草』

갈화(葛花, 칡의 꽃) 술독을 없앤다.

○ 갈화와 팥꽃[小豆花]을 같은 양으로 가루내어 먹으면 술을 마셔도 취하는 줄 모른다[본초].

【粉】 性大寒, 味甘, 無毒. 止煩渴, 利大小便, 小兒熱痞. 『本草』 ○ 採生葛根, 擣爛浸水中, 揉出粉, 澄成片, 擘塊下沸湯中, 以蜜生拌, 食之解酒客渴, 甚妙. 『入門』

갈분(葛粉, 칡가루) 성질은 몹시 차고 맛은 달며 독이 없다. 번갈을 멎게 하고, 대소변을 잘 나가게 한다. 어린아이가 열이 나면서 명치 밑이 트릿해지는 데 쓴다[본초].

○ 생칡뿌리[生葛根]를 캐어 푹 짓찧어 물에 담갔다가 주물러 앙금을 앉히면 넓적한 덩어리가 된다. 이것을 끓는 물에 풀고 생꿀[蜜生]을 타서 먹으면 술 마신 사람의 갈증이 아주 잘 풀린다[입문].

瓜蔞根

○ 하늘타리불휘. 性寒, 味苦, 無毒. 主消渴, 身熱煩滿, 除腸胃中痼熱, 八疸身面黃, 脣乾口燥, 通小腸, 排膿消腫毒, 療乳癰·發背·痔瘻·瘡癤, 通月水, 消撲損瘀血. ○ 一名天花粉. 生原野, 處處有之, 一名果贏, 一名天瓜, 其根惟歲久, 入土深者佳. 二月八月採根, 刮去皮, 暴乾三十日成. 『本草』 ○ 天花粉, 治消渴聖藥也. 『丹心』

과루근(瓜蔞根, 하늘타리의 뿌리)

성질은 차고 맛은 쓰며 독이 없다. 소갈로 열이 나고 가슴이 답답하면서 그득한 것을 낫게 하며, 장위 속에 오래된 열과 8가지 황달로 몸과 얼굴이 누렇고 입술과 입 안이 마르는 것을 낫게 한다. 소장을 잘 통하게 하며, 고름을 빨아내고, 종독(腫毒)을 삭게 하며, 유옹(乳癰)·등창[發背]·치루(痔瘻)·창절(瘡癤)을 치료한다. 월경을 잘하게 하며, 다쳐서 생긴 어혈(瘀血)을 삭아지게 한다.

○ 일명 천화분(天花粉)이라고도 한다. 벌판과 들에서 자라는데, 곳곳에 다 있다. 일명 과리(瓜贏) 또는 천과(天瓜)라고도 한다. 그 뿌리가 여러 해 되어 땅 속 깊이 들어간 것이 좋다. 음력 2월·8월에 뿌리를 캐어 겉껍질을 긁어 버리고 햇볕에 30일 동안 말려 쓴다[본초].

○ 천화분은 소갈을 낫게 하는 데 매우 좋은 약이다[단심].

【實】 性冷, 味苦, 無毒. 主胸痺, 潤心肺, 療手面皺, 治吐血, 瀉血腸風, 赤白痢, 並炒用. ○ 果贏之草, 其實名爲瓜蔞. 又曰果贏之實, 名爲瓜蔞, 俗名天圓子. 『本草』 ○ 瓜蔞實, 洗滌胸膈中垢膩, 此卽連皮汁, 幷子而言也. 『丹心』 ○ 實治氣喘, 結胸, 痰嗽. 『醫鑑』 ○ 瓤, 乾者煎服, 化痰降氣. 濕者, 治肺燥, 熱渴, 大便秘. 『入門』

과루실(瓜蔞實, 하늘타리의 열매) 성질은 냉하고 맛은 쓰며 독이 없다. 흉비(胸痺)를 낫게 하며, 심(心)과 폐를 눅여 주고, 손과 얼굴에 주름이 진 것을 없앤다. 피를 토하는 것, 뒤로 피를 쏟는 것[瀉血], 장풍(腸風)·적리(赤痢)·백리(白痢)를 치료하는데 다 볶아 쓴다.

○ 과리(果贏)의 풀은 그 실제 이름이 과루(瓜蔞)라 한다. 또 말하길 과리의 열매는 이름이 과루이라고 하는데, 민간에서는 천원자(天圓子)라고도 한다[본초].

○ 과루실로 가슴속에 있는 기름때를 씻어낸다는 것은 껍질 속에 있는 즙과 씨를 다 쓴다는 말이다[단심].

○ 열매는 숨이 찬 것, 결흉(結胸), 담(痰)이 있는 기침을 낫게 한다[의감].

○ 과루 속[瓤] 말린 것을 달여 먹으면 담을 삭이며 기를 내린다. 과루 속이 젖은 것은 폐가 마르는 것, 열로 목이 마른 것과 변비를 낫게 한다[입문].

【仁】 卽瓜蔞實中之子也. 性潤, 味甘. 能補肺, 潤能降氣, 胸有痰火者, 得甘緩潤下之助則痰自降, 宜爲治嗽要藥也. 『丹心』 ○ 九月十月, 實熟赤黃色時, 取子, 炒去殼去油用, 俗名瓜蔞仁. 『入門』

과루인(瓜蔞仁, 하늘타리의 씨) 즉 과루실(瓜蔞實)의 속에 있는 씨다. 성질은 축축하고 맛은 달다. 폐를 잘 보하고 눅여 주며 기를 잘 내린다. 가슴에 담화(痰火)가 있을 때에 달고 완화하는[緩] 약으로 눅여 주고 내려 보내는 약으로 도와주면 담은 저절로 삭아진다. 그러므로 이 약은 기침을 낫게 하는 주요한 약이 된다[단심].

○ 음력 9월·10월에 열매가 익어서 붉고 누른색으로 될 때에 따서 씨를 받아 볶은 다음 껍질과 기름을 버리고 쓴다. 민간에서 과루인이라고 한다[입문].

【粉】取瓜蔞根, 作粉如葛粉法. 虛熱人食之甚佳, 止渴生津. 『本草』

과루분(瓜蔞粉, 하늘타리의 뿌리 가루) 과루근을 캐어서 가루를 만드는 것은 갈근가루[葛粉]를 만드는 법과 같다. 허열(虛熱)이 있는 사람이 먹으면 아주 좋다. 갈증을 멈추고 진액을 생기게 한다[본초].

苦參

○ 쓴너삼불휘. 性寒, 味苦, 無毒. 治熱毒風, 皮肌生瘡, 赤癩眉脫, 除大熱嗜睡, 明目止淚, 養肝膽氣, 除伏熱腸澼, 小便黃赤, 療齒痛及惡瘡, 下部䘌. ○ 處處有之, 葉極似槐, 故一名水槐, 一名地槐. 三月八月十月採根暴乾, 不入湯用. 『本草』 ○ 入足少陽經, 味至苦入口卽吐, 胃弱者愼用, 糯米泔浸一宿, 蒸三時久晒乾. 少入湯藥, 多作丸服. 治瘡酒浸, 治腸風炒至烟起, 爲末用. 『入門』 ○ 能峻補陰氣. 『丹心』

고삼(苦參, 쓴너삼의 뿌리)

성질은 차고 맛은 쓰며 독이 없다. 열독풍(熱毒風)으로 피부와 살에 헌데가 생기고 적라(赤癩)로 눈썹이 빠지는 것을 치료한다. 심한 열을 내리고, 잠만 자려는 것을 낫게 하며, 눈을 밝게 하고, 눈물을 멎게 한다. 간담의 기를 보하고, 잠복된 열로 생긴 이질과 오줌이 황적색인 것을 낫게 하며, 치통(齒痛)과 악창(惡瘡)과 음부에 생긴 익창(䘌瘡)을 낫게 한다.

○ 어느 곳이나 다 있는데, 잎은 홰나무 잎[槐葉]과 아주 비슷하기 때문에 일명 수괴(水槐) 또는 지괴(地槐)라고도 한다. 음력 3월·8월·10월에 뿌리를 캐어 햇볕에 말려 쓰는데, 달이는 약에 넣어서 쓰지는 않는다[본초].

○ 족소양경으로 들어간다. 맛이 몹시 써서 입에 들어가면 곧 토하므로 위(胃)가 약한 사람은 쓰는 것을 삼가야 한다. 찹쌀뜨물에 하룻밤 담갔다가 6시간 동안 쪄서 햇볕에 말린다. 달이는 약에는 적게 넣고, 많은 양으로 환약을 만들어 먹는다. 헌데를 치료하는 데는 술에 담갔던 것을 쓰고, 장풍(腸風)을 치료하는 데는 연기가 날 때까지 볶아서 가루내어 쓴다[입문].

○ 음기(陰氣)를 세게 보한다[단심].

【實】以十月, 收其子, 餌如槐子法, 久服輕身不老明目, 有驗. 『本草』

고삼실(苦參實, 쓴너삼의 씨) 음력 10월에 씨를 받아 홰나무씨[槐子] 먹는 법대로 먹는다. 오래 먹으면 몸이 가벼워지고 늙지 않으며 눈이 밝아지는 효험이 있다[본초].

當歸

◯ 승엄초불휘. 性溫, 味甘辛, 無毒. 治一切風, 一切血, 一切勞, 破惡血, 養新血, 及主癥癖, 婦人崩漏絶子, 療諸惡瘡瘍, 金瘡客血內塞, 止痢疾腹痛, 治溫瘧, 補五藏生肌肉. ◯ 生山野或種蒔. 二月八月採根陰乾, 以肉厚而不枯者爲勝. 又云, 肥潤不枯燥者爲佳. 又云, 如馬尾者好. ◯ 要破血, 卽使頭一節, 硬實處, 要止痛止血, 卽用尾. 『本草』 ◯ 用頭則破血, 用尾則止血, 若全用則一破一止, 卽和血也, 入手少陰, 以心主血也, 入足太陰, 以脾裹血也, 入足厥陰, 以肝藏血也. 『湯液』 ◯ 氣血昏亂者, 服之卽定, 各有所當歸之功, 治上酒浸, 治外酒洗, 血病酒蒸, 痰用薑汁炒. 『入門』 ◯ 得酒浸過, 良. 『東垣』

당귀(當歸, 승검초의 뿌리)

성질은 따뜻하며 맛은 달고 매우며 독이 없다. 모든 풍병(風病)·혈병(血病)·허로(虛勞)를 치료하며, 나쁜 피를 헤치고 새 피를 생겨나게 한다. 징벽(癥癖)과 부인의 붕루(崩漏)와 임신 못하는 것에 주로 쓰며, 여러 가지 나쁜 창양(瘡瘍)과 쇠붙이에 다쳐서 어혈이 속에 뭉친 것을 낫게 한다. 이질로 배가 아픈 것을 멎게 하며, 온학(溫瘧)을 낫게 하고, 오장을 보하며, 기육이 생기게 한다.

◯ 산과 들에서 자라는데, 혹 심기도 한다. 음력 2월·8월에 뿌리를 캐어 그늘에 말린다. 살이 많고 여위지 않은 것이 제일 좋다. 또 살이 많고 눅눅하면서 빳빳하게 마르지 않은 것이 좋다고 한다. 또는 말꼬리와 같은 것이 좋다고도 한다.

◯ 어혈을 헤치려고 할 때는 대가리 쪽에서 단단한 것 한 마디를 쓰고, 통증을 멎게 하거나 출혈을 멈추려고 할 때는 잔뿌리를 쓴다[본초].

◯ 대가리를 쓰면 어혈을 헤치고, 잔뿌리를 쓰면 출혈을 멈춘다. 만일 전체를 쓰면 한편으로는 피를 헤치고 한편으로는 피를 멈추므로 즉 피를 고르게 하는 것[和血]이 된다. 수소음경에 들어가는데 그것은 심(心)이 피를 주관하기 때문이다. 족태음경에도 들어가는데 그것은 비(脾)가 피를 통솔하기 때문이다. 족궐음경에도 또한 들어가는데 이것은 피를 저장하기 때문이다[탕액].

◯ 기혈(氣血)이 혼란된 때에 먹으면 곧 안정된다. 그것을 각기 해당하는 곳으로 가게 하는 효과가 있기 때문에 상체의 병을 낫게 하려면 술에 담갔다 쓰고, 겉에 병을 낫게 하려면 술로 씻어서 쓰며, 혈병에 쓸 때에는 술에 축여 쪄서 쓰고, 담이 있을 때에는 생강즙에 축여 볶아서 쓴다[입문].

◯ 술에 담가 쓰는 것이 좋다[동원].

麻黃

◯ 性溫 一云平, 味苦 一云甘, 無毒. 主中風傷寒頭痛, 溫瘧, 發表出汗, 去邪熱氣, 除寒熱, 五藏邪氣, 通腠理, 治溫疫, 禦山嵐瘴氣. ◯ 立秋, 採莖陰乾令靑, 用之. 先去根節, 根節止汗故也. 先煮一兩沸, 去上沫, 沫令人煩. 『本草』 ◯ 麻黃生于中牟, 雪積五尺, 有麻黃處則雪不聚, 蓋通陽氣, 却外寒也. 『三因』 ◯ 麻黃手太陰之劑, 入足太陽經, 走手少陰經陽明經, 發太陽少陰經汗, 去表上之寒邪, 瀉衛實, 去榮中寒. 『湯液』 ◯ 自中原, 移植于我國諸邑, 而不爲繁殖, 惟江原道慶尙道有之. 『俗方』

마황(麻黃)

성질은 따뜻하고(평하다고도 한다) 맛은 쓰며(달다고도 한다) 독이 없다. 중풍이나 상한으로 머리가 아픈 것과 온학을 낫게 하며, 발표(發表)시켜 땀을 내며 사열(邪熱)을 없앤다. 한열(寒熱)과 오장의 사기(邪氣)도 없애고, 땀구멍을 통하게 하며, 온역(溫疫)을 낫게 하고, 산람장기(山嵐瘴氣)를 미리 막는다.

○ 입추시기에 줄기를 뜯어 그늘에 말려서 퍼런 것을 쓴다. 먼저 뿌리와 마디는 버린다. 뿌리와 마디는 땀을 멎게 하기 때문이다. 먼저 40g을 달이는데 끓으면 위에 뜬 거품[沫]을 걷어 버린다. 거품을 걷어 버리지 않고 쓰면 답답한 증[煩]이 생긴다[본초].

○ 마황은 중모(中牟) 지방에 나는데, 눈이 5자나 쌓인 곳이라도 마황이 있는 자리에는 눈이 쌓이지 못한다. 그것은 양기(陽氣)를 통하게 하고 바깥 추위를 물리치기 때문이다[삼인].

○ 마황은 수태음경의 약이며, 족태양경에 들어가고, 수소음경과 양명경으로 간다. 태양경과 소음경에 땀을 내어 겉에 있는 한사(寒邪)를 없애고 위기(衛氣)가 실한 것을 사(瀉)하여 영(榮) 속에 찬 기운을 없앤다[탕액].

○ 중국에 나는 것을 우리나라 여러 곳에 옮겨 심었는데 잘 번식되지 않아 다만 강원도와 경상도에만 있다[속방].

通草

○ 으흐름너출. 性平 一云微寒, 味辛甘, 無毒. 治五淋, 利小便, 開關格, 治水腫, 除煩熱, 通利九竅, 出音聲, 療脾疸常欲眠, 墮胎, 去三蟲. ○ 生山中, 作藤蔓, 大如指, 每節有二三枝, 枝頭出五葉, 結實如小木瓜, 核黑瓤白, 食之甘美, 謂之鷰覆子, 正月二月採枝陰乾. ○ 莖有細孔, 兩頭皆通, 含一頭吹之則氣出彼頭者, 良. 『本草』 ○ 通草, 卽木通也. 心空有瓣, 輕白可愛, 去皮節生用, 通行十二經, 故名爲通草. 『入門』 ○ 木通, 性平, 味甘而淡. 主小便不利, 導小腸熱, 通經利竅. 『湯液』 ○ 木通·通草, 乃一物也. 處處有之, 江原道, 出一種藤, 名爲木通, 色黃, 味苦. 瀉濕熱, 通水道有效, 治瘡亦效, 別是一物也. 或云, 名爲木防己, 瀉濕爲最. 『俗方』

통초(通草, 으름덩굴)

성질은 평하고(약간 차다고도 한다) 맛은 맵고 달며 독이 없다. 다섯 가지 임병을 치료하고, 소변을 잘 나오게 하며, 관격(關格)된 것을 풀어 주고, 수종(水腫)을 낫게 하며, 번열(煩熱)을 멎게 하고, 9규(九竅)를 잘 통하게 한다. 말소리를 잘 나오게 하고, 비달(脾疸)로 늘 자려고만 하는 것을 낫게 한다. 유산시키고, 3충(三蟲)도 죽인다.

○ 산에서 자라는데 덩굴로 뻗으며 굵기가 손가락과 같고 마디마다 2~3개의 가지가 붙었다. 가지 끝에 5개의 잎이 달렸고 열매가 맺히는데 작은 목과 비슷하다. 씨는 검고 속은 흰데 먹으면 단맛이 있기 때문에 이것을 연복자(鷰覆子)라고 한다. 음력 정월·2월에 가지를 베어 그늘에서 말린다.

○ 줄기에 가는 구멍이 있어 양쪽 끝이 다 통한다. 한쪽 끝을 입에 물고 불 때 공기가 저쪽으로 나가는 것이 좋다[본초].

○ 통초는 즉 목통이다. 속이 비고 결이 있어 가볍고 색이 희며 아주 곱다. 껍질과 마디를 버리고 날것으로 쓴다. 12경맥을 통하게 하기 때문에 통초라고 했다[입문].

○ 목통의 성질은 평하고 맛은 달며 심심하다. 소변이 잘 나가지 않는 데 쓴다. 소장의 열을 내리며, 경맥을 통하게 하고, 9규(九竅)를 잘 통하게 한다[탕액].

○ 목통과 통초는 한 가지 식물이다. 곳곳에 있는데, 강원도에서 나는 한 종류의 덩굴을 목통이라고 한다. 색은 누렇고 맛은 쓰며 습열을 사하고 오줌을 잘 누게 하는 효과가 있다. 헌데를 아물게

하는 데도 역시 효과가 있다. 이것은 다른 식물이다. 혹은 목방기(木防己)라고도 한다. 습(濕)을 사하는 데 가장 좋다[속방].

【子】 名鷰覆子, 木通實也. 莖名木通, 又名通草. 七八月採, 性寒, 味甘. 主胃熱・反胃, 除三焦客熱, 利大小便, 寬心止渴. 『本草』

통초자(通草子, 으름덩굴의 열매) 연복자(鷰覆子)라고 하는데, 으름덩굴의 열매[木通實]이다. 줄기는 목통 또는 통초라고 한다. 음력 7・8월에 따는데 성질은 차고 맛은 달다. 위열(胃熱)과 반위증(反胃證)을 낫게 하며, 삼초(三焦)의 열을 내리고, 대소변을 잘 나가게 하며, 속을 시원하게 하고, 갈증을 멎게 한다[본초].

【根】 卽木通根也. 主項下瘻瘤.

통초근(通草根, 으름덩굴의 뿌리) 즉 으름덩굴의 뿌리(木通根)다. 목 아래의 영류(瘻瘤)를 치료한다.

芍藥

○ 함박곳불휘. 性平微寒, 味苦酸, 有小毒. 除血痺, 通順血脈, 緩中, 散惡血, 消癰腫, 止腹痛, 消瘀血, 能蝕膿. 主女人一切病, 幷産前後諸疾, 通月水, 療腸風瀉血・痔瘻・發背・瘡疥, 及目赤努肉, 能明目. ○ 生山野, 二月八月採根暴乾, 宜用山谷自生者, 不用人家糞壤者. 又云須用花紅, 而單葉山中者佳. ○ 一名解倉. 有兩種, 赤者利小便下氣, 白者止痛散血. 又云, 白者補, 赤者瀉. 『本草』 ○ 入手足太陰經. 又瀉肝補脾胃, 酒浸行經, 或酒炒或煨用. 『入門』 ○ 芍藥, 酒浸炒, 與白朮同用則能補脾, 與川芎同用則瀉肝, 與參朮同用則補氣, 治腹痛下痢者必炒, 後重則不炒. 又云, 收降之體, 故能至血海, 入於九地之下, 得之足厥陰經也. 『丹心』

작약(芍藥, 함박꽃의 뿌리)

성질은 평하고 약간 차며 맛은 쓰고 시며 독이 약간 있다. 혈비(血痺)를 낫게 하고, 혈맥을 잘 통하게 하며, 속을 완화시키고, 나쁜 피를 헤치며, 옹종(癰腫)을 삭게 한다. 복통(腹痛)을 멈추고, 어혈을 삭게 하며, 고름을 없어지게 한다. 여자의 모든 병과 산전・산후의 여러 가지 병에 쓰며, 월경을 통하게 한다. 장풍(腸風)으로 피를 쏟는 것, 치루(痔瘻), 발배(發背), 짓무른 헌데와 눈이 충혈되고 군살이 살아나는 것[目赤努肉]을 낫게 하며, 눈을 밝게 한다.

○ 산과 들에서 자라는데, 음력 2월과 8월에 뿌리를 캐어 햇볕에 말린다. 산골에서 저절로 자란 것을 쓰는 것이 좋고, 집 근처에서 거름을 주면서 키운 것은 쓰지 않는다. 꽃이 붉으면서 홑잎[單葉]인 것을 써야 하며 산에서 나는 것이 좋다.

○ 일명 해창(解倉)이라고도 하는데, 두 종류가 있다. 적작약(赤芍藥)은 소변을 잘 나가게 하고 기를 내리며, 백작약(白芍藥)은 통증을 멈추고 어혈을 헤친다. 또한 백작약은 보(補)하고, 적작약은 사(瀉)한다고도 한다[본초].

○ 수족태음경에 들어간다. 또한 간기(肝氣)를 사하고 비위(脾胃)를 보한다. 술에 담갔다가 쓰면 경맥으로 간다. 혹은 술에 축여 볶아서도 쓰고 잿불에 묻어 구워서도 쓴다[입문].

○ 작약을 술에 담갔다가 볶아 백출과 함께 쓰면 비(脾)를 보하고, 천궁과 함께 쓰며 간기(肝氣)를 사하고, 인삼·백출과 함께 쓰면 기를 보한다. 배가 아프며 곱똥을 설사하는 것을 멎게 하는 데는 반드시 볶아서 쓰고, 뒤가 무직한 데는 볶아 쓰지 말아야 한다. 또 수렴하고 내려가는 것이기 때문에 혈해(血海)에 가서 밑에까지 들어가 족궐음경에 갈 수 있다고도 한다[단심].

蠡實

○ 븟곳여름. 性平溫 一云寒, 味甘, 無毒. 主胃熱, 止心煩, 利大小便, 治婦人血暈幷崩中帶下, 消瘡癤腫毒, 消酒毒, 治黃病. ○ 此卽馬藺子也. 處處有之, 葉似薤而長厚. 三月開紫碧花, 五月結實, 根細長, 通黃色, 人取以爲刷, 三月採花, 五月採實, 並陰乾. 『本草』 ○ 今人以此治急喉痺, 及食牛馬肉發疔腫, 最妙. 『俗方』

여실(蠡實, 타래붓꽃의 씨)

성질은 평하며 따뜻하고(차다고도 한다) 맛은 달며 독이 없다. 위열(胃熱)을 내리며, 가슴이 답답한 것을 멎게 하고, 대소변을 잘 나가게 한다. 부인의 혈훈(血暈)·붕루(崩漏)·대하(帶下)를 치료하고, 창절(瘡癤)과 종독을 삭게 하며, 술독을 풀어 주고, 황달을 낫게 한다.

○ 이것이 즉 마린자(馬藺子)이다. 곳곳에서 자라며, 잎은 염교[薤]와 같은데 길고 두텁다. 음력 3월에 자주색이면서 푸른색의 꽃이 피고 음력 5월에 열매가 달린다. 뿌리는 가늘고 길며 전부 누런색인데 사람들이 이것으로 솔을 만든다. 음력 3월에 꽃을 따고 5월에는 열매를 따서 모두 그늘에서 말린다[본초].

○ 지금 사람들은 이것으로 급후비(急喉痺)와 소·말의 고기를 먹고 정종(疔腫)이 생긴 것을 치료하는데, 아주 잘 듣는다[속방].

【花葉】 去白蟲, 療喉痺, 多服令人泄. 『本草』

여화엽(蠡花葉, 타래붓꽃과 그 잎) 촌백충을 죽이고, 후비(喉痺)를 낫게 한다. 많이 먹으면 설사한다[본초].

瞿麥

○ 셕듁화. 性寒, 味苦辛 一云甘, 無毒. 主關格, 諸癃結小便不通, 出刺, 決癰腫, 明目去瞖, 破胎墮子. 通心經, 利小腸, 爲最要. ○ 一名石竹, 處處有之, 立秋後, 合子葉, 收採陰乾, 子頗似麥, 故名瞿麥. 『本草』 ○ 不用莖葉, 只用實殼. 『入門』 ○ 主關格諸癃, 利小便不通, 逐膀胱邪熱, 爲君主之劑. 『湯液』

구맥(瞿麥, 패랭이꽃)

성질은 차며 맛은 쓰고 매우며(달다고도 한다) 독이 없다. 관격(關格)과 여러 가지 융폐[癃結]로 소변이 통하지 않는 것을 치료하고, 가시를 나오게 한다. 옹종을 삭이고, 눈을 밝게 하며, 예막[瞖]을 없애고, 유산시킨다. 심경(心經)을 통하게 하며 소장(小腸)을 순조롭게 하는 데 매우 좋다.

○ 일명 석죽(石竹)이라고 하는데, 곳곳에 다 있다. 입추 후에 씨와 잎을 함께 뜯어 그늘에서 말린다. 씨는 보리[麥]와 매우 비슷하기 때문에 구맥이라고 한다[본초].

○ 줄기와 잎은 쓰지 않고 다만 씨의 껍질을 쓴다[입문].

○ 관격과 여러 가지 융폐를 다스리고, 소변이 통하지 않는 것을 나가게 하며, 방광의 사열(邪熱)을 몰아내는 데 주약[君主之劑]으로 쓰인다[탕액].

【子】 治月經不通, 破血塊, 排膿. 『本草』

구맥자(瞿麥子, 패랭이꽃의 씨) 월경이 나오지 않는 것을 치료하며, 혈괴(血塊)를 헤치고, 고름을 빨아낸다[본초].

【葉】 治蚘蟲, 痔疾, 眼目腫痛, 及浸淫瘡, 婦人陰瘡. 『本草』

구맥엽(瞿麥葉, 패랭이꽃의 잎) 회충을 죽이고 치질, 눈이 붓고 아픈 것, 침음창(浸淫瘡), 부인의 음부에 헌데가 생긴 것을 치료한다[본초].

玄參

○ 性微寒, 味苦鹹, 無毒. 治熱毒遊風, 補虛勞, 骨蒸, 傳尸邪氣, 消腫毒, 散瘤癭, 瘰癧, 補腎氣, 令人目明. ○ 苗葉似脂麻, 七月開花青碧色, 八月結子黑色, 其根尖長, 生青白, 乾卽紫黑, 新者潤膩, 三月四月八月九月採根暴乾, 或云蒸過, 日乾. 『本草』 ○ 玄參, 乃樞機之劑, 管領諸氣, 上下肅清而不濁, 以此論之, 治虛中氤氳之氣, 無根之火, 以玄參爲聖藥也. 『湯液』 ○ 腎傷必用之, 足少陰腎經之君藥也, 酒蒸亦好. 『入門』 ○ 我國, 惟慶尙道出焉, 未知眞否. 『俗方』

현삼(玄蔘)

성질은 약간 차고 맛은 쓰며 짜고 독이 없다. 열독과 유풍(遊風)을 낫게 하고, 허로증(虛勞證)을 보하며, 골증(骨蒸)·전시사기(傳尸邪氣)를 없애고, 종독을 삭인다. 영류[瘤癭]와 나력(瘰癧)을 삭여 없애며, 신기(腎氣)를 보하여 눈을 밝게 한다.

○ 싹과 잎은 참깨[脂麻]와 비슷하며, 음력 7월에 청록색 꽃이 피고 8월에 씨가 달리는데 색이 검다. 그 뿌리는 뾰족하고 길다. 날것은 푸르스름하고, 마른 것은 자흑색이다. 새로 캔 것은 눅진눅진하며[潤] 기름기가 있다. 음력 3월·4월·8월·9월에 뿌리를 캐어 햇볕에 말리거나 또는 쪄서 햇볕에 말린다[본초].

○ 현삼은 매우 중요한 약으로서 모든 기를 통솔하여 위아래로 다니면서 시원하고 깨끗하게 하여 흐리지 않게 한다. 그러므로 허한 가운데서 발동하는 기와 무근지화(無根之火)를 낫게 하는 데는 현삼이 제일 좋은 약이다[탕액].

○ 신(腎)이 상한 데는 반드시 쓴다. 족소음신경의 주약[君藥]이다. 술에 축여 쪄서 쓰는 것이 역시 좋다[입문].

○ 우리나라에는 다만 경상도에서 난다고 하는데 사실인지 아닌지 알 수 없다[속방].

秦艽

○ 망초불휘. 性平微溫 一云冷, 味苦辛, 無毒. 主風寒濕痺, 療風無問久新, 通身攣急,

肢節痛, 療酒黃, 黃疸, 骨蒸, 利大小便. ○ 一名秦瓜, 生山中, 根土黃色而相交糾, 長一尺以來, 葉青如萵苣葉, 六月開花, 紫色似葛花, 當月結子. 二月八月採根暴乾, 須用新好羅文者, 佳.『本草』○ 手陽明經藥也, 治腸風瀉血, 去陽明經風濕. 水洗去土, 用之.『湯液』

진교(秦艽, 망초의 뿌리)

성질은 평하며 약간 따뜻하고(냉하다고도 한다) 맛은 쓰고 매우며 독이 없다. 풍(風)·한(寒)·습(濕)으로 생긴 비증(痺證)에 주로 쓴다. 풍으로 온몸이 오그라들면서 팔다리 뼈마디가 아픈 것이 오래되었거나 갓 생겼거나를 막론하고 다 낫게 한다. 주황(酒黃)·황달(黃疸)·골증(骨蒸)을 낫게 하고, 대소변을 잘 나가게 한다.

○ 일명 진과(秦瓜)라고도 하는데, 산에서 자란다. 뿌리는 누런 흙빛이다. 그물과 같이 서로 얽혔으며 길이는 한 자 정도이고 잎은 푸르러 상추[萵苣葉] 비슷하다. 음력 6월에 갈화와 같은 자주색의 꽃이 피어 그 달로 열매가 열린다. 음력 2월·8월에 뿌리를 캐어 햇볕에 말려서 쓴다. 새로 캐서 좋은 그물 무늬가 있는 것을 써야 좋다[본초].

○ 수양명경의 약이다. 장풍(腸風)으로 피를 쏟는 것[瀉血]을 낫게 하고, 양명경의 풍습(風濕)을 없앤다. 물로 흙을 씻어 버리고 쓴다[탕액].

百合

○ 개나리불휘. 性平, 味甘, 無毒 一云小毒. 療傷寒百合病, 利大小便, 治百邪鬼魅, 啼泣狂叫, 殺蠱毒, 治乳癰, 發背及瘡腫. ○ 生山野, 有二種. 一種細葉, 花紅白色, 一種葉大莖長, 根麤, 花白色, 宜入藥用. 又一種花黃有黑斑, 細葉, 葉間有黑子, 不堪入藥. ○ 根如胡蒜, 數十瓣相累, 二月八月採根暴乾. ○ 紅花者, 名山丹, 不甚良.『本草』○ 其根, 百片累合而生, 亦滲利中之美藥, 花白者佳.『入門』

백합(百合, 나리의 뿌리, 선뇌저)

성질은 평하고 맛은 달며 독이 없다(독이 약간 있다고도 한다). 상한의 백합병(百合病)을 낫게 하고, 대소변을 잘 나가게 하며, 모든 사기와 헛것에 들려 울고 미친 소리로 떠드는 것을 낫게 한다. 고독을 죽이며, 유옹(乳癰)·발배(發背)·창종(瘡腫)을 낫게 한다.

○ 산과 들에서 자라는데, 두 종류가 있다. 한 종류는 잎이 가늘며 꽃이 홍백색이다. 다른 한 종류는 잎이 크고 줄기가 길며 뿌리가 굵고 꽃이 흰데, 이것을 약으로 쓰는 것이 좋다. 또 한 종류는 꽃이 노랗고 검은 얼룩점이 있으며 잎이 가늘고 잎 사이에 검은 씨가 있다. 이것은 약으로 쓸 수 없다.

○ 뿌리는 통마늘[胡蒜]과 같이 생겼는데 수십 쪽이 겹겹으로 붙어 있다. 음력 2월·8월에 뿌리를 캐어 햇볕에 말린다.

○ 꽃이 붉은 것은 산단(山丹)이라고 하는데 아주 좋지는 못하다[본초].

○ 백합의 뿌리는 백 조각이 서로 합하여 되는데, 오줌을 순하게 내보내는 좋은 약이다. 꽃이 흰 것이 좋다[입문].

知母

○ 性寒 一云平, 味苦 一云甘, 無毒. 主骨蒸熱勞, 腎氣虛損, 止消渴, 療久瘧黃疸, 通小腸,消痰止嗽, 潤心肺, 治産後蓐勞. ◯ 生原野, 根似菖蒲而甚柔潤, 葉至難死, 掘出隨生, 須燥乃止, 四月開青花如韭花, 八月結實. 二月八月採根, 暴去鬚用, 黄白滋潤者善. 『本草』 ◯ 入足陽明經手太陰經, 足少陰腎經本藥, 瀉足陽明火熱, 補益腎水膀胱之寒. 入補藥鹽水或蜜水, 蒸或炒, 上行酒炒, 勿犯鐵. 『入門』 ◯ 我國黃海道多産, 品亦好. 『俗方』

지모(知母)

성질은 차고(평하다고도 한다) 맛은 쓰며(달다고도 한다) 독이 없다. 골증노열(骨蒸勞熱)과 신기(腎氣)가 허손된 데 주로 쓰며, 소갈을 멎게 하고, 오랜 학질과 황달을 낫게 한다. 소장을 통하게 하며, 담을 삭이고, 기침을 멎게 하며, 심폐(心肺)를 눅여 주고, 해산 후의 욕로(蓐勞)를 치료한다.

○ 들과 벌판에서 자라는데, 뿌리는 석창포와 비슷하고 몹시 연하고 눅진눅진하며, 잎은 잘 죽지 않으며 뿌리를 파내어도 계속 돋아나다가 뿌리가 아주 바짝 마른 다음에야 안 나온다. 음력 4월에 푸른 꽃이 피는데 부추꽃[韭花] 비슷하며 8월에 씨가 달린다. 음력 2월과 8월에 뿌리를 캐어 햇볕에 말려 잔털을 버리고 쓴다. 황백색의 촉촉한 것이 좋다[본초].

○ 족양명경과 수태음경에 들어가며, 족소음신경의 본경약[本藥]이다. 족양명경의 화열(火熱)을 사하고 신수(腎水)를 보하며 방광이 찬 것을 없앤다. 보약에 넣을 때에는 소금물 혹은 꿀물에 축여 찌든가 볶으며, 올라가게 하려면 술로 축여 볶는데 쇠붙이에 닿지 않게 해야 한다[입문].

○ 우리나라에는 황해도에 많이 나는데 품질이 또한 좋다[속방].

貝母

◯ 性平 一云微寒, 味辛苦, 無毒. 消痰, 潤心肺, 治肺痿咳嗽, 肺癰唾膿血, 除煩止渴, 療金瘡惡瘡, 與連翹, 同主項下瘤癭疾. ◯ 一名茵根, 有瓣子, 黃白色, 形似聚貝子, 故名貝母. 八月十月採根暴乾. 『本草』 ◯ 貝母能散心胸鬱結之氣, 殊有功. 『本事』 ◯ 柳木灰炮過, 去心用. 一云, 薑汁炮用. 『入門』

패모(貝母)

성질은 평하고(약간 차다고도 한다) 맛은 맵고 쓰며 독이 없다. 담을 삭게 하고, 심과 폐를 눅여 준다. 폐위(肺痿)로 기침하고 폐옹(肺癰)으로 피고름을 뱉는 것을 낫게 하며, 속이 답답한 것[煩]을 없애고, 갈증을 멎게 하며, 쇠붙이에 다친 것과 악창을 낫게 한다. 연교와 함께 쓰면 목에 생긴 영류[癭瘤]를 낫게 한다.

○ 일명 맹근(茵根)이라고도 하는데, 황백색의 여러 조각으로 되어 있으면서 모양이 조개를 모아 놓은 것과 같기 때문에 이름을 패모라고도 한다. 음력 8월・10월에 뿌리를 캐어 햇볕에 말린다[본초].

○ 패모는 가슴에 몰린 기를 헤쳐 버리는 데 특수한 효과가 있다[본사].

○ 버드나무 재[柳木灰]에 묻어 구운 다음에 심을 버리고 쓴다. 또한 생강즙에 축여서 구워 쓰기도 한다[입문].

白芷

◯ 구릿댓불휘. 性溫, 味辛, 無毒. 主風邪頭痛, 目眩淚出, 主婦人漏下赤白, 血閉陰腫, 破宿血補新血, 安胎漏滑落, 治乳癰・發背・瘰癧・腸風・痔瘻・瘡痍・疥癬, 止痛生肌, 能排膿蝕膿. 可作面脂, 潤顔色, 去面皯疵瘢. ◯ 處處有之, 二月八月採根暴乾, 以黃

澤者爲佳.『本草』○ 離騷謂之葯, 手陽明本經藥, 足陽明手太陰, 解利風寒之劑也.『入門』

백지(白芷, 구릿대의 뿌리)

성질은 따뜻하고 맛은 매우며 독이 없다. 풍사(風邪)로 머리가 아프고 눈 앞이 아찔하며 눈물이 나오는 것을 멎게 한다. 부인의 적백대하[赤白漏下], 월경을 하지 못하는 것, 음부가 부은 것에 쓰며, 오래된 어혈을 헤치고, 피를 생겨나게 하며, 임신하혈로 유산되려는 것을 안정시킨다. 유옹(乳癰)·등창[發背]·나력(瘰癧)·장풍(腸風)·치루(痔瘻)·창이(瘡痍)·옴[疥]과 버짐[癬]을 낫게 한다. 통증을 멎게 하고, 새살이 나게 하며, 고름을 빨아내거나 삭여 버리며, 얼굴에 바르는 기름을 만들어 쓰면 얼굴색을 윤택하게 하며 얼굴에 기미와 주근깨·흉터를 없앤다.

○ 곳곳에 다 자라는데, 음력 2월과 8월에 뿌리를 캐어 햇볕에 말린다. 누렇고 윤기가 있는 것이 좋다[본초].

○『이소경(離騷經)』에는 이 약은 수양명본경 약이며 족양명·수태음의 풍한을 풀리게[解利] 하는 약재라고 하였다[입문].

【葉】名蒚麻, 可作浴湯. 道家以此香, 浴去尸蟲. 又合香.『本草』

백지엽(白芷葉, 구릿대의 잎) 이름을 역마(蒚麻)라고 하며, 물에 두고 끓여서 목욕한다. 도가(道家)들은 이 잎을 달인 물로 목욕하면 시충(尸蟲)이 없어진다고 말한다. 또 향을 만드는 데 넣기도 한다[본초].

淫羊藿

○ 삼지구엽풀. 性溫 一云平, 味辛 一云甘, 無毒. 主一切冷風勞氣, 補腰膝. 丈夫絶陽不起, 女人絶陰無子, 老人昏耄, 中年健忘, 治陰痿莖中痛, 益氣力, 堅筋骨, 丈夫久服, 令有子, 消瘰癧, 下部有瘡, 洗出蟲. ○ 一名仙靈脾, 俗號爲三枝九葉草. 生山野, 葉似杏, 葉上有子, 莖如粟稈, 五月採葉晒乾, 生處不聞水聲者良. 又云得酒良. ○ 服此, 令人好爲陰陽, 羊一日百遍合, 蓋食此草所致, 故名淫羊藿. 酒洗細剉, 焙用.『本草』

음양곽(淫羊藿, 삼지구엽초)

성질은 따뜻하고(평하다고도 한다) 맛은 매우며(달다고도 한다) 독이 없다. 모든 풍랭증(風冷證)과 허로(虛勞)를 낫게 하며, 허리와 무릎을 보한다. 남자의 양기(陽氣)가 끊어져 음경이 일어나지 않는 데와 여자의 음기가 소모되어 아이를 낳지 못하는 데, 노인이 정신이 없고 기력이 없는 데, 중년에 건망증이 있는 데에 쓴다. 음위증(陰痿證)과 음경 속이 아픈 것을 치료하고, 기력을 도와주며, 근골(筋骨)을 튼튼하게 한다. 남자가 오래 먹으면 자식을 갖게 하고, 나력(瘰癧)을 삭게 하며, 음부에 헌데가 생겼을 때 씻으면 벌레가 나온다.

○ 일명 선령비(仙靈脾)라고도 하며, 민간에서는 삼지구엽초(三枝九葉草)라고 한다. 산과 들에 나는데, 잎은 살구나무 잎[杏葉]과 비슷하고 잎 꼭대기에 씨가 있다. 줄기는 조짚[粟稈]과 같다. 음력 5월에 잎을 뜯어 햇볕에 말린다. 물소리가 들리지 않는 곳에 있는 것이 좋다. 또 술과 배합하여 쓰는 것이 좋다고 한다.

○ 이것을 먹으면 성욕이 강해진다. 양(羊)이 하루에 여러 번 교미하는 것은 이 풀을 먹기 때문이므로 음양곽이라고 하였다. 술에 씻어 잘게 썰어 약한 불에 말려 쓴다[본초].

黄芩

◯ 속서근플. 性寒, 味苦, 無毒. 治熱毒骨蒸, 寒熱往來, 解熱渴, 療黄疸 · 腸澼 · 泄痢 · 痰熱 · 胃熱, 利小腸, 治乳癰, 發背惡瘡, 及天行熱疾. ◯ 生原野, 隨處有之, 三月三日, 一云, 二月八月採根暴乾, 其腹中皆爛, 故一名腐腸, 惟取深色堅實者爲好. 圓者, 名子芩, 破者, 名宿芩. 『本草』 ◯ 中枯而飄, 故能瀉肺中之火, 消痰利氣. 入手太陰經, 細實而堅者, 治下部, 瀉大腸火. 入水而沈, 入藥. 酒炒上行, 便炒下行, 尋常生用. 『入門』

황금(黄芩, 속서근풀)

성질은 차고 맛은 쓰며 독이 없다. 열독(熱毒) · 골증(骨蒸), 추웠다 열이 났다 하는 것을 치료하고, 열로 나는 갈증을 멎게 하며, 황달 · 이질 · 설사 · 담열(痰熱) · 위열(胃熱)을 낫게 한다. 소장을 잘 통하게 하고, 유옹 · 등창 · 악창과 돌림열병[天行熱疾]을 낫게 한다.

○ 들과 벌판에 나는데 곳곳에서 다 자란다. 음력 3월 3일이나 2월과 8월에 뿌리를 캐어 햇볕에 말린다. 그 속이 전부 썩었기 때문에 일명 부장(腐腸)이라고도 한다. 색이 진하고 속이 비지 않고 단단한 것이 좋다. 둥근 것은 자금(子芩)이라 하고, 갈라진 것은 숙금(宿芩)이라 한다[본초].

○ 속이 마르고 퍼석퍼석하기[飄] 때문에 폐 속의 화(火)를 사(瀉)할 수 있고, 담을 삭게 하며, 기가 잘 돌게 한다. 수태음경에 들어가며, 뿌리가 가늘고 단단하면서 속이 비지 않은 것은 하초의 병을 낫게 하고 대장의 화(火)를 사한다. 물에 넣어서 가라앉는 것을 약에 쓴다. 술로 축여 볶으면 약기운이 올라가고, 동변에 축여 볶으면 내려간다. 보통 때는 날것을 쓴다[입문].

【子】 主腸澼, 下膿血. 『本草』

황금자(黄芩子, 속서근플의 씨) 장벽(腸澼)으로 피고름을 누는 것을 치료한다[본초].

狗脊

◯ 性平 一云微溫, 味苦甘 一云辛, 無毒. 治毒風軟脚, 風寒濕痺, 腎氣虛弱腰膝强痛, 頗利老人, 療失尿不節. ◯ 根長而多岐, 狀如狗脊骨, 故以名之. 其肉作青綠色. 二月八月採根暴乾. 『本草』 ◯ 形似狗脊, 黄毛者佳, 故名金毛狗脊. 火燎去毛, 酒拌蒸, 晒乾用. 『入門』

구척(狗脊)

성질은 평하고(약간 따뜻하다고도 한다) 맛은 쓰고 달며(맵다고도 한다) 독이 없다. 독풍(毒風)으로 다리에 힘이 없는 것과 풍 · 한 · 습으로 생긴 비증(痺證)과 신기(腎氣)가 허약하여 허리와 무릎이 뻣뻣하면서 아픈 것을 낫게 한다. 노인에게 아주 좋은데 오줌을 참지 못하거나 조절하지 못하는 것을 낫게 한다.

○ 뿌리는 길고 가닥을 많이 쳐서 생김새가 개의 등뼈와 같기 때문에 이름을 구척이라 한 것이다. 그 살은 청록색이다. 음력 2월과 8월에 뿌리를 캐어 햇볕에 말린다[본초].

○ 생김새가 개의 등뼈와 같고 노란 솜털 같은 것이 있는 것이 좋기 때문에 금모구척(金毛狗脊)이라고 한다. 불에 그슬려 털을 없애고 술에 버무려 쪄서 햇볕에 말려 쓴다[입문].

茅根

◯ 뻣불휘. 性寒 一云凉, 味甘, 無毒. 除瘀血, 血閉寒熱, 利小便, 下五淋, 除客熱, 止消渴及吐衄血. ◯ 卽白茅根. 處處有之, 六月採根暴乾. 『本草』

모근(茅根, 띠의 뿌리)

성질은 차고(약간 서늘하다고도 한다) 맛은 달고 독이 없다. 어혈로 월경이 막히고 추웠다 열이 났다 하는 것을 없애고, 오줌을 잘 나가게 하며, 5가지 임병을 낫게 한다. 외감열[客熱]을 없애고, 소갈(消渴)과 피를 토하는 것, 코피가 나는 것을 멎게 한다.

○ 즉 백모근이다. 곳곳에서 자라는데, 음력 6월에 뿌리를 캐어 햇볕에 말린다[본초].

【花】 主吐衄血及灸瘡·金瘡, 止血, 幷痛. 『本草』

모화(茅花, 띠의 꽃) 피를 토하는 것, 코피, 구창과 쇠붙이에 다쳤을 때 주로 쓰며, 출혈과 통증을 멎게 한다[본초].

【茅鍼】 卽茅筍也. 主惡瘡腫未潰, 令破出濃汁. 『本草』

모침(茅鍼, 띠의 가시) 즉 띠의 순[茅筍]이다. 악창이 부어서 터지지 않은 것을 터뜨려 고름이 나오게 한다[본초].

紫菀

◯ 팅달. 性溫 一云平, 味苦辛, 無毒. 治肺痿吐血, 消痰止渴, 咳逆上氣, 咳唾膿血, 寒熱結氣, 潤肌膚, 添骨髓, 療痿躄. ◯ 生原野, 春初布地生, 其葉三四相連, 五六月開黃紫白花, 有白毛, 根甚柔細. 二月三月採根陰乾, 色紫而體潤軟者佳. 『本草』 ◯ 又有白菀, 卽女菀也. 療體相同, 無紫菀時, 亦可通用. 『本草』 ◯ 一名返魂草. 蜜水浸, 焙乾用. 『入門』

자완(紫菀, 탱알, 개미취)

성질은 따뜻하고(평하다고도 한다) 맛은 쓰고 매우며 독이 없다. 폐위(肺痿)로 피를 토하는 것을 낫게 하고, 담을 삭이며, 갈증을 멎게 하고, 기침하면서 기가 치미는 것, 기침할 때 피고름을 뱉는 것, 추웠다 열이 났다 하는 것, 기가 몰리는 것을 낫게 한다. 피부를 윤택하게 하며, 골수(骨髓)를 보태어 주고, 위벽증(痿躄證)을 낫게 한다.

○ 들과 벌판에서 자라고, 이른 봄에 돋아나서 땅에 퍼진다. 그 잎은 3~4개씩 잇닿아 나고 음력 5~6월에 누른 자주색과 흰색의 꽃이 핀다. 흰털이 있으며 뿌리는 아주 부드럽고 가늘다. 음력 2월·3월에 뿌리를 캐어 그늘에서 말리는데, 자주색이 나면서 눅진눅진하고[潤] 연한 것이 좋다[본초].

○ 또 백완(白菀)이 있는데, 즉 여완(女菀)이다. 낫는 효과가 서로 같으므로 자완이 없을 때 두루 쓸 수 있다[본초].

○ 일명 반혼초(返魂草)라고도 하는데, 꿀물에 담갔다가 약한 불에 말려 쓴다[입문].

紫草

◯ 지최. 性寒 一云平, 味苦 一云甘, 無毒. 主五疸, 通水道, 腹腫脹滿, 療惡瘡·瘑癬·面皶及小兒痘瘡. ◯ 生山野, 處處有之, 卽今染紫, 紫草也. 三月採根陰乾, 酒洗用. 『本草』 ◯ 痘瘡, 須用茸. 『湯液』

자초(紫草, 지치)

성질이 차고(평하다고도 한다) 맛은 쓰며(달다고도 한다) 독이 없다. 5가지 황달을 낫게 하며, 오줌을 잘 나가게 하고, 배가 붓거나 불러 올라 그득한 것을 내리며, 악창(惡瘡)·와창(瘑瘡)·버짐[癬]·비사[面皶]와 어린아이의 두창(痘瘡)을 낫게 한다.

○ 산과 들에서 자라며 곳곳에 다 있는데, 지금 자주색으로 물들이는 데 쓰는 지치이다. 음력 3월에 뿌리를 캐어 그늘에서 말려서 술에 씻어 쓴다[본초].

○ 홍역과 마마에는 반드시 자초용(紫草茸)을 쓴다[탕액].

前胡

◯ 샤양칫불휘. 性微寒, 味甘辛, 無毒. 治一切勞, 下一切氣, 療痰滿胸脇, 中痞, 心腹結氣, 去痰實, 下氣止嗽, 開胃下食. ◯ 處處有之, 二月八月採根, 暴乾用之. 『本草』

전호(前胡, 사양채의 뿌리)

성질은 약간 차며 맛은 달고 매우며 독은 없다. 여러 가지 허로(虛勞)를 치료하고, 일체 기(氣)를 내리게 하며, 가슴과 옆구리에 담이 있어 그득한 것과 속이 트릿한 것, 명치 밑에 기가 몰린 것을 낫게 한다. 담이 실한 것을 없애고, 기를 내리며, 기침을 멈추고, 음식 맛을 나게 하며, 소화를 잘 시킨다.

○ 곳곳에 다 자라는데, 음력 2월·8월에 뿌리를 캐어 햇볕에 말려 쓴다[본초].

敗醬

◯ 性平 一云微寒, 味苦鹹, 無毒. 主破多年凝血, 能化膿爲水, 及産後諸病, 能催生落胞, 療暴熱火瘡, 瘡瘍疥癬丹毒, 治赤眼障膜努肉, 聤耳, 又排膿補瘻. ◯ 生山野, 根紫色似柴胡, 作陳敗豆醬氣, 故以爲名, 八月採根, 暴乾. 『本草』 ◯ 入足少陰經手厥陰經. 『湯液』

패장(敗醬, 마타리)

성질은 평하고(약간 차다고도 한다) 맛은 쓰고 짜며 독이 없다. 어혈이 여러 해 된 것을 헤치고, 고름을 삭여 물이 되게 하며, 또 해산 후의 여러 가지 병을 낫게 하고, 순산하게 하며, 유산하게 한다. 몹시 뜨거운 열과 불에 덴 것, 창양(瘡瘍), 옴과 버짐, 단독을 낫게 하고 눈이 충혈된 것, 예장[眼障]과 예막[眼膜]이 생긴 것, 눈에 군살이 돋아난 것, 귀를 앓아 듣지 못하는 것을 낫게 한다. 또 고름을 빨아내며 누공[瘻]을 아물게 한다.

○ 산과 들에서 자라는데, 뿌리는 자주색이며 시호와 비슷하다. 오래 묵어 상한 콩장 냄새가 나기 때문에 패장이라 한다. 음력 8월에 뿌리를 캐어 햇볕을 말린다[본초].

○ 족소음경과 수궐음경에 들어간다[탕액].

白鮮

○ 검홧불휘. 性寒, 味苦鹹, 無毒. 治一切熱毒風, 惡風風瘡, 疥癬赤爛, 眉髮脫, 皮肌急. 解熱黃·酒黃·急黃·穀黃·勞黃, 主一切風痺, 筋骨弱乏, 不可屈伸. ○ 生原野, 處處有之, 以其氣似羊羶, 故俗呼爲白羊鮮, 四五月採根陰乾. 『本草』

백선(白鮮, 검화의 뿌리)

성질은 차고 맛은 쓰고 짜며 독이 없다. 모든 열독풍(熱毒風), 악풍(惡風)과 풍창(風瘡), 옴과 버짐이 벌겋게 헤어지는 것[爛], 눈썹과 머리카락이 빠지며 피부가 땅기는 것을 낫게 한다. 열황(熱黃)·주황(酒黃)·급황(急黃)·곡황(穀黃)·노황(勞黃)을 낫게 한다. 모든 풍비(風痺)로 힘줄과 뼈가 약해져서 굽혔다 폈다 하지 못하는 것을 낫게 한다.

○ 들과 벌판에서 자라는데 곳곳에 다 있으며, 그 냄새가 양의 노린내와 같기 때문에 민간에서 백양선(白羊鮮)이라 한다. 음력 4·5월에 뿌리를 캐어 그늘에서 말린다[본초].

酸漿

○ 꽈아리. 性平寒, 味酸, 無毒. 主熱煩滿, 利水道, 治産難, 療喉痺. ○ 處處有之, 實作房如囊, 囊中有子, 如梅李大, 赤黃色, 味如酸漿, 故以爲名. ○ 根如葅芹, 白色味絶苦, 治黃病. 『本草』

산장(酸漿, 꽈리)

성질은 평하고 차며 맛이 시고 독이 없다. 열로 가슴이 답답하고 그득한 것을 낫게 하고, 오줌을 잘 나가게 한다. 난산에 쓰고, 후비(喉痺)를 낫게 한다.

○ 곳곳에서 자라는데, 열매는 거푸집으로 만든 주머니와 같으며 그 속에 알맹이가 있는데 매화[梅]와 자두[李]만하고 적황색이며, 맛이 신 좁쌀죽웃물[酸漿]과 같기 때문에 산장이라 한다.

○ 뿌리는 미나리뿌리[葅芹]와 같고 색은 희며 맛은 몹시 쓴데, 황달을 낫게 한다[본초].

藁本

○ 性微溫 一云微寒, 味辛苦, 無毒. 治一百六十種惡風, 除風頭痛, 辟霧露, 療風邪嚲曳, 療金瘡, 長肌膚, 悅顔色, 去面皯, 酒齇, 粉刺, 可作沐藥面脂. ○ 葉似白芷, 香又似芎藭, 但藁本葉細耳, 以其根上苗, 下似藁, 故名藁本. 正月二月採根, 暴乾三十日成. 『本草』 ○ 太陽本經藥也. 中霧露清邪, 必用之. 寒邪入太陽, 頭痛·腦痛, 大寒犯腦令人腦痛, 齒亦痛. 其氣雄壯, 治巓頂痛. 與木香, 同治霧露之氣. 去蘆用之. 『湯液』 ○ 我國慶尙道玄風地, 有之. 『俗方』

고본(藁本)

성질은 약간 따뜻하고(약간 차다고도 한다) 맛은 맵고 쓰며 독이 없다.

○ 160가지의 악풍(惡風)을 치료하고, 풍으로 생긴 두통을 없애며, 안개와 이슬 독을 받지 않게 하고, 풍사로 손발을 쓰지 못하는 것을 낫게 한다. 또 쇠붙이에 다친 데 쓰며, 살을 살아나게 하고, 얼

굴색을 좋게 하며, 주근깨[面皯]·비사[酒齄]·여드름을 없애며, 목욕하는 약과 얼굴에 바르는 기름을 만들 수 있다.

○ 잎은 백지와 비슷하며 향기는 또 천궁과도 비슷하나 고본의 잎은 가늘다. 그 뿌리 위에선 싹이 돋아나지만 밑으로는 마른 것 같기 때문에 고본이라 한다. 음력 정월 2월에 뿌리를 캐어 햇볕에 30일 동안 말리면 된다[본초].

○ 태양본경의 약이다. 안개나 이슬의 사기가 침범하였을 때는 반드시 이 약을 쓴다. 한사가 태양경에 들어가 머리와 속골이 아픈 것과 모진 추위가 뇌에 침범하여 속골이 아프면서 이빨까지 아픈 데 쓴다. 약 기운이 몹시 세므로 속골이 아픈 것을 낫게 한다. 목향과 함께 쓰면 안개와 이슬의 사기를 없앤다. 노두를 버리고 쓴다[탕액].

○ 우리나라에서는 경상도 현풍 지방에 있다[속방].

石韋

○ 性平 一云微寒, 味苦甘, 無毒. 治五淋, 胞囊結熱不通, 膀胱熱滿, 淋瀝遺尿, 利小便水道. ○ 叢生石上, 葉如皮, 故名石韋. 又云葉生斑點如皮, 以不聞水聲及人聲者爲良. 二月七月採葉陰乾, 入藥須炙用, 刷去黃毛, 毛射人肺, 令人咳. 『本草』

석위(石韋)

성질은 평하고(약간 차다고도 한다) 맛은 쓰고 달며 독이 없다. 5림(五淋)으로 포낭(胞囊)에 열이 몰려서 오줌이 나가지 않는 것과 방광에 열이 차서 오줌이 방울방울 떨어지거나 오줌이 저도 모르게 나오는 것을 낫게 하고, 오줌길을 순조롭게 한다.

○ 무더기로 바위 위에서 자라는데 잎이 가죽과 비슷하기 때문에 석위라고 한다. 또 잎에 얼룩점이 있는 것이 가죽과 같기 때문에 석위라고 한다. 물소리와 사람의 소리가 들리지 않는 데 있는 것이 좋다. 음력 2월과 7월에 잎을 뜯어 그늘에서 말린다. 약에 넣을 때는 반드시 구워서 노란 털을 없애 버리고 쓴다. 털은 사람의 폐를 찔러서 기침을 하게 한다[본초].

【瓦韋】生古瓦屋上. 療淋亦好. 『本草』

와위(瓦韋) 오랜 기와집 지붕에서 자란다. 임병을 낫게 하는 데 또한 좋다[본초].

萆薢

○ 멸앳불휘. 性平, 味苦甘, 無毒. 主風濕周痺, 惡瘡不瘳, 冷風𤸷痺腰脚不遂, 腎腰痛, 久冷. 是腎間有膀胱宿水. 療陽痿, 失尿. ○ 處處有之, 葉似薯蕷蔓生, 二月八月採根暴乾. ○ 有二種, 莖有刺, 根白實, 無刺者, 根虛軟, 以軟者爲佳. 『本草』 ○ 一名土茯苓, 一名仙遺粮. 又名冷飯團. 性熱, 味甘辛, 無毒. 善治久病楊梅瘡漏, 及曾誤服輕粉, 肢體廢壞, 筋骨疼疼者, 能收其毒而祛其風, 補其虛, 尋常老弱亦可服, 酒浸或鹽水煮, 焙乾用, 若初起, 肺熱便秘者, 不宜服. 『入門』

비해(萆薢, 멱래의 뿌리)

성질은 평하고 맛은 쓰며 달고 독이 없다. 풍·습으로 생긴 주비(周痺)와 악창이 낫지 않는 것, 냉풍(冷風)으로 손발이 저리고 허리와 다리를 쓰지 못하는 것, 엉덩이와 허리가 아픈 것, 오래된 냉증을 치료한다. 이것은 허리[腎間]에 방광의 묵은 수기[宿水]가 있기 때문이다. 양위증(陽痿證)과 오줌이 저도 모르게 나오는 것을 낫게 한다.

○ 곳곳에서 자라는데, 잎은 마[薯蕷]와 비슷하며 덩굴이 뻗어 나간다. 음력 2월과 8월에 뿌리를 캐어 햇볕에 말린다.

○ 두 종류가 있다. 줄기에 가시가 있는 것은 뿌리가 희고 단단하며, 가시가 없는 것은 뿌리가 퍼석퍼석하고 연한데[虛軟], 연한 것이 좋다[본초].

○ 일명 토복령(土茯苓, 청미래덩굴뿌리)·선유량(仙遺粮) 또는 냉반단(冷飯團)이라고도 한다. 성질이 열(熱)하며 맛은 달고 매우며 독이 없다. 오래 앓는 양매창(楊梅瘡)의 누공[漏]과 이미 경분을 잘못 먹고 팔다리를 쓰지 못하며 힘줄과 뼈가 시큰거리면서 아픈 것을 잘 낫게 한다. 경분의 독을 풀어 주고 풍을 없애며 허약한 것을 보하므로, 웬만한 노인이나 허약한 사람도 먹을 수 있다. 술에 담그거나 소금물에 끓여서 약한 불에 말려 쓴다. 만일 폐열(肺熱)이 있는 초기에 변비가 있으면 먹는 것이 좋지 않다[입문].

白薇

○ 아마존. 性平 一云寒, 味苦鹹, 無毒. 治百邪鬼魅, 忽忽睡不知人, 狂惑邪氣, 寒熱溫瘧. ○ 生原野, 莖葉俱青, 頗類柳葉, 根黃白色, 類牛膝而短小, 三月三日採根陰乾, 米泔浸去鬚, 蒸用. 『本草』

백미(白薇, 아마존)

성질은 평하고(차다고도 한다) 맛은 쓰고 짜며 독이 없다. 온갖 사기와 헛것에 들려 깜박깜박 잠들거나 사람을 알아보지 못하거나 미친 짓을 하는 것과 추웠다 열이 났다 하는 온학(溫瘧)을 낫게 한다.

○ 들과 벌판에 나는데, 줄기와 잎은 다 푸르러 마치 버들잎과 같고 뿌리는 황백색이어서 우슬 비슷하나 짧고 작다. 음력 3월 3일에 뿌리를 캐어 그늘에서 말려 쌀뜨물에 담갔다가 잔뿌리를 버리고 쪄서 쓴다[본초].

大青

○ 性大寒, 味苦, 無毒. 治天行熱疾, 大熱口瘡, 熱毒風, 心煩悶渴, 及金石藥毒. 兼塗腫毒. ○ 春生青紫莖似石竹, 苗葉花, 紅紫色似馬蓼, 根黃. 三月四月採莖葉陰乾. 『本草』

대청(大青)

성질은 몹시 차고 맛은 쓰며 독이 없다. 돌림열병[天行熱疾]과 높은 열, 입 안이 헌 것, 열독풍(熱毒風)과 가슴이 안타깝게 답답하고 갈증이 나는 것[心煩悶渴], 광물성 약중독[金石藥毒]을 낫게 하며 겸하여 종독(腫毒)에 바른다.

○ 봄에 푸른 자주색의 줄기가 돋는데 석죽(石竹)과 비슷하고, 싹과 잎·꽃은 붉은 자주색인데 마료(馬蓼)와 비슷하고 뿌리는 누렇다. 음력 3월·4월에 줄기와 잎을 뜯어 그늘에서 말린다[본초].

艾葉

◯ ᄉᆞ지발ᄡᅮᆨ. 性溫 一云熱, 味苦, 無毒. 主久百病, 主婦人崩漏安胎, 止腹痛, 止赤白痢, 五藏痔瀉血, 療下部䘌, 生肌肉, 辟風寒, 令人有子. ◯ 一名氷臺, 一名醫草. 處處有之, 以覆道者爲佳. 三月三日 · 五月五日採葉暴乾, 經陳久者方可用, 其性生寒熟熱. 『本草』 ◯ 端午日, 日未出時不語採者佳, 搗篩去青滓取白, 入硫黃少許, 作炷灸之. 『入門』 ◯ 得米粉少許, 可搗爲末, 入服食藥. 『本草』

애엽(艾葉, 약쑥의 잎)

성질은 따뜻하고(열하다고도 한다) 맛은 쓰며 독이 없다. 오랜 여러 가지 병과 부인의 붕루(崩漏)를 낫게 하여 안태(安胎)시키고, 복통을 멎게 하며, 적리(赤痢)와 백리(白痢)를 낫게 한다. 오장치루(五藏痔瘻)로 피를 쏟는 것[瀉血]과 하부의 익창(䘌瘡)을 낫게 하며, 기육을 살아나게 하고, 풍한을 헤치며, 임신하게 한다.

○ 일명 빙대(氷臺) 또는 의초(醫草)라고도 한다. 곳곳에서 자라는데, 길가에 있는 것이 좋다. 음력 3월 초와 5월 초에 잎을 뜯어 햇볕에 말리는데, 오래 묵은 것이라야 약으로 쓸 수 있다. 그 성질은 날것은 차고[寒] 익힌 것은 열(熱)하다[본초].

○ 단옷날 해뜨기 전에 말을 하지 않고 뜯는 것이 좋다. 짓찧어 채로 쳐서 푸른 찌꺼기를 버리고 흰 것은 받아 유황을 조금 넣어서 뜸봉을 만들어 뜸을 뜬다[입문].

○ 쌀가루[米粉]를 조금 넣어서 짓찧어 가루내어 먹는 약에 넣어 먹는다[본초].

【實】 主明目, 療一切鬼氣, 壯陽, 助水藏腰膝, 煖子宮. 『本草』

애실(艾實, 약쑥의 씨) 주로 눈을 밝게 하고, 모든 헛것에 들린 것을 낫게 하며, 양기(陽氣)를 세게 하고, 신[水藏]을 도와 허리와 무릎을 튼튼하게 하며, 자궁을 따뜻하게 한다[본초].

惡實

◯ 우웡ᄡᅵ. 性平 一云溫, 味辛 一云甘, 無毒. 主明目, 除風傷. 『本草』 ◯ 治風毒腫, 利咽膈, 潤肺散氣, 療風熱 · 癮疹 · 瘡瘍. 『湯液』 ◯ 卽牛蒡子也, 處處有之, 外殼多刺, 鼠過之則綴惹, 不可脫, 故亦名鼠粘子. 『本草』 ◯ 微炒搗碎用. 『入門』 ◯ 一名大力子. 『正傳』

악실(惡實, 우엉의 씨)

성질은 평하고(따뜻하다고도 한다) 맛은 매우며(달다고도 한다) 독이 없다. 눈을 밝게 하고, 풍에 상한 것을 낫게 한다[본초].

○ 풍독종(風毒腫)을 낫게 하고, 목구멍과 가슴을 순조롭게 하며, 폐를 눅여 주어 기를 헤치며, 풍열(風熱)로 두드러기와 창양(瘡瘍)이 생긴 것을 낫게 한다[탕액].

○ 즉 우방자(牛蒡子)이다. 곳곳에서 자라는데, 씨의 겉껍질에 가시가 많아서 쥐가 지나가다가 걸리면 벗어나지 못하기 때문에 서점자(鼠粘子)라고도 한다[본초].

○ 약간 볶아 찧어서 부스러뜨려 쓴다[입문].

○ 일명 대력자(大力子)라고도 한다[정전].

【根莖】 療傷寒及中風面腫, 消渴 · 熱中. 『本草』

악실근경(惡實根莖, 우엉의 뿌리와 줄기) 상한과 중풍으로 얼굴이 부은 것, 소갈(消渴), 더위를 먹고 속에서 열이 나는 것[熱中]을 낫게 한다[본초].

水萍

○ 性寒, 味辛酸, 無毒. 治熱毒, 風熱疾, 熱狂, 熁腫毒, 湯火瘡, 風疹, 暴熱身痒, 下水氣, 勝酒, 長鬚髮, 止消渴. ○ 卽是水中大萍, 葉圓滑寸許, 葉下有一點如水沫, 其麤大者謂之蘋, 春初生, 可糝蒸爲茹. 又可苦酒淹, 以按酒. 『本草』 ○ 水萍發汗, 甚於麻黃. 此水中大萍, 非今溝渠所生者, 紫背者佳. 『丹心』 ○ 紫萍多蛭, 須寒月, 於山沼取之, 洗淨去泥, 略蒸乾用. 『正傳』 ○ 採萍歌曰, 天生靈草無根幹, 不在山間不在岸, 始因飛絮逐東風, 泛梗青青漂水面, 神仙一味起沈痾, 採我之時七月半, 選甚癱風與瘓風, 些少微風都不筭, 豆淋酒內下三丸, 鐵幞頭上也出汗. 『高供奉』

수평(水萍)

성질은 차고 맛은 맵고 시며 독이 없다. 열독, 풍열병, 열로 미친 것, 화기로 붓고 독이 뻗치는 것[腫毒], 끓는 물이나 불에 덴 것, 풍진(風疹), 갑자기 나는 열, 몸이 가려운 것을 낫게 한다. 수기(水氣)를 내리며, 술에 취하지 않게 하고, 수염과 머리카락을 자라게 하며, 소갈을 낫게 한다.

○ 즉 물 속에서 자라는 큰 부평[大萍]인데, 잎이 둥글고 미끈미끈하며 1치쯤 된다. 잎 뒷면에 물거품 같은 한 점이 있다 굵은 것을 빈(蘋)이라고 하는데, 봄에 처음 난 것을 캐어 쌀가루[米粉]를 뿌려 쪄서 나물로 먹는다. 또 식초에 절여서 안주를 한다[본초].

○ 수평은 땀을 내는 것이 마황보다 낫다. 물 속에서 자라는 큰 부평[大萍]으로서 지금 개천에 나는 것과는 다르다. 뒷면이 자주색인 것이 좋다[단심].

○ 자평(紫萍)에는 거머리[水蛭]가 많이 붙으므로 반드시 겨울에 산속 못에서 걷어 깨끗이 씻은 다음 진흙을 없애고 약간 쪄서 말려 쓴다[정전].

○ 수평을 채집하는 노래에 이르기를

"타고나길 신령한 풀이라 뿌리도 줄기도 없고
산간에도 나지 않고 강 언덕에도 나지 않네
시작된 유래는 버들개지 봄바람에 날려 온 것이라네
파릇파릇 새 잎 돋아 수면 위를 떠다니니
신선스런 이 약 하나면 고질병도 낫게 하네
음력 7월 중순경에 채집하여
전신불수 반신불수 사소한 풍병까지도
두림주(豆淋酒)를 만들어서 세 알만 먹어 두면
철두건 위로도 땀이 솟는다네."라고 하였다[고공봉].

【浮萍】 머구리밥. 主火瘡, 去面皯, 消水腫, 利小便, 是溝渠間小萍子也. 治熱病亦堪發汗, 甚有功. 『本草』

부평(浮萍, 개구리밥) 불에 덴 것을 낫게 하고, 얼굴의 주근깨를 없애며, 부종을 내리고, 오줌을 잘 나가게 한다. 이것이 개울에 있는 작은 수평[小萍子]이다. 열병을 낫게 하는 데 역시 땀을 낼 수 있으며 효과가 아주 좋다[본초].

王瓜

◯ 쥐ᄎᆞᆷ외불휘. 性寒 一云平, 味苦, 無毒. 通血脈, 治天行熱疾, 酒黃病, 壯熱心煩, 止消渴, 消瘀血, 酸癰腫, 落胎下乳汁. ◯ 處處有之, 葉似瓜蔞, 五月開黃花, 結子如彈丸, 生靑熟赤, 根似葛, 細而多糝. 一名土瓜. 三月採根陰乾. 『本草』

왕과(王瓜, 쥐참외의 뿌리)

성질은 차고(평하다고도 한다) 맛은 쓰며 독이 없다. 혈맥을 잘 통하게 하며, 돌림열병[天行熱疾], 주황병(酒黃病)에 몹시 열이 나고 가슴이 답답한 것을 낫게 한다. 소갈을 멎게 하고, 어혈을 삭게 하며, 옹종(癰腫)을 삭아지게 하고, 유산시키며, 젖이 나게 한다.

○ 곳곳에서 자라는데, 잎은 과루와 같으며 음력 5월에 노란 꽃이 피고 열매가 맺는데 달걀노른자만하다. 설었을 때에는 푸르고 익으면 붉다. 뿌리는 갈근 비슷한데 가늘면서도 가루가 많다. 일명 토과(土瓜)라고도 한다. 음력 3월에 뿌리를 캐어 그늘에 말린다[본초].

【子】 潤心肺, 治黃病, 生用, 主肺痿吐血, 腸風瀉血, 赤白痢, 妙用. ◯ 一名赤雹子, 卽王瓜殼中子也. 『本草』

왕과자(王瓜子, 쥐참외의 씨) 심폐(心肺)를 눅여 주고 황달을 낫게 하는 데는 날것을 쓰고, 폐위(肺痿)로 피를 토하며 장풍으로 피를 쏟는 것과 적백이질을 낫게 하는 데는 볶아 쓴다.

○ 일명 적포자(赤雹子)라고도 하는데, 즉 쥐참외속씨[王瓜殼中子]이다[본초].

地楡

◯ 외ᄂᆞᄆᆞᆯ불휘. 性微寒 一云平, 味苦甘酸, 無毒. 主婦人七傷, 帶下病及產後瘀痛, 止血痢, 排膿, 療金瘡. ◯ 生山野, 葉似楡而長, 花子紫黑色如豉, 故一名玉豉, 根外黑裏紅, 二月八月採根暴乾. 『本草』 ◯ 性沈寒, 入下焦治熱血痢, 去下焦之血, 腸風及瀉痢下血, 須用之, 陽中微陰, 治下部血. 『湯液』

지유(地楡, 오이풀의 뿌리)

성질은 약간 차고(평하다고도 한다) 맛은 쓰고 달며 시고 독이 없다. 부인의 7상(七傷), 대하, 해산 후에 어혈로 아픈 것을 낫게 한다. 혈리(血痢)를 멈추고, 고름을 빨아내며, 쇠붙이에 다친 것을 낫게 한다.

○ 산과 들에서 자라는데, 잎은 느릅나무[楡]와 비슷하고 길며 꽃과 씨는 검은 자주색이고 약전국과 비슷하기 때문에 일명 옥시(玉豉)라고도 한다. 뿌리의 겉은 검고 속은 붉다. 음력 2월·8월에 뿌리를 캐어 햇볕에 말린다[본초].

○ 성질은 무겁고 차서[沈寒] 하초에 들어가서 열로 난 혈리(血痢)를 낫게 한다. 하초의 혈풍, 장풍, 설사나 이질로 피를 쏟는 데 반드시 써야 할 약이다. 양(陽) 속에 약간 음(陰)이 있기 때문에 하부의 혈병[下部血]을 낫게 한다[탕액].

大薊

○ 항가식. 性平, 味苦, 無毒. 治瘀血, 止吐衄血, 療癰腫疥癬, 主女子赤白帶, 養精保血. ○ 處處有之, 五月採苗葉, 九月採根陰乾. 『本草』 ○ 地丁卽大薊也. 黃花者名黃花地丁, 紫花者名紫花地丁, 並主癰腫. 『正傳』

대계(大薊, 엉겅퀴)

성질은 평하고 맛은 쓰며 독이 없다. 어혈을 풀리게 하고, 피를 토하는 것과 코피를 흘리는 것을 멎게 하며, 옹종·옴·버짐을 낫게 한다. 여자의 적백대하를 치료하고, 정(精)을 자양하며, 혈을 보한다.

○ 곳곳에서 자라는데, 음력 5월에는 금방 돋은 잎을 뜯고, 9월에는 뿌리를 캐어 그늘에서 말린다[본초].

○ 지정(地丁)이 즉 대계이다. 꽃이 노란 것은 황화지정(黃花地丁)이라 하고, 꽃이 자주색인 것을 자화지정(紫花地丁)이라 하는데, 다 같이 옹종을 낫게 한다[정전].

【小薊】 조방가식. 性涼, 無毒. 治熱毒風, 破宿血, 止新血, 暴下血, 血崩, 金瘡出血, 療蜘蛛蛇蝎毒. ○ 大小薊, 俱能破血, 但小薊力微, 不能消腫. ○ 大小薊皆相似, 但大薊高三四尺, 葉皺, 小薊高一尺許, 葉不皺, 以此爲異, 功力有殊, 大薊破血之外亦療癰腫, 小薊專主血疾, 一名刺薊. 『本草』

소계(小薊, 조뱅이) 성질은 서늘하고 독이 없다. 열독풍을 낫게 하고, 오래된 어혈을 헤치며, 출혈을 멎게 하고, 갑자기 피를 쏟는 것과 혈붕(血崩), 쇠붙이에 다쳐 피가 나오는 것을 멎게 한다. 거미·뱀·전갈의 독을 풀어 준다.

○ 대계나 소계는 다 같이 어혈을 헤치는데, 다만 소계는 힘이 약하므로 부은 것을 잘 삭이지 못한다.

○ 대계나 소계는 다 비슷한데, 다만 대계는 키가 3~4자가 되고 잎사귀는 쭈글쭈글하며, 소계는 키가 1자쯤 되고 잎이 쭈그러지지 않았다. 이와 같이 다르므로 효과도 다르다. 대계는 어혈을 헤치는 이외에 옹종을 낫게 하고, 소계는 주로 혈병에만 쓴다. 일명 자계(刺薊)라고도 한다[본초].

澤蘭

○ 性微溫, 味苦甘 一云辛, 無毒. 主產前後百病, 產後腹痛, 頻產血氣衰冷, 成勞羸瘦, 及金瘡癰腫, 消撲損瘀血. ○ 生水澤中, 莖方, 葉似薄荷微香. 三月三日採苗陰乾. 一云, 四月五月採. 『本草』 ○ 入手少陽經. 『入門』

택란(澤蘭, 쉽싸리)

성질은 약간 따뜻하고 맛은 쓰고 달며(맵다고도 한다) 독이 없다. 산전산후의 여러 가지 병과 해산 후 복통과 아이를 자주 낳아서 혈기가 쇠약하고 차서 허로병이 생겨 바짝 여윈 것, 쇠붙이에 다친 것, 옹종을 낫게 하며 타박상으로 생긴 어혈을 삭게 한다.

○ 진펄[水澤]에서 자라는데, 줄기는 모가 나고 잎은 박하와 비슷하며 약간 향기롭다. 음력 3월 3일에 싹을 뜯어 그늘에서 말린다. 또한 4월과 5월에 전초를 뜯는다고도 한다[본초].

○ 수소양경(手少陽經)에 들어간다[입문].

防己

◯ 性平溫, 味辛苦, 無毒. 治濕風口面喎斜, 手足疼, 溫瘧熱氣, 利大小便, 療水腫, 風腫, 脚氣, 去膀胱熱, 散癰腫惡結, 諸瘑, 疥癬, 蟲瘡. ◯ 防己本出漢中, 作車輻解. 黃實而香. 二月八月採根陰乾. 靑白虛軟者, 名木防己, 都不任用. 『本草』 ◯ 太陽本經藥, 通行十二經, 酒洗去皮. 治肺生用. 出華州者, 從一頭吹之, 氣從中貫, 如木通類. 『入門』 ◯ 防己, 瀉血中濕熱. 『東垣』

방기(防己)

성질은 평하고 따뜻하며 맛은 맵고 쓰며 독이 없다. 풍·습으로 입과 얼굴이 비뚤어진 것, 손발이 아픈 것, 온학과 열기를 낫게 하며, 대소변을 잘 나가게 하고, 수종(水腫)·풍종(風腫)·각기(脚氣)를 낫게 한다. 방광열을 없애며, 옹종에 심하게 멍울이 진 것을 삭이고, 여러 가지 와창(瘑瘡)·옴·버짐·충창(蟲瘡)에 쓴다.

○ 방기는 본래 한중(漢中)에서 나는데 수레바퀴살[車輻解]을 만든다. 열매는 노랗고 여물면 향기롭다. 음력 2월·8월에 뿌리를 캐어 그늘에서 말린다. 청백색이며 속이 비고 연한 것을 목방기(木防己)라고 하는데 전혀 쓰지 못한다[본초].

○ 태양경 본경의 약으로서 12경맥을 잘 통하게 하는 데는 술에 씻어 껍질을 버린다. 폐의 병을 낫게 하는 데는 날것을 쓴다. 화주(華州)에서 나는 것은 한쪽 끝으로 불어서 공기가 속대를 따라 나가는데 목통의 종류와 같다[입문].

○ 방기는 혈 속의 습열(濕熱)을 사한다[동원].

天麻

◯ 슈자히좃. 性平 一云寒, 味辛 一云甘, 無毒. 主諸風濕痺, 四肢拘攣, 小兒風癎·驚氣, 治眩暈, 風癎, 語言蹇澁, 多驚失志, 强筋骨, 利腰膝. ◯ 卽赤箭根也, 形如黃瓜, 連生一二十枚, 二月三月五月八月採根暴乾. 苗名定風草. 採得乘潤, 刮去皮, 沸湯略煮過, 暴乾收之. 堅實者佳. 『本草』 ◯ 諸虛眩暈, 非此不能除也. 『丹心』

천마(天麻, 수자해좃)

성질은 평하고(차다고도 한다) 맛은 매우며(달다고도 한다) 독이 없다. 여러 가지 풍습비(風濕痺)와 팔다리가 오그라드는 것, 어린아이의 풍간(風癎)과 경풍(驚風)을 낫게 하며, 어지럼증과 풍간으로 말이 잘 되지 않는 것과 잘 놀라고 온전한 정신이 없는 것을 치료한다. 힘줄과 뼈를 튼튼하게 하며, 허리와 무릎을 잘 쓰게 한다.

○ 즉 적전의 뿌리[赤箭根]이다. 생김새는 오이[黃瓜]와 같은 것이 연달아 10~20개가 붙어 있다. 음력 2월·3월·5월·8월에 뿌리를 캐어 햇볕에 말린다. 싹의 이름을 정풍초(定風草)라고 한다. 뿌리를 캐어서 물기 있을 때에 겉껍질을 긁어 버리고 끓는 물에 약간 삶아 내어 햇볕에 말린다. 속이 단단한 것이 좋다[본초].

○ 여러 가지 허약으로 생긴 어지럼증에는 이 약이 아니면 없앨 수 없다[단심].

阿魏

○ 性溫 一云熱, 味辛, 無毒. 治傳尸, 諸邪鬼, 破癥積, 治瘧, 殺諸小蟲, 體性極臭而能止臭, 奇物也. ○ 生波斯國. 斷其木枝, 汁出如飴, 久乃堅凝, 名曰阿魏, 狀如桃膠, 色黑者不堪, 黃散者爲上, 先研如粉子, 於熱酒器上, 裛過任用. ○ 試法, 將半銖, 安於熟銅器中, 至明, 沾阿魏處, 白如銀汞, 無赤色者, 爲眞也. 『本草』

아위(阿魏)

성질은 따뜻하고(열하다고도 한다) 맛은 매우며 독이 없다. 노채[傳尸]를 낫게 하며, 사귀(邪鬼)를 없앤다. 징가[癥]와 적취[積]를 삭이며, 학질[瘧]을 낫게 하고, 여러 가지 잔 벌레를 죽인다. 자체에서 냄새가 몹시 나면서 나쁜 냄새를 없애는 묘한 약이다.

○ 파사국(波斯國, 페르시아)에서 나는데 그 나뭇가지를 끊으면 엿과 같은 진이 나온다. 오래면 단단히 굳어진다. 이것을 아위라고 하며, 모양이 도교(桃膠)와 같다. 색이 검은 것은 쓰지 못하며 누렇고 부서지는 것이 좋은 것이다. 먼저 분(粉)처럼 간 것을 뜨거운 술그릇 위에서 김을 쏘인 다음에 쓴다.

○ 품질을 감별하는 방법은 아위 0.8g을 쓰던 구리그릇 속에 담아 두었다가 그 이튿날 본다. 그러면 아위를 묻었던 곳이 은이나 수은처럼 희어지고 붉은색이 없어진다. 이렇게 되면 좋은 것이다[본초].

高良薑

○ 性熱, 味辛苦, 無毒. 治胃中冷逆, 霍亂吐瀉, 止腹痛, 療瀉痢, 消宿食, 解酒毒. ○ 出高良郡, 形似山薑, 剉油炒用. 『本草』

고량강(高良薑, 양강)

성질은 열하고 맛은 맵고 쓰며 독이 없다. 위(胃) 속에서 냉기가 치미는 것과 곽란으로 토하고 설사하는 것을 치료한다. 복통을 멎게 하고, 설사·이질을 낫게 하며, 숙식(宿食)을 삭이고, 술독을 풀어 준다.

○ 고량군(高良郡)에서 나는데, 모양이 산강(山薑)과 비슷하며, 썰어서 기름에 볶아 쓴다[본초].

百部根

○ 性微溫, 味甘, 無毒 一云有小毒. 治肺熱咳嗽上氣, 主潤益肺, 療傳尸, 骨蒸勞, 殺蚘蟲, 寸白蟲, 蟯蟲, 亦可殺蠅蠓. ○ 有根數十相連, 作撮如芋子, 去其心, 酒洗, 炒用之. 『本草』

백부근(百部根)

성질은 약간 따뜻하고 맛은 달며 독이 없다(독이 약간 있다고도 한다). 폐열로 기침하고 숨이 가쁜 것을 낫게 한다. 폐를 눅여 주고 보하며, 노채[傳尸]와 골증로(骨蒸勞)를 치료한다. 회충·촌백충·요충을 죽이고, 또한 파리와 하루살이도 죽인다.

○ 뿌리가 수십 개 연달아 나서, 손에 쥐면 토란[芋子]과 같다. 그 심을 버리고 술에 씻은 다음 볶아 쓴다[본초].

茴香

◯ 性平, 味辛, 無毒. 開胃下食, 治霍亂及惡心, 腹中不安, 療腎勞, 㿗疝及膀胱痛, 陰疼, 又調中煖胃. ◯ 葉似老胡荽, 極踈細, 作叢生, 結實如麥而小, 青色. 八月九月採實陰乾, 得酒良. 『本草』 ◯ 溫腎與膀胱小腸, 入手足少陰太陽, 本治膀胱藥也. ◯ 酒浸一宿, 炒黃色, 擣碎用. 『入門』 ◯ 又一種, 八角茴香, 氣味燥烈, 專主腰痛. 『入門』 ◯ 我國種植, 隨處有之. 『俗方』

회향(茴香)

성질은 평하고 맛은 매우며 독이 없다. 음식을 잘 먹게 하며 소화를 잘 시키고, 곽란과 메스껍고 뱃속이 편안치 못한 것을 낫게 한다. 신로(腎勞)와 퇴산(㿗疝), 방광이 아픈 것, 음부가 아픈 것을 낫게 한다. 또 중초(中焦)를 고르게 하고 위(胃)를 덥게 한다.

○ 잎은 늙은 고수나물[老胡荽]과 같은데 아주 성기고[踈] 가늘며 무더기로 나고, 씨는 보리[麥] 비슷하면서 조금 작은 것이 달리는데 푸른색이다. 음력 8월 · 9월에 씨를 훑어 그늘에서 말린다. 술과 같이 쓰면 좋다[본초].

○ 신과 방광 · 소장을 덥게 하고, 수족소음과 태양경으로 들어간다. 본래 방광을 치료하는 약이다.

○ 하룻밤 술에 담갔다가 노랗게 되도록 볶아서 짓찧어 쓴다[입문].

○ 또 한 종류는 팔각회향(八角茴香)인데, 성질과 맛이 조열(燥熱)하며 주로 요통에 쓴다[입문].

○ 우리나라에도 심어서 곳곳에 있다[속방].

款冬花

◯ 性溫, 味辛甘, 無毒. 潤肺消痰, 止咳嗽, 治肺痿, 肺癰吐膿血, 除煩補勞. ◯ 根紫色, 莖青紫, 葉似萆薢. 十一月十二月雪中出花, 紫赤色. ◯ 百草中, 惟此不顧氷雪, 最先春, 氷雪中, 亦生花. 十一月採花陰乾, 或云正月旦採之, 花半開者良. 如已芬芳則都無力. 『本草』 ◯ 一名顆冬. 治嗽之最要者也, 去枝用. 『入門』 ◯ 本經云, 生我國, 今無之. 『俗方』

관동화(款冬花)

성질은 따뜻하고 맛은 맵고 달며 독이 없다. 폐를 눅여 주어 담을 삭이며, 기침을 멎게 하고, 폐위(肺痿)와 폐옹(肺癰)으로 피고름을 뱉는 것을 낫게 하며, 번열을 없애며 허로를 보한다.

○ 뿌리는 자주색이고 줄기는 푸른 자주색이며 잎은 비해와 비슷하다. 음력 11월 · 12월에 눈 속에서 붉은 자주색의 꽃이 핀다.

○ 모든 풀 가운데 이 풀만이 눈 속에서도 봄기운을 가장 먼저 맞는다. 눈 속에서도 꽃이 핀다. 음력 11월에 꽃을 따서 그늘에서 말린다. 혹은 음력 정월 초하루에 따는데 꽃이 절반쯤 핀 것이 좋다. 만일 활짝 피면 약의 효과가 전혀 없다[본초].

○ 일명 과동(顆冬)이라고도 하며, 기침을 낫게 하는 가장 중요한 약이다. 가지를 버리고 쓴다[입문].

○ 『신농본초경』에는 우리나라에서 난다고 하였는데 지금은 없다[속방].

紅藍花

○ 닛. 性溫, 味辛, 無毒. 主産後血暈, 腹內惡血不盡絞痛, 胎死腹中. ○ 卽今紅花也. 以染眞紅及作臙脂, 葉似藍, 故有藍名.『本草』○ 紅花入藥只二分則入心養血, 多用則破血. 又云, 多用破血, 少用養血.『丹心』

홍람화(紅藍花, 잇꽃)

성질은 따뜻하고 맛은 매우며 독이 없다. 해산 후의 혈훈(血暈)과 뱃속에 궂은 피[惡血]가 다 나가지 못하여 쥐어트는 듯이 아픈 데와 태아가 뱃속에서 죽은 데 쓴다.

○ 즉 지금의 홍화(紅花)이다. 이것으로 진홍색으로 물들이며 연지를 만든다. 잎은 쪽[藍]과 비슷하기 때문에 쪽 '남(藍)'자를 붙인 것이다[본초].

○ 홍화를 약에 넣을 때에 0.8g이면 심(心)에 들어가서 양혈(養血)하고, 많이 쓰면 피를 헤친다. 또 "많이 쓰면 피를 헤치고, 적게 쓰면 양혈(養血)한다."고 한다[단심].

【苗】搗付遊腫.

홍람묘(紅藍苗, 잇꽃의 싹) 짛어서 유종(遊腫)[1]에 붙인다.

【子】主天行瘡, 疹不快出.

홍람자(紅藍子, 잇꽃의 씨) 마마와 홍역 때 발진과 꽃이 시원히 돋지 않는 것을 나오게 한다.

【臙脂】主小兒聤耳.

연지(臙脂) 어린아이의 귀앓이[聤耳]를 낫게 한다.

牧丹

○ 모란ᄭᅩᆺ불휘겁질. 性微寒, 味辛苦, 無毒. 除癥堅, 瘀血, 治女子經脈不通, 血瀝腰痛, 落胎, 下胞衣, 産後一切血氣, 療癰瘡排膿, 消撲損瘀血. ○ 卽牧丹花根也. 生山中, 單葉者佳. 二月八月採根, 銅刀劈去骨, 陰乾.『本草』○ 入足少陰手厥陰, 治無汗之骨蒸, 能瀉陰中之火. 酒拌蒸用, 白者補, 赤者利.『入門』

목단(牧丹, 모란의 뿌리껍질)

성질은 약간 차며 맛은 쓰고 매우며 독이 없다. 딴딴한 징가[癥堅]와 어혈(瘀血)을 없애고, 여자의 월경이 통하지 않는 것과 피가 몰린 것[血瀝], 요통을 낫게 하며, 유산시키고 태반을 나오게 하며, 해산 후의 모든 혈병(血病)·기병(氣病)을 치료한다. 옹창(癰瘡)의 고름을 빨아내고, 타박상의 어혈을 삭게 한다.

○ 즉 모란꽃의 뿌리이다. 산에서 자라는데 꽃이 외첩[單葉]인 것이 좋다. 음력 2월·8월에 뿌리를 캐어 구리칼로 쪼개서 심을 버리고 그늘에서 말린다[본초].

---

1) 유종(遊腫) : 피부병의 한 가지. 다발성 피하농양을 말한다고 본다.

○ 족소음과 수궐음경에 들어간다. 땀이 나지 않는 골증(骨蒸)을 낫게 하고, 음(陰) 속의 화(火)를 사한다. 술에 버무려 쪄서 쓴다. 흰 것은 보하고, 붉은 것은 잘 나가게 한다[입문].

三稜

○ ᄆᆡ자깃불휘. 主癥瘕結塊, 治婦人血積, 落胎, 通月經, 消惡血, 産後血暈, 腹痛, 宿血不下, 消撲損瘀血. ○ 處處有之, 多生淺水中, 葉皆三稜. 霜降後採根, 削去皮鬚, 黃色體重, 狀若鯽魚而小, 以體重者爲佳. ○ 不出苗, 卽生細根, 屈如爪者, 謂之鷄爪三稜, 不生細根, 形如烏梅者, 謂之黑三稜, 同一物也. 『本草』 ○ 醋煮熟, 剉焙乾用, 或火炮用. 『入門』

삼릉(三稜, 매자기의 뿌리)

징가와 덩이진 것을 헤치고, 부인의 혈적(血積)을 낫게 하며, 유산을 시키고, 월경을 잘하게 하며, 궂은 피[惡血]를 삭게 한다. 산후의 혈훈(血暈)·복통과 궂은 피가 내려가지 않는 데 쓰며, 다쳐서 생긴 어혈을 삭게 한다.

○ 곳곳에서 나는데, 흔히 얕은 물 속에서 자라며, 잎은 모두 세모로 되어 있다. 상강(霜降) 이후에 뿌리를 캐어 겉껍질과 잔뿌리를 버린다. 색이 노랗고 몸이 무거우며 모양이 붕어[鯽魚]와 비슷하면서 작고 무거운 것이 좋다.

○ 싹이 나오지 않고 가는 뿌리가 나오며 파내면 닭의 발톱과 같은 것을 계조삼릉(鷄爪三稜)이라 하고, 가는 뿌리가 나오지 않고 모양이 오매와 같은 것은 흑삼릉(黑三稜)이라고 하는데, 같은 식물이다[본초].

○ 식초에 달여 익혀서 썬 다음 약한 불에 말려 쓰며 혹은 싸서 구워서 쓴다[입문].

薑黃

○ 性熱, 味辛苦, 無毒. 主癥瘕, 血塊, 癰腫, 通月經, 治撲損瘀血, 破冷除風, 消氣脹. ○ 治産後敗血攻心, 甚驗. 一名片子薑黃, 是經種三年以上老薑, 能生花, 根節堅硬, 氣味辛辣. 八月採根切片, 暴乾. ○ 海南生者, 卽名蓬莪茂, 江南生者卽爲薑黃. 『本草』 ○ 功力烈於鬱金, 剉醋炒用之. 『丹心』

강황(薑黃)

성질은 열하며 맛은 맵고 쓰며 독이 없다. 징가(癥瘕)와 혈괴(血塊)·옹종(癰腫)을 낫게 하며, 월경을 잘하게 한다. 다쳐서 어혈이 진 것을 삭게 한다. 냉기를 헤치고, 풍을 없애며, 기창(氣脹)을 삭아지게 한다.

○ 해산 후에 궂은 피가 가슴으로 치미는 것[敗血攻心]을 낫게 하는 데 매우 좋다. 일명 편자강황(片子薑黃)이라고도 한다. 심어서 삼년 이상 되는 강황은 꽃이 피고 뿌리의 마디가 굳고 단단하며 냄새와 맛은 몹시 맵다. 음력 8월에 뿌리를 캐어 조각이 지게 썰어서 햇볕에 말린다.

○ 해남에서 나는 것을 봉아술(蓬莪茂)이라 하고, 강남(江南)에서 나는 것을 강황이라 한다[본초].

○ 효력이 울금보다 센데, 썰어서 식초에 축여 볶아 쓴다[단심].

蓽撥

○ 性大溫, 味辛, 無毒. 除胃冷, 陰疝, 痃癖, 治霍亂, 冷氣, 心痛血氣, 消食, 殺腥氣. ○ 生南方, 如小指大, 靑黑色. 九月收採, 灰殺暴乾. 『本草』 ○ 去挺, 醋浸一宿, 焙乾用之. 『入門』

필발(蓽撥)

성질은 몹시 따뜻하며 맛은 맵고 독이 없다. 위(胃)가 찬 것을 없애고, 음산(陰疝)과 현벽(痃癖)을 낫게 한다. 곽란(霍亂)·냉기(冷氣)와 혈기(血氣)로 가슴이 아픈 것을 치료하고, 음식을 삭게 하며, 비린 냄새를 없앤다.

○ 남방에서 나는데, 크기가 새끼손가락만하고 검푸른 색이다. 음력 9월에 따서 재에 숨을 죽여 햇볕에 말린다[본초].

○ 꼭지를 버리고 식초에 하룻밤 담갔다가 약한 불에 말려 쓴다[입문].

羅摩子

○ 새박. 性溫, 味甘辛, 無毒. 主虛勞, 能補益. ○ 處處有之, 葉食之, 功同於子, 蔓生, 斷之有白汁, 一名雀瓢. 『本草』

나마자(羅摩子, 새박)

성질은 따뜻하며 맛은 달고 매우며 독이 없다. 허로를 치료하는데 잘 보한다.

○ 곳곳에서 자란다. 잎을 먹으면 씨와 같은 효과가 있다. 덩굴이 뻗는데, 덩굴을 자르면 흰 진이 나온다. 일명 작표(雀瓢)라고도 한다[본초].

鬱金

○ 심황. 性寒, 味辛苦, 無毒. 主血積下氣, 治血淋·尿血, 金瘡療血氣心痛. 『本草』 ○ 鬱金不甚香, 但其氣輕揚, 能致達酒氣於高遠, 以降神也. 古人, 用以治鬱遏不能散者, 在處有之, 形如蟬肚者佳, 水洗焙乾用. 『入門』

울금(鬱金, 심황)

성질은 차며 맛은 맵고 쓰며 독이 없다. 혈적(血積)을 낫게 하며 기를 내리고, 혈림과 피오줌을 낫게 하며, 쇠붙이에 다친 것과 혈기로 가슴이 아픈 것[心痛]을 낫게 한다[본초].

○ 울금은 몹시 향기롭지 않으나 그 기운이 가볍고 날쌔어[揚] 술기운을 높은 데로 올라가게 하고 신(神)을 내려오게 한다. 옛사람들은 몰리고 막혀서 잘 헤쳐지지 않는 데 울금을 썼다. 곳곳에 있는데, 모양이 매미 배[蟬肚] 같은 것이 좋다. 물에 씻어 약한 불에 말려 쓴다[입문].

盧薈

○ 性寒, 味苦, 無毒. 療小兒五疳, 殺三蟲, 及痔瘻疥癬, 亦主小兒熱驚. 『本草』 ○ 生波斯國. 木之脂液凝成, 色黑如錫, 用數塊, 散至水中, 化則自合者, 爲眞. 另硏用之. 『入門』

노회(蘆薈)

성질은 차고 맛은 쓰며 독이 없다. 어린아이의 5감(五疳)을 낫게 하고, 3충(三蟲)을 죽이며, 치루(痔瘻)와 옴과 버짐, 어린아이가 열이 나면서 놀라는 것을 낫게 한다[본초].

○ 페르시아에서 나는데, 나무의 진이 엉겨 엿[餳]처럼 새까만 것이다. 여러 덩어리를 물 속에 넣으면 녹으면서 저절로 합해지는 것이 진품이다. 따로 갈아서 쓴다[입문].

玄胡索

○ 性溫, 味辛 一云苦. 無毒. 主産後諸病, 因血所爲者, 治月經不調, 腹中結塊, 崩中淋露. 産後血暈, 消撲損瘀血, 落胎, 破癥癖, 破血, 治氣, 治心痛 · 小腹痛如神. ○ 在處有之, 根如半夏, 色黃. 『本草』 ○ 入手足太陰 · 足厥陰經. 醋煮用之. 『入門』

현호색(玄胡索)

성질은 따뜻하고 맛은 매우며(쓰다고도 한다) 독이 없다. 해산 후에 어혈로 생긴 여러 가지 병을 낫게 한다. 월경이 고르지 못한 것, 뱃속에 있는 결괴(結塊), 붕루, 산후 혈훈(血暈)을 낫게 한다. 다쳐서 생긴 어혈을 삭게 하고, 유산시키며, 징벽(癥癖)을 삭이고, 어혈을 헤친다. 기병(氣病)을 치료하며, 심통과 아랫배가 아픈 것을 치료하는 데 효과가 좋다.

○ 곳곳에서 자라는데, 뿌리는 반하 비슷하고 색이 노랗다[본초].

○ 수족태음경과 족궐음경에 들어간다. 식초에 달여서 쓴다[입문].

肉豆蔻

○ 性溫, 味辛 一云苦, 無毒. 調中下氣, 止瀉痢, 開胃消食, 亦治小兒吐乳. ○ 其形圓小, 皮紫, 緊薄, 中肉辛辣, 去殼只用肉. 肉, 油色肥實者佳, 枯白而瘦者, 劣也. 『本草』 ○ 溫中補脾, 能下氣, 以其脾, 得補而善運化, 氣自下也. 『丹心』 ○ 一名肉果. 治虛泄 · 冷泄之要藥也, 入手陽明經. 醋調麵, 包煨熟, 取出以紙槌去油淨用之, 勿令犯銅. 『入門』

육두구(肉豆蔻)

성질은 따뜻하고 맛은 맵고(쓰다고도 한다) 독이 없다. 중초를 고르게 하고 기를 내리며, 설사와 이질을 멈추고, 음식 맛이 나게 하며 소화시킨다. 또 어린아이가 젖을 토하는 것을 낫게 한다.

○ 그 모양이 둥글고 작으며 껍질은 자주색이며 팽팽하고 얇은데 속의 살은 맵다. 껍질은 버리고 살만 쓴다. 살에는 기름기가 있고 잘 여물고 단단한 것이 좋다. 마르고 희면서 살이 적은 것은 좋지 못한 것이다[본초].

○ 속을 덥게 하고 비(脾)를 보하여 기를 잘 내리게 한다. 비를 보하게 되면 운화(運化) 작용이 잘 되어 기가 자연히 내려가게 된다[단심].

○ 일명 육과(肉果)라고도 한다. 허설(虛泄)과 냉설(冷泄)을 낫게 하는 중요한 약이다. 수양명경에 들어간다. 식초에 반죽한 밀가루떡[醋調麵]에 싸서 잿불에 묻어 잘 구워지면 종이로 눌러 기름을 다 빼고 쓰는데, 구리에 닿지 않게 해야 한다[입문].

補骨脂

○ 性大溫, 味辛 一云苦, 無毒. 主勞傷, 骨髓傷敗, 腎冷精流, 腰疼膝冷, 囊濕, 止小便利, 治腹中冷, 能興陽事. ○ 一名破故紙, 實如麻子, 圓扁而黑, 九月採. 『本草』 ○ 急用微炒, 止泄麪炒, 補腎麻子仁炒. 『入門』

보골지(補骨脂)

성질은 몹시 따뜻하고 맛은 매우며(쓰다고도 한다) 독이 없다. 허로손상(虛勞損傷)으로 골수(骨髓)가 줄어들고 신(腎)이 차서 정액이 저절로 나오고 허리가 아프며 무릎이 차고 음낭이 축축한 것을 낫게 한다. 오줌이 많이 나오는 것을 멎게 하고, 뱃속이 찬 것을 낫게 하며, 음경이 잘 일어나게 한다.

○ 일명 파고지라고도 하는데, 씨가 삼씨같이 둥글고 납작하면서 검다. 음력 9월에 딴다[본초].

○ 급히 쓰려면 약간 볶아 쓴다. 설사를 멈추려면 밀가루와 함께 볶고, 신(腎)을 보하려면 마인과 함께 볶는다[입문].

零陵香

○ 性平 一云溫, 味甘 一云辛, 無毒. 主惡氣疰, 心腹痛, 令體香. ○ 麻葉方莖, 氣如蘼蕪, 其莖葉謂之蕙, 其根謂之薰, 得酒良, 三月採. 『本草』 ○ 我國惟濟州有之, 然難得. 『俗方』

영릉향(零陵香)

성질은 평하고(따뜻하다고 한다) 맛은 달며(맵다고도 한다) 독이 없다. 악기(惡氣)와 시주[疰]로 명치 아래가 아픈 것과 복통을 낫게 하며, 몸에서 향기를 풍기게 한다.

○ 잎은 삼잎[麻葉] 비슷하고 줄기는 모가 났으며 냄새는 궁궁이싹[蘼蕪]과 같다. 그 줄기와 잎은 혜(蕙)라 하고, 그 뿌리를 훈(薰)이라고 한다. 술과 같이 쓰면 좋다. 음력 3월에 캔다[본초].

○ 우리나라에는 오직 제주도에만 있으므로 얻기 어렵다[속방].

縮砂蜜

○ 性溫, 味辛, 無毒. 治一切氣, 心腹痛, 宿食不消, 赤白泄痢, 溫煖脾胃, 止胎痛, 治霍亂. ○ 形似白豆蔻, 微黑色, 狀似益智, 七八月採. 『本草』 ○ 與白豆蔻, 爲使則入肺, 與人參·益智, 爲使則入脾, 與黃柏·茯苓, 爲使則入腎, 與赤白石脂, 爲使則入大小腸. 『湯液』 ○ 又名砂仁. 入手足太陰陽明, 足少陰經, 慢火炒令香, 挼去皮取仁, 擣碎用. 『入門』

축사밀(縮砂蜜, 사인)

성질은 따뜻하고 맛은 매우며 독이 없다. 모든 기병[氣]과 명치 아래와 배가 아프며 음식에 체하여 소화되지 않는 것과 설사와 적백이질을 낫게 한다. 비위(脾胃)를 덥게 하며, 태동으로 인한 통증[胎痛]을 멎게 하고, 곽란을 치료한다.

○ 모양은 백두구와 비슷한데 약간 검은 것은 익지인과 비슷하다. 음력 7~8월에 받는다[본초].

○ 백두구를 사약(使藥)으로 쓰면 폐(肺)에 들어가고, 인삼·익지인을 사약으로 쓰면 비(脾)에 들어간다. 황백·백복령을 사약으로 쓰면 신(腎)에 들어가고, 적석지·백석지를 사약으로 쓰면 대장과 소장에 들어간다[탕액].

○ 또한 사인(砂仁)이라고도 한다. 수족태음경과 양명경·족소음경에 들어간다. 약한 불에 고소하게 볶아 손으로 비벼 껍질을 버리고 속씨만 받아 짓찧어서 쓴다[입문].

蓬莪茂

○ 性溫, 味苦辛, 無毒. 治一切氣, 通月經, 消瘀血, 止心腹痛, 破痃癖, 療奔豚. ○ 根如鷄鴨卵, 大小不常, 九月採, 蒸熟暴乾, 此物極堅硬難擣, 熱灰火中, 煨令透熟, 乘熱入臼中擣之, 卽碎如粉. 『本草』 ○ 破痃癖氣最良, 色黑破氣中之血. 『湯液』 ○ 卽蓬朮也. 陳醋煮熟, 剉焙乾用之, 或火炮, 醋炒用, 得酒良. 『入門』

봉아술(蓬莪茂, 봉출)

성질은 따뜻하고 맛은 쓰며 맵고 독이 없다. 모든 기를 잘 돌게 하고, 월경을 통하게 하며, 어혈을 풀리게 하고, 명치 아래의 통증과 복통을 멎게 한다. 현벽(痃癖)을 삭이고, 분돈(奔豚)을 낫게 한다.

○ 뿌리는 닭이나 오리의 알과 비슷한데 크고 작은 것이 일정하지 않다. 음력 9월에 캐어 쪄서 익힌 다음 햇볕에 말린다. 이 약은 아주 딴딴하고 굳기 때문에 부스러뜨리기 어려우므로 뜨거운 잿불 속에 묻어 잘 구워서 뜨거울 때 절구에 넣고 찧으면 부서져서 가루가 된다[본초].

○ 현벽을 삭이는 데 아주 좋다. 색은 검은데 기(氣) 속의 혈을 헤친다[탕액].

○ 즉 봉출이다. 묵은 식초[陳醋]를 두고 삶아서 썰어 약한 불에 말려서 쓰기도 하고, 혹은 싸서 불에 굽거나 식초로 축여 볶아 쓰기도 한다. 술과 같이 쓰면 좋다[입문].

葒草

○ 뇨화. 性微寒, 味鹹, 無毒. 主消渴, 療脚氣. ○ 處處有之, 生水傍, 似蓼而葉大有毛, 花紅白色, 五月採實. 『本草』

홍초(葒草)

성질은 약간 차고 맛은 짜며 독이 없다. 소갈(消渴)과 각기(脚氣)를 낫게 한다.

○ 곳곳에 있으며 개울가에서 자라는데, 여뀌[蓼]와 비슷하며 잎이 크고 털이 있으며, 꽃은 붉고 흰색이다. 음력 5월에 씨를 받는다[본초].

莎草根

○ 향부ᄌᆞ. 性微寒, 味甘, 無毒. 大下氣, 除胸中熱. 久服令人益氣, 能快氣開鬱. 止痛調經, 更消宿食. ○ 莎草, 其根上如棗核者, 謂之香附子, 又名雀頭香. 二月八月採. 『本草』 ○ 香附主氣分之病, 香能竄, 苦能降, 推陳致新, 婦人血用事, 氣行則無疾, 老人精枯血閉, 惟氣是資. 凡有病則氣滯而餒, 故香附入氣分爲君藥, 世所罕知. 『丹心』 ○ 香附婦人之仙藥, 蓋婦人性偏多鬱, 此藥能散鬱逐瘀, 採得後, 以稈火燒去毛, 入石臼擣淨, 氣病略炒, 血病酒煮, 痰病薑汁煮, 下虛鹽水煮, 血虛有火, 童便煮過則凉. 積冷醋浸炒則熱, 鹽炒則補腎間元氣. 用檀香佐香附, 流動諸氣, 甚妙. 『入門』

사초근(莎草根, 향부자)

성질은 약간 차고 맛은 달며 독이 없다. 기를 세게 내리고, 가슴 속의 열을 없앤다. 오래 먹으면 기를 보하고 기분을 좋게 하며 속이 답답한 것을 풀어 준다. 통증을 멎게 하며, 월경을 고르게 하고, 오랜 식체를 삭게 한다. 사초(莎草)의 뿌리에 달린 대추씨 같은 것을 향부자라 하고, 또한 작두향(雀頭香)이라고도 한다. 음력 2월·8월에 캔다[본초].

○ 향부자는 기분(氣分)의 병을 주로 낫게 한다. 향기는 잘 뚫고 나가고 쓴맛은 묵은 것을 잘 밀어내고 새것을 생기게 한다. 부인은 혈이 잘 돌면 기도 잘 돌기 때문에 병이 나지 않는다. 노인은 정(精)이 마르고 월경이 끝나면 다만 기(氣)에만 의존하는 것이다. 그런데 병이 나면 기(氣)가 막히고 부족하게 되기 때문에 기분에 들어가는 향부자가 주약으로 되어야 하는데, 세상에서 이것을 아는 사람은 드물다[단심].

○ 향부자는 부인에게 아주 좋은 약이다. 부인의 성격은 너그럽지 못하여 맺힌 것을 풀 줄 모르는 때가 많은데 이 약은 맺힌 것을 잘 헤치고 어혈을 잘 몰아낸다. 캐서 볏짚불로 잔털을 잘라 버리고 돌절구에 넣고 찧으면 깨끗해진다. 기병(氣病)에는 약간 볶아 쓰고, 혈병(血病)에는 술에 달여[酒煮] 쓰며, 담병(痰病)에는 생강즙에 달인다. 하초가 허약한 데는 소금물에 달이고, 혈이 허하여 화(火)가 있을 때는 동변에 달여 쓰면 시원해진다. 냉적(冷積)에는 식초에 담갔다가 볶아 쓰면 더워지고, 소금물에 축여 볶아 쓰면 신(腎)의 원기를 보한다. 단향에 향부자를 좌약(佐藥)으로 하면 모든 기를 이리저리 옮겨 가게 하는 데 아주 좋다[입문].

胡黃連

○ 性寒, 味苦, 無毒. 主骨蒸勞熱, 補肝膽明目, 小兒久痢成疳, 及驚癎, 婦人胎蒸, 男子煩熱. ○ 生胡地, 似乾楊柳枝, 心黑外黃, 折之塵出如烟者, 爲眞. 『本草』

호황련(胡黃連)

성질은 차고 맛은 쓰며 독이 없다. 골증(骨蒸)과 허로열(虛勞熱)을 낫게 하고, 간담(肝膽)을 보하며, 눈을 밝게 하고, 어린아이가 오랜 이질로 감질(疳疾)이 된 것과 경간(驚癎), 부인의 임신 중에 나는 열과 남자의 번열(煩熱)을 낫게 한다.

○ 중국에서 나는데, 마른 버드나무 가지[乾楊柳枝]와 비슷하며 속은 검고 겉은 누르며 꺾으면 연기와 같은 먼지가 나는 것이 좋은 것이다[본초].

紅豆蔻

○ 性溫, 味辛 一云苦, 無毒. 主水瀉腹痛, 霍亂嘔吐酸水, 解酒毒, 消瘴霧. ○ 是高良薑子, 花作穗, 微帶紅色. 『本草』

홍두구(紅豆蔻)

성질은 따뜻하고 맛은 매우며(쓰다고도 한다) 독이 없다. 물 같은 설사를 하며 복통과 곽란으로 신물을 토하는 것을 낫게 하고, 술독을 풀어 주며, 산람장기독을 없앤다.

○ 이것은 양강의 씨[高良薑子]이다. 꽃은 이삭으로 되었으며 붉은색을 약간 띠었다[본초].

甘松香

◯ 性溫, 味甘, 無毒. 主心腹痛, 下氣. ◯ 叢生, 葉細, 用合諸香.『本草』◯ 又有三柰子, 性味頗同, 入諸香料.『入門』

감송향(甘松香)

성질은 따뜻하고 맛은 달며 독이 없다. 명치 아래의 통증과 복통을 낫게 하며, 기를 내린다.

○ 무더기로 나며 잎은 가늘다. 여러 가지 향을 만드는 데 쓴다[본초].

○ 또 삼내자(三柰子)가 있는데, 성질과 맛이 거의 같으며 여러 가지 향료로 쓴다[입문].

垣衣

◯ 담우희잇기. 性冷, 味酸, 無毒. 主黃疸心煩, 暴熱在腸胃. ◯ 卽古墻北陰, 青苔衣也.『本草』

원의(垣衣, 담 위의 이끼)

성질은 냉하고 맛은 시며 독이 없다. 황달과 속이 답답한 것과 장위(腸胃)에 갑자기 센 열이 있는 것을 낫게 하다.

○ 즉 오랜 담장의 북쪽 그늘진 곳에 있는 푸른 이끼이다[본초].

地衣

◯ 짜해찌인잇기. 性冷, 微毒. 主卒心痛, 中惡. ◯ 此陰濕地, 被日晒, 起苔蘚, 是也. 大抵苔之類也, 生屋則謂之屋遊瓦苔, 在垣墻則謂之垣衣土馬騣, 在地則謂之地衣, 在井則謂之井苔, 在水中石上則謂之陟釐.『本草』

지의(地衣, 땅에 낀 이끼)

성질은 냉하고 독이 약간 있다. 갑자기 심통이 생긴 것과 중악(中惡)을 낫게 한다.

○ 이는 음습한 땅에 햇볕이 쪼여 생기는 이끼이다.

○ 대체로 이끼의 종류로는 지붕에 낀 것은 옥유와태(屋遊瓦苔)라 하고, 담장 위에 낀 것은 원의토마종(垣衣土馬騣)이라 한다. 땅에 생기는 것을 지의(地衣)라 하고, 우물에 생기는 것을 정태(井苔)라고 하며, 물 속 돌 위에 낀 것은 척리(陟釐)라고 한다[본초].

【井中苔】性大寒. 主熱瘡, 漆瘡, 水腫.『本草』

정중태(井中苔, 우물 속의 이끼) 성질은 몹시 차다. 열창(熱瘡)·칠창(漆瘡)·수종(水腫)을 낫게 한다[본초].

【屋遊】止渴, 利小腸, 膀胱氣. 性寒, 味甘. 此古瓦屋上, 北陰青苔也.『本草』

옥유(屋遊) 갈증을 멎게 하고, 소장과 방광의 기를 잘 돌게 한다. 성질은 차고 맛은 달다. 이것은 오랜 기와지붕의 북쪽 그늘 쪽에 생긴 푸른 이끼이다[본초].

鱧腸

○ 한년초. 性平, 味甘酸, 無毒. 主血痢, 鍼灸瘡發洪血不可止者, 長鬚髮, 付一切瘡. ○ 處處有之, 卽蓮子草也, 俗謂之旱蓮子. 三月八月採陰乾, 實若小蓮房, 摘其苗皆有汁出, 須臾而黑, 故多入烏鬚髮藥. 『本草』

예장(鱧腸, 한련초)

성질은 평하고 맛은 달며 시고 독이 없다. 혈리나 침·뜸자리가 헌 것이 터져서 피가 계속 나오는 것을 낫게 한다. 수염과 머리카락을 자라게 하고, 모든 헌데에 붙인다.

○ 곳곳에 있는데, 즉 연자초(蓮子草)이다. 민간에서는 한련자(旱蓮子)라고 한다. 음력 3월·8월에 뜯어 그늘에서 말린다. 열매는 작은 연자와 같고 그 싹을 따면 모두가 진이 나오는데 잠깐 후에는 검어지기 때문에 흔히 수염과 머리카락을 검게 하는 약에 넣는다[본초].

茅香花

○ 흰쒸곳. 性溫, 味苦, 無毒. 止吐血, 鼻衄, 付灸瘡, 金瘡, 止血及痛. ○ 苗似大麥, 五月開白花. 正月二月採根, 五月採花, 八月採苗, 其莖葉黑褐而花白, 隨處有之. 『本草』 ○ 白茅香, 性平, 味甘. 明潔而長, 作湯浴, 辟邪氣, 令人身香, 卽根也. 『本草』

모향화(茅香花, 흰 띠꽃)

성질은 따뜻하고 맛은 쓰며 독이 없다. 피를 토하는 것과 코피가 나는 것을 멎게 하고, 구창(灸瘡)과 쇠붙이에 다친 데 붙이면 출혈과 통증이 멎는다.

○ 싹은 보리[大麥]와 비슷하며 음력 5월에 흰 꽃이 핀다. 정월·2월에 뿌리를 캐고 5월에 꽃을 따고 8월에 싹을 벤다. 줄기와 잎은 흑갈색이고 꽃은 희며 곳곳에 있다[본초].

○ 백모향의 성질은 평하고 맛은 달다. 맑고 깨끗하며 긴 것을 삶은 물에 목욕하면 사기를 물리치고 사람의 몸에서 향기를 풍긴다. 즉 뿌리를 쓴다[본초].

使君子

○ 性溫, 味甘, 無毒. 主小兒五疳, 殺蟲, 止泄痢. ○ 形如梔子而有五稜, 其殼靑黑色, 內有仁白色, 七月採實, 始因郭使郡, 療小兒多用此, 因號爲使君子. 去殼用仁, 或兼用殼. 『本草』

사군자(使君子)

성질은 따뜻하고 맛은 달며 독이 없다. 어린아이의 5감(五疳)을 낫게 하며, 벌레를 죽이고, 설사와 이질을 멎게 한다.

○ 모양이 치자와 비슷한데 5개의 모[稜]가 났으며 껍질은 검푸른 색이고 속에 흰색의 씨가 있다. 음력 7월에 열매를 딴다. 처음에 곽사군(郭使郡)이 어린아이의 병을 낫게 하는 데 흔히 썼다 하여 이름을 사군자라고 한 것이다. 껍질은 버리고 씨를 쓴다. 혹 껍질을 겸하여 쓰기도 한다[본초].

白豆蔲

○ 性大溫，味辛，無毒．主積冷，止吐逆反胃，消穀下氣．○ 子作朶如蒲萄，生靑熟白，七月採，去殼用．『本草』○ 散肺中滯氣，專入肺經，去目中白睛瞖膜．『湯液』○ 入手太陰經及手太陽經，別有淸高之氣，補上焦元氣，去皮，硏用．『入門』

백두구(白豆蔲)

성질은 몹시 따뜻하며 맛은 맵고 독이 없다. 냉적(冷積)을 낫게 하고, 구토와 반위증(反胃證)을 멎게 하며, 음식을 삭게 하고, 기를 내리게 한다.

○ 포도송이와 같은 씨가 달리며, 날것은 푸르고 익으면 희다. 음력 7월에 따서 껍질을 버리고 쓴다[본초].

○ 폐에 몰린 기를 발산시키고 주로 폐경에만 들어간다. 눈 흰자위에 생긴 예막(瞖膜)을 없앤다[탕액].

○ 수태음경과 수태양경으로 들어간다. 이 약에는 청고(淸高)[2)]한 기가 따로 있어서 상초의 원기를 보한다. 껍질은 버리고 갈아서 쓴다[입문].

附子

○ 性大熱，味辛甘，有大毒．補三焦厥逆，六府寒冷，寒濕痿躄，墮胎，爲百藥長．○ 烏頭 · 烏喙 · 天雄 · 附子 · 側子，皆一物也．刑事烏頭者，爲烏頭．兩岐者，爲烏喙．細長至三四寸者，爲天雄．根傍，如芋散生者，爲附子．傍連生者，爲側子．五物，同出而異名也．『本草』○ 附子小者力弱，大者性惡，五錢重者佳．『丹心』○ 古方，用大附子重一兩者，取其力大．凡用，須炮令裂，去皮臍，使之．『丹心』○ 有用童便浸煮，以助下行．○ 本手少陽命門及三焦藥也，通行諸經，浮中沈無所不至．『入門』○ 甘草人參生薑相配，正制其毒也．『入門』

부자(附子)

성질은 몹시 열하고 맛은 맵고 달며 독이 많다. 삼초를 보하고, 궐역(厥逆)과 육부(六府)에 있는 한랭과 한습으로 위벽증(痿躄證)이 생긴 것을 낫게 한다. 유산시키는 데는 모든 약 가운데서 가장 좋다.

○ 오두 · 오훼(烏喙) · 천웅(天雄) · 부자 · 측자(側子)가 다 한가지 식물이다. 모양이 까마귀 대가리 같은 것을 오두라 하고, 두 가닥인 것은 오훼(烏喙)라 한다. 가늘고 길이가 3~4치 되는 것을 천웅(天雄)이라 하며, 뿌리 곁에 토란[芋]과 같이 붙어 있는 것을 부자라고 한다. 곁에 연달아 난 것을 측자(側子)라고 한다. 이 5가지 약은 같은 데서 생기는데 이름만 다르다[본초].

○ 부자가 작은 것은 약 힘이 약하고 큰 것은 성질이 사나우며, 20g쯤 되는 것이 좋다[단심].

○ 고방(古方)에는 큰 부자로서 무게가 40g인 것을 쓰면 그 힘이 크다고 하였다. 대개 쓸 때에는 반드시 싸서 터지도록 구워 껍질과 배꼽을 버리고 쓴다[단심].

○ 쓸 때에 동변에 담갔다가 달여서 쓰면 내려가는 힘이 좋아진다.

○ 본래 수소양명문(手少陽命門)과 삼초의 약이다. 모든 경맥을 다 돌기 때문에 높은 데나 중간이

---

2) 청고(淸高) : 청백하고 고결한 것.

나 낮은 데나 가지 못하는 곳이 없다[입문].

○ 감초·인삼·생강을 배합하면 그 독이 없어진다[입문].

烏頭

○ 性大熱, 味辛甘, 有大毒. 主風寒濕痺, 消胸上冷痰, 止心腹疝痛, 破積聚, 墮胎. ○ 卽川烏也. 與附子同種, 製法亦同, 一名堇, 一名奚毒, 其形長而有尖者佳. 『本草』 ○ 烏頭天雄, 皆氣壯形偉, 可爲下部藥之佐, 而無表其害人之禍, 殺人多矣, 當以童便煮而浸之, 以殺其毒, 且助下行之力, 入鹽尤捷. 『丹心』

오두(烏頭)

성질은 몹시 열하고 맛은 매우며 달고 독이 없다. 풍·한·습으로 생긴 비증(痺證)을 낫게 하고, 가슴에 있는 냉담(冷痰)을 삭게 하며, 명치 아래가 몹시 아픈 것을 멎게 하고, 적취(積聚)를 헤치며, 유산시킨다.

○ 즉 천오(川烏)이다. 부자와 같은 종류로서 법제하는 방법도 같다. 일명 근(堇) 또는 해독(奚毒)이라고도 하는데 그 모양은 길고 뾰족한 것이 좋다[본초].

○ 오두와 천웅(天雄)은 모두 기가 웅장하고 형세가 세어서 하부의 약에 좌사약이 될 수 있다. 그런데 사람을 해치는 것이 잘 나타나지 않으므로 이것을 알지 못하며 사람을 죽이는 일이 많다. 때문에 반드시 동변에 달여서 담가 두어 그 독을 없애는 동시에 내려가는 힘을 돕게 하여야 한다. 소금을 넣으면 더욱 빠르다[단심].

天雄

○ 性大熱, 味辛甘, 有大毒. 主風寒濕痺, 歷節痛, 强筋骨, 輕身健行, 除骨間痛, 破積聚, 又墮胎. ○ 似附子, 細而長, 凡丸散, 炮去皮臍用. 飮藥則和皮生使, 甚佳. 『本草』 ○ 非天雄, 不能補上焦之陽虛, 又天雄走上, 烏頭達下. 『入門』

천웅(天雄)

성질은 몹시 열하고 맛은 매우며 달고 독이 많다. 풍·한·습으로 생긴 비증과 역절통(歷節痛)을 낫게 하며, 힘줄과 뼈를 튼튼하게 한다. 또 몸을 가볍게 하며 걸음을 잘 걷게 하고, 뼈가 아픈 것[骨間痛]을 없애고, 적취를 헤친다. 또한 유산시킨다.

○ 부자와 비슷한데 가늘고 길다. 대개 환약이나 가루약에는 싸서 구워 껍질과 배꼽을 버리고 쓴다. 달여 마시는 약에는 껍질째 생으로 쓰면 아주 좋다[본초].

○ 천웅이 아니면 상초의 양허(陽虛)를 보할 수 없다. 또 천웅은 위로 올라가고, 오두는 아래로 내려간다[입문].

半夏

○ 끠믈웃. 性平 生微寒熟溫, 味辛, 有毒. 主傷寒寒熱, 消心腹痰熱滿結, 咳嗽上氣, 消痰涎, 開胃健脾, 止嘔吐, 去胸中痰涎, 瘧瘧, 墮胎. ○ 處處有之, 生田野中, 五月八月採根暴乾, 以圓白陳久者, 爲勝. 『本草』 ○ 湯浸切片, 淋洗七遍, 去涎盡, 以生薑汁浸一

宿，焙乾用.『本草』◯ 入足陽明太陰少陽，經臘月泡，洗置露天氷過，又泡共七次，留久極妙.『入門』◯ 三消及血虛者，乾咽痛者，腸燥大便難者，汗多者，皆勿用.『丹心』

반하(半夏, 끼무릇)

성질은 평하고(날것은 약간 차고, 익히면 따뜻하다) 맛은 매우며 독이 있다. 상한(傷寒)에 추웠다 열이 났다 하는 것을 낫게 하고, 명치 아래에 담열(痰熱)이 그득하게 몰린 것과 기침하고 숨이 찬 것을 낫게 하며, 담연(痰涎)을 삭이며, 음식을 잘 먹게 한다. 비(脾)를 튼튼하게 하고, 토하는 것을 멎게 하며, 가슴 속에 담연을 없앤다. 또 학질을 낫게 하며, 유산시킨다.

◯ 곳곳에 있으며 밭과 들에서 자라는데, 음력 5월 · 8월에 뿌리를 캐어 햇볕에 말린다. 둥글고 희며 오래 묵은 것이 좋다[본초].

◯ 끓는 물에 담갔다가 조각이 나게 썰어 7번을 씻어 침 같은 진이 다 없어진 다음 생강즙에 담가 하룻밤 두었던 것을 약한 불에 말려 쓴다[본초].

◯ 족양명경과 태음경 · 소양경에 들어간다. 음력 12월에 물에 우려서 밖에 내놓아 얼린다[氷]. 이렇게 7번 우려 오래 두었던 것이 가장 좋다[입문].

◯ 3가지 소갈과 혈이 허한 사람, 목구멍이 마르면서 아픈 사람, 장이 말라 대변을 보기 힘든 사람, 땀이 많은 사람에게는 모두 쓰지 말아야 한다[단심].

大黃

◯ 쟝군플. 性大寒，味苦，無毒 一云有毒. 主下瘀血 · 血閉，破癥瘕 · 積聚，通利大 · 小腸. 除溫瘴 · 熱疾，療癰疽 · 瘡癤 · 毒腫，號爲將軍. ◯ 在處有之. 二月八月採根，去黑皮火乾，錦紋者佳.『本草』◯ 蕩滌實熱，推陳致新，謂如戡定禍亂，以致太平，所以有將軍之名.『湯液』◯ 入手足陽明經，酒浸入太陽，酒洗入陽明，餘經不用酒，蓋酒浸良久，稍薄其味，而借酒力上升至高之分，酒洗亦不至峻下，故承氣湯俱用酒浸，惟小承氣生用，或麪裹煨熟，或酒浸蒸熟，量虛實用.『入門』◯ 酒炒上達頭頂，酒洗中至胃脘，生用則下行.『回春』

대황(大黃, 장군풀)

성질은 몹시 차고 맛은 쓰며 독이 없다(독이 있다고도 한다). 어혈과 월경이 막힌 것을 나가게 하며, 징가와 적취를 삭이고, 대소변을 잘 통하게 한다. 온장(溫瘴)[3]과 열병을 치료하고, 옹저(癰疽)와 창절(瘡癤)과 종독[毒腫]을 낫게 한다. 장군풀[將軍]이라고 부른다.

◯ 곳곳에서 자란다. 음력 2월과 8월에 뿌리를 캐어 검은 껍질을 버리고 불에 말리는데 비단무늬 같은 것이 좋다[본초].

◯ 실열(實熱)을 빨리 내리고 묵은 것을 밀어내며 새로운 것을 생기게 하는 것이 마치 난리를 평정하고 평안한 세상이 오게 하는 것 같다고 해서 장군풀[將軍]이라 했다[탕액].

◯ 수족양명경에 들어간다. 술에 담그면 태양경에도 들어가고 술에 씻으면 양명경에 들어간다. 다른 경에 들어가게 하려면 술을 쓰지 말아야 한다. 술에 한참 동안 담가 두면 그 맛이 좀 약해지나 술의 힘을 빌려 가장 높은 부위까지 올라가며, 술에 씻으면 또한 세게 설사하지 않게 하기 때문에 승기탕에도 다 술에 담갔다가 쓴다. 다만 소승기탕에는 날것을 쓰거나 밀가루떡에 싸서 잿불에 묻

3) 온장(溫瘴) : 온병(瘟病)을 말한다.

어 구워 쓰거나 술에 담갔다가 쪄서 쓰는데 허하고 실한 것을 보아서 쓴다[입문].

○ 술에 축여 볶아 쓰면 위로 머리끝까지 올라가고, 술에 씻으면 위[胃脘]로 가며, 날것을 쓰면 아래로 내려간다[회춘].

葶藶子

○ 두르믜나이삐. 性寒, 味辛苦, 無毒. 主肺癰上氣咳嗽, 定喘促, 除胸中痰飮, 療皮間邪水上溢面目浮腫, 利小便. ○ 在處有之, 苗葉似薺. 三月開花微黃, 結角子, 扁小如黍粒色黃. 入夏後採實, 暴乾. 『本草』 ○ 性急善逐水, 有苦甛二種, 苦則下泄, 甛則少緩. 『湯液』 ○ 隔紙炒香, 或蒸熟用之. 此藥性急, 走泄爲功, 苦者尤甚, 甛者少緩. 『入門』

정력자(葶藶子, 두루미냉이의 씨)

성질은 차고 맛은 매우며 쓰고 독이 없다. 폐옹(肺癰)으로 숨결이 밭고 기침하는 것을 낫게 하며, 숨이 찬 것을 진정시키고, 가슴 속에 담음을 없앤다. 피부 사이에 있던 좋지 못한 물이 위[上]로 넘쳐나서 얼굴과 눈이 부은 것을 낫게 하고, 오줌을 잘 나가게 한다.

○ 곳곳에 있는데, 싹과 잎이 냉이[薺]와 비슷하고, 음력 3월에 약간 노란 꽃이 피고 꼬투리가 달린다. 그 속에 씨는 납작하면서 작은 것이 마치 기장알[黍粒]과 비슷하며 색이 누르다. 입하 후에 씨를 훑어 햇볕에 말린다[본초].

○ 성질이 급(急)하며 물을 잘 몰아낸다. 쓰고 단 두 종류가 있는데, 쓴 것은 세게 설사시키고, 단 것은 좀 완화시킨다[탕액].

○ 종이 위에 펴고 고소하게 볶든지 혹 쪄서 쓴다. 이 약은 성질이 급(急)하여 설사시키는 데 효력이 크며, 쓴 것은 더욱 심해지게 하고 단 것은 조금 완화시킨다[입문].

莨菪子

○ 초우웡삐. 性寒, 味苦甘, 有大毒. 主齒痛出蟲, 多食令人狂走見鬼. ○ 一名天仙子. 葉似菘藍, 莖有白毛, 五月結實, 有殼作罌, 中子至細, 如粟米青白色, 先用醋煮極爛, 用之. 『本草』

낭탕자(莨菪子, 미치광이풀의 씨)

성질은 차고 맛은 쓰고 달며 독이 많다. 치통을 멎게 하며 거기에서 벌레가 나오게 한다. 많이 먹으면 미쳐서 뛰어다니며 헛것이 보인다고 한다.

○ 일명 천선자(天仙子)라고도 한다. 잎은 숭람(菘藍)과 비슷하며 줄기에는 흰털이 있다. 음력 5월에 단지 모양의 열매가 맺히며 그 껍질 속에 많은 씨가 들어 있는데 아주 잘아서 좁쌀알 같으며 푸르스름한 색이 난다. 먼저 식초에 문드러지게[爛] 달여 쓴다[본초].

草蒿

○ 져븨쑥. 治勞, 止盜汗, 除留熱在骨節間, 明目, 補中益氣駐顔色, 去蒜髮, 療熱黃及邪氣鬼毒. ○ 處處有之, 卽今青蒿也. 得春最早, 莖葉與常蒿一同, 但此蒿色甚青, 故氣芬芳, 以深青者爲勝, 童便浸七日, 晒乾用. 『本草』

초호(草蒿, 제비쑥)

허로를 낫게 하고, 식은땀[盜汗]을 멎게 하며, 뼈마디 사이에 머물러 있는 열을 없애고, 눈을 밝게 한다. 중초를 보하고 기를 도와주며, 얼굴색을 좋게 하고 흰 머리칼을 검게 하며, 열황(熱黃)을 낫게 하고, 사기(邪氣)와 귀독(鬼毒)을 없앤다.

◎ 곳곳에 있는데, 요즘 청호(青蒿)라고 하는 것이 이것이다. 봄기운을 가장 일찍 받고 줄기와 잎은 보통 쑥[常蒿]과 같은데 이 쑥의 색은 아주 푸르기 때문에 냄새가 향기롭다. 진하게 푸른 것이 좋다. 동변에 7일 동안 담갔다가 햇볕에 말려 쓴다[본초].

旋復花

◯ 하국. 性微溫, 味鹹甘, 有小毒. 主胸上痰唾如膠漆, 心脇痰水, 兩脇脹滿, 開胃止嘔逆, 去膀胱宿水, 明目. ◯ 一名金沸草, 葉如大菊. 六月開花如菊花, 小銅錢大, 深黃色, 採花日乾, 在處有之. ◯ 蒸熟晒乾, 入煎藥, 綿濾去滓. 『本草』

선복화(旋覆花, 하국)

성질은 약간 따뜻하고 맛은 시고 달며 독이 약간 있다. 가슴에 잘 떨어지지 않는 담연이 있고 가슴과 옆구리에 담과 물이 있어 양옆구리가 창만한 것을 주로 치료한다. 음식 맛을 나게 하며 구역을 멎게 하고, 방광에 쌓인 물을 내보내고, 눈을 밝게 한다.

○ 일명 금비초(金沸草)라고도 하는데, 잎은 큰 국화와 비슷하다. 음력 6월에는 작은 동전만하고 국화처럼 생긴 진한 노란 꽃이 핀다. 꽃을 따서 햇볕에 말린다. 곳곳에 있다.

○ 쪄서 햇볕에 말린다. 달이는 약[煎藥]에 넣고 천으로 걸러서 찌꺼기는 버리고 쓴다[본초].

藜蘆

◯ 박새. 性寒, 味辛苦, 有大毒. 主頭瘍, 疥瘙, 惡瘡癬, 去死肌, 殺諸蟲, 吐膈上風痰. ◯ 生山中, 根似葱而多毛, 又如龍膽, 二月三月八月採根陰乾. 一名鹿葱. 『本草』

◯ 糯米泔煮晒乾, 微炒用之. 『本草』

여로(藜蘆, 박새)

성질은 차고 맛은 맵고 쓰며 독이 많다. 머리에 난 부스럼, 옴으로 가려운 것, 악창과 버짐을 낫게 한다. 죽은 살[死肌]을 없애며, 여러 가지 벌레를 죽이고, 횡격막 위의 풍담(風痰)을 토하게 한다.

○ 산에서 자라는데, 뿌리는 파와 비슷하고 털이 많다. 뿌리는 또 용담초와 비슷하다. 음력 2월·3월·8월에 뿌리를 캐어 그늘에서 말린다. 일명 녹총(鹿葱)이라고도 한다[본초].

○ 찹쌀뜨물에 달여서 볕에 말려 약간 볶아 쓴다[본초].

射干

◯ 범부채. 性平, 味苦, 有小毒. 主喉痺咽痛水漿不入, 療老血在心脾間, 咳唾言語氣臭, 除積痰, 消結核. ◯ 處處有之, 葉狹長橫張, 疎如翅羽狀, 故一名烏扇. 根多鬚, 皮黃黑肉黃赤, 三月九月採根日乾, 泔浸用之. 『本草』

사간(射干, 범부채)

성질은 평하고 맛은 쓰며 독이 약간 있다. 후비(喉痺)와 목 안이 아파 물이나 죽물을 넘기지 못하는 것을 낫게 한다. 오랜 어혈이 심비(心脾)에 있어서 기침하거나 침을 뱉거나 말을 할 때 냄새가 나는 것을 낫게 하고, 뭉친 담을 없애며, 멍울이 진 것을 삭게 한다.

○ 곳곳에 있는데, 잎은 좁고 길며 옆으로 퍼져 새의 날개를 펴 놓은 모양과 같기 때문에 일명 오선(烏扇)이라고도 한다. 뿌리에 잔털이 많고 겁질은 황흑색이며 살은 황적색이다. 음력 3월·9월에 뿌리를 캐어 햇볕에 말린 다음 쌀뜨물에 담갔다가 쓴다[본초].

蛇含

○ 빅야미혀. 性微寒, 味苦, 無毒. 主金瘡, 疽痔, 鼠瘻, 惡瘡, 頭瘍, 療蛇蟲蜂虺毒傷, 治風疹癰腫. ○ 處處有之, 當用細葉黃花者, 爲佳. 八月採葉日乾, 勿令犯火.『本草』○ 昔人, 見蛇被傷, 一蛇含草, 着瘡上, 傷蛇乃去, 因用此有效, 故名.『入門』

사함(蛇含, 뱀혀, 사함초)

성질은 약간 차고 맛은 쓰며 독이 없다. 쇠붙이에 다친 데[金瘡], 옹저·치질·서루(鼠瘻)·악창(惡瘡)과 머리에 난 부스럼을 낫게 한다. 뱀·벌·독사에게 물린 독을 없애고, 풍진(風疹)과 옹종(癰腫)을 낫게 한다.

○ 곳곳에서 자라는데, 잎이 가늘고 꽃이 누른 것이 좋다. 음력 8월에 잎을 따서 햇볕에 말리되 불을 가까이 하지 말아야 한다[본초].

○ 옛사람이 보니 뱀이 상처를 입었는데 다른 뱀이 이 풀을 물어다가 상처에 붙여 준 후 상하였던 뱀이 이어 기어갔다고 한다. 그래서 이것을 상처에 써보았더니 효과가 있었다고 한다. 그리하여 사함초라 하였다[입문].

常山

○ 조팝나못불휘. 性寒, 味苦辛, 有毒. 治諸瘧, 吐痰涎, 去寒熱. ○ 處處有之, 卽蜀漆根也. 八月採根陰乾, 細實. 黃者, 呼爲雞骨常山, 最勝.『本草』○ 性暴悍, 善驅逐, 能傷眞氣, 不可多用, 令人大吐.『丹心』○ 生用, 令人大吐, 酒浸一宿蒸熟, 或炒或醋浸煮熟, 則善化痞而不吐.『入門』

상산(常山, 조팝나무의 뿌리)

성질은 차고 맛은 쓰며 맵고 독이 있다. 여러 가지 학질을 낫게 하고, 담연을 토하게 하며, 추웠다 열이 났다 하는 것을 낫게 한다.

○ 곳곳에 있는데, 즉 촉칠의 뿌리[蜀漆根]이다. 음력 8월에 뿌리를 캐어 그늘에서 말리는데 가늘고 실하다. 누런 것을 계골상산(雞骨常山)이라고 하는데 이것이 가장 좋다[본초].

○ 성질은 사납고 날래서[暴悍] 몰아내기는 잘하나 진기(眞氣)를 상할 수 있으므로 많이 쓰지 말아야 한다. 많이 쓰면 몹시 토한다[단심].

○ 날것을 쓰면 몹시 토하게 하므로 술에 하룻밤 담갔다가 찌거나 혹은 볶거나 식초에 담갔다가 달여서 쓰면 가슴이 답답한 것이 없어지면서 토하지 않게 된다[입문].

【蜀漆】 卽常山苗也. 五月採葉日乾, 治瘴鬼瘧, 能吐出之, 甘草水蒸二次, 晒乾用. 『入門』

촉칠(蜀漆) 즉 상산의 싹[常山苗]이다. 음력 5월에 잎을 뜯어 햇볕에 말린다. 장학·귀학[鬼瘧]을 낫게 하며, 토하게 한다. 감초물[甘草水]에 2번 쪄서 햇볕에 말려 쓴다[입문].

甘遂

◯ 性寒, 味苦甘, 有毒. 能瀉十二種水疾, 治面目浮腫, 心腹脹滿, 利水穀道. ◯ 皮赤肉白, 作連珠, 實重者良. 二月採根陰乾, 此藥, 專於行水攻決爲用, 量用之. 『本草』 ◯ 此藥, 可以通水, 而其氣直透達所結處, 麩炒用之. 『入門』

감수(甘遂)

성질은 차고 맛은 쓰고 달며 독이 있다. 12가지 수종을 내리고, 얼굴이 부은 것과 명치 밑과 배가 창만한 것을 낫게 하며, 대소변을 잘 나가게 한다.

○ 껍질은 붉고 살은 희며 구슬을 쭉 꿴 것 같고 실하면서 무거운 것이 좋다. 음력 2월에 뿌리를 캐어 그늘에서 말린다. 이 약은 주로 물을 몰아내는 작용만 하므로 잘 보아서 써야 한다[본초].

○ 이 약 기운은 물을 몰아내는데 물이 몰린 곳으로 바로 들어간다. 밀기울[麩]과 함께 볶아 쓴다[입문].

白斂

◯ 가희톱. 性平 一云微寒, 味苦甘, 無毒. 主癰疽·瘡腫·發背·瘰癧·腸風·痔瘻·面上疱瘡·撲損傷·刀箭傷, 生肌止痛, 塗腫毒及湯火瘡. ◯ 蔓生, 枝端有五葉, 根似天門冬, 一株下有十餘根, 皮赤黑肉白, 二月八月採根, 暴乾. 『本草』

백렴(白斂, 가위톱)

성질은 평하고(약간 차다고도 한다) 맛은 쓰고 달며 독이 없다. 옹저·창종(瘡腫)·등창[發背]·나력(瘰癧)·장풍(腸風)·치루(痔瘻)와 얼굴이 부르터서 허는 것, 다쳐서 상한 것, 칼이나 화살에 상한 것 등을 낫게 한다. 새살이 살아나게 하고 통증을 멎게 하며, 종독과 끓는 물이나 불에 덴 데 바른다.

○ 덩굴로 뻗어 나가며 가지 끝에 5개의 잎이 달리고 뿌리는 천문동과 비슷한데 한 그루 밑에 10여 개의 뿌리가 있으며 껍질은 검붉은 색이고 살은 희다. 음력 2월, 8월에 뿌리를 캐어 햇볕에 말린다[본초].

【赤斂】 功用形狀, 同白斂, 但表裏俱赤耳. 『入門』

적렴(赤斂) 약의 효능과 모양은 백렴과 같은데, 다만 겉과 속이 다 붉을 뿐이다[입문].

白芨

◯ 대왐플. 性平 一云微寒, 味苦辛, 無毒. 主癰腫·惡瘡·敗疽·發背·瘰癧·腸風·痔瘻·刀箭撲損傷·湯火瘡. ◯ 根似菱米, 有三角白色, 二月八月九月採根, 暴乾. 『本

草』 ○ 白斂·白芨古今服餌方少用, 多見於斂瘡方中, 二物, 多相須而行. 『入門』

백급(白芨, 대왐풀)

성질은 평하고(약간 차다고도 한다) 맛은 쓰고 매우며 독이 없다. 옹종·악창·패저(敗疽)·등창·나력·장풍·치루와 칼이나 화살에 상한 것, 다쳐서 상한 것, 끓는 물이나 불에 덴 것 등을 낫게 한다.

○ 뿌리는 마름열매[菱米]와 비슷하고 3모가 졌으며 희다. 음력 2월·8월·9월에 뿌리를 캐어 햇볕에 말린다[본초].

○ 백렴과 백급을 예나 지금이나 보약처방에는 쓴 데가 적고, 헌데를 아물게 하는 처방에는 많이 썼는데, 대개 2가지를 서로 배합해서 썼다[입문].

大戟

○ 버들옷. 性寒, 味苦甘, 有小毒. 主蠱毒, 十二水腫滿, 利大小腸, 瀉毒藥, 泄天行黃疸, 溫瘧, 破癥結, 墮胎. ○ 澤漆根也. 秋冬採根, 陰乾. 『本草』 ○ 春生紅芽, 故方用, 多云紅芽大戟. 與甘遂同爲泄水之藥, 細剉蒸或微炒. 『入門』

대극(大戟, 버들옷)

성질은 차고 맛은 쓰며 달고 독이 약간 있다. 고독(蠱毒)과 12가지 수종, 창만을 낫게 하고, 대소장을 잘 통하게 한다. 약독을 내려 보내고, 돌림황달[天行黃疸]과 온학(溫瘧)을 낫게 하며, 징결(癥結)을 헤치고, 유산시킨다.

○ 택칠의 뿌리[澤漆根]이다. 가을과 겨울에 뿌리를 캐어 그늘에서 말린다[본초].

○ 봄에 붉은 싹이 나오기 때문에 흔히 홍아대극(紅芽大戟)이라고 부른다. 감수와 함께 쓰면 물을 내모는 약[泄水之藥]이 된다. 가늘게 썰어서 찌든가 약간 볶는다[입문].

【澤漆】 主浮腫, 利大小腸, 止瘧, 此大戟苗也. 四五月採. 『本草』

택칠(澤漆) 부종을 치료하며, 대소장을 잘 통하게 하고, 학질을 낫게 한다. 이는 대극의 싹[大戟苗]이다. 음력 4~5월에 뜯는다[본초].

貫衆

○ 회초밋불휘. 性微寒, 味苦, 有毒. 主諸毒, 殺三蟲, 去寸白蟲, 破癥瘕. ○ 處處有之, 根形色毛芒, 全似老鴟頭, 故呼爲草鴟頭, 一名黑狗. 脊三月採, 根晒乾. 『本草』

관중(貫衆, 면마)

성질은 약간 차고 맛은 쓰며 독이 있다. 모든 독을 풀리게 하며, 3충을 죽이고, 촌백충(寸白蟲)을 없애며, 징가를 삭인다.

○ 곳곳에서 자라는데, 뿌리의 모양·색깔·털 할 것 없이 모두 늙은 솔개 대가리[老鴟頭]와 비슷하기 때문에 초치두(草鴟頭)라고 부르며, 일명 흑구척(黑狗脊)이라고도 한다. 음력 3월에 뿌리를 캐어 햇볕에 말린다[본초].

狼牙

○ 낭아초. 性寒, 味苦酸, 有毒. 主疥瘙·惡瘍·瘡痔, 殺寸白蟲及腹中一切蟲. ○ 苗似蛇苺, 而厚大深綠色, 根黑若獸之齒牙, 故以名之, 一名牙子. 二月八月採根暴乾, 中濕, 腐爛生衣者, 殺人. 『本草』

낭아(狼牙, 낭아초, 짚신나물)

성질은 차고 맛은 쓰며 시고 독이 있다. 옴으로 가려운 것과 악창·치질을 낫게 하고, 촌백충과 뱃속의 모든 충을 죽인다.

○ 싹은 뱀딸기[蛇苺]와 비슷한데 두텁고 크며 진한 풀빛이고 뿌리는 검고 짐승의 어금니와 같기 때문에 낭아라 했다. 일명 아자(牙子)라고도 한다. 음력 2월·8월에 뿌리를 캐어 햇볕에 말린다. 누기가 차고 썩어서 곰팡이가 생긴 것은 사람을 죽인다[본초].

羊躑躅

○ 텩툑곳. 性溫, 味辛, 有大毒. 主溫瘧·鬼疰·蠱毒. ○ 卽今躑躅花也. 羊誤食躑躅而死, 故以爲名, 三四月採根. 『本草』

양척촉(羊躑躅, 철쭉꽃)

성질은 따뜻하고 맛은 매우며 독이 많다. 온학·귀주(鬼疰)·고독을 낫게 한다.

○ 즉 지금의 척촉화이다. 양(羊)이 철쭉을 잘못 먹으면 죽기 때문에 양척촉이라 한 것이다. 음력 3월·4월에 따서 말린다[본초].

商陸

○ 쟈리공불휘. 性平 一云冷, 味辛酸, 有大毒. 瀉十種水病, 喉痺不通, 下蠱毒, 墮胎, 除癰腫, 殺鬼精物, 付惡瘡, 墮胎, 通利大小腸. ○ 在處有之, 有赤白二種, 白者入藥用, 赤者甚有毒, 見鬼神, 但貼腫外用, 若服則傷人, 痢血不已而死. ○ 一名章柳根, 一名章陸. 赤花者根赤, 白花者根白. 二月八月採根暴乾, 如人形者有神. 『本草』 ○ 銅刀刮去皮, 薄切水浸三日, 取出和菉豆蒸半日, 去頭晒乾, 或焙乾. 『入門』

상륙(商陸, 자리공의 뿌리)

성질은 평하고(냉하다고도 한다) 맛은 맵고 시며 독이 많다. 10가지 수종과 후비로 목이 막힌 것을 낫게 하고, 고독을 없애며, 유산되게 하고, 옹종을 낫게 한다. 헛것에 들린 것을 없애고, 악창에 붙이며, 대소변을 잘 통하게 한다.

○ 곳곳에 있으며, 붉은 것과 흰 것 2가지가 있는데, 흰 것은 약에 넣어 쓰고, 붉은 것은 독이 많으므로 먹으면 미치게 되며, 다만 외용으로 종기에 붙일 뿐이다. 만일 먹으면 사람을 상하여 피똥을 눌 뿐 아니라 죽는다.

○ 일명 장류근(章柳根) 또는 장륙(章陸)이라고도 한다. 꽃이 붉은 것은 뿌리도 붉고, 흰 것은 뿌리도 희다. 음력 2월·8월에 뿌리를 캐어 햇볕에 말리는데 사람의 모양과 같은 것이 효과가 좋다[본초].

○ 구리칼로 껍질을 긁어 버리고 얇게 썰어서 물에 3일 동안 담갔다가 녹두를 섞어 한나절 동안 찐다. 그 다음 녹두를 버리고 햇볕에 말리거나 약한 불에 말린다[입문].

青箱子

○ 만ᄃᆞ라미ᄡᅵ. 性微寒, 味苦, 無毒. 治肝藏熱毒衝眼, 赤障, 靑盲, 瞖腫. 主風瘙身痒, 殺三蟲, 療惡瘡, 下部䘌瘡, 明耳目, 鎭肝. ○ 卽今雞冠花子也. 六月八月採子, 微炒, 搗碎用. 『本草』

청상자(青箱子, 맨드라미의 씨)

성질은 약간 차고 맛은 쓰며 독이 없다. 간의 열독(熱毒)이 눈으로 치밀어 눈이 충혈되고 예장이 생겼거나 청맹(靑盲)이 되거나 예막이 생기고 부은 것을 낫게 한다. 풍으로 몸이 가려운 것을 낫게 하고, 3충을 죽이고, 악창과 음부의 익창(䘌瘡)을 낫게 한다. 귀와 눈을 밝게 하고, 간기를 진정시킨다.

○ 즉 지금의 계관화의 씨[雞冠花子]이다. 음력 6월・8월에 씨를 받아 약간 볶아 짓찧어 부스러뜨려 쓴다[본초].

【雞冠花】 만ᄃᆞ라미곳. 性凉, 無毒. 止腸風瀉血・赤白痢・婦人崩中帶下. ○ 花似雞冠, 故以名之. 入藥炒用. 『本草』

계관화(鷄冠花, 맨드라미의 꽃) 성질은 서늘하고 독이 없다. 장풍(腸風)으로 피를 쏟는 것과 적백이질, 부인의 붕루・대하를 멎게 한다.

○ 꽃이 닭의 볏과 비슷하기 때문에 계관화라고 한 것이다. 약에 넣을 때는 볶아 쓴다[본초].

威靈仙

○ 술위ᄂᆞᄆᆞᆯ불휘. 主諸風, 宣通五藏, 去腹內冷滯, 心膈痰水, 癥瘕痃癖, 膀胱宿膿惡水, 腰膝冷痛, 久服無瘟疫瘧. ○ 生山野, 九月末至十二月採陰乾, 餘月不堪採, 鐵脚者佳. 又云不聞水聲者, 良. 『本草』 ○ 治痛之要藥也, 聞流水聲響, 則其性好走, 故取不聞水聲者, 仙靈脾亦然, 酒洗, 焙乾用. 『丹心』

위령선(威靈仙, 수뤼나물의 뿌리, 큰꽃으아리)

여러 가지 풍을 없애며, 오장의 작용을 잘하게 하며, 뱃속에 냉으로 생긴 체기와 가슴에 있는 담수(痰水)・징가・현벽(痃癖), 방광에 있는 오랜 고름과 궂은 물[惡水], 허리와 무릎이 시리고 아픈 것을 낫게 한다. 오래 먹으면 온역과 학질에 걸리지 않는다.

○ 산과 들에서 자라는데, 음력 9월말~12월에 캐어 그늘에서 말린다. 그 나머지 달에는 캐지 못한다. 철각위령선(鐵脚威靈仙)이 좋다. 또는 물소리가 들리지 않는 곳에 있는 것이 좋다고 한다[본초].

○ 통증을 멎게 하는 중요한 약이다. 물이 흐르는 소리를 들으면 그 성질이 잘 달아나기 때문에 물소리가 들리지 않는 데 것을 쓴다. 삼지구엽초[仙靈脾]도 또한 그렇다. 술에 씻어 약한 불에 말려 쓴다[단심].

牽牛子

○ 性寒, 味苦, 有毒. 主下氣, 治水腫, 除風毒, 利大小便, 下冷膿, 瀉蠱毒, 落胎. ○ 白者名白丑, 黑者名黑丑, 此藥始出田野, 人牽牛易藥, 故以名之. 九月後收子. 『本草』 ○ 瀉氣中之濕熱, 以氣藥引之則入氣, 以大黃引之則入血. ○ 有黑白二種, 白屬金, 黑屬水, 其性烈而善走, 比諸辛藥尤甚, 以酒拌蒸三時, 炒熟, 每一斤擣取頭末, 四兩用, 生者尤急. 『入門』

견우자(牽牛子, 나팔꽃의 씨)

성질은 차고 맛은 쓰며 독이 있다. 기를 잘 내리며, 수종(水腫)을 낫게 하고, 풍독을 없애며, 대소변을 잘 나가게 하고, 찬 고름을 밀어내고, 고독을 없애며, 유산시킨다.

○ 흰 것은 백축(白丑)이라 하고, 검은 것은 흑축(黑丑)이라 한다. 이 약이 처음 밭과 들판에 났는데 어떤 사람이 소를 끌고 다니면서 이 약을 경솔하게 여겼기 때문에 견우자라 한 것이다. 음력 9월 이후에 씨를 받는다[본초].

○ 기(氣) 속에 습열을 사한다. 기병에 쓰는 약으로 인경하면 기에 들어가고, 대황으로 인경하면 혈에 들어간다.

○ 검은 씨·흰 씨 두 종류가 있는데, 흰 씨는 금(金)에 속하고, 검은 씨는 수(水)에 속한다. 그 성질이 맹렬하고 잘 퍼져 나가는 것이 여러 가지 매운 약들보다 더욱 심하다. 술에 버무려 6시간을 찌거나 볶아 익혀서 매 600g에서 맏물가루 160g을 내어 쓴다. 날것은 약효가 더욱 빠르게 나타난다[입문].

萆麻子

○ 아ᄌᆞᆺ가리. 性平, 味甘辛, 有小毒. 治水脹腹滿, 催生, 瘡瘍疥癩, 去水癥浮腫, 尸疰惡氣. ○ 葉似大麻而極大, 其子形如牛蟬蟲, 故以名之. 『本草』 ○ 萆麻, 能出有形質之滯物, 善吸氣, 當是外科要藥, 鹽水煮, 去皮取仁. 『入門』

비마자(萆麻子, 아주까리)

성질은 평하고 맛은 달고 매우며 독이 약간 있다. 수창(水脹)으로 배가 그득한 것을 치료하고, 해산을 쉽게 하며, 창양·옴·문둥병을 낫게 하며, 수징(水癥)·부종(浮腫)·시주(尸疰)·악기(惡氣)를 없앤다.

○ 잎은 삼[麻]과 비슷한데 아주 크며 씨의 생김새가 우선충(牛蟬蟲) 같기 때문에 비마자라 한 것이다[본초].

○ 비마자는 몰려 있는 것을 내보내고 병 기운을 잘 빨아내기 때문에 외과에 요긴한 약이다. 소금물에 삶아 껍질을 버리고 알맹이를 쓴다[입문].

蒴藋

○ ᄆᆞᆯ오좀나무. 性溫 一云凉, 味酸, 有毒. 主風瘙·癮疹身痒·㾜癩風痺. ○ 一名接骨木. 處處有之, 春夏採葉, 秋冬採莖, 根可作浴湯. 『本草』

삭조(蒴藋, 말오줌나무)

성질은 따뜻하고(서늘하다고도 한다) 맛은 시며 독이 있다. 풍소·두드러기가 돋으면서 몸이 가려운 것·와창·문둥병·풍비를 낫게 한다.

○ 일명 접골목(接骨木)이라고도 한다. 곳곳에 있는데, 봄과 여름에는 잎을 따고, 가을과 겨울에는 줄기를 베며 뿌리를 캐어 삶은 물에 목욕하는 것이 좋다[본초].

天南星

○ 두여머조자기. 性平, 味苦辛, 有毒. 主中風, 除痰, 利胸膈, 消癰腫, 墮胎, 又療破傷風. ○ 生山野, 二月八月採根, 入藥炮用. 『本草』 ○ 治風痰, 破傷風及小兒驚癎, 牛膽製者, 尤佳. 『醫鑑』 ○ 臘月, 置水中, 凍去燥性, 炮裂用, 或薑汁·白礬, 煮至中心無白點, 亦好. 『丹心』

천남성(天南星, 두여머조자기)

성질은 평하고 맛은 쓰며 맵고 독이 있다. 중풍을 낫게 하고, 담을 삭이며, 가슴을 편안하게 하고, 옹종을 삭게 하며, 유산시키고, 또 파상풍(破傷風)을 낫게 한다.

○ 산과 들에 나는데, 음력 2월·8월에 뿌리를 캐며, 약으로 쓸 때에는 싸서 구워 쓴다[본초].

○ 풍담과 파상풍 및 어린아이의 경간을 낫게 한다. 우담(牛膽)에 법제한 것이 더욱 좋다[의감].

○ 음력 12월에 물 속에 담가 얼려서[凍] 조(燥)한 성질을 없애고 싸서 터지게 구워 쓰든가 생강즙이나 백반물[白礬]에 속에 있는 흰 점이 없어지도록 삶은 것이 좋다[단심].

【鬼臼】 都似天南星, 了不可辨, 但南星, 體小柔膩肌細, 炮之易裂, 鬼臼體大, 差可辨爾. 『本草』 ○ 殺蠱毒, 鬼疰, 辟惡氣. 『本草』

귀구(鬼臼) 전체가 천남성과 비슷하여 판단하기 어렵다. 다만 천남성의 덩이줄기는 작고 연약하며 살이 많고 결이 작아서 구우면 잘 터지고, 귀구의 뿌리는 큰 것이 구별이 된다[본초].

○ 고독·귀주를 죽이며, 악기를 물리친다[본초].

羊蹄根

○ 솔옷불휘. 性寒, 味苦辛, 無毒 一云有小毒. 主頭禿·疥癬·疽痔·女子陰蝕浸淫·殺諸蟲, 療蠱毒, 付腫毒. 處處有之. 『本草』

양제근(羊蹄根, 소루쟁이의 뿌리)

성질은 차고 맛은 쓰며 맵고 독이 없다(독이 약간 있다고도 한다). 머리카락이 빠지는 것, 옴·버짐·옹저·치질, 여자의 음식창(陰蝕瘡)·침음창(浸淫瘡)을 낫게 하고, 여러 가지 충을 죽이며, 고독을 낫게 하고, 종독에 붙인다. 곳곳에 있다[본초].

【實】 性平, 味苦澁, 無毒. 主赤白痢. 『本草』 ○ 一名金蕎麥. 『入門』

양제실(羊蹄實, 소루쟁이의 씨) 성질은 평하며 맛은 쓰고 떫으며 독이 없다. 적리와 백리를 낫게 한다[본초].

○ 일명 금교맥(金蕎麥)이라고도 한다[입문].

【葉】治小兒疳蟲, 可作菜食之.『本草』

양제엽(羊蹄葉, 소루쟁이의 잎) 어린아이의 감충(疳蟲)을 없앤다. 나물을 만들어 먹는다[본초].

【酸模】승아. 性凉, 味酸, 無毒. 治小兒壯熱. 折其英, 可生食之, 或取汁服, 似羊蹄而細, 味酸, 可食.『本草』

산모(酸模, 승아, 수영) 성질은 서늘하고 맛은 시며 독이 없다. 어린아이가 열이 심하게 나는 것을 내린다. 그 순을 꺾어서 날것을 먹거나 즙을 내어 먹는다. 양제근과 비슷한데 가늘며 맛은 시다. 먹을 수 있다[본초].

菰根

○ 性大寒, 味甘, 無毒. 主腸胃痼熱, 止消渴, 除目黃, 利大小便, 主熱痢, 療酒皶面赤, 然滑中, 不可多食. ○ 生水中, 葉如蔗荻, 久根盤厚, 夏月生苗堪食, 名菰菜. 三年已上, 中心生白薹如藕, 白軟堪啖, 名菰首, 至秋結實, 乃彫胡米, 可作飯.『本草』

고근(菰根, 줄의 뿌리)

성질은 몹시 차고 맛은 달며 독이 없다. 장위(腸胃)에 고질이 된 열을 내리고, 소갈을 멎게 한다. 눈이 노란 것을 낫게 하고, 대소변을 잘 나가게 하며, 열리(熱痢)를 멎게 하고, 비사증[酒皶]과 얼굴이 붉은 것을 낫게 한다. 그러나 속을 훑어 내리므로 많이 먹지 말아야 한다.

○ 물 속에서 자라는데, 잎이 사탕수수[蔗荻]와 비슷하고 오랜 뿌리가 서려서 굵다. 여름에 순이 나오는데 먹을 수 있으며 이것을 고채(菰菜)라고 한다. 3년 이상 된 것은 중심에서 연뿌리 비슷한 흰 밑이 나오는데 희고 연하며 먹을 만하다. 이것을 고수(菰首)라고 한다. 가을이 되어 씨가 맺히는 것을 조호미(彫胡米)라 하며 밥을 지을 수 있다[본초].

萹蓄

○ 온모둡. 性平, 味苦 一云甘, **無毒. 主浸淫疥瘙·疽痔, 殺三蟲, 療蚘痛, 除熱淋, 通小便. ○ 處處有之, 苗似瞿麥, 葉細綠如竹, 花生節間, 甚微細, 五月採, 陰乾.**『本草』
○ 主大小便不通, 生水邊開紫花者, 爲佳, 搗取汁服.『經驗』

편축(萹蓄, 마디풀)

성질은 평하고 맛은 쓰며(달다고도 한다) 독이 없다. 옴을 긁어 퍼진 것과 옹저·치질을 낫게 하고, 3충을 죽인다. 회충을 없애고, 열림을 낫게 하며, 소변을 잘 통하게 한다.

○ 곳곳에 있는데, 싹은 구맥과 비슷하고 잎은 풀빛이고 댓잎 비슷하며 가늘다. 마디 짬에 꽃이 피는데 아주 잘다. 음력 5월에 뜯어 그늘에서 말린다[본초].

○ 대소변이 잘 나오지 않는 데 주로 쓴다. 물가에서 자라며 자주색 꽃이 피는 것이 좋다. 짓찧어 즙을 내어 먹는다[경험].

狼毒

○ 오독뽀기. 性平, 味辛 一云苦辛, 有大毒. 破積聚 · 癥癖 · 痰飮, 殺鬼精 · 蠱毒及飛禽走獸. ○ 生山谷, 葉似商陸及大黃, 莖葉上有毛, 四月開花, 八月結實, 根皮黃肉白, 二月八月採根陰乾, 以陳而沈水者, 爲良. 火炮用. 『本草』

낭독(狼毒, 오독도기)

성질은 평하고 맛은 매우며(쓰며 맵다고도 한다) 독이 많다. 적취(積聚) · 징벽(癥癖) · 담음을 삭이고, 귀정(鬼精) · 고독과 새와 짐승의 독을 없앤다.

○ 산골짜기에서 자라는데, 잎은 자리공[商陸]이나 대황과 비슷하고 줄기와 잎에는 털이 있다. 음력 4월에 꽃이 피고, 8월에 열매가 맺히며, 뿌리의 겁질은 누르고 살은 희다. 음력 2월 · 8월에 뿌리를 캐어 그늘에서 말린다. 묵은 것으로서 물에 가라앉는 것이 좋다. 불에 말려 쓴다[본초].

豨薟

○ 音喜杴, 진득촐. 性寒, 味苦, 有小毒. 主熱䘌煩滿, 治風痺, 有服食法 詳見本經. ○ 處處有之, 一名火杴草, 氣如猪薟氣, 經蒸暴則散, 五月五日 · 六月六日 · 九月九日採莖葉暴乾. 『本草』

희렴(豨薟, 진득찰)

성질은 차고 맛은 쓰며 독이 약간 있다. 열닉(熱䘌)으로 속이 답답하고 그득한 것을 낫게 하고, 풍비(風痺)를 낫게 한다. 먹는 법은 『신농본초경』에 자세히 나온다.

○ 곳곳에 있는데, 일명 화험초(火杴草)라고도 한다. 냄새가 도꼬마리[猪薟]의 냄새 비슷한데, 쪄서 말리게[蒸暴] 되면 날아간다[散]. 음력 5월 5일, 6월 6일, 9월 9일에 줄기와 잎을 베어 햇볕에 말린다[본초].

苧根

○ 모싯불휘. 性寒 一云平, 味甘, 無毒. 主小兒赤丹 · 毒腫 · 婦人漏胎下血 · 産前後心熱煩悶, 除五淋, 療天行熱疾大渴大狂, 署毒箭蛇蟲咬. 『本草』 ○ 卽今績布之苧根也, 補陰, 行滯血. 『丹心』

저근(苧根, 모시풀의 뿌리)

성질은 차고(평하다고도 한다) 맛은 달며 독이 없다. 어린아이의 적단(赤丹)과 독종(毒腫), 부인의 태루[漏胎]로 하혈하는 것, 산전 · 후에 속에 열이 있어서 안타깝게 답답한 것[煩悶]을 낫게 한다. 5림

(五淋)과 돌림열병[天行熱疾]으로 몹시 갈증이 나고 미쳐 날뛰는 것을 치료한다. 독약을 묻힌 화살·뱀·벌레에게 상한 데 붙인다[본초].

○ 즉 지금 천을 짜는 모시뿌리[苧根]이다. 음을 보하고 몰린 피[滯血]를 돌아가게 한다[단심].

【漬苧汁】主消渴·熱淋, 水漬飮.『本草』

지저즙(漬苧汁, 모시 담갔던 즙) 소갈과 열림을 낫게 하는데, 물에 풀어 마신다[본초].

馬鞭草

○ 性凉, 味辛 一云苦, 無毒 一云有毒. 主癥癖·血瘕·久瘧, 破血, 通月經, 殺蟲良, 治下部䘌.『本草』○ 似益母而莖圓, 抽三四穗, 類鞭鞘, 故以爲名, 七月八月採苗, 日乾.『入門』

마편초(馬鞭草)

성질은 서늘하고 맛은 맵고(쓰다고도 한다) 독이 없다(독이 있다고도 한다). 징벽(癥癖)과 혈가(血瘕), 오랜 학질을 낫게 하고, 어혈을 헤치며, 월경을 통하게 한다. 충을 죽이며, 하부의 익창을 잘 낫게 한다[본초].

○ 익모초와 비슷한데 줄기가 둥글며 3~4개의 이삭이 쭉 올라간 것이 채찍 끝과 비슷하기 때문에 마편초라고 한다. 음력 7월·8월에 싹을 뜯어 햇볕에 말린다[입문].

何首烏

○ 江原道名온죠롱, 黃海道名새박불휘. 性平溫, 味苦澁 一云甘, 無毒. 主瘰癧, 消癰腫·五痔, 治積年勞瘦·痰癖·風虛敗劣, 療婦人産後諸疾·帶下赤白, 益血氣, 壯筋骨, 塡精髓, 黑毛髮, 悅顔色, 駐顔延年. ○ 本名夜交藤, 因何首烏, 服而得名. 此人, 生而闒弱, 年老無妻子, 一日醉臥田中, 見一藤, 兩本異生, 苗蔓相交, 釋合三四, 心異之, 遂採根暴乾, 擣末酒服七日, 而思人道, 百日久疾皆愈, 十年生數男, 壽至一百三十歲. ○ 蔓紫, 花黃白, 葉如薯蕷而不光, 生必相對, 根大如拳, 有赤白二種, 赤者雄白者雌, 根形如鳥獸山岳之狀者, 珍也. ○ 春末夏中初秋, 候淸明日, 兼雌雄採之, 以竹刀或銅刀, 去皮薄切, 蒸暴, 一名交藤, 一名夜合, 一名九眞藤, 終始勿犯鐵, 忌食葱蒜·蘿蔔·猪羊血·無鱗魚. 凡修合藥, 須雌雄相合喫, 有驗.『本草』○ 米泔浸一宿, 切片晒乾擣碎, 如作丸則黑豆汁拌蒸, 晒乾用.『入門』

하수오(何首烏, 새박뿌리)

강원도에서는 은조롱이라 하고, 황해도에서는 새박뿌리라 한다. 성질은 평하고 따뜻하며 맛은 쓰고 떫고(달다고도 한다) 독이 없다. 나력·옹종과 5가지 치질을 낫게 하며, 여러 해 된 허로로 여윈 것, 담벽·풍허(風虛)로 몸이 몹시 상한 것을 낫게 한다. 부인이 해산 후에 생긴 여러 가지 병과 적백대하를 멎게 한다. 혈기를 보하며, 힘줄과 뼈를 튼튼하게 하고, 정수(精髓)를 보충하며, 머리카락을 검게 한다. 또 얼굴색을 좋게 하고 늙지 않게 하며 오래 살게 한다.

○ 원래 이름은 야교등(夜交藤)인데, 하수오(何首烏)라는 사람이 먹고 큰 효과를 본 데서 하수오라는 이름을 붙이게 되었다. 이 사람은 본래 몸이 약하였고 늙어서는 아내도 자식들도 없었다. 하루는 취해서 밭에 누워 있었는데, 한 덩굴에 2줄기가 따로 난 풀의 싹과 덩굴이 3~4번 서로 감겼다 풀렸다 하는 것이 보였다. 마음에 이상하게 생각되어 마침내 그 뿌리를 캐어 햇볕에 말려 짓찧은 다음 가루내어 술에 타서 7일 동안 먹었더니 그리운 사람이 있었고 백일이 지나서는 오랜 병들이 다 나았다. 10년 후에는 여러 명의 아들을 낳았고 130살까지 살았다.

○ 덩굴은 자주색이고 꽃은 황백색이며 잎은 마[薯蕷]와 비슷한데 광택은 없으며 반드시 맞대서 난다. 뿌리가 주먹만하며 붉은색·흰색의 2가지 종류가 있는데, 붉은 것은 수컷이고, 흰 것은 암컷이다. 뿌리의 생김새가 아름다운 산처럼 생긴 것이 아주 좋은 것이다.

○ 늦은 봄, 초가을에 날씨가 맑은 날에 암컷·수컷을 다 캐어 죽도나 구리칼로 겉껍질을 긁어 버리고 얇게 썰어 쪄서 햇볕에 말린다. 일명 교등(交藤)·야합(夜合)·구진등(九眞藤)이라고도 한다. 이 약을 다룰 때는 처음부터 마지막까지 쇠에 닿지 말아야 한다. 파·마늘·무[蘿葍]·돼지피[猪血]·양의 피[羊血]·비늘 없는 생선을 먹지 말아야 한다. 법제하여 약을 쓸 때는 반드시 붉은색이 나는 수컷과 흰색이 나는 암컷을 합하여 먹어야 효과가 있다[본초].

○ 쌀뜨물에 하룻밤 담갔다가 조각나게 썰어서 햇볕에 말려 짓찧어 부스러뜨린다. 환약을 지으려면 검은콩의 즙에 버무려 찐 다음 햇볕에 말려서 쓴다[입문].

白頭翁

○ 주지쏫, 又云할미십가빗불휘. 性寒, 味苦, 有小毒. 主赤毒痢及血痢, 治項下瘤癧, 消贅子, 療頭癩. ○ 一名胡王使者. 處處有之, 其苗有風則靜, 無風自搖, 與赤箭, 獨活同. ○ 莖端, 有白細毛寸餘, 披下如白頭老翁, 故以爲名. 八月採根暴乾. 『本草』

백두옹(白頭翁, 할미꽃의 뿌리)

성질은 차고 맛은 쓰며 독이 약간 있다. 적독리(赤毒痢)와 혈리(血痢)에 많이 쓰며, 목에 생긴 영류·나력을 낫게 하며, 사마귀를 없애고, 머리가 헌 것을 낫게 한다.

○ 일명 호왕사자(胡王使者)라고도 하는데, 곳곳에 있다. 그 싹은 바람이 불면 가만히 있고 바람이 불지 않으면 움직이는 것이 천마싹[赤箭]이나 독활과 같다.

○ 줄기 끝에 1치 남짓한 희고 가는 털이 있어 흩어져 드리운 것이 마치 할아버지의 흰 머리카락과 비슷하기 때문에 백두옹이라 한 것이다. 음력 8월에 뿌리를 캐어 햇볕에 말린다[본초].

芭蕉根

○ 반쵸불휘. 性寒, 味甘, 無毒. 治天行熱狂·煩悶·消渴, 取汁服. ○ 人家種植之, 亦付腫毒, 幷髮落塗之. 『本草』

파초근(芭蕉根, 파초의 뿌리)

성질은 차고 맛은 달며 독이 없다. 돌림열병으로 미쳐 날뛰고 안타깝게 답답해하는 것과 소갈을 낫게 한다. 즙을 내어 마신다.

○ 집 근처에 심는다. 또한 종독에 붙이고 겸하여 머리카락 빠진 데 바른다[본초].

【芭蕉油】 治頭風髮落, 及湯火瘡, 又治風癎, 涎暈欲倒, 飮之卽吐, 便差. ◯ 以竹筒, 插皮中, 如取漆法. 『本草』

파초유(芭蕉油, 파초의 진) 두풍으로 머리카락이 빠지는 것과 끓는 물이나 불에 덴 것을 낫게 한다. 또 풍간(風癎)으로 거품을 물면서 아찔해서 넘어지려고 하는데 마시면 곧 토하며, 토하고 나면 바로 낫게 된다.

◯ 대롱을 껍질 속에 꽂아 놓고 옻을 내는 법과 같이 진을 받는다[본초].

蘆根

◯ 글블휘. 性寒, 味甘, 無毒. 主消渴客熱, 開胃, 治噎噦, 療孕婦心熱及痢渴. ◯ 生水中, 葉似竹, 花白, 葦比蘆差大, 蘆與葦, 皆可通用. ◯ 凡使, 須要逆水蘆, 其根逆水生者. 又云, 當掘取, 水底甘辛者, 其露出浮水者, 不堪用. 『本草』

노근(蘆根, 갈대의 뿌리)

성질은 차고 맛은 달며 독이 없다. 소갈과 외감열[客熱]을 낫게 하고, 음식 맛이 나게 하며, 목이 막히는 것과 딸꾹질하는 것을 멎게 한다. 임신부의 심열과 이질·갈증을 낫게 한다.

◯ 물 속에서 자라는데, 잎은 참대와 비슷하고 꽃은 희다. 큰 갈대는 잔 갈대보다 좀 큰데, 큰 갈대와 잔 갈대를 모두 통용할 수 있다.

◯ 약에 쓸 때에는 역수로(逆水蘆)가 좋은데, 이것은 뿌리가 물이 흐르는 방향과 반대로 난 것이다. 또한 물 밑에 들어 있는 달고 매운 것을 쓰고, 뿌리가 드러나 물에 뜬 것은 쓰지 못한다[본초].

【花】 名蓬蕽, 主霍亂大善, 煮汁服. 『本草』

노화(蘆花, 갈대의 꽃) 이름을 봉농(蓬蕽)이라고 한다. 곽란을 잘 낫게 한다. 달여서 물을 먹는다[본초].

馬兜鈴

◯ 쥐방올. 性寒 一云平, 味苦, 無毒. 主肺熱咳嗽喘急, 淸肺, 下氣. ◯ 處處有之, 藤繞樹而生, 子狀如鈴, 作四五瓣, 葉脫時, 鈴尙垂如馬項鈴, 故得名. 熟則自析, 八九月間採實, 暴乾. ◯ 只取壞面子, 去殼及革膜, 微炒用. 『本草』

마두령(馬兜鈴, 쥐방울)

성질은 차고(평하다고도 한다) 맛은 쓰며 독이 없다. 폐에 열이 있어서 기침하고 숨찬 것을 낫게 하고, 폐를 시원하게 하며, 기를 내린다.

◯ 곳곳에 있는데, 덩굴이 나무에 감겨 뻗어 나가며 씨의 생김새는 방울 같다. 4~5쪽으로 갈라졌고 잎이 떨어진 다음에도 방울은 드리워 말의 목에 단 방울과 같기 때문에 마두령이라 한 것이다. 익으면 저절로 터진다. 음력 8월~9월 사이에 열매를 따서 햇볕에 말린다.

◯ 다만 속에 있는 씨만 받고 껍질과 속꺼풀은 버리며, 약간 볶아서 쓴다[본초].

【根】治血痔瘻瘡，形似木香，小指大赤黃色，名土青木香，又名獨行根．三月採根，炙用．『本草』

마두령근(馬兜鈴根，마두령 뿌리) 혈치(血痔)와 누창(瘻瘡)을 낫게 한다. 생김새가 목향과 비슷하며, 새끼손가락만치 크고 붉고 누른색이다. 이름을 토청목향(土青木香)이라고 하며, 또 독행근(獨行根)이라고도 한다. 음력 3월에 뿌리를 캐서 구워 쓴다[본초].

劉寄奴草

○ 性溫，味苦，無毒．主破血，下脹，通婦人經脈，癥結．○ 苗莖似艾蒿，葉青似柳，莖有四稜，開小黃白花，結實似黍而細．蒿之類也．七月八月採日乾．『本草』○ 宋高祖劉裕，少名寄奴，用此治金瘡出血如神，故爲名．『入門』

유기노초(劉寄奴草)

성질은 따뜻하고 맛은 쓰며 독이 없다. 어혈을 헤치고, 창만을 내리며, 부인의 경맥을 통하게 하고, 징결(癥結)을 풀리게 한다.

○ 싹과 줄기는 약쑥 비슷하고, 잎은 푸르러 버들과 비슷하며, 줄기는 네모가 나고 누렇고 흰 색의 작은 꽃이 피며, 기장과 비슷한 열매가 맺히지만 잘다. 쑥 종류이다. 음력 7월·8월에 캐어 햇볕에 말린다[본초].

○ 송(宋)나라 고조(高祖) 유유(劉裕)가 어릴 때 이름이 기노(寄奴)였는데, 그가 쇠붙이에 다쳐서 생긴 출혈을 이 풀로 치료하여 신기하게 나았기 때문에 유기노라 한 것이다[입문].

骨碎補

○ 性溫 一云平，味苦，無毒．主破血止血，補折傷，治惡瘡蝕爛，殺蟲．○ 如薑細長，用之削去毛，細切蜜水蒸，晒用．『本草』

골쇄보(骨碎補)

성질은 따뜻하고(평하다고도 한다) 맛은 쓰며 독이 없다. 어혈을 헤치고, 피를 멎게 하며, 부러진 것을 이어지게 하고, 악창이 썩어 들어가는 것을 낫게 하며, 충을 죽인다.

○ 생강과 비슷한데 가늘고 길다. 쓸 때에 털을 제거하고 잘게 썰어 꿀물에 축여 쪄서 말려 쓴다[본초].

連翹

○ 어어리나모여름．性平，味苦，無毒．主瘰癧·癰腫·惡瘡·癭瘤·結熱·蠱毒·排膿，治瘡癤，止痛，療五淋小便不通，除心家客熱．○ 葉似水蘇，莖赤色，高三四尺，花黃可愛．秋結實作房，剖之中解，纔乾便落，不着莖．在處有之，但樹老乃有子，故難得其實，片片相比如翹，故以爲名．『本草』○ 手足少陽陽明經藥也，入手少陰經，去瓤用之，瘡瘻癰腫，不可缺也．『入門』

연교(連翹, 개나리의 열매)

성질은 평하고 맛은 쓰며 독이 없다. 나력 · 옹종 · 악창 · 영류(癭瘤)와 열이 뭉친 것, 고독을 낫게 하며, 고름을 빨아내고, 창절(瘡癤)을 낫게 하며, 통증을 멎게 한다. 5림과 오줌이 막힌 것을 낫게 하고, 심병을 자주 앓는 사람[心家]의 객열을 없앤다.

○ 잎은 계소[水蘇]와 같고 줄기는 붉으며 높이는 3~4자이고 꽃은 노란 것이 아주 귀엽게 생겼다. 가을에 깍지가 있는 열매가 달리는데 쪼개면 속이 벌어지고 조금만 마르면 곧 떨어져서 줄기에 붙어 있지 않는다. 곳곳에 있는데, 나무가 늙어야 열매가 달리기 때문에 구하기 어렵다. 열매는 조각져서 서로 나란히 있어 깃과 같기 때문에 연교라 한 것이다[본초].

○ 수족소양경과 양명경의 약이며, 수소음경으로 들어간다. 속을 버리고 쓴다. 누창[瘡瘻]과 옹종 때 없어서는 안 되는 약이다[입문].

續隨子

○ 性溫, 味辛, 有毒. 主癥瘕·痃癖·瘀血·蠱毒·心腹痛, 利大小腸, 下惡滯物, 破積聚. ○ 一名千金子, 一名聯步, 生南方, 採無時. ○ 下水最速, 然有毒損人, 不可過多. 『本草』 ○ 去殼硏, 以紙包, 壓去油用. 『入門』

속수자(續隨子)

성질은 따뜻하고 맛은 매우며 독이 있다. 징가(癥瘕) · 현벽(痃癖) · 어혈 · 고독과 명치 밑이 아픈 것을 낫게 하고, 대소장을 잘 통하게 한다. 오래된 체기를 내리고, 적취를 헤친다.

○ 일명 천금자(千金子) 또는 연보(聯步)라고도 하는데, 남방에서 나며 아무 때나 딴다.

○ 수종을 내리는 데 가장 빠르다. 그러나 독이 있어 사람을 상하게 하므로 너무 많이 쓰지 말아야 한다[본초].

○ 껍질을 버리고 갈아 종이에 싸서 눌러 기름을 빼고 쓴다[입문].

藺茹

○ 性寒, 味辛酸, 有小毒. 主蝕惡肉, 殺疥蟲, 排膿去惡血. ○ 葉有汁, 根如蘿蔔, 皮黃肉白, 五月採根, 陰乾, 黑頭者良. 『本草』

여여(藺茹)

성질은 차고 맛은 맵고 시며 독이 약간 있다. 궂은 살[惡肉]을 없애며, 옴벌레를 죽이고, 고름을 빨아내며, 나쁜 피[惡血]를 없앤다.

○ 잎에서는 진이 나며, 뿌리는 무[蘿蔔]와 비슷하다. 껍질은 누르고 속은 희다. 음력 5월에 뿌리를 캐어 그늘에 말린다. 대가리가 검은 것이 좋다[본초].

蛇莓

○ 비얌딸기. 性大寒 一云冷, 味甘酸, 有毒. 主胸腹大熱, 通月經, 脇瘡腫, 付蛇蟲咬. ○ 處處有之, 採莖根, 搗汁或飮或付. 『本草』

사매(蛇莓, 뱀딸기)

성질은 몹시 차고(냉하다고도 한다) 맛은 달고 시며 독이 있다. 가슴과 배가 몹시 뜨거운 것을 낫게 하고, 월경을 통하게 하며, 옆구리에 생긴 창종을 삭게 한다. 뱀이나 벌레한테 물린 데 붙인다.

○ 곳곳에서 나는데, 줄기와 뿌리를 캐어 찧어서 낸 즙을 마시기도 하고 바르기도 한다[본초].

葎草

○ 한삼. 性寒, 味甘, 無毒. 主五淋, 止水痢, 除瘧, 主癩瘡. ○ 處處有之, 蔓生, 夏月採莖葉用. 『本草』

율초(葎草, 한삼덩굴)

성질은 차고 맛은 달며 독이 없다. 5림을 낫게 하며, 수리(水痢)를 멈추고, 학질을 낫게 하며, 문둥병[癩瘡]을 치료한다.

○ 곳곳에서 나는데, 덩굴이 뻗으면서 자란다. 여름철에 줄기와 잎을 뜯어 쓴다[본초].

鶴蝨

○ 여의오좀. 性平 一云凉, 味苦, 有小毒. 殺五藏蟲及蚘蟲, 止瘧, 幷付惡瘡. ○ 苗葉皺似紫蘇, 七月開黃白花, 八月結實, 子極細, 採無時, 合莖葉用之. 『本草』

학슬(鶴蝨, 여우오줌풀)

성질은 평하고(서늘하다고도 한다) 맛은 쓰며 독이 약간 있다. 오장에 있는 충과 회충을 죽이며, 학질을 낫게 한다. 겸하여 악창에 붙이기도 한다.

○ 싹과 잎이 쭈글쭈글하여 자소와 비슷한데, 음력 7월에 노랗고 흰 꽃이 핀다. 8월에 열매가 달리는데 씨가 아주 잘다. 아무 때나 줄기와 잎을 함께 따서 쓴다[본초].

雀麥

○ 귀보리. 性平, 味甘, 無毒. 主産難, 煮汁服. ○ 一名燕麥. 苗似小麥而弱, 實似穬麥而細, 但穗細長而疎. 『本草』

작맥(雀麥, 귀리)

성질은 평하고 맛은 달며 독이 없다. 난산일 때 달여서 물을 마신다.

○ 일명 연맥(燕麥)이라고도 한다. 싹은 밀과 비슷한데 연약하고, 열매는 광맥(穬麥) 같은데 가늘다. 그러나 이삭은 가늘고 길며 성기다[본초].

白附子

○ 흰바곳. 性溫, 味甘辛, 有小毒. 主中風失音 · 一切冷風氣, 止心痛, 除陰囊下濕, 療面上百病, 去瘢痕. ○ 色白, 苗似黑附子, 三月採根暴乾, 入藥炮用. 『本草』 ○ 本經云, 生新羅, 卽我國所産, 今在處有之. 『俗方』

백부자(白附子, 흰바꽃)

성질은 따뜻하고 맛은 달며 맵고 독이 약간 있다. 중풍으로 목이 쉰 것, 모든 냉(冷)과 풍기(風氣)를 낫게 하고, 심통을 멈춘다. 음낭 밑이 축축한 것을 없애고, 얼굴에 난 모든 병을 낫게 하며, 흠집을 없앤다.

○ 색은 희고 싹은 검은 부자[黑附子]와 같다. 음력 3월에 뿌리를 캐어 햇볕에 말린다. 약에 넣어 쓸 때에는 싸서 구워 쓴다[본초].

○『신농본초경』에는 신라에서 난다고 씌어 있는데, 이것은 우리나라에서 난다는 것을 말이다. 요즘은 곳곳에서 난다[속방].

葫蘆巴

◯ 性溫, 味苦, 無毒. 治腎虛冷, 腹脇脹滿, 面色青黑. 又云, 治元藏虛冷氣, 爲最要. ◯ 或云, 南蕃蘿葍子也, 酒洗, 微炒用.『本草』◯ 得茴香 · 桃仁, 治膀胱氣作痛, 甚妙.『湯液』

호로파(葫蘆巴)

성질은 따뜻하고 맛은 쓰며 독이 없다. 신이 허랭하여 배와 옆구리가 창만한 것, 얼굴색이 검푸른 것을 낫게 한다. 신(腎)이 허랭한 것을 낫게 하는 가장 요긴한 약이라고 한 데도 있다.

○ 이것을 남쪽 변방 나복자라 한 데도 있다. 술에 씻어 약간 볶아서 쓴다[본초].

○ 회향 · 도인을 같이 쓰면 방광기로 아픈 것을 낫게 하는 데 아주 효과적이다[탕액].

木賊

◯ 속새. 性平, 味甘微苦, 無毒. 益肝膽, 明目, 退瞖膜, 療腸風下血, 止血痢, 去風, 主月水不斷, 崩中赤白. ◯ 處處有之, 去節用, 眼藥, 多用童便浸一宿, 晒乾用.『本草』◯ 此物發汗至易, 去節剉, 以水濕潤, 火上烘用.『丹心』

목적(木賊, 속새)

성질은 평하고 맛은 달며 약간 쓰고 독이 없다. 간 · 담을 보하고, 눈을 밝게 하며, 예막(瞖膜)을 없애고, 장풍(腸風)으로 피를 쏟는 것[下血]을 낫게 하며, 혈리를 멎게 한다. 그리고 풍을 몰아내며, 월경이 멎지 않는 것과 붕루 · 적백대하를 낫게 한다.

○ 곳곳에서 나는데, 마디를 버리고 쓴다. 눈약으로 쓸 때에는 흔히 동변에 하룻밤 담갔다가 햇볕에 말려서 쓴다[본초].

○ 이 약은 땀을 아주 쉽게 낸다. 마디를 버리고 썰어서 물로 축여 불에 쪼여서 쓴다[단심].

蒲公草

◯ 안즌방이, 又名므음드레. 性平, 味甘, 無毒. 主婦人乳癰腫. ◯ 處處有之, 葉如苦苣, 三四月開黃花似菊, 莖葉斷之有白汁出, 人皆啖之, 俗呼爲蒲公英.『本草』◯ 化熱毒, 消惡腫, 散結核, 解食毒, 散滯氣有奇功, 可入陽明太陰經.『入門』◯ 一名地丁, 治疔腫, 最效.『入門』

포공초(蒲公草, 민들레)

성질은 평하고 맛은 달며 독이 없다. 부인의 유옹(乳癰)과 유종(乳腫)을 낫게 한다.

○ 곳곳에서 나는데, 잎은 고거(苦苣)와 거의 비슷하다. 음력 3~4월에 국화 비슷한 노란 꽃이 핀다. 줄기와 잎을 끊으면 흰 진이 나오는데 사람들이 이것을 모두 먹는다. 민간에서는 포공영(蒲公英)이라고 한다[본초].

○ 열독을 풀고[化] 악창을 삭이며, 멍울을 헤치고 식독을 풀며, 체기를 없애는 데 아주 좋은 효과를 나타낸다. 양명경과 태음경에 들어간다[입문].

○ 일명 지정(地丁)이라고도 한다. 정종(疔腫)을 낫게 하는 데 가장 효과적이다[입문].

穀精草

○ 고읫가름. 性溫, 味辛, 無毒. 主眼病·喉痺, 齒風痛及諸瘡疥. ○ 處處有之, 二三月穀田中, 採之.『本草』

곡정초(穀精草, 고위까람)

성질은 따뜻하고 맛은 매우며 독이 없다. 눈병과 후비, 이빨이 풍으로 아픈 것, 여러 가지 헌데와 옴을 낫게 한다.

○ 곳곳에서 난다. 음력 2~3월에 논에서 캔다[본초].

酢漿草

○ 괴승아. 性寒, 味酸, 無毒. 主惡瘡·瘑瘻, 殺諸小蟲. ○ 處處有之, 生下濕地, 小兒食之, 俗名酸車草.『本草』

작장초(酢漿草, 괴승아, 괭이밥)

성질은 차고 맛은 시며 독이 없다. 악창과 와창(瘑瘡)·누창을 낫게 하며, 여러 가지 잔 벌레를 죽인다.

○ 곳곳에 다 있으나 주로 낮은 습지에 많다. 어린아이들이 먹는다. 민간에서 산거초(酸車草)라고 한다[본초].

昨葉荷草

○ 집우디기. 性平, 味酸, 無毒. 主水穀血痢. ○ 生年久瓦屋上, 遠望如松, 故一名瓦松, 六月七月採日乾.『本草』

작엽하초(昨葉荷草, 지부지기)

성질은 평하고 맛은 시며 독이 없다.

○ 수곡리(水穀痢)와 혈리(血痢)를 낫게 한다.

○ 오랜 기와집 위에서 난다. 멀리서 바라보면 소나무 비슷하기 때문에 일명 와송(瓦松)이라고도 한다. 음력 6월·7월에 캐서 햇볕에 말린다[본초].

夏枯草

◯ 져븨꿀. 性寒, 味苦辛, 無毒. 主寒熱·瘰癧·鼠瘻·頭瘡, 破癥, 散癭結氣, 治目疼. ◯ 處處有之, 冬生不凋, 春開白花, 至五月枯, 四月採.『本草』◯ 月令云, 靡草死, 得金氣而生, 至夏火盛而死, 四月採陰乾.『入門』◯ 此草, 稟純陽之氣, 得陰氣則枯, 有補養厥陰血脈之功, 故治目疼如神者, 以陽治陰也.『綱目』

하고초(夏枯草, 제비꿀, 꿀풀)

성질은 차고 맛은 쓰며 맵고 독이 없다. 추웠다 열이 났다 하는 나력(瘰癧), 서루(鼠瘻)와 머리에 헌데가 난 것을 낫게 하며, 징가와 영류를 삭이고, 기가 몰린 것을 헤치고, 눈이 아픈 것을 낫게 한다.

○ 곳곳에서 난다. 겨울에도 시들지 않는다. 봄에 흰 꽃이 피는데 음력 5월에 가면 마른다. 4월에 채취한다[본초].

○『예기』월령(月令)에 "미초(靡草) 죽은 것이 가을 기운을 받아서 살아나고, 여름에 화(火)가 왕성한 시절에 가서 죽는다."고 하였다. 음력 4월에 채취하여 그늘에서 말린다[입문].

○ 이 풀은 본래 순수 양의 기운[純陽之氣]을 받은 것이므로 음기(陰氣)를 만나면 말라든다. 궐음(厥陰)의 혈맥(血脈)을 보하는 효과가 있다. 그렇기 때문에 눈이 아픈 것을 신기하게 고치는데, 이것은 양으로 음병(陰病)을 낫게 하는 이치이다[강목].

山茨菰

◯ 가치무릇. 有小毒. 主癰腫·瘡瘻·瘰癧·結核, 去面上皯黯. ◯ 葉如車前, 根如茨菰, 生山中濕地.『本草』◯ 俗名金燈籠. 花似燈籠, 色白, 上有黑點, 故以爲名, 外用醋磨付之, 亦入丸散.『入門』◯ 葉似韭, 花似燈籠, 結子三稜. 二月長苗, 三月開花, 四月苗枯, 卽掘地採根, 遲則腐爛. 其根上有毛包裹, 人不可識, 可於有苗時, 記其地, 至秋冬採之, 刮去皮, 焙乾.『活人』

산자고(山茨菰, 까치무릇)

독이 약간 있다. 옹종·누창·나력·멍울이 진 것을 낫게 하고, 얼굴에 주근깨와 기미를 없앤다.

○ 잎은 차전초와 같고, 뿌리는 무릇 비슷하다. 산속 습지에서 난다[본초].

○ 민간에서 금등롱(金燈籠)이라 한다. 꽃은 초롱[燈籠]과 비슷하다. 색이 희며 위에 검은 점이 있기 때문에 금등롱이라 한 것이다. 외용약으로는 식초를 두고 갈아서 붙인다. 또 환약이나 가루약에 넣어 쓴다[입문].

○ 잎은 부추[韭]와 비슷하고, 꽃은 초롱과 비슷하며, 세모가 난 열매가 맺힌다. 음력 2월에 싹이 돋으며 3월에 꽃이 피고 4월에 싹이 마르는데, 이때 땅을 파고 뿌리를 캐야 한다. 늦으면 썩는다. 그 뿌리 위에는 털이 덮여 있어 가려내기 어려우므로 싹이 있을 때에 그 땅을 기억해 두었다가 가을이나 겨울에 캐서 껍질을 긁어 버리고 약한 불에 말려 쓴다[활심].

燈心草

◯ 골속. 性寒, 味甘, 無毒. 主五淋, 療喉痺. ◯ 此今人織席者, 折取中心穰, 用.『本草』

등심초(燈心草, 골풀)

성질은 차고 맛은 달며 독이 없다. 5림과 후비(喉痺)를 낫게 한다.

○ 이것으로 지금 사람들이 돗자리를 짜는데, 쪼개어 속살을 꺼내 쓴다[본초].

馬勃

◯ 말불버슷. 性平, 味辛, 無毒. 主喉閉, 咽痛及惡瘡. ◯ 生濕地及腐木上, 虛軟如紫絮, 大如斗小如升, 彈之紫塵出. 『本草』

마발(馬勃, 말불버섯)

성질은 평하며 맛은 맵고 독이 없다. 목구멍이 막히고 아픈 것과 악창을 낫게 한다.

○ 습지나 썩은 나무 위에서 나는데, 푹석푹석한 것[虛軟]이 자주색 나는 솜 비슷하다. 큰 것은 말[斗]만하고 작은 것은 됫박[升]만하다. 튕기면 자주색 먼지가 난다[본초].

水蓼

◯ 믈엿귀. 性冷, 味辛, 無毒. 主蛇毒及脚氣腫. ◯ 葉似蓼, 莖赤, 生淺水中, 其葉, 大於家蓼. 『本草』

수료(水蓼, 물여뀌)

성질은 냉하고 맛은 매우며 독이 없다. 뱀독과 각기(脚氣)로 부은 것을 낫게 한다.

○ 잎은 여뀌[蓼]와 비슷하고, 줄기는 빨갛다. 얕은 물 속에서 자라는데, 그 잎이 집여뀌[家蓼]보다 크다[본초].

【子】 治瘰癧 · 結核. 『本草』

수료자(水蓼子, 물여뀌의 씨) 나력(瘰癧)과 멍울이 진 것[結核]을 낫게 한다[본초].

萱草根

◯ 원추리. 又名넙느믈. 性凉, 味甘, 無毒. 主小便赤澁 · 身體煩熱, 治沙淋, 下水氣, 療酒疸. ◯ 人家種之, 多採其嫩苗煮食, 又取花跗, 作菹, 云利胸膈, 甚佳. 一名鹿葱, 花名宜男, 孕婦佩之, 生男. ◯ 養生論云, 萱草忘憂, 此也. 『本草』

훤초근(萱草根, 원추리의 뿌리)

성질은 서늘하고 맛은 달며 독이 없다. 오줌이 붉으면서 잘 나오지 않는 것과 몸에 번열이 나는 것, 사림(沙淋)을 낫게 한다. 수기(水氣)를 내리며, 주달(酒疸)을 낫게 한다.

○ 집 근처에 심는데, 흔히 어린싹을 캐서 끓여서 먹는다. 꽃망울[花跗]을 따서 생절이를 만들어 먹으면 가슴을 시원하게 하는 데 아주 좋다고 한다. 일명 녹총(鹿葱)이라고도 하고, 꽃은 의남(宜男)이라고 하는데, 임신부가 차고 다니면 아들을 낳게 된다.

○ 『양생론(養生論)』에 "훤초가 망우초(忘憂草)라 불린 것이 여기서 나왔다."고 하였다[본초].

野茨菰

○ 물옺. 性冷, 味苦, 無毒. 下石淋, 除癰腫, 止消渴, 療産後血悶及胎衣不下. ○ 生田野, 處處有之. 飢歲人, 採其根煮食, 甚美. 『俗方』 ○ 剪刀草根, 卽野茨菰也. 『丹心』 ○ 治疔瘡, 用剪刀草, 卽此也. 『正傳』

야자고(野茨菰, 무릇)

성질은 냉하고 맛은 쓰며 독이 없다. 석림(石淋)을 낫게 하고, 옹종을 삭이며, 소갈을 멎게 한다. 해산 후에 정신이 혼미하고 가슴이 답답한 증[血悶]과 태반이 나오지 않는 것을 나오게 한다.

○ 들과 밭에서 자라는데, 곳곳에 있다. 흉년에 사람들이 그 뿌리를 캐서 삶아 먹는데 맛이 아주 좋다[속방].

○ 전도초(剪刀草)의 뿌리가 즉 야자고이다[단심].

○ 정창(疔瘡) 치료에 전도초를 쓴다고 한 것이 바로 이것이다[정전].

敗天公

○ 오래쓰던펴랑이. 性平. 主鬼疰, 精魅. ○ 此, 人久戴竹笠也, 取竹, 燒灰酒服. 『本草』

패천공(敗天公, 오래 쓴 패랭이)

성질은 평하다. 귀주(鬼疰)와 헛것에 들린 것[精魅]을 낫게 한다.

○ 이것은 사람이 오래 쓰고 다니던 참대로 만든 삿갓이다. 참대를 태워 술에 타서 먹는다[본초].

草豆蔻

○ 性熱, 味辛, 無毒. 主一切冷氣, 溫中下氣, 止心腹痛及霍亂嘔吐, 去口臭氣. ○ 若龍眼子而銳, 皮無鱗甲, 中子若石榴瓣, 味辛烈者, 爲好. 『本草』 ○ 治風寒客邪, 在胃口之上, 善治脾胃客寒, 及心與胃痛. 『湯液』 ○ 治胃脘冷痛, 入足太陰經陽明經, 麵包裹, 煨熟, 去麵用. 『入門』

초두구(草豆蔻)

성질은 열하고 맛은 매우며 독이 없다. 모든 냉기를 낫게 하고, 속을 따뜻하게 하며, 기를 내리고, 심통과 곽란으로 토하는 것을 멎게 하며, 입 안의 냄새를 없앤다.

○ 용안씨[龍眼子]와 비슷한데 뾰족하며 껍질에 비늘이 없다. 속의 씨는 석류 쪽과 비슷한데 맛이 몹시 매운 것이 좋은 품종이다[본초].

○ 풍한의 사기[風寒客邪]가 위(胃)의 윗구멍에 있는 것을 낫게 하고, 비위에 침범한 한사를 없애며, 가슴과 위가 아픈 것을 잘 멎게 한다[탕액].

○ 위가 차고 아픈 것[胃脘冷痛]을 낫게 한다. 족태음경과 양명경에 들어간다. 밀가루 반죽한 것으로 싸서 약한 불에 구운 다음 밀가루 반죽은 버리고 쓴다[입문].

草果

○ 性溫, 味辛, 無毒. 主一切冷氣, 溫脾胃, 止嘔吐, 治膨脹, 化瘧母, 消宿食, 解酒毒,果積, 兼辟瘴, 解瘟. ◯ 治脾寒濕寒痰之藥也, 去內外殼, 取仁麵裹煨熟用之. 『入門』

초과(草果)

성질은 따뜻하고 맛은 매우며 독이 없다. 모든 냉기를 없애며, 비위를 따뜻하게 하고, 구토를 멎게 하며, 배가 팽팽하게 부른 것을 가라앉히고, 학모(瘧母)를 낫게 하며, 체한 것을 내리게 한다. 술독과 과일을 먹고 적(積)이 된 것을 없애며, 겸하여 산람장기를 물리치고[辟瘴] 온역을 낫게 한다.

○ 비(脾)의 한습과 한담을 없애는 약이다. 안팎의 껍질을 버리고 알맹이만 골라 밀가루 반죽한 것에 싸서 불에 익혀 먹는다[입문].

虎杖根

◯ 감뎃불휘. 性微溫 一云平, 味苦, 無毒. 破留血癥結, 通利月水, 下産後惡血, 排膿, 主瘡癤·癰毒·撲損瘀血, 利小便, 通五淋. ◯ 一名苦杖, 一名大蟲杖, 莖如竹笋狀, 上有赤斑點, 處處有之, 二月八月採. 『本草』

호장근(虎杖根, 감제풀의 뿌리)

성질은 약간 따뜻하고(평하다고도 한다) 맛은 쓰며 독이 없다. 몰려 있는 피와 징결(癥結)을 헤치고, 월경을 통하게 하며, 해산 후의 궂은 피[惡血]를 잘 나가게 하고, 고름을 빨아낸다. 창절·옹독과 다쳐서 생긴 어혈에 주로 쓰며, 소변을 잘 나가게 하고, 5림을 낫게 한다.

○ 일명 고장(苦杖) 또는 대충장(大蟲杖)이라고도 한다. 줄기는 대나무순[竹笋] 비슷한데 그 위에 붉은 반점이 있다. 곳곳에서 나는데, 음력 2월과 8월에 캐서 쓴다[본초].

草烏

◯ 바곳. 性微溫, 味苦甘, 有大毒. 治風濕痲痺疼痛, 發破傷風汗. ◯ 生山野, 在處有之, 形如白附子而黑. 『入門』 ◯ 須童便浸, 炒去毒. 『丹心』 ◯ 草烏, 須與黑豆同煮, 竹刀切看, 透黑爲度取用, 草烏一兩, 黑豆一合爲準. 『得效』 ◯ 一名淮烏, 生服痺喉. 『醫鑑』

초오(草烏, 바꽃)

성질은 약간 따뜻하고 맛은 쓰며 달고 독이 많다. 풍습증으로 마비되고 아픈 것을 낫게 한다. 파상풍(破傷風)에 쓰면 땀이 난다.

○ 산과 들의 일정한 곳에서 자란다. 형태는 백부자와 비슷한데 검다[입문].

○ 반드시 동변에 담갔다가 볶아 독을 빼야 한다[단심].

○ 초오는 검은콩과 함께 삶되 죽도로 짜개 보아 속까지 다 검어지도록 달여야 한다. 초오 40g에 검은콩 1홉을 기준으로 한다[득효].

○ 일명 회오(淮烏)라고도 하는데, 날것을 먹으면 목 안이 저리게 된다[의감].

佛耳草

◯ 性熱, 味酸. 治風寒嗽及痰, 除肺中寒, 大升肺氣. 『入門』

불이초(佛耳草, 떡쑥)

성질은 열하고 맛은 시다. 풍한으로 기침하고 가래가 나오는 것을 낫게 하고, 폐 속의 찬 기운을 없애며, 폐기를 세게 끌어 올린다[입문].

苘實

○ 어저귀여름. 性平, 味苦, 無毒. 主赤白冷熱痢, 破癰腫. ○ 處處有之, 葉似苧, 花黃, 實如蜀葵, 子黑色, 卽今人, 取以績布及打繩索者. 『本草』 ○ 卽白麻也. 『入門』

경실(苘實, 어저귀의 씨)

성질은 평하고 맛은 쓰며 독이 없다. 냉이나 열로 된 적백리를 낫게 하고, 옹종을 헤친다.

○ 곳곳에서 난다. 잎은 모시[苧]와 비슷하고 꽃은 누르며 씨는 촉규화씨[蜀葵子]와 비슷한데 검다. 지금 사람들이 이 껍질로 천을 짜고 노끈을 꼰다[본초].

○ 즉 백마(白麻)이다[입문].

鳳仙花

○ 봉선화. 治杖瘡, 連根葉擣塗之, 一名金鳳花. 『醫鑑』

봉선화(鳳仙花)

매 맞아서 생긴 상처[杖瘡]를 낫게 한다. 뿌리와 잎을 함께 짓찧어 붙인다. 일명 금봉화(金鳳花)라고도 한다[의감].

孩兒茶

○ 性寒, 味苦甘, 無毒. 治一切瘡毒. 『入門』

해아다(孩兒茶)

성질은 차며 맛은 쓰고 달며 독이 없다. 모든 창독을 낫게 한다[입문].

屐屧鼻繩

○ 평격지압코. 主噎哽心痛, 人着經久, 欲爛斷者佳, 燒灰水服. 『本草』 ○ 路上, 棄左脚草鞋, 名千里馬, 治難産極驗. 取鼻絡小耳繩, 燒灰酒調服. 『産書』

극섭비승(屐屧鼻繩, 신발의 앞코)

열경(噎哽)과 심통(心痛)을 치료한다. 사람이 오래 신어서 문드러지고 떨어지려는 것이 좋은데, 이것을 태운 재를 물로 마신다[본초].

○ 길가에 버려진 왼발의 짚신을 이름 지어 천리마(千里馬)라고 하는데, 난산(難産) 치료에 특히 효험이 있다. 신코와 이어진 작은 모서리끈을 불에 태워 그 재를 술에 타서 먹는다[산서].

13. 木 部

○ 凡一百五十六種.

모두 156가지이다.

桂皮

○ 性大熱, 味甘辛, 有小毒. 主溫中, 通血脈, 利肝肺氣, 治霍亂轉筋, 宣導百藥無所畏, 能墮胎. ○ 桂得葱而軟, 葱液, 可熬桂作水. ○ 生南方, 三月四月生花, 全類茱萸, 九月結實, 二月八月十月採皮陰乾, 凡使刮去麤皮. 『本草』

계피(桂皮)

성질은 몹시 열하며 맛을 달고 매우며 독이 약간 있다. 속을 따뜻하게 하며, 혈맥을 잘 통하게 하고, 간·폐의 기를 고르게 하며, 곽란으로 쥐가 나는 것[轉筋]을 낫게 한다. 온갖 약 기운을 고루 잘 퍼지게 하면서도 부작용을 나타내지 않으며, 유산시킬 수 있다.

○ 계피는 파를 만나면 부드러워진다. 파 달인 물[葱液]로 계피를 달이면 물이 되게 할 수 있다.

○ 남방에서 나며, 음력 3월·4월에 수유(茱萸)와 꼭 같은 꽃이 피고 음력 9월에 열매가 익는다. 음력 2월·8월·10월에 껍질을 벗겨 그늘에서 말린다. 쓸 때에 겉껍질을 긁어 버린다[본초].

【桂心】 治九種心痛, 殺三蟲, 破血, 止腹內冷痛, 治一切風氣, 補五勞七傷, 通九竅, 利關節, 益精明目, 煖腰膝, 除風痺, 破痃癖癥瘕, 消瘀血, 續筋骨, 生肌肉, 下胞衣. ○ 卽是削除皮上甲錯處, 取近裏辛而有味. 桂皮一斤, 只得五兩, 爲正. 『本草』

계심(桂心) 9가지 심통(心痛)을 낫게 하며, 3충(三蟲)을 죽인다. 어혈을 헤치고, 뱃속이 차고 아픈 것을 멎게 하며, 모든 풍기(風氣)를 없앤다. 5로 7상(五勞七傷)을 보하고, 9규(九竅)를 잘 통하게 하며, 관절을 잘 놀릴 수 있게 한다. 정(精)을 돕고, 눈을 밝게 하며, 허리와 무릎을 덥게 하고, 풍비(風痺)를 없앤다. 또한 현벽(痃癖)·징가(癥瘕)·어혈을 삭이고, 힘줄과 뼈를 이어 주며, 살을 살아나게 하고, 태반이 나오게 한다.

○ 이것은 비늘처럼 된 겉껍질을 긁어 버린 다음 그 밑층에 있는 매운맛을 가진 부분이다. 계피 600g에서 계심 200g을 얻는 것이 기준이다[본초].

【肉桂】 能補腎, 宜入治藏及下焦藥, 入手足少陰經, 色紫而厚者佳, 刮去麤皮用. 『入門』

육계(肉桂) 신(腎)을 잘 보하므로 오장이나 하초에 생긴 병을 치료하는 약으로 쓰면 좋다. 수족소음경에 들어간다. 색이 자주색이면서 두터운 것이 좋다. 겉껍질을 긁어 버리고 쓴다[입문].

【桂枝】 枝者枝條, 非身幹也. 蓋取其枝上皮, 取其輕薄而能發散, 正合內經, 辛甘發散爲陽之義. ◯ 入足太陽經, 能散血分寒邪. 『本草』 ◯ 表虛自汗, 以桂枝發其邪, 衛和則表密, 汗自止, 非桂枝能收汗也. 『丹心』 ◯ 桂枝氣味俱輕, 故能上行, 發散於表. 『丹心』 ◯ 仲景用桂枝發表, 肉桂補腎, 本乎天者親上, 本乎地者親下, 自然之理也. 『湯液』

계지(桂枝) 지(枝)라는 것은 가는 가지[枝條]이지 굵은 줄기[身幹]가 아니다. 대체로 가지에 붙은 껍질의 기운을 이용하는 것인데, 이것은 가벼워 뜨는 성질이 있어 발산(發散)하는 작용이 있기 때문이다. 『내경』에 "맵고 단 것은 발산하므로 양(陽)에 속한다."고 하였는데 이것과 뜻이 맞는다.

○ 족태양경(足太陽經)에 들어가며, 혈분의 한사[血分寒邪]를 헤친다[본초].

○ 표(表)가 허하여 저절로 나는 땀은 계지로 사기(邪氣)를 발산시켜야 한다. 그리하여 위기(衛氣)가 고르게 되면 표가 치밀해지므로[密] 땀이 저절로 멎게 된다. 계지가 땀을 거두는 것은 아니다[단심].

○ 계지는 냄새와 맛이 다 경(輕)하기 때문에 올라가며 겉으로 발산시키는 작용을 한다[단심].

○ 중경은 계지로 발표(發表)시키고 육계로 신(腎)을 보하였는데, 위로 뜨는 것은 윗부분에 작용하고 아래에 가라앉는 것은 아랫부분에 작용한다는 자연적인 이치에 의거한 것이다[탕액].

【柳桂】 乃小枝嫩條. 善行上焦, 補陽氣. 薄桂, 乃細薄嫩枝. 入上焦橫行肩臂. 『入門』 ◯ 桂心·菌桂·牡桂, 同是一物. 厚者必嫩, 薄者必老. 嫩旣辛香, 兼又筒卷, 老必味淡, 自然板薄. 板薄者卽牡桂也, 筒卷者卽菌桂也. 筒厚者宜入治藏及下焦藥, 輕薄者宜入治頭目發散藥, 又有柳桂, 乃桂之嫩小枝, 尤宜入治上焦藥. 『本草』

유계(柳桂) 작은 가지[小枝]의 어린 가지[嫩條]이다. 상초에 가서 양기를 잘 보한다. 박계(薄桂)는 가늘고 엷은 햇가지인데, 상초에 들어가서 어깨와 팔로 잘 간다[입문].

○ 계심·균계(菌桂)·모계(牡桂)는 다 한 식물이다. 냄새와 맛이 센 것은 반드시 어린 것이고, 약한 것은 반드시 늙은 것이다. 어린 것은 맵고[辛] 향기로우면서 겸하여 둥글게 말린다. 늙은 것은 반드시 맛이 심심하고[淡] 자연히 널판처럼 얇게 펴진다. 얇게 펴진 것은 모계이고, 둥글게 말린 것은 균계이다. 둥글고 두텁게 말린 것은 오장과 하초에 생긴 병에 약으로 쓰는 것이 좋고, 가볍고 엷은 것은 머리와 눈에 생긴 병을 치료하는 발산약(發散藥)으로 쓰는 것이 좋다. 또 유계라는 것은 계수나무[桂]의 어리고 작은 가지인데, 상초에 생긴 병을 치료하는 약으로 쓰는 것이 좋다[본초].

松脂

◯ 소나모진. 性溫 一云平, 味苦甘, 無毒. 安五藏, 除熱, 治風痺死肌, 主諸惡瘡·頭瘍·白禿·疥瘙, 去死肌, 療耳聾·牙有蚛孔, 貼諸瘡生肌, 止痛, 殺蟲. ◯ 一名松膏, 一名松肪. 六月採自流出者, 勝於鑿孔及煮取脂也, 以通明如熏陸香者, 爲勝. ◯ 煉法, 以桑灰水, 或酒煮軟, 挼內寒水中, 數十過, 白滑則可用. 『本草』 ◯ 又法, 用河水煮化, 投冷水中, 令兩人扯拔, 旣疑再煮, 如此三次, 再用酒煮三次, 以白如飴糖爲度, 凡用, 入石臼中, 另搗爲末, 不可晒焙, 亦不可單服, 塞實腸胃. 『入門』

송지(松脂, 송진)

성질은 따뜻하며(평하다고도 한다) 맛은 쓰고 달며 독이 없다. 오장을 편안하게 하고, 열을 없애며, 풍비(風痺), 죽은 살[死肌], 여러 가지 악창, 머리가 헌데, 머리카락이 빠지는 증, 옴과 가려운 증을 낫게 한다. 귀머거리[耳聾]와 벌레 먹은 치아가 아픈 것을 낫게 한다. 여러 가지 부스럼에 바르면 새살이 살아 나오고 통증이 멎으며 벌레도 죽는다.

○ 일명 송고(松膏)·송방(松肪)이라고도 한다. 음력 6월에 저절로 흘러내리는 것을 받으면 구멍을 뚫고서 받은 것과 졸여서 진[煮取脂]을 낸 것보다 질이 좋다. 투명하며 훈륙의 향[熏陸香] 비슷한 것이 좋은 것이다.

○ 법제하려면 뽕나무 잿물[桑灰水]이나 술에 끓여 연해지면 주물러서 찬물에 10여 번 담가 내서 희고 미끈미끈해지면 쓸 수 있다[본초].

○ 또 한 가지 방법 : 강물에 달여 녹여서 찬물에 넣고 두 사람이 켜다가 켜지지 않게 엉기면 재차 달여서 찬물에 넣고 켜는데 이렇게 3번 한다. 그 다음 또 술에 넣고 달이기를 3번 하여 흰 엿처럼 될 때까지 한다. 쓸 때에는 돌절구에 넣고 따로 가루낸다. 햇볕에 말려서는 안 되고 약한 불에 말려도 안 된다. 이것 한 가지만 먹으면 장위(腸胃)가 막히게 된다[입문].

【松實】 性溫, 味甘, 無毒. 主風痺, 虛羸, 少氣不足. 『本草』

송실(松實, 솔방울) 성질은 따뜻하며 맛은 달고 독이 없다. 풍비(風痺)로 허약하고 여윈 것과 숨쉴 기운이 없어 하는 것을 낫게 한다[본초].

【松葉】 主風濕瘡, 生毛髮, 安五藏, 不飢, 延年. 『本草』

송엽(松葉, 솔잎) 풍습으로 생긴 헌데를 낫게 하고, 머리카락을 나게 하며, 오장을 고르게 하고, 배고프지 않게 하며, 오래 살게 한다[본초].

【松節】 主百節風, 脚痺骨節痛, 釀酒, 療脚軟弱. 『本草』

송절(松節, 소나무의 마디) 백절풍(百節風), 다리가 저린 것[脚痺], 뼈마디가 아픈 것[骨節痛] 등을 낫게 한다. 술을 만들어 먹으면 다리가 연약한 것을 낫게 한다[본초].

【松花】 名松黃. 輕身療病, 卽花上黃粉, 勝皮葉及子. 『本草』

송화(松花, 소나무의 꽃가루) 송황(松黃)이라고도 한다. 몸이 가벼워지게 하고 병을 낫게 한다. 즉 꽃에 있는 황색 가루[黃粉]인데 껍질, 잎 또는 씨보다 좋다[본초].

【松根白皮】 辟穀不飢, 益氣, 補五勞. 『本草』

송근백피(松根白皮, 소나무 뿌리의 속껍질) 곡식을 먹지 않고 이것만 먹고도 살 수 있다. 배고프지 않게 하며, 기를 보하고, 5로증(五勞證)을 낫게 한다[본초].

【松䕷】 音諸. 主牛馬疥瘡, 燒松枝取汁也. 『本草』

송제(松䕷, 솔기름) 소나 말의 진옴[疥瘡]을 낫게 한다. 소나무 가지[松枝]를 태워 받은 기름이다[본초].

【松樹皮上綠衣】 名艾蒳香, 一名狼苔. 合諸香燒之, 其烟不散團聚, 青白, 可愛. 『本草』

송수피상록의(松樹皮上綠衣, 소나무 껍질에 돋은 이끼) 애납향(艾蒳香)이라고 하며, 일명 낭태(狼苔)라고도 한다. 여러 가지 향과 함께 피우며, 그 연기가 흩어지지 않고 푸르고 흰 색으로 뭉게뭉게 모여 올라가는 것이 아름답다[본초].

槐實

◯ 회화나모여름. 性寒, 味苦酸鹹, 無毒. 主五痔 · 火瘡, 除大熱, 療難産, 墮胎, 殺蟲去風, 治男女陰瘡濕痒, 及腸風, 及催生. ◯ 十月上巳日, 採實和莢, 新盆盛以牛膽汁, 拌濕, 封口塗泥, 經百日取出, 皮爛爲水, 子如大豆紫黑色, 能疎導風熱, 入藥微炒, 有服法, 久服則令腦滿, 髮不白而長生, 一名槐角, 卽莢也. 『本草』 ◯ 槐者, 虛星之精, 葉晝合夜開, 故一名守宮. 『入門』

괴실(槐實, 회화나무의 열매)

성질은 차며 맛은 쓰고 시며 짜고 독이 없다. 5가지 치질과 불에 덴 데 주로 쓰며, 높은 열[大熱]을 내리고, 난산(難産)을 낫게 한다. 유산시키며, 벌레를 죽이고, 풍증도 낫게 한다. 남녀의 음창(陰瘡)과 음부가 축축하며 가려운 증[濕痒], 장풍(腸風) 등을 낫게 하며, 해산을 쉽게 하게 한다[催生].

○ 음력 10월 상사일에 열매와 꼬투리를 따서 새 동이에 담고 우담즙(牛膽汁)을 넣고서 축축해지도록 버무린 다음 아가리를 막고 틈 사이를 진흙 이긴 것으로 발라 둔다. 그리하여 백일 지나서 꺼내면 껍질이 물크러져 물이 되고 씨는 검은 자주색을 띤 콩[大豆]처럼 된다. 이것은 풍열(風熱)을 잘 헤친다[疎導]. 약에 넣을 때는 약간 볶는다. 오래 먹으면 뇌가 좋아지며 머리카락이 희어지지 않고 오래 살 수 있게 한다. 일명 괴각(槐角)이라고도 하는데, 이것은 꼬투리를 말한다[본초].

○ 홰나무[槐]는 허성의 정기[虛星之精]로서 잎이 낮에는 맞붙고 밤에는 펴지기 때문에 일명 수궁(守宮)이라고도 한다[입문].

【槐枝】 煮汁, 洗陰囊下濕痒, 燒灰揩齒, 去蚛. 『本草』

괴지(槐枝, 회화나무의 가지) 삶은 물[煮汁]로 음낭 밑이 축축하고 가려운 부분을 씻는다. 태워 가루내서 이를 닦으면 삭은 이가 낫는다[본초].

【槐白皮】 煮湯, 洗五痔及惡瘡 · 疳䘌 · 湯火瘡. 『本草』

괴백피(槐白皮, 회화나무의 속껍질) 삶은 물로 5가지 치질 · 악창(惡瘡) · 감닉(疳䘌) 그리고 끓는 물 또는 불에 덴 데를 씻는다[본초].

【槐膠】 主急風口噤, 或四肢不收, 或破傷風口眼喎斜, 筋脈抽掣, 腰脊强硬, 雜諸藥, 用之. 『本草』

괴교(槐膠, 회화나무의 진) 급경풍(急驚風)으로 이를 악물거나[口噤] 팔다리를 쓰지 못하는 것, 또는 파상풍, 입과 눈이 비뚤어진 것, 힘줄과 혈맥이 오그라드는 것, 허리나 등이 뻣뻣해지는 것을 낫게 한다. 여러 가지 약과 배합하여 쓴다[본초].

【槐花】 治五痔 · 心痛, 殺腹藏蟲, 幷腸風瀉血 · 幷赤白痢, 凉大腸熱, 微炒用, 一名槐鵝. 『本草』

괴화(槐花, 회화나무의 꽃) 5가지 치질과 심통을 낫게 하며, 뱃속의 벌레를 죽이고, 장풍(腸風)으로 피똥을 누는 것과 적백이질을 낫게 하며, 대장의 열을 내린다. 약간 볶아서 쓴다. 일명 괴아(槐鵝)라고도 한다[본초].

枸杞子

○ 괴좃나모여름. 性寒 一云平, 味苦 一云甘, 無毒. 補內傷大勞嘘吸, 堅筋骨强陰, 療五勞七傷, 補益精氣, 易顔色變白, 明目安神, 令人長壽. ○ 一名地仙, 一名仙人杖. 處處有之, 春夏採葉, 秋採莖實, 久服之, 皆輕身益氣. ○ 嫩葉作羹茹, 食之甚佳, 色白無刺者良. ○ 莖名枸杞, 根名地骨, 枸杞當用梗皮, 地骨當用根皮, 枸杞子, 當用其紅實, 是一物有三用, 其梗皮寒, 根皮大寒, 子微寒, 性亦三等. ○ 陝西枸杞子, 如櫻桃, 全少核, 極有味. 『本草』

구기자(枸杞子, 구기자나무의 열매)

성질은 차고(평하다고도 한다) 맛은 쓰며(달다고도 한다) 독이 없다. 내상(內傷)으로 몹시 피로하고 숨쉬기도 힘든 것을 보하며, 힘줄과 뼈를 튼튼하게 하고, 양기를 세게 하며, 5로 7상을 낫게 한다. 정기(精氣)를 보하며, 얼굴색을 젊어지게 하고, 흰 머리를 검게 하며, 눈을 밝게 하고, 정신을 안정시키며, 오래 살 수 있게 한다.

○ 일명 지선(地仙) 또는 선인장(仙人杖)이라고도 한다. 곳곳에 있는데, 봄과 여름에는 잎을 따고 가을에는 줄기와 열매를 딴다. 오래 먹으면 다 몸을 가볍게 하고 기운을 나게 한다.

○ 어린 잎[嫩葉]으로 국이나 나물을 만들어 먹으면 아주 좋다. 색이 희고 가시가 없는 것이 좋다.

○ 줄기는 구기(枸杞), 뿌리는 지골(地骨)이라 하는데, 구기라 하면 줄기의 껍질을 써야 하고, 지골이라 하면 뿌리의 껍질을 써야 한다. 그리고 구기자라 하면 그것의 벌건 열매[紅實]를 써야 한다. 이것은 한 식물에서 쓰는 부분이 3가지라는 뜻이다. 그 줄기 껍질[梗皮]은 성질이 차고[寒], 뿌리껍질(根皮)은 몹시 차며[大寒], 구기자는 약간 차므로[微寒] 성질도 역시 3가지이다.

○ 섬서(陝西) 지방의 구기자는 앵두 같으면서 씨가 아주 적어 맛이 매우 좋다[본초].

【地骨皮】 入足少陰經手少陽經, 治有汗骨蒸, 善解肌熱. 『湯液』

지골피(地骨皮) 족소음경과 수소양경에 들어가서 땀이 나는 골증열(骨蒸熱)을 낫게 한다. 피부의 열을 잘 풀리게 한다[탕액].

栢實

○ 측빅나모여름. 性平, 味甘, 無毒. 主驚悸, 安五藏益氣, 治風, 潤皮膚, 除風濕痺, 虛損吸吸, 興陽道, 益壽. ○ 此側葉子也. 九月結子, 候成熟收採, 蒸乾去殼用. 『本草』

○ 令人潤澤, 美顔色, 耳目聰明, 則澤腎之藥也. 『湯液』 ○ 萬木向陽, 惟栢西向, 故字從白, 稟金之正氣, 木之最堅者, 實去殼取仁, 微炒去油, 用. 『入門』

백실(栢實, 측백나무의 열매)

성질은 평하며 맛은 달고 독이 없다. 경계증(驚悸證)을 낫게 하며, 오장을 편안하게 하고, 기운을 돕는다. 풍증을 낫게 하고, 피부를 윤택하게 하며, 풍습비(風濕痺)와 허손(虛損)으로 숨을 겨우 쉬는 것을 낫게 한다. 음경을 일어서게 하며, 오래 살게 한다.

○ 이것은 측백나무 씨[側葉子]인데, 음력 9월 열매가 익은 다음에 따 쪄서 말려 껍질을 버리고 쓴다[본초].

○ 피부를 윤택하게 하며, 얼굴색을 좋게 하고, 귀와 눈을 밝게 하며, 신을 충실하게 하는 약[澤腎之藥]이다[탕액].

○ 모든 나무가 다 양지쪽을 향하는데 측백나무[栢]만은 서쪽으로 향하기 때문에 흰 '백(白)'자를 따서 글자를 만든 것이다. 금(金)의 정기(正氣)를 받았기 때문에 나무 가운데서 제일 굳다. 열매껍질을 버리고 알맹이만 골라서 약간 볶아 기름을 빼고 쓴다[입문].

【葉】 味苦辛, 性澁. 皆側向而生. 主吐血·衄血·痢血, 補陰之要藥, 四時各依方而採陰乾, 入藥蒸用. 『本草』

백엽(栢葉, 측백나무의 잎) 맛은 쓰고 매우며 성질은 떫다. 다 옆으로 향하여 난다. 피를 토하는 것[吐血], 코피[衄血], 혈리(血痢)를 낫게 하며 음(陰)을 보하는 중요한 약이다. 사시절에 각각 제철 방위에 맞는 잎을 따서 그늘에 말린다. 약에 넣을 때에는 쪄서 쓴다[본초].

【白皮】 主火灼爛瘡, 長毛髮. 『本草』

백백피(栢白皮, 측백나무의 속껍질) 불에 데서 문드러진 것을 낫게 하며, 머리카락을 자라게 한다[본초].

茯苓

○ 性平, 味甘, 無毒. 開胃, 止嘔逆, 善安心神. 主肺痿痰壅, 伐腎邪利小便, 下水腫淋結, 止消渴, 療健忘. ○ 仙經服食, 亦爲至要, 云其通神而致靈, 和魂而錬魄, 明竅而益肌, 厚腸而開心, 調榮而理胃, 上品仙藥也, 善能斷穀不飢. ○ 生山中, 處處有之, 松脂入地千歲, 爲茯苓, 其抱根而輕虛者爲茯神, 二月八月採, 皆陰乾, 大如三四升器, 外皮黑細皺, 內堅白, 形如鳥獸龜鱉者, 良. 『本草』 ○ 有白赤二種, 白者入手太陰經·足太陽經·足少陽經, 赤者入足太陰經·手太陽經·少陰經. 又云色白者入壬癸, 色赤者入丙丁. 『湯液』 ○ 白色者補, 赤色者瀉. 『本草』 ○ 凡用, 去皮爲末, 水飛, 浮去赤膜, 晒乾用, 免致損目, 陰虛人勿用. 『入門』

복령(茯苓, 솔풍령)

성질은 평하며 맛은 달고 독이 없다. 입맛을 돋우고, 구역을 멎게 하며, 마음과 정신을 안정하게 한다. 폐위(肺痿)로 담이 막힌 것을 낫게 하며, 신(腎)에 있는 사기를 몰아내며, 오줌을 잘 나가게 한다. 수종(水腫)과 임병(淋病)으로 오줌이 막힌 것을 잘 나가게 하며, 소갈을 멈추고, 건망증을 낫게 한다.

○ 『선경(仙經)』에서는 "음식 대신 먹어도 좋다."고 하였다. 이 약은 정신을 맑게 하고, 혼백을 안정시키며, 9규(九竅)를 잘 통하게 하고, 살이 찌게 하며, 대소장을 좋게 하고, 가슴을 시원하게 한다. 또 "영기(榮氣)를 고르게 하고 위(胃)를 좋게 하므로 제일 좋은 약이며 곡식을 안 먹어도 배고프지 않다."고 하였다.

○ 산속의 곳곳에 있다. 송진[松脂]이 땅에 들어가 천년 지나서 복령이 된다. 소나무 뿌리[松根]를 싸고 있으면서 가볍고 퍼석퍼석한[輕虛] 것은 복신이다. 음력 2월과 8월에 캐서 다 그늘에서 말린다. 크기가 3~4되가 되며 겉의 껍질은 검고 가는 주름이 있으며, 속은 굳고 희며 생김새가 새 · 짐승 · 거북 · 자라 같은 것이 좋다[본초].

○ 흰 것 · 벌건 것 두 종류가 있는데, 흰 것은 수태음경 · 족태양경 · 족소양경에 들어가고, 벌건 것은 족태음경 · 수태양경 · 소음경에 들어간다. 또한 색이 흰 것은 신수[壬癸]로 들어가고, 색이 벌건 것은 심화[丙丁]로 들어간다[탕액].

○ 색이 흰 것은 보(補)하고, 색이 벌건 것은 사(瀉)한다[본초].

○ 쓸 때에 껍질을 벗기고 가루내서 수비(水飛)하여 물 위에 뜨는 얇은 꺼풀을 버리고 햇볕에 말려 쓴다. 이렇게 해서 써야 눈이 상하지 않는다. 음이 허한 사람은 쓰지 말아야 한다[입문].

【茯神】 性平, 味甘, 無毒. 療風眩風虛, 止驚悸, 治健忘, 開心益智, 安魂魄, 養精神, 安神定志, 主驚癎. ◯ 茯苓, 乃採斫訖, 多年松根之氣所生, 蓋其氣味, 壹鬱未絶, 故爲是物, 其津氣盛者, 方發泄於外, 結爲茯苓, 雖有津氣而不甚盛, 止能結伏於本根, 故曰茯神. 『本草』 ◯ 松木, 斫不再抽芽, 其根不死, 津液下流, 故生茯苓 · 茯神, 因用治心腎, 通津液. 『入門』

복신(茯神) 성질은 평하며 맛은 달고 독이 없다. 풍현(風眩)과 풍허증(風虛證)을 치료하고, 경계증과 건망증을 낫게 하며, 가슴을 시원하게 하고 머리를 좋게 하며, 혼백을 편안히 하고 정신을 안정시키며 마음을 진정시킨다. 주로 경간(驚癎)을 치료한다.

○ 복령은 찍은 지 여러 해 된 소나무 뿌리[松根]의 기운으로 생겨나는 것인데, 대체로 그 기운이 몰려 있으면서 없어지지 않기 때문에 되는 것이다. 그 진[津氣]이 차고 넘쳐 뿌리 밖으로 새어나가 뭉친 것이 복령으로 된다. 진이 있기는 해도 그다지 차고 넘치지 못하면 다만 나무뿌리에 맺혀 있기만 하기 때문에 이것을 복신이라 한다[본초].

○ 소나무[松木]는 찍으면 다시 싹이 나오지 못하지만 그 뿌리는 죽지 않고 진[津液]이 아래로 흘러내리게 되기 때문에 복령과 복신이 생긴다. 그러므로 복령과 복신을 써서 심(心)과 신(腎)의 기능을 좋게 하고 진액을 잘 통하게 한다[입문].

琥珀

◯ 性平, 味甘, 無毒. 安五藏, 定魂魄, 殺精魅邪鬼, 治産後血疹通, 利水道, 通五淋, 明目磨瞖. ◯ 如血色, 熟於布上拭摩, 吸得芥者爲眞. 凡用, 另搗如粉, 重篩用. 『本草』 ◯ 茯苓 · 琥珀, 皆自松出而所稟各異, 茯苓生成於陰, 琥珀生於陽而成於陰, 故皆治榮而安心利水. 『入門』

호박(琥珀)

성질이 평하고 맛이 달며 독이 없다. 오장을 편안하게 하고, 정신을 안정시키며, 헛것에 들린 것을 낫게 한다. 해산 후에 궂은 피로 진(疹)이 생기면서 아픈 것을 낫게 한다. 오줌을 잘 나가게 하며, 5림(五淋)을 낫게 하고, 눈을 밝게 하며, 눈의 예막(瞖膜)을 없앤다.

○ 피 같은 색이고 천에 세게 비벼 대서 지푸라기가 들어붙는 것이 진품[眞]이다. 쓸 때는 따로 분(粉)처럼 가루내어 다시 채로 쳐서 쓴다[본초].

○ 복령과 호박은 다 소나무[松]에서 나는데 성질은 서로 다르다. 복령은 음(陰)에서 나서 음에서 자라고, 호박은 양(陽)에서 나서 음에서 자란다. 그렇기 때문에 다 영(榮)을 고르게 하고 심을 편안하게 하며 오줌을 잘 나가게 한다[입문].

楡皮

○ 느릅나모겁질. 性平, 味甘, 無毒. 性滑利, 主大小便不通, 利水道, 除腸胃邪熱, 消浮腫, 利五淋, 治不眠, 療齁. ○ 生山中, 處處有之, 二月採皮取白, 暴乾, 三月採實作醬, 食甚香美. 『本草』

유피(楡皮, 느릅나무의 껍질)

성질은 평하고 맛이 달며 독이 없다. 잘 나가게 하는 작용도 있기 때문에 대소변이 통하지 못하는 병에 주로 쓰인다. 오줌을 잘 나가게 하고, 장위의 사열[腸胃邪熱]을 없애며, 부은 것을 가라앉히고, 5림을 풀리게[利] 하며, 불면증과 코를 고는 것을 낫게 한다.

○ 산속 곳곳에 있으며, 음력 2월에 뿌리를 캐서 속껍질만을 벗겨 햇볕에 말려서 쓴다. 3월에 열매를 따서 장(醬)을 담가 먹으면 아주 향기롭고 맛있다[본초].

酸棗仁

○ 묏대쵸씨. 性平, 味甘, 無毒. 主煩心不得眠 · 臍上下痛 · 血泄 · 虛汗, 益肝氣, 堅筋骨, 令人肥健, 又主筋骨風. ○ 生山中, 狀如大棗樹, 而不至高大, 其實極小, 八月採實取核. 『本草』 ○ 血不歸脾而睡臥不寧者, 宜用此, 大補心脾, 則血歸脾, 而五藏安和, 睡臥自安矣. 凡使, 破核取仁, 睡多則生用, 不得睡則炒熟, 再蒸半日, 去皮尖, 研用. 『入門』

산조인(酸棗仁, 멧대추의 씨)

성질은 평하며 맛이 달고 독이 없다. 속이 답답하여 잠을 자지 못하는 증, 배꼽의 위아래가 아픈 것, 피가 섞인 설사[血泄], 식은땀[虛汗] 등을 낫게 한다. 또한 간기(肝氣)를 보하며, 힘줄과 뼈를 튼튼하게 하고, 몸을 살찌게 하고 튼튼하게 한다. 또 힘줄과 뼈의 풍증을 낫게 한다.

○ 산에서 자란다. 생김새는 대추나무[大棗樹] 같은데 그렇게 크지는 못하다. 열매는 아주 작다. 음력 8월에 열매를 따서 씨를 빼서 쓴다[본초].

○ 혈(血)이 비(脾)에 잘 돌아오지 못하여 잠을 편안히 자지 못할 때에는 이것을 써서 심(心)과 비(脾)를 크게 보하는 것이 좋다. 그러면 혈이 비에 잘 돌아오게 되고 오장이 편안해져서 잠도 잘 잘 수 있게 된다. 쓸 때에는 씨를 깨뜨려 알맹이를 쓴다. 잠이 많으면 날것 그대로 쓰고, 잠이 안 오면 볶아 익힌 다음 다시 한나절 가량 쪄서 꺼풀과 끝을 버리고 갈아서 쓴다[입문].

黃蘗

○ 황벽나모겁질. 性寒, 味苦, 無毒. 主五藏腸胃中結熱 · 黃疸 · 腸痔, 瘵泄痢 · 女子漏下赤白 · 陰蝕瘡, 殺疳蟲 · 疥癬, 治目熱赤痛 · 口瘡, 除骨蒸勞熱. ○ 生山中, 處處有之, 五月六月採皮, 去皺麤暴乾.『本草』○ 俗名黃柏. 鮮黃色厚者佳, 足少陰手厥陰本經藥, 足太陽引經藥也. 又瀉膀胱火, 亦治龍火, 有瀉火補陰之功.『丹心』○ 銅刀, 刮去麤皮, 蜜水浸半日, 取出灸乾用. 又云入下部鹽酒炒, 火盛者童便浸蒸.『入門』○ 銅刀切片, 蜜炒, 酒炒, 人乳汁炒, 童便炒, 或生用, 大治陰虛.『回春』

황벽(黃蘗, 황벽나무의 껍질, 황백)

성질은 차며 맛이 쓰고 독이 없다. 오장과 장위(腸胃) 속에 몰린 열과 황달, 장치(腸痔) 등을 주로 없앤다. 설사와 이질, 적백대하, 음식창(陰蝕瘡)을 낫게 하고, 감충(疳蟲)을 죽이며, 옴과 버짐[疥癬], 눈에 열이 있어 충혈되고 아픈 것, 입안이 헌 것 등을 낫게 하며, 골증노열(骨蒸勞熱)을 없앤다.

○ 산 중에 곳곳마다 난다. 음력 5월과 6월에 껍질을 벗겨 겉껍질을 긁어 버리고 햇볕에 말린다[본초].

○ 민간에서 황백(黃柏)이라고 한다. 노란색이 선명하고 껍질이 두터운 것이 좋다. 족소음과 수궐음의 본경약(本經藥)이며, 족태양의 인경약(引經藥)이다. 또한 방광의 화[膀胱火]를 사하고, 신의 화[龍火]도 사한다. 화를 사하고 음을 보하는 효능이 있다[단심].

○ 구리칼로 겉껍질을 긁어 버리고 꿀물에 한나절 담갔다가 꺼낸 다음 구워 말려 쓴다. 또한 약기운을 아래로 내려가게 하려면 소금을 푼 술에 축여 볶아서 쓰고, 화가 성(盛)할 때에는 동변에 담갔다가 쪄서 쓴다[입문].

○ 구리칼로 썰어 꿀물 · 술[酒] · 젖[人乳汁] · 동변 등에 축여 볶아 쓰고 혹 날것 그대로 쓰기도 한다. 음이 허한 것을 잘 낫게 한다[회춘].

【根】名檀桓. 主心腹百病, 久服輕身延年.『本草』

황벽근(黃蘗根, 황벽나무의 뿌리, 황경피나무의 뿌리) 이름을 단환(檀桓)이라 한다. 명치 밑에 생긴 모든 병을 낫게 한다. 오래 먹으면 몸이 가벼워지고 오래 살 수 있게 한다[본초].

楮實

○ 닥나모여름. 性寒, 味甘, 無毒. 主陰痿, 壯筋骨, 助陽氣, 補虛勞, 煖腰膝, 益顏色充肌膚, 明目. ○ 處處有之, 取皮以作紙者, 皮斑者是楮, 皮白者是穀, 又曰葉, 有瓣曰楮, 無瓣曰穀, 八月九月採實暴乾.『本草』○ 水浸去浮, 酒浸蒸, 焙乾用.『入門』

저실(楮實, 닥나무의 열매)

성질은 차며 맛이 달고 독이 없다. 음위증(陰痿證)을 낫게 하고, 힘줄과 뼈를 튼튼하게 하며, 양기(陽氣)를 돕고, 허로(虛勞)를 보하며, 허리와 무릎을 덥혀 준다. 또한 얼굴색을 좋게 하며, 피부를 충실하게 하고, 눈을 밝게 한다.

○ 곳곳에 있는데, 껍질을 벗겨 종이를 만든다. 껍질에 얼룩점[斑]이 있는 것은 저(楮)라는 닥나무이고, 껍질이 흰 것은 곡(穀)이라는 닥나무이다. 또한 잎에 비늘이 있는 것은 저라는 닥나무이고, 없

는 것은 곡이라는 닥나무라고 한다. 음력 8월~9월에 씨를 따서 볕에 말린다[본초].

○ 물에 담가 뜨는 것을 버리고 술에 담갔다가 쪄서 약한 불에 말려 쓴다[입문].

【葉】主刺風·身痒·惡瘡, 生肌, 可作浴湯.『本草』

저엽(楮葉, 닥나무의 잎) 자풍(刺風)·가려운 증[身痒]·악창을 낫게 하며, 살이 살아나게 한다. 달인 물로 목욕한다[본초].

【樹皮】治水腫脹滿, 逐水, 利小便.『本草』

저수피(楮樹皮, 닥나무의 껍질) 수종(水腫)과 창만(脹滿)을 낫게 하며, 물을 몰아내고, 소변을 잘 나오게 한다[본초].

【楮紙】燒灰, 酒調服, 能止血暈·血崩·金瘡出血不止.『入門』

저지(楮紙, 닥나무로 만든 종이) 태워 가루내어 술에 타서 먹으면 혈훈(血暈)·혈붕(血崩)·쇠붙이에 다쳐 피가 계속 나오는 것을 멎게 한다[입문].

乾漆

○ ᄆᆞ른옷. 性溫, 味辛, 有毒. 消瘀血, 主女人經脈不通, 及疝瘕, 利小腸, 去蚘蟲, 破堅積, 止血暈, 殺三蟲, 治傳尸勞. ○ 漆桶中, 自然有乾者, 狀如蜂房, 孔孔隔, 堅若鐵石者爲佳. 入藥, 須搗碎, 炒令烟出, 不爾, 損人腸胃, 素畏漆者勿服.『本草』○ 性畏漆者, 入鷄子清和藥內用.『正傳』

건칠(乾漆, 마른 옻)

성질은 따뜻하고 맛이 매우며 독이 있다. 어혈을 삭이며, 월경이 중단된 것과 산가증(疝瘕證)을 낫게 한다. 소장(小腸)을 잘 통하게 하고, 회충을 없애며, 딴딴한 적[堅積]을 헤치고, 혈훈을 낫게 하며, 3충을 죽인다. 전시노채(傳尸勞瘵)에도 쓴다.

○ 그릇에 넣어 둔 옻[漆]이 저절로 말라서 벌집[蜂房]처럼 구멍이 나고 구멍과 구멍 사이가 쇠나 돌같이 굳어진 것이 좋다. 약에 넣을 때는 반드시 부스러뜨려 연기가 날 때까지 볶아서 쓴다. 그렇지 않으면 사람의 장위(腸胃)를 상하게 한다. 본래 옻[漆]을 타는 사람은 먹지 말아야 한다[본초].

○ 옻을 타는 사람이면 달걀 흰자위에 개어서 약에 넣어 먹는다[정전].

【生漆】去長蟲, 久服輕身耐老 仙方有服法. ○ 夏至後採取. ○ 漆性並急, 凡取時, 須荏油解破. ○ 凡驗漆, 以物蘸起, 細而不斷, 斷而急收, 又塗於乾竹上, 蔭之, 速乾者並佳.『本草』○ 蟹黃, 能化漆爲水, 故解漆毒.『入門』

생칠(生漆, 생옻) 회충을 죽이며, 오래 먹으면 몸이 가벼워지며 늙지 않게 된다(선방(仙方)에 먹는 법이 있다).

○ 하지가 지난 뒤에 채취한다.

○ 옻은 약성질이 모두 사납다[急]. 그러므로 이것을 다룰 때에는 들깨기름[荏油]을 발라서 해독시켜야 한다.

○ 옻을 시험할 때에는 아무 것에나 묻혀서 들어본다. 그러면 가늘게 늘어지면서 잘 끊어지지 않는다. 끊어지면 급히 가다듬는다. 또 마른 참대[乾竹]에 발라 덮어 놓으면 빨리 마른다. 이런 것들이 다 좋은 것이다[본초].

○ 게장[蟹黃]은 옻을 녹여 물이 되게 하기 때문에 옻독[漆毒]을 푼다[입문].

五加皮

○ 짯둘흡. 性溫 一云微寒, 味辛苦, 無毒. 補五勞七傷, 益氣添精, 堅筋骨, 强志意, 男子陰痿, 女子陰痒, 療腰脊痛, 兩脚疼痺, 骨節攣急, 痿躄, 小兒三歲不能行, 服此便行步. ○ 生山野, 樹生小叢, 莖間有刺, 五葉生枝端如桃花, 有香氣, 三四月開白花, 結細靑子, 至六月漸黑色, 根若荊根, 皮黃黑, 肉白, 骨硬, 五月七月採莖, 十月採根陰乾. 『本草』 ○ 上應五車星精而生, 故葉五出者佳, 延年不老, 仙經藥也. 『入門』

오가피(五加皮, 오갈피)

성질은 따뜻하며(약간 차다고도 한다) 맛은 맵고 쓰며 독이 없다. 5로 7상을 보하며, 기운을 돕고, 정수를 보충한다. 힘줄과 뼈를 튼튼하게 하고, 의지를 굳세게 하며, 남자의 음위증과 여자의 음부가 려움증[陰痒]을 낫게 한다. 허리와 등골뼈가 아픈 것, 두 다리가 아프고 저린 것, 뼈마디가 조여드는 것, 다리에 힘이 없어 늘어진 것 등을 낫게 한다. 어린아이가 3살이 되어도 걷지 못할 때에 먹이면 걸어 다닐 수 있게 된다.

○ 산과 들에 있는데, 나무는 작은 관목[小叢]이고 줄기에는 가시가 돋고 다섯 갈래의 잎이 가지 끝에 난다. 꽃은 복숭아꽃[桃花] 비슷한데 향기롭다. 음력 3~4월에 흰 꽃이 핀 다음 잘고 푸른 씨가 달린다. 6월에 가면 차츰 검어진다. 뿌리는 광대싸리 뿌리[荊根] 비슷한데, 겁질은 황흑색이고 살은 희며 심은 단단하다. 음력 5월과 7월에는 줄기를 베고 10월에는 뿌리를 캐어 그늘에서 말린다[본초].

○ 위[上]로 5거성의 정기[五車星精]를 받아서 자란다. 그렇기 때문에 잎이 다섯 갈래로 나는 것이 좋다. 오래 살게 하며 늙지 않게 하는 좋은 약이다[입문].

蔓荊實

○ 승법실. 性微寒 一云平, 味辛苦, 無毒. 主風頭痛, 腦鳴, 淚出, 明目, 堅齒, 利九竅, 長鬚髮, 治濕痺拘攣, 去白蟲·長蟲. ○ 蔓生, 莖高四五尺, 對節生枝葉如杏葉, 至秋結實, 如梧子許而輕虛, 八九月採. 『本草』 ○ 太陽經藥, 酒蒸晒, 擣碎用. 『入門』

만형실(蔓荊實, 승법실, 순비기나무의 열매)

성질은 약간 차며(평하다고도 한다) 맛이 쓰고 맵고 독이 없다. 풍(風)으로 머리가 아프며 골 속이 울리는 것[腦鳴], 눈물이 나는 것을 낫게 하며, 눈을 밝게 하고, 이빨을 튼튼히 하며, 9규를 잘 통하게 하고, 수염과 머리카락을 잘 자라게 한다. 습비(濕痺)로 살이 오그라드는 것을 낫게 하며, 촌백충과 회충을 없앤다.

○ 덩굴이 뻗으면서 자라는데 줄기의 높이는 4~5자 정도이다. 마디에서 가지가 마주나고 잎은 살

구잎[杏葉] 비슷하다. 가을에 벽오동씨만한 열매가 달리는데 가볍고 속이 비었다. 음력 8~9월에 딴다[본초].

○ 태양경약(太陽經藥)인데, 술에 축여 쪄서 햇볕에 말린 다음 짓찧어서 쓴다[입문].

辛夷

○ 붇곳. 性溫, 味辛, 無毒. 主風頭腦痛, 面䵟, 通鼻塞涕出, 治面腫引齒痛, 明目, 生鬚髮, 作面脂生光澤. ○ 正月二月, 生花似着毛小桃子, 色白帶紫, 當未折時取之, 已開者劣. ○ 北方地寒, 二月開花, 呼爲木筆, 南方地煖, 正月開花, 呼爲迎春. ○ 用時, 去心及外毛苞, 用之. 『本草』

신이(辛夷, 목련)

성질은 따뜻하며 맛은 맵고 독이 없다. 풍으로 속골[頭腦]이 아픈 것을 낫게 하며, 얼굴의 주근깨를 없애고, 코가 막히는 것과 콧물이 흐르는 것 등을 낫게 한다. 얼굴이 부은 것을 내리게 하며, 치통(齒痛)을 멎게 하고, 눈을 밝게 하며, 수염과 머리카락을 나게 한다. 얼굴에 바르는 기름을 만들면 광택이 난다.

○ 음력 정월과 2월에 꽃이 피는데 털이 부스스한 작은 복숭아[小桃子] 비슷하며, 흰색에 자주색 띠를 둘렀다. 꽃이 피기 전에 따야 한다. 활짝 핀 것은 약 기운이 떨어진다.

○ 북쪽 찬 지방에서는 음력 2월에 꽃이 피는데 목필(木筆)이라 하고, 남쪽 따뜻한 지방에서는 정월에 피는데 영춘(迎春)이라고 한다.

○ 쓸 때는 심과 겉의 털과 꽃받침[苞]을 없애고 쓴다[본초].

桑上寄生

○ 뽕나모우희겨으사리. 性平, 味苦甘, 無毒. 助筋骨, 益血脈, 充肌膚, 長鬚眉, 主腰痛, 治癰腫及金瘡, 療女子懷胎漏血, 能令胎牢固, 除産後餘疾及崩漏. ○ 生老桑樹上, 葉似橘而厚軟, 莖似槐枝而肥脆, 三四月開花黃白色, 六七月結實, 黃色如小豆大, 他木上皆有寄生, 惟桑上者入藥, 三月三日採莖葉陰乾. ○ 此物極難得眞, 或云斷其莖而視之, 其色深黃, 幷實中有汁稠粘者, 爲眞. 『本草』

상상기생(桑上寄生, 뽕나무겨우살이)

성질이 평하며 맛은 쓰고 달며 독이 없다. 힘줄과 뼈를 돕고 혈맥과 피부를 충실하게 하며, 수염과 눈썹을 자라게 한다. 요통(腰痛)·옹종(癰腫)과 쇠붙이에 다친 것[金瘡] 등을 낫게 한다. 임신 중에 하혈하는 것을 멎게 하며, 안태시키고, 해산 후의 남은 병과 붕루를 낫게 한다.

○ 늙은 뽕나무 가지[老桑樹]에서 자란다. 잎은 귤잎[橘葉] 비슷하면서 두텁고 부드러우며, 줄기는 홰나무 가지[槐枝] 같으면서 살지고 연하다. 음력 3~4월에 노랗고 흰 꽃이 피고 6~7월에 열매가 익는데 색이 누렇고 팥알[小豆]만하다. 다른 나무에서도 붙어 자라는데 뽕나무[桑]에서 자란 것만을 약에 쓴다. 음력 3월초에 줄기와 잎을 따서 그늘에서 말린다.

○ 이것은 진짜를 얻기 어렵다. 그 줄기를 끊어볼 때 진한 노란색이고 열매 안의 즙(汁)이 끈적끈적한 것이 진짜라고 한다[본초].

桑根白皮

◯ 뽕나모불휘겁질. 治肺氣喘滿, 水氣浮腫, 消痰止渴, 去肺中水氣, 利水道, 治咳嗽唾血, 利大小腸, 殺腹藏蟲, 又可縫金瘡. ◯ 採無時, 出土者殺人, 初採以銅刀刮去上麤皮, 取其裏白暴乾, 東行根益佳. 『本草』 ◯ 入手太陰經, 瀉肺氣之有餘, 利水生用, 咳嗽蜜蒸, 或炒用. 『入門』

상근백피(桑根白皮, 뽕나무의 뿌리껍질)

폐기(肺氣)로 숨이 차고 가슴이 그득한 것과 수기(水氣)로 부종이 생긴 것을 낫게 하며, 담을 삭이고, 갈증을 멎게 한다. 또 폐(肺) 속의 수기를 없애며, 오줌을 잘 나가게 한다. 기침하면서 피를 뱉는 것을 낫게 하며, 대소장을 잘 통하게 한다. 뱃속의 벌레를 죽이고, 또한 쇠붙이에 다친 것을 아물게 한다.

○ 아무 때나 채취하는데, 땅 위에 드러나 있는 것은 사람을 상한다. 처음 캐서 구리칼로 겉껍질을 긁어 버리고 속에 있는 흰 껍질을 벗겨서 햇볕에 말린다. 동쪽으로 뻗어간 뿌리가 더욱 좋다[본초].

○ 수태음경에 들어가서 폐기(肺氣)를 사한다. 오줌을 잘 나가게 하려면 날것을 쓰고, 기침에는 꿀물에 축여 찌거나 볶아 쓴다[입문].

【葉】 家桑葉, 煖無毒. 除脚氣水腫, 利大小腸, 下氣, 除風痛. ◯ 葉椏者名雞桑, 最佳, 夏秋再生葉爲上, 霜後採用. 『本草』

상엽(桑葉, 뽕잎) 심은 뽕잎[家桑葉]은 성질이 덥고 독이 없다. 각기(脚氣)와 수종을 낫게 하며, 대소장을 잘 통하게 하고, 기를 내리며, 풍(風)으로 오는 통증을 멎게 한다.

○ 잎이 갈라진[葉椏] 것은 가새뽕[雞桑]이라 하여 제일 좋다. 여름과 가을에 재차 난 잎이 좋은데, 서리 내린 이후에 따서 쓴다[본초].

【枝】 春葉未開枝, 切炒煮湯飮, 治一切風, 療水氣脚氣, 肺氣咳嗽上氣, 消食利小便, 治臂痛, 療口乾, 卽桑枝茶也. 『本草』

상지(桑枝, 뽕나무의 가지) 봄에 잎이 내돋지 않은 때에 베어서 볶아 물에 달여서 먹으면 모든 풍증(風證)·수기(水氣)·각기(脚氣)·폐기(肺氣)·기침[咳嗽]·상기(上氣) 등을 낫게 한다. 먹은 것을 잘 삭이며, 오줌을 잘 나가게 한다. 팔이 아픈 것, 입 안이 마르는 것을 낫게 하는 데는 즉 뽕나무 가지로 만든 차가 제일이다[본초].

【椹】 性寒, 味甘, 無毒. 主消渴, 利三藏, 久服不飢. ◯ 黑椹, 桑之精英, 盡在於此. 『本草』

상심(桑椹, 오디) 성질은 차고 맛은 달며 독이 없다. 소갈증을 낫게 하고, 오장을 편안하게 한다. 오래 먹으면 배가 고프지 않게 된다.

○ 검은 오디[黑椹]는 뽕나무의 정기[桑之精英]가 다 들어 있다[본초].

【桑花】性暖, 無毒. 主鼻洪·吐血·腸風·崩中·帶下, 此桑樹皮上, 白蘚花也, 以刀削取, 炒乾用.『本草』

상화(桑花, 뽕나무의 이끼) 성질은 덥고 독이 없다. 코피가 몹시 나는 것[鼻洪]·토혈(吐血)·장풍(腸風)·붕루[崩中]·대하(帶下)를 낫게 한다. 이것은 뽕나무 껍질[桑樹皮] 위에 있는 흰 이끼[白蘚花]이다. 칼로 긁어 볶아 말려서 쓴다[본초].

【桑柴灰淋汁】性寒, 味辛, 有小毒. 煮赤小豆作粥喫, 大下水脹.『本草』

상시회림즙(桑柴灰淋汁, 뽕나무 잿물) 성질은 차며 맛은 맵고 독이 약간 있다. 이 물에 적소두를 삶아서 죽을 쑤어 먹으면 수종·창만이 잘 내린다[본초].

【桑蠹蟲】主暴心痛, 金瘡肉生不足. 老桑樹中, 有之.『本草』

상두충(桑蠹蟲, 뽕나무의 좀) 갑자기 생긴 심통(心痛)을 낫게 하며, 쇠붙이에 다친 데서 새살이 잘 살아나지 않는 것을 낫게 한다. 늙은 뽕나무[老桑樹] 속에 있다[본초].

【柘木】뫼뽕. 性溫, 味甘, 無毒. 主風虛·耳聾·瘧疾, 煮汁堪染黃.『本草』

자목(柘木, 산뽕나무) 성질은 따뜻하며 맛이 달고 독이 없다. 풍허(風虛)로 귀먹은 것과 학질을 낫게 한다. 삶은 물은 노랗게 물이 든다[본초].

篁竹葉

○ 왕댓닙. 性寒, 味甘 一云苦, 無毒. 止咳逆上氣, 除煩熱, 止消渴, 壓丹石毒, 療風痓喉痺·嘔吐, 主吐血·熱毒風·惡瘍, 殺小蟲. ○ 竹有篁淡苦三種, 篁竹, 體圓而質勁. 大者宜刺船, 細者可爲笛. 甘竹, 似篁而茂, 卽淡竹也. 苦竹, 有白有紫.『本草』○ 篁竹, 淡竹爲上, 苦竹次之.『入門』

근죽엽(篁竹葉, 왕댓잎)

성질은 차며 맛이 달고(쓰다고도 한다) 독이 없다. 기침하면서 기운이 치미는 것을 멈추고, 번열(煩熱)을 없애며, 소갈을 멎게 하고, 광물성 약독을 풀어 준다. 풍경(風痓)·후비(喉痺)·구토·토혈(吐血)·열독풍(熱毒風)·악창[惡瘍]을 낫게 하며, 잔 벌레를 죽인다.

○ 죽엽에는 근죽엽[篁葉]·담죽엽(淡竹葉)·고죽엽 3가지가 있다. 왕대[篁竹]는 둥글고 질이 굳은데 큰 것은 배의 상앗대를 만들 수 있고 가는 것은 피리를 만든다. 감죽(甘竹)은 왕대 비슷한데 가늘고 무성하다. 즉 솜대[淡竹]이다. 고죽은 흰 것과 자주색 나는 것이 있다[본초].

○ 왕대·담죽이 상품이고, 고죽은 그 다음 간다[입문].

【淡竹葉】소옴댓닙. 性寒, 味甘, 無毒. 消痰淸熱, 主中風失音不語, 壯熱頭痛, 止驚悸, 溫疫狂悶, 治咳逆上氣, 孕婦眩暈倒地, 小兒驚癎·天吊.『本草』

담죽엽(淡竹葉, 솜댓잎) 성질은 차며 맛은 달고 독이 없다. 담을 삭이고, 열을 내리며, 중풍으로 목이 쉬어 말을 못하는 것, 열이 세게 나고 머리가 아픈 것 등을 낫게 한다. 경계증, 온역(瘟疫)으로 발광하며 안타까워하는 것[狂悶], 기침하면서 기운이 치미는 것, 임신부가 어지럼증이 나서 넘어지는 것, 어린아이의 경간(驚癎)·천조풍(天弔風) 등을 낫게 한다[본초].

【苦竹葉】 오듁. 性冷, 味苦, 無毒. 治不睡, 止消渴, 解酒毒, 除煩熱發汗, 治中風失音. 『本草』

고죽엽(苦竹葉, 오죽잎) 성질은 냉하며 맛이 쓰고 독이 없다. 잠을 못 자는 것을 낫게 하며, 소갈을 멈추고, 술독을 풀며, 번열을 없애고, 땀을 낸다. 중풍으로 말을 못하는 것도 낫게 한다[본초].

【竹瀝】 主暴中風胸中大熱, 止煩悶, 卒中風失音不語, 痰熱昏迷, 止消渴, 治破傷風及産後發熱, 小兒驚癎, 一切危急之疾. ○ 苦竹瀝, 療口瘡, 明目, 利九竅. 『本草』 ○ 竹瀝非薑汁, 不能行經, 竹瀝六分, 加薑汁一分用. 『入門』 ○ 取瀝法, 見雜方.

죽력(竹瀝, 댓진) 갑자기 중풍이 된 것, 가슴속의 심한 열을 주로 낫게 한다. 속이 답답한 것, 갑자기 중풍으로 소리를 내지 못하거나 말을 못하는 것, 담열(痰熱)로 정신을 잃는 것 등을 낫게 한다. 또한 소갈을 멎게 하며, 파상풍과 해산 후에 열이 나는 것, 어린아이의 경간(驚癎) 등 모든 위급한 병을 낫게 한다.

○ 고죽력은 입 안이 헌 것을 낫게 하고, 눈을 밝게 하며, 9규를 잘 통하게 한다[본초].

○ 죽력은 생강즙이 아니면 경락에 가지 못한다. 죽력 6, 생강즙 1의 비례로 배합하여 쓴다[입문].

○ 기름을 내는 방법은 잡방에 나온다.

【竹實】 生於竹林茂盛蒙密之中, 大如雞子, 竹葉層層包裹. 味甘, 主通神明, 令心膈清凉, 輕身益氣. 『入門』 ○ 一云狀如小麥, 堪可爲飯喫. 『本草』

죽실(竹實, 대나무 열매의 씨) 대숲이 무성하고 빽빽한 가운데서 나는데, 크기가 달걀만하고 죽엽이 층층으로 쌓인다. 맛은 달다. 정신을 좋게 하고, 가슴을 시원하게 하며, 몸이 가벼워지게 하고 기운을 돕는다[입문].

○ 생김새가 밀알[小麥] 비슷한데 밥을 지어 먹을 수 있다고 했다[본초].

【竹根】 煮湯服, 除煩熱止渴, 補虛, 下氣消毒, 又主風痓. 『本草』

죽근(竹根, 대나무의 뿌리) 달여 먹으면 번열과 갈증을 없애며, 허한 것을 보하고, 기를 내리며, 해독한다. 또 풍병[風痓]을 낫게 한다[본초].

【竹茹】 主嘔噦咳逆, 止肺痿, 吐唾血, 鼻衄·崩中. 卽刮青竹皮也. 『本草』

죽여(竹茹, 대나무의 얇은 속껍질) 구역·딸꾹질·해역을 치료하고, 폐위(肺痿)로 피를 토하거나 뱉는 것, 비뉵·붕루 등을 멎게 한다. 즉 대나무의 푸른 껍질[青竹皮]을 긁어 낸 것이다[본초].

【竹黃】 卽竹節間黃白者, 味甘. 尤制丹石藥毒發熱. 『本草』

죽황(竹黃) 즉 대나무 마디[竹節] 속에 있는 누렇고 흰 물질이다. 맛은 달다. 광물성 약재의 독으로 나는 열을 없앤다[본초].

吳茱萸

○ 性熱, 味辛苦, 有小毒. 主溫中下氣, 止痛, 心腹積冷絞痛, 諸冷實不消, 中惡心腹痛, 治霍亂吐瀉轉筋, 消痰破癥癖, 除濕血痺痺療腎氣, 脚氣, 胃中冷氣. ○ 葉似椿, 闊厚紫色, 三月開花紅紫色, 七八月結實似椒子, 嫩時微黃, 至成熟則深紫, 九月九日採陰乾. 『本草』 ○ 入足太陰經少陰經厥陰經, 多食則令人氣塞, 口開, 目瞪. 『湯液』 ○ 色青綠, 凡使, 湯浸去苦汁六七遍, 然後或鹽水, 或黃連水, 炒用. ○ 製法, 以熱湯同浸半日, 方炒各揀, 用之. 『入門』 ○ 我國, 惟慶州有之, 他處無. 『俗方』

오수유(吳茱萸)

성질은 열하며 맛은 맵고 쓰며 독이 약간 있다. 속을 덥히고 기를 내리게 하며, 통증을 멎게 한다. 명치 밑에 냉(冷)이 쌓여 비트는 듯이 아픈 것[絞痛], 여러 가지 냉이 뭉쳐 삭지 않는 것, 중악(中惡)으로 명치 밑이 아픈 것 등을 낫게 한다. 곽란으로 토하고 설사하며 쥐가 이는 것을 낫게 하며, 담을 삭이고, 징벽(癥癖)을 헤치며, 습과 어혈로 감각을 모르는 것을 낫게 한다. 신기(腎氣), 각기(脚氣), 위(胃) 속의 냉기(冷氣)를 낫게 한다.

○ 잎은 가죽나무[椿] 비슷한데 넓고 두터우며 자주색이다. 음력 3월에 자주색의 꽃이 피고 7~8월에 천초[椒子] 비슷한 열매가 열리는데, 어릴 때는 약간 노랗고 다 익으면 진한 자주색으로 된다. 9월 9일에 따서 그늘에 말린다[본초].

○ 족태음경・소음경・궐음경에 들어간다. 많이 먹으면 기가 막히고 입을 벌리며 눈을 치뜬다[탕액].

○ 색은 청록색이다. 더운물에 담가서 쓴 물을 6~7번 우려 버린 다음에 쓴다. 혹 소금물이나 황련 우린 물에 축여 볶아서 쓰기도 한다.

○ 법제하는 법은 끓는 물에 한나절 동안 황련과 같이 담가 두었다가 볶아 따로따로 가려서 쓴다[입문].

○ 우리나라에는 오직 경주(慶州)에만 있으며 다른 곳에는 없다[속방].

【根白皮】 治喉痺, 咳逆, 止泄注, 療白癬, 殺三蟲. ○ 根東南行者爲勝, 道家去三尸方, 用之. 『本草』

오수유근백피(吳茱萸根白皮, 오수유나무 뿌리의 속껍질) 후비(喉痺)와 기침하면서 기운이 치미는 것을 낫게 한다. 설사를 멎게 하며, 백선(白癬)을 없애고, 3충을 죽인다.

○ 뿌리가 동남쪽으로 뻗어간 것이 좋다. 도가(道家)들은 3시충(三尸蟲)을 죽이는 처방에 썼다[본초].

【葉】 性熱. 治霍亂心腹痛, 內外腎釣痛, 鹽炒, 研署神驗. 『本草』

오수유엽(吳茱萸葉, 오수유나무의 잎) 성질은 열하다. 곽란과 명치 밑이 아픈 것, 음낭이 땅기면서 아픈 것을 낫게 한다. 소금을 두고 볶아 갈아서 싸매면 좋은 효과가 난다[본초].

食茱萸

○ 수유나모여름. 主冷痺, 腰脚軟弱, 起陽, 殺牙齒蟲痛, 及腸中三蟲, 惡蟲毒, 療腸風·痔疾, 去虛冷, 療水氣. ○ 在處有之, 功用與吳茱萸同, 少爲劣爾. 顆粒大, 經久色黃黑, 乃是食茱萸, 顆粒緊小, 經久色青綠, 卽是吳茱萸也. 『本草』 ○ 又云, 皮薄開口者, 食茱萸也. 『本草』

식수유(食茱萸, 수유나무의 열매)

냉비(冷痺)로 허리와 다리에 힘이 없고 약한 것을 낫게 하며, 성기능을 세게 하고, 치아가 벌레 먹은 것과 치통을 낫게 하며, 장(腸) 안의 3충을 죽이고, 충독을 없애며, 장풍(腸風)·치질(痔疾)·허랭(虛冷) 및 수기(水氣)를 치료한다.

○ 곳곳에서 난다. 효능은 오수유와 같은데 조금 떨어진다. 알이 굵고, 오래되면 색이 황흑색으로 되는 것이 식수유이다. 알이 작고, 오래되면 색이 초록색으로 되는 것이 바로 오수유이다[본초].

○ 또한 껍질이 얇고 벌어진 것을 식수유라고 한 데도 있다[본초].

【樹皮】 殺牙齒蟲, 止痛. 『本草』

식수유수피(食茱萸樹皮, 수유나무의 껍질) 치아의 벌레를 죽이고, 통증을 멎게 한다[본초].

山茱萸

○ 性微溫, 味酸澁, 無毒. 强陰益精, 補腎氣, 興陽道, 堅長陰莖, 添精髓, 煖腰膝, 助水藏, 止小便利, 老人尿不節, 除頭風, 鼻塞, 耳聾. ○ 在處有之, 葉似楡, 花白, 子初熟未乾赤色, 大如枸杞子有核, 亦可啖, 旣乾, 皮甚薄, 每一片去核, 取肉皮四兩, 爲正. ○ 肉, 壯元氣, 秘精, 核, 能滑精, 故去之, 九月十月採實陰乾. 『本草』 ○ 酒浸去核, 慢火焙乾用, 一名石棗. 『入門』

산수유(山茱萸)

성질은 약간 따뜻하며 맛은 시고 떫으며 독이 없다. 음(陰)을 왕성하게 하며, 신정[精]과 신기(腎氣)를 보하고, 성기능을 높이며 음경을 딴딴하고 크게 한다. 또한 정수(精髓)를 보해 주고, 허리와 무릎을 덥혀 주어 신[水藏]을 돕는다. 오줌이 잦은 것을 낫게 하며, 노인이 때없이 오줌 누는 것을 낫게 하고, 두풍과 코가 막히는 것, 귀먹는 것을 낫게 한다.

○ 곳곳에서 난다. 잎은 느릅나무[楡] 비슷하고 꽃은 희다. 열매가 처음 익어 마르지 않았을 때는 색이 벌건데 크기가 구기자만하며 씨가 있는데 또한 먹을 수 있다. 마른 것은 껍질이 몹시 얇다. 매 600g에서 씨를 빼버리면 살이 160g되는 것이 기준이다.

○ 살은 원기(元氣)를 세게 하며 정액을 굳게 지킨다. 그런데 씨는 정(精)을 미끄러져 나가게 하기 때문에 쓰지 않는다. 음력 9~10월에 따서 그늘에서 말린다[본초].

○ 술에 담갔다가 씨를 버리고 약한 불에 말려서 쓴다. 일명 석조(石棗)라고도 한다[입문].

杜仲

○ 性平溫, 味辛甘, 無毒. 治腎勞腰脊攣痛, 脚中痠疼, 堅筋骨, 除陰下濕痒, 小便餘瀝, 益精氣, 能治腎冷, 腎腰痛. ◯ 狀如厚朴, 折之內有白絲相連者佳, 削去上皮, 橫理切, 令絲斷. 『本草』 ◯ 削去麤皮切, 酥蜜炒, 或薑汁炒, 以絲斷爲度. 一名思仙木, 又名石思仙. 『丹心』

두충(杜仲)

성질은 평하고 따뜻하며 맛이 맵고 달며 독이 없다. 신로(腎勞)로 허리와 등뼈가 조여들고 아프며 다리가 시큰거리면서 아픈 것을 낫게 하고, 힘줄과 뼈를 튼튼하게 하며, 음낭 밑이 축축하고 가려운 것과 오줌이 방울방울 떨어지는 것 등을 낫게 한다. 정기(精氣)를 돕고, 신의 냉증[腎冷]과 갑자기 오는 요통을 낫게 한다.

○ 생김새가 후박 비슷하고 끊을 때 속에 흰 실이 서로 연결되는 것이 좋다. 겉껍질을 긁어 버리고 가로 썰어서 실이 끊어지게 한다[본초].

○ 겉껍질을 긁어 버리고 썰어 졸인 젖[酥] 또는 꿀에 축여 볶거나 또는 생강즙에 축여 실이 끊어질 정도로 볶아서 쓴다. 일명 사선목(思仙木) 또는 석사선(石思仙)이라고도 한다[단심].

蕤核

◯ 性微寒, 味甘溫, 無毒. 主明目 · 目赤痛傷 · 淚出目腫 · 眥爛. 『本草』 ◯ 去殼取仁, 湯泡去皮尖, 研膏, 用紙壓去油, 用之. 『入門』

유핵(蕤核, 유인)

성질은 약간 차고 맛은 달며 독이 없다. 주로 눈을 밝게 하며, 눈이 충혈되고 아픈 증, 눈물이 나며 눈이 붓고 눈귀[眥]가 문드러지는 것을 치료한다[본초].

○ 껍질을 버리고 씨를 가려 끓는 물에 우려낸 다음 꺼풀과 끝을 버리고 고약처럼 되게 갈아 종이에 싸서 눌러 기름을 짜버리고 쓴다[입문].

丁香

◯ 性溫, 味辛, 無毒. 溫脾胃, 止霍亂及腎氣, 奔豚氣, 冷氣腹痛, 陰痛, 壯陽, 煖腰膝, 療反胃, 殺酒毒, 消風毒諸腫, 除齒疳䘌, 能發諸香. ◯ 有雌雄, 雄顆小, 雌顆大, 若欲使雄, 須去丁蓋, 免發背癰也. ◯ 丁香中, 有麤大如山茱萸者, 俗呼爲母丁香, 氣味尤佳. 『本草』 ◯ 形似釘, 入手太陰足陽明少陰經, 與五味子 · 蓬朮同用, 治奔豚之氣. 『湯液』

정향(丁香)

성질은 따뜻하며 맛은 맵고 독이 없다. 비위(脾胃)를 따뜻하게 하고, 곽란과 신기(腎氣) · 분돈기(奔豚氣) · 냉기(冷氣)로 배가 아프고 음낭이 아픈 것을 낫게 한다. 또한 성기능을 높이고 허리와 무릎을 덥게 하며, 반위증[反胃]을 낫게 하고, 술독과 풍독을 없애며, 여러 가지 종기를 치료한다. 치감(齒疳)을 낫게 하며, 여러 가지 향기를 낸다.

○ 수컷과 암컷이 있는데, 수컷은 알이 잘고 암컷은 알이 굵다. 수컷을 쓰려면 꼭지를 떼버려야 등창[發背]과 옹종(癰腫)이 생기는 것을 피할 수 있다.

○ 정향 가운데는 크기가 산수유만한 것이 있다. 이것을 민간에서는 모정향(母丁香)이라고 하는데

냄새와 맛이 더욱 좋다[본초].

○ 생김새가 못과 같으며 수태음·족양명·소음경에 들어간다. 오미자·봉출과 함께 쓰면 분돈기를 낫게 한다[탕액].

【雞舌香】療口臭. 漢侍中應邵, 年老口臭, 帝賜鷄舌香, 含之. ○ 今人於丁香中, 大如棗核者, 呼爲雞舌香, 堅頑枯燥了, 無香氣, 或云雞舌香, 出崑崙交廣, 採百花釀之, 以成香, 故口含此香, 欲使氣芬芳耳. 『本草』

계설향(雞舌香) 입에서 냄새가 나는 것[口臭]을 낫게 한다. 한(漢)나라 시중(侍中) 응소(應邵)가 늙어서 입에서 냄새가 났는데 임금이 늘 계설향을 주면서 입 안에 물고 있으라고 하였다.

○ 지금 사람들은 정향 가운데서 대추씨[棗核]만치 큰 것을 계설향이라고 부른다. 너무 굳고 바짝 마른 것은 향기가 없다. 혹자가 말하기를 "계설향은 곤륜산(崑崙山)과 광동(廣東)·광서(廣西)에서 나는데, 백가지 꽃[百花]을 따서 빚어 계설향을 만들었기 때문에 입에 물면 꽃향기가 풍긴다."고 하였다[본초].

沈香

○ 性熱, 味辛 一云苦, 無毒. 主風水毒腫, 去惡氣, 止心腹痛, 益精壯陽, 治冷風麻痺, 霍亂吐瀉轉筋. ○ 生嶺南交廣, 土人見香木, 必以刀斫成坎, 經年得雨水所漬, 遂結香, 其堅黑中實, 無空心而沈水者爲沈香, 浮水者爲煎香, 煎香中形如雞骨者爲雞骨香, 形如馬蹄者爲馬蹄香, 雖沈水而有空心則是雞骨也, 爇之極清烈. 『本草』 ○ 沈香, 能養諸氣, 上而至天, 下而至泉, 用爲使. 『湯液』 ○ 入湯, 磨刺服, 入丸散, 另研極細用. 『入門』

침향(沈香)

성질은 열하고 맛은 매우며(쓰다고도 한다) 독이 없다. 풍수(風水)와 독종(毒腫)을 치료하며, 나쁜 기운을 없애고, 명치끝이 아픈 것을 멎게 한다. 신정을 도와 성기능을 높이며, 냉풍(冷風)으로 마비된 것, 곽란으로 토하고 설사하거나 쥐가 이는 것을 낫게 한다.

○ 영남과 광동·광서지방 사람들이 침향나무[香木]를 도끼로 찍어 홈타기를 만들어 두면 오랜 세월을 지나는 동안 빗물에 젖으면서 향이 뭉친다. 그것은 굳고 검으며 속이 꽉 차서 빈 데가 없고 물에 가라앉은 것을 침향이라 하고, 물에 뜨는 것을 전향(煎香)이라 한다. 전향 가운데서 생김새가 닭의 다리뼈[雞骨]처럼 생긴 것은 계골향(雞骨香)이라 하고, 말발굽[馬蹄]처럼 생긴 것을 마제향(馬蹄香)이라 한다. 물에 가라앉아도 속이 빈 것은 계골향이다. 불을 붙이면 아주 맑은 향기가 세게 난다[본초].

○ 침향은 여러 가지 기를 돕는데, 위로는 머리끝까지 가고 아래로는 발밑까지 가므로 사약[使]으로 쓰인다[탕액].

○ 달이는 약에는 갈아서 타서 먹고, 환약이나 가루약에는 따로 보드랍게 가루내어 먹는다[입문].

乳香

○ 性熱 一云溫, 味辛, 微毒. 主風水毒腫, 去惡氣, 止心腹痛, 疰氣, 療耳聾, 中風口噤, 婦人血氣, 治諸瘡令內消, 止大腸泄澼. ○ 生南海波斯國, 松樹脂也. 紫赤如櫻桃者爲上，蓋薰陸之類也，今人不復分別，通謂乳香，爲薰陸香耳. ○ 形如乳頭，以粉紅透明者爲上.『本草』○ 入藥，微炒殺毒，得不粘，或搗碎紙包，席下眠一宿，另研用.『入門』○ 又云，以竹葉包，熨斗火熨，乃研細用.『直指』

유향(乳香)

성질은 열하고(따뜻하다고도 한다) 맛은 매우며 독이 약간 있다. 풍수(風水)와 독종을 치료하며, 나쁜 기운을 없애고, 명치 아래가 아픈 것과 주기(疰氣) 등을 치료한다. 귀머거리, 중풍으로 이를 악무는 것, 부인의 혈기증(血氣證)을 낫게 하며, 여러 가지 헌데를 속으로 삭게 하고, 설사와 이질을 멎게 한다.

○ 남해와 파사국(波斯國, 페르시아)에서 나는 소나무의 진[松樹脂]이다. 자주색이며 앵두 같은 것이 제일 좋은 것인데 대개 훈륙(薰陸) 종류이다. 지금 사람들은 구별하지 않고 통틀어 유향을 훈륙향(薰陸香)이라 하고 있다.

○ 생김새가 젖꼭지 같고 분홍색으로 투명한 것이 좋은 것이다[본초].

○ 약으로는 약간 볶아[微炒] 독을 빼고 끈적끈적한 것이 없게 해서 쓰거나 짓찧어 종이에 싸서 자리 밑에 깔고 하룻밤 지나 따로 가루내어 쓰기도 한다[입문].

○ 또한 죽엽에 싸서 다리미로 다린 다음 아주 보드랍게 갈아서 쓴다고도 한다[직지].

【白膠香】 性平，味辛苦，無毒. 主癮疹風痒，齒痛. ○ 卽楓香脂也，外科要藥也.『本草』

백교향(白膠香) 성질은 평하며 맛은 맵고 쓰며 독이 없다. 두드러기[癮疹]·풍으로 가려운 것[風痒]·치통(齒痛) 등을 낫게 한다.

○ 즉 풍향지(楓香脂)이다. 외과(外科)에서 쓰는 중요한 약이다[본초].

藿香

○ 性微溫，味辛，無毒. 療風水毒腫，去惡氣，止霍亂，治脾胃吐逆，爲最要之藥.『本草』○ 入手足太陰經，止嘔吐，發散風寒爲上.『湯液』○ 苓藿虛燥，古人，乃以合熏香也.『本草』○ 入藥，水洗去土梗，用葉.『入門』

곽향(藿香)

성질은 약간 따뜻하며 맛은 맵고 독이 없다. 풍수와 독종을 낫게 하며, 나쁜 기운을 없애고, 곽란을 멎게 하며, 비위병(脾胃病)으로 오는 구토와 구역질을 낫게 하는 데 가장 필요한 약이다[본초].

○ 수족태음경에 들어가며 토하는 것을 멎게 하고 풍한(風寒)을 헤치는 데 제일 좋은 약이다[탕액].

○ 영곽(苓藿)은 퍼석퍼석하고 바짝 마르므로[虛燥] 옛사람들이 피우는 향 만드는 데 썼다[본초].

○ 약으로는 물로 씻어 흙과 줄기를 버리고 잎을 쓴다[입문].

白檀香

○ 性溫，味辛，無毒. 消熱腫，治腎氣腹痛，又主心腹痛·霍亂·中惡·鬼氣，殺蟲.『本草』○ 樹如檀，有黃白紫三種，入手太陰經足少陰經，通行陽明經引胃氣上升，抑論諸香，動火耗氣，非冷氣不舒者，不可輕服，腦麝，芳竄尤甚，宜戒之.『入門』○ 能調氣而清香, 引芳香之物, 上行至極高之分, 最宜橙橘之屬, 佐以薑棗·葛根·豆蔲·縮砂·益智, 通行陽明之經. 『湯液』

백단향(白檀香)

성질은 따뜻하며 맛은 맵고 독이 없다. 열로 부은 것을 삭이고, 신기(腎氣)로 오는 복통을 낫게 한다. 명치 아래가 아픈 것, 곽란, 중악, 헛것에 들린 것을 낫게 하며, 벌레를 죽인다[본초].

○ 나무는 박달나무[檀] 비슷한데, 노란색·흰색·자주색 등 3가지가 있다. 수태음경·족소음경에 들어가며 양명경을 지나서 위기(胃氣)를 끌고 올라간다. 모든 향은 다 화(火)를 발동시키고 기를 소모하므로 냉기가 퍼지지 않는 증이 아니면 경솔히 먹지 말아야 한다. 더구나 용뇌와 사향은 향기롭고 뚫고 들어가는 힘이 세므로 특히 삼가야 한다[입문].

○ 기를 고르게 하여서 맑게 하며 향기로워서 방향성 약을 끌고[引] 아주 높은 곳까지 가게도 한다. 등피(橙皮)와 귤피 같은 것과 함께 쓰는 것이 가장 좋다. 생강·대조·갈근·육두구·축사·익지인을 좌약으로 쓰면 양명경으로 잘 돌아간다[탕액].

紫檀香

○ 性溫, 味辛, 無毒. 主惡毒·風毒·霍亂·心腹痛·中惡·鬼氣, 一名紫眞檀. 『本草』 ○ 我國, 江原道多有之. 『俗方』

자단향(紫檀香)

성질은 따뜻하며 맛은 맵고 독이 없다. 악독(惡毒)·풍독·곽란·심복통·중악·헛것에 들린 것 등을 낫게 한다. 일명 자진단(紫眞檀)이라고도 한다[본초].

○ 우리나라에는 강원도(江原道)에서 많이 난다[속방].

降眞香

○ 性溫平, 無毒. 主天行時氣, 宅舍怪異, 燒之, 辟邪惡之氣. ○ 燒之, 引鶴降, 盤旋於上, 醮星辰度籙, 燒之功第一. 『本草』

강진향(降眞香)

성질은 따뜻하며 평하고 독이 없다. 돌림열병이 도는 시기, 집안에 괴상한 기운이 있을 때에 피우면 사기와 나쁜 기운을 물리친다.

○ 이것을 태우면 학(鶴)이 내려오도록 끌어들여 위에서 빙빙 돌며 난다고 하여, 『초성진도록(醮星辰度籙)』에는 "그것을 태우면 효능이 으뜸이다."라고 하였다[본초].

蘇合香

○ 性溫, 味甘, 無毒. 主辟惡, 殺鬼精物, 溫瘧, 蠱毒, 去三蟲, 令人無夢魘. ○ 中天竺, 出蘇合, 是諸香汁煎之, 非自然一物也. 今人用如膏油者, 極芬烈耳. 『本草』

소합향(蘇合香)

성질은 따뜻하고 맛은 달며 독이 없다. 나쁜 기운을 물리치고, 헛것에 들린 것을 없앤다. 온학(溫

瘡)·고독(蠱毒)을 낫게 하며, 3충을 죽이고, 가위눌리지 않게 한다.

○ 중인도[中天竺]에서 소합향이 나는데, 여러 가지 향기 나는 즙[香汁]을 졸여서 만든 것이지 천연물은 아니다. 지금 사람들이 쓰고 있는 것은 기름 같으며 향기가 아주 세다[본초].

金櫻子

○ 性平溫, 味酸澁, 無毒. 療脾泄下利, 止小便利, 澁精氣, 止遺精泄精. ○ 其子有刺黃赤色, 形如小石榴, 九月十月, 半黃熟時採, 紅熟則却失本性. 『本草』 ○ 叢生於籬落山野間, 類薔薇有刺, 經霜方紅熟. 『日用』

금앵자(金櫻子)

성질은 평하고 따뜻하며 맛은 시고 떫으며 독이 없다. 비설(脾泄)로 오는 설사, 소변이 너무 많이 나가는 것을 낫게 하고, 정액이 잘 나오지 못하게 하며, 유정과 몽설을 멎게 한다.

○ 열매에는 가시가 있고 황적색이며 생김새는 작은 석류[小石榴] 비슷하다. 음력 9월·10월에 절반쯤 누렇게 익었을 때 딴다. 벌겋게 익으면 본래의 약효가 떨어진다[본초].

○ 울타리 밑이나 산과 들에 떨기로 난다. 장미(薔薇) 비슷하며 가시가 있다. 서리를 맞아야 빨갛게 익는다[일용].

檳榔

○ 性溫 一云寒, 味辛, 無毒. 除一切風, 下一切氣, 通關節, 利九竅, 消穀逐水, 除痰癖, 下水腫, 破癥結, 宣利五藏六府壅滯氣. ○ 生嶺南, 人啖之以當果實云, 南方地溫, 不食此, 無以禦瘴癘, 其實春生, 至夏乃熟, 然其肉極易爛, 先以灰汁煮熟, 因火焙乾始堪停久. ○ 小而味甘, 名山檳榔, 大而味澁, 名猪檳榔, 最小者, 名蒳子, 土人呼爲檳榔孫. ○ 尖長而有紫文者, 名曰檳, 圓而矮者名曰榔, 今不復細分, 但取如雞心狀, 存坐正穩, 心不空. 破之作錦文者爲佳. ○ 取尖長者, 取其快銳速效之意. 『本草』 ○ 向陽者爲檳榔, 向陰者爲大腹子, 性沈有若鐵石之重. 白者味辛多散氣, 赤者味苦澁殺蟲. 『入門』 ○ 刀刮去底, 細切, 急治則生用, 經火則無力, 緩治則略炒, 或醋煮過. 『入門』

빈랑(檳榔)

성질은 따뜻하며(차다고도 한다) 맛은 맵고 독이 없다. 모든 풍을 없애며, 모든 기를 내려가게 한다. 뼈마디와 9규를 순조롭게 하며, 먹은 것을 잘 삭이고, 물을 잘 몰아낸다. 담벽(痰癖)·수종·징결(癥結)을 낫게 하며, 오장 육부에 막혀 있는 기를 잘 퍼지게 하고 돌게 한다.

○ 영남지방에서 나는데, 과실(果實) 대신 먹는다. 남방은 기후가 더워 이것을 먹지 않으면 장기와 역려[瘴癘]를 막아낼 수 없다고 한다. 그 열매는 봄에 열리며 여름에 익는다. 그러나 그 살은 썩기 쉽기 때문에 먼저 잿물에다 삶아 익혀서 약한 불에 말려야 오래 둘 수 있다.

○ 잘고 맛이 단 것을 산빈랑(山檳榔)이라 하고, 크고 맛이 떫은 것을 저빈랑(猪檳榔)이라 한다. 제일 작은 것을 납자(蒳子)라 하는데, 그 지방 사람들은 빈랑손(檳榔孫)이라고 한다.

○ 끝이 뾰족하고 길며 자주색 무늬가 있는 것을 빈(檳)이라 하고, 둥글고 짤막한 것을 낭(榔)이라 한다. 지금은 그렇게 세분하지 않고 다만 닭의 염통[雞心] 비슷하면서 바로 세워 놓을 수 있고 속이

비어 있지 않으며 깨뜨릴 때 비단 무늬 같은 것이 나타나면 좋은 것으로 본다.

○ 뾰족하고 긴 것을 골라 쓰는 것은 빨리 효과를 보기 위한 것이다[본초].

○ 양지쪽을 향한 것은 빈랑이고, 음지쪽을 향한 것은 대복자이다. 가라앉는 성질이 있고 쇠나 돌 같이 무겁다. 색이 흰 것은 맛이 맵고 기를 잘 헤치며, 벌건 것은 맛이 쓰고 떫으며 벌레를 죽인다[입문].

○ 칼로 밑을 긁어 버리고 잘게 썬다. 빨리 효과를 내려면 날것 그대로 쓴다. 불에 볶으면 약의 효력이 없어진다. 효과를 천천히 내려면 약간 볶거나 식초에 삶아서 쓴다[입문].

【大腹皮】性微溫, 無毒. 下一切氣, 止霍亂, 通大小腸, 治痰隔醋心, 健脾開胃, 泄浮腫, 脹滿. ○ 大腹所出, 與檳榔相似, 但莖葉根幹小異, 幷皮收之.『本草』○ 腹大而平者名大腹, 尖者名檳榔.『入門』○ 鴆鳥, 多栖此樹上, 凡用皮, 先以酒洗, 仍以黑豆汁洗, 焙乾方可用.『本草』

대복피(大腹皮) 성질은 약간 따뜻하고 독이 없다. 모든 기를 내려가게 하고, 곽란을 멎게 하며, 대소장을 잘 통하게 한다. 담(痰)이 막혀 있는 것과 시큼한 물[醋]이 올라오는 것을 낫게 하고, 비(脾)를 튼튼하게 하며, 입맛을 돋우고, 부종과 창만을 내리게 한다.

○ 대복(大腹)은 생김새와 나는 지방이 빈랑과 비슷한데 다만 줄기·잎·뿌리·몸체가 약간 다르다. 또 껍질째로 딴다[본초].

○ 배가 크고 평평한 것은 대복(大腹)이고, 뾰족한 것은 빈랑이다[입문].

○ 짐새[鴆鳥]가 흔히 이 나무 위에서 산다. 껍질을 쓰는데 먼저 술로 씻고 다음 검은콩 삶은 물로 씻어서 약한 불에 말려서 쓴다[본초].

梔子

○ 지지. 性寒, 味苦, 無毒. 主胸心大小腸大熱, 胃中熱氣, 心中煩悶, 去熱毒風, 利五淋, 通小便, 除五種黃病, 止消渴, 治口乾目赤腫痛·面赤·酒皰皻鼻·白癩·赤癩·瘡瘍, 殺䗪蟲毒. ○ 葉似李而厚硬, 二三月開白花, 花皆六出, 甚芬香, 夏秋結實, 生靑熟黃, 中仁深紅, 九月採實暴乾. ○ 入藥, 用山梔子, 方書所謂越桃, 皮薄而圓小, 刻房七稜至九稜者, 爲佳.『本草』○ 小而七稜者佳, 長大者亦可用, 但無力耳.『丹心』○ 入手太陰經, 治心煩, 懊憹不得眠, 能瀉肺中之火.『湯液』○ 用仁, 去心胸熱, 用皮去肌表熱, 尋常生用, 虛火童便炒七次至黑色, 止血炒如墨, 涼肺胃酒泡用.『入門』

치자(梔子, 지지)

성질은 차며 맛이 쓰고 독이 없다. 가슴과 대소장에 있는 심한 열[大熱]과 위 안에 있는 열[胃中熱氣] 그리고 속이 답답한 것[煩悶]을 낫게 한다. 열독을 없애고, 5림(五淋)을 낫게 하며, 오줌을 잘 나가게 하고, 5가지 황달을 낫게 하며, 소갈을 멎게 한다. 입 안이 마르고 눈이 충혈되며 붓고 아픈 것, 얼굴까지 벌게지는 비사증[酒皰皻鼻], 문둥병[白赤癩]·창양(瘡瘍)을 낫게 하고, 마충의 독[䗪蟲毒]을 없앤다.

○ 잎은 자두나무 잎[李] 비슷한데 두껍고 굳으며 음력 2~3월에 흰 꽃이 핀다. 꽃은 다 6잎이며

아주 향기롭다. 늦여름·초가을에 열매가 열린다. 처음에는 푸르다가 익으면 노랗게 되는데 속은 진한 벌건 색이다. 음력 9월에 열매를 따서 햇볕에 말린다.

○ 약으로 쓰이는 산치자는 방서(方書)의 이른바 월도(越桃)라는 것인데, 껍질이 엷고 둥글며 작고 거푸집에 도드라진 금이 7모[七稜] 또는 9모 나는 것이 좋다[본초].

○ 작고 7모가 난 것이 좋다. 길고 큰 것도 쓸 수 있는데 약 효과가 못하다[단심].

○ 수태음경에 들어가며, 가슴이 답답하고 안타까워 잠을 자지 못하는 증을 낫게 하고, 폐화(肺火)를 사한다[탕액].

○ 속씨[仁]를 쓰면 가슴속의 열을 없애고, 껍질을 쓰면 피부의 열을 없앤다. 보통 때는 날것을 쓰고, 허화(虛火)에는 동변에 축여 새까맣게 되도록 7번 정도 볶아서 쓰며, 피를 멈추는 데는 먹같이 검게 볶아서 쓴다. 폐(肺)와 위(胃)를 시원하게 하려면 술에 우려서 쓴다[입문].

龍腦香

○ 性微寒 一云溫平, 味辛苦, 無毒. 主內外障眼, 明目, 鎭心, 去目赤, 膚瞖, 心腹邪氣, 風濕積聚, 去三蟲, 治五痔. ○ 出嶺南, 狀若梅花瓣者甚佳. 其淸香爲百藥之先, 然非常服之藥. 獨行則勢弱, 佐使則有功, 於茶亦相宜, 合糯米炭, 相思子貯之, 則不耗. 『本草』 ○ 卽婆律國, 杉木脂也. 腦, 乃流出香液也, 形似松脂作杉木氣, 明淨狀若梅花瓣者佳. 入藥, 另硏用. 『入門』 ○ 龍腦屬火, 世人誤以爲寒, 而不知其性散甚, 似乎寒耳, 人欲死者呑之, 氣卽散盡, 蓋芳之甚而散之速也. 『丹心』 ○ 龍腦, 入腎治骨. 『綱目』 ○ 相思子, 出嶺南, 樹高丈餘, 子赤黑間者佳. 『本草』 ○ 今以黑大豆, 燈心草同貯, 亦不耗. 『俗方』

용뇌향(龍腦香)

성질은 약간 차며(따뜻하고 평하다고도 한다) 맛은 맵고 쓰며 독이 없다. 눈에 생긴 내장(內障)과 외장(外障)을 낫게 하며, 눈을 밝게 하고, 마음을 진정시킨다. 눈이 충혈되면서 예막이 생긴 것을 낫게 한다. 명치 밑에 있는 사기와 풍습·적취를 없애며, 3충을 죽이고, 5가지 치질을 낫게 한다.

○ 영남 지방에서 난다. 생김새는 매화의 꽃판[梅花瓣] 같은 것이 가장 좋다. 그의 맑은 향기는 여러 가지 약들보다 앞설 수가 있으나 늘 먹을 약으로는 못 된다. 한 가지만 쓰면 약의 기세가 약하고 다른 약을 배합하여 쓰면 효과가 좋다. 차에 넣어 마셔도 좋다. 찹쌀 태운 것[糯米炭]과 상사자(相思子, 홍두)를 합하여 저장하여 두면 날아가지 않는다[본초].

○ 즉 파률국(婆律國)에 있는 삼나무의 진[杉木脂]이다. 용뇌향(龍腦香)은 흘러내린 향기로운 액체이다. 생김새는 송진[松脂]과 비슷하고 삼나무 냄새가 나며 투명하고 매화꽃판처럼 깨끗한 것이 좋다. 약에 넣을 때에는 따로 갈아 쓴다[입문].

○ 용뇌는 화(火)에 속하는데 세상 사람들은 찬 것으로 잘못 알면서 그 성질이 헤치는[散] 작용이 있어 찬약과 비슷하다는 것은 알지 못하고 있다. 죽어가는 사람에게 먹이면 기가 곧 다 흩어지고 만다. 이것이 바로 냄새가 센 것은 헤치는 작용을 빨리 나타낸다는 뜻이다[단심].

○ 용뇌는 신(腎)에 들어가서 뼈의 병을 낫게 한다[강목].

○ 상사자는 영남 지방에서 나는데 나무의 너비가 10여 자나 된다. 씨는 검붉은 것이 좋다[본초].

○ 검은콩[黑大豆]이나 골풀[燈心草]과 함께 보관해도 향기가 날아가지 않는다[속방].

【樟腦】 乃樟木屑液造成, 治疥癬·癩瘡作熱, 付之. 入香料, 一名昭腦. 『入門』

장뇌(樟腦) 장나무에서 나오는 진[樟木屑液]으로 만든 것이다. 옴과 버짐, 문둥병으로 열이 나는 것을 낫게 하는 데 붙인다. 향료로도 쓴다. 일명 소뇌(昭腦)라고도 한다[입문].

蕪荑

◯ 느릅나모삐. 性平, 味辛, 無毒. 治腸風·痔瘻·惡瘡·疥癬, 殺三蟲及寸白蟲. ◯ 此山楡仁也, 氣羶者良. 三月採實陰乾. 『本草』

무이(蕪荑, 난티느릅나무의 열매)

성질은 평하며 맛은 맵고 독이 없다. 장풍·치루·악창·옴과 버짐 등을 낫게 하며, 3충과 촌백충을 죽인다.

○ 이것은 산에서 자라는 느릅나무의 열매[楡仁]이다. 누린내가 나는 것이 좋다. 음력 3월에 열매를 따서 그늘에 말린다[본초].

枳實

◯ 튕ᄌᆞ여름. 性寒 一云微寒, 味苦酸 一云苦辛, 無毒. 主皮膚苦痒, 除痰癖, 消脹滿, 心下痞痛, 消宿食. ◯ 木如橘而小, 葉如棖多刺, 春生白花, 至秋結實, 七八月採暴乾. ◯ 以翻肚, 如盆口脣狀, 須陳久者, 爲勝. ◯ 古云, 橘渡淮, 爲枳. 又云, 江南爲橘, 江北爲枳, 今江南俱有橘枳, 江北有枳無橘, 此是別種非關變也. 『本草』 ◯ 枳實瀉痰, 有衝墻倒壁之功, 水浸去瓤, 麩炒用. 『入門』 ◯ 枳實不去瓤, 其效更速. 『丹心』

지실(枳實, 탱자나무의 열매)

성질은 차며(약간 차다고도 한다) 맛은 쓰고 시며(쓰고 맵다고도 한다) 독이 없다. 피부의 심한 가려운 증과 담벽(痰癖)을 낫게 하며, 창만(脹滿)과 명치 밑이 트릿하면서 아픈 것[痞痛]을 낫게 하고, 오랜 식체[宿食]를 삭인다.

○ 나무는 귤나무[橘] 비슷한데 약간 작다. 잎은 문설주와 비슷하고 가시가 많다. 봄에 흰 꽃이 피고 가을에 열매가 익는다. 음력 7~8월에 따서 햇볕에 말린다.

○ 안쪽이 뒤집혀서[翻肚] 물동이의 아가리모양과 비슷하다. 반드시 오래 묵힌 것일수록 좋다.

○ 옛말에 귤나무[橘]가 회수(淮水)를 건너가면 탱자나무[枳]가 된다고 하였고, 또한 양자강 남쪽에서는 귤나무가 되고 강북 쪽에서는 탱자나무가 된다고 하였다. 그러나 지금 양자강 남쪽에는 귤나무와 탱자나무가 다 있고 강북 쪽에는 탱자나무만 있다. 귤나무가 없는 것으로 보아 딴 종류이며 변해서 된 것이 아니라는 것을 알 수 있다[본초].

○ 지실은 담(痰)을 삭이는 데서 담장을 찌르고 벽을 넘어뜨릴 만큼 힘이 세다. 물에 담갔다가 속을 긁어 버리고 밀기울[麩]과 함께 볶아서 쓴다[입문].

○ 속을 버리지 않은 지실은 효력을 더 빨리 나타낸다[단심].

【莖皮】 療水脹, 暴風骨節攣急. 『本草』

지경피(枳莖皮, 탱자나무 줄기의 껍질) 수창(水脹), 갑자기 생긴 풍증, 뼈마디가 몹시 오그라드는 것을 낫게 한다[본초].

【根皮】主五痔大便下血.『本草』

지근피(枳根皮, 탱자나무 뿌리의 껍질) 5가지 치질과 대변에 피가 섞여 나오는 것을 낫게 한다[본초].

枳殼

◯ 性寒 一云微寒, 味苦酸 一云苦辛, 無毒. 主肺氣咳嗽, 散胸中痰滯, 利大小腸, 消脹滿, 除關格壅塞, 消痰逐水, 破癥癖結氣, 除風痒, 麻痺, 去腸風痔腫. ◯ 七八月採實暴乾, 以肉厚飜肚如盆口狀, 陳久者爲上.『本草』◯ 殼主高, 而實主下, 殼高主皮膚胸膈之病, 實低主心胃之病, 其主治大同小異.『湯液』◯ 枳卽橘屬, 水浸去瓤, 麩炒用.『入門』◯ 我國, 惟濟州有之, 名倭橘.『俗方』

지각(枳殼)

성질은 차고(약간 차다고도 한다) 맛이 쓰며 시고(쓰고 맵다고도 한다) 독이 없다. 폐기(肺氣)로 기침하는 것을 낫게 하며, 가슴속에 몰려 있는 담을 헤치고, 대소장을 잘 통하게 하며, 창만을 삭이고, 관격(關格)으로 몰리고 막힌 것을 열어 준다. 담을 삭이고 물을 몰아내며, 징벽(癥癖)과 몰려 있는 사기를 헤치고, 풍으로 가렵고 마비된 것과 장풍·치질을 낫게 한다.

◯ 음력 7~8월에 열매를 따서 햇볕에 말린다. 살이 두터워서 안쪽이 뒤집어진 것[飜肚]이 마치 물동이의 아가리모양과 비슷하다. 오래 묵혀 둔 것이 좋다[본초].

◯ 지각의 약 기운은 주로 올라가고, 지실의 약 기운은 주로 내려간다. 지각은 올라가서 피부와 흉격(胸膈)의 병을 낫게 하고, 지실은 내려가서 명치와 위(胃)의 병을 낫게 하는데, 그 주치증은 거의 같다[탕액].

◯ 탱자[枳實]는 귤(橘) 종류인데, 물에 담갔다가 속을 버리고 밀기울[麩]과 함께 볶아 쓴다[입문].

◯ 우리나라에는 오직 제주도에서만 난다. 밀감[倭橘]이라고도 한다[속방].

厚朴

◯ 性溫, 味苦 一云辛, 無毒. 主積年冷氣, 腹中脹滿, 雷鳴, 宿食不消, 大溫胃氣, 止霍亂吐瀉轉筋, 消痰下氣, 厚腸胃, 治泄痢嘔逆, 去三蟲, 泄五藏一切氣. ◯ 以肉厚色紫而潤者爲好, 薄而白者不堪用, 削去上甲錯皮, 以薑汁炙用, 或剉薑汁炒用, 不以薑製則戟人喉舌.『本草』

후박(厚朴)

성질은 따뜻하며 맛이 쓰고(맵다고도 한다) 독이 없다. 여러 해 된 냉기, 배가 창만하고 끓으면서 소리가 나는 것, 식체가 소화되지 않는 것을 낫게 하며, 위기(胃氣)를 몹시 덥게 한다. 곽란으로 토하고 설사하며 쥐가 이는 것을 낫게 하고, 담을 삭이며, 기를 내리고, 장위(腸胃)의 기능을 좋게 한다. 또는 설사·이질·구역을 낫게 하고, 3충을 없애며, 오장에 몰려 있는 모든 기를 내보낸다.

○ 살이 두텁고 자주색이면서 윤기가 나는 것이 좋고, 엷고 흰 것은 쓰지 못한다. 우둘투둘한 겉껍질[甲錯皮]을 깎아 버리고 생강즙에 축여서 볶아 쓴다. 생강으로 법제하지 않으면 목구멍과 혀를 자극한다[본초].

苦茶

○ 작설차. 性微寒 一云冷, 味甘苦, 無毒. 下氣, 消宿食, 淸頭目, 利小便, 止消渴, 令人少睡, 又解炙炒毒. ○ 樹小似梔子, 冬生葉, 早採爲茶, 晩採爲茗. 其名有五, 一曰茶, 二曰檟, 三曰蔎, 四曰茗, 五曰荈. 古人, 謂其芽爲雀舌麥顆, 言其至嫩, 卽臘茶是也. 採嫩芽, 搗作餠, 並得火良. ○ 茗, 或曰荈, 葉老者也. 『本草』 ○ 入手足厥陰經, 飮之宜熱, 冷則聚痰, 久服去人脂, 令人瘦. 『入門』 ○ 蒙山茶, 性溫, 治病最好. 宜興茶·陸安茶·東白山茶·神華山茶·龍井茶·閩臘茶·蜀苦茶·寶慶茶·廬山雲霧茶, 俱以味佳, 得名. ○ 一人好食燒鵝不輟, 醫者謂其必生內癰, 後卒不病, 訪知此人, 每夜必啜凉茶一椀, 此其解毒. 『食物』

고다(苦茶, 작설차)

성질은 약간 차며(냉하다고도 한다) 맛은 달고 쓰며 독이 없다. 기를 내리고, 오랜 식체[宿食]를 삭이며, 머리와 눈을 맑게 하고, 오줌을 잘 나가게 한다. 소갈증을 낫게 하고, 잠을 덜 자게 한다. 또한 굽거나 볶은 음식을 먹고 생긴 독을 푼다.

○ 나무는 작고 치자나무 비슷한데 겨울에 잎이 난다. 일찍 딴 것은 작설차[茶]이고, 늦게 딴 것은 명차[茗]다. 이름은 5가지가 있는데, 작설차[茶]·가차[檟]·설차[蔎]·명차[茗]·노차[荈]이다. 옛사람들은 차의 싹[芽]을 작설(雀舌)·맥과(麥顆)라고 하였는데, 이것은 아주 어린 잎[至嫩]을 말한 것이다. 즉 납다(臘茶)라는 것이 이것이다. 어린잎을 따서 찧어 떡을 만든다. 어느 것이나 불을 거쳐야 좋다.

○ 엽차[茗]는 노차[荈]라고도 하는데, 잎이 센[葉老] 것을 말한다[본초].

○ 수족궐음경에 들어가는데 덥게 해서 마시는 것이 좋다. 식혀서 마시면 담이 몰린다. 오랫동안 먹으면 기름이 빠져서 여위게 된다[입문].

○ 몽산(蒙山)에서 나는 차는 성질이 따뜻하므로 병을 낫게 하는 데 아주 좋다. 의흥차(宜興茶)·육안차(陸安茶)·동백산차(東白山茶)·신화산차(神華山茶)·용정차(龍井茶)·민랍차(閩臘茶)·촉고차(蜀苦茶)·보경차(寶慶茶)·여산운무차(廬山雲霧茶) 등이 있는데 다 맛이 좋다는 데서 지어진 이름이다.

○ 구운 거위고기[燒鵝]를 먹기 좋아한 어떤 사람에게 의사는 반드시 내옹(內癰)이 생길 것이라고 하였는데 끝내 그 병이 생기지 않았다. 찾아가서 알아보니 그 사람은 매일 밤 꼭 식힌 차[凉茶] 한 사발씩을 먹곤 하였는데 이것이 해독(解毒)을 하였던 것이다[식물].

秦皮

○ 무프렛겁질. 性寒, 味苦, 無毒. 主肝中久熱, 兩目赤腫疼痛, 風淚不止, 除目中靑瞖白膜, 洗眼益精明目, 療熱痢, 婦人帶下, 小兒癎熱. ○ 處處有之, 樹似檀, 葉細皮有白點而不麤錯, 皮有白點, 故俗呼爲白樳木, 二月八月採皮陰乾. ○ 採(取)皮水漬, 便碧色, 書紙看靑色者眞也. 『本草』

진피(秦皮, 물푸레나무의 껍질)

성질은 차며 맛은 쓰고 독이 없다. 간의 오랜 열기[久熱]로 두 눈이 충혈되고 부으면서 아픈 것과 바람을 맞으면 눈물이 계속 흐르는 것을 낫게 하며, 눈에 생긴 푸른 예막[靑瞖]·백막(白膜)을 없앤다. 눈을 씻으면 정기(精氣)를 보하고 눈을 밝게 한다. 열리(熱痢)와 부인의 대하, 어린아이의 열을 겸한 간질을 낫게 한다.

○ 곳곳에서 난다. 나무는 박달나무[檀] 비슷한데 잎이 가늘고 껍질에 흰 점이 있으며 거칠지 않다. 껍질에 흰 점이 있기 때문에 민간에서는 백심목(白梣木)이라고 한다. 음력 2월·8월에 껍질을 벗겨 그늘에서 말린다.

○ 껍질을 물에 담그면 푸른색이 되는데 이것으로 종이에 글을 쓰면 푸른색으로 보이는 것이 진짜이다[본초].

蜀椒

○ 쵸피나모여름. 性熱, 味辛, 有毒 一云小毒. 溫中, 主皮膚死肌, 寒濕痺痛, 除六府寒冷·鬼疰·蠱毒, 殺蟲魚毒, 除齒痛, 壯陽, 止陰汗, 煖腰膝, 縮小便, 下氣. ○ 在處有之, 樹高四五尺, 似茱萸而小, 有鍼刺, 葉堅而滑, 四月結子無花, 但生於葉間, 如小豆顆而圓, 皮紫赤色, 八月採實陰乾, 一名川椒, 一名巴椒, 一名漢椒. ○ 蜀椒, 皮肉厚, 腹裏白, 氣味濃烈. 凡使, 須去目及閉口者, 勿用合口者殺人, 微火熬之, 令汗出乃有勢力, 舂之取紅末, 用. 『本草』 ○ 酒拌濕, 蒸入瓮陰乾, 勿見風. 『入門』

촉초(蜀椒, 초피나무의 열매)

성질은 열하며 맛은 맵고 독이 있다(독이 조금 있다고도 한다). 속을 따뜻하게 하며, 피부에 죽은 살과 한습비(寒濕痺)로 아픈 것을 낫게 한다. 또한 육부에 있는 한랭(寒冷) 기운을 없애며, 귀주(鬼疰)·고독(蠱毒)을 낫게 하고, 벌레독이나 생선독을 없애며, 치통을 멈추고, 성기능을 높이며, 음낭에서 땀나는 것을 멎게 한다. 허리와 무릎을 덥게 하며, 오줌횟수를 줄이고, 기를 내려가게 한다.

○ 곳곳에서 난다. 나무의 높이는 4~5자 된다. 수유나무[茱萸]와 비슷한데 작고 가시가 있으며 잎이 굳고 미끄럽다. 음력 4월에 열매가 열리는데 꽃은 없다. 다만 잎 사이에 팥알[小豆] 비슷하고 둥근 것이 자란다. 껍질은 자주색이다. 음력 8월에 열매를 따서 그늘에서 말린다. 일명 천초(川椒)·파초(巴椒)·한초(漢椒)라고도 한다.

○ 촉초는 껍질과 살이 두텁고 속이 희며 냄새와 맛이 진하고 세다. 쓸 때는 씨와 벌어지지 않은 것을 버려야 한다. 벌어지지 않은 것은 사람을 죽인다. 약한 불에서 진이 날 정도로 볶은 것이라야 효과가 좋다. 절구에 쓸어 붉은 가루만 골라 쓴다[본초].

○ 술에 축축하게 버무려 쪄서 동이에 넣어 그늘에서 말린다. 바람을 쏘이면 안 된다[입문].

【椒目】 쳔쵸씨. 性寒, 味苦, 無毒 一云小毒. 治十二種水氣, 能行水, 利小便, 治水蠱. 『本草』 ○ 此藥只行滲道, 不行穀道, 所以下水最速. ○ 微炒用之. 『入門』

초목(椒目, 천초의 씨, 초피열매의 씨) 성질은 차고 맛은 쓰며 독이 없다(독이 조금 있다고도 한다). 12가지 수종을 낫게 한다. 물을 잘 빠지게 하고, 오줌을 잘 나가게 하며, 수고(水蠱)를 낫게 한다[본초].

○ 이 약은 물을 오줌으로만 몰아내고 대변으로는 내보내지 않는다. 그렇기 때문에 물을 내보내는 효과가 제일 빨리 나타난다.
○ 약간 볶아서 쓴다[입문].

【椒葉】 性熱. 治奔豚, 伏梁氣及內外腎釣痛, 幷霍亂轉筋, 蒸熨之. 『本草』

초엽(椒葉, 천초의 잎, 초피나무의 잎) 성질은 열하다. 분돈(奔豚) · 복량(伏梁) 및 신과 음낭[內外腎]이 켕기면서 아픈 것을 낫게 한다. 곽란으로 쥐가 일 때에는 쪄서 찜질한다[본초].

【秦椒】 분디여름, 又云ㄴ되. 性溫, 味辛 一云苦, 有毒. 主大風痺堅齒髮, 明目, 療腹中冷痛, 止痢. ○ 秦地所出者, 故言秦椒, 樹葉及莖子, 都似蜀椒, 但味短, 實細色黃黑, 八九月採. 『本草』 ○ 出四川, 謂之蜀椒, 川椒, 出關陝, 謂之秦椒. 『入門』

진초(秦椒, 분지나무의 열매) 성질이 따뜻하며 맛은 맵고(쓰다고도 한다) 독이 있다. 문둥병으로 감각이 아주 없는 것을 낫게 하며, 이빨을 튼튼하게 하고, 머리카락을 빠지지 않게 한다. 눈을 밝게 하고, 냉으로 오는 복통과 이질을 낫게 한다.
○ 진(秦)나라 땅에서 나기 때문에 진초라고 한다. 나무의 잎 · 줄기 · 열매는 다 조피나무[蜀椒]와 비슷한데 다만 맛이 좀 못하고 열매가 잘고 색이 검누른 색이다. 음력 8~9월에 딴다[본초].
○ 사천성에서 나는 것을 촉초(蜀椒) · 천초(川椒)라 하고, 관중(關中) 섬서성에서 나는 것을 진초(秦椒)라고 한다[입문].

紫葳

○ 금등화. 性微寒, 味酸 一云甘, 無毒. 主婦人産乳餘疾 · 崩中 · 癥瘕 · 血閉 · 産後奔血不定, 及崩中帶下, 能養血安胎, 治酒査 · 熱毒風刺, 利大小便. ○ 一名凌霄花, 在處有之, 初作藤蔓, 生依大木, 歲久延引至巓而有花, 其花黃赤色, 夏中乃盛, 採花乾用. 『本草』 ○ 凌霄花, 治血中痛之要藥也, 且補陰甚捷. 『丹心』

자위(紫葳, 금등화)

성질은 약간 차며 맛이 시고(달다고도 한다) 독이 없다. 해산 후에 깨끗지 못한 것, 붕루, 징가, 월경이 중단된 것[血閉] 등을 낫게 한다. 또한 해산 후에 어혈이 이리저리 돌아다니는 것과 붕루대하를 낫게 하며, 혈을 보하고 안태(安胎)시킨다. 비사증[酒査]와 열독(熱毒)과 풍자(風刺)를 낫게 하며, 대소변을 잘 나가게 한다.
○ 일명 능소화라고도 하는데, 곳곳에 있다. 처음 덩굴로 뻗으면서 큰 나무에 감겨 의지해 자라는데 오랜 세월을 지나면 나무 꼭대기까지 올라가서 꽃이 핀다. 그 꽃은 노랗고 붉은 색이다. 여름에 꽃이 활짝 필 때 따서 말려 쓴다[본초].
○ 능소화는 혈병(血病)으로 오는 통증을 낫게 하는 데 주요하게 쓰는 약이다. 또한 음을 보하는 효능이 아주 빠르다[단심].

【莖葉】 主痿蹶, 益氣, 健脚力. 『本草』

자위경엽(紫葳莖葉, 자위의 줄기와 잎) 팔다리에 힘이 없어서 쓰지 못하고 싸늘해지는 것을 낫게 한다. 기를 돕고 다리힘[脚力]을 세게 한다[본초].

【根】治熱風身痒, 風疹及瘀血, 帶下.『本草』

자위근(紫葳根, 자위의 뿌리) 열풍으로 몸이 가려운 것과 풍진(風疹)·어혈·대하를 낫게 한다[본초].

胡桐淚

◯ 性大寒, 味鹹苦, 無毒. 主大毒熱心腹煩滿, 止風熱牙疼, 療牛馬急黃. ◯ 形似黃礬而堅實, 有挾爛木者是, 西域胡桐樹脂也. 味苦鹹, 若入水便消. ◯ 治口齒爲最要之藥, 又爲金銀銲藥, 能軟一切物.『本草』**◯ 投少許於醋中, 便沸者是眞也.**『本草』**◯ 瘰癧結核, 非此不能除.**『湯液』

호동루(胡桐淚)

성질은 몹시 차며 맛은 짜고 쓰며 독이 없다. 심한 독열[大毒熱]로 명치 밑이 답답하고 그득한 것과 풍열로 오는 치통을 낫게 한다. 또 소와 말에게 갑자기 생긴 황달병을 치료한다.

◯ 생김새가 황반(黃礬)과 비슷하고 단단하며 속이 비지 않으면서 썩은 나무가 들어 있는 것은 서역(西域)의 호동나무 진[胡桐樹脂]이다. 맛은 쓰고 짠데, 쓴맛은 물에 들어가면 곧 없어진다.

◯ 입과 이빨병에 매우 필요한 약이다. 또한 금과 은을 땜하는 데 쓰기도 한다. 모든 물체를 무르게 하는 작용이 있다[본초].

◯ 식초에 조금 넣으면 곧 끓는 것이 진짜이다[본초].

◯ 나력(瘰癧)과 멍울[結核]은 이 약이라야 없앨 수 있다[탕액].

松烟墨

◯ 숑연으로밍ᄀᆞᆫ먹. 性溫, 味辛, 無毒. 主産後血暈·崩中·卒下血, 療金瘡, 止血, 生肌. ◯ 墨松之烟也. 入藥, 須松烟墨, 方可, 久遠者佳.『本草』**◯ 湯藥, 磨刺服, 丸散則火煅細研用, 他墨, 光潤五香者, 勿用.**『入門』

송연묵(松烟墨, 송연으로 만든 먹)

성질은 따뜻하며 맛은 맵고 독이 없다. 해산 후의 혈훈과 붕루와 갑자기 하혈하는 것, 쇠붙이에 다친 것을 낫게 한다. 피를 멈추고 새살이 나오게 한다.

◯ 먹은 소나무[松]의 그을음으로 만든 것이다. 약에 쓰는 것은 반드시 소나무 그을음[松烟墨]으로 만든 것이라야 한다. 오래된 것이 좋다[본초].

◯ 달이는 약에는 갈아서 타서 먹고, 환약이나 가루약에는 불에 구워서 보드랍게 갈아 먹는다. 다른 먹 가운데 광택이 있고 좋은 향기가 있어도 쓰지 못한다[입문].

猪苓

○ 性平, 味甘苦, 無毒. 主腫脹腹滿, 利水道, 治淋, 療痎瘧. ○ 一名朱苓, 是楓樹苓. 其皮至黑, 作塊似猪屎, 故以名之, 肉白而實者佳. 二月八月採陰乾. 『本草』 ○ 入足太陽少陰經, 除濕, 比諸淡滲藥太燥, 亡津液, 無濕病勿服. 久服傷腎. 『湯液』 ○ 銅刀削去黑皮, 微焙乾用. 『入門』

저령(猪苓)

성질은 평하며 맛은 달고 쓰며 독이 없다. 부종·창만과 배가 그득한 것을 낫게 하며, 오줌을 잘 나가게 하고, 임병(淋病)과 오랜 학질을 낫게 한다.

○ 일명 주령(朱苓)이라고도 하는데, 이것이 풍수령(楓樹苓)이다. 그 껍질은 검고 덩어리진 것이 마치 돼지똥[猪屎] 같다 하여 저령이라 한 것이다. 살이 희고 실한 것이 좋다. 음력 2월과 8월에 캐어 그늘에서 말린다[본초].

○ 족태양·족소음경에 들어가서 습(濕)을 없앤다. 습을 스며나가게 하는 다른 약과 대비하면 약성이 너무 말라 진액을 몹시 줄어들게 하기 때문에 습병이 없는 데는 쓰지 말아야 한다. 오래 먹으면 신(腎)을 상한다[탕액].

○ 구리칼로 검은 껍질을 긁어 버리고 약한 불에 약간 말려 쓴다[입문].

白棘

○ 性寒, 味辛, 無毒. 療丈夫虛損, 陰痿精自出, 補腎氣, 益精髓. 又主心腹痛, 癰腫潰膿, 止痛, 決刺結. ○ 一名棘鍼, 一名棘刺. 棘, 小棗也. 叢生, 花葉莖實, 都似棗而有赤白二種, 白者莖白如粉. ○ 有鉤直二種, 直者宜入補藥, 鉤者宜入癰腫藥. ○ 棘鍼, 採無時. 『本草』

백극(白棘)

성질은 차며 맛은 맵고 독이 없다. 남자가 허손으로 음위증(陰痿證)이 되고 정액이 저절로 나오는 것을 낫게 한다. 신기(腎氣)를 보하여 정수(精髓)를 불려 준다. 또한 명치 아래가 아픈 것과 옹종을 낫게 한다. 곪은 것을 터지게 하며 통증을 멈추고 가시가 들어서 뭉친 것을 터뜨린다.

○ 일명 극침(棘鍼) 또는 극자(棘刺)라고도 한다. 극(棘)은 작은 대추나무[小棗]라는 말이다. 떨기로 나며 꽃·잎·줄기·열매가 다 대추와 비슷한데, 붉은 것과 흰 것 두 가지가 있다. 흰 것은 줄기가 분(粉)처럼 희다.

○ 굽은 것[鉤]과 곧은 것[直] 2종이 있는데, 곧은 것은 보약에 넣는 것이 좋고, 굽은 것은 옹종약(癰腫藥)에 넣는 것이 좋다.

○ 백극은 아무 때나 캔다[본초].

烏藥

○ 性溫, 味辛, 無毒. 治一切氣, 除一切冷, 主中惡心腹痛, 疰忤鬼氣, 療膀胱腎間冷氣, 攻衝背膂, 治霍亂及反胃吐食·瀉痢·癰癤·疥癩, 止小便滑數·婦人血氣痛·小兒腹中諸蟲. ◯ 生天台者爲勝, 白而虛軟, 以作車轂形, 如連珠狀者爲佳. 『本草』 ◯ 入足陽明少陰經, 生嶺南者, 色褐而堅硬, 土産亦好. 去皮心, 略炒用, 或磨刺, 入湯服. 『入門』

오약(烏藥)

성질은 따뜻하며 맛이 맵고 독이 없다. 모든 기병(氣病)과 냉병(冷病)을 낫게 하며, 중악으로 명치 아래가 아픈 것, 주오(疰忤)와 헛것에 들린 것을 낫게 하고, 방광과 신(腎)의 냉기(冷氣)가 등심으로 치미는 것[攻衝背膂]을 낫게 한다. 곽란과 반위(反胃)·구토·설사·이질·옹종·옴·문둥병을 낫게 하고, 오줌이 술술 자주 나가는 것, 부인의 혈기로 오는 통증[血氣痛] 등을 낫게 하며, 어린아이 뱃속의 여러 가지 충을 죽인다.

○ 천태(天台)에서 나는 것이 좋다. 희면서 퍼석퍼석하여[虛軟] 뿌리의 무늬가 수레바퀴 비슷하며 생김새가 구슬을 꿰놓은 것 같은 것이 좋다[본초].

○ 족양명경·족소음경에 들어간다. 영남 지방에서 나는 것은 색이 갈색이면서 단단하다. 다른 지방에서 나는 것도 좋다. 껍질과 심을 버리고 약간 볶아서 쓴다. 갈아서 탕약에 타서 먹기도 한다[입문].

沒藥

◯ 性平 一云溫, 味苦 一云辛, 無毒. 破癥結宿血, 止痛, 主打撲傷, 折筋骨瘀痛·金瘡·杖瘡·諸惡瘡·痔漏, 消腫毒, 卒下血, 去目中瞖, 暈痛膚赤. ◯ 似安息香, 其塊大小不定, 黑色, 研細入藥, 或熱酒和服. 『本草』 ◯ 波斯國松脂也, 破血, 消腫, 止痛, 爲瘡家奇藥也. 『入門』

몰약(沒藥)

성질은 평하며(따뜻하다고도 한다) 맛은 쓰고(맵다고도 한다) 독이 없다. 징결(癥結)과 어혈[宿血]을 헤치고 통증을 멎게 한다. 타박상, 뼈와 힘줄이 상하거나 부러져서 어혈이 지고 아픈 것, 쇠붙이에 다친 것, 매 맞아 생긴 상처, 여러 가지 악창과 치루를 낫게 한다. 또한 종독(腫毒)을 삭이고, 갑자기 하혈하는 것을 멎게 하며, 눈에 예장[瞖]이 생기면서 어지럽고 아프고 그 주위가 충혈되는 것을 낫게 한다.

○ 안식향과 비슷한데 그 덩어리의 크기가 고르지 않고 색이 검다. 보드랍게 갈아 약에 넣어 쓰거나 또는 데운 술에 타서 먹는다[본초].

○ 페르시아에 있는 소나무 진[松脂]이다. 어혈을 헤치고 부은 것을 가라앉히며 통증을 멎게 한다. 종창 치료에 신기한 약이다[입문].

安息香

◯ 븕나모진. 性平, 味辛苦, 無毒. 主心腹惡氣·鬼疰, 治邪氣魍魎·鬼胎, 辟蠱毒·瘟疫, 療腎氣霍亂, 治婦人血噤·産後血暈. ◯ 生南海, 刻其樹皮, 其膠如飴, 六七月堅凝乃取之, 似松脂黃黑色爲塊, 新者亦柔軟, 燒之通神, 辟衆惡. 『本草』 ◯ 我國, 出濟州如膏油者, 名水安息香, 作塊者, 名乾安息香. 忠淸道亦有之. 『俗方』

안식향(安息香, 붉나무의 진)

성질은 평하며 맛은 맵고 쓰며 독이 없다. 명치 밑에 있는 악기(惡氣)와 귀주(鬼疰), 사기나 헛것에 들려 귀태(鬼胎)가 된 것, 고독, 온역을 낫게 하고 신기와 곽란, 월경이 중단된 것, 산후 혈훈 등을 낫게 한다.

○ 남해에서 난다. 그 나무의 껍질에 홈을 파놓으면 엿[飴] 같은 진이 나온다. 음력 6~7월에 딴딴하게 엉긴 것을 채취한다. 송진[松脂] 비슷한 황흑색의 덩어리다. 갓 채취한 것은 무르다. 이것은 태우면 정신이 맑아지고 모든 악기를 없앤다[본초].

○ 우리나라는 제주도에서 나는데, 기름 같은 것은 수안식향(水安息香)이라 하고, 덩어리가 진 것은 건안식향(乾安息香)이라 한다. 충청도에서도 난다[속방].

松蘿

○ 소나모우희숑낙. 性平 一云微熱, 味苦甘 一云苦辛, 無毒. 主寒熱溫瘧, 能吐胸中客熱痰涎, 利水道, 去頭瘡, 消項上癭瘤, 除嗔怒邪氣, 令人得睡. ○ 一名女蘿, 松樹上寄生也, 五月採陰乾, 在松上者爲眞. 『本草』

송라(松蘿, 소나무겨우살이)

성질은 평하며(약간 열하다고도 한다) 맛은 쓰고 달며(쓰고 맵다고도 한다) 독이 없다. 추웠다 열이 났다 하는 온학(溫瘧)을 낫게 한다. 가슴에 맺혀 있는 열[客熱]과 담연(痰涎)을 토하게 하고, 오줌을 잘 나가게 하며, 머리의 헌데를 낫게 하고, 목에 생긴 영류(癭瘤)를 삭이며, 성내는 것을 진정시켜 잠을 잘 자게 한다.

○ 일명 여라(女蘿)라고도 하는데, 소나무[松樹]에 붙어 자란다. 음력 5월에 걷어서 그늘에 말린다. 소나무에 붙어 자라는 것이 진짜이다[본초].

衛矛

○ 브딕회. 性寒, 味苦, 無毒 一云小毒. 主蠱疰, 中惡腹痛, 除邪, 殺鬼及百邪鬼魅, 殺腹藏蟲, 通月經, 破癥結, 止血崩 · 帶下 · 産後瘀痛, 消風毒腫, 能落胎. ○ 一名鬼箭, 處處有之, 其幹有三羽, 狀如箭翎, 八月十一月十二月採, 削取皮羽, 用之. 『本草』 ○ 又名鬼箭羽, 人家多燔之, 以袪祟. 『入門』

위모(衛矛, 화살나무)

성질은 차며 맛은 쓰고 독이 없다(독이 조금 있다고도 한다). 고독 · 시주, 중악으로 배가 아픈 것을 낫게 한다. 사기나 헛것에 들린 것과 가위 눌리는 것을 낫게 하며, 뱃속에 있는 충을 죽인다. 월경을 통하게 하며, 징결(癥結)을 헤치고, 붕루 · 대하 · 산후어혈로 아픈 것을 멎게 하며, 풍독(風毒)으로 부은 것을 삭이고, 유산시킨다.

○ 일명 귀전(鬼箭)이라고도 하는데, 곳곳에서 난다. 그 줄기에 세 개의 깃이 달려 모양이 화살깃[箭羽] 비슷하다. 음력 8월 · 11월 · 12월에 베어 껍질과 깃을 벗겨서 쓴다[본초].

○ 또 귀전우라고도 하는데, 민간에서는 태워서 좋지 못한 기운을 없앤다[입문].

海桐皮

○ 엄나모겁질. 性平 一云溫, 味苦, 無毒. 主腰脚不遂, 痲痺疼痛, 赤白瀉痢, 治中惡霍亂, 療疳䘌·疥癬·牙齒痛及目赤, 除風氣. ○ 似梓白皮, 不拘時月, 採. 『本草』 ○ 我國, 惟濟州有之. 『俗方』

해동피(海桐皮, 엄나무의 껍질)

성질은 평하며(따뜻하다고도 한다) 맛은 쓰고 독이 없다. 허리나 다리를 쓰지 못하는 것, 마비되고 아픈 것, 적백이질을 다스리고, 중악·곽란·감닉(疳䘌)·옴·버짐·치통 및 눈이 충혈된 것 등을 낫게 하며, 풍증을 없앤다.

○ 재백피(梓白皮) 비슷한데 아무 때나 벗긴다[본초].

○ 우리나라에는 오직 제주도에서만 난다[속방].

合歡皮

○ 자괴나모겁질. 性平, 味甘, 無毒. 主安五藏, 利心志令人歡樂無憂. ○ 木似梧桐, 枝甚柔弱, 葉似皂莢槐等, 極細而繁密, 互相交結, 其葉至暮而合, 故一名合昏. 五月花發黃白色, 瓣上若絲茸然, 至秋而實, 作莢子, 極薄細, 不拘時月, 採皮及葉用. 又名, 夜合皮. 『本草』 ○ 主肺癰吐膿, 又殺蟲, 續筋骨, 消癰腫. 『入門』 ○ 養生論曰, 合歡蠲忿, 卽此也. 樹之階庭, 使人不忿. 『入門』 ○ 榮花樹皮, 卽夜合花根也. 『回春』

합환피(合歡皮, 자귀나무의 껍질)

성질은 평하며 맛은 달고 독이 없다. 오장을 편안하게 하고, 정신과 의지를 안정시키며, 근심을 없애고 마음을 즐겁게 한다.

○ 나무는 오동나무[梧桐] 비슷한데 가지가 아주 부드럽고 약하다. 잎은 쥐엄나무[皂莢]나 홰나무[槐] 비슷한데 아주 잘고 빽빽이 나는데 서로 맞붙었다. 그 잎이 저녁이면 맞붙기 때문에 합혼(合昏)이라고도 한다. 음력 5월에 누르고 흰색의 꽃이 핀다. 화판[瓣]은 색실 비슷하다. 가을에 콩꼬투리 같은 열매가 열리는데 씨는 아주 얇고 작다. 아무 때나 껍질과 잎을 채취하여 쓴다. 또 이름을 야합피(夜合皮)라고도 한다[본초].

○ 폐옹(肺癰)으로 고름을 뱉는 증[吐膿證]을 낫게 하며 충을 죽이고 힘줄과 뼈를 이으며 옹종을 삭인다[입문].

○ 『양생론(養生論)』에서 "합환(合歡)이 분(忿)을 삭인다."고 한 것이 바로 이것이다. 뜰에 이 나무를 심으면 사람이 성내지 않게 된다[입문].

○ 영화수의 껍질[榮花樹皮]이란 즉 자귀나무 뿌리[夜合花根]를 말한 것이다[회춘].

五倍子

○ 븕나모여름. 性平, 味苦酸, 無毒. 主齒宣疳䘌, 肺藏風毒作皮膚瘡癬, 瘙痒膿水, 五痔下血不止, 小兒面鼻疳瘡, 大人口瘡. ○ 處處有之, 生膚木葉上, 七月結實無花, 其實生青熟黃, 大者如拳, 內多蟲, 九月採子暴乾. 一名百蟲倉, 一名蚊蛤. 『本草』 ○ 剝去內蟲, 湯洗生用, 入丸藥, 略炒. 『入門』

오배자(五倍子, 붉나무의 열매, 붉나무의 열매집)

성질은 평하며 맛은 쓰고 시며 독이 없다. 치선(齒宣)과 감닉, 폐에 풍독이 있어서 피부가 헐거나 버짐이 생겨 가렵고 고름 또는 진물이 흐르는 것을 낫게 하며, 5가지 치질로 하혈이 멎지 않는 것, 어린아이의 얼굴과 코에 생긴 감창(疳瘡), 어른의 입 안이 헌 것 등을 낫게 한다.

○ 곳곳에 있는데, 붉나무의 잎에서 생긴다. 음력 7월에 열리는데 꽃은 없다. 날것은 푸르고, 익으면 누렇다. 큰 것은 주먹만하며 속에 벌레가 많다. 음력 9월에 따서 햇볕에 말린다. 일명 백충창(百蟲倉) 또는 문합(蚊蛤)이라고도 한다[본초].

○ 속에 벌레를 긁어 버리고 끓는 물에 씻어서 날것 그대로 쓴다. 환약으로는 약간 볶아서 넣는다[입문].

天竺黃

○ 性寒 一云平, 味甘, 無毒. 治中風痰壅, 卒失音不語. 去諸風熱, 主小兒驚風·天弔·客忤·癎疾·療金瘡. ○ 生南海邊, 竹內塵沙結成如黃土, 着竹作片, 凉心去熱, 小兒病最宜, 一名竹膏. 『本草』 ○ 生天竺國, 竹內如黃土. 『入門』

천축황(天竺黃, 참대의 속진)

성질은 차며(평하다고도 한다) 맛은 달고 독이 없다. 중풍으로 담이 막혀 갑자기 목이 쉬고 말을 못하는 증을 낫게 하며, 여러 가지 풍열(風熱)과 어린아이의 경풍(驚風)·천조(天弔)·객오(客忤)·간질(癎疾) 및 쇠붙이에 다친 것을 낫게 한다.

○ 남해 바닷가에서 난다. 참대[竹] 속에 먼지와 모래가 모여 누런 흙처럼 뭉쳐 참대에 붙어 조각이 된 것이다. 가슴을 시원하게 하며 열을 없애므로 어린아이의 병에 좋다. 일명 죽고(竹膏)라고도 한다[본초].

○ 인도에서 난다. 참대[竹] 속에 있는 누런 흙[黃土] 같은 것이다[입문].

密蒙花

○ 性平 一云微寒, 味甘, 無毒. 主青盲, 膚瞖赤脈多淚·小兒瘡疹, 及疳氣攻眼. ○ 花細碎, 數十房成一朶, 冬生春開, 二三月採花暴乾. 『本草』 ○ 酒浸一宿候乾, 拌蜜蒸, 晒用. 『入門』

밀몽화(密蒙花)

성질은 평하며(약간 차다고도 한다) 맛은 달고 독이 없다. 청맹(青盲), 예막(瞖膜), 눈이 충혈되는 것, 눈물이 많이 나는 것과 어린아이의 마마·홍역 및 감질의 독이 눈에 침범한 것 등을 낫게 한다.

○ 꽃은 아주 잘아 수십 개의 꽃잎으로 한 송이가 되었다. 겨울에 돋아나서 봄에 꽃이 핀다. 음력 2~3월에 꽃을 따서 햇볕에 말린다[본초].

○ 술에 하룻밤 담갔다가 말린 다음 꿀에 버무려 쪄서 햇볕에 말려서 쓴다[입문].

巴豆

○ 性熱 一云生溫熟寒, 味辛, 有大毒. 蕩鍊五藏六府, 開通閉塞, 利水穀道. 破癥瘕, 積聚，痰癖，留飮，治十種水病．除鬼疰，蠱毒，去惡瘡息肉，墮胎．殺蟲魚及斑猫毒，又殺腹藏蟲．○ 出巴蜀．形似大豆，最能瀉人．新者佳，得火良．○ 其中一名江子，顆小似棗核．兩頭尖者，勿用．能殺人．『本草』○ 斬關奪門之將，不可輕用．若急治爲水穀道路之劑，去皮心膜油，生用．若緩治爲消堅磨積之劑，換水煮五次，或炒烟盡色紫黑，研用．可以通腸，可以止泄．『湯液』○ 凡用，去皮及心膜．『本草』

파두(巴豆)

성질은 열하며(생으로 쓰면 따뜻하고 익혀 쓰면 차다고도 한다) 맛은 맵고 독이 많다. 오장육부를 확 씻어 내어 깨끗이 하고, 막힌 것을 통하게 하며, 대소변을 잘 나가게 한다. 징가(癥瘕)·적취·담벽(痰癖)·유음(留飮)과 10가지 수종병을 낫게 한다. 귀주·고독·악창을 낫게 하고, 군살[息肉]을 삭이며, 유산시킨다. 또한 벌레·물고기 및 반묘독(斑猫毒)을 없애고, 뱃속의 벌레를 죽인다.

○ 사천성에서 난다. 생김새는 콩[大豆] 비슷한데 설사를 아주 세게 시킨다. 햇것이 좋고 불에 법제한 것이 좋다.

○ 파두 가운데 일명 강자(江子)라고 하는 것도 있는데 알이 잘고 대추씨[棗核]처럼 생겼다. 양쪽 끝이 뾰족한 것은 쓰지 못한다. 쓰면 사람을 죽일 수 있다[본초].

○ 성문을 지키는 장수를 찔러 죽이고 적진지를 빼앗는 장군과 같은 약이므로 경솔히 쓰지 말아야 한다. 만일 급히 대소변을 통하게 할 약으로 쓰려면 껍질과 심(心)과 막(膜)을 버리고 기름을 뺀 다음 날것으로 쓴다. 만일 천천히 효과를 내게 하려거나 또는 딴딴한 것 또는 적을 삭이려는 약으로 쓰려면 물을 갈아 부으면서 5번 삶아 연기가 나지 않고 색이 검은 자주색이 될 때까지 볶아 가루내서 쓴다. 설사 시키기도 하고 설사를 멎게도 한다[탕액].

○ 쓸 때에 껍질과 심과 막을 버린다[본초].

皂莢

○ 주엽나모여름. 性溫，味辛鹹，有小毒．通關節，除頭風，利九竅，消痰涎，止咳嗽，療脹滿，破堅癥，能墮胎，治中風口噤，殺勞蟲．○ 在處有之，樹高，枝間生大刺，九月十月採莢陰乾．○ 有長皂莢，猪牙皂莢二種，今醫家，作踈風氣丸散，多用長皂莢，治齒及取積藥，多用猪牙皂莢，大抵，性味不相遠．○ 不蛀而肥者佳，可爲沐湯去垢，甚妙．『本草』○ 引入厥陰經藥也，去皮及子，酥炙或蜜炙用．『入門』○ 鐵碪．以鍜金銀，雖千百年不壞，以槌皂莢則卽碎，一名皂角．『丹心』

조협(皂莢, 쥐엄나무의 열매)

성질은 따뜻하며 맛은 맵고 짜며 독이 약간 있다. 관절을 잘 쓰게 하고, 두풍(頭風)을 낫게 하며, 9규(九竅)를 잘 통하게 하고, 담연(痰涎)을 삭게 한다. 기침을 멎게 하고, 창만을 낫게 하며, 징가를 헤치고, 유산시킨다. 또 중풍으로 이를 악문 것을 낫게 하며, 노채충(勞瘵蟲)을 죽인다.

○ 곳곳에서 난다. 나무의 키는 높고 가지 사이에서 큰 가시가 돋아 있다. 음력 9~10월에 열매를 따서 그늘에서 말린다. 장조협(長皂莢)·저아조협(猪牙皂莢) 등 두 가지가 있는데, 지금 의사들은 풍기(風氣)를 없애는 환약이나 가루약에는 장조협을 쓰고, 이빨의 병과 적(積)을 낫게 하는 약에는 저아조협을 많이 쓴다. 성질과 맛은 대체로 비슷하다.

○ 좀 안 먹고 잘 여문 것이 좋다. 조협 달인 물로 목욕하면 때가 아주 잘 씻어진다[본초].

○ 궐음경으로 들어가는 약이다. 껍질과 씨를 버리고 졸인 젖[酥]을 발라 굽거나 꿀을 발라 구워서 쓴다[입문].

○ 쇠모루에 금·은을 두드리면 천년 백년 되어도 깨지지 않는데, 조협을 놓고 두드리면 곧 부서진다. 일명 조각이라고도 한다[단심].

【皂莢子】疎導五藏風熱壅滯, 又入治肺藥, 療大腸風秘, 炮核, 取中心嚼餌, 治膈痰·呑酸.『本草』

조협자(皂莢子, 쥐엄나무 열매의 씨) 오장에 풍열(風熱)이 옹체(壅滯)된 것을 내보낸다. 또한 폐병약으로도 쓴다. 대장에 풍사가 있어 변비가 된 것을 풀리게 한다. 싸서 구워 속에 있는 씨를 꺼내어 씹어 먹으면 가슴에 담이 있는 것과 신물[呑酸]이 올라오는 것을 낫게 한다[본초].

【皂角刺】一名天丁. 凡癰疽未破者, 能開竅, 已破者, 能引藥達瘡處, 乃諸惡瘡及癘風要藥也.『本草』

조각자(皂角刺, 쥐엄나무의 가시) 일명 천정(天丁)이라고도 한다. 터지지 않은 옹저를 터지게 한다. 이미 터졌을 때에는 약 기운을 끌고 종처에까지 가므로 모든 악창과 문둥병에 좋은 약이다[입문].

【鬼皂莢】生澤畔如皂莢, 高一二尺, 可作浴湯, 去風瘡·疥癬·衣垢, 又沐頭, 長髮.『本草』

귀조협(鬼皂莢) 못가에서 난다. 쥐엄나무와 비슷한데 높이가 1~2자이다. 이것을 달인 물로 목욕하면 풍창(風瘡)과 옴과 버짐이 낫게 되고 옷의 때도 잘 진다. 또 머리를 감으면 머리카락이 잘 자란다[본초].

訶子

○ 性溫, 味苦 一云酸澁, 無毒. 消痰下氣, 治肺氣喘急·霍亂·奔豚·腎氣, 止瀉痢·腸風瀉血·崩中·帶下, 破結氣, 心腹脹滿, 消食開胃, 療膈氣, 安胎. ○ 子似梔子, 皮肉相着. 七八月實熟時, 採六稜黑色肉厚者良. 一名訶梨勒. ○ 其子未熟時, 風飄墮者, 謂之隨風子, 暴乾收之. 彼人尤珍貴, 益小者益佳.『本草』○ 此物, 能澁腸而又泄氣, 蓋其味苦澁故爾.『湯液』○ 訶子, 以水濕麵, 包裹煨熟, 或酒浸蒸, 並去核取肉, 焙乾用.『入門』

가자(訶子)

성질은 따뜻하며 맛은 쓰고(시고 떫다고도 한다) 독이 없다. 담을 삭이고 기를 내리며 폐기로 숨이 찬 것과 곽란·분돈·신기(腎氣)를 낫게 한다. 설사와 이질, 장풍으로 피를 쏟는 것[腸風瀉血], 붕루·대하를 멎게 하며, 기가 몰린 것을 풀어 주고, 명치 밑이 불러 오르고 그득한 것을 낫게 한다. 먹은 것을 잘 삭이고, 입맛을 돋우며, 열격[膈氣]을 낫게 하고, 안태(安胎)시킨다.

○ 열매가 치자 비슷한데 껍질과 살이 서로 붙어 있다. 음력 7~8월에 열매가 익을 때 딴다. 6모가

나고 색이 검으며 살이 두터운 것이 좋다. 일명 가리륵(訶梨勒)이라고도 한다.

○ 열매가 익지 않았는데 바람에 날려서 떨어진 것은 수풍자(隨風子)라 하는데, 햇볕에 말려서 보관한다. 저쪽 사람들은 이것을 더 귀하게 여긴다. 작을수록 좋다고 한다[본초].

○ 이 약은 대소장을 수렴하면서도 기를 내보낸다. 그것은 그 맛이 쓰고 떫기 때문이다[탕액].

○ 가자를 물에 적셔 밀가루떡에 싸서 잿불에 묻어 익히거나 또는 술에 담갔다가 쪄서 씨를 버리고 살만 발라 약한 불에 말려 쓴다[입문].

柳花

○ 버들가야지. 性寒, 味苦, 無毒. 主風水黃疸, 面熱, 黑痂疥惡瘡, 金瘡止血, 治濕痺. ○ 柳花卽初發時, 黃蘂也, 及其花乾, 絮方出謂之柳絮, 收之貼灸瘡, 及爲裀褥, 子乃飛絮, 絮之下連小黑子, 因風而起, 其子極細, 入池塘, 化爲浮萍. 『本草』 ○ 楊與柳, 不相似, 楊葉, 圓闊而赤, 枝條短硬, 柳葉, 狹長靑綠, 枝條長軟. 『本草』

유화(柳花, 버들개지)

성질은 차며 맛은 쓰고 독이 없다. 풍수종(風水腫)·황달·면열증·검은 딱지가 앉는 증[黑痂疥]·악창을 낫게 하고, 쇠붙이에 다쳐서 피가 나오는 것을 멎게 하며, 습비(濕痺)를 낫게 한다.

○ 버들개지는 처음 필 때의 누른 꽃술[黃蘂]이다. 그 꽃이 말라야 솜 같은 것이 나오는데 이것을 버들솜[柳絮]이라고 한다. 이것을 모아 뜸자리 헌데에도 바르고 포단도 만든다. 이것은 날아다니는 솜인데 그 속에 잘고 검은 씨가 달려 있다. 바람에 날려 다닌다. 그 씨는 아주 잔데 못에 떨어지면 부평이 된다[본초].

○ 백양나무[楊]와 버드나무[柳]는 다르다. 백양나무는 잎[楊葉]이 둥글고 넓으며 붉고 가지가 짧고 단단하다. 버드나무의 잎[柳葉]은 좁고 길며 연한 풀빛이고 가지가 길며 부드럽다[본초].

【枝】 主齒痛·風熱腫痒, 可作浴湯膏藥, 牙齒病爲最要之藥. 『本草』

유지(柳枝, 버드나무의 가지) 치통과 풍열로 붓고 가려울 때에 욕탕(浴湯) 또는 고약(膏藥)을 만들어 쓴다. 이빨병[牙齒病]에 매우 요긴한 약이다[본초].

【木中蟲屑】 主風瘙痒, 癮疹. 『本草』

목중충설(木中蟲屑, 버드나무 속의 좀똥) 풍증과 가려운 것, 두드러기를 낫게 한다[본초].

【葉】 主丁瘡, 湯火瘡毒, 入腹熱悶, 治傳尸, 骨蒸勞, 下水氣. ○ 煎膏, 續筋骨長肉, 止牙痛. 『本草』

유엽(柳葉, 버들잎) 정창(疔瘡)과 끓는 물 또는 불에 데어 독이 속에 들어가서 열이 나고 답답해하는 것을 낫게 한다. 전시(傳尸)·골증로(骨蒸勞)를 낫게 하며, 부종을 내리게 한다.

○ 고약을 만들어 쓰면 힘줄과 뼈를 이어지게 하며, 새살을 잘 살아나오게 하고, 치통을 멎게 한다[본초].

【赤檉】 一名雨師. 今河邊小楊, 莖赤葉細, 所謂赤柳. 主疥癬及一切惡瘡. 『本草』

적정(赤檉, 붉은 갯버들) 일명 우사(雨師)라고도 하는데, 강가에서 자라는 작은 버들이다. 줄기가 벌겋고 잎이 가늘다. 즉 벌건 버들[赤柳]이다. 옴과 버짐 및 모든 악창을 낫게 한다[본초].

楝實

○ 性寒, 味苦, 無毒. 主溫病傷寒大熱煩狂, 利水道, 殺三蟲, 疥瘍. ○ 一名金鈴子, 一名川楝子, 一名苦楝子, 木高丈餘, 葉密如槐而長. 三四月開花紅紫色, 芬香滿庭, 實如彈丸, 生青熟黃, 十二月採實. 『本草』 ○ 入心經, 主上下部腹痛, 及諸疝. 『湯液』 ○ 酒浸濕, 蒸軟剝取肉, 去皮核, 晒乾用. 『入門』

연실(楝實, 멀구슬나무의 열매)

성질은 차고 맛이 쓰며 독이 없다. 온병(溫病), 상한(傷寒)으로 열이 몹시 나고 답답하여 미칠 듯한 것을 낫게 하며, 수도(水道)를 잘 통하게 하고, 배 안의 3가지 충을 죽이며, 옴과 헌데를 낫게 한다.

○ 일명 금령자(金鈴子) 또는 천련자(川楝子) 또는 고련자(苦楝子)라고도 한다. 나무의 높이는 10여 자가 되고, 잎은 빽빽하게 나며 회화나무 잎[槐] 비슷한데 좀 길다. 음력 3~4월에 붉은 자주색의 꽃이 피는데 그 향기가 뜰에 차고 넘친다. 열매는 탄알[彈丸] 비슷한데, 날것은 푸르고, 익은 것은 누렇다. 열매는 음력 12월에 딴다[본초].

○ 심경(心經)에 들어간다. 윗배와 아랫배의 통증 및 여러 가지 산증(疝證)을 낫게 한다[탕액].

○ 술에 담가 축축해진 다음 쪄서 연해지면 껍질과 씨를 버리고 살만을 발라 햇볕에 말려서 쓴다[입문].

【根】 性微寒, 味苦, 微毒. 殺諸蟲, 利大腸. ○ 有雌雄, 雄者根赤無子, 有大毒, 服之令人吐不止, 雌者根白有子, 微毒, 藥用當取雌者. 『本草』 ○ 皮一兩, 入糯米五十粒煎煮, 殺毒. 『入門』 ○ 我國, 惟濟州有之, 他處無. 『俗方』

연근(楝根, 고련근) 성질은 약간 차며 맛은 쓰고 독이 약간 있다. 모든 충을 죽이고, 대장을 잘 통하게 한다.

○ 수컷·암컷이 있는데 수컷은 뿌리가 벌겋고 씨가 없으며 독이 많다. 그래서 먹으면 구토가 멎지 않는다. 암컷은 뿌리가 희고 열매가 열리며 독이 약간 있다. 약으로는 암컷을 써야 한다[본초].

○ 껍질 40g에 찹쌀 50알을 두고 삶아서 독을 빼야 한다[입문].

○ 우리나라에는 제주도에만 있고 다른 곳에는 없다[속방].

樗根白皮

○ 가듁나모불흿겁질. 性凉, 味苦, 有小毒. 主赤白久痢, 腸滑及痔疾, 腸風瀉血不住, 殺口鼻中疳蟲, 去疥䘌, 主鬼疰·傳尸·蠱毒下血, 能縮小便. ○ 樗與椿, 大抵相類, 但樗木臭而疎, 椿木實而葉香, 並採無時. ○ 又云, 椿樗皆臭, 但一種有花結子, 一種無花不結子, 世以無花不實, 木身大幹, 端直者爲椿, 椿用根葉, 其有花而莢, 木身小

幹, 多迂矮者爲樗, 樗用根葉莢. ◯ 樗, 一名虎目樹, 以葉脫處, 有痕如目也. 『本草』 ◯ 性涼而燥. 須炒用, 或塗蜜, 灸用. 『丹心』 ◯ 服此, 忌油膩, 熱麵, 毒物. 『本草』

저근백피(樗根白皮, 가죽나무 뿌리의 껍질)

성질은 서늘하며 맛은 쓰고 독이 약간 있다. 오래된 적리·백리와 설사·치질·장풍으로 피를 계속 쏟는 것을 낫게 한다. 입과 코의 감충(疳蟲), 옴, 익창의 벌레를 죽이며, 귀주(鬼疰)·전시(傳尸)·고독으로 하혈하는 것을 멎게 한다. 그리고 오줌 횟수를 줄인다.

○ 가죽나무[樗]는 참죽나무[椿]와 거의 같다. 그러나 가죽나무는 냄새가 나면서 성글고 참죽나무는 속이 실하면서 잎이 향기롭다. 모두 아무 때나 뿌리를 캔다.

○ 또 참죽나무와 가죽나무는 다 냄새가 나는데 다만 하나는 꽃이 피고 열매가 열리고, 다른 하나는 꽃이 피지 않으며 열매도 열리지 않는다고 한다. 세상 사람들은 꽃이 없고 열매가 열리지 않으며 나무줄기가 굵고 곧게 자라는 것을 참죽나무로 본다. 참죽나무는 뿌리와 잎을 쓴다. 꽃이 피고 꼬투리가 열리며 나무가 작고 줄기가 구불구불한 것을 가죽나무로 본다. 가죽나무는 뿌리·잎·꼬투리를 쓴다.

○ 가죽나무는 일명 호목수(虎目樹)라고도 하는데, 그것은 잎이 떨어진 자리에 눈알 같은 흔적이 남는 데서 온 이름이다[본초].

○ 성질은 서늘하고 조하다. 반드시 볶아 쓰거나 꿀을 발라 구워 써야 한다[단심].

○ 약을 먹을 때는 기름, 기름진 것, 뜨거운 국수나 독이 있는 것을 먹지 말아야 한다[본초].

【椿木葉】 味苦, 有毒. 主洗瘡疥, 風疽. ◯ 根皮, 一名苦木瘡, 性溫. 主疳䘌, 又止瀉, 澁精氣. 『本草』

춘목엽(椿木葉, 참죽나무의 잎) 맛은 쓰고 독이 있다. 헌데·옴·풍저(風疽)를 씻는다.

○ 뿌리껍질[根皮]을 일명 고목창(苦木瘡)이라고도 하는데, 성질이 따뜻하다. 감닉(疳䘌)을 낫게 하고, 설사를 멎게 하며, 정기(精氣)를 빠져 나가지 못하게 한다[본초].

郁李仁

◯ 묏이스랏씨, 又名산ᄆᆡᄌᆞ. 性平, 味苦辛, 無毒. 主通身浮腫, 利小便, 治腸中結氣, 關格不通, 通泄膀胱五藏急痛, 宣腰脚冷膿, 消宿食, 下氣. ◯ 處處有之, 枝條花葉, 皆若李, 惟子小, 若櫻桃赤色而味甘酸微澁, 核隨子熟, 六月採實并根用, 一名車下李. 『本草』 ◯ 去殼, 湯浸去皮尖雙仁, 蜜水浸一宿, 研用. 『入門』 ◯ 一名千金藤, 破血, 潤燥. 『正傳』

욱리인(郁李仁, 산이스랏의 씨, 산앵두의 씨)

성질은 평하며 맛은 쓰고 매우며 독이 없다. 온몸의 부종을 가라앉히며, 오줌을 잘 나가게 한다. 장(腸) 안에 뭉쳐 있는 기와 관격(關格)으로 통하지 못하는 기를 잘 통하게 한다. 또한 방광의 기를 잘 통하게 하고, 오장이 켕기고 아픈 것을 낫게 한다. 허리와 다리의 찬 고름[冷膿]을 빠지게 하고, 오랜 체기[宿食]를 삭이며, 기를 내리게 한다.

○ 곳곳에서 난다. 가지·줄기·꽃잎이 모두 자두[李] 비슷한데 다만 열매가 잘다. 앵두만하고 색이 벌거며 맛이 달고 시며 약간 떫다. 씨는 열매와 같이 익는다. 음력 6월에 열매를 따고 뿌리를 캐어 쓴다. 일명 차하리(車下李)라고도 한다[본초].

○ 껍질을 버리고 더운물에 담갔다가 꺼풀과 끝 및 두알들이를 버리고 꿀물에 하룻밤 담갔다가 갈아서 쓴다[입문].

○ 일명 천금등(千金藤)이라고도 하는데, 어혈을 헤치고 마른 것을 축여 준다[정전].

【根】 主齒痛, 齒根腫䘌, 堅齒, 去白蟲, 煎湯含漱. 『本草』

우리근(郁李根, 산이스랏의 뿌리) 치통과 잇몸이 붓는 것, 이삭기를 낫게 하며 이빨을 튼튼하게 한다. 촌백충도 죽인다. 달인 물로 양치한다[본초].

沒食子

○ 性溫 一云平, 味苦, 無毒. 主赤白痢 · 腸滑, 治陰瘡 · 陰汗, 小兒疳痢, 能黑鬚髮. ○ 一名無食子, 圓如彈丸, 色微黑, 皮無孔者入藥. 『本草』 ○ 凡使, 勿犯銅鐵, 炒研細用. 『入門』

몰식자(沒食子)

성질은 따뜻하며(평하다고도 한다) 맛은 쓰고 독이 없다. 적백이질 · 장활(腸滑)을 다스리고, 음창(陰瘡)과 음낭에 땀이 나는 것, 어린아이의 감리(疳痢)를 치료하며, 수염과 머리카락을 검게 한다.

○ 일명 무식자(無食子)라고도 하는데, 탄알같이 둥글고 색이 약간 검다. 껍질에 구멍이 없는 것을 약으로 쓴다[본초].

○ 구리나 쇠에 닿게 하지 말고, 볶아서 보드랍게 갈아 쓴다[입문].

雷丸

○ 性寒, 味苦鹹, 有小毒. 殺三蟲及寸白蟲, 去蠱毒, 竹之苓也. ○ 色白者善醋浸, 炮去黑皮, 焙用. 『入門』

뇌환(雷丸)

성질은 차며 맛은 쓰고 짜며 독이 약간 있다. 3가지 충과 촌백충을 죽이고, 고독을 없앤다. 참대뿌리에 생긴 혹[竹之苓]이다.

○ 흰 것이 좋은데, 식초에 담갔다가 싸서 구워 검은 껍질을 버리고 약한 불에 말려 쓴다[입문].

橡實

○ 굴근도토리. 性溫, 味苦澁, 無毒. 主下痢, 厚腸胃, 肥健人, 澁腸止瀉, 充飢禦歉. ○ 橡實, 櫟木子也. 處處有之, 其實爲皀斗, 槲櫟皆有斗, 而以櫟爲勝. 不拘時, 採皮幷實用, 入藥並炒. ○ 柞也 · 櫟也 · 杼也 · 栩也, 皆橡櫟之通名也. 『本草』

상실(橡實, 도토리)

성질은 따뜻하고 맛은 쓰며 떫고 독이 없다. 설사와 이질을 낫게 하고, 장위(腸胃)를 튼튼하게 하며, 몸에 살을 오르게 하고 튼튼하게 하며, 장(腸)을 수렴하여[澁] 설사를 멎게 한다. 배불리기[充飢] 위해 흉년에 먹는다.

○ 도토리는 참나무의 열매[櫟木子][4]이다. 곳곳에서 나는데, 그 열매는 조두(皀斗) 같은 꼭지가 달려 있다. 졸참나무[槲]와 떡갈나무[櫟]에도 다 꼭지가 있는데, 떡갈나무가 좋다. 아무 때나 껍질과 열매를 함께 채취하여 약으로 쓰는데 어느 것이나 다 볶아 쓴다.

○ 작아(柞也)·역아(櫟也)·서아(杼也)·허아(栩也)는 모두 도토리나무를 두루 부르는 이름이다[본초].

【橡殼】 卽斗也. 止腸風, 崩中, 帶下, 冷熱瀉痢. 堪染皀, 並染鬚髮令黑. 『本草』

상각(橡殼, 도토리의 꼭지) 즉 꼭지[斗]이다. 장풍·붕루·대하를 낫게 하고, 냉과 열로 나는 설사와 이질을 멎게 한다. 천에 검은 물을 들일 수 있으며, 수염과 머리카락을 검게 물들인다[본초].

【櫟樹皮】 덥갈나모겁질. 性平, 味苦, 無毒. 主水痢, 消瘰癧, 除惡瘡, 及瘡中風露腫痛者. 『本草』

역수피(櫟樹皮, 떡갈나무의 껍질) 성질은 평하며 맛은 쓰고 독이 없다. 물 같은 설사[水痢]를 멎게 하고, 나력을 삭이며, 악창과 헌데가 바람이나 이슬을 맞은 후 부어오르며 아픈 것을 낫게 한다[본초].

【槲若】 조리춤나모닙. 性平, 味甘苦, 無毒. 療血痢, 主痔, 止渴, 取葉炙用. 若, 卽葉也. ○ 樹皮, 味苦澁, 除蠱及瘻, 治惡瘡. ○ 與櫟相類, 亦有㞬小, 不中用, 不拘時, 採用. 『本草』

곡약(槲若, 졸참나무의 잎) 성질은 평하며 맛은 달고 쓰며 독이 없다. 혈리(血痢)를 낫게 하고, 치질(痔疾)을 다스리며, 갈증을 멎게 한다. 잎을 따서 구워 쓴다. 약(若)은 곧 잎이다.

○ 졸참나무 껍질[槲樹皮]은 맛이 쓰고 떫다. 고독·누창 및 악창을 낫게 한다.

○ 떡갈나무[櫟]와 비슷하다. 또한 꼭지가 달려 있는데 작아서 쓸모가 없다. 아무 때나 딴다[본초].

白楊樹皮

○ 사스나모겁질. 性冷, 味苦 一云酸, 無毒. 主毒風·脚氣腫, 去風痺, 消撲損瘀血作痛, 療折傷血瀝痛, 煎膏可續筋骨. ○ 處處有之, 不身微白, 故曰白楊, 葉面青背白, 體圓蔕弱, 微風大搖, 古人多種於墟墓間. 『本草』

백양수피(白楊樹皮, 사시나무의 껍질, 백양나무의 껍질)

성질은 냉하며 맛은 쓰고(시다고도 한다) 독이 없다. 독풍(毒風)과 각기(脚氣)로 부은 것을 다스리고, 풍비(風痺)를 없애며, 다쳐서 어혈(瘀血)이 지고 아픈 것을 풀어주며, 부러져서 피가 뚝뚝 떨어지면서 아픈 것을 낫게 한다. 달여서 고약을 만들어 쓰면 힘줄이나 뼈가 끊어진 것을 잇는다.

○ 곳곳에서 난다. 나무가 약간 희기 때문에 백양이라 한다. 잎의 앞쪽은 푸르고 뒤쪽은 희면서 둥글다. 잎자루가 연약하여 약한 바람에도 몹시 흔들린다. 옛사람들은 많은 경우 집 주변과 무덤 가까이에 심었다[본초].

---

4) 참나뭇과인 갈참나무, 졸참나무, 물참나무, 떡갈나무 등의 열매를 두루 이르는 말이다.

蘇方木

○ 다목. 性平 一云寒, 味甘鹹, 無毒. 治婦人血氣心腹痛, 及産後血脹悶欲死, 女子血噤失音, 消癰腫, 撲損瘀血, 排膿止痛, 能破血. ○ 一名蘇木, 令人用染色者. 『本草』 ○ 酒煮去皮節, 用. 『入門』

소방목(蘇方木, 다목)

성질은 평하며(차다고도 한다) 맛은 달고 짜며 독이 없다. 부인이 혈기병(血氣病)으로 명치 아래가 아픈 것, 해산 후에 혈창(血脹)이 생겨서 답답하여 죽을 지경인 것, 월경이 중단된 것과 목이 쉰 것을 낫게 하고, 옹종을 삭이며, 다쳐서 어혈이 진 것을 낫게 한다. 고름을 빨아내며, 통증을 멈추고, 어혈을 잘 헤친다.

○ 일명 소목이라고도 한다. 지금 사람들은 물들이는 데 쓴다[본초]

○ 술에 삶아서[酒煮] 껍질과 마디를 버리고 쓴다[입문].

桐葉

○ 머귀나모닙. 性寒, 味苦, 無毒. 主惡蝕瘡着陰. ○ 桐有四種, 靑桐無子, 梧桐, 皮白葉靑有子. 白桐, 有花與子, 堪作琴瑟者. 崗桐, 似白桐, 惟無子. 藥中所用, 是白桐也. 『本草』 ○ 白桐, 二月開淡紅花, 結子可作油. 『入門』 ○ 桐子, 似蔓荊子而梢大, 靑綠色. 『俗方』

동엽(桐葉, 오동나무의 잎)

성질은 차며 맛은 쓰고 독이 없다. 음식창을 낫게 한다.

○ 오동나무[桐]에는 4가지가 있다. 청동(靑桐)은 씨[子]가 없다. 오동나무 껍질[梧桐皮]은 희며 잎이 푸르고 씨가 있다. 백동(白桐)은 꽃과 씨가 다 있으며 악기[琴瑟]를 만드는 데 쓸 수 있다. 강동[崗桐]은 백동과 비슷한데 다만 씨가 없다. 약에 쓰는 것은 백동이다[본초].

○ 백동은 음력 2월에 담홍색의 꽃이 피고 열매가 열리는데 기름을 짤 수 있다[입문].

○ 벽오동씨[桐子]는 만형자 비슷한데 약간 크고 청록색이다[속방].

【桐皮】 主五痔. 殺三蟲, 治五淋, 沐頭, 去風生髮. 『本草』

동피(桐皮, 오동나무의 껍질) 5가지 치질을 낫게 하고, 3가지 충을 죽인다. 5림을 치료하며, 달인 물로 머리를 감으면 풍증을 없애고 머리카락을 나게 한다[본초].

【桐油】 性冷, 微毒. 付惡瘡疥, 鼠咬瘡, 取桐子, 笮取油也. 『本草』

동유(桐油, 오동나무의 기름) 성질은 냉하며 독이 약간 있다. 악창과 옴, 쥐에게 물린 헌데를 낫게 한다. 오동나무의 씨[桐子]를 따서 기름을 짠다[본초].

胡椒

○ 性大溫, 味辛, 無毒. 下氣溫中, 去痰, 除藏府中風冷, 止霍亂心腹冷痛, 及主冷痢,殺一切魚肉，鱉，菌草毒. ○ 出南方，形如鼠李子，調食用之，向陽者爲胡椒，向陰者爲華澄茄，硏末入藥，一名浮椒.『本草』

호초(胡椒, 후추)

성질은 몹시 따뜻하며 맛은 맵고 독이 없다. 기를 내리고, 속을 따뜻하게 하며, 담을 삭이고, 장부(藏府)의 풍(風)과 냉(冷)을 없애며, 곽란과 명치 밑에 냉이 있어 아픈 것, 냉리(冷痢)를 낫게 한다. 또한 모든 생선[魚]·고기[肉]·자라 및 버섯의 독을 풀어 준다.

○ 남방에서 난다. 생김새는 서점자[鼠李子] 비슷하다. 양념으로 쓴다. 양지쪽으로 향하여 자란 것이 후추이고, 음지쪽으로 향하여 자라는 것이 필징가인데, 가루내어 약으로 쓴다. 일명 부초(浮椒)라고도 한다[본초].

【華澄茄】性溫，味辛，無毒. 主下氣消食，治霍亂泄瀉，肚腹痛，幷腎氣膀胱冷，能染髮及香身. ○ 生南海，嫩胡椒也. 似梧桐子及蔓荊子而微大，靑時就樹採摘，有柄麤而蔕圓，是也.『本草』○ 去柄，酒浸蒸半日，杵細用.『入門』

필징가(華澄茄) 성질은 따뜻하며 맛은 맵고 독이 없다. 기를 내리고, 소화를 잘 시키며, 곽란·설사·복통 그리고 신기와 방광이 차서 아픈 것 등을 낫게 한다. 머리카락을 물들이며, 몸에서 향기가 풍기게 한다.

○ 남해에서 나는 어린 후추[嫩胡椒]이다. 벽오동씨나 만형자 비슷한데 약간 크다. 푸를 때에 딴다. 굵직한 자루가 있고 꼭지가 둥근 것이 그것이다[본초].

○ 꼭지를 버리고 술에 담갔다가 한나절 쪄서 보드랍게 빻아서 쓴다[입문].

無患子皮

○ 모관쥬나모겁질. 性平，有小毒. 主澣垢，去面䵟，喉痺. ○ 子中仁，燒令香，辟惡氣，其子如漆珠，僧家貫之，爲念珠，紫紅色小者佳，昔有神巫，以此木爲棒，擊鬼殺之，故名曰無患.『本草』○ 我國，惟濟州有之.『俗方』

무환자피(無患子皮, 모감주나무의 껍질)

성질은 평하며 독이 약간 있다. 때를 씻고, 얼굴의 주근깨와 후비를 낫게 한다.

○ 씨[子] 속에 있는 알맹이[仁]를 태워서 냄새를 피우면 악기(惡氣)를 물리친다. 그 씨는 옻[漆]칠한 구슬 같아서 중들이 꿰어 염주를 만든다. 자홍색이면서 작은 것이 좋다. 옛날 어떤 무당이 이 나무로 방망이를 만들어 귀신을 때려 죽였다 하여 무환(無患)이라 부르게 되었다고 한다[본초].

○ 우리나라는 제주도에서만 난다[속방].

益智子

○ 性溫，味辛，無毒. 主遺精，縮小便，攝涎唾，益氣安神，調諸氣. ○ 形大如棗，皮白，中仁黑，核細者佳.『本草』○ 服之，益人智慧，故名. 主君相二火，入手足太陰足少陰經，本脾經藥也. 治脾胃寒邪，以鹽煎，煖胃固精.『入門』

익지자(益智子, 익지인)

성질은 따뜻하며 맛은 맵고 독이 없다. 유정(遺精)을 낫게 하고, 오줌횟수를 줄인다. 침을 흘리지 않게 하며, 기운을 돕고, 정신을 안정시키며, 모든 기를 고르게 한다.

○ 생김새가 대추만큼 크고 껍질이 희며 속 알맹이가 검고 씨가 잔 것이 좋다[본초].

○ 오랫동안 먹으면 머리가 좋아지기 때문에 익지(益智)라 한 것이다. 군화(君火)와 상화(相火)로 병이 생긴 것을 낫게 하고, 수·족태음경과 족소음경에 들어가는데 본래 비경(脾經)의 약이다. 비위(脾胃)에 한사(寒邪)가 들어 있는 것을 낫게 한다. 소금을 넣고 달여 먹으면 위(胃)를 덥게 하고 정(精)을 굳선히 간직하게 한다[입문].

牛李子

○ 性微寒, 味苦, 有小毒. 主寒熱瘰癧, 能下血, 除疝瘕冷氣, 治水腫脹滿. ○ 一名鼠李子. 生野道邊, 木高七八丈, 枝葉如李而不澤, 至秋結實, 狀若五味子, 生於條上四邊, 生則青, 熟則紫黑色, 成穗, 至秋葉落, 子尚在枝, 實熟時採日乾, 用之酒蒸. 『本草』 ○ 小兒瘡疹能起發, 最妙. 『錢氏』

우리자(牛李子)

성질은 약간 차며 맛은 쓰고 독이 약간 있다. 추웠다 열이 났다 하는 나력을 낫게 하며, 어혈을 풀리게 하고, 산가(疝瘕)와 냉기(冷氣)를 없애며, 수종·창만을 내리게 한다.

○ 일명 서리자(鼠李子)라고도 한다. 들판과 길가에 나는데 나무의 높이가 70~80자나 된다. 가지와 잎이 자두나무[李] 비슷한데 윤택하지 않다. 가을에 열매가 익는데 오미자 비슷하다. 가지 위에 사방으로 열린다. 날것은 푸르고 익으면 검붉은 색이 되는데 이삭으로 되어 있다. 가을에 잎이 떨어져도 열매는 가지에 달려 있다. 열매가 익을 때 따서 햇볕에 말려 쓴다. 술에 축여 쪄서 쓴다[본초].

○ 어린아이의 마마와 홍역에 쓰면 아주 잘 내돋게 한다[전씨].

【根汁】 空心服, 治脊骨疳, 口含治齒䘌. 『本草』

우리근즙(牛李根汁, 우리 뿌리의 즙) 공복에 먹으면 척골감(脊骨疳)을 낫게 한다. 입에 머금고 있으면 치닉(齒䘌)이 낫는다[본초].

【樹皮】 主諸瘡, 除身皮熱毒. 『本草』

우리수피(牛李樹皮, 우리나무 뿌리의 껍질) 모든 헌데와 피부열독[身皮熱毒]을 낫게 한다[본초].

丁公藤

○ 마가목. 性溫, 味辛, 無毒. 主風血, 補衰老, 起陽, 强腰脚, 除痺, 變白, 排風邪. ○ 一名南藤. 莖如馬鞭有節紫褐色, 葉如杏葉而尖. 採無時, 漬酒服. 『本草』 ○ 解叔謙母病禱神, 遇異人得服此藥, 卽此也. 『南史』

정공등(丁公藤, 마가목)

성질은 따뜻하며 맛은 맵고 독이 없다. 풍증과 혈증을 치료하며, 쇠약하고 늙는 것을 보하고, 성기능을 높이며, 허리힘·다리맥을 세게 하고, 비증(痺證)을 낫게 한다. 흰 머리를 검게도 하고, 풍사를 물리치기도 한다.

○ 일명 남등(南藤)이라고도 한다. 줄기는 마편초[馬鞭] 같은데 마디가 있고 자갈색이다. 잎은 살구나무 잎[杏葉] 비슷한데 뾰족하다. 아무 때나 베서 술에 담가 우려난 것을 먹는다[본초].

○ 해숙겸(解叔謙)의 어머니가 병들어 귀신에게 빌었더니 이인(異人)이 나타나 약을 주기에 먹고 나았는데 그 약이 이것이다[남사].

樺木皮

○ 봇. 性平, 味苦, 無毒. 主黃疸及乳癰, 肺風瘡, 小兒瘡疹. ○ 今之裝弓樺皮也, 木似山桃, 皮有花紋, 北來者佳.『本草』

화목피(樺木皮, 벗나무의 껍질)

성질은 평하며 맛은 쓰고 독이 없다. 황달·유옹(乳癰)·폐풍창(肺風瘡)과 어린아이의 마마·홍역을 낫게 한다.

○ 지금 활을 장식하는 벗나무 껍질[樺皮]이다. 나무는 산복숭아[山桃] 비슷하고 껍질에는 꽃무늬가 있다. 북쪽 지방에서 온 것이 좋다[본초].

木鼈子

○ 性溫, 味甘, 無毒. 消結腫·惡瘡·肛門痔腫·婦人乳癰. ○ 木實也, 形似鼈, 故以爲名, 去殼剉, 麩炒用.『本草』

목별자(木鼈子)

성질은 따뜻하며 맛은 달고 독이 없다. 멍울이 지고 부은 것과 악창을 삭이며, 항문이 치질로 부은 것과 부인의 유옹을 낫게 한다.

○ 나무의 열매인데 생김새가 자라[鱉] 같기 때문에 목별자라 한 것이다. 껍질을 버리고 썰어서 밀기울[麩]과 함께 볶아서 쓴다[본초].

釣藤

○ 性寒 一云平, 味苦 一云甘, 無毒. 主小兒十二驚癎, 及客忤, 胎風. 專治驚熱. ○ 葉細莖長, 節間有刺, 若釣鉤者, 是也.『本草』

조등(釣藤, 조구등)

성질은 차며(평하다고도 한다) 맛은 쓰고(달다고도 한다) 독이 없다. 어린아이의 12가지 경간(驚癎)과 객오(客忤)와 태풍(胎風)을 낫게 하며, 경열(驚熱)을 주로 치료한다.

○ 잎은 가늘고 줄기는 길며 마디 사이에 낚시 같은 가시가 있기 때문에 조구등이라 한 것이다[본초].

棕櫚皮

○ 性平, 無毒. 止鼻洪 · 吐血 · 腸風 · 赤白痢, 及婦人崩中 · 帶下. ○ 木皮也, 形如馬鬃赤黑色, 燒存性用. 『本草』

종려피(棕櫚皮)

성질은 평하며 독이 없다. 코피가 마구 쏟아지는 것 · 토혈 · 장풍 · 적백이질과 부인의 붕루 · 대하를 멎게 한다.

○ 나무의 껍질인데, 생김새는 말의 갈기[馬鬃] 비슷하고 색은 검은 자주색이다. 약성이 남게 태워서 쓴다[본초].

木槿

○ 무궁화. 性平, 無毒. 止腸風瀉血, 及痢後渴. ○ 處處有之, 作飮服令人得睡, 採無時. 『本草』

목근(木槿, 무궁화)

성질은 평하며 독이 없다. 장풍으로 피를 쏟는 것과 이질 앓은 뒤에 갈증이 있는 것을 멎게 한다.

○ 곳곳에 있으며, 달여 먹으면 잠을 자게 한다. 아무 때나 채취한다[본초].

【花】 性凉, 無毒. 治赤白痢, 及腸風瀉血, 宜炒用. ○ 作湯代茶喫, 治風. 『本草』

목근화(木槿花, 무궁화 꽃) 성질은 서늘하며 독이 없다. 적백이질과 장풍으로 피를 쏟는 것을 낫게 하는데, 볶아 쓰는 것이 좋다.

○ 달여서 차 대신 마시면 풍증을 낫게 한다.

芫花

○ 性溫, 味辛苦, 有毒 一云大毒. 治心腹脹滿, 去水腫, 寒痰喜唾, 療咳嗽 · 瘴瘧 · 蠱毒, 治癰腫惡瘡 · 風濕, 殺蟲魚肉毒. ○ 正二月花發紫碧色, 葉未生時收花, 日乾. ○ 凡使, 醋炒用, 不可近眼. 『本草』

원화(芫花)

성질은 따뜻하며 맛은 맵고 쓰며 독이 있다(독이 많다고도 한다). 배가 창만한 것을 치료하고, 수종(水腫) · 한담(寒痰)으로 침 뱉기를 좋아하는 것을 없애며, 기침 · 장학(瘴瘧) · 고독을 낫게 하고, 옹종 · 악창 · 풍습증(風濕證)을 치료하며, 벌레나 생선의 독을 죽인다.

○ 음력 1~2월에 꽃이 피는데 붉고 푸른색이다. 잎이 돋기 전에 꽃을 따서 햇볕에 말린다.

○ 쓸 때는 식초에 축여 볶아 쓰는데, 눈에 가까이 하지 말아야 한다[본초].

楸木皮

○ ᄀᆞ래나모겁질. 性小寒, 味苦, 無毒. 殺三蟲及皮膚蟲, 煎膏付惡瘡, 疽瘻, 癰腫,

下部疳䘌, 除膿血, 生肌膚, 長筋骨. 『本草』 ○ 處處有之, 多生山中, 採無時, 木性堅硬, 可爲器用. 『俗方』

추목피(楸木皮, 가래나무의 껍질)

성질은 약간 차며 맛은 쓰고 독이 없다. 3충과 피부충을 죽인다. 졸여 고약을 만들어 악창·저창(疽瘡)·누창(瘻瘡)·옹종과 음부에 생긴 감닉창을 낫게 하는데, 피고름을 없애고 새살이 살아나게 한다. 힘줄과 뼈를 튼튼하게 한다[본초].

○ 곳곳에 있는데 산에 많이 있으며 아무 때나 껍질을 벗긴다. 나무의 성질이 굳기 때문에 여러 가지 가구를 만들 수 있다[속방].

石南葉

○ 主筋骨皮膚風, 養腎强陰, 療脚弱. ○ 此藥, 生終南山石上, 如枇杷葉, 無毛, 猪脂炒用. 『入門』

석남엽(石南葉, 만병초의 잎)

힘줄과 뼈의 병과 피부의 가려운 증을 낫게 하며, 성기능을 세게 하고, 다리가 약한 것을 낫게 한다.

○ 이 약은 종남산(終南山) 바위 위에서 자라고 나뭇잎이 비파잎[枇杷葉] 비슷한데 털이 없다. 돼지기름[猪脂]에 볶아서 쓴다[입문].

大風子

○ 性熱, 味甘. 主癘風·疥癩·瘡癬, 殺蟲, 多服燥痰傷血. ○ 入丸藥, 去殼, 紙槌去油, 外塗帶油. 『入門』

대풍자(大風子)

성질은 열하며 맛은 달다. 문둥병·옴·헌데·버짐을 낫게 하며, 충을 죽인다. 많이 먹으면 가래가 마르고 혈을 상한다.

○ 환약에 넣어 쓸 때에는 껍질을 버리고 종이에 싸서 방망이로 두드려 기름을 빼고 쓰며, 외용약으로 쓸 때는 기름을 빼지 않는다[입문].

血竭

○ 主一切惡瘡·疥癬, 療金瘡, 止血, 定痛生肌, 但性急, 不可多用, 反能引膿. ○ 一名麒麟竭, 乃麒麟樹之津液, 結成色紅. 凡使, 味微鹹甘, 作梔子氣, 嚼之不爛如蠟者, 佳, 味鹹甚, 作腥氣者非也. 另研入藥用. 『入門』

혈갈(血竭)

여러 가지 악창과 옴과 버짐을 낫게 하며, 쇠붙이에 다친 것을 낫게 한다. 지혈과 통증을 멎게 하며, 새살이 살아나게 한다. 그러나 성질이 급하기 때문에 많이 쓸 수 없다. 많이 쓰면 도리어 고름이 생기게 한다.

○ 일명 기린갈(麒麟竭)이라고도 하는데, 기린나무의 진[麒麟樹之津液]이 엉긴 것이며 색이 벌겋다. 맛이 약간 짜고 달며 치자 냄새가 나고 씹어서 헤어지지 않고 황랍과 같이 되는 것이 좋다. 맛이 몹시 짜고 비린내가 나는 것은 이 약이 아니다. 따로 갈아 약에 넣어 쓴다[입문].

【紫礦】 治濕痒瘡, 疥癬. ○ 亦木脂液, 結成, 形若爛石, 與血竭同條, 而功效全別. 『入門』

자광(紫礦) 축축하면서 가려운 헌데와 옴·버짐을 낫게 한다.

○ 나무 진[木脂液]이 엉겨서 된 것인데, 생김새는 부스러진 돌과 같으며 혈갈과 같다고 하나 약효능은 전혀 다르다[입문].

白蠟

○ 무프레나모진. 生肌止血, 定痛, 接骨續筋, 補虛, 止咳止瀉, 潤肺藏, 厚腸胃, 殺勞蟲. ○ 一名蟲蠟. 冬青樹上, 細蟲食樹液而成者, 屬金, 專稟收斂堅凝之氣, 外科之要藥也. 得合歡皮良, 入長肉膏, 神效. 『入門』 ○ 在處有之, 濟州尤多産, 作燭明淨, 甚佳, 勝蜜蠟. 『俗方』

백랍(白蠟, 물푸레나무의 진을 먹은 벌레의 납)

새살을 살아나게 하며, 피를 멎게 하고, 통증을 진정시킨다. 또 힘줄과 뼈를 잇고, 허한 것을 보하며, 설사와 기침을 멎게 한다. 또 폐(肺)를 적셔 주고, 장위(腸胃)를 튼튼하게 하며, 노채충을 죽인다.

○ 일명 충랍(蟲蠟)이라고도 한다. 사철나무[冬青樹]에 있는 작은 벌레가 나무 진[樹液]을 먹고 된 것이다. 금(金)에 속하기 때문에 주로 아물게만 하고, 단단히 엉기는 힘을 가지고 있어서 외과에 좋은 약으로 쓰인다. 자귀나무 껍질[合歡皮]과 배합하면 좋다. 살을 살아 나오게 하는 고약에 넣으면 아주 효과가 좋다[입문].

○ 곳곳에 있으며, 제주도에서 더욱 많이 난다. 초를 만들어 쓰면 밝고 깨끗하여 좋은데 황랍보다도 좋다[속방].

14. 玉部

○ 凡四種.

모두 4가지이다.

玉屑

○ 味甘平, 無毒. 除胃中熱, 喘息煩滿, 止渴, 屑如麻豆. 服之. ○ 玉可以烏米酒及地楡酒, 化之爲水, 亦可以葱漿水, 消之可餌, 屑如麻豆服, 則滓穢當完出也. ○ 玉屑一升, 地楡草一升. 稻米一升, 取白露三升, 同置銅器中, 煮米熟, 絞取汁, 玉屑化爲水, 名曰玉液, 所謂神仙玉漿也. 『本草』

옥설(玉屑)

맛은 달고 성질은 평하며 독이 없다. 위(胃) 속의 열(熱)을 없애고, 천식과 속이 답답하고 그득한 것을 낫게 하며, 갈증을 멎게 한다. 삼씨만하게 만들어 먹는다.

○ 구슬을 깨뜨려 오미주나 지유주에 넣으면 물이 된다. 또한 파의 즙[葱漿水]으로 녹여서 먹을 수도 있다. 삼씨만하게 깨뜨려 먹으면 속에 있는 더러운 찌꺼기가 다 나온다.

○ 옥설 1되, 지유 1되, 멥쌀[稻米] 1되, 흰 이슬[白露] 3되를 구리그릇에 넣고 쌀이 익을 때까지 삶아 물을 짜면 옥설이 녹아 물이 된다. 이것을 옥액(玉液)이라고 하는데, 이른바 신선의 옥장[神仙玉漿]이란 것이다[본초].

玻瓈

○ 性寒 一云冷, 味辛, 無毒. 安心, 止驚悸, 明目磨瞖障. ○ 此西國之寶也, 佛經云, 七寶謂金 · 銀 · 瑠璃 · 車渠 · 馬腦 · 玻瓈 · 眞珠, 是也. 『本草』 ○ 入藥, 細硏水飛用. 『入門』

파려(玻瓈)

성질은 차며(냉하다고도 한다) 맛은 맵고 독이 없다. 마음을 안정시키며, 경계증을 낫게 한다. 눈을 밝게 하고, 예장(瞖障)을 없앤다.

○ 이것은 서쪽 나라의 보배이다. 불경(佛經)에서 7보(七寶)라 한 것은 금 · 은 · 유리 · 차거 · 마뇌 · 파려 · 진주가 바로 이것이다[본초].

○ 약으로 쓸 때에는 보드랍게 가루내어 수비(水飛)하여 쓴다[입문].

珊瑚

○ 性平, 味甘, 無毒. 鎭心止驚, 明目去目瞖, 止鼻衄, 製法同上. ○ 生大海水底, 有枝幹如樹狀, 色紅潤, 漁人網得之. 『本草』

산호(珊瑚)

성질은 평하며 맛은 달고 독이 없다. 마음을 진정시키고, 놀라는 증을 멎게 하며, 눈을 밝게 하고, 예장을 없애며, 코피를 멎게 한다. 법제하는 방법은 파려와 같다.

○ 바다 밑에서 나며, 모양은 가지와 줄기가 있어 나무 모양이고 색은 붉고 윤택하다. 어부가 그물로 건진다[본초].

眞珠

○ 性寒, 無毒. 鎭安心神, 明目, 駐顔色, 療耳聾, 治手足皮膚逆臚. ○ 生於大海蚌蛤之中, 石決明亦有之, 入藥, 須用新完未經鑽綴者, 爲佳. ○ 入藥, 須久研如粉, 方堪服餌. 『本草』

진주(眞珠)

성질은 차며 독이 없다. 마음과 정신을 진정시키고, 눈을 밝게 하며, 얼굴을 젊어지게 하고, 귀머거리를 낫게 한다. 또한 손발의 피부가 붓는 것을 낫게 한다.

○ 바다진주조개[大海蚌蛤]나 전복[石決明] 속에도 있다. 약으로 쓸 때에는 온전한 새것으로 쓰며, 뚫리거나 붙지 않은 것이 좋다.

○ 약으로는 오래 갈아 분가루처럼 해서 먹는다[본초].

15. 石 部

○ 凡五十五種.

모두 55가지이다.

朱砂

○ 性微寒 一云凉, 味甘, 無毒 一云微毒. 主百病, 養精神, 安魂魄, 益精神, 明目, 悅澤人面, 通血脈, 鎭心安神, 殺精魅, 邪惡鬼, 中惡心腹痛, 除疥瘻諸瘡, 去息肉, 潤心肺, 久服通神明, 不老輕身神仙. ○ 一名丹砂. 生符陵山谷, 又生辰州, 故亦名辰砂, 採無時, 以光明瑩澈, 碎之嶄巖作墻壁, 又似雲母片, 可析者佳. 凡砂之絶好者, 爲光明砂. ○ 但宜生使, 煉服少有不作疾, 一人服伏火丹砂數粒, 發大熱數夕而斃. 生朱砂, 初生小兒, 便可服之, 因火力所變, 便至殺人, 可不謹歟. 『本草』 ○ 細硏水飛, 灰桄內鋪厚紙, 滲乾用. 『入門』 ○ 積混元氣, 一千年初胎名玄水, 二千年名玄珠, 三千年方成水銀, 帶靑色屬木, 四千年方成朱砂, 色赤屬火, 至六千年七千年方成顆塊. 『五行相類』

주사(朱砂)

성질은 약간 차고(서늘하다고도 한다) 맛은 달고 독이 없다(독이 약간 있다고도 한다). 온갖 병을 치료하며, 정신을 좋게 하고 안정시키며, 눈을 밝게 하고, 얼굴에 윤기가 돌게 한다. 또한 혈맥(血脈)을 통하게 하며, 마음을 진정시키고, 정신을 흐리게 하는 사기와 가위 눌리는 것, 악귀(惡鬼)를 몰아낸다. 중악, 명치 아래가 아픈 것, 옴, 여러 가지 헌데를 낫게 하고, 군살을 없애며, 심과 폐를 적셔준다. 오래 먹으면 정신을 좋게 하며, 늙지 않게 하고, 몸이 가벼워진다.

○ 일명 단사(丹砂)라고도 한다. 부릉산(符陵山)에서 나며, 또 진주(辰州)에서도 나기 때문에 진사(辰砂)라고도 한다. 아무 때나 캔다. 주사는 광택이 있고 투명하며 깨뜨리면 격지 벽[墻壁]처럼 되어 있다. 또한 운모조각[雲母片] 같고 잘 꺾어지는 것이 좋다. 대개 주사 중에서 좋은 것을 광명사(光明砂)라고 한다.

○ 생으로 쓰는 것이 좋으며, 다시 구워서 먹을 때는 조금 먹어야 병이 나지 않는다. 옛날에 어떤 사람이 불에 구운 단사(丹砂)를 몇 알 먹고 며칠밤 심한 열이 나다가 죽었다고 한다. 생주사(生朱砂)는 갓난아이에게도 먹일 수 있다. 그러나 불에 의하여 주사의 성질이 변해서 독이 생기면 사람이 죽을 수 있으므로 반드시 주의해야 한다[본초].

○ 보드랍게 가루내어 수비(水飛)한 뒤에 재를 넣은 사발에 두터운 종이를 깔고 그 종이 위에 수비한 주사를 놓아 습기를 빨아낸 다음 말려서 쓴다[입문].

○ 천지의 기운이 쌓여서 1천 년에 처음 태동한 것이 현수(玄水)이고, 2천 년이 된 것은 현주(玄珠)이며, 3천 년에야 수은이 된다. 수은은 푸른색을 띠었기 때문에 목(木)에 속하고, 4천 년이 되면 주사가 되는데 색이 붉기 때문에 화(火)에 속한다. 또 6천 년 내지 7천 년이 되면 덩어리가 된다[오행상류].

雲母

○ 돌비늘. 性平, 味甘, 無毒. 主五勞七傷, 虛損少氣, 安五藏, 益子精, 明目, 補中止痢. ○ 在處有之, 以色白明透, 輕薄如蟬翼者, 爲上. 『本草』 ○ 火煅紅, 醋淬七次, 硏水飛, 晒乾, 更硏如粉, 入藥. 『入門』

운모(雲母, 돌비늘)

성질은 평하고 맛은 달며 독이 없다. 5로 7상, 허손(虛損)으로 숨결이 약하고 기운이 없는 것을 낫게 한다. 오장을 편안하게 하고, 정액을 보충하고, 눈을 밝게 하며, 중초를 보하고, 이질을 멎게 한다.

○ 곳곳에 있으며, 색이 희고 투명하며 엷고 가벼워 매미날개[蟬翼] 같은 것이 좋다[본초].

○ 불에 빨갛게 달구어 식초에 담그기를 7번 반복하여 수비해서 햇볕에 말린 다음 다시 분같이 갈아 약에 쓴다[입문].

石鍾乳

○ 性溫, 味甘, 無毒. 補五勞七傷, 安五藏, 利九竅, 補虛損, 明目, 益精强陰, 治下焦傷竭, 脚弱疼冷. ○ 生深山石穴中, 形如冬月簷氷, 通明輕薄, 如鵝翎管色白者, 爲佳. ○ 須細硏水飛, 更硏三晝夜, 如衣魚粉, 便堪入藥. 『本草』 ○ 凡石藥, 冷熱皆有毒, 正宜斟酌. 內經曰石藥之氣悍, 不可久服, 明矣. ○ 凡言石藥, 卽石鍾乳也, 古人多餌之. 『入門』

석종유(石鍾乳)

성질은 따뜻하고 맛은 달며 독이 없다. 5로 7상을 보하며, 오장을 편안하게 하고, 9규를 잘 통하게 하며, 허손을 보하고, 눈을 밝게 한다. 또 정을 돕고, 성욕을 세게 하며, 하초가 손상되어 다리가 약해지고 아프고 시린 데 쓴다.

○ 깊은 산 동굴 속에 있으며, 그 생김새는 겨울에 처마 끝에 달린 고드름 같고 투명하며 가벼운 것이 거위깃의 대롱[鵝翎管] 같으면서 색이 흰 것이 좋다.

○ 보드랍게 가루내어 수비하고 다시 밤낮 3일 동안 갈아서 옷좀가루[衣魚粉]처럼 되어야 약에 쓸 수 있다[본초].

○ 돌로 된 약은 차거나 덥거나 다 독이 있다. 잘 짐작하여 써야 한다. 『내경』에 "돌로 된 약[石藥]은 약 기운이 맹렬하므로[悍] 오래 먹어서는 안 된다."고 하였는데, 명확하게 본 것이다.

○ 보통 돌로 된 약이라고 말하는 것은 즉 석종유(石鍾乳)이며, 옛사람들이 많이 먹었다[입문].

礬石

○ 빅번. 性寒 一云冷, 味酸澁, 無毒. 消痰止痢, 療陰蝕惡瘡, 去鼻中息肉, 治急喉閉, 堅骨齒, 主瘰癧·鼠瘻·疥癬. ○ 卽今白礬也. 白色光明者佳, 細硏入瓦罐中, 火煅半日, 色白如粉者, 名枯礬, 通治諸瘡, 去惡生肌之妙劑也, 惟化痰生用. 又有綠礬·黑礬·紅礬. ○ 白礬水化, 書紙上纔乾, 水不能濡, 故知其性却濕治涎. 『本草』

반석(礬石, 백반)

성질은 차며(냉하다고도 한다) 맛은 시고 떫으며 독이 없다. 담을 삭이고, 이질을 멎게 하며, 음식창과 악창을 낫게 하고, 코의 군살[息肉]을 없애며, 갑자기 목구멍이 막힌 것을 낫게 한다. 뼈와 이빨을 튼튼하게 하며, 나력·서루(鼠瘻)·옴 등을 낫게 한다.

○ 즉 지금의 백반이다. 색이 희고 광택이 있고 말간 것이 좋다. 보드랍게 갈아서 질그릇에 넣고 한나절 동안 불에 달구어 색이 분같이 희게 된 것을 고백반[枯礬]이라고 한다. 여러 가지 헌데를 낫게 하는데, 궂은 것은 없애고 새살이 살아나게 하는 좋은 약이다. 다만 가래를 삭이는 데는 날것을 쓴다. 또한 녹반·흑반(黑礬)·홍반(紅礬)이 있다.

○ 백반을 물에 풀어 종이에 글을 쓰면 그 물기가 마를 때부터 거기에 물이 묻지 않는다. 이것으로 백반의 성질이 습한 것을 없앤다는 것을 알 수 있다. 그러므로 담연을 치료하는 데 쓴다[본초].

【綠礬】 性凉, 無毒. 治喉痺·蚛牙·口瘡, 及惡瘡·疥癬, 多入咽喉口齒藥. ○ 一名靑礬. 乃銅之精液, 火煆醋淬三次用, 乃抑肝助脾之藥也. 又云, 醋製, 以平肝. 『入門』

녹반(綠礬) 성질은 서늘하고 독이 없다. 후비증(喉痺證), 충치, 입이 헌 것[口瘡], 악창, 옴과 버짐 등을 낫게 하며, 목구멍·입·이빨에 생긴 병에 많이 넣어 쓴다.

○ 일명 청반(靑礬)이라고도 하는데, 이는 구리의 정액[銅之精液]이다. 불에 달구어 식초에 담그기를 3번 반복하여 쓴다. 이 약은 간기(肝氣)를 억제하고 비(脾)를 돕는 약이다. 또한 식초에 법제하여[醋製] 쓰면 간기를 고르게 한다고 한다[입문].

【黑礬】 又名皂礬. 療疳䘌, 染鬚髮藥, 用之. 『入門』

흑반(黑礬) 또는 조반(皂礬)이라고도 한다. 감닉창(疳䘌瘡)을 낫게 하며, 수염과 머리카락을 물들이는 데 쓴다[입문].

【紅礬】 卽靑礬. 火煆者亦名礬紅, 治黃疸. 『入門』

홍반(紅礬) 즉 청반(靑礬)이다. 청반을 불에 달군 것을 또한 반홍(礬紅)이라고 하며, 황달을 치료한다[입문].

空靑

○ 性寒, 味甘酸, 無毒. 主靑盲·耳聾, 益肝氣, 療目熱赤痛, 去膚瞖, 止淚出, 治內障眼, 去瞖障爲最要之物, 使瞳人破者, 再得見物. ○ 空靑色靑, 大者如雞子, 或如楊梅, 故別名楊梅靑, 其殼厚如荔枝殼, 內有漿酸甛. 能點多年靑盲內障, 其殼, 又可磨瞖. ○ 其腹中空, 破之有漿者, 絶難得. 『本草』

공청(空靑)

성질은 차며 맛은 달고 시며 독이 없다. 청맹(靑盲)과 귀머거리[耳聾]를 낫게 하며, 간기를 보하고, 눈이 열기로 충혈되고 아픈 것을 낫게 하며, 부예(膚瞖)를 없애며, 눈물이 나는 것을 멎게 한다. 내장(內障)과 예장(瞖障)을 치료하는 데 매우 중요한 약이다. 눈동자가 상한 것도 다시 볼 수 있게 한다.

○ 공청은 색이 푸르며, 큰 것은 달걀만하거나 양매(楊梅)만하다. 때문에 별명을 양매청(楊梅靑)이라고 하였다. 그 껍데기는 두텁기가 여지껍질[荔枝殼] 같고 속에는 물이 있는데 맛이 시고 달다. 오래된 청맹과 내장 때에 눈에 넣어 낫게 한다. 그 껍데기는 또한 예(瞖)를 갈아서 없앨 수 있다.

○ 그 속은 비었는데 깨뜨려 보아 속에 물이 들어 있는 것은 매우 얻기 어렵다[본초].

【曾靑】性小寒, 味酸, 無毒. 養肝膽, 治寒熱, 治目痛, 止淚出, 與空靑同山, 療體相似. 其形小, 連珠相綴, 腹不空爲曾靑. 『本草』

증청(曾靑) 성질은 조금 차며 맛은 시고 독이 없다. 간담(肝膽)을 보하고, 추웠다 열이 났다 하는 것을 낫게 하고, 눈이 아픈 것을 낫게 하며, 눈물이 나는 것을 멎게 한다. 공청(空靑)과 같이 산에서 나며 약효도 서로 비슷하다. 그 생김새가 작은 구슬이 서로 꿰어서 엉기어 있는 것 같고 속이 비지 않은 것이 증청이다[본초].

石膽

○ 性寒, 味酸辛, 有毒. 主金瘡, 陰蝕瘡, 下石淋, 散癥積, 療蚛牙·息肉·鼠瘻·惡瘡, 破熱毒. ○ 一名膽礬. 以深碧色, 通明淸亮者爲上, 吐風痰, 最快. 『本草』

석담(石膽)

성질은 차며 맛은 시고 매우며 독이 있다. 쇠붙이에 다친 것과 음식창을 낫게 하며, 석림(石淋)을 나오게 하고, 징적(癥積)을 헤친다. 또 충치[蚛牙]·군살[息肉]·서루(鼠瘻)·악창을 낫게 하며, 열독(熱毒)을 풀어 준다.

○ 일명 담반(膽礬)이라고도 한다. 진한 푸른색으로 투명하고 맑은 것이 가장 좋으며, 풍담(風痰)을 토하게 하는 데 가장 빠르다[본초].

雄黃

○ 性平寒, 味甘苦, 有毒. 主中惡腹痛·鬼疰, 殺精物, 惡邪氣, 療鼠瘻·惡瘡·疽痔·死肌·疥癬·䘌瘡, 去鼻中息肉, 及絶筋破骨, 殺百蟲毒, 勝五兵, 解藜蘆毒, 尤制蛇虺毒. ○ 又云, 佩雄黃, 鬼神不敢近, 入山林虎狼伏, 涉大川毒物不敢傷. ○ 純而無雜, 不挾石, 赤如雞冠, 光明燁燁者, 乃可用. 又云, 可以熁蟲死者, 爲眞. ○ 精明者, 爲雄黃. 外黑者, 爲熏黃, 瘡疥用之. 『本草』 ○ 産山之陽者爲雄, 産山之陰者爲雌, 赤如雞冠明澈者佳, 細硏水飛, 入藥. 『入門』

웅황(雄黃)

성질은 평하고 차며 맛은 달고 쓰며 독이 있다. 중악·복통·귀주를 낫게 하며, 헛것에 들린 것과 나쁜 사기를 없앤다. 또 서루·악창·옹저·치질·죽은 살[死肌]·옴과 버짐·익창을 낫게 하고, 콧속의 군살[鼻中息肉]과 힘줄이 끊어졌거나 뼈가 부서진 것을 낫게 하며, 온갖 벌레독을 죽이고, 5가지 병기의 독을 이기게 해주며, 여로독(藜蘆毒)을 풀 뿐 아니라 특히 독사의 독[蛇虺毒]을 잘 제어한다.

○ 웅황을 차고 다니면 헛것이 가까이 오지 못하며 산 속으로 들어가면 호랑이[虎狼]도 숨어 버리며 큰물이나 독한 물건에도 상하지 않는다고 했다.

○ 순수하여 이물질이 섞이지 않고 닭의 볏처럼 붉으면서 번쩍번쩍한 것이라야 쓸 수 있다. 또한 불에 태우면 근처의 벌레가 죽는 것이 진짜이다.

○ 깨끗하고 투명한 것은 웅황이고, 겉이 검은 것은 훈황(熏黃)이라 하는데, 헌데와 옴에 쓴다[본초].

○ 산의 양지쪽에서 캔 것은 웅황이고, 음지쪽에서 캔 것은 자황(雌黃)이다. 그 색이 닭의 볏처럼 붉고 투명한 것이 좋은 것이다. 보드랍게 가루내어 수비하여 약에 넣어 쓴다[입문].

【雌黃】 主惡瘡 · 疥癩 · 火煅候冷, 細硏用. 『入門』

자황(雌黃) 악창 · 옴 · 문둥병을 낫게 한다. 불에 달구어 식은 다음 보드랍게 가루내어 쓴다[입문].

滑石

○ 곱돌. 性寒, 味甘, 無毒. 主泄澼, 女子乳難, 癃閉, 利小便, 蕩胃中積聚, 通九竅, 六府津液, 去留結, 止渴, 除煩熱, 心燥偏, 主五淋及難産, 治乳癰, 利津液. ○ 凡滑石似氷, 白靑色, 畫石上, 有白膩文者, 爲眞. 『本草』 ○ 入足太陽經, 治前陰不利, 滑以利竅. 『湯液』 ○ 入足陽明經, 白色者佳, 硏細水飛用, 凡用, 必以甘草和之. 『入門』 ○ 我國, 出忠州者可用. 『俗方』

활석(滑石, 곱돌)

성질은 차며 맛은 달고 독이 없다. 설사와 이질, 젖이 잘 나오지 않는 것, 오줌이 막힌 증을 낫게 한다. 오줌을 잘 나가게 하고, 위(胃) 속의 적취(積聚)를 확 씻어 내며, 또한 9규(九竅)와 육부의 진액을 잘 통하게 하여 몰리지 않게 하고, 갈증을 멈추며, 번열이 나고 속이 마르는 감을 낫게 한다. 5림(五淋)과 난산 · 유옹(乳癰)을 낫게 하며, 진액을 잘 돌게 한다.

○ 대개 활석은 얼음 같고 색이 희고 푸르며 돌에다 그으면 희고 번지르르한 금이 그어지는 것이 진짜이다[본초].

○ 족태양경에 들어가며, 오줌이 잘 나가지 않는 것을 낫게 하고, 미끄러워서 구멍을 잘 통하게 한다[탕액].

○ 족양명경에 들어간다. 색이 흰 것이 좋으며 보드랍게 갈아 수비하여 쓴다. 대개 쓸 때는 반드시 감초와 함께 쓴다[입문].

○ 우리나라에는 충주에서 나는 것이 쓸 만하다[속방].

禹餘粮

○ 性寒平, 味甘, 無毒. 主赤白痢 · 血閉 · 癥瘕 · 小腹痛, 治崩中及痔瘻等疾. ○ 一名太一餘粮. 形如鵝鴨卵, 外有殼重疊, 內有黃細末如蒲黃, 輕敲便碎, 兼重重如葉子雌黃, 火煅醋淬七次, 細末水飛用之. 『本草』

우여량(禹餘粮)

성질은 차고 평하며 맛은 달고 독이 없다. 적백이질, 월경이 중단된 것, 징가, 아랫배가 아픈 증, 붕루와 치루 등 증을 낫게 한다.

○ 일명 태일여량(太一餘粮)이라고도 한다. 생김새는 거위나 오리의 알 비슷하면서 겉에는 껍질이 겹겹이 싸여 있고 속에는 포황 같이 누르고 보드라운 가루가 있는데 약간 건드려도 곧 부서진다. 그리고 겹겹이 쌓인 것은 마치 엽자자황(葉子雌黃)과 같다. 불에 달구었다가 식초에 담그기를 7번 반복하여 보드랍게 가루내서 수비하여 쓴다[본초].

紫石英

○ ᄌᆞ슈졍. 性溫, 味甘辛, 無毒. 補心氣不足, 定驚悸, 安魂魄, 養肺氣, 鎭下焦, 止消渴, 女子絶孕無子, 散癰腫, 令人悅澤. ○ 其色, 淡紫瑩澈, 隨其大小, 皆五稜, 兩頭如箭鏃. 所在有之. 煮水飮之, 煖而無毒. 比白石英, 其力倍矣. 『本草』 ○ 入手少陰足厥陰經, 火煅醋淬七次, 硏細水飛用, 石英有五色, 惟白紫二種入藥. 『入門』

자석영(紫石英, 자수정)

성질은 따뜻하며 맛은 달고 매우며 독이 없다. 심기(心氣)가 부족한 것을 보하고, 경계증을 멎게 하며, 정신을 안정시키고, 폐기(肺氣)를 좋게 하며, 하초를 안정시키고, 소갈을 멎게 한다. 또 임신 못하던 것을 하게 하며, 옹종을 삭이고, 얼굴에 윤기가 나게 한다.

○ 그 색은 연한 자주색이며 투명하고, 작으나 크나 다 모가 5개 났으며, 두 끝이 살촉 같다. 곳곳에 있다. 끓여서 물을 마시면 더우면서도 독이 없다. 백석영에 비하여 약의 힘이 2배나 세다[본초].

○ 수소음경 · 족궐음경에 들어간다. 불에 달구어 식초에 담그기를 7번 반복한 다음 보드랍게 가루내서 수비하여 쓴다. 석영(石英)에는 5가지 색이 있는데, 오직 흰빛과 자줏빛 나는 2가지만을 약으로 쓴다[입문].

赤石脂

○ 性大溫, 味甘酸辛, 無毒. 主腹痛, 下痢赤白, 止小便利, 補五藏虛乏, 養心氣, 明目, 益精, 療癰疽 · 瘡痔 · 女子崩中漏下 · 産難胞衣不出. ○ 以色理鮮膩, 以舌舐之, 粘着者爲佳. 『本草』 ○ 有赤白二種, 赤入丙 小腸, 白入庚 大腸. 經云, 澁可去脫, 赤脂爲收斂之劑. 『丹心』 ○ 火煅, 通赤放冷, 細硏水飛三次, 晒乾用. 『入門』

적석지(赤石脂)

성질은 몹시 따뜻하며 맛은 달고 시고 매우며 독이 없다. 복통과 적백이질을 낫게 하며, 오줌이 많이 나오는 것을 멎게 한다. 또 오장이 허약한 것을 보하고, 심기(心氣)를 도우며, 눈을 밝게 한다. 정(精)을 돕고, 옹저 · 치질 · 붕루를 낫게 하며, 난산과 태반이 나오지 않는 것을 나오게 한다.

○ 색과 결이 곱고 풀기가 있어서 혀를 대면 붙는 것이 좋다[본초].

○ 붉은 것과 흰 것 2가지가 있는데, 붉은 것은 소장에 들어가고, 흰 것은 대장에 들어간다. 『경(經)』에 "삽제[澁]는 빠져 나가는 것을 멎게 한다."고 하였는데, 적석지는 수렴하는 약이다[단심].

○ 불에 빨갛게 달구었다가 식혀서 보드랍게 가루내서 3번 수비하여 햇볕에 말려 쓴다[입문].

石硫黃

○ 셕류황. 性大熱, 味酸, 有毒. 主心腹積聚 · 邪氣 · 冷癖 · 腰腎久冷 · 冷風頑痺 · 脚冷疼弱無力, 堅筋骨, 壯陽道, 除頭禿惡瘡, 下部䘌瘡, 殺疥癬蟲. ○ 以色如鵝子, 初

出殼者，爲眞，謂之崑崙黃．其赤色者名石亭脂．『本草』 ○ 色黃瑩淨者佳，凡使，熔化入麻油中，或入童便中浸七日，細硏水飛用，以雀腦髓，拌之則不臭．『入門』

석류황(石硫黃, 유황)

성질은 몹시 열하며 맛은 시고 독이 있다. 명치 밑에 있는 적취, 사기, 냉벽(冷癖)과 허리와 신의 오랜 냉증[腰腎久冷], 냉풍으로 전혀 감각이 없는 것[冷風頑痺], 다리가 냉으로 아프고 약하며 힘이 없는 것을 낫게 한다. 또한 힘줄과 뼈를 튼튼하게 하며, 성기능을 세게 하고, 머리카락이 빠지는 것, 악창, 음부에 생긴 익창(䘌瘡) 등을 낫게 하고, 옴과 버짐이 생기게 하는 충을 죽인다.

○ 색은 거위새끼[鵝子]가 알 속에서 처음 나온 것 같은 것이 진짜이다. 이런 것을 곤륜황(崑崙黃)이라 하며, 붉은 것은 석정지(石亭脂)라고 한다[본초].

○ 색이 누르고 광택이 있으며 맑은 것이 좋다. 대체로 녹여서 참기름[麻油] 속에 넣어 두든가 혹은 동변에 담가 7일 동안 두었다가 보드랍게 가루내서 수비하여 쓴다. 참새의 골[雀腦髓]과 함께 개면[拌] 냄새가 나지 않는다[입문].

石膏

○ 性寒，味辛甘，無毒．主時氣頭痛身熱，三焦大熱，皮膚熱，口乾舌焦咽熱，止消渴，解肌發汗，能瀉胃火．○ 石膏生於石傍，如碁子白徹，最佳．自然明瑩如玉，細理白澤者良．黃者令人淋．『本草』 ○ 入手太陰經 · 少陽經 · 足陽明經．治足陽明經中熱，發熱惡熱，燥熱，日晡潮熱，自汗．『湯液』 ○ 搗硏成粉，以生甘草水飛過，晒乾用，或火煅硏，水飛用．『入門』

석고(石膏)

성질은 차며 맛은 맵고 달며 독이 없다. 돌림병으로 머리가 아프고 몸에 열이 나는 것과 삼초에 열이 몹시 나는 것, 피부열, 입이 마르고 혀가 타며 목구멍이 달아오르는 증을 낫게 한다. 또 소갈증을 낫게 하고, 해기(解肌)하여 땀을 내게 하고, 위의 화[胃火]를 사한다.

○ 석고는 바위 곁에서 나며, 바둑알 같고 안팎이 온통 흰 것이 가장 좋다. 본래 옥(玉) 같이 말갛고 결이 가늘며 희고 윤택한 것이 좋다. 누런 것은 임병(淋病)을 생기게 한다[본초].

○ 수태음경과 수소양경 · 족양명경에 들어간다. 족양명경 속에 열이 있는 것, 열이 나고 열을 싫어하는 것, 조열(燥熱), 오후마다 나는 조열(潮熱), 저절로 땀이 나는 증[自汗] 등을 낫게 한다[탕액].

○ 부스러뜨리고 갈아서 가루낸 다음 생감초 달인 물에 수비하여 햇볕에 말려 쓰거나, 혹은 불에 달구어 갈아서 수비하여 쓴다[입문].

【方解石】 ᄎᆞ돌．性大寒，味苦辛，無毒．主胃中留熱黃疸，此石性冷，療熱不減石膏．○ 與石膏，大體相似，方解石不生石傍，端然獨處，大如升，小者如拳，破之皆方解，療風去熱雖同，而解肌發汗，不如石膏．○ 細硏，水飛用，或火煅硏．『本草』

방해석(方解石, 차돌) 성질은 몹시 차며 맛은 쓰고 매우며 독이 없다. 위(胃) 속에 머물러 있는 열과 황달을 치료한다. 이 돌은 성질이 차므로 열을 없애는 데는 석고만 못하지 않다.

○ 석고와 대체로 비슷하나 차돌은 바위 곁에 있지 않고 홀로 있는데 큰 것은 됫박만하고 작은 것은 주먹 같으며 깨뜨리면 다 모가 진다. 풍증을 낫게 하고 열을 내리는 데는 석고와 비슷하나 해

기(解肌)하여 땀을 내는 데는 석고만 못하다.

○ 보드랍게 갈아서 수비하여 쓰거나, 혹은 불에 달구어 갈아 쓴다[본초].

磁石

○ 지남셕. 性寒, 味辛鹹, 無毒. 養腎藏, 强骨氣, 益精, 除煩, 療耳聾, 通關節, 消癰腫·鼠瘻·頸核·喉痛, 鍊水飮之, 令人有子. ○ 色黑堅重, 能懸吸鍼. 虛連三四爲佳. 吸鐵虛連十數鍼, 乃至一二斤刀器, 回轉不落者爲眞. 『本草』 ○ 火煅紅, 醋淬九次, 細硏水飛用, 或煉汁飮之. 『入門』 ○ 磁石之力全者, 可引數斤之鐵於器物之外, 此物類相感也. 『正理』

자석(磁石, 지남석)

성질은 차며 맛은 맵고 짜며 독이 없다. 신(腎)을 보하고, 뼈의 기운[骨氣]을 강하게 하며, 정(精)을 돕고, 답답한 증[煩]을 없애며, 귀머거리를 낫게 하고, 관절을 잘 놀리게 한다. 또 옹종, 서루, 목에 생긴 멍울[頸核], 목구멍이 아픈 것을 낫게 한다. 불에 달궈 담갔던 물을 마시면 임신하게 한다.

○ 색이 검고 굳으며 무거운 것은 바늘을 끌어당기게 하는데, 바늘이 3~4개가 연결되어 매달리는 것이 좋다. 쇠붙이를 잡아당기는데 10여 개의 바늘이나 600~1,200g 되는 칼이 서로 연결되어 매달려 쥐고 내둘러도 떨어지지 않는 것이 진짜이다[본초].

○ 불에 빨갛게 달궈 식초에 담그기를 9번 반복하여 가루내서 수비하여 쓴다. 혹은 불에 달궈 담근 물을 마신다[입문].

○ 자석의 힘이 온전한 것은 몇 kg의 쇠를 그릇 밖에서 잡아당기는데, 이것은 서로 기운이 통하기 때문이다[정리].

【磁石毛】 磁石中有孔, 孔中黃赤色, 其上有細毛. 性溫, 味鹹, 無毒. 毛色輕紫, 石上皸澁, 可吸連鍼鐵, 俗謂熁鐵石. 養腎益氣, 補塡精髓, 腎虛耳聾目昏, 功用更勝. ○ 磁石毛, 鐵之母也, 取鐵如母之招子焉, 燒赤醋淬, 硏細水飛用. 『本草』

자석모(磁石毛, 자석 위에 돋은 가는 털) 자석 가운데 구멍이 있고, 구멍 속은 황적색이며 그 위에 가는 털이 있다. 이것의 약성은 따뜻하며 맛은 짜고 독이 없다. 털색이 연한 자주색이며 자석의 위[上]가 갈라지고 깔깔하여[皸澁] 바늘과 쇠를 연달아 당기는 것을 민간에서는 협철석(熁鐵石)이라고 한다. 신(腎)을 보하며 기를 돕고, 정수(精髓)를 불려 주며, 신이 허하여 귀가 먹고 눈이 어두운 증을 낫게 하는 데 효능이 더욱 좋다.

○ 자석모는 쇠의 어미[鐵之母]이다. 쇠붙이를 당기는 것은 어미가 자식을 부르는 것과 같다고 했다. 빨갛게 달궈 식초에 담갔다가 보드랍게 가루내어 수비하여 쓴다[본초].

陽起石

○ 性溫, 味鹹, 無毒. 破子藏中血, 癥瘕結塊腹痛, 無子, 陰痿不起, 療男子莖頭寒, 陰下濕痒, 去臭汗, 消水腫, 令人有子. 『本草』 ○ 能助人陽氣, 形如狼牙, 色白明瑩者佳, 火煅醋淬七次, 細硏水飛用, 此雲母根也. 『入門』

양기석(陽起石)

성질은 따뜻하고 맛은 짜며 독이 없다. 자궁 속의 어혈, 징가, 결괴(結塊)로 배가 아프고 임신 못하는 것, 음위증으로 발기하지 않는 것을 낫게 하며, 남자의 음경 끝이 차고 음낭 밑이 축축하고 가려운 것을 낫게 한다. 또한 냄새나는 땀을 거두며, 부종을 내리고, 임신을 하게 한다[본초].

○ 양기(陽氣)를 도와준다. 그 생김새가 낭아 비슷하고 색이 희며 말간 것이 좋다. 불에 달궈 식초에 담그기를 7번 반복하여 가루낸 다음 수비하여 쓴다. 이는 운모의 밑동[雲母根]이다[입문].

寒水石

○ 性寒, 味辛甘, 無毒. 主五藏伏熱, 胃中熱, 身熱煩滿, 皮中如火燒, 止渴, 消水腫. ○ 一名凝水石, 一名鵲石. 色如雲母, 可析者良, 鹽之精也. 『本草』 ○ 火煆, 細研水飛用. 『入門』

한수석(寒水石)

성질은 차고 맛은 맵고 달며 독이 없다. 오장에 있는 열, 위(胃)에 있는 열, 몸에 열이 있으면서 답답하고 그득한 것, 피부 속이 불같이 뜨거운 것 등을 낫게 하고, 갈증을 멈추고, 부종을 내린다.

○ 일명 응수석(凝水石) 또는 작석(鵲石)이라고도 한다. 그 색은 운모 비슷하고 잘 꺾어지는 것이 좋은데 이것은 소금의 정기[鹽之精]이다[본초].

○ 불에 달구어 가루낸 다음 수비하여 쓴다[입문].

密陀僧

○ 性平, 味鹹辛, 有小毒. 主久痢·五痔·金瘡·面上瘢䵟. ○ 出, 鍊銀礦灰池中, 椎破如金色者佳. 『本草』 ○ 外付生用, 內服火煆黃色, 細研用. 『入門』

밀타승(密陀僧)

성질은 평하고 맛은 짜고 매우며 독이 약간 있다. 오랜 이질, 5가지 치질, 쇠붙이에 다친 데, 얼굴에 생긴 흠집과 주근깨[瘢䵟]를 낫게 한다.

○ 은광석을 제련한 잿무더기 가운데 있으며, 망치로 깨뜨리면 금빛 같은 것이 좋다[본초].

○ 외용(外用)에는 날것을 쓰고, 내복(內服)에는 불에 달구어 누렇게 된 것을 보드랍게 가루내어 쓴다[입문].

朴硝

○ 性大寒, 味苦鹹, 有小毒. 治腹脹, 大小便不通, 女子月候不通, 通泄五藏百病, 六府積聚. ○ 一名硝石朴, 掃得地霜, 一煎而成, 未經再煉, 故曰朴硝, 其味酷澁, 可以熟生牛馬皮, 故亦曰皮硝. ○ 能化七十二種石爲水, 故曰硝石. 『本草』 ○ 硝石者, 硝之總名也, 不經火者謂之生硝, 朴硝, 經火者謂之盆硝, 芒硝, 古人用辛, 今人用鹹. 『湯液』

박초(朴硝)

성질은 몹시 차고 맛은 쓰며 짜고 독이 약간 있다. 배가 팽팽하게 불러 오른 것, 대소변이 나오지 않는 것, 월경이 중단된 것을 낫게 한다. 오장의 온갖 병과 육부의 적취를 치료할 때 설사시킨다.

○ 일명 초석박(硝石朴)이라고도 한다. 지상(地霜, 초석)을 쓸어 모아 한번 달여 내었을 뿐 다시 제련하지 않았기 때문에 박초라고 한다. 그 맛이 몹시 떫어서 소가죽이나 말가죽을 이기는 데 쓴다. 그렇기 때문에 피초(皮硝)라고도 한다.

○ 72가지 돌을 녹여 물이 되게 하기 때문에 초석이라고 한다[본초].

○ 초석이라 하는 것은 초(硝)의 총칭이다. 불에 법제하지 않은 것을 생초(生硝)·박초라 하고, 불에 법제한 것을 분초(盆硝)·망초라고 한다. 옛사람들은 매운 것으로 알고 썼고, 지금 사람들은 짠 것으로 알고 쓴다[탕액].

【芒硝】性大寒, 味鹹, 有小毒. 主五藏積聚, 破癥瘕, 通五淋, 利大小便, 腹中痰實, 傷寒內熱, 胃閉及黃疸, 消瘰癧, 去漆瘡, 能破血墮胎, 通女子月經閉. ○ 取朴硝, 以煖水, 淋汁煉之減半, 投於盆中, 經宿而有細芒生, 乃芒硝也. 亦名盆硝.『本草』

망초(芒硝) 성질은 몹시 차며 맛은 짜고 독이 약간 있다. 오장의 적취와 징가를 헤치며, 5림을 낫게 하고, 대소변을 잘 나가게 한다. 뱃속에 담(痰)이 찬 것, 상한으로 속에 열이 있는 것, 위(胃)가 막힌 증과 황달을 낫게 한다. 또한 나력과 옻이 오른 것[漆瘡]을 낫게 하고, 어혈을 헤치며, 유산시키고, 월경이 중단된 것을 하게 한다.

○ 박초를 더운물로 녹여 걸러서 그 물을 절반쯤 졸여 그릇에 담아 하룻밤 두면 가는 결정체가 된다. 이것이 즉 망초이다. 또한 분초(盆硝)라고도 한다[본초].

【馬牙硝】性大寒, 味甘, 無毒. 除五藏積熱伏氣, 去眼赤腫障瞖澁痛. ○ 亦出於朴硝煎煉而凝, 破之作四五稜, 白色瑩澈. 以其形類, 故呼爲馬牙硝, 又名英硝.『本草』

마아초(馬牙硝) 성질은 몹시 차며 맛은 달고 독이 없다. 오장에 쌓인 열[五藏積熱], 잠복된 기[伏氣]를 없애며 눈이 충혈되면서 부은 것과 예장이 생겨서 깔깔하고 아픈 것을 낫게 한다.

○ 역시 박초를 달여 법제한 것이며, 깨뜨리면 4~5개의 모가 나고 색은 희고 투명하다. 그 생김새가 말의 이빨과 비슷하다고 하여 마아초라 하고, 또 영초(英硝)라고도 한다[본초].

【玄明粉】性冷, 味辛甘, 無毒. 治心熱煩躁, 膈上虛熱, 破五藏宿滯癥結.『本草』○ 煉法, 冬月取朴硝, 和蘿蔔各一斤同煮, 蘿蔔熟爲度, 取出以紙濾過, 露一宿, 結成靑白塊子, 每一斤入甘草生熟二兩, 爲末, 攪勻聽用.『入門』○ 其性和緩, 老弱人應用硝者, 宜以玄明粉代之.『湯液』

현명분(玄明粉) 성질은 냉하며 맛은 맵고 달며 독이 없다. 심열(心熱)로 번조(煩躁)한 것과 가슴에 허열(虛熱)이 있는 것을 낫게 하며, 오장의 오랜 체기로 덩어리가 된 것을 헤친다[본초].

○ 법제하는 법은 겨울에 박초와 무[蘿蔔] 각 600g을 같이 무가 익을 때까지 삶는다. 이것을 꺼내어 종이에 밭아서 하룻밤 밖에 놓아두면 푸르고 흰 덩어리가 된다. 이것을 600g마다 감초 날것·익은 것을 합하여 80g을 가루내서 넣고 저어서 고르게 섞어 쓴다[입문].

○ 그 성질이 완만하기[和緩] 때문에 늙고 약한 사람에게 꼭 박초를 써야 할 사람은 현명분을 대신 쓰는 것이 좋다[탕액].

【風化硝】治一切痰火, 取朴硝, 以沸湯浸化, 用絹濾過, 盛瓦盆中, 懸井中, 經宿結成牙子, 瑩白如水晶可用, 否則再化再濾, 直至瑩白爲度, 却取硝爲末, 置竹箕內, 單紗掩之, 置通風處兩月, 乃化, 再研入藥.『入門』

풍화초(風化硝) 담화(痰火)로 생긴 여러 가지 병을 낫게 한다. 박초를 끓는 물에 담가 녹여서 비단천으로 밭아 사기그릇에 넣어 우물 가운데 하룻밤 달아매 두었다가 엉겨서 이빨같이 되고 투명하여 수정같이 희면 쓸 수 있고, 그렇지 않으면 다시 녹여 밭아서 투명하고 희게 될 때까지 한다. 또한 박초를 가루내어 대나무로 만든 키 안에 담고 엷은 비단천을 덮어 바람이 잘 통하는 곳에 2달 가량 놓아두면 풍화된다. 이것을 다시 갈아서 가루내어 약에 넣는다[입문].

【焰硝】염쇼. 煉朴硝, 取精訖, 其凝結在下如石者, 精英旣去, 但餘滓而已, 故功力亦緩, 惟能發烟火.『本草』○ 燒之成焰, 能發烟火, 故又曰焰硝. 三硝, 本一物, 主治相同. ○ 凡硝, 入湯藥, 先安盞內, 乃灌藥湯, 乘熱攪服.『入門』

염초(焰硝) 박초를 법제하여 그 정기(精氣)를 다 뽑은 뒤에 그 밑에 응결(凝結)되어 있는 돌 같은 것이다. 즉 정기는 다 빠지고 남은 찌꺼기이기 때문에 효능이 또한 완만하다. 다만 태우면 연기가 나는 불이 일어난다[본초].

○ 태우면 불꽃이 일어나 연기가 나는 불이 붙기 때문에 염초라고 한다. 3가지 초류[硝]가 본래 한가지 물질이므로 주로 치료하는 것도 서로 같다.

○ 초류[硝]를 탕약과 같이 쓸 때는 먼저 약탕관에 약을 넣고 달여서 뜨거울 때에 넣고 저어서 먹는다[입문].

鵬砂

○ 性煖 一云溫平, 味苦辛, 無毒. 消痰止嗽, 破癥結, 治喉痺. ○ 一名蓬砂. 治咽喉, 最爲要切, 其狀甚光瑩, 亦有大塊者, 南蕃者, 色褐味和效速, 西戎者色白味焦功緩.『本草』

붕사(鵬砂)

성질은 더우며(따뜻하고 평하다고도 한다) 맛은 쓰고 매우며 독이 없다. 담을 삭이고, 기침을 멎게 하며, 징결을 헤치고, 후비증을 낫게 한다.

○ 일명 봉사(蓬砂)라고도 하는데, 인후병(咽喉病) 치료에 가장 중요한 약이다. 그 생김새가 몹시 광택이 있고 투명하며 또한 큰 덩어리도 있다. 남번(南蕃)에서 나는 것은 밤색이고 맛은 심심하고 효과가 빠르며, 서융(西戎)에서 나는 것은 색이 희고 맛은 탄내가 나고 효능은 완만하다[본초].

食鹽

○ 소곰. 性溫, 味鹹, 無毒. 殺鬼蠱, 邪疰毒氣, 主中惡心痛, 止霍亂心腹卒痛, 療下部䘌瘡, 吐胸中痰澼宿食, 滋五味. 多食, 則傷肺喜咳, 煎湯淋洗諸瘡, 消腫毒. ○ 煎煉海水,

而成雪白者佳. ◯ 西北人小食, 多壽而少病, 東南人好食, 少壽而多病, 然以浸魚肉則經久不敗, 以沾布帛則易致腐爛, 各有所宜也. 『本草』 ◯ 五味中, 惟鹽不可缺, 然少服不服爲好, 若病嗽及水腫者, 全禁. ◯ 凡使, 炒赤, 或水飛用, 不可過多. 『入門』

식염(食鹽, 소금)

성질은 따뜻하며 맛은 짜고 독이 없다. 귀주·고독·사주(邪疰)·독기(毒氣)를 없애며, 중악으로 가슴이 아픈 것, 곽란으로 명치 밑이 갑자기 아픈 것, 하부의 익창[下部䘌瘡]을 낫게 한다. 또한 가슴속에 있는 담벽(痰癖)과 음식이 소화되지 않고 위장에 남아 있는 것을 토하게 하며, 또 양념의 간을 맞춘다. 많이 먹으면 폐를 상하여 기침이 나게 한다. 소금을 두고 끓인 물로 모든 헌데를 씻으면 종독(腫毒)이 삭아진다.

◯ 바닷물을 졸여서 만든[煎煉海水] 것으로 눈같이 흰 것이 좋다.

◯ 서북쪽 사람들은 적게 먹어서 흔히 오래 살고 병이 적으며, 동남쪽 사람들은 소금 먹기를 좋아하여 오래 살지 못하고 병이 많다. 그러나 물고기와 고기를 절이면 오래 가도 상하지 않으며 베나 비단에 적시면 쉽게 썩고 헤어진다. 그러므로 각기 적당한 것이 따로 있다[본초].

◯ 양념에 소금이 없어서는 안 된다. 그러나 적게 먹거나 먹지 않는 것이 좋다. 만일 기침이나 부종이 있는 사람은 절대로 먹지 말아야 한다. 소금은 빨갛게 볶거나 혹은 수비하여 쓰는데, 너무 많이 써서는 안 된다[입문].

【鹽精】 소곰미틔얼의니. 性寒, 味鹹苦, 無毒. 除風冷, 磨塗腫毒, 漬湯洗眼皆效. ◯ 生積塩倉中, 靑黑色, 一名泥精. 蓋太陰玄精石之類也. 『本草』

염정(鹽精, 소금 밑에 엉긴 것) 성질은 차고 맛은 짜면서 쓰고 독이 없다. 풍(風)과 냉(冷)을 없애고, 가루내어 종독에 바르고 끓는 물에 풀어 눈을 씻으면 다 효과가 있다.

◯ 소금을 쌓아 놓은[積塩] 창고 속에 생기는데, 검푸른 색이다. 일명 이정(泥精)이라고도 하는데, 대개 태음현정석의 종류이다[본초].

【太陰玄精石】 性寒, 味鹹, 無毒. 主心腹諸疾, 下氣除熱. ◯ 色靑, 形如龜背者良. 硏細水飛, 晒乾用. 『入門』

태음현정석(太陰玄精石) 성질은 차며 맛은 짜고 독이 없다. 명치 밑의 모든 병을 낫게 하며, 기를 내리고 열을 없앤다.

◯ 색이 푸르고 생김새가 거북의 등 같은 것이 좋다. 보드랍게 가루내어 수비한 다음 햇볕에 말려 쓴다[입문].

【靑鹽】 性寒, 味鹹, 無毒. 止心腹痛, 助水藏, 益精氣, 除諸血疾. ◯ 以靑黑色, 形塊方稜明瑩者佳, 硏水飛, 晒乾用. 『入門』

청염(靑鹽) 성질은 차고 맛은 짜며 독이 없다. 명치 밑이 아픈 것을 낫게 하고, 신[水藏]을 도와주며, 정기(精氣)를 보충하고, 여러 가지 혈로 생긴 병[血疾]을 낫게 한다.

◯ 색은 검푸르고 생김새는 덩어리가 지고 모가 났으며 투명한 것이 좋다. 가루내서 수비한 다음 햇볕에 말려 쓴다[입문].

青礞石

◯ 治食積不消, 留滯在藏府, 宿食癥塊, 小兒食積羸瘦, 得硇砂 · 巴豆 · 大黃 · 三稜良. 『本草』 ◯ 色青堅硬, 有小金星, 性好沈墜, 得焰硝, 能利濕熱痰積, 從大腸而出, 取礞石與焰硝等分, 入鑵內, 鹽泥固濟, 火煅一日, 取出, 細研如粉用. 『入門』

청몽석(青礞石)

식적(食積)이 없어지지 않고 장부에 머물러 있는 것, 오랜 식체[宿食], 징괴(癥塊), 어린아이가 식적으로 여위는 것을 낫게 한다. 이 약에 노사 · 파두 · 대황 · 삼릉을 더 넣어 쓰면 좋다[본초].

○ 색은 푸르고 굳으며 작은 금별[金星] 같은 것이 있다. 이는 잘 가라앉는 성질이 있으므로 염초와 같이 쓰면 습열과 담적을 대장으로 잘 몰아낸다. 청몽석과 염초를 각각 같은 양으로 약탕관에 넣고 소금을 두고 이긴 진흙으로 아가리 틈 사이를 잘 봉하고 하루 동안 불에 달구어 꺼내서 분같이 보드랍게 가루내어 쓴다[입문].

花蘂石

◯ 主金瘡止血, 又療產婦血暈瘀血. ◯ 一名花乳. 石體堅, 重色如硫黃, 於黃石中間, 有淡白點, 以此得花之名, 此藥, 能化血爲水. 『本草』 ◯ 治金瘡, 破瘀血, 合硫黃, 同煉服之, 或只用大火, 煅淬, 另研極細用之, 急則刮末, 付之. 『入門』

화예석(花蘂石)

쇠붙이에 다친 것을 낫게 하고, 출혈을 멎게 하며, 해산한 부인의 혈훈(血暈)과 어혈을 낫게 한다.

○ 일명 화유석(花乳石)이라고도 하며, 생김새는 굳고 무거우며 색이 유황 비슷하다. 누런 돌 가운데 연한 흰 점이 있기 때문에 꽃이란 이름을 붙인 것이다. 또 이 약은 피를 물이 되게 한다[본초].

○ 쇠붙이에 다친 것을 낫게 하고, 어혈을 헤친다. 유황과 합하여 구워서 먹는다. 혹은 센 불에 달구워 물에 담가 따로 아주 보드랍게 가루내어 쓴다. 만일 급하게 쓰려면 긁어서 가루내어 붙인다[입문].

硇砂

◯ 性熱, 味辛酸, 有毒. 破癥瘕 · 積聚 · 瘀血 · 爛胎, 除宿冷, 去惡肉, 生好肌, 柔金銀可爲銲藥. ◯ 一名北庭砂, 色黃白, 形如牙硝光淨者良, 此本攻積聚之物, 熱而有毒, 多食腐壞入腸胃, 生用則化人心爲血, 固非久餌之物. 『本草』 ◯ 凡用, 須細研水飛過, 入磁器中, 重湯煮令自乾, 以殺其毒, 用之. 『入門』

망사(硇砂, 노사)

성질은 열하며 맛은 맵고 시며 독이 있다. 징가 · 적취 · 어혈을 헤치며, 태(胎)를 물크러지게[爛]하고, 오랜 냉[宿冷]을 없애며, 궂은 살[惡肉]을 썩히고 새살이 살아나게 한다. 또 금과 은을 무르게 하기 때문에 땜하는 약[銲藥]으로 쓴다.

○ 일명 북정사(北庭砂)라고도 한다. 색은 황백색이고 그 생김새는 마아초 비슷하고 말간 것이 좋다. 이 약은 본래 적취를 삭이는 약이지만 성질이 열(熱)하고 독이 있으므로 많이 먹으면 장위(腸胃)

를 상하고 문드러지게 한다. 날것을 쓰면 심장의 피를 잘 돌지 못하게 하므로 오래 먹을 것이 못 된다[본초].

○ 대개 보드랍게 가루내서 수비하여 사기그릇에 넣어 중탕으로 졸인 다음 저절로 마르게 해서 독을 없애고 쓴다[입문].

砒礵

○ 性煖, 味苦酸, 有毒. 主諸瘧風痰在胸膈, 可作吐藥, 又療齁鮯, 截痰瘧, 然有大毒, 不可輕服. ○ 一名信石. 能辟蚤蝨, 入藥須醋煮殺毒, 乃可用. 『本草』 ○ 色黃赤明澈, 如乳尖長者佳, 盛瓦罐, 固濟火煅半日, 取出甘草水浸半日, 拭乾, 研用. 『入門』

비상(砒礵)

성질은 더우며 맛은 쓰고 시며 독이 있다. 여러 가지 학질과 풍담이 가슴에 있는 것을 낫게 하는데, 토하게 하는 약으로 쓸 수 있다. 또한 후합증(齁鮯證)과 담학(痰瘧)을 낫게 한다. 그러나 독이 심하므로 경솔히 먹어서는 안 된다.

○ 일명 신석(信石)이라고도 하며, 벼룩과 이를 없앤다. 약으로 쓸 때는 반드시 식초에 끓여 독을 없애야 쓸 수 있다[본초].

○ 색이 황적색이고 투명하며 젖꼭지같이 뾰족한 것이 좋다. 질그릇 약탕관에 넣고 잘 봉하여 한나절 동안 불에 달군 다음 꺼내어 감초물[甘草水]에 한나절 담갔다가 물기를 훔치고 말려 갈아 쓴다[입문].

代赭石

○ 됴ᄒᆞᆫ듀토. 性寒 一云平, 味苦甘, 無毒. 殺精物惡鬼, 女子漏下, 赤沃帶下百病, 止吐衄血 · 腸風痔瘻 · 月經不止 · 崩中, 除血痺血瘀, 止瀉痢, 尿血, 遺尿, 起陰痿, 療金瘡長肉, 能墮胎. ○ 一名血師. 出代郡. 赤紅青色, 如雞冠有澤, 染爪甲不渝者良. 塊上文如浮漚丁者, 謂之丁頭代赭, 最勝. ○ 塗牛馬, 辟疫. 『本草』 ○ 入手少陰經足厥陰經, 卽今好赤土也, 火煅醋淬七次, 研粉水飛, 晒乾用. 『入門』

대자석(代赭石, 좋은 주토)

성질은 차며(평하다고도 한다) 맛은 쓰고 달며 독이 없다. 헛것과 꿈에 성교하는 것을 낫게 하고, 여자의 누하(漏下) · 적백대하와 온갖 병을 낫게 하며, 피를 토하는 것과 코피를 멎게 하고, 장풍 · 치루, 월경이 멎지 않는 증, 붕루를 멎게 한다. 또한 혈비(血痺) · 어혈을 없애며, 설사 · 이질, 오줌에 피가 섞여 나오는 것, 오줌이 저도 모르게 나오는 것을 멎게 하며, 음위증(陰痿證)을 고치고, 쇠붙이에 다친 것을 낫게 한다. 또 살이 살아나게 하며, 유산시킨다.

○ 일명 혈사(血師)라고도 한다. 대군(代郡)에서 나는데, 색이 붉고 푸르며 닭의 볏[雞冠] 비슷하고 윤기가 나며 손톱에 물들이면 지워지지 않는 것이 좋다. 덩이 위에 무늬가 문고리쇠와 같은 것을 정두대자(丁頭代赭)라 하며 가장 좋다.

○ 소와 말에 바르면 돌림병[疫]을 예방한다[본초].

○ 수소음경 · 족궐음경에 들어간다. 이것은 지금의 좋은 적토(赤土, 색이 붉은 흙)이다. 불에 달구어 식초에 담그기를 7번 반복하여 가루낸 다음 수비하여 햇볕에 말려 쓴다[입문].

不灰木

◯ 性大寒. 主熱痱瘡, 色青白如爛木, 燒之不燃, 蓋石類也. 或云, 卽滑石根也. 要燒成灰, 斫破, 以牛乳煮了, 更以黃牛糞燒之, 便成灰. 『本草』

불회목(不灰木)

성질은 몹시 차다. 열비창(熱痱瘡)을 낫게 한다. 색은 푸르스름하며 썩은 나무 같으나 태우면 불이 붙지 않는 돌 종류이다. 혹은 활석밑동[滑石根]이라고도 한다. 태워 재를 만들려면 도끼로 쪼개어 우유와 함께 삶고, 다시 쇠똥으로 태우면 곧 재가 된다[본초].

石灰

◯ 性溫, 味辛, 有毒. 主疽瘍·疥瘙·惡瘡·癩疾·瘑癬·白癜·瀝瘍·瘢疵·痔瘻·瘿贅疣子·諸瘡, 療髓骨疽, 殺痔蟲, 去黑子, 蝕惡肉, 除粉刺, 治産後陰戶不合, 療金瘡止血生肌, 能墮胎. ◯ 一名惡灰. 採石青白色者, 作竈燒灰, 以水沃之, 卽熱蒸而解末矣. 『本草』 ◯ 火煅石, 而成灰水解者力劣, 風中自解者力大. 雷公云, 醋浸一宿, 火煅令腥穢氣出, 存性, 硏細用. 『入門』

석회(石灰)

성질은 따뜻하며 맛은 맵고 독이 있다. 저양(疽瘍)·옴·가려움증·악창·문둥병[癩疾]·와창(瘑瘡)·버짐[癬]·백반[白癜]·역양풍·흉터[瘢疵]·치루·혹[瘿贅]·사마귀와 여러 가지 헌데를 치료하며, 수골저(髓骨疽)를 낫게 하고, 치질을 생기게 하는 충을 죽인다. 또한 검은 사마귀를 없애며, 궂은살[惡肉]을 썩히고, 분자(粉刺)를 낫게 한다. 또 해산 후에 음문이 상한 것을 아물게 하고, 쇠붙이에 다친 것을 낫게 하며, 피를 멎게 하고, 새살을 살아나게 하며, 유산시킨다.

○ 일명 악회(惡灰)라고도 한다. 푸르스름한 색의 돌을 깨어 석회 굽는 가마에 넣고 구워 물에 끼얹으면 곧 뜨거운 김이 나면서 풀려 가루가 된다[본초].

○ 돌을 불에 달궈 회(灰)를 만든 것인데, 물에 풀리는 것은 약의 효력이 떨어지고, 공기 가운데서 저절로 풀리는 것은 약의 효력이 세다. 뇌공(雷公)이 "식초에 담가 하룻밤 지난 뒤에 불에 달궈 비린내와 더러운 냄새를 없애고 약성이 남게 하여 보드랍게 가루낸 다음 쓴다."고 하였다[입문].

石燕

◯ 性凉, 無毒. 止消渴, 主淋, 及難産, 手執之卽産. ◯ 形如蜆蛤, 凝强似石, 火煅醋淬, 硏細用. 『本草』

석연(石燕)

성질은 서늘하며 독이 없다. 소갈과 임병을 낫게 하며, 해산하기 힘들어할 때 이것을 손에 쥐면 곧 낳는다.

○ 생김새는 가막조개[蜆蛤] 비슷한데 단단히 엉기어 돌 같다. 불에 달궈 식초에 담가 보드랍게 가루내어 쓴다[본초].

石蟹

○ 主癰腫 · 漆瘡 · 靑盲 · 目淫膚瞖. ○ 海蟹年深, 水沫相着, 仍化爲石. 每遇海潮風漂出, 爲人所得, 細硏, 水飛用之. 『入門』

석해(石蟹)

옹종 · 칠창(漆瘡) · 청맹 · 눈에 군살과 예막이 생긴 것을 낫게 한다.

○ 바다의 게[海蟹]가 여러 해 지나는 동안 깊은 곳에서 뿜은 물거품[水沫]이 서로 엉겨서 돌이 된 것이다. 이것은 바다 조수[海潮]와 바람 물결[風漂]에 밀려 나온 것을 주은 것이다. 보드랍게 가루내어 수비하여 쓴다[입문].

爐甘石

○ 治眼疾, 爲君. ○ 輕白如羊腦, 不夾石者佳, 盛砂罐蓋口, 炭火中, 煆令通赤, 以童便淬之九次, 細硏水飛用. 『入門』

노감석(爐甘石)

눈병을 낫게 하는 데 주약으로 쓰인다.

○ 가볍고 희며 양의 골[羊腦] 같은데 돌이 섞이지 않는 것이 좋다. 사기약탕관에 넣고서 뚜껑을 덮고 숯불에 달구어 빨갛게 된 뒤에 동변에 담그기를 9번 반복한 다음 보드랍게 가루내서 수비하여 쓴다[입문].

鵝管石

○ 主肺寒久嗽, 痰氣壅滯. ○ 性平, 味甘, 無毒. 形如鵝管色白, 火煆, 細硏用. 『入門』

아관석(鵝管石)

주로 폐(肺)가 차서 오랫동안 기침하는 것과 담기(痰氣)가 옹체된 것을 치료한다.

○ 성질은 평하며 맛은 달고 독이 없다. 생김새는 거위깃[鵝管]처럼 속이 비고 색은 희다. 불에 달군 다음 보드랍게 가루내어 쓴다[입문].

蛇含石

○ 性冷, 味甘, 無毒. 主心痛 · 疰忤 · 石淋 · 產難 · 小兒驚癎. ○ 一名蛇黃. 蛇蟄時, 黃土也, 火煆醋淬, 水飛用. 『入門』

사함석(蛇含石)

성질은 냉하며 맛은 달고 독이 없다. 심통 · 시주 · 객오 · 석림(石淋) · 난산과 어린아이의 경간을 낫게 한다.

○ 일명 사황(蛇黃)이라고도 한다. 뱀이 겨울을 지낼 때에 입에 물고 있던 누런 흙이다. 불에 달구어 식초에 담가 수비하여 쓴다[입문].

水泡石

○ 속돌. 性平, 無毒. 止渴, 治淋, 去目中瞖膜. ○ 一名浮石. 水泡歲久成石, 研細, 水飛用之. 『本草』

수포석(水泡石, 속돌)

성질은 평하며 독이 없다. 갈증을 멎게 하고 임병을 낫게 하며 눈의 예막(瞖膜)을 없앤다.
○ 일명 부석(浮石)이라고도 하는데, 물거품[水泡]이 오래되어 돌이 된 것이다. 보드랍게 갈아 수비하여 쓴다[본초].

淋石

○ 님질ᄒᆞ는사ᄅᆞᆷ오좀애나ᄂᆞᆫ돌. 性煖, 無毒. 主石淋及噎食, 吐食. ○ 此乃患石淋人, 或於尿中出者, 形如小石, 非他物也, 候出收取, 待病發, 水磨服之. 『本草』

임석(淋石, 임질 앓는 사람의 오줌에서 나온 돌)

성질은 덥고 독이 없다. 석림, 먹은 것이 막힌 것[噎食], 먹은 것을 토하는 것[吐食]을 낫게 한다.
○ 이것은 석림을 앓는 환자의 오줌 속에서 나온 것이다. 모양은 모래 같은 것인데 다른 물건은 아니다. 나온 것을 거두어 두었다가 병이 나면 물에 갈아 먹인다[본초].

無名異

○ 味甘平, 無毒. 主金瘡, 折傷內損, 止痛, 生肌肉. ○ 狀如黑石炭, 嚼之如錫. 『本草』

무명이(無名異, 무명석)

맛은 달며 성질은 평하고 독이 없다. 쇠붙이에 다친 헌데와 다쳐서 속이 상한 것을 낫게 하며, 통증을 멎게 하고, 새살을 살아나게 한다.
○ 생김새는 검은 석탄[黑石炭] 같으며 씹으면 엿 같다[본초].

烏古瓦

○ 性寒, 無毒. 止消渴, 屋上年深者良. 『本草』 ○ 令人取千年瓦, 燒熨冷痺, 有效. 『俗方』

오고와(烏古瓦)

성질은 차며 독이 없다. 소갈증을 멎게 한다. 지붕에서 오래된 것이 좋다[본초].
○ 천 년 된 기와를 달구어 냉비(冷痺)에 찜질하면 효과가 있다[속방].

白磁屑

○ 性平, 無毒. 主帶下 · 白崩, 滅瘢痕. 『本草』

백자설(白磁屑, 사기 부스러기)

성질은 평하며 독이 없다. 대하와 백붕(白崩)을 낫게 하며, 흉터를 없앤다[본초].

古磚

○ 主久患白痢, 膿泄下, 婦人帶下五色, 亦主小腹多冷, 火燒熨之, 妙. 『本草』

고전(古磚, 오래된 벽돌)

주로 오랜 백리로 고름을 누는 것과 부인의 5색 대하를 낫게 하고, 또한 아랫배의 냉증을 낫게 하는데, 불에 달구어 찜질하면 좋다[본초].

白麥飯石

○ 卽麤理黃石, 今之造磨磑石也. 火燒醋淬, 有屑落醋中, 研塗發背癰, 神良. 『外科』

○ 大凡石角, 多主癰疽. 『本草』

백맥반석(白麥飯石)

곧 결이 거친 누런 돌인데, 오늘날 맷돌 만드는 돌이다. 불에 달구어 식초에 담그면 부스러기가 식초에 떨어진다. 이것을 갈아서 등창[發背癰]에 바르면 잘 낫는다[외과].

○ 대개 모난 돌 부스러기가 흔히 옹저를 낫게 한다[본초].

水中石子

○ 主食魚膾腹中脹滿, 成瘕痛悶, 飮食不下, 日漸瘦. 取石, 火燒淬水, 取飮. 『本草』

수중석자(水中石子, 물 속의 자갈)

생선회를 먹고 배가 팽팽하게 불러 오르고 그득한 것, 징가가 되어 아프고 답답한 것, 음식이 내리지 않고 몸이 점점 여위는 것을 낫게 한다. 돌을 불에 달구어 물에 담근 다음 그 물을 마신다[본초].

16. 金 部

○ 凡三十三種.

모두 33가지이다.

金屑

○ 性平 一云寒, 味辛, 有毒 生者有毒, 熟者無毒 . 主鎭精神, 安魂定魄, 鎭心, 益五藏, 添精補髓, 治五藏風癎失志, 療小兒驚. ○ 百鍊者堪入藥, 生者有毒殺人. ○ 醫家所用, 皆鍊熟金箔, 及以水煎金器, 取汁用之, 固無毒矣. ○ 本經不曰金, 而更加屑字者, 蓋須烹鍊鍛屑爲箔, 方可入藥. 『本草』 ○ 世間萬物, 不能壞者, 惟黃金一物耳, 金者五行之極, 五行相生至金而極, 天一生水, 水生木, 木生火, 火生土, 土生金, 金最後生. 備五行之氣, 造化之功用全矣. 金之爲寶, 熔之得水, 擊之得火, 其柔象木, 其色象土, 水火土木四性具備, 歷萬年而不朽, 經百煉而愈堅實, 剛健純陽之至寶也. 『正理』 ○ 金畏水銀, 黃金得水銀而變白, 得火則回其本色. 『參同』

금설(金屑, 금가루)

성질은 평하며(차다고도 한다) 맛은 맵고 독이 있다(날것은 독이 있고, 법제한 것은 독이 없다). 정신을 진정시키고, 혼백을 안정케 하며, 마음을 진정하게 하고, 오장을 보하며, 정(精)을 보태 주고 골수[髓]를 보한다. 또 오장의 풍간(風癎)으로 정신을 잃은 것과 어린아이의 놀라는 증을 낫게 한다.

○ 여러 번 법제한 것을 약에 쓸 수 있으며, 날것은 독이 있어 사람을 죽인다.

○ 의사들이 쓰는 것은 제련한 금박이나 금그릇을 물에 달여 그 물을 쓰므로 독이 없다.

○ 『신농본초경』에서 금이라고만 하지 않고 '부스러기 설(屑)'자를 덧붙인 것은 제련한 부스러기로 꺼풀처럼 만들어야 약에 넣어 쓸 수 있기 때문이다[본초].

○ 세상만물에 변하여 없어지지 않는 것은 오직 황금 한 가지뿐이다. 금(金)은 5행의 극[五行之極]이다. 5행이 서로 생하는 것은 금에 이르러 끝난다. 하늘이 첫 번째로 물을 내고, 물이 나무를 생기게 하며, 나무가 불을 내고, 불이 흙을 생기게 하며, 흙이 금을 내어, 맨 나중에 생겨서 5행의 기운을 조화시키는 기능이 온전해진다. 금이 보배라는 것은, 녹이면 물[水]이 되고, 치면[擊] 불[火]을 내며, 그 부드러운 것은 나무[木]를 본떴고, 그 색은 흙[土]을 본떠서, 물·불·흙·나무의 4가지를 다 갖추어 기묘하게 변화하여 완전하게 쓰이기 때문이다. 만 년을 지나도 썩지 않고 백 번 제련하여도 더욱 굳어지고 세어져서 순전한 양기[純陽]를 가진 더할 나위 없는 보배이다[정리].

○ 금은 수은을 두려워[畏]한다. 금이 수은을 만나면 흰색으로 변하나 불을 가하면 다시 본래의 색으로 된다[참동].

銀屑

○ 性平, 味辛, 有毒. 主安五藏, 定心神, 止驚悸, 除邪氣, 治小兒驚癎癲疾狂走之病. ○ 方家用銀屑, 當取見成銀箔, 用之. ○ 金銀屑, 並破冷, 除風. ○ 銀惡錫. 『本草』

은설(銀屑, 은가루)

성질은 평하며 맛은 맵고 독이 있다. 주로 오장을 편안하게 하고, 심신(心神)을 안정시키며, 경계증을 멎게 하고, 사기를 없앤다. 또 어린아이의 경간 · 전질(癲疾) · 미친병을 낫게 한다.

○ 의사들이 은가루를 쓰려면 잘 만들어 놓은 은박을 써야 한다.

○ 금가루와 은가루는 다 냉을 헤치고 풍을 없앤다.

○ 은은 주석[錫]을 싫어한다[본초].

水銀

○ 性寒, 味辛, 有毒. 安心鎭神, 除風, 主疥癬 · 瘑瘻 · 痂瘍 · 白禿 · 一切惡瘡, 墮胎, 下死胎. ○ 一名汞. 出於丹砂, 卽姹女也. 殺金銀銅錫毒. ○ 水銀, 得鉛則凝, 得硫黃則結, 倂棗肉硏之則散, 灌尸中則令尸後腐, 得紫河車則伏, 以金銀銅鐵置其上則浮, 銅得之則明. ○ 入耳則能蝕腦至盡, 入肉則令百節攣縮, 以金物火炙熨之, 水銀當出蝕金, 候金色白者是也. ○ 水銀過服, 令人痿躄, 中其毒則須飮酒, 幷肥猪肉鐵漿, 可解之. 『本草』 ○ 形如水, 色白如銀, 出於丹砂, 其法作爐, 置砂於中, 下承以水, 相覆以器, 外加火煅養則烟飛着上, 水銀流於下, 色微紅. 『入門』 ○ 消水銀時, 飛着釜上灰, 名曰汞粉, 俗呼爲水銀灰. 『本草』 ○ 水銀去虱最妙. 『俗方』

수은(水銀)

성질은 차고 맛은 매우며 독이 있다. 마음과 정신을 안정시키고 풍을 없앤다. 또 옴 · 버짐 · 와창 · 누창 · 딱지가 앉는 헌데 · 머리에 털이 빠지는 증과 모든 악창을 치료하며, 유산시키고, 죽은 태아를 나오게 한다.

○ 일명 홍(汞)이라고도 한다. 단사(丹砂)에서 나오는데, 즉 차녀(姹女)라는 것이다. 금 · 은 · 구리 · 주석의 독을 죽인다.

○ 수은은 연(鉛)을 만나면 엉기고, 유황을 만나면 뭉치며, 대추살과 함께 갈면 흩어지며, 시체 속에 넣으면 오래 썩지 않는다. 또 자하거(紫河車)를 만나면 숨고, 금 · 은 · 구리 · 쇠를 그 위에 놓으면 나오고, 구리가 수은을 만나면 밝아진다.

○ 수은이 귀에 들어가면 뇌로 들어가고 살에 들어가면 온갖 뼈마디가 오그라든다. 이런 환자들을 금으로 만든 물건을 불에 구워 다림질하면 수은이 나와서 금에 붙게 된다. 그것은 금의 색이 희어지는 것으로 안다.

○ 수은을 지나치게 먹으면 위벽증(痿躄證)이 생긴다. 수은에 중독이 되면 술을 마시거나 살진 돼지고기[猪肉]나 무쇠를 담가서 우린 물[鐵漿]을 마시면 풀린다[본초].

○ 생김새는 물 비슷한데 색은 은같이 희다. 주사[丹砂]에서 수은을 뽑는데 그 방법은 화로를 만들어 주사를 넣어서 물그릇 위에 올려놓고 그릇으로 화로 위를 덮은 다음 화로 밖에 불을 놓아 고면 연기는 날아 위에 붙고 수은은 아래로 흐르는데 그 색은 약간 붉다[입문].

○ 수은을 녹일 때 가마 위에 붙은 재는 홍분(汞粉)이라 하며, 또 민간에서는 수은분[水銀灰]이라 한다[본초].

○ 수은은 이[虱]를 없애는 데 가장 좋다[속방].

【輕粉】性冷, 味辛, 有毒. 通大腸, 付小兒疳, 幷瘰癧, 殺惡瘡疥癬蟲, 療鼻上酒齇, 風瘡瘙痒. ○ 一名汞粉, 一名水銀粉, 亦名膩粉, 或曰峭粉, 飛煉水銀而成 製法見雜方. 醫家下膈, 最爲要藥. ○ 輕粉, 下涎藥, 及小兒涎潮瘈瘲多用, 然不可過多, 多則傷人. 『本草』 ○ 雖善治瘡, 能傷胃, 故動搖齒齦, 或至墮落. 『醫鑑』

경분(輕粉) 성질은 냉하며 맛은 맵고 독이 있다. 대장을 잘 통하게 하고, 어린아이의 감질과 나력을 낫게 하며, 악창과 옴과 버짐벌레[癬蟲]를 죽이고, 비사증[酒齇]과 풍창으로 가려운 증을 낫게 한다.

○ 일명 홍분(汞粉), 일명 수은분(水銀粉)이라고도 하고, 또한 이분(膩粉) 혹은 초분(峭粉)이라고도 한다. 수은을 구워 불려서 만든다(제법은 잡방에 나온다). 의사가 하격증(下膈證)에 가장 중요한 약으로 쓴다.

○ 경분은 담연[涎]을 삭이는 약으로 또는 어린아이가 거품침이 나오는 증[涎潮]과 계종증(瘈瘲證)에 많이 쓴다. 그러나 너무 지나치게 쓰지 말아야 한다. 많이 쓰면 사람이 상한다[본초].

○ 비록 모든 헌데를 잘 낫게 하지만 위(胃)를 상하고 잇몸을 흔들리게 하거나 심지어 유산시킬 수도 있다[의감].

【銀硃】亦水銀升者. 殺瘡蟲, 去腦虱, 熏癩風瘡, 能收水去毒, 一名水花硃. 『入門』

은주(銀硃) 이것은 수은을 승화시켜[升] 만든 것이다. 헌데벌레(瘡蟲)를 죽이고, 머리의 이를 없애며, 문둥병에 태워 연기를 쏘이면 헌데의 궂은 물도 거두고[收水] 독을 없앤다. 일명 수화주(水花硃)라고도 한다[입문].

靈砂

○ 性溫, 味甘, 無毒. 主一切痼冷, 五藏百病, 墜痰涎, 益氣力, 通血脈, 明目, 止煩, 辟惡, 定心藏之怔忡, 久服令人心靈. ○ 一名二氣砂. 煉法, 水銀三兩, 硫黃一兩細硏, 先炒作靑砂頭, 後入水火旣濟爐抽之, 如束鍼紋者, 成就也. 『本草』

영사(靈砂)

성질은 따뜻하며 맛은 달고 독이 없다. 일체 고랭(痼冷)과 오장의 온갖 병을 낫게 하며, 담연을 삭이고, 기력을 돕는다. 또한 혈맥을 잘 통하게 하고, 눈을 밝게 하며, 답답한 것을 멎게 하고, 나쁜 것을 물리친다. 또 심장의 정충증(怔忡證)을 안정시킨다. 또 오래 먹으면 정신이 맑아진다.

○ 일명 이기사(二氣砂)라고도 한다. 그 제법은 수은 120g, 유황 40g을 합하여 보드랍게 갈아서 볶아 청사두(靑砂頭)를 만들고 냉각장치를 한 쇠를 녹이는 가마에 넣고 구워 승화시켜 바늘을 묶어 놓은 것처럼 되면 영사가 다 구워진 것이다[본초].

黄丹

○ 性微寒 一云凉, 味辛, 無毒. 鎭心安神, 主驚癎, 癲疾, 除毒熱驚悸狂走, 療吐逆反胃, 止吐血及嗽, 治金瘡及湯火瘡, 染鬚, 可煎膏止痛生肌. ○ 一名鉛丹, 卽黄丹也. 又名鉛華, 生於鉛. 『本草』 ○ 炒鉛作丹, 其色黄, 故曰黄丹. 入藥, 炒令色變, 爲紫色, 細研水飛二遍, 用之. 『入門』

황단(黄丹)

성질은 약간 차며(서늘하다고도 한다) 맛은 맵고 독이 없다. 마음과 정신을 진정시키며, 경간(驚癎)·전질(癲疾)을 다스리고, 독열(毒熱)·경계증(驚悸證)·미쳐 날뛰는 증을 없애고, 구역·반위(反胃)를 낫게 하며, 토혈·기침을 멎게 한다. 또 쇠붙이에 다친 것, 끓는 물이나 불에 덴 것을 치료한다. 수염을 검게 하며, 고약을 만들어 쓰면 통증을 멎게 하고 새살을 살아나게 한다.

○ 일명 연단(鉛丹)이라고도 하는데, 즉 황단이다. 또 연화(鉛華)라고도 하는데, 연으로 만든다[본초].

○ 연을 달구어 단을 만드는데 그 색이 누렇기 때문에 황단이라 한다. 약에 넣을 때는 볶아 색이 자주색으로 변한 다음 보드랍게 갈아서 2번 수비하여 쓴다[입문].

鉛

○ 性凉, 味甘, 無毒. 鎭心安神, 主反胃嘔噦, 及蛇蝎咬毒. 『本草』 ○ 鉛錫, 俱稟北方壬癸, 陰極之精, 性濡滑而多陰毒, 過服傷人心胃, 入藥, 以鐵銚熔化, 瀉新瓦上, 濾去渣脚二三次, 取淨用. 『入門』 ○ 古人, 名金爲黄金, 銀爲白金, 銅爲赤金, 鉛爲靑金, 鐵爲黑金. 『本草』

연(鉛, 납)

성질은 서늘하며 맛은 달고 독이 없다. 마음을 진정시키고 정신을 안정하게 하며, 반위·구역·딸꾹질과 뱀[噦及蛇]·전갈한테 물린 독을 낫게 한다[본초].

○ 연과 주석[鉛錫]은 북방임계(北方壬癸)에 속하고 극도에 다다른 음의 정기[陰極之精]를 다 갖추었으므로 성질은 부드럽고 미끄러우며 음독(陰毒)이 많다. 많이 먹으면 사람의 심장과 위(胃)를 상하게 한다. 약에 넣을 때는 쇠냄비에 녹여서 새 기왓장 위에 쏟아 찌꺼기를 버린다. 이렇게 2~3번 해서 깨끗하게 하여 쓴다[입문].

○ 옛사람들은 금을 황금(黄金), 은을 백금(白金), 구리를 적금(赤金), 연을 청금(靑金), 쇠를 흑금(黑金)이라 하였다[본초].

【鉛霜】 性冷, 無毒. 消痰, 止驚悸, 解酒毒, 治熱涎塞胸膈煩悶, 中風痰實, 及小兒驚風. ○ 一名鉛白霜. 其法, 取鉛雜水銀十五之一, 合煉作片, 置醋瓮中, 密封經久成霜, 刮取用之. 『本草』

연상(鉛霜) 성질은 냉하며 독이 없다. 담을 삭이고, 경계증을 멎게 하며, 술독을 풀어 준다. 또 열담[熱涎]이 가슴에 막혀 안타깝게 답답한 것, 중풍으로 담(痰)이 성한 것과 어린아이의 경풍을 낫게 한다.

○ 일명 연백상(鉛白霜)이라고도 한다. 그 제법은 연에 수은 15분의 1을 두고 섞은 다음 녹여 조

각을 만들어 식초를 둔 항아리에 넣고 봉하여 오래 두었다가 서릿발처럼 올라붙은 것을 긁어서 쓴다[본초].

【鉛粉】 性寒 一云凉, 味辛, 無毒. 主伏尸·毒螫, 殺三蟲, 去鱉瘕, 療惡瘡墮胎, 療癥瘕積聚, 止久痢成疳, 及癰腫瘻爛. ◯ 卽今, 化鉛所作, 胡粉也. 一名定粉, 一名光粉, 一名瓦粉. 『本草』·『湯液』 ◯ 胡粉, 卽眞鉛粉也. 出韶州者名韶粉, 出定州者名定粉, 總名光粉, 性滯, 故可澁腸止痢. 『省翁』

연분(鉛粉) 성질은 차며(서늘하다고도 한다) 맛은 맵고 독이 없다. 복시(伏尸)나 독한 벌레에게 쏘인 것을 낫게 하고, 3충을 죽이며, 별가(鱉瘕)를 없앤다. 또 악창을 낫게 하며, 유산시키고, 징가·적취, 오랜 이질로 감질이 된 것, 옹종에 누관[瘻]이 생기고 물크러지는 것을 낫게 한다.

◯ 즉 오늘날 연을 녹여 만든 호분(胡粉)이다. 일명 정분(定粉), 일명 광분(光粉)·와분(瓦粉)이라고도 한다[본초, 탕액].

◯ 호분(胡粉)은 즉 진짜 연분[眞鉛粉]이다. 소주(韶州)에서 나는 것은 소분(韶粉)이고, 정주(定州)에서 나는 것은 정분(定粉)이며, 통틀어 말할 때 광분(光粉)인데, 막히게 하는 성질이 있기 때문에 장(腸)을 수렴하여 이질을 멎게 한다[성옹].

【鉛灰】 治瘰癧. 其法, 取鉛三兩鐵器熬之, 久當有脚如黑灰, 取此灰, 猪脂調付. 『本草』

연회(鉛灰) 나력을 낫게 한다. 그 제법은 연 120g을 쇠그릇에 넣고 오래 볶으면 검은 재처럼 된 찌꺼기가 생긴다. 이 재를 거두어 돼지기름[猪脂]에 개어 붙인다[본초].

【錫】 납. 性寒, 有小毒. 主癭瘤·鬼氣·疰忤. ◯ 卽白鑞也. 錯爲末, 和青木香, 付瘡腫, 惡毒. 『本草』

석(錫, 주석) 성질은 차며 독이 약간 있다. 영류(癭瘤)·귀기(鬼氣)·시주[疰]·객오[忤]를 치료한다.

◯ 즉 백랍(白鑞)이다. 줄로 쓸어 가루를 만들어 청목향(青木香)에 개어서 헌데가 붓고 독이 성한 데에 붙인다[본초].

赤銅屑

◯ 性平, 味苦, 微毒. 治風眼, 明目, 接骨, 銲齒, 療女人血氣心痛, 又主腋臭, 黑鬚髮. 『本草』 ◯ 赤銅爲佳, 其法, 取打銅器, 上起薄皮, 研爲末, 水飛取淨用. 『局方』

적동설(赤銅屑, 구리가루)

성질은 평하며 맛은 쓰고 약간의 독이 있다. 풍안(風眼)을 치료하며, 눈을 밝게 하고, 뼈를 잇게 하며, 이빨을 땜한다. 또 여자가 혈기로 명치가 아픈 것을 낫게 하고, 겨드랑이 냄새를 없애며, 수염과 머리카락을 검게 한다[본초].

◯ 붉은 구리[赤銅]가 좋다. 그 제법은 구리그릇 위의 엷은 층을 긁어 가루내서 수비하여 깨끗하게 만들어 쓴다[국방].

【銅青】 性平, 微毒. 明目, 去膚赤息肉, 治婦人血氣心痛. ○ 一名銅綠, 生熟銅皆有青, 青卽銅之精華, 銅器上綠色者, 是也. 能吐痰涎. 『本草』 ○ 水洗淨, 細研水飛, 慢火熬乾用. 『入門』

동청(銅青, 구리에 녹이 슨 것) 성질은 평하며 독이 약간 있다. 눈을 밝게 하고, 피부가 벌게지고 군살이 살아나는 것을 없애며, 부인이 혈기(血氣)로 명치가 아픈 것을 낫게 한다.

○ 일명 동록(銅綠)이라고도 한다. 생구리나 제련한 구리나 다 녹이 슨다. 녹은 즉 구리의 정기[銅之精華]인데 구리그릇 위에 있는 푸른색이 이것이다. 담연(痰涎)을 토하게 한다[본초].

○ 물에 깨끗이 씻어 보드랍게 가루내어 수비하고 약한 불에 볶아 말려 쓴다[입문].

【銅鏡鼻】 性冷, 味酸, 微毒. 主女子血閉·癥瘕·絶孕, 及産後餘疹刺痛. ○ 古鑑, 亦主一切邪魅·女人鬼交及蠱毒·小兒驚癎, 又催生, 治暴心痛, 並燒赤, 淬酒中, 溫飮之. ○ 百蟲, 入人耳中, 取鏡當耳敲之, 自出. 『本草』

동경비(銅鏡鼻) 성질은 냉하고 맛은 시며 약간의 독이 있다. 월경이 중단된 것, 징가, 임신 못하는 것, 산후에 여진(餘疹)이 있고 찌르는 것처럼 아픈 것을 낫게 한다.

○ 옛날 거울도 일체 사귀[邪魅]나 여자가 꿈에 헛것과 성교하는 것, 고독, 어린아이의 경간을 낫게 한다. 또한 해산을 쉽게 하며, 갑자기 가슴이 아픈 것을 낫게 한다. 빨갛게 달구어서 술에 담가 그 더운 술을 마신다.

○ 온갖 벌레가 귀에 들어갔을 때 거울을 귀에 대고 두드리면 저절로 나온다[본초].

【古文錢】 性平. 明目, 去瞖障, 療風赤眼, 及婦人橫逆産, 心腹痛, 五淋, 月隔. ○ 卽青銅錢也. 火燒通紅, 醋淬用之. 『本草』

고문전(古文錢) 성질은 평하다. 눈을 밝게 하며, 예장(瞖障)을 없애고, 풍으로 눈이 충혈된 것, 부인의 횡산(橫産)·역산(逆産), 심·복통, 5림, 월경이 중단된 것을 낫게 한다.

○ 즉 청동전(青銅錢)이다. 불에 새빨갛게 구워서 식초에 담갔다가 쓴다[본초].

【自然銅】 산골. 性平 一云涼, 味辛, 無毒. 安心止驚悸, 療折傷, 散血止痛, 排膿, 消瘀血, 續筋骨. ○ 在處有之, 不從鑛煉, 故號自然銅, 接骨續筋, 最佳. 『本草』 ○ 採得之, 方圓不定, 其色青黃如銅, 燒之起青焰, 如硫黃臭. 凡使, 火煅醋淬九次, 水飛用. 『入門』 ○ 自然銅, 世以爲接骨之藥, 然火煉有毒, 不可多用, 戒之. 『丹心』

자연동(自然銅, 산골) 성질은 평하며(서늘하다고도 한다) 맛은 맵고 독이 없다. 마음을 편안하게 하며, 경계증을 낫게 하고, 다쳐서 부러진 것을 낫게 하며, 어혈을 헤치고, 통증을 멎게 하며, 고름을 빨아내고, 어혈을 삭이며, 힘줄과 뼈를 잇는다.

○ 곳곳에 있다. 동광을 제련하지 않는 것이기 때문에 자연동이라 한다. 뼈를 붙이고 힘줄을 잇는데 매우 좋다[본초].

○ 캔 것은 모가 나거나 둥근 것이 일정치 않고 색은 구리처럼 청황색이다. 태우면 푸른 불꽃이 일고 유황냄새가 난다. 대개 쓸 때는 불에 달구어 식초에 담그기를 9번 반복하여 갈아 수비한 다음 쓴다[입문].

○ 자연동은 민간에서 뼈를 붙이는 약[接骨之藥]으로 쓴다. 그러나 불에 녹이면 독이 있으므로 많이 쓰지 않도록 주의하여야 한다[단심].

生鐵

○ 무쇠. 性微寒. 治癎疾, 鎭心, 療癖及惡瘡疥, 蜘蛛咬及脫肛, 能黑鬚髮. ○ 初鍊去鑛, 用以鑄成器物者, 爲生鐵, 是鐺釜之類. 皆煮汁, 或燒淬, 取汁用.『本草』

생철(生鐵, 무쇠)

성질은 약간 차다. 간질을 치료하고, 마음을 진정시키며, 버짐과 악창·옴, 거미에게 물린 것[蜘蛛咬]과 탈항을 낫게 하며, 수염과 머리카락을 검게 한다.

○ 광석을 처음 녹여 부어 그릇이나 연장을 만든 것이 생철이므로 냄비나 솥 같은 것이다. 다 물에 달이거나 불에 달구어 담근 물을 쓴다[본초].

【柔鐵】性平, 味辛, 無毒. 主堅肌耐痛. ○ 一名熟鐵. 再三銷拍, 可以作鑠者. 凡單言鐵者, 皆柔鐵也.『本草』

유철(柔鐵) 성질은 평하며 맛은 맵고 독이 없다. 주로 살을 단단하게 하여 아프지 않게 한다.

○ 일명 숙철(熟鐵)이라고도 한다. 2~3번 녹여서 못이나 고리를 만들 수 있는 것이다. 대개 단순히 쇠라고 하는 것은 다 유철이다[본초].

【鋼鐵】시우쇠. 味甘, 無毒. 主金瘡煩滿, 胸膈氣塞, 食不下. ○ 以生熟相雜, 和用以作刀劒鋒刃者, 爲鋼鐵.『本草』

강철(鋼鐵, 시우쇠) 맛은 달고 독이 없다. 쇠붙이에 다친 것, 답답하고 그득한 것, 가슴에 기가 막혀 음식이 내리지 않는 것을 낫게 한다.

○ 생철(生鐵)과 숙철(熟鐵)을 합하여 칼·검·끌과 날을 만드는 것을 강철이라 한다[본초].

【鐵屑】쇠똥. 性平, 味辛, 無毒. 主驚邪·癲癎·小兒客忤, 又主鬼打·鬼疰邪氣, 及風痓, 並煮, 澄淸飮之, 又腋氣, 炒熨之.『本草』 ○ 鍛鑽下, 打落細皮屑也.『本草』

철설(鐵屑, 쇳가루, 쇠똥) 성질은 평하며 맛은 맵고 독이 없다. 놀라게 하는 사기[驚邪], 전간(癲癎), 어린아이의 객오 또 귀타(鬼打)·귀주·사기 및 풍경(風痓)을 낫게 하는데, 물에 끓여 가라앉혀서 웃물을 먹는다. 또 겨드랑이 냄새가 나는 데 볶아서 찜질한다[본초].

○ 쇠를 불에 달구어 모루에 놓고 두드리면 떨어지는 가는 쇠부스러기다[본초].

【鐵液】性平, 味辛甘, 無毒. 治心驚邪, 一切毒蛇蟲, 及蚕漆咬瘡, 腸風, 痔漏, 脫肛, 諸惡瘡, 痂疥, 幷染鬚髮令黑. ○ 取鍛家砧上, 打落細皮屑, 水漬日久, 取汁用, 堪染皂, 一名鐵落.『本草』

철액(鐵液) 성질은 평하며 맛은 맵고 달며 독이 없다. 마음 놀라게 하는 사기, 일체 독사나 벌레, 누에에게 물린 것, 옻이 오른 것, 장풍, 치루, 탈항, 모든 악창, 옴을 낫게 하며 수염과 머리카락을 검게 한다.

○ 야장간[鍛家] 모루 옆에서 떨어지는 보드라운 쇠부스러기를 물에 오래 담갔다가 그 물로 검게 물들인다. 이것을 일명 철락(鐵落)이라고도 한다[본초].

【鐵華粉】 性平, 味鹹, 無毒. 安心神, 堅骨髓, 強志力, 除風邪, 延年變白. ○ 以鐵, 拍作片段, 鹽水洒之, 置醋瓮中, 百日後鐵上生衣, 刮取細研, 合和諸藥, 爲丸散. ○ 諸鐵, 無正入丸散, 惟煮汁用, 華粉則入藥. 一名鐵胤粉. 『本草』

철화분(鐵華粉) 성질은 평하며 맛은 짜고 독이 없다. 마음과 정신을 편안하게 하고, 골수(骨髓)를 굳건하게 하며, 의지력을 강하게 하고, 풍사를 없애며, 오래 살게 하고, 흰 머리를 검게 한다.

○ 쇠를 두드려서 조각을 만들어 소금물을 뿌린 다음 식초 넣은 항아리 속에 백일 동안 담가 두면 쇠 위에 녹이 슨다. 이것을 긁어 보드랍게 가루내어 다른 약과 합하여 환약이나 가루약을 만든다.

○ 모든 쇠는 그냥 환약이나 가루약에 넣지 않고 다만 끓인 물을 쓴다. 그러나 철화분만은 약에 직접 넣는다. 일명 철윤분(鐵胤粉)이라고도 한다[본초].

【鐵粉】 性平, 味鹹, 無毒. 安心神, 堅骨髓, 除百病, 變白令體健, 能食. ○ 以鐵華粉, 作火飛煉者, 爲鐵粉. 『本草』

철분(鐵粉) 성질은 평하며 맛은 짜고 독이 없다. 마음과 정신을 편안하게 하며, 골수를 굳건히 하고, 온갖 병을 없애며, 흰 머리를 검게 하고, 몸을 건강하게 하며, 음식을 잘 먹게 한다.

○ 철화분을 불에 달구어 낸 것이 철분이다[본초].

【鐵爇】 主惡瘡·蝕䘌·金瘡·手足皸析·瘰癧·毒腫, 殺蟲, 染鬚髮, 令黑. ○ 以竹木, 爇火於刀斧刃上, 燒之津出如漆者是也. 一名刀烟, 及熱未凝時, 塗之. ○ 又塗諸瘡, 令入水不爛. 『本草』

철설(鐵爇) 악창과 음식창, 익창, 쇠붙이에 다친 것, 손발이 터진 것, 나력·독종을 낫게 하며, 벌레를 죽이고, 수염과 머리카락을 검게 한다.

○ 참대[竹]나 나무를 도끼나 칼날 위에 놓고 태울 때 진이 나와 옻[漆]처럼 된 것이다. 일명 도연(刀烟)이라고도 하는데, 열로 엉기기 전에 바른다.

○ 또 모든 헌데에 바르면 물이 들어가도 물크러지지 않는다[본초].

【鍼砂】 바늘밍ᄀ노라슬흔ᄀᄅ. 性平, 無毒. 療積聚, 染鬚髮令黑, 堪染白爲皂. ○ 作鍼家, 磨鑢細末, 謂之鍼砂. 火煅醋淬, 研飛爲粉, 功同鐵粉. 『本草』 ○ 入藥, 用潔淨者, 醋浸, 撈起晒乾, 再用醋, 慢火炒二三遍, 紫色爲度. 『入門』

침사(鍼砂) 성질은 평하고 독이 없다. 적취를 삭이고, 수염과 머리카락을 검게 한다. 흰 천에도 검게 물든다.

○ 바늘 만들 때 줄로 썬 보드라운 가루를 침사라 한다. 불에 달궈 식초에 담갔다가 수비한 가루는 철분과 효능이 같다[본초].

○ 약에 넣어 썰 때는 깨끗하게 하여 식초에 담갔다가 꺼내서 햇볕에 말려 다시 식초에 담가 약한 불에 2~3번 볶아서 자주색이 된 것을 쓴다[입문].

【鐵精】 性平, 微溫. 明目, 療驚悸, 定心氣, 治小兒風癎·陰㿉·脫肛. ○ 鍛竈中, 飛出如塵, 紫色而輕虛者爲鐵精, 能化銅, 可以磨瑩銅器. 『本草』

철정(鐵精) 성질은 평하며 약간 따뜻하다. 눈을 밝게 하고, 경계증을 낫게 하며, 심기(心氣)를 안정시키며, 어린아이의 경간·음퇴(陰㿉)·탈항을 낫게 한다.

○ 도가니 가운데서 날아 나오는 먼지 같은 것인데, 자주색이고 가벼운 것이 철정이다. 이것은 구리를 녹이므로 구리그릇을 닦아 빛이 나게 한다[본초].

【鐵漿】 무쇠ᄃᆞᆷ가우린믈. 性平, 味辛, 無毒. 鎭心, 主癲癎發熱狂走, 六畜癲狂, 又療蛇犬虎狼毒刺, 惡蟲毒. ○ 取鐵, 浸水經久, 色靑沫出, 卽堪染皂者爲鐵漿, 能解諸毒入腹. 『本草』 ○ 以生鐵漬水, 日取飮之, 日久生黃膏, 尤勝, 令人輕健. 『入門』

철장(鐵漿, 무쇠를 담가 우린 물) 성질은 평하며 맛은 맵고 독이 없다. 마음을 진정시킨다. 전간으로 열이 나고 미쳐 날뛰는 것과 가축의 전광을 낫게 하며, 뱀·개·범·이리 등과 독한 가시·벌레에게 물리고 쏘인 독을 낫게 한다.

○ 쇠를 물에 담가 오래 두면 색이 푸르게 되고 거품[沫]이 돋는데 이것으로 검게 물들일 수 있게 된 것이 철장이다. 여러 가지 독이 속에 들어간 것을 푼다[본초].

○ 생철을 물에 담가 두고 날마다 그 물을 마신다. 오래되어 누런 기름[黃膏]이 생기면 더욱 좋으며 사람의 몸이 가볍고 건강하게 한다[입문].

【馬銜鐵】 ᄆᆞᆯ마함쇠. 性平, 無毒. 主難産, 小兒癎. ○ 此, 馬勒口鐵也, 作醫工鍼, 甚妙. 『本草』

마함철(馬啣鐵) 성질은 평하며 독이 없다. 난산과 어린아이의 간질을 낫게 한다.

○ 이것은 말 재갈의 쇠[馬勒口鐵]이다. 의사들이 침을 만들면 아주 좋다[본초].

【車轄鐵】 술윗박회간못쇠. 主喉痺及喉中熱塞. 燒淬, 飮汁. 『本草』

차할철(車轄鐵, 수레바퀴간의 못) 후비증과 목구멍에 열이 나면서 막힌 것을 치료한다. 달궈 물에 담가 그 물을 마신다[본초].

【鑰匙鐵】 治婦人血噤失音, 衝惡, 又治弱房人, 煎湯飮. 『本草』

약시철(鑰匙鐵, 열쇠) 월경이 중단된 것, 목이 쉰 것, 악기가 치받치는 것을 낫게 한다. 또 성욕이 약한 사람은 물에 달여 그 물을 마신다[본초].

【故鋸鐵齒】 主誤呑竹木, 入咽喉不出者, 火燒淬酒, 飮之. 『本草』

고거철치(故鋸鐵齒, 오래된 톱날) 참대나 나무를 잘못 삼켜 목구멍에 걸려 나오지 않는 것을 치료하는데, 불에 달궈 술에 담가 그 술을 마신다[본초].

【鐵斧】性溫, 味辛, 無毒. 主喉痺及産後血瘕復痛, 燒赤投酒中, 飮之. 無斧, 用鐵秤錘.『本草』

철부(鐵斧, 쇠도끼) 성질은 따뜻하며 맛은 맵고 독이 없다. 후비증과 해산 후에 생긴 혈가(血瘕)와 복통을 낫게 한다. 불에 빨갛게 달궈 술에 담가서 그 술을 마신다. 도끼가 없으면 쇠저울추를 쓴다[본초].

침 구 편

鍼 灸 篇

■ 東醫寶鑑 鍼灸篇

1. 鍼 灸

製九鍼法

○ 內經曰, 虛實之要, 九鍼最妙者, 爲其各有所宜也. 註云, 熱在頭身宜鑱鍼. 分肉氣滿宜圓鍼, 脈氣虛少宜鍉鍼, 瀉熱出血發泄痼病宜鋒鍼, 破癰腫出膿血宜鈹鍼, 調陰陽去暴痺宜圓利鍼, 治經絡中痛痺宜毫鍼, 痺深居骨解·腰脊節腠之間者宜長鍼, 虛風舍於骨解 皮膚之間者宜大鍼, 此之謂各有所宜也. ○ 鍼形有九, 叙之于左.

9가지 침의 적응증[製九鍼法]

『내경』에 "허(虛)하고 실(實)한 것을 제대로 치료하려면 9가지 침[九鍼]이 가장 좋다."고 한 것은 각각 그 침에 해당하는 적응증이 있기 때문이다. 주해에 "머리와 몸에 열이 나는 데는 참침(鑱鍼)이 좋고, 분육(分肉)에 기가 몰린 데는 원침(圓鍼)이 좋으며, 경맥의 기가 허약한 데는 시침(鍉鍼)이 좋고, 열을 내리고 피를 빼며 고질병을 치료하는 데는 봉침(鋒鍼)이 좋으며, 곪은 것을 째어 피고름을 빼는 데는 피침(鈹鍼)이 좋고, 음양을 고르게 하며 갑자기 생긴 비증(痺證)을 없애는 데는 원리침(圓利鍼)이 좋고, 경락을 조절하고 통비(痛痺)를 치료하는 데는 호침(毫鍼)이 좋으며, 비증이 몸의 깊은 곳과 관절·허리등뼈에 몰린 데는 장침(長鍼)이 좋고, 허풍(虛風)이 관절과 피부에 있는 데는 대침(大鍼)이 좋다."고 하였다. 이것은 바로 침에 따라 각각 해당하는 적응증이 있다는 것을 말한 것이다.

○ 침은 9가지가 있는데 아래와 같다.

【一曰鑱鍼】 長一寸六分, 頭大末銳, 主瀉陽氣. 『靈樞』 ○ 平半寸, 長一寸六分. 頭大末銳, 主熱在頭分. 『易老』

1. 참침(鑱鍼) 길이는 1치 6푼이며 침 끝이 크고 예리하다. 주로 양기(陽氣)를 사(瀉)한다[영추].
○ 너비는 5푼이고 길이가 1치 6푼이며 침 끝이 크고 예리하다. 주로 머리에 열이 있는 것을 치료한다[역로].

【二曰圓鍼】 長一寸六分, 鍼如卵形, 揩摩分間, 不得傷肌肉, 以瀉分氣. 『靈樞』 ○ 鋒如卵形, 肉分氣病宜用此. 『易老』

2. 원침(圓鍼) 길이는 1치 6푼이고 침 끝이 달걀모양과 같이 생겼다. 분육의 사이를 스치기만 하고 기육(肌肉)을 상하지 않게 하며 분육에 몰린 기를 사한다[영추].
○ 침 끝이 달걀모양과 같이 생겼는데, 분육의 기병(氣病)에는 이 침을 쓰는 것이 좋다[역로].

【三曰鍉鍼】 長三寸半, 鋒如黍粟之銳, 主按脈勿陷, 以致其氣. 『易老』 ○ 脈氣虛少者宜此. 『易老』

3. 시침(鍉鍼) 길이는 3치 5푼이고 침 끝이 기장이나 조[粟]의 까끄라기와 같이 뾰족하다. 경맥을 눌러 들어가지 않게 하고 찔러서 경맥의 기를 제대로 돌게 한다[역로].
○ 경맥의 기가 허약한 데는 이 침을 쓰는 것이 좋다[역로].

【四曰鋒鍼】 長一寸六分, 刃三隅, 以發痼疾. 『易老』 ○ 瀉熱出血, 發泄痼疾. 『易老』

4. 봉침(鋒鍼) 길이는 1치 6푼이고 침날은 세모꼴이다. 고질병[痼疾]을 치료한다[역로].
○ 열을 내리고 피를 빼어 고질병을 치료한다[역로].

【五曰鈹鍼】 長四寸, 廣二分半, 末如劒鋒, 以取大膿. 『易老』 ○ 一名破鍼, 用以破癰腫出膿血. 『易老』

5. 피침(鈹鍼) 길이는 4치이고 너비는 2푼 5리이며 끝은 칼날과 같다. 크게 곪은 것을 짼다[역로].
○ 일명 파침(破鍼)이라고도 하며, 옹종(癰腫)을 째어 피고름[膿血]을 빼는 데 쓴다[역로].

【六曰圓利鍼】 長一寸六分, 大如氂, 且圓且銳, 中身微大, 以取暴氣. 『易老』 ○ 尖如毫, 且圓利, 調陰陽去暴氣. 『易老』

6. 원리침(圓利鍼) 길이가 1치 6푼이고 굵기는 소꼬리털 같으며, 둥글면서 예리하고, 침날의 가운데가 약간 굵다. 갑자기 생긴 사기[暴氣]를 없앤다[역로].
○ 침 끝은 털끝같이 가늘고 둥글며 잘 돌므로 음양을 고르게 하고 갑자기 생긴 사기를 없앤다[역로].

【七曰毫鍼】 長三寸六分, 尖如蚊虻喙. 靜以徐往, 微以久留, 以取痛痺. 『易老』 ○ 尖如蚊虻喙, 調經絡去痛痺. 『易老』

7. 호침(毫鍼) 길이는 3치 6푼이고 끝은 모기나 등에의 주둥이[蚊虻喙]같이 날카로우며, 차분한 가운데 천천히 놓고 오래 꽂아 둔다. 통비(痛痺)를 치료한다[역로].
○ 침 끝은 모기나 등에의 주둥이 같은데 경락을 고르게 하고 통비를 없앤다[역로].

【八曰長鍼】 長七寸, 鋒利身薄, 可以取遠痺. 『易老』 ○ 鋒利, 故取痺深居骨解 · 腰脊節腠之間者. 『易老』

8. 장침(長鍼) 길이는 7치이고 침 끝이 예리하며 침의 몸통 부분이 얇다. 오래된 비증을 치료한다[역로].
○ 침 끝이 예리하므로 비증이 몸의 깊은 곳과 관절 · 허리등뼈[腰脊]에 몰린 것을 없앤다[역로].

【九曰大鍼】 長四寸, 尖如挺其鋒微圓. 以瀉機關之水. 『易老』 ○ 一名焠鍼, 取風虛舍于骨解皮膚之間者. 『易老』

9. **대침(大鍼)** 길이는 4치이고 끝은 못과 같으며 침날은 약간 둥글다. 장기의 물을 뺀다[역로].
○ 일명 쉬침(焠鍼)[1]이라고도 하는데, 풍사(風邪)가 허한 곳을 틈 타 관절과 피부 사이에 깃들어 있을 때 놓는다[역로].

鍊鍼法

○ 取久用馬嘶鐵作鍼最妙. 『精要』 ○ 煮鍼, 取烏頭巴豆肉各一兩, 麻黄五錢, 木鱉子肉十箇, 烏梅五箇. 右將鍼藥同入銀石器內, 水煮一日, 出洗之. 再用止痛藥, 沒藥·乳香·當歸·花蕊石各半兩. 又如前, 水煮一日取出, 以皂角水洗之. 再於犬肉內煮一日, 仍用瓦屑打磨淨端直, 菘子油塗之, 常近人氣爲妙. 『得效』

침을 만드는 방법[鍊鍼法]

오랫동안 쓰던 말 재갈로 침을 만드는 것이 제일 좋다[정요].
○ 쇳독을 없애는 방법은 오두·파두육 각 40g, 마황 20g, 목별자육 10개, 오매 5개를 침과 함께 은이나 질그릇에 넣고 물을 부은 다음 하루 동안 끓여서 꺼낸다. 이것을 씻어서 다시 통증을 멈추는 약인 몰약·유향·당귀·화예석(花蘂石) 각 20g을 넣고 위와 같이 물에 하루 동안 달인 다음 꺼내어 조각수(皂角水)에 씻는다. 다시 개고기에 꽂아서 하루 동안 끓인다. 이것을 기와가루로 깨끗하게 닦아 곧게 펴서 배추씨기름[菘子油]을 바른다. 늘 몸에 가까이 가지고 있는 것이 좋다[득효].

四時鍼法

○ 春氣在經脈, 夏氣在孫絡, 長夏氣在肌肉, 秋氣在皮膚, 冬氣在骨髓中. 是故邪氣者, 常隨四時之氣血而入客. 也必從其經氣辟除其邪, 則亂氣不生, 反之則生亂氣, 相淫併焉. 『內經』 ○ 病有浮, 沈刺有淺深. 各至其理, 無過其道, 過之則內傷, 不及則生外壅, 壅則邪從之. 淺深不得, 反爲大賊, 內動五藏, 後生大病. 『內經』 ○ 春夏刺淺, 秋冬刺深者. 蓋春夏陽氣在上, 人氣亦在上, 故當淺刺之. 秋冬陽氣在下, 人氣亦在下, 故當深取之也. 『難經』

계절에 맞게 침놓는 방법[四時鍼法]

기(氣)가 봄에는 경맥(經脈)에 있고, 여름에는 손락(孫絡)에 있으며, 늦여름에는 기육(肌肉)에 있고, 가을에는 피부에 있으며, 겨울에는 골수에 있다. 그러므로 사기(邪氣)는 늘 계절에 따라 기혈이 있는 곳에 침습한다. 그러므로 반드시 경기(經氣)에 맞게 그 사기를 치료하여야 혼란된 기가 생기지 않는다. 그렇지 않으면 혼란된 기[亂氣]가 생겨 서로 어울리게 된다[내경].
○ 병은 겉에 있는 것과 깊이 있는 것이 있으므로 침도 깊이 놓기도 하고 얕게 놓기도 하여 각각 그 정도에 알맞게 하며 지나치게 하지 말아야 한다. 만일 너무 깊이 놓으면 속이 상하고, 너무 얕게 놓으면 겉이 막히는데 겉이 막히면 사기(邪氣)가 나오지 못한다. 침을 얕게 놓거나 깊이 놓는 것을 알맞게 하지 못하면 도리어 해롭다. 그리하여 오장을 다치면 나중에 중병이 생긴다[내경].
○ 봄과 여름에는 침을 얕게 놓고 가을과 겨울에는 깊이 놓는다. 그것은 봄과 여름에는 대체로

1) 쉬침(焠鍼) : 화침(火鍼). 불에 뜨겁게 달군 침. 신속히 찔렀다 뺀다.

양기(陽氣)가 겉에 있고 사람의 기[人氣]도 겉에 있으므로 침을 얕게 놓아야 하고, 가을과 겨울에는 양기가 깊이 들어가 있고 사람의 기도 깊이 있으므로 침을 깊이 놓아야 한다[난경].

鍼刺淺深法

○ 足陽明, 刺深六分, 留十呼. 足太陽, 刺深五分, 留七呼. 足少陽, 刺深四分, 留五呼. 足太陰, 刺深三分, 留四呼. 足少陰, 刺深二分, 留三呼. 足厥陰, 刺深一分, 留二呼. 手之陰陽, 其受氣之道近, 其氣之來疾, 其刺深者皆無過二分, 其留皆無過一呼. 『靈樞』 ○ 凡上體及當骨處, 鍼入淺而灸宜少. 凡下體及肉厚處, 鍼可入深灸多無害. 『入門』

침놓는 깊이를 정하는 방법[鍼刺淺深法]

족양명경(足陽明經)에는 6푼 깊이로 놓고 10번 숨쉴 동안 꽂아 두며, 족태양경(足太陽經)에는 5푼 깊이로 놓고 7번 숨쉴 동안 꽂아 두며, 족소양경(足少陽經)에는 4푼 깊이로 놓고 5번 숨쉴 동안 꽂아 둔다. 족태음경(足太陰經)에는 3푼 깊이로 놓고 4번 숨쉴 동안 꽂아 두며, 족소음경(足少陰經)에는 2푼 깊이로 놓고 3번 숨쉴 동안 꽂아 두며, 족궐음경(足厥陰經)에는 1푼 깊이로 놓고 2번 숨쉴 동안 꽂아 둔다. 손의 음양경(陰陽經)은 그 기를 받는 길이 가까우므로 그 기가 빨리 온다. 그러므로 침을 놓는 것도 2푼 이상 깊이 놓지 말며 1번 숨쉴 동안 꽂아 둔다[영추].

○ 상체와 뼈에 가까운 곳은 침을 얕게 놓고 뜸도 적게 뜨는 것이 좋으며, 하체와 살이 많은 곳은 침을 깊이 놓고 뜸을 많이 떠도 해롭지 않다[입문].

火鍼法

○ 性畏艾灸者, 當用火鍼. 以鍼置火中, 令熱刺之, 卽火鍼也. 『資生』 ○ 凡諸穴忌灸之處, 以鍼置火中令熱, 繆刺之卽效. 乃知火不負人之說. 『資生』 ○ 內經有燔鍼法, 卽火鍼也. 『內經』

화침법(火鍼法)

뜸뜨는 것을 두려워하는 사람은 화침을 써야 한다. 침을 불 속에 넣어서 달구어 놓는 것을 화침(火鍼)이라고 한다[자생].

○ 뜸을 뜨지 말아야 할 여러 혈에는 침을 불에 달구어 무자법(繆刺法)으로 놓으면 곧 효과가 있다. 이것으로 불이 사람에게 좋다는 것을 알 수 있다[자생].

○ 『내경』에 번침법(燔鍼法)이라고 한 것이 곧 화침법이다[내경].

點穴法

○ 凡點穴時, 須得身體平直, 四肢無令拳縮. 坐點無令俛仰, 立點無令傾側. 若孔穴不正, 則徒燒肌肉, 虛忍痛楚, 無益於事. 『千金』 ○ 凡點穴, 坐點則坐灸, 立點則立灸, 臥點則臥灸. 坐立皆宜端直, 若一動則不得眞穴. 『入門』 ○ 古者用繩度量, 繩多出縮, 取穴不準, 今以薄竹片, 點量分寸, 療病準的. 亦有用蠟紙條量者. 但薄篾易折, 蠟紙亦粘手, 惟取稻稈心量却易, 尤勝於用紙之伸縮也. 『資生』 ○ 人有老少, 體有長短, 膚有肥瘦, 皆須精思商量, 準而折之. 又以肌肉文理 · 節解 · 縫會 · 宛陷之中, 及以手按之,病者快然，如此子細安詳用心者，乃得眞穴耳.『千金』○ 吳蜀多行灸法，有阿是穴之法，言人有病，卽令捏其上，若果當其處，不問孔穴，下手卽得便快．卽云阿是，灸刺皆驗．入門云天應穴，是也.『資生』

침혈을 잡는 법[點穴法]

침혈(鍼穴)을 잡을 때에는 몸가짐을 똑바로 하여야 한다. 팔다리를 구부리지 말아야 한다. 앉아서 침혈을 잡을 때에는 몸을 숙이거나 잦히지 말며, 서서 침혈을 잡을 때에는 몸을 한쪽으로 기울이지 않도록 해야 한다. 만일 침혈을 바로잡지 못하면 살만 찌르거나 태워 아프기만 하고 아무런 효과도 보지 못한다[천금].

○ 대체로 침혈을 앉아서 잡은 것은 앉아서 놓고, 서서 잡은 것은 서서 놓아야 하며, 누워서 잡은 것은 누워서 놓아야 한다. 앉거나 설 때에는 몸가짐을 똑바로 하여야 하며, 침혈을 잡은 뒤에 조금만 움직여도 침혈의 위치가 달라질 수 있다[입문].

○ 옛날에는 노끈으로 치수를 쟀는데 노끈은 늘었다 줄었다 하여 정확하지 못하다. 그러므로 지금은 얇은 대자로 치수를 재기 때문에 침혈을 정확히 잡을 수 있다. 또한 밀 먹인 종이조각[蠟紙]으로 재기도 한다. 그런데 얇은 대자는 부러지기 쉽고 밀 먹인 종이는 손에 붙기 때문에 볏짚[稻稈] 속으로 하면 재기도 쉽고 더욱이 종이로 잴 때처럼 늘었다 줄었다 하는 일이 없으므로 좋다[자생].

○ 사람은 노인과 젊은이가 있고 키가 큰 사람과 작은 사람이 있으며 살이 많은 사람과 여윈 사람이 있다. 그러므로 잘 생각하여 정확하게 재야한다. 또한 살 위의 금과 뼈 사이 · 자개미 · 관절 · 오목한 곳 등을 손으로 누르면 환자가 시원해 하는 곳들이 있으므로, 이런 곳들을 자세하고도 세밀하게 살펴야 침혈을 바로잡을 수 있다[천금].

○ 오 · 촉(지금의 강소성 · 사천성 지역)에서는 뜸을 많이 뜨는데 아시혈(阿是穴)을 쓰는 방법이 있다. 사람이 아픈 곳이 있다고 호소하면 곧 그 위를 주물러 본다. 만약 그 아픈 곳을 찾아내면, 그 곳이 경혈인지를 불문하고 손으로 누르면 곧 편안해지고 상쾌해져서 곧 '아시'[2]라고들 말하는데, 뜸이나 침을 놓으면 모두 효험이 있다.『의학입문』에 천응혈(天應穴)이라고 한 것이 그것이다[자생].

量分寸法

○ 取病人，男左女右中指第二節，內度兩橫紋相去爲一寸，應取穴及作炷分寸，竝依此法.『局方』○ 取男左女右手中指第二節，內度兩橫文相去爲一寸．是謂同身寸，療病多愈，今以爲準．銅人曰，取中指內文爲一寸．內經曰同身寸，是也.『資生』○ 竇漢卿同身寸法，以中指大指相屈如環，取內側交兩角爲一寸．○ 取中指內側爲同身寸者，大法也．若取頭部 · 膺腧部 · 背部 · 腹部同身寸外，又各有活法，不可執一也.『綱目』○ 手足部，並用同身寸取之.『神應』

치수를 재는 법[量分寸法]

환자가 남자이면 왼손, 여자이면 오른손 가운뎃손가락 두 번째 마디를 취하되, 손가락의 손등 쪽이 아닌 안 쪽 두 가로금 서로 간의 거리가 한 치[一寸]이다. 혈을 취하거나 뜸을 놓을 때, 촌을 헤아림에 있어 모두 이 방법을 따르른다[국방].

---

2) 아시(阿是) : 환자가 '아, 그 곳이에요'라고 가리키는 곳, 아파서 '아'라고 소리치는 곳, 또는 '아, 좋다'라고 하는 곳을 의미한다.

○ 남자는 왼손, 여자는 오른손 가운뎃손가락 두 번째 마디의 안 쪽 두 가로금 사이를 한 치로 한다. 이것을 동신촌법(同身寸法)이라고 하는데, 병을 고치는데 더 잘 나으므로 지금은 이것을 기준으로 한다.『동인(銅人)』에는 가운뎃손가락 안쪽 금을 취하여 1치로 한다고 하였다.『내경』에서 동신촌이라고 한 것이 바로 이것이다[자생].

○ 두한경(竇漢卿)의 동신촌법에는 가운뎃손가락과 엄지손가락을 맞대어 가락지처럼 됐을 때 가운뎃손가락 안쪽에 나타나는 두 금 사이를 1치로 하였다.

○ 가운뎃손가락 안쪽 두 금 사이를 동신촌법으로 한 것은 대략적으로 쓰는 방법이다. 만일 머리와 가슴, 등과 배의 침혈을 잡는 데는 동신촌법 밖에도 다른 방법이 있으므로 한 가지 방법만 고집하여서는 안 된다[강목].

○ 손과 발도 동신촌법으로 잡는다[신응].

【頭部寸】前髮際至後髮際, 折作十二節, 爲一尺二寸. ○ 前髮際不明者, 取眉心上行三寸. 後髮際不明者, 取大顀上行三寸. 前後髮際不明者, 共折作一尺八寸.『神應』○ 頭部橫寸, 以眼內眥角至外眥角爲一寸, 並用此法. ○ 神庭至曲差, 曲差至本神, 本神至頭維, 各一寸半. 自神庭至頭維, 共四寸半.『神應』

머리의 치수〔頭部寸〕 앞이마의 머리카락이 돋은 데로부터 뒷머리카락이 돋은 끝까지 12등분하여 1자 2치로 한다.

○ 앞이마의 털 난 경계[髮際]가 명확하지 않을 때에는 양쪽 눈썹의 가운뎃점[眉心]으로부터 위로 3치 올라가서 그곳을 경계로 보고 뒷머리카락이 돋은 경계가 명확하지 않을 때에는 대추혈(大椎穴)로부터 위로 3치 올라가서 그곳을 경계로 본다. 앞뒤의 경계가 다 명확하지 않을 때에는 양쪽 눈썹의 가운뎃점으로부터 대추혈까지를 1자 8치로 계산한다[신응].

○ 머리의 가로치수[橫寸]는 내안각[眼內眥角]에서 외안각[眼外眥角]까지를 1치로 하여 다 이 방법을 쓴다.

○ 신정혈(神庭穴)에서 곡차혈(曲差穴), 곡차혈에서 본신혈(本神穴), 본신혈에서 두유혈(頭維穴)까지 각각 1치 5푼이므로 신정에서 두유까지 모두 4치 5푼이다[신응].

【膺腧部寸】兩乳橫折作八寸, 並用此法取之. 自天突至膻中, 直折作六寸八分, 下行一寸六分爲中庭. 上取天突下至中庭, 共折作八寸四分.『神應』

가슴의 치수〔膺腧部寸〕 두 젖꼭지 사이를 8치로 하여 다 이것을 기준으로 한다. 천돌혈(天突穴)에서 전중혈(膻中穴)까지의 사이가 6치 8푼이고, 아래로 1치 6푼 내려가면 중정혈(中庭穴)이며, 천돌혈로부터 중정혈까지는 모두 8치 4푼이다[신응].

【背部寸】大顀穴下至尾骶骨, 共二十一顀, 通折作三尺. ○ 上七顀, 每顀一寸四分一釐, 共九寸八分七釐. ○ 中七顀, 每顀一寸六分一釐, 十四顀前與臍平. 共二尺一寸一分四釐. ○ 下七顀, 每一寸二分六釐. ○ 背第二行, 挾脊各一寸半, 除脊一寸, 共折作四寸, 分兩傍. ○ 背第三行, 挾脊各三寸, 除脊一寸, 共折作七寸, 分兩傍.『神應』

등의 치수〔背部寸〕 대추혈(大椎穴)에서 엉덩이뼈[尾骶骨]까지는 모두 21개의 등뼈로 되었는데 3자로 계산한다.

○ 위 7개의 등뼈는 매 등뼈마다 1치 4푼 1리로 계산하여 모두 9치 8푼 7리이다.
○ 가운데 7개의 등뼈는 각 등뼈마다 1치 6푼 1리이므로 몸 앞의 배꼽과 수평되는 14개의 등뼈까지가 모두 2자 1치 1푼 4리이다.
○ 아래 7개의 등뼈는 매 등뼈마다 1치 2푼 6리이다.
○ 등[背]의 두 번째 줄은 등뼈에서 옆으로 각각 1치 5푼 나가 있으므로 등뼈 너비 1치를 합하여 모두 4치로 보고 양쪽으로 가른다.
○ 등의 세 번째 줄은 등뼈에서 옆으로 각각 3치 나가 있으므로 등뼈 너비 1치를 합하여 모두 7치로 보고 양쪽으로 가른다[신응].

【腹部寸】自中行心蔽骨下至臍，共折作八寸，人若無心蔽骨者，取岐骨下至臍心，共折作九寸. ○ 臍中至毛際橫骨，折作五寸取之. ○ 膺部腹部橫寸，並用乳間八寸法取之.『神應』

배의 치수〔腹部寸〕 배의 가운데 선에 있는 명치 끝[心蔽骨]으로부터 배꼽까지 8치로 계산한다. 만일 명치끝이 잘 나타나지 않는 사람은 양쪽 갈비뼈가 마주 붙은 가운데로부터 배꼽중심까지를 모두 9치로 계산한다.
○ 배꼽중심에서 음모의 윗기슭에 있는 치골결합[毛際橫骨]까지 5치로 계산한다.
○ 가슴과 배의 너비는 양쪽 젖꼭지 사이를 8치로 한 것을 기준으로 하여 쓴다[신응].

【人身尺寸】人有長七尺五寸者，髮以下至頤一尺. ○ 結喉至髃骬 鳩尾骨也 一尺三寸. ○ 髃骬至天樞八寸. ○ 天樞 穴名 至橫骨六寸半. ○ 橫骨至內輔上廉一尺八寸. ○ 內輔上廉至下廉三寸半. ○ 內輔下廉至內踝一尺三寸. ○ 內踝至地三寸. ○ 又膝膕至跗屬一尺六寸. ○ 跗屬至地三寸. ○ 又肩至肘一尺七寸. ○ 跗至腕一尺二寸半. ○ 腕至中指本節四寸. ○ 本節至末四寸半.『靈樞』

몸의 치수〔人身尺寸〕 사람의 키를 7자 5치로 보고, 머리카락이 돋은 경계에서 아래턱까지 1자이다.
○ 후두결절[結喉]에서 명치 끝[髃骬]까지는 1자 3치이다.
○ 명치끝에서 천추혈(天樞穴)까지는 8치이다.
○ 천추혈에서 음모의 윗기슭에 있는 치골결합[橫骨]까지는 6치 5푼이다.
○ 치골결합에서 보골(輔骨) 안쪽 윗기슭까지는 1자 8치이다.
○ 보골 안쪽 윗기슭부터 아랫기슭까지는 3치 5푼이다.
○ 보골 안쪽 아랫기슭에서 안쪽복사뼈[內踝]까지는 1자 3치이다.
○ 안쪽복사뼈에서 발바닥까지는 3치이다.
○ 또한 오금[膝膕]에서 발등[跗]까지는 1자 6치이다.
○ 발등에서 발바닥까지는 3치이다.
○ 어깨[肩]에서 팔꿈치[肘]까지는 1자 7치이다.
○ 팔꿈치에서 손목[腕]까지는 1자 2치 5푼이다.
○ 손목에서 가운뎃손가락 첫마디까지는 4치이다.
○ 손가락 첫마디에서 손가락 끝까지는 4치 5푼이다[영추].

【一夫法】凡量一夫之法，覆手倂舒四指，對度四指上下節橫過，爲一夫也.『資生』

1부법(一夫法) 1부법이란 손을 엎어놓고 네 손가락을 쭉 펴서 마주 붙인 다음 가로로 1번 잰 것을 말한다[자생].

製艾法

○ 艾葉主灸百病, 三月三日五月五日採葉暴乾, 以覆道者爲佳, 經陳久方可用.『入門』○ 端午日日未出時, 於艾中, 以意求其似人者, 輒採之以灸, 殊有效. 又云三月三日艾, 用灸極妙.『類聚』○ 取陳久黃艾葉, 不以多少, 入臼內, 用木杵輕搗令熟, 以細篩隔去靑滓, 再搗再篩, 直至柔細黃熟爲度用之.『局方』○ 艾熟搗, 去靑取白, 入硫黃揉之, 用尤妙.『入門』

뜸쑥을 만드는 법[製艾法]

약쑥잎[艾葉]은 여러 가지 병을 치료하기 위하여 뜸뜨는 데 쓴다. 음력 3월 3일이나 5월 5일에 잎을 뜯어서 햇볕에 말려 쓴다. 길섶에서 무성하게 자란 것과 여러 해 묵은 것이 좋다[입문].

○ 단옷날 해가 뜨기 전에 쑥 가운데서 좋은 것을 골라 뜯은 것으로 뜸을 뜨면 효과가 유별나다. 또한 음력 3월 3일에 뜯은 약쑥을 쓰면 더 좋다고 한다[유취].

○ 오래 두어서 누렇게 된 약쑥잎 적당한 양을 절구에 넣고 나무공이로 약간씩 잘 찧어 가는 체로 쳐서 푸른 찌꺼기[靑滓]를 버리고 다시 찧고 또 쳐서 보드라우면서도 누렇게 될 때까지 찧어 쓴다[국방].

○ 또한 약쑥잎을 잘 찧어 푸른 찌꺼기를 버리고 흰 것만 모아 유황을 넣고 비벼 쓰면 더욱 좋다[입문].

作艾炷法

○ 艾炷, 根下廣三分, 長亦三分, 若減此, 則不覆孔穴不中經脈, 火氣不行, 亦不能除病. 强壯人亦可稍增令大, 小兒則可如小麥大, 或如雀糞大.『局方』○ 艾炷依小竹筯頭作之, 其病脈麤細, 狀如巨線, 但令當脈灸之, 艾炷雖小亦能愈疾. 如腹內疝瘕·痃癖·氣塊·伏梁等疾, 惟須大艾炷也.『入門』

뜸봉을 만드는 법[作艾炷法]

뜸봉의 밑바닥 너비는 3푼, 길이도 3푼으로 한다. 만일 이보다 작으면 침혈을 뜨겁게 하지 못하며 경맥에 자극을 주지 못하므로 불기운이 통하지 못한다. 그러면 병을 치료할 수 없다. 몸이 튼튼한 사람에게는 뜸봉을 약간 더 크게 할 수 있으며 어린아이에게는 밀알만하게 하거나 혹은 참새똥만하게 할 수 있다[국방].

○ 뜸봉은 작은 대젓가락 대가리에 대고 만든다. 병이 생긴 경맥의 굵기가 굵은 실과 같으므로 거기에 맞게 만들어 뜨면 된다. 그러므로 뜸봉이 작아도 병이 나을 수 있다. 그러나 뱃속의 산가(疝瘕)·현벽(痃癖)·기괴(氣塊)·복량(伏梁) 등의 병에는 반드시 뜸봉이 커야 한다[입문].

取火法

○ 古來用火灸病, 忌八般木火, 松木·栢木·竹木·楡木·桑木·棗木·枳木·橘木. 今則不用木火，只以清油點燈，燈上燒艾莖點灸，兼滋潤灸瘡，至愈已來，且無疼痛，用蠟燭更佳. ○ 又火珠耀日，以艾承之，遂得火出，此火灸病爲良. 次有火照耀日，以艾引之，便得火出，此火亦可，火照卽火鏡也.『局方』○ 凡取火者，宜敲石取火，今人以鐵鈍刀擊夕，先以紙灰爲火丸，在下承之，亦得火可用.『資生』

불을 붙이는 방법[取火法]

예로부터 뜸을 뜨는 데는 8가지 나무(소나무[松木]·측백나무[栢木]·대나무[竹木]·느릅나무[楡木]·뽕나무[桑木]·대추나무[棗木]·탱자나무[枳木]·귤나무[橘木])로는 불을 붙이지 말라고 하였다. 지금은 나무불을 쓰지 않으며, 참기름으로 등불을 만들어 그 등불로 쑥대[艾莖]에 불을 붙여 뜸봉에 불을 붙인다. 그러면 뜸자리를 눅여주며 뜸자리가 나을 때까지 아프지 않다. 벌밀로 만든 초[蠟燭]가 더 좋다.

○ 또한 불을 일으키는 구슬[火珠]로 햇빛을 비춰 쑥으로 그것을 받으면 마침내 불이 붙는데, 이 불로 환부에 뜸을 뜨면 좋다. 그 다음 화조(火照, 볼록렌즈)에 햇빛을 비춰 쑥으로 그것을 끌어당기면 곧 불이 붙는데, 이 불도 역시 사용할 수 있다. 화조는 즉 화경(火鏡)이다[국방].

○ 대개 불을 붙일 때는 돌을 두드려서 불을 붙이는 것이 좋은데, 지금 사람들은 부시로 부싯돌을 친다. 먼저 잿물먹인 종이로 부싯깃을 만들어 아래에 놓고 그것을 받들면 역시 불을 붙여 쓸 수 있다[자생].

下火灸時法

○ 凡下火灸時，皆以日正午以後，乃可下火，灸之之時，謂陰氣未至，灸無不着. 午前平旦，穀氣虛，令人癲眩，不得鍼灸，愼之愼之. 其大法如此，卒急者不可用此例也. 若遇陰雨風雪，暫時且停，候待清明乃可灸之. 灸時不得傷飽·大飢·飮酒·食生冷硬物，及思慮·愁憂·嗔怒·呼罵·喪葬·嘆息，一切不祥，忌之大吉.『千金』

뜸뜨는 시간[下火灸時法]

뜸은 한낮이 지나서 떠야 한다. 이때는 음기(陰氣)가 오기 전이므로 뜸이 붙지 않는 법이 없다. 오전과 이른 아침에는 곡기(穀氣)가 허하여 어지럼증을 일으킬 수 있으므로 침과 뜸을 삼가는 것이 좋다. 이것은 일반적인 방법이고 급할 때에는 예외로 할 수 있다. 만일 날이 흐리고 비가 오거나 바람이 불고 눈이 올 때에는 잠깐 중지하였다가 날이 갠 다음에 떠야 한다. 뜸을 뜰 때에 배가 몹시 부르거나 고픈 것, 술을 마시거나 날것과 찬 것, 굳은 음식[硬物]을 먹는 것은 다 좋지 않다. 또한 생각과 근심을 지나치게 하거나 성을 내서 욕을 하거나 상가가 나서 슬퍼하거나 한숨쉬는 것 등은 다 좋지 못하므로 삼가는 것이 매우 좋다[천금].

灸法

○ 治病大法，冬宜溫及灸.『仲景』○ 凡病藥之不及，鍼之不到，必須灸之.『入門』○ 靈樞曰，陷下則灸之. 東垣云，陷下者，皮毛不任風寒，知陽氣下陷也. ○ 又曰，陷下則徒灸之. 徒灸謂不鍼只灸也.『綱目』○ 經云，陷下則灸之者，天地間無他，惟陰與陽二氣而已，陽在外在上，陰在內在下，今言陷下者，陽氣下陷入陰血之中，是陰反居其上而覆其陽, 脈證俱見寒, 在外者則灸之. 內經云, 北方之人宜灸焫. 爲冬寒大旺, 伏陽在內, 皆宜灸之. 『東垣』 ◯ 虛者灸之, 使火氣以助元陽也. 實者灸之, 使實邪隨火氣而發散也. 寒者灸之, 使其氣之復溫也. 熱者灸之, 引鬱熱之氣外發, 火就燥之義也. 『入門』 ◯ 頭面諸陽之會, 胸膈二火之地, 不宜多灸. 背腹雖云多灸, 陰虛有火者不宜, 惟四肢穴最妙. 『入門』 ◯ 凡灸, 當先陽後陰, 言從頭向左而漸下, 次後從頭向右而漸下, 乃先上後下也. 『千金』 ◯ 先灸於上, 後灸於下, 先灸於少, 後灸於多, 『明堂』 ◯ 灸則先陽後陰, 先上後下, 先少後多. 『入門』

뜸뜨는 방법[灸法]

병을 치료하는 중요한 법: 겨울에는 덥게 하는 것이 좋기 때문에 뜸을 뜨는 것이다[중경].

○ 모든 병에 약과 침으로 낫지 않는 것은 반드시 뜸을 떠야 한다[입문].

○ 『영추(靈樞)』에 "처져 내려가면[陷下] 뜸을 뜬다."고 하였는데, 『동원(東垣)』은 "처져 내려간다는 것은 피모(皮毛)가 풍한을 이겨내지 못하여 양기(陽氣)가 처져 내려간 것[下陷]을 의미한다."고 하였다.

○ 또 처져 내려가면 뜸만 뜬다고 하였는데, 뜸만 뜬다는 것은 침을 놓지 않고 뜸만 뜨는 것을 말한다[강목].

○ 『내경』에 "처져 내려가면[陷下] 뜸을 뜬다."고 한 것은 하늘과 땅 사이에는 오직 음과 양의 두 기만 있는데, 양은 겉에 있고 위에 있으며 음은 속에 있고 아래에 있다. 이제 말한 아래로 처져 내려간다는 것은 양기가 아래로 처져 내려가 음혈(陰血) 속으로 들어가면, 음이 오히려 위로 올라가서 양기를 덮어 맥과 증상[脈證]이 다 찬 기운[寒]이 겉에 있는 것처럼 나타나는데 이것을 말한 것이다. 이때에는 뜸을 떠야 한다. 『내경』에 "북쪽지방의 사람들은 뜸을 뜨는 것이 좋다."고 하였는데, 그것은 겨울에 몹시 추운 곳이므로 양기가 속에 잠복되어 있어서 다 뜸을 뜨는 것이 좋기 때문이다[동원].

○ 허약한 사람에게는 뜸을 떠서 화기(火氣)가 원양(元陽)을 도와주게 하며, 실(實)한 사람에게는 뜸을 떠서 실한 사기(邪氣)가 화기를 따라 퍼져 나가게 해야 한다. 한증(寒證)에는 뜸을 떠서 그 기를 다시 덥게[復溫] 해야 하며, 열증(熱證)에는 뜸을 떠서 몰린 열기를 밖으로 퍼져 나가게 해야 한다. 이 모든 것은 다 불의 말리는 성질을 이용한 것이다[입문].

○ 머리와 얼굴은 모든 양(陽)이 모이는 곳이며 가슴은 소음군화와 소양상화가 있는 곳이므로 많이 뜨는 것은 좋지 않고, 등과 배에는 비록 많이 뜬다고 하나 음(陰)이 허(虛)하고 화(火)가 있는 사람은 좋지 못하며, 다만 팔다리의 침혈에는 많이 떠도 좋다[입문].

○ 뜸을 뜰 때에 먼저 양(陽)의 부분을 뜨고 다음에 음(陰)의 부분을 뜬다고 한 것은 처음에 머리 왼쪽에서부터 점차 아래로 내려 뜨고 다음에는 머리 오른쪽에서부터 점차 내려 뜬다는 것이다. 이것은 위를 먼저 뜨고 다음에 아래로 내려가면서 뜬다는 것이다[천금].

○ 먼저 위를 뜨고 다음에 아래를 뜨며 먼저 적게 뜨고 다음에 많이 뜬다[명당].

○ 뜸을 뜰 때에는 먼저 양의 부분을 뜨고 다음에 음의 부분을 뜨며, 먼저 위를 뜨고 다음에 아래를 뜨며, 먼저 적게 뜨고 다음에 많이 뜬다[입문].

壯數多少法

◯ 着艾一炷, 如人丁壯之力, 故謂之壯. ◯ 凡頭頂止於七壯, 至七七壯而止. ◯ 鳩尾巨闕雖是胸腹穴, 灸不過四七壯, 若灸多, 令人永無心力. 如頭上穴, 若灸多, 令人失精神.

臂脚穴若灸多, 令人血脈枯渴四肢細而無力. 旣失精神, 又加細瘦, 卽令人短壽. 『資生』 ◯ 四肢但去風邪, 不宜多灸, 七壯至七七壯止, 不得過隨年數. 『資生』 ◯ 凡小兒七日以上, 周年以下, 不過七壯, 炷如雀屎. 『資生』

뜸의 장수를 정하는 방법[壯數多少法]

뜸봉 한 개의 힘이 어른 한 사람의 힘과 같다고 하여 장(壯)이라고 하였다.

○ 대체로 머리에는 7장에서 49장까지 뜬다.

○ 구미혈(鳩尾穴)과 거궐혈(巨闕穴)은 가슴과 배에 있는 침혈이기는 하나 뜸은 28장을 넘지 말아야 한다. 만일 많이 뜨면 심력(心力)이 약해지게 된다. 만일 머리의 침혈에 많이 뜨면 정신을 잃고, 팔다리의 침혈에 많이 뜨면 혈맥(血脈)이 마르고 팔다리가 가늘어지며 힘이 없어진다. 정신을 잃은 데다가 몸까지 여위면 오래 살지 못한다[자생].

○ 팔다리의 침혈에 뜸을 뜨면 다만 풍사(風邪)를 없앨 뿐이므로 많이 뜨는 것은 좋지 못하다. 7장에서 49장까지 뜨는데, 자기 나이수보다 장수(壯數)가 넘치면 안 된다[자생].

○ 어린아이가 태어난 지 7일부터 돌까지는 7장 이상 뜨지 말며, 뜸봉의 크기는 참새똥[雀屎]만하게 해야 한다[자생].

發灸瘡法

◯ 凡着灸療病, 雖然數足, 若不得瘡發膿出, 其疾不愈. 如灸瘡不發, 取故履底灸令熱熨之, 三日卽發, 膿出自然愈疾. 『局方』 ◯ 又取赤皮葱三五莖, 去其青, 於煻灰火中煨熟拍破, 熱熨灸瘡十餘遍, 三日自發, 膿出卽愈. 『局方』 ◯ 凡着艾灸得瘡發, 所患卽差, 不得瘡發, 其疾不愈, 灸後過數, 三日不發, 可於瘡上, 再灸兩三壯卽發. 『資生』

뜸자리를 헐게 하는 방법[發灸瘡法]

뜸을 떠서 병을 치료하는데 장수를 넉넉히 떴다고 하여도 뜸자리가 헐어서 고름이 나지 않으면 효과가 없다. 만일 뜸자리가 헐지 않으면 돌을 뜨겁게 하여 뜸자리를 문댄다. 그러면 3일 후에 뜸자리가 헐고 고름이 나오면서 병이 저절로 낫는다[국방].

○ 또는 껍질이 벌건 파 3~5대에서 푸른 부분을 버리고 잿불에 묻어 구워 익힌 다음 짓찧어 뜸자리를 10여 번 문지르면 3일 후에 저절로 헐고 고름이 나오면서 병이 곧 낫는다[국방].

○ 뜸을 뜬 다음에 뜸자리가 헐면 그 병은 곧 낫고 헐지 않으면 그 병은 낫지 않는다. 뜸을 뜬 다음에 2~3일 지나도 뜸자리가 헐지 않을 때에는 뜸자리 위에 다시 2~3장 뜨면 곧 헌다[자생].

療灸瘡法

◯ 凡着灸治病, 纔住火, 便用赤皮葱薄荷煎湯, 溫溫淋洗灸瘡, 令驅逐風氣於瘡口內出, 兼令經脈往來不滯於瘡下, 若灸瘡退痂後, 取東南桃枝及青嫩柳枝等分, 煎湯溫洗灸瘡, 能護灸瘡中諸風. 若瘡內黑爛潰者, 加胡荽煎洗, 自能生好肉. 若疼痛可忍, 加黃連煎洗, 立有神效. 『局方』 ◯ 凡貼灸瘡, 春用柳絮, 夏用竹膜, 秋用新綿, 冬用兎腹下白細毛, 猫兒腹下毛更佳. 『資生』 ◯灸瘡不差, 牛屎燒熱灰付之. ◯ 白茅香花, 搗付之. ◯ 楸葉或根皮, 搗爲末付之. 『本草』 ◯ 灸瘡久不合, 黃連 · 甘草節 · 白芷 · 黃丹 · 香油, 同煎膏貼之. 『丹心』 ○ 灸瘡腫痛, 取薤白切, 與猪脂及苦酒浸經宿, 微火煎, 去滓付之. ○ 伏龍肝, 煮水令熱, 淋漬之. 『本草』 ○ 灸瘡出血不止, 藍青布燒灰付之. ○ 鱧腸草搗付之. ○ 百草霜蚌粉爲末, 乾糝. 『本草』 ○ 灸瘡久不差, 宜用內托黃芪元 · 止痛生肌散. 『諸方』

뜸자리가 헌 것을 치료하는 방법[療灸瘡法]

뜸을 떠서 병을 치료할 때에는 불이 꺼진 다음에 곧 껍질이 벌건 파[赤皮葱]와 박하를 달인 물로 뜸자리를 따뜻하게 씻으면 뜸자리 속으로부터 풍사가 몰려나오고 경맥(經脈)이 잘 통하게 된다. 뜸자리의 헌데딱지가 떨어진 다음에 동남쪽으로 뻗은 복숭아나무 가지와 푸르고 연한 버드나무 가지 각각 같은 양을 달인 물로 씻으면 뜸자리 속에 있던 모든 풍사를 없앨 수 있다. 만일 뜸자리가 거멓게 되면서 허는 데는 위의 약에 고수[胡荽]를 더 넣고 달인 물로 씻으면 새살이 살아나온다. 만약 통증이 참을 만하면 위의 약에 황련을 더 넣고 달인 물로 씻으면 곧 낫는다[국방].

○ 뜸자리가 헐었으면 봄에는 버들솜[柳絮], 여름에는 대청[竹膜], 가을에는 새솜[新綿], 겨울에는 토끼 배의 희고 가는 털을 쓴다. 고양이 배의 털을 붙이는 것이 더 좋다[자생].

○ 뜸자리가 헌 것이 낫지 않는 데는 우시(牛屎) 태운 재를 덥게 하여 붙인다.

○ 백모향의 꽃을 찧어서 붙인다.

○ 가래나무 잎이나 뿌리껍질을 찧어서 가루내어 붙인다[본초].

○ 뜸자리가 헌 것이 오랫동안 아물지 않는 데는 황련 · 감초마디[甘草節] · 백지 · 황단 · 참기름을 같이 달여 만든 고약을 붙인다[단심].

○ 뜸자리가 부으면서 아픈 데는 염교 흰 밑[薤白]을 썰어서 돼지기름과 식초에 하룻밤 담갔다가 약한 불에 달여서 찌꺼기를 버리고 바른다.

○ 복룡간 달인 물을 덥게 하여 씻고 담근다[본초].

○ 뜸자리가 헐면서 피가 계속 나오는 데는 쪽물 들인 푸른 천[藍青布] 태운 재를 붙인다.

○ 예장초[鱧腸草]를 짓찧어 붙인다.

○ 백초상과 진주조개껍질[蚌粉]을 가루내어 뿌려 준다[본초].

○ 뜸자리가 헐어서 오랫동안 낫지 않는 데는 내탁황기원 · 지통생기산을 쓰는 것이 좋다[제방].

【內托黃芪元】 治鍼灸傷經絡, 流膿不止, 久不差. 黃芪八兩, 當歸三兩, 肉桂 · 木香 · 乳香 · 沈香各一兩. 右爲末, 以菉豆粉四兩, 薑汁煮糊和丸梧子大. 熟水下五七十丸. 『得效』

내탁황기원(內托黃芪元) 침과 뜸에 경락이 상하여 고름이 계속 나오면서 오랫동안 낫지 않는 것을 치료한다.

황기 320g, 당귀 120g, 육계 · 목향 · 유향 · 침향 각 40g.

위의 약들을 가루내어 녹두가루 160g과 함께 생강즙으로 쑨 풀에 반죽한 다음 벽오동씨만하게 환약을 만든다. 매번 50~70알씩 끓인 물로 먹는다[득효].

【止痛生肌散】 治同上. 牡蠣粉五錢, 寒水石煅 · 滑石各二錢. 右爲末, 先以藥水洗, 後糝之. 『資生』

지통생기산(止痛生肌散) 적응증은 위와 같다.

모려분 20g, 한수석(달군 것) · 활석 각 8g.

위의 약들을 가루내어, 먼저 약물로 씻은 다음 뿌려 준다[자생].

調養法

◯ 凡灸預却熱物，服滋腎藥．及灸選其要穴，不可太過，恐氣血難當．灸氣海及煉臍，不可臥灸．素火盛者，雖單灸氣海，亦必灸三里瀉火．灸後未發，不宜熱藥，已發不宜凉藥，常須調護脾胃，竢其自發，不必外用藥物．發時或作寒熱，亦不可妄服藥餌．落痂後用竹膜紙貼三五日，次以麻油水粉煎膏貼之，膿多者一日一易，膿少者兩日一易，使膿出多而疾除也．務宜撙節飮食，戒生冷·油膩·魚鰕·笋蕨，量食牛肉·小雞，長肉時方可量用猪肚老鴨之類．謹避四氣·七情·六慾．『入門』◯ 灸後忌食猪·魚·酒·麪·動風·生冷等物，雞肉最毒，而房勞尤甚也．◯ 亦忌飮水，及將水，濯手足．『資生』

몸조리하는 방법[調養法]

뜸뜨기 전에 열을 내는 음식을 먹지 말고 신(腎)을 자양하는 약을 먹어야 한다. 또한 뜸자리를 잡는 데는 그 요혈(要穴)을 잡아야 하고 너무 많이 떠서는 안 된다. 많이 뜨면 기혈(氣血)이 약해질 수 있다. 기해혈(氣海穴)에 뜸을 뜨거나 배꼽뜸[煉臍]을 뜰 때에는 누워서 뜨지 않는다. 평소에 화사(火邪)가 성한 사람에게는 기해혈(氣海穴)에만 뜸을 떠야 하나 족삼리혈(足三里穴)을 같이 떠서 화사를 없애도 된다. 뜸뜬 다음에 뜸자리가 헐지 않을 때에는 성질이 더운 약을 먹는 것은 좋지 않다. 이미 뜸자리가 헌 다음에는 성질이 찬 약을 먹는 것은 좋지 않다. 반드시 비위(脾胃)를 보하여 뜸자리가 저절로 헐게 하여야 하며 외용약(外用藥)을 쓸 필요는 없다. 뜸자리가 헐 때에는 추웠다 열이 났다 하여도 함부로 약을 먹지 말아야 하며, 딱지가 떨어진 다음에는 대청[竹膜]이나 종이를 3~5일간 붙여 둔다. 그 다음에는 참기름에 연분[水粉]을 달여서 고약을 만들어 붙이는데, 고름이 많이 나오면 하루에 한 번씩 바꾸어 붙이고, 고름이 적게 나오면 2일에 한 번씩 바꾸어 붙인다. 고름이 다 나오면 병이 낫는다. 될수록 음식을 조절해야 하며 날것과 찬 것, 기름진 것과 물고기·새우·대순·고사리 등을 먹지 말아야 한다. 쇠고기와 닭고기는 조금씩 먹을 수 있고 새살이 살아나올 때에는 돼지똥집[猪肚]과 오리고기 등을 적당히 먹을 수 있다. 4기(四氣)·7정(七情)·6욕(六慾)은 될수록 피해야 한다[입문].

○ 뜸뜬 다음에는 돼지고기·물고기·술·국수 등 풍(風)을 일으키는 것, 날것과 찬 음식 등을 먹지 말아야 한다. 그 중에서도 닭고기는 제일 나쁘고 성생활은 더욱 나쁘다.

○ 또한 찬물을 마시거나 찬물에 손발을 씻지 말아야 한다[자생].

鍼灸不可並施

◯ 內經言，鍼而不灸，灸而不鍼．庸醫鍼而復灸，灸而復鍼．後之醫者，不明軒岐之道，鍼而復灸，灸而復鍼者有之．殊不知書中所言某穴在某處，或鍼幾分，或灸幾壯．此言若用鍼當用幾分，若用灸當用幾壯，謂其穴灸者不可復鍼，鍼者不可復灸矣．今之醫者，凡灸必先灸三壯乃用鍼，復灸數壯，謂之透火艾之說，是不識書中軒岐之旨也．『神應』◯ 昔宏綱先生嘗言，惟腹上用鍼，隨灸數壯，以固其穴，他處忌之．云此亦醫家權變之說也．『神應』◯ 問鍼經云，卽靈樞經也．鍼幾分，灸幾壯，鍼訖而後灸何也．曰，鍼則鍼，灸則灸．若鍼而不灸，若灸而不鍼．『綱目』◯ 灸而勿鍼，鍼而勿灸．鍼經爲此常丁寧，庸醫鍼灸一齊用，徒施患者炮烙刑．『入門』

침과 뜸 치료를 같이 하지 말아야 한다[鍼灸不可並施]

『내경』에는 "침을 놓으면 뜸을 뜨지 말아야 하고, 뜸을 뜨면 침을 놓지 말아야 한다. 서투른 의사는 침을 놓고는 또 뜸을 뜨며, 뜸을 뜨고는 또 침을 놓는다."고 하였다. 지금 의사들은 『내경』의 글을 잘못 이해하고 침을 놓고는 뜸을 뜨며, 뜸을 뜨고는 또 침을 놓는 일이 있다. 이것은 의학책에 어떤 침혈은 어느 곳에 있는데 침을 몇 푼 놓으며 뜸은 몇 장 뜬다고 한 것을 잘 알지 못한 것이다. 이 말은 만일 침을 놓으려면 몇 푼 놓아야 하고 뜸을 뜨려면 몇 장 떠야 하며, 그 침혈에 뜸을 떴으면 다시 침을 놓지 말고 침을 놓았으면 다시 뜸을 뜨지 말라는 것이다. 그런데 지금 의사들은 대체로 뜸을 뜨는데 반드시 먼저 뜸 3장을 뜨고 이어 침을 놓은 다음 또 뜸을 몇 장 뜨면서 이렇게 하여야 불기운이 들어간다고 하는데, 이것은 『내경』의 본뜻을 알지 못하는 것이다[신응].

○ 옛날 굉강(宏綱) 선생은 "배의 침혈에는 침을 놓고 또 뜸을 몇 장 떠서 그 침혈을 고정시키고 딴 곳에는 이렇게 하지 말라."고 하였는데, 이 말도 의사들이 때와 형편에 따라 달리 쓰라는 말이다[신응].

○ 『침경(鍼經)』(즉 『영추경』이다)에 "침은 몇 푼 놓고 뜸은 몇 장 뜬다고 하였는데 침을 놓고 이어 뜸을 뜨는 것이 어떤가?" 하고 물으니, 대답하기를 "침을 놓을 때에는 침만 놓고 뜸을 뜰 때에는 뜸만 떠야 한다. 그러므로 침을 놓은 다음에는 뜸을 뜨지 말고, 뜸을 뜬 다음에는 침을 놓지 말아야 한다."고 하였다[강목].

○ 뜸을 뜬 다음에는 침을 놓지 말아야 하고 침을 놓은 다음에는 뜸을 뜨지 말아야 한다. 『침경』에는 이와 같이 분명하게 씌어 있는데 서투른 의사들이 침과 뜸을 같이 놓아 공연히 환자의 살만 지진다[입문].

不耐鍼灸

○ 帝問曰, 鍼石火焫之痛, 何如. 少兪曰, 人之骨强筋弱肉, 緩皮膚厚者耐痛. 帝曰, 其耐火焫者何以知之. 少兪曰, 加以黑色而美骨者耐火焫. 帝曰, 其不耐鍼石之痛者, 何以知之. 少兪曰, 堅肉薄皮者, 不耐鍼石之痛也. 『靈樞』

침과 뜸에 견디지 못하는 것[不耐鍼灸]

황제가 "침을 놓거나 뜸을 뜰 때에 얼마나 아픈가?"라고 하니, 소유(少兪)는 "뼈가 굳고 힘줄이 약하며 살이 부드럽고 피부가 두터운 사람은 아픈 것을 잘 견딘다."고 하였다. 황제가 "뜸뜰 때에 견디어 낼 수 있겠는가를 어떻게 알 수 있는가?"라고 하니, 소유는 "살빛이 검고 뼈가 단단하면 뜸을 뜨는데 잘 견딘다."고 하였다. 황제가 "침놓을 때에 아파서 견디지 못하는 것을 어떻게 알 수 있는가?"라고 하니, 소유는 "살이 굳고 피부가 얇으면 침놓을 때에 아픈 것을 견디지 못한다."고 하였다[영추].

用鍼須合天時

○ 天溫日明, 則人血淖液, 而衛氣浮, 故血易瀉, 氣易行. 天寒日陰, 則人血凝泣而衛氣沈. 月始生, 則血氣始精, 衛氣始行. 月廓滿, 則血氣實, 肌肉堅. 月廓空, 則肌肉減, 經絡虛, 衛氣去, 形獨居. 是以因天時而調血氣也. 是以天寒無刺, 天溫無凝, 月生無瀉, 月滿無補, 月廓空無治, 是謂得時而調之. 故日月生而瀉是謂藏虛. 月滿而補, 血氣揚溢, 絡有留血, 命曰重實. 月廓空而治, 是謂亂經. 陰陽相錯, 眞邪不別, 沈以留止, 外虛內亂, 淫邪乃起. 『內經』

침은 반드시 계절과 날씨에 맞추어 놓아야 한다[用鍼須合天時]

날씨가 따뜻하고 맑으면 혈이 많아지고 위기(衛氣)가 떠오르므로 혈(血)이 쉽게 나오고 기(氣)는 잘 돈다. 날씨가 차고 흐리면 혈이 엉기고 몰리며 위기는 가라앉는다. 초승달이 뜰 때에는 혈기(血氣)가 생기기 시작하고 위기가 돌기 시작하며, 달이 다 둥글어지면 혈기가 실하여지고 근육이 굳어지며, 달이 다 줄어들면 살이 줄어들고 경락(經絡)이 허(虛)해지며 위기는 없어지고 형체만 남는다. 그러므로 계절과 날씨에 맞추어 혈기를 조화시켜야 한다. 즉 날씨가 차면 침을 놓지 말고, 날씨가 따뜻하면 의심하지 말고 침을 놓으며, 달이 둥글어지기 시작할 때에는 사(瀉)하지 말고, 달이 다 둥글어졌을 때에는 보(補)하지 말며, 달이 다 줄어들었을 때에는 치료하지 말아야 한다. 이렇게 하는 것이 때에 맞게 하는 것이다. 달이 둥글어지기 시작할 때에 사하면 장(臟)이 허해진다고 하고, 달이 둥글어졌을 때에 보하면 혈기가 넘쳐서 경락으로 가서 혈이 머물러 있는데 이것을 중실(重實)이라고 한다. 달이 다 줄어진 다음에 치료하면 경락이 혼란되고 음양이 뒤섞이며 진기(眞氣)와 사기(邪氣)가 갈라지지 못하고 가라앉아 머물러 있으므로 겉은 허해지고 속은 혼란되어 음사(淫邪)가 생긴다[내경].

鍼補瀉法

○ 必先度其形之肥瘦, 以調其氣之虛實. 實則瀉之, 虛則補之, 必先去血脈而後調之, 無問其病, 以平爲期. 『內經』 ○ 補虛者, 必先捫而循之, 切而散之, 推而按之, 彈而怒之, 抓而下之, 通而取之. 外引其門, 以閉其神, 呼盡納鍼, 靜而久留, 以氣至爲故, 候吸引鍼, 氣不得出, 各在其處, 推闔其門, 令神氣存, 大氣留止, 命曰補. ○ 瀉實者, 吸則納鍼, 無令氣忤, 靜以久留, 無令邪布. 吸則轉鍼, 以得氣爲故, 候呼引鍼, 呼盡乃去, 大氣皆出故, 命曰瀉. 『內經』 ○ 知爲鍼者, 信其左. 不知爲鍼者, 信其右. 當刺之時, 必先以左手, 厭按其所鍼榮腧之處, 彈而怒之, 爪而下之, 其氣之來, 如動脈之狀, 順鍼而刺之, 得氣因推而納之, 是謂補. 動而伸之, 是謂瀉. 『難經』 ○ 補者, 隨經脈推而納之, 左手閉鍼孔, 徐出鍼而疾按之. 瀉者, 迎經脈動而伸之, 左手閉鍼孔, 疾出鍼而徐按之. 隨而濟之, 是謂補, 迎而奪之, 是謂瀉. 『難經』 ○ 刺虛者須其實. 刺實者須其虛. 解云, 刺實須其虛者, 爲鍼陰氣隆至, 鍼下寒乃去鍼也. 刺虛須其實者, 爲鍼陽氣隆至, 鍼下熱乃去鍼也. 註云, 要以氣至而有效也. 『內經』 ○ 候氣有二, 一曰邪氣, 二曰穀氣. 邪氣來也, 緊而疾, 穀氣來也, 徐而和. 緊而疾者補而未實, 瀉而未虛也. 徐而和者補而已實, 已當作易, 瀉而已虛也. ○ 脈實者, 深刺之以泄其氣. 脈虛者, 淺刺之使精氣無得出, 以養其脈, 獨出其邪氣也. 『靈樞』 ○ 左手重而切按, 欲令氣散. 右手輕而徐入, 不痛之因也. 『綱目』

침의 보사법[鍼補瀉法]

먼저 몸이 튼튼한가 여위었는가를 보고 기(氣)의 허실을 조절해야 한다. 실한 것은 사하고 허한 것은 보하여야 한다. 반드시 먼저 혈맥(血脈)을 통하게 한 다음에 조절하여야 하며, 어떤 병이든지 나을 때까지 치료하여야 한다[내경].

○ 허한 것을 보한다는 것은 먼저 슬슬 쓸어 주고 꾹 눌렀다 놓기도 하며 밀면서 누르기도 하고

퉁겨서 불어나게도 하고 손톱으로 침혈을 꾹 누르고 침을 놓는 것을 말한다. 이렇게 한 다음 침을 놓아 경락의 기운을 통하게 하면 기가 밖으로 나가지 못한다. 또는 신기(神氣)가 나가지 못하게 한 다음 숨을 내쉰 뒤에 침을 놓고 오랫동안 놓아 두어 기가 돌게 하기도 한다. 그 다음 숨을 들이쉴 때에 침을 빼면 기가 나가지 못한다. 이와 같이 침혈을 손으로 눌렀다 놓았다 하여 기가 통하였다 막혔다 하게 되면 신기(神氣)가 남아 있게 되고 대기(大氣)가 머물러 있게 된다. 이것을 보(補)한다고 한다.

○ 실(實)한 것을 사(瀉)한다는 것은 숨을 들이쉴 때에 침을 꽂아 기가 거슬리지 않게 하며, 오랫동안 놓아 두어 사기(邪氣)가 퍼져 나가지 못하게 하고, 숨을 들이쉴 때에 침을 돌려 침감이 오도록 하며, 숨을 내쉴 때에 침을 빼기 시작하고 숨을 다 내쉰 다음에 침을 빼면 대기(大氣)가 다 나가게 되는데, 이것을 사(瀉)한다고 한다[내경].

○ 침을 놓을 줄 아는 사람은 왼손을 잘 쓰고 침을 놓을 줄 모르는 사람은 오른손만 쓴다. 침을 놓을 때에는 반드시 먼저 왼손으로 그 침놓을 자리를 눌렀다 놓았다 하며 왼손 엄지손가락 손톱으로 누르고 침을 꽂으면 침감이 맥과 같이 온다. 침은 가볍게 찔러서 침감이 오게 한다. 이렇게 눌러 밀면서 침을 놓는 것을 보(補)한다고 하고, 비비면서 빼는 것을 사(瀉)한다고 한다[난경].

○ 보(補)하는 것은 경맥(經脈)을 따라 밀면서 침을 놓고 왼손으로 침구멍[鍼孔]을 막으며 천천히 침을 빼고 빨리 침자리를 누르는 것이다. 사(瀉)하는 것은 경맥의 주행과 반대로 밀면서 빼고 왼손으로 침구멍을 막는다. 침은 빨리 빼고 천천히 누른다. 이렇게 경맥의 주행과 같은 방향으로 하는 것을 보한다고 하고 반대로 하는 것을 사한다고 한다[난경].

○ 허(虛)한 데는 보법(補法)을 쓰고 실(實)한 데는 사법(瀉法)을 써야 한다. 해석에 "실한 데 사법을 쓴다는 것은 침을 놓아 음기가 세게 돌아와서 침 밑이 차게 된 다음에 침을 빼는 것이며, 허한 데 보법을 쓴다는 것은 침을 놓아 양기가 세게 돌아와서 침 밑이 더워진 다음에 침을 뺀다는 것이다."라고 하였다. 주해에 "주요한 것은 침감이 있어야 효과가 있다."고 하였다[내경].

○ 기에는 두 가지가 있는데, 하나는 사기(邪氣)이고 다른 하나는 곡기(穀氣)이다. 사기가 오는 것은 급하고 빠르며, 곡기가 오는 것은 더디고 고르다. 급하고 빠른 것은 보하여도 실해지지 않고 사하여도 허하여지지 않으며, 더디고 고른 것은 보하면 쉽게 실하여지고 사하면 쉽게 허하여진다.

○ 맥이 실한 것은 깊이 찔러서 그 기를 빼고, 맥이 허한 것은 얕게 찔러서 정기(精氣)를 나가지 못하게 하며 그 경맥을 보하고 사기만 나가게 한다[영추].

○ 왼손으로 꼭 누르는 것은 기를 흩어지게 하기 위한 것이고, 오른손으로 가볍게 천천히 찌르는 것은 아프지 않게 하기 위한 것이다[강목].

用鍼宜審逆順

○ 帝曰, 形氣之逆順奈何. 岐伯曰, 形氣不足, 病氣有餘, 是邪勝也. 急瀉之. 形氣有餘, 病氣不足, 急補之. 形氣不足, 病氣不足, 此陰陽俱不足也, 不可刺之, 刺之重不足, 重不足則陰陽俱竭, 血氣皆盡, 五藏空虛, 筋骨髓枯, 老者絶滅, 壯者不復矣. 形氣有餘, 病氣有餘, 此謂陰陽俱有餘也, 急瀉其邪, 調其虛實. 故曰, 有餘者瀉之, 不足者補之, 此之謂也. 『靈樞』 ○ 刺不知逆順, 眞邪相薄. 滿而補之, 則陰陽四溢, 腸胃充郭, 肝肺內䐜, 陰陽相錯. 虛而瀉之, 則經脈空虛, 血氣枯竭, 腸胃僻辟, 皮膚薄着, 毛腠夭焦, 予之死期. 故曰, 用鍼之要, 在于知調陰與陽. 調陰與陽, 精氣乃光, 合形與氣, 使神內藏. 故曰, 上工平氣, 中工亂脈, 下工絶氣危生. 故曰, 下工不可不愼也. 『靈樞』

침을 놓을 때는 역증과 순증을 살펴야 한다[用鍼宜審逆順]

황제가 “형(形)과 기(氣)에서 역증(逆證)과 순증(順證)을 어떻게 아는가?”라고 하니, 기백은 “형과 기가 부족하고 병사[病氣]가 실한 것은 사기가 성한 것이므로 급히 사(瀉)하여야 하며, 형과 기가 실하고 병사가 부족한 데는 급히 보(補)하여야 하며, 형과 기가 부족하고 병사도 부족한 것은 음과 양이 다 허(虛)한 것이므로 침을 놓을 수 없다. 만일 침을 놓으면 허한데 더 허해져서 음양이 다 없어지고 혈기도 다 없어져 오장이 허해지고 힘줄과 뼈·골수가 말라 늙은 사람은 죽고 젊은 사람은 다시 회복되지 못한다. 형과 기가 실하고 병사도 실한 것은 음과 양이 다 실한 것이므로 급히 사기를 사하여 허하고 실한 것을 고르게 하여야 한다. 그러므로 실한 데는 사하고 허한 데는 보한다는 것이 이것을 말하는 것이다.”라고 하였다[영추].

○ 침을 놓을 때 역증과 순증을 모르고 놓으면 안 된다. 진기(眞氣)와 사기(邪氣)가 상박(相搏)되어 실하여졌을 때에 보하면 음양이 사방으로 흩어져서 장위(腸胃)는 막히고 간과 폐가 붓는다. 음과 양이 서로 뒤섞여 허해진 때에 사하면 경맥이 허해지고 혈기가 고갈되며 장위가 쭈그러들고 피부가 얇아지며 땀구멍이 마르고 털은 윤기가 없어져서 죽는 시기를 예측할 수 있다. 그러므로 침을 놓는 요점은 음과 양을 조절할 줄 아는 것이다. 음과 양을 조절하면 정기(精氣)가 맑아지고 형과 기가 고르게 되며 신기(神氣)가 속에 있게 된다. 그러므로 “유능한 의사는 기를 고르게 하고, 서투른 의사는 맥을 혼란시키고, 무식한 의사는 기를 끊어 생명을 위험하게 한다.”고 하였다. 따라서 기술이 약한 사람은 침을 삼가지 않으면 안 된다고 하는 것이다[영추].

五奪勿用鍼瀉

○ 帝曰，何謂五奪．岐伯曰，形肉已脫，是一奪也．大失血之後，是二奪也．大汗出之後，是三奪也．大泄之後，是四奪也．新産下血之後，五奪也．皆不可鍼瀉．『靈樞』

5탈증에는 침으로 사하지 말아야 한다[五奪勿用鍼瀉]

황제가 “무엇을 5탈(五奪)이라고 하는가?”라고 하니, 기백은 “몹시 여윈 것을 1탈이라 하고, 피를 많이 흘린 뒤를 2탈이라고 하며, 땀을 많이 흘린 뒤를 3탈이라 하고, 설사를 심하게 한 뒤를 4탈이라고 하며, 해산하고 하혈한 뒤를 5탈이라고 하는데, 다 침으로 사할 수 없다.”고 하였다[영추].

鍼法有瀉無補

○ 鍼刺雖有補瀉之法，予恐但有瀉而無補焉．經謂瀉者迎而奪之．以鍼迎其經脈之來氣而出之，固可以瀉實也．謂補者，隨而濟之．以鍼隨其經脈之去氣而留之，未必能補虛也．不然內經何以曰，無刺熇熇之熱，無刺渾渾之脈，無刺漉漉之汗，無刺大勞人，無刺大飢人，無刺大渴人，無刺新飽人，無刺大驚人．又曰，形氣不足，病氣不足，此陰陽皆不足，不可刺，刺之則重竭其氣，老者絶滅，壯者不復矣．若此等語，皆有瀉無補之謂也．凡虛損危病久病，俱不宜用鍼．『入門』

침치료법에는 사법만 있고 보법은 없다[鍼法有瀉無補]

침놓는 데는 비록 보하고 사하는 법이 있다고 하나 나는 다만 사하는 것만 있고 보하는 것은 없다고 생각한다. 『내경』에 “사한다는 것을 맞받아가서 빼앗는[迎而奪之] 것이다.”라고 한 것은 침으로 그 경맥에 오는 기를 맞받아가서 빼는 것이므로 실한 것을 사(瀉)한다고 한 것이고 보(補)한다는 것을 따라 가면서 도와주는 것이라고 한 것은 그 경맥의 가는 기를 따라 가면서 침을 놓아 머무르게 한다는 것이므로 반드시 허한 것을 보한다고는 할 수 없다. 그렇지 않으면 무엇 때문에 『내경』에서 "화끈화끈하게 열이 날 때 침을 놓지 말고, 똑똑하지 못한 맥이 나올 때 침을 놓지 말며, 땀이 뚝뚝 떨어질 때에 침을 놓지 말고, 몹시 피로한 사람, 몹시 배가 고픈 사람, 몹시 갈증이 나는 사람, 음식을 금방 먹어 배가 부른 사람, 몹시 놀란 사람에게는 다 침을 놓지 말라."라고 하였겠는가. 또 "형과 기가 부족하고 병사도 부족한 것은 음양이 다 부족한 것이므로 침을 놓아서는 안 되는데, 침을 놓으면 그 기가 더욱 부족해져서 늙은 사람은 아주 죽고 젊은 사람은 회복되지 않는다."고 하였겠는가. 이런 말들은 다 침치료법에는 사법만 있고 보법은 없다는 것을 말한 것이다. 모든 허손(虛損)으로 위험한 병과 오래된 병에는 다 침을 놓는 것이 좋지 않다[입문].

灸補瀉法

◯ 灸法有補瀉火. 若補火, 艾滅至肉. 若瀉火, 不要至肉便掃除之, 用口吹之, 風主散故也. 『丹心』 ◯ 以火補者, 毋吹其火, 須自滅也. 以火瀉者, 疾吹其火, 傳至艾, 須其火滅也. 『靈樞』

뜸의 보사법[灸補瀉法]

뜸에도 보법(補法)과 사법(瀉法)이 있다. 보법은 뜸쑥이 타들어가 살에까지 이르렀을 때 불이 꺼지게 하는 것이고, 사법은 불이 살에까지 다 타들어갈 필요가 없이 편안하게 뜸쑥을 쓸어버리고 입으로 불어 주는 것이다. 이것은 바람이 주로 발산시키기 때문이다[단심].

○ 불로 보하는 것은 그 불을 불지 않고 반드시 저절로 꺼지게 하는 것이며, 불로 사하는 것은 불을 빨리 불어 뜸쑥이 타서 꺼지게 하는 것이다[영추].

鍼灸禁忌

◯ 凡鍼刺之禁. ◯ 新內勿刺, 已刺勿內. ◯ 已刺勿醉, 已醉勿刺. ◯ 新怒勿刺, 已刺勿怒. ◯ 新勞勿刺, 已刺勿勞. ◯ 已飽勿刺, 已刺勿飽. ◯ 已飢勿刺, 已刺勿飢. ◯ 已渴勿刺, 已刺勿渴. ◯ 大驚大恐必定其氣乃刺之. ◯ 乘車來者, 臥而休之, 如食頃乃刺之. 出行來者, 坐而休之, 如行十里久乃刺之. 『靈樞』 ◯ 無刺大醉, 令人氣亂. 無刺大怒, 令人氣逆. 無刺大勞人, 無刺新飽人, 無刺大飢人, 無刺大渴人, 無刺大驚人. 『內經』 ◯ 微數之脈, 愼不可灸, 因火爲邪, 則爲煩逆, 追虛逐實, 血散脈中, 火氣雖微, 內攻有力, 焦骨傷筋, 血難復也. ◯ 脈浮應以汗解, 用火灸之, 則邪無從出, 因火而盛, 從腰以下必重而痺, 名曰火逆. ◯ 脈浮熱甚而反灸之, 此爲實實虛虛. 因火而動, 必咽燥吐唾血. 『仲景』

침과 뜸의 꺼려야 할 것[鍼灸禁忌]

○ 침은 성생활 직후에는 놓지 말고, 침을 놓은 다음에는 곧 성생활을 하지 말아야 한다.
○ 침을 놓은 다음에는 곧 술을 마시지 말아야 하며, 술을 마신 다음에는 침을 놓지 말아야 한다.
○ 성낸 뒤에 바로 침을 놓지 말며, 침을 놓은 다음에는 성을 내지 말아야 한다.

○ 몹시 피로하였을 때에는 침을 놓지 말며, 침을 놓은 다음에는 피로하게 하지 말아야 한다.
○ 배가 몹시 부른 때에는 침을 놓지 말며, 침을 놓은 다음에는 배가 부르게 먹지 말아야 한다.
○ 배가 고플 때에는 침을 놓지 말며, 침을 놓은 다음에는 배가 고프지 않게 해야 한다.
○ 갈증이 날 때에는 침을 놓지 말며, 침을 놓은 다음에는 갈증이 나지 않게 해야 한다.
○ 몹시 놀라고 무서워한 뒤에는 반드시 그 기가 안정된 다음에 침을 놓아야 한다.
○ 수레를 타고 온 사람은 누워서 밥 먹을 동안만큼 쉬게 한 다음 침을 놓으며, 걸어온 사람은 10리를 걸어갈 동안만큼 앉아서 쉬게 한 다음 침을 놓아야 한다[영추].
○ 몹시 취한 다음에는 침을 놓지 말아야 하는데, 놓으면 기가 혼란된다. 몹시 성낸 다음에 침을 놓지 말아야 하는데, 놓으면 기가 거슬러 오른다. 심히 피로한 다음에 침을 놓지 말아야 하며, 식사를 많이 한 뒤와 몹시 배가 고픈 사람, 몹시 갈증이 난 사람, 몹시 놀란 사람에게는 다 침을 놓지 말아야 한다[내경].
○ 미(微)하고 삭(數)한 맥이 나타나면 뜸을 뜨지 말아야 한다. 그것은 화(火)가 사기(邪氣)로 되어 답답한 것이 치밀어 오르고 허한 것도 따라 가고 실한 것도 따라 가서 피를 맥 속으로 흩어지게 하기 때문이다. 불기운은 미약하지만 속으로 들어가는 데는 힘이 있어 뼈를 마르게 하고 힘줄을 상하게 하며 피가 잘 돌지 못하게 한다.
○ 맥이 부(浮)하면 땀을 내어 풀어야 하는데 뜸을 뜨면 사기가 따라 나갈 데가 없어지고 불기운 때문에 더 성하여져서 허리 아래가 반드시 무겁고 저리게[重痺] 된다. 이것을 화역(火逆)이라고 한다.
○ 맥이 부하고 열이 심한데 도리어 뜸을 뜨면 실한 것을 더 실하게 하는 것이고 허한 것을 더 허하게 하는 것이다. 불기운 때문에 기가 동하면 반드시 목구멍이 마르고 피를 토한다[중경].

鍼要得術

○ 五臟之有疾也, 譬猶刺也, 猶汚也, 猶結也, 猶閉也. 善用鍼者, 取其疾也, 猶拔刺也, 猶雪汚也, 猶解結也, 猶決閉也. 疾雖久猶可畢也, 言不可治者未得其術也. 『靈樞』
○ 寒與熱爭, 能合而調之. 虛與實隣, 知決而通之. 左右不調, 犯而行之. 上氣不足, 推而揚之. 下氣不足, 積而從之. 陰陽皆虛, 火自當之. 『靈樞』

침을 놓는 데는 기술이 있어야 한다[鍼要得術]

오장에 병이 생긴 것은 마치 가시가 든 것 같고 때가 묻어 더러워진 것과 같으며 맺힌[結] 것 같고 막힌[閉] 것 같으므로, 침을 잘 놓을 줄 아는 사람은 그 병을 치료하는 것이 마치 가시를 빼내는 것 같고 때를 씻어버리는 것 같으며 맺힌 것을 푸는 것과 같고 막힌 것을 터뜨리는 것과 같다. 그러므로 병이 비록 오래되었어도 치료할 수 있다. 그런데 치료할 수 없다고 하는 것은 그 사람이 기술이 없기 때문이다[영추].
○ 한(寒)과 열(熱)이 서로 부딪치는 데는 잘 조절하여 고르게 하고, 허하고 실한 것이 어울렸을 때에는 터뜨려서 통하게 할 줄 알아야 하며, 좌우가 고르지 못할 때에는 돌아가게 하고, 위의 기[上氣]가 부족할 때에는 밀어서 올리고, 아래의 기[下氣]가 부족할 때에는 쌓아서 따르게 하며, 음양이 다 허하면 뜸을 떠야 한다[영추].

鍼有上工中工

○ 上工治未病, 中工治已病者, 何謂也. 曰, 所謂治未病者, 見肝之病, 則知肝當傳之於脾, 故先實其脾氣, 無令得肝之邪也. 故曰, 治未病焉. 中工見肝之病, 不曉相傳, 但一心治肝. 故曰, 治已病也.『難經』

침을 놓는 데는 유능한 의사와 서투른 의사가 있다[鍼有上工中工]

유능한 의사는 병이 생기기 전에 치료하고, 서투른 의사는 병이 이미 생긴 것을 치료한다고 하는데 이것은 무슨 말인가. "이른바 병이 생기기 전에 치료한다는 것은 간(肝)에 병이 생기면 간병은 응당 비(脾)에 전한다는 것을 알고 먼저 그 비의 기를 실하게 하여 간의 사기를 받지 않게 하는 것이다. 그래서 병이 생기기 전에 치료한다고 한다. 서투른 의사는 간에 병이 생긴 것을 보고 그것이 전해가는 것을 모르기 때문에 열심히 간만 치료한다. 그래서 이미 병이 생긴 것을 치료한다고 한다."[난경].

鍼入着肉

○ 帝曰, 鍼入而肉着者何也. 岐伯曰, 熱氣因于鍼則鍼熱, 熱則肉着于鍼, 故堅焉.『靈樞』

침이 들어가 살에 붙는 것[鍼入着肉]

황제가 "침이 들어가 살에 붙는 것은 무슨 까닭인가?"라고 하니, 기백은 "열기(熱氣)가 침에 작용하면 침이 뜨거워지고, 침이 뜨거워지면 살이 침에 붙어서 단단하여진다."고 하였다[영추].

十二經脈流注腧穴

○ 十二經者, 手三陽·手三陰·足三陽·足三陰, 合爲十二經也. ○ 節之交, 三百六十五會. 所言節者, 神氣之所遊行出入也, 非皮·肉·筋·骨也. 又曰, 神氣者, 正氣也. 神氣之所遊行出入者, 流注也. 井·滎·腧·經·合者, 本輸也.『靈樞』○ 十二經一脈也. 略爲十二分而已也.『東垣』

12경맥의 순행과 수혈[十二經脈流注腧穴]

12경맥은 수3양(手三陽)·수3음(手三陰)과 족3양(足三陽)·족3음(足三陰)을 합하여 12경맥이 되는 것이다.

○ 절(節)이 어울리는[交] 데가 365곳이라 하였는데, 절이라는 것은 신기(神氣)가 노닐어 다니며 나드는 곳이지 피부·살·힘줄·뼈가 아니다. 신기는 정기(正氣)인데, 신기가 노닐어 다니며 나드는 곳에 경기가 돌아간다고 한다. 정(井)·형(滎)·수(腧)·경(經)·합(合)은 기본 수혈[本腧]이다[영추].

○ 12경맥은 하나의 경맥인데 대체로 12개로 나누었을 뿐이다[동원].

手太陰肺經流注

○ 手太陰之脈. 起於中焦 中府穴, 下絡大腸, 環循胃口, 上膈屬肺, 從肺系橫出腋下 天府穴, 下循臑內 肩下臂上通名曰臑, 行少陰心主之前, 下肘中 臂上臑下接處曰肘, 卽尺澤穴, 循臂內 臑下掌上名曰臂, 臂有二骨, 上骨下廉入寸口 經渠穴·太淵穴, 上魚循魚際 魚際穴二, 出大指之端 少商穴, 其支者 列缺穴, 從腕後, 直出次指內廉, 出其端 交入手陽明. 是動則病肺脹滿, 膨膨而喘咳, 缺盆中痛, 甚則交兩手而瞀, 此謂臂厥, 是主肺. 所生病者, 咳嗽上氣喘喝, 煩心胸滿, 臑臂內前廉痛厥, 掌中熱. 氣盛有餘則肩背痛. 風寒汗出, 中風小便數而欠. 氣虛則肩背痛寒, 少氣不足以息. 盛者寸口大三倍於人迎, 虛者則寸口反小於人迎也. 『靈樞』 ○ 每朝寅時, 從中府起, 循臂下行, 至少商穴止. 『入門』

수태음폐경의 순행[手太陰肺經流注]

수태음경맥은 중초(중부혈이다)에서 시작하여 아래로 내려가 대장과 연계되었다가 돌아와 위(胃)의 분문을 따라 돌며 횡격막을 뚫고 올라가 폐에 속하며, 폐와 연계하는 기관 옆을 따라 올라가 겨드랑이 밑(천부혈이다)으로 나와 팔죽지(어깨 아래에서 팔뚝 위를 통틀어 팔죽지라고 한다) 안쪽으로 내려가서 수소음심경(手少陰心經)의 앞으로 내려가 팔꿈치(팔뚝 위와 팔죽지 아래가 연결된 곳을 팔꿈치라고 한다. 즉 척택혈이다)의 가운데로 내려간다. 다시 팔뚝(팔죽지 아래와 손바닥 위를 팔뚝이라고 하며, 팔뚝에는 2개의 뼈가 있다) 안쪽 뼈의 아래 가를 따라 촌구(寸口, 경거혈과 태연혈이다)로 들어가 어복[3]으로 올라 어제(魚際, 어제혈 2개이다)를 거쳐 엄지손가락 끝(소상혈이다)으로 나간다. 그 열결혈(列缺穴)에서 갈라진 지맥은 손목 뒤에서 곧추 집게손가락 안쪽을 따라 나와 그 끝으로 나간다(사귀어 수양명경맥으로 들어간다).

시동병(是動病)은 폐가 몹시 불어나서 숨이 차고 기침이 나며 결분(缺盆) 속이 아프고 심하면 두 손을 마주 잡고 눈이 희미해지고 정신이 아찔해진다. 이것을 비궐(臂厥)이라고 하는데, 주로 폐(肺)와 관련된 병이다.

소생병(所生病)은 기침이 나고 기가 거슬러 올라 숨이 차서 헐떡거리고 답답하며 가슴이 그득하고 팔죽지와 팔뚝[臑臂]의 안쪽 앞이 아프고 차며 손바닥이 달아오른다. 이 경맥의 기가 성하여 남아돌면 어깨와 등[背]이 아프며 풍한이 침입하여 기가 성하면 땀이 나고 중풍으로 기가 성하면 오줌이 잦으며 하품을 한다. 기가 허하면 어깨와 등이 아프고 시리며 기가 부족하여 숨을 제대로 쉴 수 없다. 기가 성할 때에는 촌구맥이 인영맥보다 3배나 크며, 허할 때에는 도리어 촌구맥이 인영맥보다 작다[영추].

○ 이 경맥의 경기는 매일 아침 인시(새벽 3~5시)에 중부혈에서 시작하여 팔뚝을 따라 내려가 소상혈에 가서 끝난다[입문].

手太陰肺經左右凡二十二穴

수태음폐경(手太陰肺經) 좌우 모두 22개혈이다.

【少商二穴】 在手大指端內側, 去爪甲角如韭葉. 手太陰脈之所出爲井. 鍼入一分, 留三呼, 瀉五吸. 禁不可灸. 『銅人』 ○ 出血以瀉諸藏之熱. 『靈樞』 ○ 以三稜鍼刺之, 微出血, 泄諸藏熱湊. ○ 咽中腫塞, 水粒不下, 鍼之立愈. 『資生』

소상(少商, 2개 혈) 엄지손가락의 손톱눈 안쪽 모서리에서 부춧잎[韭葉]만큼 떨어진 곳에 있으며, 수태음맥이 나오는 곳이니 정혈(井穴)[4]이 된다. 침은 1푼을 놓으며 3번 숨쉴 동안 꽂아 둔다. 사(瀉)할 때에는 5번 숨쉴 동안 꽂아 둔다. 뜸은 뜨지 말아야 한다[동인].

○ 피를 빼서 여러 장기의 열[諸臟之熱]을 없앤다[영추].

---

3) 어복(魚腹) : 엄지손가락 밑마디 뒤 손바닥 쪽으로 살이 물고기배처럼 불룩 솟아 오른 부위.

4) 정혈(井穴) : 맥기(脈氣)가 나오는 곳을, 샘처럼 흘러나오기 시작한다고 하여 정혈(井穴)이라 한다.

○ 삼릉침으로 찔러서 약간 피를 빼면 여러 장기에 몰린 열이 없어진다.
○ 목 안이 붓고 막혀 물과 음식을 넘기지 못하는 데는 침을 놓으면 곧 낫는다[자생].

【魚際二穴】 在手大指本節後內側, 散脈中. 手太陰脈之所流爲滎. 鍼入二分, 留三呼. 禁不可灸. 『入門』

어제(魚際, 2개 혈) 엄지손가락 밑마디 뒤 안쪽 경맥이 퍼져 나간 가운데 있으며, 수태음맥이 흐르는 곳이니 형혈(滎穴)[5]이 된다. 침은 2푼을 놓으며 3번 숨쉴 동안 꽂아 둔다. 뜸은 뜨지 말아야 한다[입문].

【太淵二穴】 一名太泉. 在手掌後橫文頭陷中, 一云在魚後一寸陷者中. 手太陰脈之所注爲腧. 鍼入二分, 可灸三壯. 『銅人』

태연(太淵, 2개 혈) 태천(太泉)이라고도 하는데, 손바닥 뒤 가로금의 안쪽 끝에 있는 오목한 곳이다. 또는 어제혈에서 뒤로 1치 올라가 오목한 곳이라고도 하였다. 수태음맥이 주입되는 곳이니 수혈(腧穴)[6]이 된다. 침은 2푼을 놓고 뜸은 3장을 뜬다[동인].

【經渠二穴】 在寸口脈中. 手太陰脈之所行爲經. 鍼入二分, 留三呼. 禁不可灸, 灸之則傷人神. 『銅人』

경거(經渠, 2개 혈) 촌구맥 가운데에 있으며, 수태음맥이 행하는 곳이니 경혈(經穴)[7]이 된다. 침은 2푼을 놓고 3번 숨쉴 동안 꽂아 둔다. 뜸은 뜨지 말아야 한다. 뜸을 뜨면 신(神)을 상한다[동인].

【列缺二穴】 在去腕側, 上一寸五分, 以手交叉, 中指末兩筋兩骨罅中. 手太陰絡, 別走陽明. 鍼入二分, 留三呼, 瀉五吸, 可灸七壯. 『資生』

열결(列缺, 2개 혈) 손목에서 비스듬히 1치 5푼 올라가서 두 손을 맞잡을 때 집게손가락 끝이 닿는 곳의 두 힘줄과 뼈 사이에 있다. 수태음경의 낙혈(絡穴)이며, 여기서 갈라져 수양명경맥으로 간다. 침은 2푼을 놓으며 3번 숨쉴 동안 꽂아 두고, 사할 때에는 5번 숨쉴 동안 꽂아 두며, 뜸은 7장을 뜬다[자생].

【孔最二穴】 在側腕上七寸, 宛宛中. 手太陰之郄. 鍼入三分, 可灸五壯. 『銅人』

공최(孔最, 2개 혈) 손목 옆에서 위로 7치 올라가 오목한 가운데에 있으며, 수태음경의 극혈(郄穴)이다. 침은 3푼을 놓고 뜸은 5장을 뜬다[동인].

【尺澤二穴】 在肘約文中. 『銅人』 ○ 肘中之動脈也. 又云, 肘中約文上, 動脈中. 『綱目』

---

5) 형혈(滎穴) : 기가 흐르기 시작하되, 흐름이 아직 실개천처럼 미약하다고 하여 형혈이라 한다.
6) 수혈(腧穴) : 기가 점차 강해져 실어 나른다 하여 수혈(腧穴, 輸穴)이라 한다.
7) 경혈(經穴) : 기의 흐름이 가장 왕성하여 큰 물줄기로 행한다 하여 경혈이라 한다.

○ 在臂屈伸橫文中, 筋骨罅陷中. 又云, 肘中約上, 兩筋動脈中. 『資生』 ○ 手太陰脈之所入爲合. 鍼入三分, 可灸五壯. 『銅人』 ○ 一云不宜灸. 『入門』

척택(尺澤, 2개 혈) 팔꿈치의 안쪽 가로금 가운데에 있다[동인].

○ 팔꿈치 가운데 맥이 뛰는 곳에 있다. 또한 팔꿈치 가운데 가로금 위에 맥이 뛰는 곳에 있다고 한다[강목].

○ 팔을 구부렸다 폈다 하면 가로금이 생기는 곳의 힘줄과 뼈 사이 오목한 곳에 있다. 또한 이르기를 팔꿈치 가운데 가로금 위에 두 힘줄 가운데 맥이 뛰는 곳에 있다고 한다[자생].

○ 수태음맥이 들어가는 곳이니 합혈(合穴)[8]이 된다. 침은 3푼을 놓고 뜸은 5장을 뜬다[동인].

○ 어떤 데는 뜸을 뜨는 것이 좋지 않다고 하였다[입문].

【俠白二穴】 在天府下, 在肘上五寸, 動脈中. 鍼入三分, 可灸五壯. 『銅人』

협백(俠白, 2개 혈) 천부혈(天府穴) 아래 팔꿈치 위로 5치 올라가 맥이 뛰는 곳에 있다. 침은 3푼을 놓으며 뜸은 5장을 뜬다[동인].

【天府二穴】 在腋下三寸, 臑臂內廉, 動脈中, 擧手以鼻取之. 鍼入三分, 留三呼. 禁不可灸. 『銅人』

천부(天府, 2개 혈) 겨드랑이에서 아래로 3치 내려가 팔죽지 안쪽 맥이 뛰는 가운데 있으며, 팔을 들어 코에 갔다 대고 침혈을 잡는다. 침은 3푼을 놓고 3번 숨쉴 동안 꽂아 둔다. 뜸은 뜨지 말아야 한다[동인].

【雲門二穴】 在巨骨下, 挾氣戶傍二寸, 陷中, 動脈應手, 擧臂取之. 『銅人』 ○ 在人迎下, 第二骨間, 相去二寸四分. 『資生』 ○ 可灸五壯. 鍼入三分, 刺深則使人氣逆, 故不宜深刺. 『甲乙』

운문(雲門, 2개 혈) 거골혈(巨骨穴) 아래의 기호혈(氣戶穴)에서 옆으로 2치 나가 오목한 곳, 손을 대면 맥이 뛰는 곳에 있는데, 팔을 들고 침혈을 잡는다[동인].

○ 인영혈 아래 둘째 갈비뼈 사이에서 2치 4푼 떨어져 있다[자생].

○ 뜸은 5장을 뜨며 침은 3푼을 놓는다. 깊이 찌르면 기가 거슬러 오르게 하므로 깊이 찌르는 것은 좋지 않다[갑을].

【中府二穴】 肺之募也, 一名膺中腧. 在雲門下一寸陷中, 乳上三肋間, 動脈應手, 仰而取之. 手足太陰之會也. 鍼入三分, 留三呼, 可灸五壯. 『銅人』

중부(中府, 2개 혈) 폐(肺)의 모혈(募穴)이며, 응중혈(膺中穴)이라고도 한다. 침혈은 운문혈에서 아래로 1치 내려가 오목한 곳이며, 젖꼭지 위 세 번째 갈비뼈 사이 손을 대면 맥이 뛰는 곳에 있다. 목을 뒤로 젖히고 침혈을 잡는데, 수태음경맥과 족태음경맥이 모이는 곳이다. 침은 3푼 놓고 3번 숨쉴 동안 꽂아 두며, 뜸은 5장을 뜬다[동인].

---

8) 합혈(合穴) : 여기에 이르면 점차 기가 합쳐져 들어간다고 하여 합혈이라 한다.

手陽明大腸經流注

○ 手陽明之脈. 起於大指次指之端內側 商陽穴, 循指上廉 本節前二間穴, 本節後三間穴, 出合谷兩骨之間 合谷穴, 上入兩筋之中 陽谿穴, 循臂上廉 偏歷穴, 入肘外廉 曲池穴, 上循臑外前廉, 上肩出髃骨之前廉 肩髃穴, 上出柱骨之會上 天鼎穴, 下入缺盆, 絡肺下膈, 屬大腸. 其支者從缺盆上頸, 貫頰入下齒中, 還出挾口, 交人中 穴名, 左之右, 右之左, 上挾鼻孔 迎香穴, 自此交入足陽明. 是動則病齒痛䪼腫. 是主津. 所生病者, 目黃 · 口乾 · 鼽衄 · 喉痺 · 肩前臑痛 · 大指次指痛不用. 氣有餘, 則當脈所過者熱腫. 虛則寒慄不復. 盛者人迎大三倍於寸口, 虛者人迎反小於寸口也. 『靈樞』 ○ 卯時自少商穴起, 至迎香穴止. 『入門』

수양명대장경의 순행[手陽明大腸經流注]

수양명경맥(手陽明經脈)은 집게손가락 끝 안쪽(상양혈이다)에서 시작하여 손가락 윗쪽 변두리를 따라(밑마디 앞은 이간혈, 밑마디 뒤는 삼간혈이다) 올라가 엄지손가락과 집게손가락이 갈라진 뼈 사이(합곡혈이다)를 지나 위로 두 힘줄 가운데(양계혈이다)로 가서 팔뚝 윗쪽(편력혈이다)을 따라 올라가 팔꿈치 바깥쪽(곡지혈이다)으로 간다. 그 다음 위로 올라가 팔죽지 바깥쪽 앞 변두리를 따라 어깨로 올라가서 우골(髃骨, 견우혈이다) 앞쪽으로 나왔다가 다시 올라가 주골(柱骨)이 모이는 곳(천정혈이다)으로 나와서 아래로 내려가 결분(缺盆)에 들어가 폐에 연락하고 횡격막을 뚫고 내려가서 대장에 연락되었다. 그 한 가지는 결분에서 목으로 올라가 뺨을 뚫고 아랫니 틀로 들어갔다가 다시 나와 입술을 돌아 인중(혈이름이다)에서 양쪽 경맥이 교차된다. 즉 왼쪽의 것은 오른쪽으로 가고 오른쪽의 것은 왼쪽으로 가서 각각 콧방울 옆(영향혈이다)에서 끝난다(여기서부터 사귀어 족양명경맥으로 들어간다).

시동병(是動病)은 이가 쏘고 광대뼈 부위가 붓는다. 이것은 주로 진액과 관련되는 병이다. 소생병(所生病)은 눈이 누렇고 입이 마르며 코피가 나고 후비(喉痺)가 생기며 어깨 앞쪽과 팔죽지가 아프고 엄지손가락과 집게손가락이 아파서 쓰지 못한다. 이 경맥의 기가 실하면 경맥이 지나가는 부위에 열이 나고 부으며 허하면 춥고 떨리는 것이 멎지 않는다. 실할 때에는 인영맥이 촌구맥보다 3배나 크고, 허할 때에는 반대로 인영맥이 촌구보다 작다[영추].

○ 이 경맥의 경기는 묘시(5~7시)에 소상혈에서 시작하여 영향혈에 가서 끝난다[입문].

手陽明大腸經左右凡四十穴

수양명대장경(手陽明大腸經) 좌우 모두 40개 혈이다.

【商陽二穴】 一名絶陽. 在手大指次指內側, 去爪甲角如韭葉. 手陽明脈之所出也爲井. 鍼入一分, 留一呼, 可灸三壯. 『銅人』

상양(商陽, 2개 혈) 일명 절양(絶陽)이라고도 하는데, 집게손가락 손톱눈 안쪽 모서리에서 부춧잎[韭葉]만큼 떨어진 속에 있다. 수양명맥이 나오는 곳이니 정혈(井穴)이 된다. 침은 1푼을 놓고 1번 숨쉴 동안 꽂아 두며, 뜸은 3장을 뜬다[동인].

【二間二穴】一名間谷. 在手大指次指本節前, 內側陷中. 手陽明脈之所流爲滎. 鍼入三分, 留三呼, 可灸三壯. 『銅人』

이간(二間, 2개 혈) 일명 간곡(間谷)이라고도 하며, 집게손가락 밑마디 앞 안쪽 오목한 곳에 있다. 수양명맥이 흐르는 곳이니 형혈(滎穴)이 된다. 침은 3푼을 놓고 3번 숨쉴 동안 꽂아 두며, 뜸은 3장을 뜬다[동인].

【三間二穴】一名少谷. 在手大指次指本節後, 內側陷中. 手陽明脈之所注爲腧. 鍼入三分, 留三呼, 可灸三壯. 『銅人』

삼간(三間, 2개 혈) 일명 소곡(少谷)이라고도 하는데, 집게손가락 밑마디 뒤 안쪽 오목한 곳에 있다. 수양명맥이 주입되는 곳이니 수혈(腧穴)이 된다. 침은 3푼을 놓고 3번 숨쉴 동안 꽂아 두며, 뜸은 3장을 뜬다[동인].

【合谷二穴】一名虎口. 在手大指次指岐骨間陷中. 『銅人』 ○ 在手大指次指兩骨罅間, 宛宛中, 動脈應手. 『資生』 ○ 手陽明脈之所過爲原. 鍼入三分, 留六呼, 可灸三壯. ○ 姙婦不可刺, 損胎氣. 『銅人』

합곡(合谷, 2개 혈) 일명 호구(虎口)라고도 하는데, 엄지손가락과 집게손가락이 갈라진 뼈 사이 오목한 곳에 있다[동인].

○ 엄지손가락과 집게손가락의 두 뼈 사이 오목한 곳, 손을 대면 맥이 뛰는 곳에 있다[자생].

○ 수양명맥이 지나가는 곳이니 원혈(原穴)이 된다. 침은 3푼을 놓고 6번 숨쉴 동안 꽂아 두며, 뜸은 3장을 뜬다. 임신부에게 침을 놓아서는 안 되는데, 그것은 태아를 상하기 때문이다[동인].

【陽谿二穴】一名中魁. 在手腕中上側, 兩筋間陷者中. 手陽明脈之所行爲經. 鍼入三分, 留七呼, 可灸三壯. 『銅人』

양계(陽谿, 2개 혈) 일명 중괴(中魁)라고도 하는데, 손목 위쪽 두 힘줄 사이 오목한 곳에 있다. 수양명맥이 행하는 곳이니 경혈(經穴)이 된다. 침은 3푼을 놓고 7번 숨쉴 동안 꽂아 두며, 뜸은 3장을 뜬다[동인].

【偏歷二穴】在腕中後三寸. 手陽明絡, 別走太陰. 鍼入三分, 留七呼, 可灸三壯. 『銅人』

편력(偏歷, 2개 혈) 손목에서 위로 3치 올라가서 있다. 수양명경의 낙혈(絡穴)이고, 여기서 갈라져 수태음경맥으로 간다. 침은 3푼을 놓고 7번 숨쉴 동안 꽂아 두며 뜸은 3장을 뜬다[동인].

【溫留二穴】一名逆注, 一名池頭. 在腕後, 小士五寸大士六寸. 『銅人』 ○ 在腕後五寸六寸間. 『資生』 ○ 手陽明郄. 鍼入三分, 可灸三壯. 『銅人』 ○ 大士小士, 卽大人小兒也. 『綱目』

온류(溫留, 2개 혈) 일명 역주(逆注)라고도 하며, 또는 지두(池頭)라고도 한다. 손목 뒤에서 작은 사람은 5치, 큰 사람은 6치 올라가서 있다[동인].

○ 손목에서 뒤로 5치와 6치 사이에 있다[자생].
○ 수양명경의 극혈(郄穴)이다. 침은 3푼을 놓고 뜸은 3장을 뜬다[동인].
○ 큰 사람, 작은 사람이란 어른과 어린아이를 말한다[강목].

【下廉二穴】 在輔骨下, 去上廉一寸. 『銅人』 ◎ 在曲池前五寸, 兌肉分外斜. 『入門』 ○ 鍼入五分, 留五呼, 可灸三壯. 『銅人』

하렴(下廉, 2개 혈) 보골(輔骨) 아래의 상렴혈(上廉穴)에서부터 1치 내려와서 있다[동인].
○ 또는 곡지혈(曲池穴)에서 앞으로 5치 되는 곳에 살이 두드러진 곳의 옆에 있다[입문].
○ 침은 5푼을 놓고 5번 숨쉴 동안 꽂아 두며, 뜸은 3장을 뜬다[동인].

【上廉二穴】 在三里下一寸. 『銅人』 ○ 在曲池前四寸. 『入門』 ○ 其分獨抵陽明之會外斜. 『綱目』 ○ 鍼入五分, 可灸五壯. 『銅人』

상렴(上廉, 2개 혈) 수삼리혈(手三里穴)에서 1치 아래에 있다[동인].
○ 곡지혈에서 앞으로 4치 되는 곳에 있다[입문].
○ 양명경의 회혈(會穴)에 이르러 밖으로 비스듬히 나가 있다[강목].
○ 침은 5푼을 놓고 뜸은 5장을 뜬다[동인].

【三里二穴】 在曲池下二寸. 『銅人』 ○ 按之肉起. 銳肉之端. 『綱目』 ○ 鍼入二分, 可灸三壯. 『銅人』

수삼리(手三里, 2개 혈) 곡지혈에서 2치 아래에 있다[동인].
○ 누르면 두드러지는 살에 있다[강목].
○ 침은 2푼을 놓고 뜸은 3장을 뜬다[동인].

【曲池二穴】 在肘外輔骨, 屈肘曲骨之中. 『銅人』 ○ 在肘外輔, 屈肘, 兩骨中文頭盡處, 以手拱胸取之. 『入門』 ○ 手陽明脈之所入爲合. 鍼入五分, 留七呼, 可灸三壯. 『靈樞』

곡지(曲池, 2개 혈) 팔꿈치 바깥쪽 요골[輔骨]에 있는데, 팔꿈치를 구부리면 두 뼈가 굽혀지는 가운데에 있다[동인].
○ 팔꿈치 바깥쪽 요골에 있는데, 팔꿈치를 구부리면 두 뼈 사이에 생기는 금의 끝이 있는 곳이다. 손을 가슴에 대고 침혈을 잡는다[입문].
○ 수양명맥이 들어가는 곳이니 합혈(合穴)이 된다. 침은 5푼을 놓고 7번 숨쉴 동안 꽂아 두며, 뜸은 3장을 뜬다[영추].

【肘髎二穴】 在肘大骨外廉, 近大筋陷中. 可灸三壯, 鍼入三分. 『銅人』

주료(肘髎, 2개 혈) 팔꿈치의 자뼈[大骨]에서 밖으로 곧게 나가 있는데, 큰 힘줄 근처 오목한 곳에 있다. 뜸은 3장을 뜨며 침은 3푼을 놓는다[동인].

【五里二穴】在肘上三寸，行向裏，大脈中央．可灸十壯，禁不可鍼．『銅人』◯ 內經曰，大禁二十五，在天府下五寸．註云，五里穴也．大禁者，禁不可刺也．◯ 迎之五里，中道而止，五至而已，五往而藏之，氣盡矣．故五五二十五而竭其輸矣．此所謂奪其天氣也．故曰，闚門而刺之者，死於家中．入門而刺之者，死於堂上．傳之後世，以爲刺禁．『靈樞』

오리(五里, 2개 혈) 팔꿈치에서 3치 올라가 안쪽으로 뻗은 큰 경맥의 가운데에 있다. 뜸은 10장을 뜨며, 침은 놓지 말아야 한다[동인].

○『내경』에 "대금(大禁) 25는 천부혈(天府穴)에서 5치 아래에 있다."고 하였으며, 주해에는 "오리혈이다."라고 하였다. 대금이라는 것은 침놓는 것을 절대로 금한다는 것이다.

○ 오리혈에 사침하면 오장의 기가 도중에서 멎는다. 그것은 1개 장의 기[藏之氣]가 대개 5번 오는데 5번 찔러 사하면 오장의 기운이 다 없어지게 된다. 즉 25번 사하면 오장의 수혈 기운이 다 없어진다. 이것이 그 원기[天氣]를 빼앗는다[奪]는 것이다. 얕게 찌르면 집 안에서 죽고 깊이 찌르면 마루 위에서 죽는다. 이것을 후세에 전하여 침을 놓지 말게 하여야 한다[영추].

【臂臑二穴】在肘上七寸䐃肉端，平手取之．手陽明絡．鍼入三分，可灸三壯．『銅人』◯ 在肩髃一夫，兩筋兩骨罅陷宛中，平手取之，不得拏手令急，其穴卽閉．宜灸，不宜刺．『資生』

비노(臂臑, 2개 혈) 팔꿈치에서 위로 7치 올라가 두드러진 살 끝에 있으며, 팔을 펴고 침혈을 잡는다. 수양명경의 낙맥(絡脈)이다. 침은 3푼을 놓고 뜸은 3장을 뜬다[동인].

○ 견우혈(肩髃穴)에서 좀 내려가 두 힘줄과 뼈 사이 오목한 곳에 있다. 팔을 펴고 침혈을 잡는데, 팔에 힘을 주지 말아야 한다. 힘을 주면 침혈이 막힌다. 뜸을 뜨는 것이 좋고, 침을 놓는 것은 좋지 않다[자생].

【肩髃二穴】一名中肩井，一名扁骨．在骨端兩骨間，陷者宛宛中，擧臂取之．『銅人』◯ 在膊骨頭，肩端兩骨間．『資生』◯ 鍼入六分，留六呼，刺則泄肩臂熱氣．可灸七壯至二七壯．若灸偏風不遂，至七七壯止．◯ 唐庫狄欽患風痺，手不得伸．甄權鍼此穴立愈．『銅人』

견우(肩髃, 2개 혈) 일명 중견정(中肩井)이라고도 하며, 또는 편골(扁骨)이라고도 한다. 어깨 끝 두 뼈 사이 오목한 곳에 있다. 팔을 들고 침혈을 잡는다[동인].

○ 상박골[9] 끝과 어깨 끝 두 뼈 사이에 있다[자생].

○ 침은 6푼을 놓으며 6번 숨쉴 동안 꽂아 둔다. 침을 놓으면 어깨와 팔의 열기(熱氣)를 내린다. 뜸은 7~14장까지 뜨며, 만일 반신불수 때에는 49장까지 뜬다.

○ 당(唐)나라의 고적흠(庫狄欽)이 풍비(風痺)로 팔을 펴지 못하였는데, 진권(甄權)이 이 침혈에 침을 놓았더니 곧 나았다[동인].

【巨骨二穴】在肩端上行，兩叉骨罅間陷中．鍼入一寸半，可灸五壯．『銅人』

---

9) 상박골(上膊骨) : 위팔뼈, 상완골(上腕骨).

거골(巨骨, 2개 혈) 어깨 끝에서 위로 올라가 뼈가 갈라진 사이 오목한 곳에 있다. 침은 1치 5푼을 놓고 뜸은 5장을 뜬다[동인].

【天鼎二穴】在側頸, 缺盆直扶突後一寸.『銅人』○ 在頸缺盆, 氣舍後一寸五分.『綱目』○ 鍼入三分, 可灸三壯.『銅人』

천정(天鼎, 2개 혈) 목의 옆 결분에서 곧추 올라가 부돌혈(扶突穴)에서 1치 뒤에 있다[동인].
○ 목의 결분의 기사혈(氣舍穴)에서 1치 5푼 뒤에 있다[강목].
○ 침은 3푼을 놓고 뜸은 3장을 뜬다[동인].

【迎香二穴】一名衝陽. 在禾髎上一寸, 鼻孔傍五分, 鍼入三分, 留三呼. 禁不可灸.『銅人』

영향(迎香, 2개 혈) 일명 충양(衝陽)이라고도 하며, 화료혈(禾髎穴)에서 위로 1치 올라가 콧구멍 옆으로 5푼 나가 있다. 침은 3푼을 놓고 3번 숨쉴 동안 꽂아 두며, 뜸은 뜨지 말아야 한다[동인].

【扶突二穴】一名水穴. 在人迎後一寸五分.『銅人』○ 在氣舍後一寸五分.『綱目』○ 在曲頰下一寸, 仰而取之.『入門』○ 鍼入三分可灸三壯.『銅人』

부돌(扶突, 2개 혈) 일명 수혈(水穴)이라고도 하는데, 인영혈에서 1치 5푼 뒤에 있다[동인].
○ 기사혈에서 1치 5푼 뒤에 있다[강목].
○ 턱자가미[曲頰]에서 1치 아래에 있으며, 목을 뒤로 젖히고 침혈을 잡는다[입문].
○ 침은 3푼을 놓고 뜸은 3장을 뜬다[동인].

【禾髎二穴】一名長頻. 直鼻孔下, 挾水溝傍五分. 鍼入二分, 禁不可灸.『銅人』

화료(禾髎, 2개 혈) 일명 장빈(長頻)이라고도 하는데, 콧구멍 아래 수구혈(水溝穴) 옆 5푼 되는 곳에 있다. 침은 2푼을 놓고, 뜸은 뜨지 말아야 한다[동인].

足陽明胃經流注

○ 足陽明之脈, 起於鼻之交頞中, 傍約太陽之脈, 下循鼻外 迎香穴, 入上齒中, 還出挾口, 環脣下交承漿 穴名, 却循頤後下廉, 出大迎 穴名, 循頰車 穴名, 上耳前, 過客主人 穴名, 循髮際至額顱. 其支者從大迎前下人迎 穴名, 循喉嚨, 入缺盆, 下膈屬胃絡脾. 其直者, 從缺盆下乳內廉, 下挾臍, 入氣衝中 穴名. 其支者, 起胃下口循腹裏, 下至氣衝中而合以下髀關 穴名, 抵伏兎 穴名, 下入膝臏中 腿下脛上, 接處曰膝臏, 謂膝之蓋骨也, 下循骱外廉 卽上廉·下廉·解谿穴也, 下足跗 足面曰趺, 衝陽穴也, 入中指內間 陷谷穴. 其支者, 下膝三寸, 而別下入中指外間 內庭穴, 其支者, 別跗上, 入大指間出其端 厲兌穴也, 自此出交入足太陰. 是動則病凄凄然振寒, 善伸數欠, 顏黑 顏卽額也, 病至則惡人與火, 聞木音則惕然而驚, 心動欲獨閉戶牖而處,甚則欲上高而歌, 棄衣而走, 賁響腹脹, 是謂骭厥 骭卽脛之別名. 是主血. 所生病者, 狂瘧·溫淫汗出·鼽衄·口喎·脣胗·頸腫·喉痺·大腹水腫·膝臏腫痛, 循膺·乳·街·股·伏兎·骭外廉·足跗上皆痛, 中指不用. 氣盛則身以前皆熱, 其有餘於胃則消穀善飢尿色黃. 氣不足則身以前皆寒, 胃中寒則脹滿. 盛者人迎大三倍於寸口, 虛者人迎反小於寸口也. 『靈樞』 ◯ 辰時自迎香穴交與承泣穴, 上行至頭維, 對人迎循胸腹, 下至足指厲兌穴止. 『入門』 ◯ 陽明根于厲兌, 結于顙大, 顙大者鉗耳也. 『靈樞』

족양명위경의 순행[足陽明胃經流注]

족양명경맥은 코에서 시작되며 이것이 콧마루를 교차하여 옆으로 족태양경맥과 합쳐지고 아래로 코 밖(영향혈이다)을 따라 내려와 윗잇몸 속으로 들어갔다가 입가로 되돌아 나와 입을 돌아서 아래로 내려가 승장(承漿, 혈이름이다)에서 교차되고, 뒤로 물러나 턱 뒤쪽 아래 모서리를 따라 대영(大迎, 혈이름이다)으로 나와 협거(頰車, 혈이름이다)를 따라 귀 앞으로 올라가 객주인(客主人, 혈이름이다)을 지나 머리카락이 돋은 경계[髮際]를 따라 앞이마에 이른다. 그 한 지맥은 대영혈(大迎穴)에서 인영혈(人迎穴) 앞으로 내려가 후두를 따라 결분에 들어갔다가 횡격막을 뚫고 내려가 위(胃)에 속하고 비(脾)에 연락되었다. 그 곧게 가는 맥은 결분에 젖 안쪽 가장자리로 내려와 배꼽을 끼고 다시 내려가 기충혈(氣衝穴) 속으로 들어간다. 그 한 지맥은 위(胃)의 유문 부위에서 시작하여 뱃속을 따라 기충혈 속에 이르러 곧게 가는 맥과 합쳐 비관혈(髀關穴)로 내려가 복토혈(伏兎穴)에 이르고 다시 내려가 종지뼈(넓적다리뼈 아래와 정강이뼈 위가 맞닿은 곳을 종지뼈[膝臏]라고 하는데, 슬개골을 말하는 것이다) 속으로 들어가서 정강이뼈의 바깥쪽 모서리(즉 상렴, 하렴, 해계혈이다)를 따라 발등(발의 겉을 발등[足跗]이라 하며, 충양혈이다)에 내려가 가운뎃발가락[10] 안쪽 사이(함곡혈이다)로 들어간다. 그 한 지맥은 무릎 아래 3치 되는 곳에서 갈라져 내려가 발등 가운뎃발가락 바깥쪽 사이(내정혈이다)로 들어간다. 그 한 지맥은 발등에서 갈라져 엄지발가락사이로 들어가서 그 끝(여태혈[11]인데, 여기에서 나와 사귀어 족태음경맥으로 들어간다)으로 나간다.

시동병(是動病)은 오싹오싹 춥고 떨리며 기지개를 자주 하고 하품을 자주 하며 얼굴(이마를 말한다)이 거멓게 된다. 병이 들면 사람과 불을 싫어하고 나무가 부딪치는 소리를 들으면 깜짝 놀라며 가슴이 두근거려서 문을 닫고 혼자 있으려 하며 심하면 높은 곳에 올라가 노래를 부르며 발가벗고 마구 뛰어다니며, 배에서 끓는 소리가 나며 배가 불러 오른다. 이것을 한궐(骭厥, 한은 정강이뼈의 별명이다)이라고 한다. 이것은 주로 혈과 관련된 병이다. 소생병(所生病)은 광증(狂證)과 학질이 있고, 온열이 심하고 땀이 나며, 코가 막히고 코피가 나며, 입이 삐뚤어지고 입술에 구진이 돋으며[口喎脣胗], 목안이 붓고 후비(喉痺)가 생기며, 배에 물이 차고 무릎이 부으면서 아프다. 그리고 가슴·젖·기가혈[街] 부위·다리·복토혈 부위·정강이뼈 바깥쪽 변두리·발등이 다 아프며 가운뎃발가락을 쓰지 못하게 된다. 이 경맥의 기가 성하면 몸 앞부분에 모두 열이 나며 그 기가 위에 몰려 있으면 음식이 잘 소화되어 배가 자주 고프며 소변색이 누렇다. 기가 부족하면 몸 앞부분이 모두 차갑고 위 속이 차가우면 배가 팽팽하게 불러 오른다. 성할 때에는 인영맥이 촌구맥보다 3배 더 크고, 허할 때에는 인영맥이 도리어 촌구맥보다 작다[영추].

○ 이 경맥의 경기는 매일 진시(辰時, 7~9시)에 영향혈로부터 시작하여 승읍혈에서 교차되고 위로 올라가 두유혈에까지 간다. 다른 가지는 인영혈로 내려와 가슴과 배를 따라 내려가 발가락의 여태

---

10) 지금의 설에 의하면 '둘째발가락'이 맞다.

11) 지금의 설에 의하면 여태혈은 둘째 발가락 끝이고, 엄지발가락 끝은 족태음경의 은백혈(隱白穴)인데, 아마도 잘못이 아닌가 한다.

혈에서 끝난다[입문].

○ 족양명경맥은 여태에서 시작되어 상대(顙大)에서 끝났다. 상대는 감이(鉗耳, 귀)이다[영추].

足陽明胃經左右凡九十穴

족양명위경(足陽明胃經) 좌우 모두 90개 혈이다.

【厲兌二穴】 在足大指次指端外側, 去爪甲如韭葉. 足陽明脈之所出爲井. 鍼入一分, 可灸一壯. 『銅人』

여태(厲兌, 2개 혈) 둘째발가락 발톱 바깥모서리에서 부춧잎만큼 떨어져 있다. 족양명맥이 나오는 곳이니 정혈(井穴)이 된다. 침은 1푼을 놓고 뜸은 1장을 뜬다[동인].

【內庭二穴】 在足大指次指外間陷中. 『銅人』 ○ 在足次指與三指岐骨間陷中. 『入門』 ○ 足陽明脈之所流爲滎. 鍼入三分, 留十呼, 可灸三壯. 『銅人』

내정(內庭, 2개 혈) 둘째발가락 바깥쪽 오목한 곳에 있다[동인].

○ 둘째발가락과 가운뎃발가락이 갈라진 사이 오목한 곳에 있다[입문].

○ 족양명맥이 흐르는 곳이니 형혈(滎穴)이 된다. 침은 3푼을 놓고 10번 숨쉴 동안 꽂아 두며, 뜸은 3장을 뜬다[동인].

【陷谷二穴】 在足大指次指外間, 本節後陷中, 去內庭二寸. 足陽明脈之所注爲腧. 鍼入三分, 留七呼, 可灸三壯. 『銅人』

함곡(陷谷, 2개 혈) 둘째발가락 바깥쪽 밑마디 뒤 오목한 곳에 있으며, 내정혈에서 2치 위에 있다. 족양명맥이 주입되는 곳이니 수혈(腧穴)이 된다. 침은 3푼을 놓고 7번 숨쉴 동안 꽂아 두며, 뜸은 3장을 뜬다[동인].

【衝陽二穴】 一名會原. 在足跗上五寸, 骨間動脈, 去陷谷三寸. 『銅人』 ○ 在內庭上五寸, 骨間動脈. 『入門』 ○ 在足跗上五寸, 陷者中, 搖足而得之. 『靈樞』 ○ 足陽明脈之所過爲原. 鍼入五分, 留十呼, 可灸三壯. 『銅人』

충양(衝陽, 2개 혈) 일명 회원(會原)이라고도 하는데, 발등에서 위로 5치 올라가 뼈 사이 맥이 뛰는 곳에 있으며, 함곡에서 3치 뒤에 있다[동인].

○ 내정혈에서 위로 5치 올라가 뼈 사이 맥이 뛰는 곳에 있다[입문].

○ 발등에서 위로 5치 올라가 오목한 가운데 있으며, 발을 쳐들었다 놓았다 하면서 침혈을 잡는다. 족양명맥이 지나가는 곳이니 원혈(原穴)이 된다. 침은 5푼을 놓고 10번 숨쉴 동안 꽂아 두며, 뜸은 3장을 뜬다[동인].

【解谿二穴】 在衝陽後一寸半, 腕上陷中. 『銅人』 ○ 上衝陽一寸半, 陷者中. 『靈樞』 ○ 在足腕上, 繫草鞋帶處, 去內庭上六寸半. 『入門』 ○ 足陽明脈之所行爲經. 鍼入五分,留五呼, 可灸三壯.『銅人』

해계(解谿, 2개 혈) 충양혈에서 뒤로 1치 5푼 나가 발목 위의 오목한 곳에 있다[동인].
○ 충양혈에서 위로 1치 5푼 올라가 오목한 곳에 있다[영추].
○ 발목 위의 짚신 끈을 매는 곳에 있으며, 내정혈에서 6치 5푼 올라가 있다[입문].
○ 족양명맥이 행하는 곳이니 경혈(經穴)이 된다. 침은 5푼을 놓고 5번 숨쉴 동안 꽂아 두며, 뜸은 3장을 뜬다[동인].

【豊隆二穴】在外踝上八寸, 下廉䯒骨外廉間陷中. ○ 足陽明絡, 別走太陰. 鍼入三分, 可灸三壯.『銅人』

풍륭(豊隆, 2개 혈) 바깥쪽복사뼈에서 위로 8치 올라가 정강이뼈 바깥쪽 변두리 사이 오목한 곳에 있다.
○ 족양명경의 낙혈(絡穴)이며, 여기서 갈라져서 족태음경맥으로 간다. 침은 3푼을 놓고 뜸은 3장을 뜬다[동인].

【下巨虛二穴】一名下廉. 在上廉下三寸.『銅人』○ 在三里下六寸, 當擧足取之.『入門』○ 在上廉下三寸, 兩筋兩骨罅陷宛宛中, 蹲坐取之.『資生』○ 鍼入八分, 可灸三壯.『銅人』

하거허(下巨虛, 2개 혈) 일명 하렴(下廉)이라고도 하는데, 상렴혈에서 3치 아래에 있다[동인].
○ 족삼리혈에서 6치 아래에 있으며, 발을 들고 침혈을 잡는다[입문].
○ 상렴혈에서 아래로 3치 내려가 두 힘줄과 뼈 사이 오목한 곳에 있으며, 걸터앉히고 침혈을 잡는다[자생].
○ 침은 8푼을 놓고 뜸은 3장을 뜬다[동인].

【條口二穴】在下廉上一寸, 上廉下一寸.『銅人』○ 在三里下五寸, 擧足取之.『入門』○ 鍼入三分, 禁不可灸.『入門』

조구(條口, 2개 혈) 하렴혈에서 위로 1치, 상렴혈에서 아래로 1치 되는 곳에 있다[동인].
○ 족삼리혈에서 5치 아래에 있으며, 발을 들고 침혈을 잡는다[입문].
○ 침은 3푼을 놓고, 뜸은 뜨지 말아야 한다[입문].

【上巨虛二穴】一名上廉. 在三里下三寸.『銅人』○ 在膝犢鼻下, 䯒外廉六寸, 擧足取之 ○ 在三里下三寸, 兩筋兩骨罅陷宛宛中.『資生』○ 鍼入八分, 可灸三壯, 一云隨年數爲壯.『銅人』

상거허(上巨虛, 2개 혈) 일명 상렴(上廉)이라고도 하는데, 족삼리혈에서 3치 아래에 있다[동인].
○ 무릎에 있는 독비혈(犢鼻穴)에서 정강이뼈 바깥쪽으로 6치 아래에 있으며, 발을 들고 침혈을 잡는다.
○ 족삼리혈에서 아래로 3치 내려가 두 힘줄과 뼈 사이 오목한 곳에 있다[자생].
○ 침은 8푼을 놓고 뜸은 3장을 뜬다. 또는 나이 수만큼 뜸을 뜨기도 한다[동인].

【三里二穴】 在膝下三寸, 䯒骨外, 大筋內宛宛中. 『銅人』 ○ 在膝下三寸, 陷中, 䯒骨外廉, 兩筋肉分間. 『內經』 ○ 在犢鼻下三寸, 䯒骨外廉分肉間. 『入門』 ○ 以手約膝, 取中指梢盡處是穴. 『得效』 ○ 深則足趺陽脈不見. 按之, 太衝脈不動, 是正穴. 『資生』 ○ 足陽明脈之所入爲合. 鍼入一寸, 可灸七壯. 一云三壯. 『銅人』 ○ 明堂云, 人年三十以上, 若不灸三里, 令氣上衝目. ○ 三里下三寸爲上廉, 復下三寸爲下廉, 大腸屬上廉, 小腸屬下廉, 足陽明胃脈也. 然則是大腸小腸皆屬于胃也. 『靈樞』 ○ 點三里穴, 但按, 趺陽脈不應, 方是正穴. 『丹心』

족삼리(足三里, 2개 혈) 무릎에서 아래로 3치 내려가 정강이뼈 바깥쪽 큰 힘줄 안쪽 오목한 곳에 있다[동인].

○ 무릎에서 아래로 3치 내려가 정강이뼈 바깥쪽 변두리의 두 힘살 사이 오목한 곳에 있다[내경].

○ 독비혈에서 아래로 3치 내려가 정강이뼈 바깥쪽 변두리의 살 사이에 있다[입문].

○ 자기 손바닥으로 무릎뼈를 싸쥘 때 가운뎃손가락 끝이 닿는 곳이다[득효].

○ 꾹 누르면 발의 부양맥(趺陽脈)이 나타나지 않고 조금 누르면 태충맥(太衝脈)이 뛰지 않는 곳이다[자생].

○ 족양명경맥의 합혈(合穴)이다. 침은 1치를 놓으며 뜸은 7장을 뜬다(어떤 데는 3장을 뜬다고 하였다)[동인].

○ 『명당경(明堂經)』에는 "사람이 30살이 지나서는 족삼리혈에 뜸을 뜨지 않으면 기가 눈으로 치밀어 오르게 된다."고 하였다.

○ 족삼리혈에서 3치 아래가 상렴혈이고 거기서 다시 3치 아래가 하렴혈인데, 대장은 상렴혈에 속하고 소장은 하렴혈에 속하며 다 족양명위경과 연관되어 있다. 그러므로 대장과 소장은 다 위(胃)에 속한다[영추].

○ 족삼리혈을 잡는 데는 부양맥을 눌러서 뛰지 않아야 제대로 침혈을 잡은 것이다[단심].

【犢鼻二穴】 在膝髕下, 䯒骨上骨解, 大筋中. 『銅人』 ○ 膝髕下, 䯒挾罅大筋中. 『資生』 ○ 在膝頭眼外側, 大筋陷中. 鍼入六分, 禁不可灸. 『入門』

독비(犢鼻, 2개 혈) 무릎(膝髕) 아래 정강이뼈의 위쪽 뼈마디와 큰 힘줄 사이에 있다[동인].

○ 무릎 아래 정강이뼈 사이, 큰 힘줄 사이에 있다[자생].

○ 슬안혈 밖에 큰 힘줄이 우묵하게 들어간 곳에 있다. 침은 6푼을 놓고, 뜸은 뜨지 말아야 한다[입문].

【梁丘二穴】 在膝上二寸, 兩筋間, 足陽明之郄. 鍼入三分, 可灸三壯. 『銅人』

양구(梁丘, 2개 혈) 무릎에서 위로 2치 올라가 두 힘줄 사이에 있다. 족양명경의 극혈(郄穴)이다. 침은 3푼을 놓고 뜸은 3장을 뜬다[동인].

【陰市二穴】 一名陰鼎. 在膝上三寸, 伏兎下陷中. 『銅人』 ○ 在膝內輔骨後, 大筋下小筋上, 屈膝得之. 『資生』 ○ 在膝上, 當伏兎下行二寸, 臨膝取之. 『綱目』 ○ 鍼入三分, 留七呼, 禁不可灸. 『銅人』

음시(陰市, 2개 혈) 일명 음정(陰鼎)이라고도 하는데, 무릎에서 위로 3치 올라가 복토혈 아래 오목한 곳에 있다[동인].
○ 무릎 안쪽 보골 뒤 큰 힘줄 아래 작은 힘줄 위에 있는데, 무릎을 구부리고 침혈을 잡는다[자생].
○ 무릎 위 복토혈에서 아래로 2치 내려가 무릎을 기준으로 하여 잡는다[강목].
○ 침은 3푼을 놓고 7번 숨쉴 동안 꽂아 두며, 뜸은 뜨지 말아야 한다[동인].

【髀關二穴】 在膝上, 伏兎後交文中. 『銅人』 ○ 在膝上, 伏兎後髈骨橫文中. 『入門』 ○ 鍼入六分, 可灸三壯. 『銅人』

비관(髀關, 2개 혈) 무릎 위 복토혈 뒤 섞인 금[交文]의 가운데 있다[동인].
○ 무릎 위 복토혈 뒤 넓적다리뼈에서 가로금 가운데 있다[입문].
○ 침은 6푼을 놓고 뜸은 3장을 뜬다[동인].

【伏兎二穴】 一名外丘. 在膝上六寸, 起肉是. 一云在膝蓋上七寸. 『銅人』 ○ 在膝髀罅上六寸向裏, 正跪正坐而取之. 『入門』 ○ 鍼入五分, 禁不可灸. 『銅人』

복토(伏兎, 2개 혈) 일명 외구(外丘)라고도 하는데, 무릎에서 위로 3치 올라가 살이 두드러진 곳에 있다. 어떤 데는 무릎뼈에서 7치 위에 있다고 한다[동인].
○ 무릎에서 넓적다리로 6치 올라가 안쪽으로 향해 있으며, 바로 앉아 침혈을 잡는다[입문].
○ 침은 5푼을 놓으며, 뜸은 뜨지 말아야 한다[동인].

【氣衝二穴】 一名氣街. 在歸來下鼠鼷上一寸, 動脈中. 『銅人』 ○ 在腹臍下橫骨兩端, 鼠鼷上. 『資生』 ○ 在天樞下八寸, 動脈. 『入門』 ○ 可灸七壯, 禁不可鍼. 『銅人』

기충(氣衝, 2개 혈) 일명 기가(氣街)라고 한다. 귀래혈(歸來穴) 아래, 자개미에서 위로 1치 올라가 맥이 뛰는 곳에 있다.
○ 배꼽 아래 횡골(橫骨)의 양쪽 끝 서혜(鼠鼷) 위에 있다[자생].
○ 천추혈(天樞穴)에서 아래로 8치 내려가 맥이 뛰는 곳에 있다[입문].
○ 뜸은 7장을 뜨며, 침은 놓지 말아야 한다[동인].

【歸來二穴】 在水道下二寸. 『銅人』 ○ 在天樞下七寸. 『入門』 ○ 鍼入八分, 可灸五壯. 『銅人』

귀래(歸來, 2개 혈) 수도혈(水道穴)에서 2치 아래에 있다[동인].
○ 천추혈에서 7치 아래에 있다[입문].
○ 침은 8푼을 놓으며 뜸은 5장을 뜬다[동인].

【水道二穴】 在大巨下三寸, 天樞下五寸. 鍼入二寸五分, 可灸五壯. 『銅人』

수도(水道, 2개 혈) 대거혈에서 아래로 3치, 천추혈에서 5치 아래에 있다. 침은 2치 5푼을 놓으며 뜸은 5장을 뜬다[동인].

【大巨二穴】 在外陵下一寸. 鍼入五分, 可灸五壯. 『銅人』

대거(大巨, 2개 혈) 외릉혈에서 1치 아래에 있다. 침은 5푼을 놓고 뜸은 5장을 뜬다[동인].

【外陵二穴】 在天樞下一寸. 鍼入八分, 可灸五壯. 『銅人』

외릉(外陵, 2개 혈) 천추혈에서 1치 아래에 있다. 침은 8푼을 놓으며 뜸은 5장을 뜬다[동인].

【天樞二穴】 一名長谿, 一名谷門, 大腸之募也. 在肓腧傍一寸五分, 挾臍二寸. 『銅人』 ○ 魂魄之舍, 不可鍼. 合臍相去各三寸. 『資生』 ○ 平臍傍各三寸. 『入門』 ○ 鍼入八分, 留七呼, 可灸百壯. 『銅人』

천추(天樞, 2개 혈) 일명 장계(長谿) 또는 곡문(谷門)이라고도 하는데, 대장경의 모혈(募穴)이다. 황수혈(肓腧穴)에서 옆으로 1치 5푼, 배꼽에서 2치 옆에 있다[동인].

○ 혼백(魂魄)이 있는 곳이므로 침을 놓아서는 안 된다. 배꼽까지 합하여 각각 3치 옆으로 나와 있다[자생].

○ 배꼽에서 3치 옆에 있다[입문].

○ 침은 8푼을 놓고 7번 숨쉴 동안 꽂아 두며, 뜸은 100장까지 뜰 수 있다[동인].

【滑肉門二穴】 在太一下一寸. 鍼入八分, 可灸五壯. 『銅人』

활육문(滑肉門, 2개 혈) 태일[12]혈에서 1치 아래에 있다. 침은 8푼을 놓고 뜸은 5장을 뜬다[동인].

【太一二穴】 在關門下一寸. 鍼入八分, 可灸五壯. 『銅人』

태을(太乙, 2개 혈) 관문혈에서 1치 아래에 있다. 침은 8푼을 놓고 뜸은 5장을 뜬다[동인].

【關門二穴】 在梁門下一寸. 鍼入八分, 可灸五壯. 『銅人』

관문(關門, 2개 혈) 양문혈에서 1치 아래에 있다. 침은 8푼 놓고 뜸은 5장 뜬다[동인].

【梁門二穴】 在承滿下一寸. 鍼入八分, 可灸五壯. 『銅人』

양문(梁門, 2개 혈) 승만혈에서 1치 아래에 있다. 침은 8푼을 놓고 뜸은 5장을 뜬다[동인].

【承滿二穴】 在不容下一寸. 『銅人』 ○ 挾巨闕兩傍各一寸半. 『資生』 ○ 鍼入八分, 可灸五壯. 『銅人』

12) 태일(太一) : 태일은 곧 태을혈(太乙穴)이다. 『침구갑을경』과 『천금요방(千金要方)』에는 태을혈이 '태일혈'로 되어 있다.

승만(承滿, 2개 혈) 불용혈에서 1치 아래에 있다[동인].

○ 거궐혈 (巨闕穴)에서 옆으로 1치 5푼 나가 있다[자생].

○ 침은 8푼을 놓으며 뜸은 5장을 뜬다[동인].

【不容二穴】在幽門傍相去各一寸五分.『銅人』○ 在幽門兩傍各一寸五分, 去任脈二寸, 直四肋端.『綱目』○ 平巨闕傍三寸, 挺身取之.『入門』○ 挾鳩尾, 當乳下三寸.『資生』○ 鍼入五分, 可灸五壯.『銅人』

불용(不容, 2개 혈) 유문혈(幽門穴)에서 옆으로 1치 5푼 나가 있다[동인].

○ 유문혈에서 옆으로 각각 1치 5푼, 임맥(任脈)에서 2치 옆으로 나가 네 번째 갈비뼈 끝에 있다[강목].

○ 거궐혈에서 옆으로 3치 나가 있으며, 몸을 똑바로 하고 침혈을 잡는다[입문].

○ 구미혈(鳩尾穴) 옆의 젖꼭지에서 3치 아래에 있다[자생].

○ 침은 5푼을 놓으며 뜸은 5장을 뜬다[동인].

【乳根二穴】在乳中下一寸四分陷中, 仰而取之.『銅人』○ 在當乳下一寸六分, 入門資生並云一寸六分.『綱目』○ 鍼入三分, 可灸五壯.『銅人』

유근(乳根, 2개 혈) 유중혈에서 아래로 1치 4푼 내려가 오목한 곳에 있다. 몸을 뒤로 젖히고 침혈을 잡는다[동인].

○ 젖꼭지에서 1치 6푼 아래에 있다. 『입문』과 『자생』에는 다 1치 6푼에 있다고 하였다[강목].

○ 침은 3푼을 놓으며 뜸은 5장을 뜬다[동인].

【乳中二穴】當乳中是.『銅人』○ 卽乳頭上也.『入門』○ 鍼宜淺刺二分, 禁不可灸.『入門』

유중(乳中, 2개 혈) 젖의 가운데이다[동인].

○ 즉 젖꼭지 위에 있다[입문].

○ 침은 2푼을 놓으며, 뜸은 뜨지 말아야 한다[입문].

【膺窓二穴】在屋翳下一寸六分. 鍼入三分, 可灸五壯.『銅人』

응창(膺窓, 2개 혈) 옥예혈에서 1치 6푼 아래에 있다. 침은 3푼을 놓으며 뜸은 5장을 뜬다[동인].

【屋翳二穴】在庫房下一寸六分陷中, 仰而取之. 鍼入三分, 可灸五壯.『銅人』

옥예(屋翳, 2개 혈) 고방혈에서 아래로 1치 6푼 내려가 오목한 곳에 있는데, 몸을 젖히고 침혈을 잡는다. 침은 3푼을 놓으며 뜸은 5장을 뜬다[동인].

【庫房二穴】在氣戶下一寸六分陷中, 仰而取之. 鍼入三分可灸五壯.『銅人』

고방(庫房, 2개 혈) 기호혈에서 아래로 1치 6푼 내려가 오목한 곳에 있다. 몸을 젖히고 침혈을 잡는다. 침은 3푼을 놓으며 뜸은 5장을 뜬다[동인].

【氣戶二穴】 在巨骨下, 挾腧府兩傍, 相去各二寸陷中, 仰而取之. 鍼入三分, 可灸五壯. 『銅人』 ○ 自氣戶至乳根六穴, 去膺中行各四寸, 遞相去各一寸六分. 『資生』

기호(氣戶, 2개 혈) 거골혈 아래 수부혈(腧府穴)에서 옆으로 2치 나가 오목한 곳에 있다. 몸을 젖히고 침혈을 잡는다. 침은 3푼을 놓고 뜸은 5장을 뜬다[동인].
○ 기호혈로부터 유근혈(乳根穴)까지 6개 침혈은 임맥에서 각각 옆으로 4치 나와 있으며, 이 6개 침혈은 각각 1치 6푼씩 떨어져 있다[자생].

【缺盆二穴】 一名天蓋. 在肩前横骨陷中. 可灸三壯, 禁不可鍼. 『銅人』 ○ 肩前廉六穴, 臑會極外, 肩髃次之, 缺盆極裏. 『綱目』

결분(缺盆, 2개 혈) 일명 천개(天蓋)라고도 하는데, 어깨 앞의 꺾쇠뼈[横骨] 위 오목한 곳에 있다. 뜸은 3장을 뜨고, 침은 놓지 말아야 한다[동인].
○ 어깨 앞쪽 6개 침혈 가운데서 노회(臑會)가 제일 밖에 있고, 그 다음이 견우혈(肩髃穴)이며, 가장 안쪽에 있는 것이 결분혈이다[강목].

【氣舍二穴】 在頸直人迎下, 挾天突傍陷中. 鍼入三分, 可灸三壯. 『銅人』

기사(氣舍, 2개 혈) 목을 곧게 한 다음 인영혈 아래, 천돌혈 옆의 오목한 곳에 있다. 침은 3푼을 놓고 뜸은 3장을 뜬다[동인].

【水突二穴】 一名水門. 在頸大筋前直人迎下. 鍼入三分, 可灸三壯. 『銅人』

수돌(水突, 2개 혈) 일명 수문(水門)이라고도 하는데, 목의 큰 힘줄[大筋] 앞 인영혈에서 곧추 내려가 있다. 침은 3푼을 놓으며 뜸은 3장을 뜬다[동인].

【人迎二穴】 一名五會. 在頸大脈動應手, 挾結喉兩傍各一寸五分. 仰而取之, 以候五藏氣. 鍼入四分, 若過深則殺人, 禁不可灸. 『銅人』

인영(人迎, 2개 혈) 일명 오회(五會)라고도 하는데, 목 동맥[頸大脈]이 뛰는 곳에 있으며 후두 끝에서 옆으로 1치 5푼 나가 있다. 몸을 젖히고 침혈을 잡으며, 오장의 기가 모이는 곳이다. 침은 4푼을 놓는다. 만일 너무 깊이 놓으면 죽는다. 뜸은 뜨지 말아야 한다[동인].

【大迎二穴】 在曲頷前一寸二分, 骨陷中動脈, 又以口下當兩肩取之. 鍼入三分, 留七呼, 可灸三壯. 『銅人』

대영(大迎, 2개 혈) 턱자가미[曲頷]에서 앞으로 1치 2푼 나가 뼈가 오목한 가운데의 맥이 뛰는 곳에 있다. 또는 목을 돌릴 때에 어깨와 아래턱뼈가 닿는 곳이다. 침은 3푼을 놓고 7번 숨쉴 동안 꽂아 두며, 뜸은 3장을 뜬다[동인].

【地倉二穴】 一名胃維. 挾口吻傍四分外.『銅人』 ○ 如近下有脈微微動者是.『綱目』 ○ 鍼入三分, 留五呼. 日可灸二七壯至七七壯止. 艾炷若大, 口轉喎, 却灸承漿七七壯卽愈.『銅人』

지창(地倉, 2개 혈) 일명 위유(胃維)라고도 하는데, 입귀에서 4푼 옆에 있다[동인].
○ 침혈의 아래에서 맥이 약하게 뛰는 것 같은 곳이다[강목].
○ 침은 3푼을 놓고 5번 숨쉴 동안 꽂아 두며, 뜸은 14~49장까지 뜬다. 뜸봉을 크게 하면 입이 비뚤어진다. 그럴 때에는 다시 승장혈(承漿穴)에 49장 뜨면 곧 낫는다[동인].

【巨髎二穴】 在挾鼻孔傍八分, 直目瞳子. 鍼入三分, 可灸七壯.『銅人』

거료(巨髎, 2개 혈) 콧구멍에서 옆으로 8푼 나가 눈동자와 직선 되는 곳에 있다. 침은 3푼을 놓고 뜸은 7장을 뜬다[동인].

【四白二穴】 在目下一寸, 直目瞳子. 鍼入三分, 若鍼深, 令人目烏色. 可灸七壯.『銅人』

사백(四白, 2개 혈) 눈에서 아래로 1치 내려가 눈동자와 직선 되는 곳에 있다. 침은 3푼을 놓는다. 만일 침을 깊이 놓으면 눈이 거멓게 된다. 뜸은 7장을 뜬다[동인].

【承泣二穴】 在目下七分, 直目瞳子. 禁不宜鍼, 鍼之令人目烏色. 可灸三壯.『銅人』

승읍(承泣, 2개 혈) 눈에서 아래로 7푼 내려가 눈동자와 직선 되는 곳에 있다. 침은 놓지 말아야 하는데, 침을 놓으면 눈이 거멓게 된다. 뜸은 3장을 뜬다[동인].

【頰車二穴】 一名機關. 在耳下, 曲頰端近前陷中, 側臥開口取之.『銅人』 ○ 在耳下八分, 小近前曲頰端陷中, 開口有空.『入門』 ○ 鍼入四分, 得氣卽瀉. 可灸七壯至七七壯.『銅人』

협거(頰車, 2개 혈) 일명 기관(機關)이라고도 하는데, 귀 아래 턱자가미[曲頰] 끝의 앞에 있는 오목한 곳에 있다. 옆으로 누워 입을 벌리고 침혈을 잡는다[동인].
○ 귀에서 아래로 8푼 내려가 약간 앞으로 나가 턱자가미 끝 오목한 곳에 있다. 입을 벌리면 우묵하게 들어간다[입문].
○ 침은 4푼을 놓는데 침감이 오면 곧 사한다. 뜸은 7~49장까지 뜬다[동인].

【下關二穴】 在上關下.『銅人』 ○ 在客主人下 卽上關穴, 耳前動脈下廉.『綱目』 ○ 合口有空, 張口則閉, 宜側臥閉口取穴.『入門』 ○ 鍼入四分, 得氣卽瀉. 禁不可灸.『銅人』 ○ 側面部在耳前十二穴, 頭維居上, 禾髎 · 客主人次之, 耳門又次之, 聽會又次之, 下關居下.『綱目』

하관(下關, 2개 혈) 상관혈(上關穴) 아래에 있다[동인].
○ 객주인혈(客主人穴, 즉 상관혈)의 아래, 귀 앞의 맥이 뛰는 아래 변두리에 있다[강목].

○ 입을 다물면 우묵하게 들어가고 입을 벌리면 없어지는데, 옆으로 누워서 입을 다물고 침혈을 잡는다[입문].

○ 침은 4푼을 놓는데 침감이 오면 곧 사한다. 뜸은 뜨지 말아야 한다[동인].

○ 얼굴 옆과 귀 앞에 있는 12개 침혈 가운데서 두유혈이 제일 위에 있고, 다음에 화료혈·객주인혈이 있으며, 그 다음에 이문혈이 있고, 또 그 다음에 청회혈이 있으며, 하관혈이 제일 아래에 있다[강목].

【頭維二穴】 在額角入髮際, 本神傍一寸五分. 鍼入三分, 禁不可灸. 『銅人』

두유(頭維, 2개 혈) 이마의 모난 곳에서 머리로 들어서는 경계점에 있다. 본신혈(本神穴)에서 1치 5푼 옆에 있다. 침은 3푼을 놓고, 뜸은 뜨지 말아야 한다[동인].

足太陰脾經流注

○ 足太陰之脈, 起於大指之端 隱白穴, 循指內側白肉際 大都穴, 過核骨後 太白穴, 上內踝前廉 商丘穴, 上腨內 腨謂脛之魚腹也, 循䯒骨後, 交出厥陰之前, 上循膝股內前廉 陰陵泉穴, 入腹, 屬脾, 絡胃, 上膈, 挾咽, 連舌本, 散舌下. 其支者, 復從胃別上膈, 注心中 自此交入手少陰. 是動則病舌本强, 食則嘔, 胃脘痛, 腹脹善噫, 得後與氣則快然如衰, 身體皆重. 是主脾. 所生病者, 舌本痛, 體不能動搖, 食不下, 煩心, 心下急痛, 寒瘧, 溏瘕泄, 水下, 黃疸, 不能臥, 强立股膝內腫厥, 足大指不用. 盛者寸口大三倍於人迎, 虛者寸口反小於人迎也. 『靈樞』 ○ 巳時自衝陽過, 交與隱白, 循腿腹上行, 至腋下大包穴止. 『入門』 ○ 太陰根于隱白, 結于太倉. 『靈樞』

족태음비경의 순행[足太陰脾經流注]

족태음경맥은 엄지발가락 끝(은백혈이다)에서 시작하여 발가락 안쪽 백육제[13](대도혈이다)를 따라 내민 뼈 뒤(태백혈이다)를 지나 안쪽 복사뼈 앞쪽(상구혈이다)으로 올라가 장딴지(장딴지는 정강이의 물고기 배 같은 곳이다) 안쪽으로 올라간다. 정강이뼈 뒤를 따라 족궐음경맥의 앞에서 교차되어 나오며 위로 무릎과 허벅다리 안쪽 앞(음릉천혈이다)을 따라 뱃속으로 들어가 비(脾)에 속하고 위(胃)에 연락된다. 그리고 횡격막을 뚫고 올라가 인후를 끼고 혀뿌리에 이어져 혀 밑에서 갈라진다. 그 한 지맥은 다시 위에서 따로 갈라져나와 횡격막을 뚫고 올라가 심장으로 흘러든다(여기서부터 사귀어 수소음경맥으로 들어간다).

시동병(是動病)은 혀뿌리가 뻣뻣해지고 음식을 먹으면 구역질을 하며 위(胃)가 아프고 헛배가 부르며 트림을 많이 하고 대변을 누거나 방귀가 나가면 시원하여 나은 것 같으나 몸이 무겁다. 이것은 주로 비와 관련된 병이다. 소생병(所生病)은 혀뿌리가 아프고 몸을 움직일 수 없으며 음식이 소화되지 않고 가슴이 답답하며 명치 아래가 당기면서 아프고 한학(寒瘧)을 앓으며 설사가 난다. 오줌이 잘 나오지 않으며 황달이 생기고 편안히 자지 못하며 서 있기 힘들고 허벅다리와 무릎의 안쪽이 붓고 차며 엄지발가락을 쓰지 못한다. 이 경맥의 기가 성할 때에는 촌구맥이 인영맥보다 3배나 크며 허할 때에는 촌구맥이 도리어 인영맥보다 작다[영추].

---

13) 적백육제(赤白肉祭)라고도 한다. 이는 손발에서 양면인 음면(陰面)과 양면(陽面)의 경계가 되는 곳이다. 이때 양면은 적색이고, 음면은 백색이다.

○ 이 경맥의 경기는 사시(巳時, 9~11시)에 충양혈에서 시작하여 은백혈에서 교차된 다음 다리와 배를 따라 위로 올라가 겨드랑이 아래 대포혈(大包穴)에 가서 끝난다[입문].
○ 족태음경맥은 은백혈에서 시작하여 태창혈(太倉穴)에 가서 끝난다[영추].

足太陰脾經左右凡四十二穴

족태음비경(足太陰脾經) 좌우 모두 42개 혈이다.

【隱白二穴】 在足大指端內側, 去爪甲角如韭葉. 足太陰脈之所出爲井. 鍼入一分, 留三呼, 禁不可灸. 『銅人』

은백(隱白, 2개 혈) 엄지발가락 발톱눈 안쪽 모서리에서 부춧잎[韭葉]만큼 떨어진 곳에 있다. 족태음맥이 나오는 곳이니 정혈(井穴)이 된다. 침은 1푼을 놓고 3번 숨쉴 동안 꽂아 두며, 뜸은 뜨지 말아야 한다[동인].

【大都二穴】 在足大指內側, 本節後陷中. 『銅人』 ○ 在本節內側, 白肉際. 『資生』 ○ 足太陰脈之所流爲滎. 鍼入二分, 留七呼, 可灸三壯. 『靈樞』

대도(大都, 2개 혈) 엄지발가락 안쪽으로 밑마디의 뒤 오목한 곳에 있다[동인].
○ 밑마디 안쪽 흰 살의 경계에 있다[자생].
○ 족태음맥이 흐르는 곳이니 형혈(滎穴)이 된다. 침은 2푼을 놓고 7번 숨쉴 동안 꽂아 두며, 뜸은 3장을 뜬다[영추].

【太白二穴】 在足大指內側, 核骨下陷中. 足太陰脈之所注爲腧. 鍼入三分, 留七呼, 可灸三壯. 『銅人』

태백(太白, 2개 혈) 엄지발가락 안쪽 도드라진 뼈 아래의 오목한 곳에 있다. 족태음맥이 주입되는 곳이니 수혈(腧穴)이 된다. 침은 3푼을 놓고 7번 숨쉴 동안 꽂아 두며, 뜸은 3장을 뜬다[동인].

【公孫二穴】 在足大指本節之後一寸. 『銅人』 ○ 在太白後一寸陷中. 『入門』 ○ 足太陰絡, 別走陽明. 鍼入四分, 可灸三壯. 『銅人』

공손(公孫, 2개 혈) 엄지발가락 밑마디 뒤에서 1치 떨어진 곳에 있다[동인].
○ 태백혈 뒤에서 1치 되는 오목한 곳에 있다[입문].
○ 족태음경의 낙혈(絡穴)이다. 여기서 갈라져 족양명경맥으로 간다. 침은 4푼을 놓으며 뜸은 3장을 뜬다[동인].

【商丘二穴】 在足內踝骨下, 微前陷中. 足太陰脈之所行爲經. 鍼入三分, 留七呼, 可灸三壯. 『銅人』

상구(商丘, 2개 혈) 발의 안쪽복사뼈 아래에서 약간 앞으로 오목한 곳에 있다. 족태음맥이 행하는 곳이니 경혈(經穴)이 된다. 침은 3푼을 놓고 7번 숨쉴 동안 꽂아 두며, 뜸은 3장을 뜬다[동인].

【三陰交二穴】 在內踝上三寸, 骨下陷中. 『銅人』 ○ 在骨後筋前. 『入門』 ○ 足太陰厥陰少陰之會. 鍼入三分, 可灸三壯. ○ 昔有宋太子善醫術, 逢一孕婦, 診曰, 是一女. 徐文伯診曰, 此一男一女也. 太子性急, 欲剖視之. 文伯曰, 臣請鍼之. 瀉足三陰交, 補手合谷, 應鍼而落, 果如文伯之言. 故姙娠不可刺. 『銅人』

삼음교(三陰交, 2개 혈) 안쪽복사뼈에서 위로 3치 올라가 뼈 아래 오목한 곳에 있다[동인].
○ 뼈와 힘줄 사이에 있다[입문].
○ 족태음경맥·족궐음경맥·족소음경맥이 모이는 곳이다. 침은 3푼을 놓고 뜸은 3장을 뜬다.
○ 옛날 송(宋)나라 태자(太子)가 유능한 의사였는데 한 임신부를 진찰하고는 "태아가 여자다."라고 하였고, 서문백(徐文伯)은 진찰을 하고 "남자와 여자인 쌍태아[一男一女]다."라고 하였다. 태자가 성질이 급하여 배를 째고 보려고 하니 문백이 말하기를 "내가 침을 놓아 떨어뜨리겠다."고 하고 침으로 삼음교혈(三陰交穴)에는 사하고 합곡혈에는 보하였더니 과연 태아가 떨어졌는데 문백의 말과 같았다. 그러므로 임신부에게는 침을 놓지 말아야 한다[동인].

【漏谷二穴】 在內踝上六寸, 骨下陷中. 鍼入三分, 禁不可灸. 『銅人』

누곡(漏谷, 2개 혈) 안쪽복사뼈에서 위로 6치 올라가 오목한 곳에 있다. 침은 3푼을 놓고 뜸은 뜨지 말아야 한다[동인].

【地機二穴】 一名脾舍. 在別走上一寸空中, 在膝下五寸, 足太陰之郄. 『銅人』 ○ 在膝下五寸, 大骨後, 伸足取之. 『入門』 ○ 鍼入三分, 可灸三壯. 『銅人』

지기(地機, 2개 혈) 일명 비사(脾舍)라고도 한다. 족궐음경맥과 교차된 곳에서 위로 1치 올라가 오목한 곳에 있으며 무릎에서 5치 아래에 있다. 족태음경의 극혈(郄穴)이다[동인].
○ 무릎에서 아래로 내려가 큰 뼈 뒤에 있는데, 다리를 펴고 침혈을 잡는다[입문].
○ 침은 3푼을 놓으며 뜸은 3장을 뜬다[동인].

【陰陵泉二穴】 在膝下內側, 輔骨下陷中, 伸足乃得之. 『銅人』 ○ 在膝內側, 輔骨下陷中. 『資生』 ○ 曲膝取之. 『入門』 ○ 足太陰脈之所合. 鍼入五分, 留七呼, 禁不可灸. 『入門』

음릉천(陰陵泉, 2개 혈) 무릎의 안쪽 보골 아래 오목한 곳에 있는데, 다리를 펴고 침혈을 잡는다[동인].
○ 무릎의 안쪽 보골(輔骨) 아래 오목한 곳에 있다[자생].
○ 무릎을 구부리고 침혈을 잡는다[입문].
○ 족태음경의 합혈(合穴)이다. 침은 5푼을 놓고 7번 숨쉴 동안 꽂아 두며, 뜸뜨지 말아야 한다[입문].

【血海二穴】 在膝臏上, 內廉白肉際三寸. 『銅人』 ○ 在膝臏上三寸, 內廉骨後筋前白肉際. 『入門』 ○ 鍼入五分, 可灸三壯. 『銅人』

혈해(血海, 2개 혈) 무릎 안쪽 위로 흰 살 경계를 따라 3치 올라가 있다[동인].
○ 무릎 안쪽으로 3치 위에 있는 힘줄 사이 흰 살 경계에 있다[입문].
○ 침은 5푼을 놓으며 뜸은 3장을 뜬다[동인].

【箕門二穴】 在魚腹上越筋間, 陰股內動脈應手. 『銅人』 ○ 在股上起筋間. 『靈樞』 ○ 在血海上六寸, 陰股內動脈應手, 筋間. 『入門』 ○ 可灸三壯, 禁不可鍼. 『入門』

기문(箕門, 2개 혈) 물고기 배처럼 도드라진 살[魚腹] 위에서 힘줄이 지나간 사이, 허벅다리 안쪽에 손을 대면 맥이 뛰는 곳에 있다[동인].
○ 허벅다리 위의 두드러진 힘줄 사이에 있다[영추].
○ 혈해혈(血海穴)에서 위로 6치 올라가서 허벅다리 쪽에 손을 대면 맥이 뛰는 힘줄 사이에 있다[입문].
○ 뜸은 3장을 뜨며 침은 놓지 말아야 한다[입문].

【衝門二穴】 一名慈宮. 上去大橫五寸, 在府舍下橫骨兩端約文中動脈. 鍼入七分, 可灸五壯. 『銅人』

충문(衝門, 2개 혈) 일명 자궁(慈宮)이라고도 하는데, 위로 5치 올라가면 대횡혈(大橫穴)이 있고 부사혈(府舍穴) 아래에 있는 횡골(橫骨)의 양쪽 끝 가로금의 가운데 맥이 뛰는 곳에 있다. 침은 7푼을 놓으며 뜸은 5장을 뜬다[동인].

【府舍二穴】 在腹結下二寸, 大橫下三寸. 足太陰陰維厥陰之會. 此三脈, 上下三入腹, 絡肝脾結心肺, 從脇上至肩, 此太陰郄, 三陰陽明之別. 鍼入七分, 可灸五壯. 『銅人』

부사(府舍, 2개 혈) 복결혈(腹結穴)에서 아래로 2치, 대횡혈(大橫穴)에서 아래로 3치 되는 곳에 있으며, 족태음경맥 · 음유맥(陰維脈) · 족궐음경맥이 모이는 곳이다. 이 3경맥은 위와 아래 세 곳으로 배에 들어가 간(肝)과 비(脾)에 연락하고 심과 폐에 모였다가 옆구리로부터 어깨 위로 올라갔다. 이 혈은 족태음경의 극혈(郄穴)이며, 발의 3음경과 3양경의 갈라진 곳이다. 침은 7푼을 놓으며 뜸은 5장을 뜬다[동인].

【腹結二穴】 一名腸窟, 一名腹屈. 在大橫下三寸. 鍼入七分, 可灸五壯. 『銅人』

복결(腹結, 2개 혈) 일명 장굴(腸窟) 또는 복굴(腹屈)이라고도 하는데, 대횡혈에서 3치 아래에 있다. 침은 7푼을 놓고 뜸은 5장을 뜬다[동인].

【大橫二穴】 在腹哀下一寸六分. 『銅人』 ○ 平臍傍四寸半. 『入門』 ○ 去章門合爲六寸. 『資生』 ○ 鍼入七分, 可灸五壯. 『銅人』 ○ 自期門至衝門, 去腹中行, 各當四寸半. 『資生』

대횡(大橫, 2개 혈) 복애혈(腹哀穴)에서 1치 6푼 아래에 있다[동인].

○ 배꼽에서 수평으로 4치 5푼 옆에 있다[입문].
○ 장문혈에서 6치 아래에 있다[자생].
○ 침은 7푼을 놓으며 뜸은 5장을 뜬다[동인].
○ 기문혈(期門穴)에서 충문혈(衝門穴)까지는 정중선에서 각각 4치 5푼씩 나가 있다[자생].

【腹哀二穴】在日月下一寸六分. 鍼入三分, 禁不可灸.『銅人』

복애(腹哀, 2개 혈) 일월혈(日月穴)에서 1치 6푼 아래에 있다. 침은 3푼을 놓고, 뜸은 뜨지 말아야 한다[동인].

【食竇二穴】在天谿下一寸六分陷中, 擧臂取之. 鍼入四分, 可灸五壯.『銅人』

식두(食竇, 2개 혈) 천계혈에서 아래로 1치 6푼 내려가 오목한 곳에 있다. 팔을 들고 침혈을 잡는다. 침은 4푼을 놓으며 뜸은 5장을 뜬다[동인].

【天谿二穴】在胸鄕下一寸六分陷中, 仰而取之. 鍼入四分, 可灸五壯.『銅人』

천계(天谿, 2개 혈) 흉향혈에서 아래로 1치 6푼 내려가 오목한 곳에 있다. 몸을 젖히고 침혈을 잡는다. 침은 4푼을 놓으며 뜸은 5장을 뜬다[동인].

【胸鄕二穴】在周榮下一寸六分陷中, 仰而取之. 鍼入四分, 可灸五壯.『銅人』

흉향(胸鄕, 2개 혈) 주영혈에서 아래로 1치 6푼 내려가 오목한 곳에 있다. 몸을 젖히고 침혈을 잡는다. 침은 4푼을 놓고 뜸은 5장을 뜬다[동인].

【周榮二穴】在中府下一寸六分陷中, 仰而取之. 鍼入四分, 禁不可灸.『銅人』

주영(周榮, 2개 혈) 중부혈에서 아래로 1치 6푼 내려가 오목한 곳에 있다. 몸을 젖히고 침혈을 잡는다. 침은 4푼을 놓고, 뜸은 뜨지 말아야 한다[동인].

【大包二穴】在淵腋下三寸. 此脾之大絡, 布胸脇中. 出九肋間. 鍼入三分, 可灸三壯.『銅人』 ○ 雲門 · 中府 · 周榮 · 胸鄕 · 天谿 · 食竇六穴, 去膺中行, 各六寸六分.『資生』

대포(大包, 2개 혈) 연액혈(淵腋穴)에서 3치 아래에 있다. 비경(脾經)의 대락(大絡)이다. 가슴과 옆구리에 분포되고 제9갈비뼈 사이로 나왔다. 침은 3푼을 놓으며 뜸은 3장을 뜬다[동인].
○ 운문 · 중부 · 주영 · 흉향 · 천계 · 식두 6개혈은 정중선에서 각각 6치 6푼씩 나가 있다[자생].

手少陰心經流注

○ 手少陰之脈, 起於心中, 出屬心系, 下膈, 絡小腸. 其支者從心系上挾咽喉, 繫目. 其直者復從心系却上肺, 下出腋下, 下循臑內後廉, 行太陰心主之後, 下肘內 少海穴, 循臂內後廉 靈道穴, 抵掌後銳骨之端 神門穴, 入掌內後廉 少府穴. 循小指之內, 出其端 少衝穴, 自此交入手太陽. 是動則病, 嗌乾, 心痛, 渴而欲飮, 是謂臂厥, 是主心. 所生病者, 目黃, 脇痛, 臑臂內後廉痛厥, 掌中熱, 盛者寸口大再倍於人迎, 虛者寸口反小於人迎也. 『靈樞』 ○ 午時自大包交與極泉, 循臂行至小指少衝穴止. 『入門』

수소음심경의 순행[手少陰心經流注]

수소음경맥은 심중(心中)에서 시작하며, 나와서 심계(心系)에 속하고 횡격막을 뚫고 내려가 소장에 연락한다. 그 한 지맥은 심계로부터 위로 올라가 후두를 끼고 눈으로 이어진다. 곧바로 가는 맥은 다시 심계로부터 물러나와 폐로 올라갔다가 겨드랑이 밑으로 나와서 팔죽지 안쪽 뒤 가장자리를 따라 내려와 수태음경맥과 수궐음심포락경맥의 뒤로 가서 팔꿈치 안(소해혈이다)으로 내려와 팔뚝 안쪽 뒤(영도혈이다)를 따라 손바닥 뒤 뾰족한 뼈의 끝(신문혈이다)에 이르고 손바닥 안쪽 뒤(소부혈이다)로 들어가 새끼손가락 안쪽으로 따라 그 끝(소충혈이다. 여기서부터 사귀어 수태양경으로 들어간다)으로 나온다.

시동병(是動病)은 목 안이 건조해지고 가슴이 아프며 갈증이 나서 물을 마시려고 하는 것인데, 이를 비궐(臂厥)이라고 한다. 이것은 주로 심과 관련된 병이다. 소생병(所生病)은 눈이 누렇고 옆구리가 아프며 팔죽지와 팔뚝 안쪽 뒤 변두리가 아프고 차며 손바닥이 달아오른다. 이 경맥의 기가 성할 때에는 촌구맥이 인영맥보다 두 배가 크고, 허할 때에는 촌구맥이 인영맥보다 오히려 작다[영추].

○ 이 경맥의 경기는 오시(午時, 11~13시)에 대포혈(大包穴)로부터 시작하여 극천혈(極泉穴)에 연락되고 팔을 따라 새끼손가락 끝 소충혈(少衝穴)까지 가서 끝난다[입문].

手少陰心經左右凡一十八穴

수소음심경(手少陰心經) 좌우 모두 18개 혈이다.

【少衝二穴】一名經始. 在手小指端內側, 去爪甲角如韭葉. 手少陰脈之所出爲井. 鍼入一分, 可灸三壯. 『銅人』

소충(少衝, 2개 혈) 일명 경시(經始)라고도 하는데, 새끼손가락 손톱눈 안쪽 모서리에서 부춧잎만큼 떨어진 곳에 있다. 수소음맥이 나오는 곳이니 정혈(井穴)이 된다. 침은 1푼을 놓으며 뜸은 3장을 뜬다[동인].

【少府二穴】在手小指本節後陷中, 直勞宮. 手少陰脈之所流爲滎. 鍼入二分, 可灸五壯. 『銅人』

소부(少府, 2개 혈) 새끼손가락 밑마디 뒤 오목한 곳에 노궁혈(勞宮穴)과 직선으로 있다. 수소음맥이 흐르는 곳이니 형혈(滎穴)이 된다. 침은 2푼을 놓으며 뜸은 5장을 뜬다[동인].

【神門二穴】一名兌衝, 一名中都. 在掌後銳骨之端, 動脈陷中. 手少陰脈之所注爲腧. 鍼入三分, 留七呼, 可灸七壯. 『銅人』 ○ 內經言, 心藏堅固, 邪不能容, 故手少陰獨無輸. 其外經病而藏不病者, 獨取其經於掌後銳骨之端. 神門穴是也. 『綱目』

신문(神門, 2개 혈) 일명 태충(兌衝) 또는 중도(中都)라고도 하는데, 손바닥 뒤 예골(銳骨)

끝 맥이 뛰는 오목한 곳에 있다. 수소음맥이 주입되는 곳이니 수혈(腧穴)이 된다. 침은 3푼을 놓고 7번 숨쉴 동안 꽂아 두며, 뜸은 7장을 뜬다[동인].

○ 『내경』에 "심(心)은 튼튼하여 사기가 들어가지 못하므로 수소음경맥만은 수혈이 없다. 그러므로 그 밖의 경맥에는 병들고 심에는 병들지 않았을 때 이 경맥이 지나간 손바닥 뒤 예골 끝에서 침혈을 잡는다."고 하였는데 그 침혈이 바로 신문혈이다[강목].

【陰郄二穴】 在掌後脈中, 去腕五分. 『銅人』 ○ 在掌後五分, 動脈中. 手少陰郄. 鍼入三分, 可灸七壯. 『入門』

음극(陰郄, 2개 혈) 손바닥 뒤 맥이 뛰는 곳에 있으며 손목에서 5푼 올라가 있다[동인].

○ 손바닥 뒤에서 위로 5푼 올라가 맥이 뛰는 가운데 있으며, 수소음경의 극혈(郄穴)이다. 침은 3푼을 놓고 뜸은 7장을 뜬다[입문].

【通里二穴】 在腕後一寸. 手少陰絡, 別走太陽. 鍼入三分, 可灸三壯. 『銅人』

통리(通里, 2개 혈) 손목 뒤에서 1치 위에 있으며, 수소음경의 낙혈(絡穴)이다. 여기서 갈라져 수태양경맥으로 간다. 침은 3푼을 놓으며 뜸은 3장을 뜬다[동인].

【靈道二穴】 在掌後一寸五分. 手少陰脈之所行爲經. 鍼入三分, 可灸三壯. 『銅人』

영도(靈道, 2개 혈) 손바닥 뒤에서 1치 5푼 위에 있으며, 수소음맥이 행하는 곳이니 경혈(經穴)이 된다. 침은 3푼 놓고 뜸은 3장 뜬다[동인].

【少海二穴】 一名曲折. 在肘內廉節後陷中. 『銅人』 ○ 在肘內大骨外, 去肘端五分. 『綱目』 ○ 在肘內廉節後陷中. 動脈應手, 屈肘得之. 『資生』 ○ 肘內廉橫紋頭盡處陷中, 曲手向頭取之. 『入門』 ○ 手少陰脈之所入爲合. 鍼入三分, 可灸三壯. 『銅人』

소해(少海, 2개 혈) 일명 곡절(曲折)이라고 하는데, 팔꿈치 안쪽 변두리 관절 뒤의 오목한 곳에 있다[동인].

○ 팔꿈치 안쪽 대골외측[大骨外] 팔꿈치 끝에서 5푼 떨어져 있다[강목].

○ 팔꿈치 안쪽 관절 뒤 오목한 곳의 맥이 뛰는 곳에 있는데, 팔꿈치를 구부리고 침혈을 잡는다[자생].

○ 팔꿈치 안쪽 가로금 끝의 오목한 가운데 있다. 팔을 구부려 손이 머리에 닿게 한 다음 침혈을 잡는다[입문].

○ 수소음맥이 들어가는 곳이니 합혈(合穴)이 된다. 침은 3푼을 놓으며 뜸은 3장을 뜬다[동인].

【青靈二穴】 在肘上三寸, 伸肘擧臂取之. 可灸七壯, 禁不可鍼. 『銅人』

청령(青靈, 2개 혈) 팔꿈치에서 3치 위에 있다. 팔꿈치를 편 다음 팔 안쪽, 겨드랑이 아래 팔을 들고 침혈을 잡는다. 뜸은 7장을 뜨며, 침은 놓지 말아야 한다[동인].

【極泉二穴】 在臂內, 腋下筋間動脈入胸處. 鍼入三分, 可灸七壯. 『銅人』

극천(極泉, 2개 혈) 팔죽지 안쪽 겨드랑이 아래의 두 힘줄 사이에 혈맥이 가슴으로 들어간 곳에 있다. 침은 3푼을 놓으며 뜸은 7장을 뜬다[동인].

手太陽小腸經流注

○ 手太陽之脈, 起於小指之端 少澤穴, 循手外側 本節前前谷穴, 本節後後谿穴, 上腕 腕前腕骨穴, 腕中陽谷穴, 出踝中, 直上循臂骨下廉, 出肘內側, 兩骨之間 小海穴, 上循臑外後廉, 出肩解, 繞肩胛, 交肩上, 入缺盆, 向腋, 絡心, 循咽, 下膈, 抵胃, 屬小腸. 其支者從缺盆, 貫頸上頰, 至目銳眥, 却入耳中. 其支者別頰上䪼, 抵鼻, 至目內眥, 斜絡於顴 顴頰骨也, 自此交入足太陽, 是動則病嗌痛, 頷腫, 不可回顧, 肩似拔, 臑似折. 是主液. 所生病者, 耳聾, 目黃, 頰頷腫, 頸肩臑肘臂外後廉痛. 盛者, 人迎再倍於寸口, 虛者, 人迎反小於寸口也. 『靈樞』 ○ 未時自少衝交與少澤, 循肘上行至聽宮穴止. 『入門』

수태양소장경의 순행[手太陽小腸經流注]

수태양경맥은 새끼손가락 끝(소택혈이다)에서 시작하여 손등 바깥쪽(밑마디 앞은 전곡혈, 밑마디 뒤는 후계혈이다)을 따라 손목(손목 앞은 완골혈, 손목 가운데는 양곡혈이다)으로 올라가 복사뼈로 나온다. 곧바로 위로 팔뼈 아래 가장자리를 따라 팔꿈치 안쪽의 두 뼈 사이(소해혈이다)로 나와 위로 팔죽지 바깥쪽 뒤 가장자리를 따라 올라가 어깨관절 사이로 나와 어깨뼈를 돌아서 어깨 위에서 교차되고 결분으로 들어가 겨드랑이 쪽으로 갔다가 심과 이어지고[絡心] 식도를 따라 횡격막을 뚫고 내려가 위(胃)에 이르러 소장에 속한다. 그 한 지맥은 결분에서 목을 지나 뺨으로 올라가 외안각[目銳眥]에 이르렀다가 물러나와 귓속으로 들어간다. 다른 한 지맥은 뺨에서 갈라져 위턱뼈[䪼]로 올라가 코를 이른 다음 내안각[目內眥]으로 나와 비스듬히 광대뼈(광대뼈[顴]라는 것은 뺨의 뼈[頰骨]를 말하는 것이다. 여기서부터 사귀어 족태양방광경으로 들어간다)에서 연락된다.

시동병(是動病)은 목이 아프고 턱이 부어 목을 돌릴 수 없고 어깨가 빠지는 것 같으며 팔죽지가 꺾어지는 것 같다. 이것은 주로 진액과 관련된 병이다. 소생병(所生病)은 귀가 먹고 눈이 누렇게 되며 뺨과 턱이 붓고 목과 어깨·팔죽지·팔꿈치·팔뚝의 바깥쪽 뒤 변두리가 아프다. 이 경맥의 기가 실할 때에는 인영맥이 촌구맥보다 2배나 크고, 허할 때에는 인영맥이 도리어 촌구맥보다 작다[영추].

○ 이 경맥의 경기는 미시(未時, 13~15시)에 소충혈(少衝穴)에서 시작하여 소택혈(少澤穴)에서 교차되며 팔꿈치를 따라 위로 올라가 청궁혈(聽宮穴)에 가서 끝난다[입문].

手太陽小腸經左右凡三十八穴

수태양소장경(手太陽小腸經) 좌우 모두 38개 혈이다.

【少澤二穴】 一名少吉. 在手小指之端外側, 去爪甲角下如韭葉. 手太陽脈之所出爲井, 鍼入一分, 留二呼, 可灸一壯. 『銅人』

소택(少澤, 2개 혈) 일명 소길(少吉)이라고도 하는데, 새끼손가락 손톱눈 바깥 모서리에서 부춧잎만큼 떨어져 있다. 수태양맥이 나오는 곳이니 정혈(井穴)이 된다. 침은 1푼을 놓고 2번 숨쉴 동안 꽂아 두며, 뜸은 1장을 뜬다[동인].

【前谷二穴】在手小指外側，本節前陷中．手太陽脈之所流爲滎．鍼入一分，留三呼，可灸三壯．『銅人』

전곡(前谷, 2개 혈) 새끼손가락 바깥쪽 밑마디 앞 오목한 곳에 있다. 수태양맥이 흐르는 곳이니 형혈(滎穴)이 된다. 침은 1푼을 놓고 3번 숨쉴 동안 꽂아 두며, 뜸은 3장을 뜬다[동인].

【後谿二穴】在手小指外側，本節後陷中．『銅人』 ○ 本節後橫文尖盡處，握掌取之．『入門』 ○ 手太陽脈之所注爲腧．鍼入二分，留三呼，可灸三壯．『銅人』

후계(後谿, 2개 혈) 새끼손가락 밑마디 뒤 바깥쪽 오목한 가운데 있다[동인].
○ 밑마디 뒤 가로금의 끝에 있다. 주먹을 쥐고 침혈을 잡는다[입문].
○ 수태양맥이 모이는 곳이니 수혈(腧穴)이 된다. 침은 2푼을 놓고 3번 숨쉴 동안 꽂아 두며, 뜸은 3장을 뜬다[동인].

【腕骨二穴】在手外側腕前 臂下掌上節處曰腕，起骨下陷中．『銅人』 ○ 在掌後外側高骨下陷中，握掌向內取之．『入門』 ○ 在手外側，腕骨之前．『靈樞』 ○ 手太陽脈之所過爲原．鍼入二分，留三呼，可灸三壯．『銅人』

완골(腕骨, 2개 혈) 손등쪽 손목(팔 아래와 손바닥 위의 관절을 손목이라고 한다) 앞의 두드러진 뼈 아래 오목한 곳에 있다[동인].
○ 손바닥 뒤 바깥쪽 두드러진 뼈 아래 오목한 곳에 있는데, 주먹을 쥐고 침혈을 잡는다[입문].
○ 손등쪽 손목뼈 앞에 있다[영추].
○ 수태양맥이 지나가는 곳이니 원혈(原穴)이 된다. 침은 2푼을 놓고 3번 숨쉴 동안 꽂아 두며, 뜸은 3장을 뜬다[동인].

【陽谷二穴】在手外側，腕中銳骨下陷中．手太陽脈之所行爲經．鍼入二分，留三呼，可灸三壯．『銅人』

양곡(陽谷, 2개 혈) 손등쪽 예골(銳骨)의 아래 오목한 곳이 있다. 수태양맥이 행하는 곳이니 경혈(經穴)이 된다. 침은 2푼을 놓고 3번 숨쉴 동안 꽂아 두며, 뜸은 3장을 뜬다[동인].

【養老二穴】在手踝骨上一空，在腕後一寸陷中．鍼入三分，可灸三壯．『銅人』

양로(養老, 2개 혈) 손등쪽 복사뼈 위의 뼈 사이에 있으며, 손목에서 뒤로 1치 나가 오목한 곳에 있다. 침은 3푼을 놓고 뜸은 3장을 뜬다[동인].

【支正二穴】在腕骨後五寸．『銅人』 ○ 在腕後五寸，去養老四寸陷中．『資生』 ○ 手太陽絡，別走少陰．鍼入三分，可灸三壯．『銅人』

지정(支正, 2개 혈) 완골혈에서 5치 뒤에 있다[동인].
○ 손목에서 5치 뒤, 양로혈에서 4치 올라가 오목한 곳에 있다[자생].

○ 수태양경의 낙혈(絡穴)이며, 여기서 갈라져 수소음경맥으로 간다. 침은 3푼을 놓고 뜸은 3장을 뜬다[동인].

【小海二穴】 在肘內大骨外, 去肘端五分陷中. 『銅人』 ○ 屈手向頭取之. 又云屈肘得之. 『入門』 ○ 手太陽脈之所入爲合. 鍼入二分, 可灸三壯. 『銅人』

소해(小海, 2개 혈) 팔꿈치 안쪽 대골 밖에 팔꿈치 끝에서 5푼 떨어진 오목한 곳에 있다[동인].
○ 팔을 구부리고 손을 머리로 가게 한 다음 침혈을 잡는다. 또는 팔꿈치를 구부리고 잡는다고도 한다[입문].
○ 수태양맥이 들어가는 곳이니 합혈(合穴)이 된다. 침은 2푼을 놓으며 뜸은 3장을 뜬다[동인].

【肩貞二穴】 在肩曲胛上兩骨解間, 肩髃後陷中. 『銅人』 ○ 在肩髃後, 兩骨罅間. 『入門』 ○ 鍼入八分, 禁不可灸. 『入門』

견정(肩貞, 2개 혈) 어깨뼈 위 두 뼈의 관절 사이에 있고 견우혈(肩髃穴) 뒤 오목한 곳에 있다[동인].
○ 견우혈 뒤 두 뼈 사이에 있다[입문].
○ 침은 8푼을 놓으며, 뜸은 뜨지 말아야 한다[입문].

【臑腧二穴】 在肩髎後, 大骨下, 胛上廉陷中, 擧臂取之. 鍼入八分, 可灸三壯. 『銅人』

노수(臑腧, 2개 혈) 견료혈(肩髎穴) 뒤 대골 아래 어깨뼈 위의 오목한 가운데 있는데, 팔을 들고 침혈을 잡는다. 침은 8푼을 놓으며 뜸은 3장을 뜬다[동인].

【天宗二穴】 在秉風後, 大骨下陷中. 鍼入五分, 留六呼, 可灸三壯. 『銅人』

천종(天宗, 2개 혈) 병풍혈 뒤 대골(大骨) 아래 오목한 가운데 있다. 침은 5푼을 놓고 6번 숨쉴 동안 꽂아 두며, 뜸은 3장을 뜬다[동인].

【秉風二穴】 在天髎外, 肩上, 小髃骨後, 擧臂有空. 『銅人』 ○ 在天宗前, 小髃後. 『入門』 ○ 鍼入五分, 可灸五壯. 『銅人』

병풍(秉風, 2개 혈) 천료혈(天髎穴) 바깥쪽 어깨 위 작은 우골[小髃骨] 뒤에 있다. 팔을 들면 우묵하게 들어가 데 있다[동인].
○ 천종혈 앞 작은 우골 뒤에 있다[입문].
○ 침은 5푼을 놓으며 뜸은 5장을 뜬다[동인].

【曲垣二穴】 在肩中央, 曲胛陷中, 按之應手痛. 鍼入五分, 可灸十壯. 『銅人』

곡원(曲垣, 2개 혈) 어깨뼈 가운데의 오목한 곳에 있다. 손으로 누르면 아픈 것이 알리는 곳이다. 침은 5푼을 놓으며 뜸은 10장을 뜬다[동인].

【肩外腧二穴】 在肩胛上廉, 去脊三寸陷中.『銅人』○ 去大杼傍三寸.『入門』○ 鍼入六分, 可灸三壯.『銅人』

견외수(肩外兪, 2개 혈) 어깨뼈 위의 등뼈에서 3치 떨어진 오목한 곳에 있다[동인].
○ 대저혈(大杼穴)에서 옆으로 3치 나가 있다[입문].
○ 침은 6푼을 놓으며 뜸은 3장을 뜬다[동인].

【肩中腧二穴】 在肩胛內廉, 去脊二寸陷中.『銅人』○ 去大杼傍二寸.『入門』○ 鍼入三分, 留七呼, 可灸十壯.『銅人』○ 肩後廉十二穴, 臑腧·肩貞極外, 天宗·曲垣次之, 外腧·中腧極裏.『綱目』

견중수(肩中兪, 2개 혈) 어깨뼈 안쪽 등뼈에서 2치 나가서 오목한 곳에 있다[동인].
○ 대저혈에서 옆으로 2치 나가 있다[입문].
○ 침은 3푼을 놓고 7번 숨쉴 동안 꽂아 두며, 뜸은 10장을 뜬다[동인].
○ 어깨 뒤의 12혈 가운데서 노수혈·견정혈이 제일 바깥쪽에 있고, 천종혈·곡원혈이 그 다음이며, 견외수혈·견중수혈이 제일 안쪽에 있다[강목].

【天容二穴】 在耳下曲頰後.『銅人』○ 在頰車後, 陷中.『入門』○ 鍼入一寸, 可灸三壯.『銅人』

천용(天容, 2개 혈) 귀 아래의 턱자가미[曲頰] 뒤에 있다[동인].
○ 협거혈 뒤의 오목한 곳에 있다[입문].
○ 침은 1치를 놓으며 뜸은 3장을 뜬다[동인].

【天窗二穴】 一名窓籠. 在頸大筋, 前曲頰下, 挾扶突後, 動脈應手陷中.『銅人』○ 在完骨下, 髮際上, 頸上大筋處, 動脈陷中.『入門』○ 鍼入三分, 可灸三壯.『銅人』

천창(天窓, 2개 혈) 일명 창롱(窓籠)이라고도 한다. 목의 큰 힘줄 앞, 턱자가미 아래의 부돌혈 뒤에 손을 대면 맥이 뛰는 오목한 곳에 있다[동인].
○ 완골혈(完骨穴) 아래 큰 힘줄과 혈맥 사이 오목한 곳에 있다[입문].
○ 침은 3푼을 놓으며 뜸은 3장을 뜬다[동인].

【顴髎二穴】 在面頄骨下廉, 銳骨端陷中.『銅人』○ 在面頰, 銳骨端下廉陷中.『入門』○ 鍼入三分, 禁不可灸.『銅人』

권료(顴髎, 2개 혈) 광대뼈[面頄骨] 아래 가장자리, 예골 끝 오목한 곳에 있다[동인].
○ 뺨의 예골 아래쪽 오목한 곳에 있다[입문].
○ 침은 3푼을 놓으며, 뜸은 뜨지 말아야 한다[동인].

【聽宮二穴】 在耳中珠子, 大如赤小豆.『銅人』○ 在耳前珠子傍.『入門』○ 鍼入三分, 可灸三壯.『銅人』

청궁(聽宮, 2개 혈) 귓구멍 앞의 붉은 팥알만큼 도드라져 나온 것[耳珠]의 앞에 있다[동인].
○ 귀 앞 도드라져 나온 곳의 옆에 있다[입문].
○ 침은 3푼을 놓으며 뜸은 3장을 뜬다[동인].

足太陽膀胱經流注

○ 足太陽之脈, 起於目內眥 睛明穴, 上額, 交巓上 百會穴. 其支者, 從巓 項爲中, 項前曰顖, 項後曰腦, 項左右曰角, 至耳上角. 其直者, 從巓入絡腦, 還出, 別下項, 循肩髆內, 挾脊抵腰中, 入循膂, 絡腎, 屬膀胱. 其支者, 從腰中下貫臀, 入膕中 膕謂膝解之後, 曲脚之中也, 卽委中穴. 其支者, 從髆內左右別, 下貫胛 胛謂兩髀骨下竪起肉也, 挾脊內, 過髀樞 髀骨節也, 卽環跳穴, 循髀外後廉, 下合膕中, 以下貫腨內 足肚曰腨, 出外踝之後 崑崙穴, 循京骨 穴名也, 至小指外側端 至陰穴也, 自此交入足少陰. 是動則病衝頭痛, 目似脫, 項似拔, 脊痛, 腰似折, 髀不可以曲, 膕如結, 腨如裂, 是謂踝厥. 是主筋所生病者, 痔·瘧·狂·癲疾·頭腦頂痛, 目黃淚出, 鼽衄, 項·背·腰·尻·膕·腨·脚皆痛, 小指不用. 盛者人迎大再倍於寸口, 虛者人迎反小於寸口也. 『靈樞』 ○ 申時自聽宮交與睛明, 循頭頸下背·腰·臀·腿, 至足至陰穴止. 『入門』 ○ 太陽根于至陰, 結于命門, 命門者目也. 『靈樞』

족태양방광경의 순행[足太陽膀胱經流注]

족태양경은 내안각(정명혈이다)에서 시작하여 이마로 올라가서 정수리(백회혈이다)에서 교차한다. 그 한 지맥은 정수리[정수리는 머리 가운데이고, 정수리 앞은 숫구멍[顖]이며, 정수리 뒤는 뇌(腦)라 하고, 정수리 양옆은 각(角)이라고 한다]로부터 귓바퀴 위쪽으로 간다. 그 곧게 가는 맥은 정수리에서 뇌에 들어가 이어진 다음 다시 나와 갈라져서 목으로 내려가 어깨뼈 안쪽을 지나 등뼈를 끼고 내려와 허리에 이르며, 들어가 등뼈를 끼고 있는 근육[膂]을 따라 신과 이어지고[絡腎] 방광에 속한다. 다른 한 지맥은 허리 속에서 아래로 내려가 엉덩이를 뚫고 오금(오금[膕]이라는 것은 무릎관절 뒤 다리가 구부러지는 곳인데, 즉 위중혈 부위다) 가운데로 들어간다. 다른 한 지맥은 어깨뼈에서 좌우로 갈라져 내려가 갑(胛, 갑이란 것은 두 어깨뼈 아래 두드러진 살을 말한다)을 뚫고 지나 등뼈 안쪽을 끼고 내려와 비추(髀樞, 넓적다리 관절인데, 즉 환도혈 부위다)를 지나 넓적다리 바깥쪽 뒤 가장자리를 따라 내려가서 오금 가운데서 앞의 지맥과 합쳐서 내려가 장딴지(다리에 볼록 나온 살은 장딴지[腨]라고 한다) 안을 통과하여, 바깥복사뼈 뒤(곤륜혈이다)로 나와 경골혈(京骨穴)을 따라 새끼발가락 바깥쪽 끝(지음혈이며, 여기서부터 사귀어 족소음경으로 들어간다)에 이른다.

시동병은 머리가 찌르는 것같이 아프고 눈이 빠져 나오는 것 같으며 목이 빠지는 것 같다. 또한 등뼈[脊]가 아프며 허리가 끊어지는 것 같고 대퇴관절을 구부리지 못하며 오금이 오그라드는 것 같고 장딴지가 터지는 것 같은데, 이것을 과궐(踝厥)이라고 한다. 이것은 주로 힘줄과 관련되는 병이다. 소생병은 치질·학질·광증·전질이 생기며, 머리와 정수리가 아프고, 눈이 노랗고 눈물이 나며, 코피가 나고, 목·등·허리·엉덩이·오금·장딴지·발까지 다 아프며 새끼발가락을 쓰지 못한다. 이 경맥의 기가 실할 때에는 인영맥이 촌구맥보다 2배나 크며, 허할 때는 인영맥이 도리어 촌구맥보다 작다[영추].

○ 이 경맥의 경기는 신시(申時, 15~17시)에 청궁혈에서 시작하여 정명혈에 연락하고 머리와 목을 따라 등·허리·엉덩이·허벅다리로 내려와 발에 이르러 지음혈(至陰穴)에서 끝난다[입문].

○ 족태양경은 지음혈에서 시작하여 명문혈(命門穴)에서 끝난다. 명문은 눈[目]이다[영추].

足太陽膀胱經左右凡一百二十六穴

족태양방광경(足太陽膀胱經) 좌우 모두 126개 혈이다.

【至陰二穴】 在足小指端外側, 去爪甲角如韭葉. 足太陽脈之所出爲井. 鍼入一分, 留五呼, 可灸三壯. 『銅人』

지음(至陰, 2개 혈) 새끼발가락 끝 발톱의 바깥 모서리에서 부춧잎만큼 떨어진 곳에 있다. 족태양맥이 나오는 곳이니 정혈(井穴)이 된다. 침은 1푼을 놓고 5번 숨쉴 동안 꽂아 두며, 뜸은 3장을 뜬다[동인].

【通谷二穴】 在足小指本節之前, 外側陷中. 足太陽脈之所流爲滎. 鍼入二分, 留五呼, 可灸三壯. 『銅人』

통곡(通谷, 2개 혈) 새끼발가락 밑마디 앞 바깥쪽 오목한 곳에 있다. 족태양맥이 흐르는 곳이니 형혈(滎穴)이 된다. 침은 2푼을 놓고 5번 숨쉴 동안 꽂아 두며, 뜸은 3장을 뜬다[동인].

【束骨二穴】 在足小指本節之後, 外側陷中. 足太陽脈之所注爲腧. 鍼入三分, 留五呼, 可灸三壯. 『銅人』

속골(束骨, 2개 혈) 새끼발가락 밑마디 뒤 바깥쪽 오목한 곳에 있다. 족태양맥이 모이는 곳이니 수혈(腧穴)이 된다. 침은 3푼을 놓고 5번 숨쉴 동안 꽂아 두며, 뜸은 3장을 뜬다[동인].

【金門二穴】 一名關梁. 在足外踝下, 骨空陷中. 足太陽郄. 鍼入三分, 可灸三壯. 『銅人』

금문(金門, 2개 혈) 일명 관량(關梁)이라고도 하는데, 바깥쪽복사뼈 아래 오목한 곳에 있다. 족태양경의 극혈(郄穴)이다. 침은 3푼을 놓으며 뜸은 3장을 뜬다[동인].

【京骨二穴】 在足外側, 大骨下, 赤白肉際陷中, 按而取之. 足太陽脈之所過爲原. 鍼入三分, 留七呼, 可灸三壯. 『銅人』

경골(京骨, 2개 혈) 발의 바깥쪽 대골(大骨) 아래 흰 살의 경계[赤白肉際]에 있는 오목한 곳인데 눌러 보면서 잡는다. 족태양맥이 지나가는 곳이니 원혈(原穴)이 된다. 침은 3푼을 놓고 7번 숨쉴 동안 꽂아 두며, 뜸은 3장을 뜬다[동인].

【申脈二穴】 在外踝下, 陷中容爪甲白肉際. 『銅人』 ○ 在外踝下五分. 『資生』 ○ 陽蹻脈所生. 鍼入三分, 禁不可灸. 『銅人』

신맥(申脈, 2개 혈) 바깥쪽복사뼈에서 손톱눈만큼 내려와서 오목한 곳의 흰 살의 경계에 있다[동인].

○ 바깥복사뼈에서 5푼 아래에 있다[자생].

○ 양교맥(陽蹻脈)이 시작되는 곳이다. 침은 3푼을 놓고, 뜸은 뜨지 말아야 한다[동인].

【僕參二穴】 一名安邪. 在足後跟骨下陷中, 拱足得之. 鍼入三分, 可灸七壯. 『銅人』

복참(僕參, 2개 혈) 일명 안사(安邪)라고도 하는데, 발뒤축뼈 아래 오목한 곳에 있다. 두 발을 디디고 침혈을 잡는다. 침은 3푼을 놓으며 뜸은 7장을 뜬다[동인].

【崑崙二穴】 在足外踝後, 跟骨上陷中. 『銅人』 ○ 在跟骨上陷中, 細脈動應手. 『資生』 ○ 在外踝下一寸, 大筋下. 『資生』 ○ 足太陽脈之所行爲經. 鍼入五分, 留十呼, 可灸五壯. 『靈樞』

곤륜(崑崙, 2개 혈) 바깥복사뼈 뒤 발뒤축뼈 위의 오목한 가운데 있다[동인].
○ 발뒤축뼈 위 오목한 가운데 손을 대면 가는 맥이 뛰는 곳에 있다[자생].
○ 바깥복사뼈에서 아래로 1치 내려가 큰 힘줄 아래에 있다[자생].
○ 족태양맥이 행하는 곳이니 경혈(經穴)이 된다. 침은 5푼을 놓고 10번 숨쉴 동안 꽂아 두며, 뜸은 5장을 뜬다[영추].

【付陽二穴】 在外踝上三寸, 飛陽下. 『銅人』 ○ 陽蹻之郄. 太陽前, 少陽後, 筋骨間. 『綱目』 ○ 鍼入五分, 留七呼, 可灸三壯. 『銅人』

부양(付陽, 2개 혈) 바깥복사뼈에서 위로 3치 올라가 비양혈 아래에 있다[동인].
○ 양교맥의 극혈(郄穴)이며 족태양경의 앞, 족소양경의 뒤 힘줄과 뼈 사이에 있다[강목].
○ 침은 5푼을 놓고 7번 숨쉴 동안 꽂아 두며, 뜸은 3장을 뜬다[동인].

【飛陽二穴】 一名厥陽. 在外踝上七寸骨後. 鍼入五分, 可灸三壯. 『銅人』

비양(飛陽, 2개 혈) 일명 궐양(厥陽)이라고도 하는데, 바깥복사뼈에서 위로 7치 올라가 뼈의 뒤에 있다. 침은 5푼을 놓으며 뜸은 3장을 뜬다[동인].

【承山二穴】 一名魚腹, 一名腸山, 一名肉柱. 在銳腨腸下, 分肉間陷中. 『銅人』 ○ 在腨股分肉間, 拱足, 擧地一尺取之. 『入門』 ○ 在腿肚下分肉間. 『資生』 ○ 鍼入七分. 可灸五壯. 『銅人』

승산(承山, 2개 혈) 일명 어복(魚腹) 또는 장산(腸山), 육주(肉柱)라고도 한다. 장딴지 아래의 근육 사이 오목한 곳에 있다[동인].
○ 장딴지 아래쪽 힘살 사이에 있으며, 발을 드리워 땅에서 1자 가량 들고 침혈을 잡는다[입문].
○ 장딴지 아래 힘살이 갈라진 사이에 있다[자생].
○ 침은 7푼을 놓으며 뜸은 5장을 뜬다[동인].

【承筋二穴】 一名腨腸, 一名直腸. 在腨腸中央. 『銅人』 ○ 在脛後腨股中央, 從脚跟上七寸. 『入門』 ○ 可灸三壯, 禁不可鍼. 『入門』

승근(承筋, 2개 혈) 일명 천장(腨腸) 또는 직장(直腸)이라고 한다. 장딴지의 가운데 있다[동인].
○ 정강이뼈 뒤 장딴지 가운데 발뒤축에서 7치 위에 있다[입문].
○ 뜸은 3장을 뜨며, 침은 놓지 말아야 한다[입문].

【合陽二穴】在膝約文中央下三寸. 一云二寸. ○ 在直委中下一寸. 『入門』 ○ 鍼入五分, 可灸五壯. 『銅人』

합양(合陽, 2개 혈) 무릎 뒤쪽 가로금 가운데서 3치 아래에 있다(어떤 데는 2치 아래에 있다고 한다).
○ 위중혈(委中穴)에서 1치 아래에 있다[입문].
○ 침은 5푼을 놓으며 뜸은 5장을 뜬다[동인].

【委中二穴】在膕中央約文中, 動脈陷中. 『銅人』 ○ 在膝腕內, 膕橫紋中央動脈. 『入門』 ○ 委中者血郄也. 在膕中央, 可出血. 痼疹皆愈. 『資生』 ○ 在曲脷內, 兩筋兩骨中宛宛. 又云膝解後, 曲脚中, 背面取之. 『資生』 ○ 又於四畔紫脈上去血, 如藤塊者, 不可出血, 血不止令人夭. 『綱目』 ○ 宜鍼入一寸半, 一云五分. 留七呼, 禁不可灸. 『綱目』

위중(委中, 2개 혈) 오금의 가로금 가운데 맥이 뛰는 오목한 곳에 있다[동인].
○ 무릎관절 안쪽의 가로금 가운데 맥이 뛰는 곳에 있다[입문].
○ 위중혈은 곧 혈극(血郄)이다. 오금 가운데 있으며 피를 빼면 고질병[痼疹]이 다 나을 수 있다[자생].
○ 오금 안쪽의 두 힘줄과 뼈 사이 오목한 가운데 있다. 또는 무릎뼈 뒤 가운데 있다. 돌려 세우고 침혈을 잡는다[자생].
○ 오금 주위에 검붉은 핏줄에서 피를 뺀다. 그러나 핏줄이 덩굴같이 뭉친 곳에서는 피를 빼지 못한다. 피를 빼면 멎지 않고 계속 나와 도리어 해가 된다[강목].
○ 침은 1치 5푼을 놓고(어떤 데는 5푼 놓는다고 하였다) 7번 숨쉴 동안 꽂아 두며, 뜸은 뜨지 말아야 한다[강목].

【委陽二穴】在承扶下六寸, 屈伸取之. 『銅人』 ○ 三焦下輔腧也. 在足太陽後, 出於膕中, 外廉兩筋間. 『資生』 ○ 在膝腕橫文尖外廉, 兩筋間, 委中外二寸, 屈伸取之. 『入門』 ○ 鍼入七分, 可灸三壯. 『銅人』 ○ 銅人云, 委陽在足太陽前, 少陽之後, 出于膕中外廉兩筋間, 承扶下六寸, 此足太陽之別絡, 手少陽經也. 以今經文考之, 當云一尺六寸. 又按經文取委陽者, 屈伸而索之, 取陽陵泉者, 正竪膝與之齊, 下至委陽之前取之. 是知委者曲也, 委中卽兩膕之中央, 委陽卽曲脷之陽分, 約文之盡處兩筋間. 推其分野, 則正當太陽少陽之間, 內外廉之界, 故曰太陽之前少陽之後, 膕中外廉也. 其穴正在約文兩筋之間, 只正膝與之齊, 陽陵泉正對其穴, 當爲一尺六寸無疑矣. 『綱目』

위양(委陽, 2개 혈) 승부혈(承扶穴)에서 6치 아래에 있으며 다리를 펴고 잡는다[동인].
○ 삼초(三焦)의 아래보골[下輔]에 있는 수혈(腧穴)이다. 족태양경맥의 뒤 오금 가운데서 바깥쪽

변두리와 두 힘줄 사이에 있다[자생].

○ 무릎의 가로금 끝의 바깥쪽 변두리 두 힘줄 사이에 있는 위중혈에서 2치 나가 있다. 다리를 굽혔다 폈다 하면서 침혈을 잡는다[입문].

○ 침은 7푼을 놓으며 뜸은 3장을 뜬다[동인].

○『동인(銅人)』에 "위양혈(委陽穴)은 족태양경맥의 앞, 족소양경맥의 뒤, 오금의 가운데서 바깥쪽으로 나와 두 힘줄 사이에 있는 승부혈에서 6치 아래에 있는데, 이곳은 족태양경의 별락으로 수소양경이다."라고 하였다. 지금『내경』의 글을 살펴보면 "1자 6치 아래다."라고 하였고 또 "위양혈을 잡는 데는 다리를 구부렸다 폈다 하면서 잡아야 하며, 양릉천혈은 무릎을 바로 세우고 위양혈과 수평 되게 나가서 잡는다."고 하였다. 여기서 '위(委)'라는 말은 구부린다[曲]는 말이며, 위중(委中)이란 즉 오금의 안쪽 가운데라는 말이며, 위양이란 오금의 가로금의 끝 즉 양부분에 있는 두 힘줄 사이에 있다는 말이다. 그곳은 바로 족태양경맥과 족소양경맥의 사이이며 안팎 변두리의 경계에 해당하므로 족태양경맥의 앞, 족소양경맥의 뒤, 오금의 바깥 변두리라고 한 것이다. 그 침혈은 가로금의 끝 두 힘줄 사이에 있으며 바로 무릎과 수평으로 있는 양릉천혈(陽陵泉穴)과 마주 있다. 그러므로 승부혈에서 1자 6치에 있는 것이 틀림없다[강목].

【浮郄二穴】 在委陽上一寸, 展膝得之. 鍼入五分, 可灸三壯.『銅人』

부극(浮郄, 2개 혈) 위양혈(委陽穴)에서 1치 위에 있는데, 무릎을 펴고 침혈을 잡는다. 침은 5푼을 놓으며 뜸은 3장을 뜬다[동인].

【殷門二穴】 在承扶下六寸. 鍼入五分, 留七呼, 禁不可灸.『銅人』

은문(殷門, 2개 혈) 승부혈(承扶穴)에서 6치 아래에 있다. 침은 5푼을 놓고 7번 숨쉴 동안 꽂아 두며, 뜸은 뜨지 말아야 한다[동인].

【承扶二穴】 一名肉郄, 一名陰關, 一名皮部. 在尻股臀下, 股陰衝上約文中央.『銅人』 ○ 在尻臀下, 陰股上橫紋中.『入門』 ○ 鍼入五分, 禁不可灸.『入門』

승부(承扶, 2개 혈) 일명 육극(肉郄), 음관(陰關) 또는 피부(皮部)라고도 한다. 꽁무니 아래의 허벅지에서 올라간 금 가운데 있다[동인].

○ 꽁무니 아래의 허벅지 위에서 가로금의 가운데 있다[입문].

○ 침은 5푼을 놓으며, 뜸은 뜨지 말아야 한다[입문].

【秩邊二穴】 在第二十頞下兩傍, 相去各三寸陷中, 伏而取之. 鍼入五分, 可灸三壯.『銅人』 ○ 挾脊四寸, 是除脊則各一寸半也. 大杼下諸穴, 皆當除脊骨一寸, 則兩傍相去各一寸五分爲正. 大凡脊骨廣一寸, 當除之.『資生』

질변(秩邊, 2개 혈) 제20등뼈 아래에서 양옆으로 각각 3치 나가서 오목한 곳에 있다. 엎드리고 침혈을 잡는다. 침은 5푼을 놓고 뜸은 3장을 뜬다[동인].

○ 등뼈까지 합하면 4치이고, 등뼈를 제외하면 각각 1치 5푼이다. 대저혈(大杼穴) 아래의 모든 침혈들은 다 등뼈의 너비 1치를 제외하고 양쪽으로 각각 1치 5푼 나가는 것이 정확하다. 대개 등뼈는 1치 가량 넓으므로 제외하는 것이 마땅하다[자생].

【胞肓二穴】 在第十九椎下兩傍, 相去各三寸, 伏而取之. 鍼入五分, 可灸五七壯. 『銅人』

포황(胞肓, 2개 혈) 제19등뼈 아래에서 양옆으로 각각 3치 나가 있다. 엎드리고 침혈을 잡는다. 침은 5푼을 놓고 뜸은 5~7장을 뜬다[동인].

【志室二穴】 在第十四椎下兩傍, 相去各三寸陷中. 鍼入五分, 可灸五壯. 『銅人』

지실(志室, 2개 혈) 제14등뼈 아래에서 양쪽으로 각각 3치 나가서 오목한 곳에 있다. 침은 5푼을 놓으며 뜸은 5장을 뜬다[동인].

【肓門二穴】 在第十三椎下兩傍, 相去各三寸, 又肋間, 與鳩尾相直. 鍼入五分, 可灸三十壯. 『銅人』

황문(肓門, 2개 혈) 제13등뼈 아래에서 양옆으로 각각 3치 나가 있다. 또는 갈비뼈 사이 구미혈(鳩尾穴)과 서로 수직 되게 있다. 침은 5푼을 놓으며 뜸은 30장까지 뜬다[동인].

【胃倉二穴】 在第十二椎下兩傍, 相去各三寸. 鍼入五分, 可灸五七壯. 『銅人』

위창(胃倉, 2개 혈) 제12등뼈 아래에서 양옆으로 각각 3치 나가 있다. 침은 5푼을 놓고 뜸은 5~7장을 뜬다[동인].

【意舍二穴】 在第十一椎下兩傍, 相去各三寸陷中, 正坐取之. 鍼入五分, 可灸五壯至百壯止. 『銅人』

의사(意舍, 2개 혈) 제11등뼈 아래에서 양옆으로 각각 3치 나가서 오목한 곳에 있다. 똑바로 앉아서 침혈을 잡는다. 침은 5푼을 놓고 뜸은 5~100장까지 뜬다[동인].

【陽綱二穴】 在第十椎下兩傍, 相去各三寸陷中, 正坐取之. 鍼入五分, 可灸五壯. 『銅人』

양강(陽綱, 2개 혈) 제10등뼈 아래에서 양옆으로 각각 3치 나가 오목한 가운데 있다. 똑바로 앉아서 침혈을 잡는다. 침은 5푼을 놓고 뜸은 5장을 뜬다[동인].

【魂門二穴】 在第九椎下兩傍, 相去各三寸陷中, 正坐取之. 鍼入五分, 可灸五壯. 『銅人』

혼문(魂門, 2개 혈) 제9등뼈 아래에서 양옆으로 각각 3치 나가서 오목한 곳에 있다. 똑바로 앉아서 침혈을 잡는다. 침은 5푼을 놓고 뜸은 5장을 뜬다[동인].

【膈關二穴】 在第七椎下兩傍, 相去各三寸陷中, 正坐取之. 鍼入五分, 可灸五壯. 『銅人』

격관(膈關, 2개 혈) 제7등뼈 아래에서 양옆으로 각각 3치 나가 오목한 곳에 있다. 똑바로 앉아서 침혈을 잡는다. 침은 5푼을 놓고 뜸은 5장을 뜬다[동인].

【譩譆二穴】在肩髆內廉, 第六顀下兩傍, 相去各三寸, 正坐取之, 以手重按之, 病者言譩譆, 是穴也.『銅人』◯ 在髆內廉, 以手厭之, 令病人抱肘, 作譩譆之聲, 則指下動矣.『入門』◯ 鍼入六分, 留三呼, 瀉五吸, 可灸二七壯至一百壯止.『銅人』

의희(譩譆, 2개 혈) 어깻죽지[肩髆] 안쪽 제6등뼈 아래에서 양옆으로 3치 나가 있다. 똑바로 앉아서 침혈을 잡는다. 손으로 세게 누르면 환자가 몹시 아파하는 곳이 그 침혈이다[동인].

○ 어깻죽지 안쪽을 손으로 누르면서 환자가 팔꿈치를 잡게 한 다음 소리를 지르게 하면 손가락 밑이 움직이는 곳이다[입문].

○ 침은 6푼을 놓으며 3번 숨쉴 동안 꽂아 둔다. 사(瀉)할 때에는 5번 숨쉴 동안 꽂아 둔다. 뜸은 14에서 100장까지 뜬다[동인].

【神堂二穴】在第五顀下兩傍, 相去各三寸陷中, 正坐取之. 鍼入三分, 可灸五壯.『銅人』

신당(神堂, 2개 혈) 제5등뼈 아래에서 양옆으로 각각 3치 나가서 오목한 곳에 있다. 똑바로 앉아서 침혈을 잡는다. 침은 3푼을 놓고 뜸은 5장을 뜬다[동인].

【膏肓腧二穴】在第四顀下兩傍, 相去各三寸 取穴法詳見下, 可灸百壯至五百壯. 若能用心得正穴灸之, 無疾不愈.『銅人』◯ 千金方, 於諸穴治病, 各分主之, 獨於膏肓 · 三里 · 涌泉, 特云治雜病. 蓋是三穴無所不治也.『資生』

고황수(膏肓腧, 2개 혈) 제4등뼈 아래에서 양옆으로 각각 3치씩 나가 있다(침혈을 잡는 방법은 뒤에 자세히 나온다). 뜸은 100~500장까지 뜰 수 있다. 침혈을 정확하게 잡고 뜸을 뜨면 병이 낫지 않는 법이 없다[동인].

○ 『천금방(千金方)』에서 모든 침혈들은 각각 적응증이 있는데, 오직 고황수(膏肓腧) · 삼리(三里) · 용천혈만은 잡병(雜病)을 치료한다."고 한 것과 같이 이 3개 침혈들은 치료하지 못하는 병이 없다[자생].

【魄戶二穴】一名魂戶. 在第三顀下兩傍, 相去各三寸, 正坐取之.『銅人』◯ 在三節外三寸.『入門』◯ 鍼入五分, 可灸五壯, 一云可灸七壯至百壯.『綱目』

백호(魄戶, 2개 혈) 일명 혼호(魂戶)라고도 하는데, 제3등뼈 아래에서 양옆으로 각각 3치 나가 있다. 똑바로 앉아서 침혈을 잡는다[동인].

○ 제3등뼈에서 옆으로 3치 나가 있다[입문].

○ 침은 5푼을 놓으며 뜸은 5장을 뜬다. 어떤 데는 7장씩 떠서 100장까지 뜰 수 있다고 하였다[강목].

【附分二穴】在第二顀下, 附項內廉兩傍, 相去各三寸.『銅人』◯ 出第二節外三寸, 附項內廉陷中, 正坐取之.『入門』◯ 鍼入五分, 得氣卽瀉. 日可灸七壯至百壯.『銅人』

부분(附分, 2개 혈) 제2등뼈 아래의 부항 안쪽에서 양옆으로 3치 나가 있다[동인].

○ 제2등뼈에서 옆으로 3치 나가 부항 안쪽 오목한 곳에 있다. 똑바로 앉아서 침혈을 잡는다[입문].

○ 침은 5푼을 놓으며 침감이 느껴지면 곧 뺀다. 뜸은 하루에 7장씩 떠서 100장까지 뜰 수 있다[동인].

【會陽二穴】一名利機. 在陰尾骶骨兩傍.『銅人』○ 在陰尾骨外, 各開一寸半.『入門』○ 鍼入八分, 可灸五壯.『銅人』

회양(會陽, 2개 혈) 일명 이기(利機)라고도 하는데, 꽁무니뼈 양옆에 있다[동인].
○ 꽁무니뼈에서 양옆으로 각각 1치 5푼 나가 있다[입문].
○ 침은 8푼을 놓으며 뜸은 5장을 뜬다[동인].

【下髎二穴】在第四空, 挾脊陷中. 鍼入二寸, 留十呼, 可灸三壯.『入門』○ 嘗見死人骸, 腰脊骨盡處有一骨, 廣如人面大, 而四穴分兩行, 了然通透, 乃是八髎穴也.『俗方』

하료(下髎, 2개 혈) 엉덩이뼈의 네 번째 구멍에 해당하는 오목한 곳에 있다. 침은 2치를 놓고 10번 숨쉴 동안 꽂아 두며, 뜸은 3장을 뜬다[입문].
○ 죽은 사람의 엉덩이뼈를 보면 허리등뼈가 끝난 곳에 있는데 너비는 사람의 얼굴만 하고 4개의 구멍이 두 줄로 뚜렷하게 통하여 있는데 이것이 8료혈(八髎穴)이다[속방].

【中髎二穴】在第三空, 挾脊陷中. 鍼入二寸, 留十呼, 可灸三壯.『入門』

중료(中髎, 2개 혈) 엉덩이뼈의 세 번째 구멍에 해당하는 오목한 곳에 있다. 침은 2치를 놓고 10번 숨쉴 동안 꽂아 두며, 뜸은 3장을 뜬다[입문].

【次髎二穴】在第二空, 挾脊陷中. 鍼入二寸, 可灸三壯.『入門』

차료(次髎, 2개 혈) 엉덩이뼈 두 번째 구멍에 해당하는 오목한 곳에 있다. 침은 2치를 놓고 뜸은 3장을 뜬다[입문].

【上髎二穴】在第一空, 腰髁下一寸, 挾脊陷中.『銅人』○ 在腰髁骨下, 第一空, 挾脊兩傍陷中. 餘三髎少斜, 上濶下俠. 鍼入一寸, 可灸七壯.『入門』

상료(上髎, 2개 혈) 마지막 허리등뼈 아래, 엉덩이뼈의 첫 번째 구멍에 해당하는 오목한 곳에 있다[동인].
○ 마지막 허리등뼈의 아래, 엉덩이뼈의 첫 번째 구멍에 해당하는 오목한 곳에 있다. 나머지 3개 요혈(髎穴)은 약간 사선으로 내려가면서 있는데, 위는 사이가 좀 넓고 아래는 좁다. 침은 1치를 놓으며 뜸은 7장을 뜬다[입문].

【白環腧二穴】在第二十一傾下兩傍, 相去各一寸五分.『銅人』○ 取如腰戶法, 挺杖伏地, 端身, 兩手相重支額, 縱息, 令皮膚俱緩, 乃得其穴.『綱目』○ 鍼入八分, 得氣先瀉後補. 禁不可灸.『銅人』

백환수(白環腧, 2개 혈) 제21등뼈 아래에서 양옆으로 각각 1치 5푼 나가 있다[동인].
○ 침혈을 잡는 방법은 요혈과 같다. 즉 땅에 곧바로 엎드려 몸을 단정히 하고 두 손을 서로 포개어 이마를 받친 다음 숨을 느리게 쉬어 피부가 다 늘어지게 하고 침혈을 잡는다[강목].

○ 침은 8푼을 놓으며 침감이 오면 사하고 다음에 보하며, 뜸은 뜨지 말아야 한다[동인].

【中膂內腧二穴】 一名脊內腧. 第二十傾下兩傍, 相去各一寸五分, 挾脊起肉間, 伏而取之. 鍼入三分, 留十呼, 可灸三壯. 『銅人』

중려내수(中膂內腧, 2개 혈) 일명 척내수(脊內腧)라고도 한다. 제20등뼈 아래에서 양옆으로 각각 1치 5푼 나가서 등뼈 옆 두드러진 살에 있으며, 엎드려 침혈을 잡는다. 침은 3푼을 놓고 10번 숨쉴 동안 꽂아 두며, 뜸은 3장을 뜬다[동인].

【膀胱腧二穴】 在第十九傾下兩傍, 相去各一寸五分. 鍼入三分, 留六呼, 可灸三壯. 『銅人』

방광수(膀胱腧, 2개 혈) 제19등뼈 아래에서 양옆으로 각각 1치 5푼 나가 있다. 침은 3푼을 놓고 6번 숨쉴 동안 꽂아 두며, 뜸은 3장 뜬다[동인].

【小腸腧二穴】 在第十八傾下兩傍, 相去各一寸五分. 鍼入三分, 留六呼, 可灸三壯. 『銅人』

소장수(小腸腧, 2개 혈) 제18등뼈 아래에서 양옆으로 각각 1치 5푼 나가 있다. 침은 3푼을 놓고 6번 숨쉴 동안 꽂아 두며, 뜸은 3장을 뜬다[동인].

【大腸腧二穴】 在第十六傾下兩傍, 相去各一寸五分. 鍼入三分, 留六呼, 可灸三壯. 『銅人』

대장수(大腸腧, 2개 혈) 제16등뼈 아래에서 양옆으로 각각 1치 5푼 나가 있다. 침은 3푼을 놓고 6번 숨쉴 동안 꽂아 두며, 뜸은 3장을 뜬다[동인].

【腎腧二穴】 在第十四傾下兩傍, 相去各一寸五分, 與臍相對. 鍼入三分, 留七呼, 可灸隨年爲壯. 『銅人』

신수(腎腧, 2개 혈) 제14등뼈 아래에서 양옆으로 각각 1치 5푼 나가서 배꼽과 서로 상대해 있다. 침은 3푼을 놓고 7번 숨쉴 동안 꽂아 두며, 뜸은 나이 수만큼 뜬다[동인].

【三焦腧二穴】 在第十三下傾兩傍, 相去各一寸五分. 鍼入五分, 留七呼, 可灸三壯. 『銅人』

삼초수(三焦腧, 2개 혈) 제13등뼈 아래에서 양옆으로 각각 1치 5푼 나가 있다. 침은 5푼을 놓고 7번 숨쉴 동안 꽂아 두며, 뜸은 3장을 뜬다[동인].

【胃腧二穴】 在第十二傾下兩傍, 相去各一寸五分. 鍼入三分, 留七呼, 可灸隨年爲壯數. 『銅人』

위수(胃腧, 2개 혈) 제12등뼈 아래에서 양옆으로 각각 1치 5푼 나가 있다. 침은 3푼을 놓고 7번 숨쉴 동안 꽂아 두며, 뜸은 나이 수만큼 뜬다[동인].

【脾腧二穴】 在第十一傾下兩傍, 相去各一寸五分. 鍼入三分, 留七呼, 可炙七壯. 『銅人』

비수(脾腧, 2개 혈) 제11등뼈 아래에서 양옆으로 각각 1치 5푼 나가서 있다. 침은 3푼을 놓고 7번 숨쉴 동안 꽂아 두며, 뜸은 7장을 뜬다[동인].

【膽腧二穴】 在第十傾下兩傍, 相去各一寸五分, 正坐取之. 鍼入五分, 可炙三壯. 『銅人』

담수(膽腧, 2개 혈) 제10등뼈 아래에서 양옆으로 각각 1치 5푼 나가 있다. 똑바로 앉아서 침혈을 잡는다. 침은 5푼을 놓으며 뜸은 3장 뜬다[동인].

【肝腧二穴】 在第九傾下兩傍, 相去各一寸五分. 鍼入三分, 留六呼, 可炙三壯. 『銅人』

간수(肝腧, 2개 혈) 제9등뼈 아래에서 양옆으로 각각 1치 5푼 나가 있다. 침은 3푼을 놓고 6번 숨쉴 동안 꽂아 두며, 뜸은 3장 뜬다[동인].

【膈腧二穴】 在第七傾下兩傍, 相去各一寸五分. 鍼入三分, 留七呼, 可炙三壯. 『銅人』

격수(膈腧, 2개 혈) 제7등뼈 아래에서 양옆으로 각각 1치 5푼 나가 있다. 침은 3푼을 놓고 7번 숨쉴 동안 꽂아 두며, 뜸은 3장 뜬다[동인].

【心腧二穴】 在第五傾下兩傍, 相去各一寸五分. 鍼入三分, 留七呼, 得氣卽瀉, 禁不可炙. 『銅人』

심수(心腧, 2개 혈) 제5등뼈 아래에서 양옆으로 각각 1치 5푼 나가 있다. 침은 3푼을 놓고 7번 숨쉴 동안 꽂아 두며 침감이 오면 곧 사한다. 뜸은 뜨지 말아야 한다[동인].

【厥陰腧二穴】 在第四傾下兩傍, 相去各一寸五分. 鍼入三分, 可炙七壯. 『銅人』

궐음수(厥陰腧, 2개 혈) 제4등뼈 아래에서 양옆으로 각각 1치 5푼 나가 있다. 침은 3푼을 놓고 뜸은 7장을 뜬다[동인].

【肺腧二穴】 在第三傾下兩傍, 相去各一寸五分. 『銅人』 ◯ 肺腧與乳相對, 引繩度之. 『資生』 ◯ 以搭手, 左取右右取左, 當中指末是穴. 鍼入五分, 留七呼, 可炙一百壯. 『銅人』

폐수(肺腧, 2개 혈) 제3등뼈 아래에서 양옆으로 각각 1치 5푼 나가 있다[동인].
◯ 폐수와 젖은 서로 상대해 있으며 끈으로 잰다[자생].
◯ 손을 어깨에 걸었을 때 가운뎃손가락 끝이 닿는 곳이며 왼쪽 침혈은 오른손으로 잡고 오른쪽 침혈은 왼손으로 잡는다. 침은 5푼을 놓고 7번 숨쉴 동안 꽂아 두며, 뜸은 100장까지 뜰 수 있다[동인].

【風門二穴】 一名熱府. 在第二傾下兩傍, 相去各一寸五分. 鍼入五分, 留七呼, 可炙五壯. 今附云, 若頻刺, 泄諸陽熱氣, 背永不發癰疽. 『銅人』

풍문(風門, 2개 혈) 일명 열부(熱府)라고도 하는데, 제2등뼈 아래에서 양옆으로 각각 1치 5푼 나가 있다. 침은 5푼을 놓고 7번 숨쉴 동안 꽂아 두며, 뜸은 5장을 뜬다. 만일 이 침혈에 자주 침을 놓아 모든 양의 열기[諸陽熱氣]를 내리면 등에는 영영 옹저[癰疽]가 생기지 않는다[동인].

【大杼二穴】 在第一顀下兩傍, 相去各一寸五分. 鍼入五分, 可灸七壯. 一云禁灸. 『銅人』

대저(大杼, 2개 혈) 제1등뼈 아래에서 양옆으로 각각 1치 5푼 나가 있다. 침은 5푼을 놓으며 뜸은 7장을 뜬다. 어떤 데는 뜸은 뜨지 말아야 한다고 하였다[동인].

【天柱二穴】 在挾項後髮際, 大筋外廉陷中. 『銅人』 ○ 在頸大筋外, 挾後髮際陷中. 鍼入五分, 可灸三壯. 『入門』

천주(天柱, 2개 혈) 목덜미의 머리카락이 돋은 부위에 있는 큰 힘줄 바깥쪽 변두리의 오목한 곳에 있다. 침은 5푼을 놓으며 뜸은 3장을 뜬다[입문].

【玉枕二穴】 在絡却後一寸五分, 挾腦戶傍一寸三分, 起肉枕骨上, 入髮際上三寸. 可灸三壯, 禁不可鍼. 『銅人』

옥침(玉枕, 2개 혈) 낙각혈(絡却穴)에서 뒤로 1치 5푼 내려가 뇌호혈(腦戶穴)에서 옆으로 1치 3푼에 나가 살이 두드러진 침골(枕骨) 위에 있으며 머리카락이 돋은 경계에서 3치 올라가 있다. 뜸은 3장을 뜨며, 침은 놓지 말아야 한다[동인].

【絡却二穴】 一名强陽, 又名腦蓋. 在通天後一寸五分. 可灸三壯, 禁不可鍼. 『銅人』

낙각(絡却, 2개 혈) 일명 강양(强陽) 또는 뇌개(腦蓋)라고도 한다. 통천혈에서 1치 5푼 올라가 있다. 뜸은 3장을 뜨고, 침은 놓지 말아야 한다[동인].

【通天二穴】 一名天伯. 在承光後一寸五分. 鍼入三分, 留七呼, 可灸三壯. 『銅人』

통천(通天, 2개 혈) 일명 천백(天伯)이라고도 하는데, 승광혈(承光穴)에서 1치 5푼 올라가 있다. 침은 3푼을 놓고 7번 숨쉴 동안 꽂아 두며, 뜸은 3장을 뜬다[동인].

【承光二穴】 在五處後一寸五分. 鍼入三分, 禁不可灸. 『銅人』

승광(承光, 2개 혈) 오처혈(五處穴)에서 1치 5푼 올라가 있다. 침은 3푼을 놓고, 뜸은 뜨지 말아야 한다[동인].

【五處二穴】 在上星傍一寸五分. 鍼入三分, 留七呼, 可灸三壯. 『銅人』

오처(五處, 2개 혈) 상성혈(上星穴)에서 1치 5푼 옆에 있다. 침은 3푼을 놓고 7번 숨쉴 동안 꽂아 두며, 뜸은 3장을 뜬다[동인].

【曲差二穴】 入前髮際, 在挾神庭傍一寸五分. 鍼入二分, 可灸三壯. 『銅人』

곡차(曲差, 2개 혈) 앞이마의 머리카락이 돋은 경계에서 좀 들어가서 있는 신정혈(神庭穴)에서 1치 5푼 옆에 있다. 침은 2푼을 놓으며 뜸은 3장을 뜬다[동인].

【攢竹二穴】 一名始光, 一名光明, 一名圓柱. 在兩眉頭陷中. 鍼入一分, 留三呼, 瀉五吸, 禁不可灸. ◯ 宜以細三稜鍼刺之, 宣泄熱氣, 三度刺, 目大明. 『銅人』

찬죽(攢竹, 2개 혈) 일명 시광(始光), 광명(光明), 원주(圓柱)라고도 한다. 두 눈썹의 안쪽 끝 오목한 곳에 있다. 침은 1푼을 놓으며 3번 숨쉴 동안 꽂아 둔다. 사할 때에는 5번 숨쉴 동안 꽂아 둔다. 뜸은 뜨지 말아야 한다.

○ 가는 삼릉침으로 찔러서 열기(熱氣)를 사하는데, 이렇게 3번 놓으면 눈이 밝아진다[동인].

【睛明二穴】 一名淚孔. 在目內眥頭外一分. 『銅人』 ◯ 在目內, 眥紅肉陷中. 『入門』 ◯ 鍼入一寸五分, 留三呼, 禁不可灸. 『銅人』 ◯ 明堂云, 鍼入一分半. 蓋面部宜淺刺, 是一分半爲正. 銅人誤也. 『資生』

정명(睛明, 2개 혈) 일명 누공(淚孔)이라고도 하는데, 내안각에서 1푼 떨어져 있다[동인].

○ 내안각의 붉은 살이 있는 오목한 가운데 있다[입문].

○ 침은 1치 5푼을 놓고 3번 숨쉴 동안 꽂아 두며, 뜸은 뜨지 말아야 한다[동인].

○ 『명당경(明堂經)』에는 "침을 1푼 반을 놓는다."고 하였는데, 얼굴의 모든 침혈은 얕게 찌르는 것이 좋으니 1푼 반이 맞으며, 『동인(銅人)』의 1치 5푼은 잘못된 것 같다[자생].

足少陰腎經流注

◯ 足少陰之脈, 起於小指之下, 斜趨足心 涌泉穴, 出然骨之下 然谷穴, 循內踝之後 太谿穴, 別入跟中 太鍾穴, 以上腨內 復溜穴, 出膕內廉 陰谷穴, 上股內後廉, 貫脊屬腎, 絡膀胱. 其直者, 從腎上貫肝膈, 入肺中, 循喉嚨, 挾舌本. 其支者, 從肺出絡心, 注胸中 自此交手心主 入. 是動則病飢不欲食, 面黑如炭色, 咳唾則有血, 喉鳴而喘, 坐而欲起, 目䀮䀮如無所見, 心如懸若飢狀, 氣不足則善恐, 心惕惕若人將捕之, 是謂骨厥. 是主腎所生病者, 口熱, 舌乾, 咽腫, 上氣, 嗌乾及痛, 煩心, 心痛, 黃疸, 腸澼, 脊臀股內後廉痛, 痿厥, 嗜臥, 足下熱而痛. 灸則強食生肉 勉强飮食以生肌肉, 緩帶被髮大杖重履而步. 盛者寸口大二倍於人迎, 虛者寸口反小於人迎也. 『靈樞』 ◯ 酉時自至陰與涌泉循膝上行, 至胸腧府穴止. 『入門』 ◯ 少陰根于涌泉, 結于廉泉. 『靈樞』

족소음신경의 순행[足少陰腎經流注]

족소음경맥은 새끼발가락 밑에서 시작하여 비스듬히 발바닥 중심(용천혈이다)으로 가서 연골(然骨)의 아래(연곡혈이다)로 나가 안쪽복사뼈의 뒤(태계혈이다)를 지나 따로 갈라져 발꿈치 가운데(태종혈이다)로 들어간 다음, 장딴지 속(부류혈이다)으로 올라가 오금 안쪽(음곡혈이다)으로 나오고 허벅지 안쪽 뒤 가장자리로 올라가 등뼈를 뚫고 신에 속하고 방광과 이어진다. 그 곧게 가는 맥은 신에서 올라가 간과 횡격막을 뚫고 폐 속에 들어갔다가 후두를 따라 혀뿌리를 끼어 넣는다. 그 지맥은 폐에서 나와 심과 이어지고 가슴속으로 들어간다(여기서 수소음경맥과 심포락경맥에 연결된다).

시동병(是動病)은 배가 고프지만 먹고 싶지 않고, 얼굴이 숯처럼 거멓고, 기침을 하거나 침을 뱉으면 피가 섞여 나오고, 목에서 소리가 나고 숨이 차며, 앉았다가 일어서면 눈앞이 캄캄해지면서 아무 것도 보이지 않고, 가슴[心]이 마치 허공에 매달린 것 같이 배고픈 상태이다. 기가 부족하면 무서움을 잘 타고 가슴이 뛰며 마치 누가 자기를 잡으러 오는 것과 같은 감을 느끼는데 골궐(骨厥)이라고 한다. 이것은 주로 신과 관련된 병이다. 소생병(所生病)은 입 안이 달아오르고 혀가 마르며, 목이 붓고 기가 치밀어올라 목 안이 마르고 아프며, 가슴이 답답하고 아프며, 황달과 이질이 생기고 등뼈, 엉덩이, 허벅지 안쪽, 뒤 모서리가 아프며, 다리가 힘이 없고 싸늘해지는 위궐(痿厥)이 생겨 눕기를 좋아하고 발바닥이 달아오르면서 아프다. 뜸을 뜰 때에는 힘써 먹어 살이 오르게 하며(음식을 억지로 먹으면 살이 오르게 된다), 허리띠를 늦추고 머리를 풀어놓으며 큰 지팡이를 짚고 무거운 신을 신고 걸어 다녀야 한다. 이 경맥의 기가 실할 때에는 촌구맥이 인영맥보다 2배나 크며, 허할 때에는 촌구맥이 도리어 인영맥보다 작다[영추].

○ 이 경맥의 경기는 유시(酉時, 17~19시)에 지음혈(至陰穴)과 용천혈(涌泉穴)에서 시작하여 무릎을 따라 위로 올라가 가슴에 이르러 수부혈(腧府穴)에 가서 끝난다[입문].

○ 족소음경맥은 용천혈에서 시작하여 염천혈(廉泉穴)에 가서 끝난다[영추].

足少陰腎經左右凡五十四穴

족소음신경(足少陰腎經) 좌우 모두 54개 혈이다.

【涌泉二穴】 在足陷中, 屈足卷指, 宛宛中. 『銅人』 ○ 涌泉者足心也, 跪而取之. 『靈樞』 ○ 在脚心底宛中, 白肉際. 『資生』 ○ 在脚掌中心. 『入門』 ○ 足少陰脈之所出爲井. 鍼入三分, 留七呼, 禁不可灸. 若灸廢人行動. 『資生』

용천(涌泉, 2개 혈) 발바닥의 오목한 곳에, 즉 발가락을 구부리면 'ㅅ'자처럼 우묵해지는 가운데 있다[동인].

○ 용천혈은 발바닥에 있는데 꿇어앉아서 잡는다[영추].

○ 발바닥 밑 오목한 곳에 흰 살의 경계에 있다[자생].

○ 발바닥 가운데 있다[입문].

○ 족소음맥이 나오는 곳이니 정혈(井穴)이 된다. 침은 3푼을 놓고 7번 숨쉴 동안 꽂아 두며, 뜸은 뜨지 말아야 한다. 만약 뜨면 걷지 못한다[자생].

【然谷二穴】 一名龍淵. 在足內踝前起大骨下陷中. 『銅人』 ○ 然谷者, 然骨之下者. 『靈樞』 ○ 在內踝前, 直下一寸. 『資生』 ○ 足少陰脈之所流爲滎. 鍼入三分, 留三呼. 不宜見血, 刺之多見血, 使人立飢欲食, 可灸三壯. 『靈樞』

연곡(然谷, 2개 혈) 일명 용연(龍淵)이라고도 하는데, 안쪽복사뼈 앞에 두드러진 대골(大骨) 아래 오목한 가운데 있다[동인].

○ 연곡혈(然谷穴)은 연골(然骨) 아래이다[영추].

○ 안쪽복사뼈 앞에서 1치 아래에 있다[자생].

○ 족소음맥이 흐르는 곳이니 형혈(滎穴)이 된다. 침은 3푼을 놓고 3번 숨쉴 동안 꽂아 둔다. 피를 빼면 좋지 않은데, 침을 찔러 피를 많이 내면 곧 배가 고파서 음식을 먹고 싶어진다. 뜸은 3장을 뜬다[영추].

【太谿二穴】 一名呂細. 在足內踝後, 跟骨上動脈陷中.『銅人』 ○ 在內踝後五分, 跟骨間動脈陷中.『入門』 ○ 足少陰脈之所注爲腧. 鍼入三分, 留七呼, 可灸三壯. ○ 凡人病有此脈則生, 無則死.『銅人』

태계(太谿, 2개 혈) 일명 여세(呂細)라고도 하는데, 안쪽복사뼈 뒤 발꿈치뼈 위 맥이 뛰는 오목한 곳에 있다[동인].

○ 안쪽복사뼈에서 뒤로 5푼 나가 발꿈치뼈 사이 맥이 뛰는 오목한 곳에 있다[입문].

○ 족소음맥이 주입되는 곳이니 수혈(腧穴)이 된다. 침은 3푼을 놓고 7번 숨쉴 동안 꽂아 두며, 뜸은 3장을 뜬다.

○ 모든 환자가 이 침혈에서 맥이 뛰면 살고 뛰지 않으면 죽는다[동인].

【太鍾二穴】 在足跟後衝中, 太谿下五分. 足少陰絡, 別走太陽. 鍼入二分, 留七呼, 可灸三壯.『銅人』

태종(太鍾, 2개 혈) 발꿈치 뒤 가운데의 태계혈에서 5푼 아래에 있다. 족소음경의 낙혈이며, 여기서 갈라져 족태양경맥으로 간다. 침은 2푼을 놓고 7번 숨쉴 동안 꽂아 두며, 뜸은 3장을 뜬다[동인].

【照海二穴】 在足內踝下, 容爪甲, 陰蹻脈所生.『銅人』 ○ 令患人穩坐. 足底相對, 赤白肉際陷中.『綱目』 ○ 在內踝下四分微前, 小骨下.『入門』 ○ 鍼入三分, 可灸七壯.『銅人』

조해(照海, 2개 혈) 발 안쪽복사뼈에서 손톱눈만큼 내려가서 있는데, 음교맥(陰蹻脈)이 시작되는 곳이다[동인].

○ 환자를 바로 앉혀 발바닥을 마주 댄 다음 붉은 살과 흰 살의 경계에 나타나는 오목한 곳에 있다[강목].

○ 안쪽복사뼈에서 4푼 내려가 약간 앞에 있는 소골(小骨)의 아래에 있다[입문].

○ 침은 3푼을 놓으며 뜸은 7장을 뜬다[동인].

【水泉二穴】 去太谿下一寸, 在內踝下, 足少陰郄. 鍼入四分, 可灸五壯.『銅人』

수천(水泉, 2개 혈) 태계혈에서 아래로 1치 내려가 안쪽복사뼈 아래에 있다. 족소음경의 극혈(郄穴)이다. 침은 4푼을 놓고 뜸은 5장을 뜬다[동인].

【復溜二穴】 一名伏白, 一名昌陽. 在足內踝上二寸, 筋骨陷中.『銅人』 ○ 在內踝後, 上二寸, 動脈中.『入門』 ○ 上內踝二寸, 動而不休.『靈樞』 ○ 足少陰脈之所行爲經. 鍼入三分, 留三呼, 可灸五壯.『銅人』

부류(復溜, 2개 혈) 일명 복백(伏白), 창양(昌陽)이라고도 한다. 발 안쪽복사뼈에서 위로 2치 올라가 힘줄과 뼈의 사이 오목한 곳에 있다[동인].
○ 안쪽복사뼈에서 위로 2치 올라가 맥이 뛰는 곳에 있다[입문].
○ 안쪽복사뼈에서 위로 2치 올라가 맥이 쉬지 않고 뛰는 곳에 있다[영추].
○ 족소음맥이 행하는 곳이니 경혈(經穴)이 된다. 침은 3푼을 놓고 3번 숨쉴 동안 꽂아 두며, 뜸은 5장을 뜬다[동인].

【交信二穴】 在足內踝上二寸, 少陰前, 太陰後廉前筋骨間膕, 陰蹻之郄也. 『銅人』 ○ 在內踝上二寸, 復溜前, 三陰交後, 筋骨間陷中. 『入門』 ○ 鍼入四分, 留五呼, 可灸三壯. 『銅人』

교신(交信, 2개 혈) 안쪽복사뼈에서 위로 2치 올라가 족소음경맥과 족태음경맥의 사이에 있는 힘줄과 뼈 사이에 있다. 음교맥의 극혈이다[동인].
○ 안쪽복사뼈에서 위로 2치 올라가 부류혈(復溜穴)과 삼음교혈(三陰交穴)의 사이에 있는 힘줄과 뼈 사이 오목한 곳에 있다[입문].
○ 침은 4푼을 놓고 5번 숨쉴 동안 꽂아 두며, 뜸은 3장을 뜬다[동인].

【築賓二穴】 在內踝上三寸, 腨分中, 陰維之郄. 『銅人』 ○ 在骨後大筋上, 小筋下, 屈膝取之. 鍼入三分, 可灸五壯. 『入門』

축빈(築賓, 2개 혈) 안쪽복사뼈에서 위로 3치 올라가 장딴지에서 살이 갈라지는 가운데 있다. 음유맥(陰維脈)의 극혈이다[동인].
○ 뼈 뒤의 큰 힘줄과 작은 힘줄 사이에 있는데, 무릎을 구부리고 침혈을 잡는다. 침은 3푼을 놓으며 뜸은 5장을 뜬다[입문].

【陰谷二穴】 在膝內輔骨後, 大筋下, 小筋上. 『銅人』 ○ 在輔骨之後, 大筋之下, 小筋之上, 有動脈, 按之應手, 屈膝而得之. 『靈樞』 ○ 足少陰脈之所入爲合. 鍼入三分, 留七呼, 可灸三壯. 『銅人』

음곡(陰谷, 2개 혈) 무릎 안쪽 보골(輔骨)의 뒤 큰 힘줄과 작은 힘줄 사이에 있다[동인].
○ 보골의 뒤 큰 힘줄과 작은 힘줄 사이에 손으로 누르면 맥이 뛰는 곳에 있는데, 무릎을 구부리고 침혈을 잡는다[영추].
○ 족소음맥이 들어가는 곳이니 합혈(合穴)이 된다. 침은 3푼을 놓고 7번 숨쉴 동안 꽂아 두며, 뜸은 3장을 뜬다[동인].

【橫骨二穴】 一名下極. 在大赫下一寸. 『銅人』 ○ 在橫骨中央, 宛曲如仰月, 陷中, 曲骨外一寸半. 『入門』 ○ 可灸三壯, 禁不可鍼. 『銅人』

횡골(橫骨, 2개 혈) 일명 하극(下極)이라고도 하는데, 대혁혈(大赫穴)에서 1치 아래에 있다[동인].

○ 횡골(橫骨)의 가운데, 즉 뒤집어 놓은 반달같이 구부러진 곳의 오목한 곳에 곡골혈(曲骨穴)에서 1치 5푼 옆으로 나가 있다[입문].
○ 뜸은 3장을 뜨며, 침은 놓지 말아야 한다[동인].

【大赫二穴】 一名陰維, 一名陰關. 在氣穴下一寸. 鍼入三分, 可灸五壯. 『銅人』

대혁(大赫, 2개 혈) 일명 음유(陰維), 음관(陰關)이라고도 한다. 기혈혈(氣穴穴)에서 1치 아래에 있다. 침은 3푼을 놓고 뜸은 5장을 뜬다[동인].

【氣穴二穴】 一名胞門, 一名子戶. 在四滿下一寸. 鍼入三分, 可灸五壯. 『銅人』

기혈(氣穴, 2개 혈) 일명 포문(胞門), 자호(子戶)라고도 한다. 사만혈(四滿穴)에서 1치 아래에 있다. 침은 3푼을 놓고 뜸은 5장을 뜬다[동인].

【四滿二穴】 一名髓府. 在中注下一寸. 『銅人』 ○ 挾丹田傍一寸半. 又云在心下八寸, 臍下橫文是穴. 『資生』 ○ 鍼入一寸, 可灸五壯. 『入門』

사만(四滿, 2개 혈) 일명 수부(髓府)라고도 하는데, 중주혈(中注穴)에서 1치 아래에 있다[동인].
○ 단전혈(丹田穴)에서 1치 5푼 옆에 있다. 또는 "명치 아래로 8치 내려가 배꼽 아래 가로간 금이 있는 곳이 이 혈이다."라고 하였다[자생].
○ 침은 1치를 놓으며 뜸은 5장을 뜬다[입문].

【中注二穴】 在肓腧下一寸. 鍼入一寸, 可灸五壯. 『銅人』

중주(中注, 2개 혈) 황수혈에서 1치 아래에 있다. 침은 1치를 놓고 뜸은 5장을 뜬다[동인].

【肓腧二穴】 在商曲下一寸, 去臍傍五分. 『銅人』 ○ 去臍傍各一寸半. 『資生』 ○ 平神闕外一寸半爲正. 『入門』 ○ 鍼入一寸, 可灸五壯. 『銅人』

황수(肓腧, 2개 혈) 상곡혈에서 아래로 1치 내려가 배꼽에서 5푼 나가 있다[동인].
○ 배꼽에서 1치 5푼 옆에 있다[자생].
○ 신궐혈(神厥穴)에서 곧바로 1치 5푼 옆에 있다[입문].
○ 침은 1치를 놓으며 뜸은 5장을 뜬다[동인].

【商谷二穴】 在石關下一寸. 鍼入一寸, 可灸五壯. 『銅人』

상곡(上谷, 2개 혈) 석관혈에서 1치 아래에 있다. 침은 1치를 놓고 뜸은 5장을 뜬다[동인].

【石關二穴】 在陰都下一寸. 鍼入一寸, 可灸三壯. 『銅人』

석관(石關, 2개 혈) 음도혈에서 1치 아래에 있다. 침은 1치를 놓고 뜸은 3장을 뜬다[동인].

【陰都二穴】 一名食宮. 在通谷下一寸. 鍼入一寸, 可灸三壯. 『銅人』

음도(陰都, 2개 혈) 일명 식궁(食宮)이라고도 하는데, 통곡혈에서 1치 아래에 있다. 침은 1치를 놓으며 뜸은 3장을 뜬다[동인].

【通谷二穴】 在幽門下一寸. 『銅人』 ○ 在上脘傍. 『資生』 ○ 鍼入五分, 可灸五壯. 『銅人』

통곡(通谷, 2개 혈) 유문혈에서 1치 아래에 있다[동인].
○ 상완혈(上脘穴) 옆에 있다[자생].
○ 침은 5푼을 놓고 뜸은 5장을 뜬다[동인].

【幽門二穴】 一名上門. 在巨闕傍, 相去各五分. 『銅人』 ○ 平巨闕外一寸半. 『入門』 ○ 幽門挾巨闕一寸半. 四滿在丹田一寸半, 當以一寸半爲正. ○ 幽門至橫骨, 去腹中行皆當爲一寸半. 『資生』 ○ 鍼入五分, 可灸五壯. 『銅人』

유문(幽門, 2개 혈) 일명 상문(上門)이라고도 하는데, 거궐혈(巨闕穴)에서 옆으로 각각 5푼 나가 있다[동인].
○ 거궐혈에서 옆으로 1치 5푼 나가 있다[입문].
○ 유문혈은 거궐혈에서 옆으로 1치 5푼이고 사만혈(四滿穴)은 단전(丹田)에서 1치 5푼이므로 응당 1치 5푼이라고 하여야 정확하다.
○ 유문혈에 횡골혈(橫骨穴)까지는 정중선에서 다 옆으로 1치 5푼 옆에 나가 있다[자생].
○ 침은 5푼을 놓으며 뜸은 5장을 뜬다[동인].

【步郎二穴】 在神封下一寸六分陷中, 仰而取之. 『銅人』 ○ 去中庭外二寸. 『入門』 ○ 鍼入二分, 可灸五壯. 『銅人』

보랑(步郎, 2개 혈) 신봉혈에서 아래로 1치 6푼 내려가 오목한 곳에 있다. 몸을 뒤로 젖히고 침혈을 잡는다[동인].
○ 중정혈(中庭穴)에서 옆으로 2치 나가 있다[입문].
○ 침은 2푼을 놓으며 뜸은 5장을 뜬다[동인].

【神封二穴】 在靈墟下一寸六分陷中, 仰而取之. 鍼入三分, 可灸五壯. 『銅人』

신봉(神封, 2개 혈) 영허혈에서 아래로 1치 6푼 내려가 오목한 곳에 있다. 몸을 뒤로 젖히고 침혈을 잡는다. 침은 3푼을 놓고 뜸은 5장을 뜬다[동인].

【靈墟二穴】 在神藏下一寸六分陷中, 仰而取之. 鍼入三分, 可灸五壯. 『銅人』

영허(靈墟, 2개 혈) 신장혈에서 아래로 1치 6푼 내려가 오목한 곳에 있다. 몸을 뒤로 젖히고 침혈을 잡는다. 침은 3푼을 놓고 뜸은 5장을 뜬다[동인].

【神藏二穴】 在彧中下一寸六分陷中, 仰而取之. 鍼入三分, 可灸五壯. 『銅人』

신장(神藏, 2개 혈) 욱중혈에서 아래로 1치 6푼 내려가 오목한 곳에 있다. 몸을 뒤로 젖히고 침혈을 잡는다. 침은 3푼을 놓고 뜸은 5장을 뜬다[동인].

【彧中二穴】 在腧府下一寸六分陷中, 仰而取之. 鍼入四分, 可灸五壯. 『銅人』

욱중(彧中, 2개 혈) 수부혈에서 아래로 1치 6푼 내려가 오목한 곳에 있다. 몸을 뒤로 젖히고 침혈을 잡는다. 침은 4푼을 놓고 뜸은 5장을 뜬다[동인].

【腧府二穴】 一名輸府. 在巨骨下, 璿璣傍各二寸陷中, 仰而取之. 鍼入三分, 可灸五壯. 『銅人』

수부(腧府, 2개 혈) 일명 수부(輸府)라고도 하는데, 거골혈(巨骨穴) 아래의 선기혈(璇璣穴)에서 옆으로 각각 2치 나가서 오목한 곳에 있다. 몸을 뒤로 젖히고 침혈을 잡는다. 침은 3푼을 놓고 뜸은 5장을 뜬다[동인].

手厥陰心包經流注

○ 手厥陰之脈, 起於胸中, 出屬心包, 下膈, 歷絡三焦. 其支者, 循胸出脇, 下腋三寸, 上抵腋下, 下循臑內, 行太陰少陰之間, 入肘中 曲澤穴, 下臂, 行兩臂之間 間使穴, 腕中大陵穴, 入掌中 勞宮穴, 循中指, 出其端 中衝穴. 其支別者, 從掌中, 循小指次指出其端 自此交手少陽 入. 是動則病手心熱, 肘臂攣急, 腋腫甚則胸脇支滿, 心中澹澹大動, 面赤目黃, 善笑不休. 是主脈所生病者, 煩心, 心痛, 掌中熱. 盛者寸口大一倍於人迎, 虛者寸口反小於人迎也. 『靈樞』 ○ 戌時, 自腧府交與天池, 循手臂下行, 至中衝穴止. 『入門』 ○ 心者, 五藏六府之大主也, 精神之所舍也. 其藏堅固, 邪不能容也, 容之則心傷, 心傷則神去, 神去則死矣. 故諸邪之在於心者, 皆在於心之包絡. 包絡者, 心主之脈也. 故獨無腧焉, 其餘脈出入屈折, 其行之徐疾, 皆如手少陰心主之脈行也. 故竇漢卿孔穴傍通圖心經不出少衝 · 少府 · 神門 · 靈道 · 少海, 而代以中衝 · 勞宮 · 大陵 · 間使 · 曲澤, 則可知矣. 『綱目』

수궐음심포경의 순행[手厥陰心包經流注]

수궐음경맥은 가슴 속에서 시작하여 나와 심포(心包)에 속하고 아래로 횡격막을 뚫고 삼초를 지나며 이어진다. 그 지맥은 가슴을 따라 옆구리로 나와 겨드랑이에서 3치 내려갔다가 위로 겨드랑이 밑에 이르고 아래로 팔죽지 안쪽을 따라서 수태음경맥과 수소음경맥의 사이를 따라 팔꿈치 속(곡택혈이다)으로 들어간다. 아래로 팔뚝을 따라 두 힘줄 사이(간사혈과 손목 중간의 대릉혈이다)를 운행하고, 손바닥 중심(노궁혈이다)으로 들어가 가운뎃손가락을 따라 그 끝(중충혈이다)으로 나온다. 다른 지맥은 손바닥 가운데에서 갈라져 약손가락 끝으로 나온다(여기서 수소양경맥과 연계된다).

시동병(是動病)은 손바닥이 달아오르고 팔꿈치와 팔이 저리며 당기고[攣急] 겨드랑이가 붓는데, 심하면 가슴과 옆구리가 벅차며 가슴이 두근거리며 불안하고 얼굴이 붉게 되고 눈은 누렇게 되며 까닭 없이 자주 웃는다. 이것은 주로 맥과 관련되는 병이다. 소생병(所生病)은 마음이 답답하고 가슴이 아프며 손바닥이 달아오른다. 이 경맥의 기가 실할 때에는 촌구맥이 인영맥보다 배나 크며, 허할 때는 촌구맥이 도리어 인영맥보다 작다[영추].

○ 이 경맥의 경기는 술시(戌時, 19~21시)에 수부혈(腧府穴)에서 시작하여 천지혈(天池穴)에서 교체되어 팔과 손을 따라서 아래로 내려가 중충혈(中衝穴)에 가서 끝난다[입문].

○ 심(心)은 오장육부에서 가장 주되는 장기이며 정신이 있는 곳이다. 심은 튼튼하여 사기가 잘 들어가지 못하는데, 만일 사기가 들어가면 심이 상하고, 심이 상하면 정신이 없어지며, 정신이 없어지면 죽는다. 그러므로 모든 사기가 심에 있다는 것은 곧 심포락(心包絡)에 있다는 것이다. 심포락은 심주(心主)의 맥이다. 그러므로 심경(心經)만 수혈(腧穴)이 없다. 이 밖의 경맥들은 나가고 들어가는 것[出入], 구부러진 것[屈], 돌아가는 속도가 뜨고 빠른 것이 다 수소음심경과 같다. 그러므로 두한경(竇漢卿)의 공혈방통도(孔穴傍通圖)에서 심경이 소충(少衝)·소부(少府)·신문(神門)·영도(靈道)·소해(少海)로부터 시작한 것으로 하지 않고 중충(中衝)·노궁(勞宮)·대릉(大陵)·간사(間使)·곡택(曲澤)에서 시작한 것으로 한 것을 보면 능히 알 만하다[강목].

手厥陰心包經左右凡一十八穴

수궐음심포경(手厥陰心包經) 좌우 모두 18개 혈이다.

【中衝二穴】 在手中指之端, 去爪甲如韭葉陷中. 手厥陰脈之所生爲井. 鍼入一分, 留三呼, 可灸一壯. 『靈樞』

중충(中衝, 2개 혈) 가운뎃손가락 손톱 끝에서 부춧잎[韭葉]만큼 떨어진 오목한 곳에 있다. 수궐음경맥이 생기는 곳이니 정혈(井穴)이 된다. 침은 1푼을 놓고 3번 숨쉴 동안 꽂아 두며, 뜸은 1장을 뜬다[영추].

【勞宮二穴】 一名五里, 一名掌中. 在掌中央, 屈無名指取之. 『銅人』 ○ 在掌中央橫文, 動脈中. 『綱目』 ○ 在手掌橫文中心, 屈中指取之. 『入門』 ○ 手厥陰脈之所流爲滎. 鍼入三分, 留六呼, 可灸三壯. 『銅人』 ○ 只一度鍼, 過兩度令人虛, 不可灸. 屈中指爲是, 屈無名指者非也. 『資生』

노궁(勞宮, 2개 혈) 일명 오리(五里), 장중(掌中)이라고도 한다. 손바닥 가운데 있다. 약손가락을 구부릴 때 그 끝이 닿는 곳에서 잡는다[동인].

○ 손바닥 가운데 가로금의 맥이 뛰는 곳에 있다[강목].

○ 손바닥에 가로금의 가운데 있는데, 가운뎃손가락을 구부려서 침혈을 잡는다[입문].

○ 수궐음맥이 흐르는 곳이니 형혈이 된다. 침은 3푼을 놓고 6번 숨쉴 동안 꽂아 두며, 뜸은 3장을 뜬다[동인].

○ 단지 한 번만 침을 놓아야 하며, 두 번이 지나면 허해진다. 뜸은 뜨지 말아야 한다. 가운뎃손가락을 구부려서 침혈을 잡는 것이 옳고, 약손가락을 구부려서 잡는다는 것은 잘못된 것이다[자생].

【大陵二穴】 在掌後, 兩筋間陷中. 『銅人』 ○ 在掌後, 橫文兩筋兩骨陷中. 『入門』 ○ 手厥陰脈之所注爲腧. 鍼入五分, 可灸三壯. 『銅人』

대릉(大陵, 2개 혈) 손바닥 뒤 두 힘줄 사이의 오목한 가운데 있다[동인].
○ 손바닥 뒤 가로간 금의 두 힘줄과 뼈 사이의 오목한 곳에 있다[입문].
○ 수궐음맥이 주입되는 곳이니 수혈(腧穴)이 된다. 침은 5푼을 놓고 뜸은 3장을 뜬다[동인].

【內關二穴】 在掌後，去腕二寸.『銅人』 ○ 在大陵後二寸.『入門』 ○ 在兩筋間，手心主絡，別走少陽.『綱目』 ○ 鍼入三分，可灸三壯.『銅人』

내관(內關, 2개 혈) 손바닥 뒤 손목에서 2치 떨어져 있다[동인].
○ 대릉혈(大陵穴)에서 2치 뒤에 있다[입문].
○ 두 힘줄 사이에 있으며, 수궐음경의 낙혈(絡穴)이다. 여기서 갈라져 소양경으로 간다[강목].
○ 침은 3푼을 놓고 뜸은 3장을 뜬다[동인].

【間使二穴】 在掌後三寸，兩筋間陷中.『銅人』 ○ 在大陵後三寸. 又云，去腕三寸.『入門』 ○ 手厥陰脈之所行爲經. 鍼入三分，可灸五壯.『銅人』 ○ 靈樞云，在兩筋之間，三寸之中也. 有過則至，無過則止. 註云，其穴有大絡爲限，故入絡過腧，掌後正勞宮後三寸，寸止處是穴. 故曰有過則至，無過則止.『綱目』

간사(間使, 2개 혈) 손바닥 뒤에서 3치 올라가 두 힘줄 사이 오목한 곳에 있다[동인].
○ 대릉혈에서 3치 뒤에 있다. 또는 손목에서 3치 떨어져 있다고도 한다[입문].
○ 수궐음맥이 행하는 곳이니 경혈이라 한다. 침은 3푼을 놓고 뜸은 5장을 뜬다[동인].
○ 『영추(靈樞)』에는 "손목에서 뒤로 3치 올라가 두 힘줄 사이에 있다. 손바닥 뒤 대릉혈에서 3치 올라가 두 힘줄 사이에 있다. 지나가는 것이 있으면 더 가게하고 지나가는 것이 없으면 그만 간다."고 하였으며 주해에는 "이 침혈은 큰 낙맥이 있어 한계가 되어 있으므로 낙맥에 들어가 손바닥 뒤에서 노궁혈에서 옆으로 3치 나가 끝에 있다. 그래서 지나가는 것이 있으면 더 가게하고 지나가는 것이 없으면 그만 간다고 한 것이다."라고 하였다[강목].

【郄門二穴】 在掌後去腕五寸. 一云，大陵後五寸. 手厥陰郄. 鍼入三分，可灸五壯.『銅人』

극문(郄門, 2개 혈) 손바닥 위 손목에서 5치 위에 있다. 또는 대릉혈에 5치 위에 있다고도 한다. 수궐음경의 극혈이다. 침은 3푼을 놓고 뜸은 5장을 뜬다[동인].

【曲澤二穴】 在肘內廉下陷中，屈肘得之.『銅人』 ○ 在肘腕內，橫文中央動脈，曲肘取之.『入門』 ○ 手厥陰脈之所入爲合. 鍼入三分，留七呼，可灸三壯.『銅人』

곡택(曲澤, 2개 혈) 팔꿈치 안쪽 오목한 가운에 있는데, 팔꿈치를 구부리고 침혈을 잡는다[동인].
○ 팔목 안쪽 가로금의 가운데 맥이 뛰는 곳에 있는데, 팔꿈치를 구부리고 침혈을 잡는다[입문].
○ 수궐음맥이 들어가는 곳이니 합혈(合穴)이 된다. 침은 3푼을 놓고 7번 숨쉴 동안 꽂아 두며, 뜸은 3장을 뜬다[동인].

【天泉二穴】 一名天濕. 在曲腋下, 去臂二寸, 擧臂取之. 鍼入三分, 可灸三壯. 『銅人』

천천(天泉, 2개 혈) 일명 천습(天濕)이라고도 하는데, 겨드랑이의 구부러진 곳에서 2치 아래에 있다. 팔을 들고 침혈을 잡는다. 침은 3푼을 놓고 뜸은 3장을 뜬다[동인].

【天池二穴】 一名天會. 在腋下, 乳後一寸, 着脇, 直腋, 撅肋間. 『銅人』 ○ 在乳後一寸, 腋下三寸. 『綱目』 ○ 在乳外二寸, 側脇陷中. 『入門』 ○ 鍼入三分, 可灸三壯. 『銅人』

천지(天池, 2개 혈) 일명 천회(天會)라고도 하는데, 겨드랑이 아래 젖에서 옆으로 1치 나가 겨드랑이와 직선 되는 옆구리의 갈빗대 사이에 있다[동인].

○ 젖에서 옆으로 1치 나가 겨드랑이에서 3치 아래에 있다[강목].

○ 젖에서 옆으로 2치 나가 옆구리의 오목한 곳에 있다[입문].

○ 침은 3푼을 놓고 뜸은 3장을 뜬다[동인].

手少陽三焦經流注

○ 手少陽之脈, 起於小指次指之端外側 關衝穴, 上出兩指之間 本節前液門穴, 本節後中渚穴, 循手表腕 陽池穴, 出臂外兩骨之間 支溝穴, 上貫肘 天井穴, 循臑外, 上項, 挾耳後, 直上出耳上角, 以屈下頰, 至䪼 䪼頰骨也. 其支者, 從耳後入耳中, 出走耳前, 過客主人前 穴名, 交頰, 至目銳眥 自此交足少陽 入. 是動則病耳聾渾渾焞焞, 嗌腫喉痺. 是主氣所生病者, 汗出, 目銳眥痛, 頰痛, 耳後·肩·臑·肘·臂外皆痛, 小指次指不用. 盛者人迎大一倍於寸口, 虛者人迎反小於寸口也. 『靈樞』 ○ 亥時自中衝交與關衝, 循臂上行, 至耳門穴止. 『入門』

수소양삼초경의 순행[手少陽三焦經流注]

수소양경맥은 약손가락 바깥쪽 끝(관충혈이다)에서 시작하여 위로 새끼손가락과 약손가락의 사이(밑마디의 앞은 액문혈, 밑마디의 뒤는 중저혈이다)로 나온 다음, 손등을 따라 손목(양지혈이다)을 순행하며 팔뚝의 바깥쪽 두 뼈 사이(지구혈이다)로 나와서 팔꿈치(천정혈이다)를 뚫고 지나 팔죽지의 바깥쪽을 따라 목으로 올라가서 귀 뒤를 돌아 올라가 귀 위끝으로 나온 다음 구부러져 뺨으로 내려와 광대뼈(광대뼈는 즉 뺨의 뼈이다)로 간다. 그 지맥은 귀 뒤에서 귓속으로 들어갔다가 귀 앞으로 나와서 객주인혈(客主人穴)의 앞을 지나 뺨에서 교차되어 외안각[目銳眥]에 닿았다(여기서 족소양담경과 연계된다).

시동병(是動病)은 귀가 잘 들리지 않으며 목이 붓고 후비증(喉痺證)이 생긴다. 이것은 주로 기와 관련되는 병이다. 소생병(所生病)은 땀이 나고 외안각이 아프며 뺨이 아프고 귀 뒤쪽과 어깨·팔죽지·팔꿈치·팔뚝의 바깥쪽이 다 아프며 약손가락을 쓰지 못한다. 이 경맥의 기가 실할 때에는 인영맥이 촌구맥보다 배나 크고, 허할 때에는 인영맥이 도리어 촌구맥보다 작다[영추].

○ 이 경맥의 경기는 해시(亥時, 21~23시)에 중충혈(中衝穴)에서 시작하여 관충혈에 와서 교체되고 팔을 따라 위로 올라가 이문혈(耳門穴)에 가서 끝난다[입문].

手少陽三焦經左右凡四十六穴

수소양삼초경(手少陽三焦經) 좌우 모두 46개 혈이다.

【關衝二穴】 在手小指次指之端外側, 去爪甲角如韭葉, 握拳取之. 手少陽脈之所出爲井. 鍼入一分, 留三呼, 可灸一壯. 『銅人』

관충(關衝, 2개 혈) 약손가락 끝의 바깥쪽 손톱눈에서 부춧잎만큼 떨어진 곳에 있다. 주먹을 쥐고 침혈을 잡는다. 수소양맥이 나오는 곳이니 정혈(井穴)이 된다. 침은 1푼을 놓고 3번 숨쉴 동안 꽂아 두며, 뜸은 1장을 뜬다[동인].

【液門二穴】 在手小指次指間, 本節前陷中. 手少陽脈之所流爲滎. 握拳取之. 鍼入二分, 留三呼, 可灸一壯. 『銅人』

액문(液門, 2개 혈) 새끼손가락과 약손가락의 사이 밑마디 앞 오목한 곳에 있다. 수소양맥이 흐르는 곳이니 형혈(滎穴)이 된다. 주먹을 쥐고 침혈을 잡는다. 침은 2푼을 놓고 3번 숨쉴 동안 꽂아 두며, 뜸은 1장을 뜬다[동인].

【中渚二穴】 在手小指次指, 本節後間陷中, 液門下一寸, 握掌取之. 手少陽脈之所注爲腧. 鍼入二分, 留三呼, 可灸三壯. 『銅人』

중저(中渚, 2개 혈) 새끼손가락과 약손가락의 사이 밑마디 뒤 오목한 곳에 액문혈에서 1치 뒤에 있다. 주먹을 쥐고 침혈을 잡는다. 수소양맥이 주입되는 곳이니 수혈(腧穴)이 된다. 침은 2푼을 놓고 3번 숨쉴 동안 꽂아 두며, 뜸은 3장을 뜬다[동인].

【陽池二穴】 一名別陽. 在手表腕上陷中. 『銅人』 ○ 在手掌背橫文陷中. 手少陽脈之所過爲原. 鍼入二分, 留三呼, 禁不可灸. 『銅人』

양지(陽池, 2개 혈) 일명 별양(別陽)이라고도 하는데, 손목 바깥쪽 오목한 곳에 있다[동인]. ○ 손등의 가로금의 가운데 오목한 곳에 있다. 수소양맥이 지나가는 곳이니 원혈(原穴)이 된다. 침은 2푼을 놓고 3번 숨쉴 동안 꽂아 두며, 뜸은 뜨지 말아야 한다[동인].

【外關二穴】 在腕後二寸陷中, 在陽池後二寸. 手少陽絡, 別走心主. 鍼入三分, 留七呼, 可灸三壯. 『銅人』

외관(外關, 2개 혈) 손목에서 뒤로 2치 올라가 오목한 곳이다. 양지혈에서 2치 올라가 있다. 수소양경의 낙혈(絡穴)이며, 여기서 갈라져 수궐음심포락으로 간다. 침은 3푼을 놓고 7번 숨쉴 동안 꽂아 두며, 뜸은 3장을 뜬다[동인].

【支溝二穴】 在腕後三寸, 兩骨之間陷中, 陽池後三寸. 『銅人』 ○ 在腕後, 臂外三寸. 『資生』 ○ 手少陽脈之所行爲經. 鍼入三分, 留七呼, 可灸二七壯. 『銅人』

지구(支溝, 2개 혈) 손목에서 위로 3치 올라가 두 뼈 사이 오목한 곳이다. 양지혈에서 3치 올라가 있다[동인].

○ 손목에서 팔뚝쪽으로 3치 나가 있다[자생].
○ 수소양맥이 행하는 곳이니 경혈(經穴)이 된다. 침은 3푼을 놓고 7번 숨쉴 동안 꽂아 두며, 뜸은 14장을 뜬다[동인].

【會宗二穴】在腕後三寸, 空中一寸.『銅人』○ 在支溝外傍一寸空中.『入門』○ 鍼入三分, 可灸三壯.『銅人』

회종(會宗, 2개 혈) 손목에서 위로 3치 올라가 바깥쪽으로 1치 나가 있다[동인].
○ 지구혈에서 옆으로 1치 나가 오목한 곳에 있다[입문].
○ 침은 3푼을 놓고 뜸은 3장을 뜬다[동인].

【三陽絡二穴】在臂上大交脈, 支溝上一寸.『銅人』○ 在陽池後四寸.『入門』○ 在肘前五寸, 外廉陷中.『資生』○ 可灸七壯, 禁不可鍼.『銅人』

삼양락(三陽絡, 2개 혈) 팔 위쪽 큰 혈맥이 교차된 곳, 지구혈에서 1치 위에 있다[동인].
○ 양지혈(陽池穴)에서 4치 위에 있다[입문].
○ 팔꿈치에서 아래로 5치 내려가 오목한 곳에 있다[자생].
○ 뜸은 7장을 뜨고, 침은 놓지 말아야 한다[동인].

【四瀆二穴】在肘前六寸, 外廉陷中. 鍼入六分, 留七呼, 可灸三壯.『銅人』

사독(四瀆, 2개 혈) 팔꿈치에서 아래로 6치 내려가 오목한 가운데 있다. 침은 6푼을 놓고 7번 숨쉴 동안 꽂아 두며, 뜸은 3장을 뜬다[동인].

【天井二穴】在肘外大骨之後, 肘上一寸陷中.『銅人』○ 在曲肘後一寸, 叉手按膝頭取之, 兩筋骨罅中. 又云, 肘後兩筋間, 屈肘乃得之.『資生』○ 手少陽脈之所入爲合.『銅人』○ 鍼入一寸, 留七呼, 可灸三壯.『靈樞』

천정(天井, 2개 혈) 팔꿈치의 바깥쪽으로 대골 뒤, 팔꿈치에서 위로 1치 올라가 오목한 곳에 있다[동인].
○ 팔꿈치에서 1치 뒤에 있으며, 두 손을 끼고 무릎 위에 올려 놓고 두 힘줄과 뼈 사이에서 침혈을 잡는다. 또는 "팔꿈치 뒤의 두 힘줄 사이에 있는데, 팔꿈치를 구부리고 침혈을 잡는다."고도 한다[자생].
○ 수소양맥이 들어가는 곳이니 합혈(合穴)이 된다[동인].
○ 침은 1치를 놓고 7번 숨쉴 동안 꽂아 두며, 뜸은 3장을 뜬다[영추].

【清冷淵二穴】在肘上二寸, 伸肘擧臂取之. 鍼入三分, 可灸三壯.『銅人』

청랭연(清冷淵, 2개 혈) 팔꿈치에서 2치 위에 있는데, 팔을 편 다음 들고 침혈을 잡는다. 침은 3푼을 놓고 뜸은 3장을 뜬다[동인].

【消濼二穴】 在肩下臂外間, 腋斜肘分下行. 鍼入六分, 可灸三壯. 『銅人』

소락(消濼, 2개 혈) 어깨 아래 팔죽지 바깥쪽 겨드랑이에서 팔꿈치로 비스듬히 내려간 힘살에 있다. 침은 6푼을 놓으며 뜸은 3장을 뜬다[동인].

【臑會二穴】 一名臑髎. 在肩前廉, 去肩頭三寸宛宛中. 鍼入七分, 留十呼, 可灸七壯. 『銅人』

노회(臑會, 2개 혈) 일명 노료(臑髎)라고도 하는데, 어깨의 앞쪽 끝에서 3치 내려가 오목한 곳에 있다. 침은 7푼을 놓고 10번 숨쉴 동안 꽂아 두며, 뜸은 7장을 뜬다[동인].

【肩髎二穴】 在肩端臑上陷中, 擧臂取之. 『銅人』 ○ 在肩端外陷, 臑會上斜. 『入門』 ○ 鍼入七分, 可灸三壯. 『銅人』

견료(肩髎, 2개 혈) 어깨 끝과 팔죽지 위 오목한 곳에 있는데, 팔을 들고 침혈을 잡는다[동인].
○ 어깨의 바깥쪽 끝 오목한 곳, 뇌회혈에서 위로 비스듬히 올라가 있다[입문].
○ 침은 7푼을 놓고 뜸은 3장을 뜬다[동인].

【天髎二穴】 在肩缺盆中, 上毖骨之際陷中. 鍼入八分, 可灸五壯. 『銅人』 ○ 肩上廉十穴, 肩髎極外, 巨骨次之, 肩井又次之, 秉風又次之. 天髎極在裏. 『綱目』

천료(天髎, 2개 혈) 어깨의 결분(缺盆) 가운데 상비골(上毖骨) 사이 오목한 곳에 있다. 침은 8푼을 놓고 뜸은 5장을 뜬다[동인].
○ 어깨 위쪽의 10개 침혈 가운데서 견료혈이 제일 바깥쪽에 있고, 거골혈(巨骨穴)이 다음이며, 견정혈이 그 다음이고, 병풍혈(秉風穴)은 또 그 다음이며, 천료혈이 제일 안쪽에 있다[강목].

【天牖二穴】 在頸大筋前, 缺盆上, 天容後 · 天柱前 · 完骨下 · 髮際上一寸陷中. 『銅人』 ○ 在耳下, 頸大筋外, 髮際上一寸. 『入門』 ○ 鍼入一寸, 留七呼, 禁不宜灸, 若灸之, 面腫眼合, 先取譩譆, 後鍼天牖 · 風池, 其病卽差. 『銅人』

천유(天牖, 2개 혈) 목에 있는 큰 힘줄 앞의 결분 위, 천용혈(天容穴)과 천주혈(天柱穴)의 사이의 완골혈(完骨穴) 아래 털이 돋은 경계에서 위로 1치 올라가 오목한 곳에 있다[동인].
○ 귀 아래 목의 큰 힘줄 바깥쪽 털이 돋은 경계에서 1치 위에 있다[입문].
○ 침은 1치를 놓고 7번 숨쉴 동안 꽂아 두며, 뜸은 뜨지 말아야 한다. 만일 뜸을 뜨면 얼굴이 붓고 눈이 감긴다. 이럴 때에는 먼저 의희혈(譩譆穴)을 잡고 다음에 천유혈 · 풍지혈을 잡아 침을 놓으면 그 병은 곧 낫는다[동인].

【翳風二穴】 在耳珠後尖角陷中, 按之引耳中痛. 鍼入七分, 可灸七壯. 『銅人』

예풍(翳風, 2개 혈) 이주(耳珠) 뒤의 오목한 곳에 있으며 누르면 귓속이 아프다. 침은 7푼을 놓고 뜸은 7장을 뜬다[동인].

【瘈脈二穴】 一名資脈. 在耳本後, 鷄足靑絡脈, 刺出血如豆汁. 鍼入一分, 禁不可灸. 『銅人』

계맥(瘈脈, 2개 혈) 일명 자맥(資脈)이라고도 하는데, 귀 뒤 짬에 닭의 발톱[雞足] 같은 푸른 낙맥이 있는 곳에 있다. 찔러서 팥 삶은 물[豆汁]과 같은 피를 뺀다. 침은 1푼을 놓고, 뜸은 뜨지 말아야 한다[동인].

【顱息二穴】 一名顱顖. 在耳後間, 靑絡脈. 『銅人』 ○ 在耳後上靑脈間. 『入門』 ○ 可灸七壯, 禁不可鍼. 『銅人』

노식(顱息, 2개 혈) 일명 노신(顱顖)이라고도 하는데, 귀 뒤 푸른 혈맥이 있는 곳에 있다[동인].

○ 귀 뒤 위쪽 푸른 혈맥 사이에 있다[입문].

○ 뜸은 7장을 뜨며, 침은 놓지 말아야 한다[동인].

【絲竹空二穴】 一名目髎. 在眉後陷中. 『銅人』 ○ 在眉尾骨後陷中. 『入門』 ○ 鍼入三分, 留三呼, 禁不可灸, 不幸使人目小, 又令人目無所見. 『銅人』

사죽공(絲竹空, 2개 혈) 일명 목료(目髎)라고도 하는데, 눈썹 바깥쪽 옆 오목한 곳에 있다[동인].

○ 미릉골(眉尾骨) 옆의 오목한 곳에 있다[입문].

○ 침은 3푼을 놓고 3번 숨쉴 동안 꽂아 두며, 뜸은 뜨지 말아야 한다. 뜸을 뜨면 눈이 작아지거나 보지 못한다[동인].

【角孫二穴】 在耳郭中間上, 開口有空. 『銅人』 ○ 在耳郭上中間, 髮際下. 『入門』 ○ 可灸三壯, 禁不可鍼. 『入門』

각손(角孫, 2개 혈) 귓바퀴 가운데에서 위쪽으로 있는데, 입을 벌리면 구멍이 생기는 곳이다[동인].

○ 귓바퀴 위쪽으로 가운데 머리카락이 돋은 경계의 아래에 있다[입문].

○ 뜸은 3장을 뜨며, 침은 놓지 말아야 한다[입문].

【和髎二穴】 在耳門前銳髮下, 陷中橫動脈. 鍼入三分, 禁不可灸. 『銅人』

화료(和髎, 2개 혈) 이문혈 위 털이 돋은 경계의 아래 오목한 가운데 맥이 뛰는 곳에 있다. 침은 3푼을 놓고, 뜸은 뜨지 말아야 한다[동인].

【耳門二穴】 在耳前起肉, 當耳中缺者. 鍼入三分, 留三呼, 可灸三壯. 『銅人』

이문(耳門, 2개 혈) 귀 앞 도드라진 살[起肉]의 앞 오목한 곳에 있다. 침은 3푼을 놓고 3번 숨쉴 동안 꽂아 두며, 뜸은 3장을 뜬다[동인].

足少陽膽經流注

○ 足少陽之脈, 起於目銳眥, 上抵頭角, 下耳後, 循頸, 行手少陽之脈前, 至肩上, 却交出手少陽之後, 入缺盆. 其支別者, 從耳後入耳中, 出走耳前, 至目銳眥, 下大迎, 合于手少陽, 抵於䪼下加頰車, 下頸, 合缺盆以下胸中, 貫膈, 絡肝, 屬膽, 循脇裏出氣衝 穴名, 繞毛際橫入髀厭中 卽環跳穴. 其直者, 從缺盆下腋, 循胸中過季脇 脇骨曰肋, 肋盡處曰季脇, 下合髀厭中 腹下腿上節處是也, 以下循髀陽, 出膝外廉 陽陵泉穴, 下外輔骨之前 輔骨謂輔佐行骨在骺之外骨, 直下抵絶骨之端 陽輔穴, 下出外踝之前 丘墟穴, 循足跗上, 出小指次指之端 本節前俠谿穴, 本節後臨泣穴, 末乃竅陰穴. 其支者, 從跗上, 入大指岐骨內出其端, 還貫爪甲, 出三毛 自此交入足厥陰. 是動則病口苦, 善太息, 心脇痛, 不能轉側, 甚則面微塵, 體無膏澤, 足外反熱, 是爲陽厥. 是主骨所生病者, 頭痛, 角頷痛, 目銳眥痛, 缺盆中腫痛, 腋下腫, 馬刀挾癭, 汗出振寒, 瘧胸·脇·肋·髀·膝外至脛·絶骨·外踝前, 及諸節皆痛, 小指次指不用. 盛者人迎大一倍於寸口, 虛者人迎反小於寸口也.『靈樞』 ○ 子時自耳門交與瞳子髎, 循頭耳側脇, 下行至足竅陰穴止.『入門』 ○ 少陽根于竅陰, 結于窓籠. 窓籠者耳中也.『靈樞』

족소양담경의 순행[足少陽膽經流注]

족소양경맥은 외안각에서 시작하여 위로 옆머리에 이르고 귀 뒤로 내려와 목을 따라서 수소양경맥의 앞을 순행하고 어깨 위에 이르러 다시 수소양경맥의 뒤로 교차되어 나와 결분(缺盆)으로 들어간다. 그 지맥은 갈라져서 귀 뒤에서 귓속으로 들어갔다가 귀 앞으로 나와 외안각 뒤에 이르고, 아래로 대영혈(大迎穴)로 가서 수소양경맥과 합쳐지고 광대뼈 아래로 내려가서 협거혈(頰車穴)을 지나 목으로 내려간다. 계속하여 결분에서 합하여 가슴속으로 내려가 횡격막을 뚫고 지나 간(肝)과 이어진 다음 담(膽)에 속하고 다시 옆구리 안을 따라 기충혈(氣衝穴)로 나와 음모의 경계를 돌아 가로로 비염 속(髀厭, 즉 환도혈이다)으로 들어간다. 곧바로 가는 맥은 결분에서 겨드랑이로 내려와 가슴 속을 지나 계협(季脇, 옆구리의 뼈를 갈빗대[肋]라 하고, 갈빗대가 끝난 곳을 계협이라고 한다)을 거쳐 비염(배 아래 넓적다리 위에 뼈마디가 있는 곳이다)에서 앞의 지맥과 만나고, 아래로 넓적다리의 바깥쪽으로 따라 무릎 바깥쪽 가장자리(양릉천혈이다)로 나와 바깥쪽 보골(輔骨, 보골은 정강이뼈를 보좌하는 뼈로 정강이뼈의 옆에 있다) 앞으로 내려가 곧바로 아래 절골(絶骨)의 끝(양보혈이다)에 이르며 아래로 바깥복사뼈 앞(구허혈이다)으로 나와 발등 위를 따라 넷째발가락 끝(밑마디 앞은 협계혈이고, 밑마디 뒤는 임읍혈인데, 그 끝이 규음혈이다)으로 나간다. 그 지맥은 발등에서 갈라져 나와 엄지발가락뼈 안으로 들어가 그 끝으로 나온 다음 발톱을 뚫고 지나 발톱 뒤 털이 있는 곳으로 나왔다(여기서 족궐음경맥과 연계된다).

시동병(是動病)은 입이 쓰고 한숨을 잘 쉬며, 가슴과 옆구리가 아파서 몸을 잘 놀리지 못하고, 심하면 얼굴에 약간 때가 낀 것 같고 몸에 윤기가 없으며 발 바깥쪽이 오히려 달아오르는데 이것을 양궐(陽厥)이라고 한다. 이것은 주로 뼈와 관련되는 병이다. 소생병(所生病)은 머리가 아프고, 옆턱이 아프고, 외안각이 아프며, 결분 속이 붓고 아프다. 겨드랑이 아래가 붓고 마도창(馬刀瘡)과 협영(挾癭)이 생기며, 땀이 나고 추워서 떨며 학질을 앓고, 가슴과 옆구리, 넓적다리와 무릎의 바깥쪽으로부터 경골(脛骨)과 절골, 바깥복사뼈의 앞에 이르기까지 모든 뼈마디가 다 아프며 넷째발가락을 쓰지 못한다. 이 경맥의 기가 실할 때에는 인영맥이 촌구맥보다 배나 크고, 허할 때는 인영맥이 도리어 촌구맥보다 작다[영추].

○ 이 경맥의 경기는 자시(子時, 23~1시)에 이문혈(耳門穴)에서 시작하여 동자료혈(瞳子髎穴)에서 교체되고 머리와 귀, 옆구리를 따라 내려가서 발끝에 있는 규음혈(竅陰穴)에서 끝난다[입문].

○ 족소양경맥은 규음혈에서 시작하여 창롱(窓籠)에 가서 끝난다. 창롱(窓籠)이란 귓속을 말한다[영추].

足少陽膽經左右凡九十穴

족소양담경(足少陽膽經) 좌우 90개 혈이다.

【竅陰二穴】 在足小指次指端外側, 去爪甲角如韭葉. 足少陽脈之所出爲井. 鍼入一分, 留三呼, 可灸三壯. 『銅人』

규음(竅陰, 2개 혈) 넷째발가락 발톱눈 바깥쪽 모서리에서 부춧잎만큼 떨어진 곳에 있다. 족소양경맥이 나오는 곳이니 정혈이 된다. 침은 1푼을 놓고 3번 숨쉴 동안 꽂아 두며, 뜸은 3장을 뜬다[동인].

【俠谿二穴】 在足小指次指歧骨間, 本節前陷中. 足少陽脈之所流爲滎. 鍼入二分, 留三呼, 可灸三壯. 『銅人』

협계(俠谿, 2개 혈) 새끼발가락과 넷째발가락 사이의 밑마디 뼈 앞 오목한 곳에 있다. 족소양경맥이 흐르는 곳이니 형혈이 된다. 침은 2푼을 놓고 3번 숨쉴 동안 꽂아 두며, 뜸은 3장을 뜬다[동인].

【地五會二穴】 在足小指次指, 本節之後陷中, 去俠谿一寸. 鍼入二分, 不可灸. 灸則使羸瘦, 不出三年卒. 『銅人』

지오회(地五會, 2개 혈) 새끼발가락과 넷째발가락 사이의 밑마디 뒤 협계혈에서 1치 위의 오목한 곳에 있다. 침은 2푼을 놓고, 뜸은 뜨지 말아야 한다. 뜸을 뜨면 몸이 여위고 3년이 못되어 죽는다[동인].

【臨泣二穴】 在足小指次指, 本節後間, 去俠谿一寸半陷中. 足少陽脈之所注爲腧. 鍼入三分, 留三呼, 可灸三壯. 『銅人』

임읍(臨泣, 2개 혈) 새끼발가락과 넷째발가락의 밑마디 뒤 협계혈에서 1치 5푼 되는 오목한 곳에 있다. 족소양경맥이 주입되는 곳이니 수혈이 된다. 침은 3푼을 놓고 3번 숨쉴 동안 꽂아 두며, 뜸은 3장을 뜬다[동인].

【丘墟二穴】 在足外踝下, 微前陷中, 去臨泣三寸. 足少陽脈之所過爲原. 鍼入五分, 留七呼, 可灸三壯. 『銅人』

구허(丘墟, 2개 혈) 발 바깥쪽 복사뼈 아래에서 약간 앞으로 나가 임읍혈에서 3치 위의 오목한 곳에 있다. 족소양경맥이 지나가는 곳이니 원혈(原穴)이 된다. 침은 5푼을 놓고 7번 숨쉴 동안 꽂아 두며, 뜸은 3장을 뜬다[동인].

【懸鍾二穴】 一名絶骨. 在足外踝上三寸動脈中. 足三陽之大絡, 按之陽明脈絶, 乃取之. 鍼入六分, 留七呼, 可灸三壯. 『銅人』

현종(懸鍾, 2개 혈) 일명 절골(絶骨)이라고도 하는데, 바깥쪽복사뼈에서 위로 3치 올라가 맥이 뛰는 곳에 있다. 족삼양경의 대락(大絡)이다. 누르면 양명맥이 끊어지는 곳에서 침혈을 잡는다. 침은 6푼을 놓고 7번 숨쉴 동안 꽂아 두며, 뜸은 3장을 뜬다[동인].

【陽輔二穴】 在足外踝上四寸, 輔骨前, 絶骨端, 如前三分, 去丘墟七寸. 足少陽脈之所行爲經. 鍼入五分, 留七呼, 可灸三壯. 『銅人』

양보(陽輔, 2개 혈) 바깥쪽복사뼈에서 위로 4치 올라가 보골(輔骨)의 앞, 절골혈(絶骨穴)의 끝에서 앞으로 3푼쯤 나가 구허혈에서 7치 위에 있다. 족소양경맥이 행하는 곳이니 경혈이 된다. 침은 5푼을 놓고 7번 숨쉴 동안 꽂아 두며, 뜸은 3장을 뜬다[동인].

【光明二穴】 在足外踝上五寸. 足少陽絡, 別走厥陰. 鍼入六分, 留七呼, 可灸五壯. 『銅人』

광명(光明, 2개 혈) 바깥쪽복사뼈에서 5치 위에 있다. 족소양경맥의 낙혈(絡穴)이며, 여기서 갈라져 족궐음경으로 간다. 침은 6푼을 놓고 7번 숨쉴 동안 꽂아 두며, 뜸은 5장을 뜬다[동인].

【外丘二穴】 在足外踝上七寸骨陷中. 足少陽郄. 鍼入三分, 可灸三壯. 『銅人』

외구(外丘, 2개 혈) 바깥쪽복사뼈에서 위로 7치 올라가 뼈의 오목한 곳에 있다. 족소양경맥의 극혈(郄穴)이다. 침은 3푼을 놓고 뜸은 3장을 뜬다[동인].

【陽交二穴】 一名別陽, 一名足髎. 在外踝上七寸, 斜屬三陽分肉之間. 鍼入六分, 留七呼, 可灸三壯. 『銅人』

양교(陽交, 2개 혈) 일명 별양(別陽), 족료(足髎)라고도 한다. 바깥쪽복사뼈에서 위로 7치 올라가 3양에 속한 분육 사이에 있다. 침은 6푼을 놓고 7번 숨쉴 동안 꽂아 두며, 뜸은 3장을 뜬다[동인].

【陽陵泉二穴】 在膝下一寸, 外廉陷中, 伸而得之. 『銅人』 ○ 在膝下外, 尖骨前. 『資生』 ○ 在膝品骨下一寸, 外廉兩骨陷中, 蹲坐取之. 足少陽脈之所入爲合. 鍼入六分, 留十呼, 得氣卽瀉. 可灸七壯至七七壯. 『銅人』

양릉천(陽陵泉, 2개 혈) 무릎 바깥쪽 변두리에서 아래로 1치 내려가 오목한 곳에 있다. 다리를 펴고 침혈을 잡는다[동인].

○ 무릎 아래 바깥쪽에 있는 뾰족한 뼈의 앞에 있다[자생].

○ 무릎에 있는 품골(品骨)에서 아래로 1치 내려가 바깥쪽으로 있는 두 뼈 사이의 오목한 가운데 있다. 걸터앉아서 침혈을 잡는다. 족소양경의 합혈(合穴)이다. 침은 6푼을 놓고 10번 숨쉴 동안 꽂아 두며 침감이 있으면 곧 사한다. 뜸은 7~49장까지 뜬다[동인].

【陽關二穴】一名關陽, 一名關陵. 在陽陵泉上三寸, 犢鼻外陷中. 鍼入五分, 禁不可灸.『銅人』

양관(陽關, 2개 혈) 일명 관양(關陽), 관릉(關陵)이라고도 한다. 양릉천혈에서 위로 3치 올라가 독비혈(犢鼻穴)의 바깥쪽 오목한 곳에 있다. 침은 5푼을 놓고, 뜸은 뜨지 말아야 한다[동인].

【中瀆二穴】在髀骨外, 膝上五寸, 分肉間陷中. 鍼入五分, 留七呼, 禁不可灸.『銅人』

중독(中瀆, 2개 혈) 넓적다리 바깥쪽으로 무릎에서 위로 5치 올라가 오목한 가운데 있다. 침은 5푼을 놓고 7번 숨쉴 동안 꽂아 두며, 뜸은 뜨지 말아야 한다[동인].

【風市二穴】在膝上外廉兩筋中, 正立, 以兩手着腿, 中指盡處是穴.『入門』◯ 在膝上外廉五寸.『得效』◯ 鍼入五分, 可灸五壯.『入門』

풍시(風市, 2개 혈) 무릎 위에서 바깥쪽으로 두 힘살 사이에 있다. 똑바로 서서 두 손을 다리에 대면 가운뎃손가락 끝이 닿는 곳이다[입문].

○ 무릎에서 바깥쪽으로 5치 위에 있다[득효].

○ 침은 5푼을 놓고 뜸은 5장을 뜬다[입문].

【環跳二穴】在髀樞中, 側臥, 伸下足屈上足取之.『銅人』◯ 在髀樞碾子骨 一作硯子 後, 宛宛中.『入門』◯ 鍼入一寸, 留十呼, 可灸五十壯.『銅人』

환도(環跳, 2개 혈) 넓적다리뼈의 위쪽 가운데 있다. 모로 누워서 다리를 구부리고 침혈을 잡는다[동인].

○ 넓적다리 전자골(碾子骨, 연자골이라고도 한다) 뒤 오목한 곳에 있다[입문].

○ 침은 1치를 놓고 10번 숨쉴 동안 꽂아 두며, 뜸은 50장을 뜬다[동인].

【居髎二穴】在章門下八寸三分, 監骨上陷中. 鍼入八分, 可灸三壯.『銅人』

거료(居髎, 2개 혈) 장문혈(章門穴)에서 아래로 8치 3푼 내려가 감골의 위쪽 오목한 곳에 있다. 침은 8푼을 놓고 뜸은 3장을 뜬다[동인].

【維道二穴】在章門下五寸三分. 鍼入八分, 可灸三壯.『銅人』

유도(維道, 2개 혈) 장문혈에서 5치 3푼 아래에 있다. 침은 8푼을 놓고 뜸은 3장을 뜬다[동인].

【五樞二穴】 在帶脈下三寸, 水道傍一寸五分陷中. 鍼入一寸, 可灸五壯. 『銅人』

오추(五樞, 2개 혈) 대맥혈에서 아래로 3치 내려가 수도혈(水道穴)에서 옆으로 1치 5푼 나가 오목한 곳에 있다. 침은 1치를 놓고 뜸은 5장을 뜬다[동인].

【帶脈二穴】 在季肋端一寸八分. 鍼入六分, 可灸五壯. 『銅人』

대맥(帶脈, 2개 혈) 계륵부 끝에서 1치 8푼 아래에 있다. 침은 6푼을 놓고 뜸은 5장을 뜬다[동인].

【京門二穴】 腎之募也. 一名氣府, 一名氣腧. 在監骨下, 腰中挾脊, 季肋本. 鍼入八分, 留十呼, 可灸三壯. 『銅人』

경문(京門, 2개 혈) 족소음신경의 모혈이다. 일명 기부(氣府), 기수(氣腧)라고도 한다. 감골(監骨) 아래, 허리 가운데, 등뼈 옆, 마지막 갈비뼈 끝에 있다. 침은 8푼을 놓고 10번 숨쉴 동안 꽂아 두며, 뜸은 3장을 뜬다[동인].

【日月二穴】 膽之募也. 一名神光. 在期門下五分陷中, 直乳第二肋下. 『銅人』 ○ 在乳下三肋端. 『入門』 ○ 鍼入七分, 可灸五壯. 『銅人』

일월(日月, 2개 혈) 족소양담경의 모혈이다. 일명 신광(神光)이라고도 하며, 기문혈(期門穴)에서 아래로 5푼 내려가 오목한 가운데 젖 밑으로 2번째 갈비뼈 아래에 젖꼭지와 수직되게 있다[동인].
○ 젖 아래 세 번째 갈비뼈 끝에 있다[입문].
○ 침은 7푼을 놓고 뜸은 5장을 뜬다[동인].

【輒筋二穴】 在腋下三寸, 腹前行一寸, 着脇. 『銅人』 ○ 在淵腋前一寸. 『入門』 ○ 鍼入六分, 可灸三壯. 『銅人』

첩근(輒筋, 2개 혈) 겨드랑이에서 아래로 3치 내려가 앞으로 1치 나가서 옆구리에 있다[동인].
○ 연액혈에서 1치 앞 아래에 있다[입문].
○ 침은 6푼을 놓고 뜸은 3장을 뜬다[동인].

【淵腋二穴】 在側腋下三寸宛宛中, 擧臂取之. 鍼入三分, 禁不可灸. 『銅人』

연액(淵腋, 2개 혈) 겨드랑이에서 아래로 3치 내려가 오목한 가운데 있다. 팔을 들고 침혈을 잡는다. 침은 3푼을 놓고, 뜸은 뜨지 말아야 한다[동인].

【肩井二穴】 一名膊井. 在肩上陷罅中, 缺盆上, 大骨前一寸半, 以三指按取之, 當中指下陷中是. 可灸七壯, 禁不宜鍼. 『銅人』

견정(肩井, 2개 혈) 일명 박정(膊井)이라고도 한다. 어깨 위 오목한 곳, 결분 위, 대골(大骨)에서 1치 5푼 앞에 있다. 세 손가락으로 눌러서 가운뎃손가락 아래의 오목한 곳이다. 뜸은 7장을 뜨고, 침은 놓지 말아야 한다[동인].

【風池二穴】 在顳顬 卽腦空穴 後, 髮際陷中. 『銅人』 ◯ 在耳後一寸半, 橫挾風府. 『入門』 ◯ 鍼入三分, 留七呼, 可灸七壯. 『銅人』

풍지(風池, 2개 혈) 섭유혈(顳顬穴, 즉 뇌공혈이다) 뒤 머리카락이 돋은 경계의 오목한 곳에 있다[동인].

◯ 귀 뒤에서 1치 5푼 옆으로 나가서 풍부혈(風府穴) 옆에 있다[입문].

◯ 침은 3푼을 놓고 7번 숨쉴 동안 꽂아 두며, 뜸은 7장을 뜬다[동인].

【腦空二穴】 一名顳顬. 在承靈後一寸半, 挾玉枕骨下陷中. 『銅人』 ◯ 挾玉枕傍, 枕骨下陷中, 搖耳有空. 『入門』 ◯ 鍼入五分, 得氣卽瀉, 可灸三壯 ◯ 曹魏公, 苦患頭風目眩, 華佗鍼此穴, 卽愈. 『銅人』

뇌공(腦空, 2개 혈) 일명 섭유(顳顬)라고도 하는데, 승령혈에서 위로 1치 5푼 나가 옥침골(玉枕骨) 아래 오목한 가운데 있다[동인].

◯ 옥침혈 옆 침골 아래 오목한 가운데 있는데, 귀를 흔들면 구멍이 생기는 곳이다[입문].

◯ 침은 5푼을 놓고 침감이 오면 곧 사하며, 뜸은 3장을 뜬다. 조(曹)나라의 위공(魏公)이 두풍(頭風)으로 눈이 잘 보이지 않았는데 화타(華佗)가 이곳에 침을 놓았더니 곧 나았다[동인].

【承靈二穴】 在正營後一寸五分. 鍼入三分, 可灸五壯. 『銅人』

승령(承靈, 2개 혈) 정영혈에서 1치 5푼 뒤에 있다. 침은 3푼을 놓고 뜸은 5장을 뜬다[동인].

【正營二穴】 在目窓後一寸. 鍼入三分, 可灸五壯. 『銅人』

정영(正營, 2개 혈) 목창혈에서 1치 뒤에 있다. 침은 3푼을 놓고 뜸은 5장을 뜬다[동인].

【目窓二穴】 一名至榮. 在臨泣後一寸. 鍼入三分, 可灸五壯. 今附三度刺, 目大明. 『銅人』

목창(目窓, 2개 혈) 일명 지영(至榮)이라고도 하는데, 임읍혈에서 1치 뒤에 있다. 침은 3푼을 놓고 뜸은 5장을 뜬다. 3번 침을 놓으면 눈이 밝아진다[동인].

【臨泣二穴】 在當目直上, 入髮際五分. 鍼入三分, 留七呼, 禁不可灸. 『銅人』

임읍(臨泣, 2개 혈) 눈에서 곧바로 올라가 머리카락이 돋은 경계에서 5푼 위에 있다. 침은 3푼을 놓고 7번 숨쉴 동안 꽂아 두며, 뜸은 뜨지 말아야 한다[동인].

【陽白二穴】 在眉上一寸, 直目瞳子. 鍼入二分, 可灸三壯. 『銅人』

양백(陽白, 2개 혈) 눈동자에서 곧바로 올라가 눈썹에서 1치 위에 있다. 침은 2푼을 놓고 뜸은 3장을 뜬다[동인].

【本神二穴】 在曲差傍一寸五分, 直耳上. 『銅人』 ◯ 在臨泣外一寸半. 『入門』 ◯ 鍼入三分, 可灸七壯. 『銅人』

본신(本神, 2개 혈) 곡차혈(曲差穴)에서 옆으로 1치 5푼 나가 귀 위에 있다[동인].
○ 임읍혈에서 바깥쪽으로 1치 5푼 나가 있다[입문].
○ 침은 3푼을 놓고 뜸은 7장을 뜬다[동인].

【完骨二穴】 在耳後入髮際四分. 鍼入三分, 可灸七壯. 『銅人』

완골(完骨, 2개 혈) 귀 뒤에 머리카락이 돋은 경계에서 4푼 들어가 있다. 침은 3푼을 놓고 뜸은 7장을 뜬다[동인].

【竅陰二穴】 在完骨上, 枕骨下, 搖耳有空. 鍼入三分, 可灸七壯. 『銅人』 ◯ 側頭部在耳後者十二穴, 翳風帖耳, 瘈脈次之, 顱息又次之, 完骨又次之, 浮白最後, 竅陰又居浮白之上. 『綱目』

규음(竅陰, 2개 혈) 완골혈과 침골(枕骨) 사이 귀를 흔들면 우묵하게 들어간 곳에 있다. 침은 3푼을 놓고 뜸은 7장을 뜬다[동인].
○ 옆머리와 귀 뒤에 있는 12개 혈 가운데서 예풍혈(翳風穴)이 귀에 제일 가까이 있고, 계맥혈(瘈脈穴)이 다음이며, 노식혈(顱息穴)이 그 다음이고, 완골혈(完骨穴)이 또 그 다음이며, 부백혈이 제일 뒤에 있고, 규음혈은 부백혈 위에 있다[동인].

【浮白二穴】 在耳後入髮際一寸. 鍼入三分, 可灸七壯. 『銅人』

부백(浮白, 2개 혈) 귀 뒤 머리카락이 돋은 경계에서 1치 들어가 있다. 침은 3푼을 놓고 뜸은 7장을 뜬다[동인].

【角孫二穴】 在耳郭中間上, 開口有空. 鍼入三分, 可灸三壯. ◯ 側頭部在耳上者六穴, 率谷最上, 天衝次之, 角孫最下. 『綱目』

각손(角孫, 2개 혈) 귓바퀴 중간에서 위로 입을 벌리면 구멍이 생기는 곳에 있다. 침은 3푼을 놓고 뜸은 3장을 뜬다.
○ 옆머리와 귀 위에 있는 6개 혈 가운데서 솔곡혈(率谷穴)이 제일 위에 있고, 천충혈(天衝穴)이 다음이며, 각손혈이 제일 아래에 있다[강목].

【天衝二穴】 在耳上, 如前三分, 承靈後一寸半. 鍼入三分, 可灸七壯. 『銅人』

천충(天衝, 2개 혈) 귀 위에서 앞으로 3푼 나가 승령혈에서 1치 5푼 뒤에 있다. 침은 3푼을 놓고 뜸은 7장을 뜬다[동인].

【率谷二穴】在耳上, 入髮際一寸五分. 鍼入三分, 可灸三壯.『銅人』

솔곡(率谷, 2개 혈) 귀 위로 머리카락이 돋은 경계에서 1치 5푼 들어가 있다. 침은 3푼을 놓고 뜸은 3장을 뜬다[동인].

【曲鬢二穴】在耳上, 入髮際曲隅陷中, 鼓頷有空.『銅人』○ 以耳掩前, 尖處是穴.『入門』○ 在耳上, 將耳掩前, 正尖上是穴.『資生』○ 鍼入三分, 可灸七壯.『銅人』○ 側頭部在耳前者八穴, 頷厭在腦空上廉, 懸顱在腦空中廉, 懸釐在腦空下廉, 皆直頭角, 上至耳前, 曲鬢又在懸釐之後.『綱目』

곡빈(曲鬢, 2개 혈) 귀 위로 머리카락이 돋은 경계에서 좀 구부러져 올라가 오목한 가운데 있다. 턱을 쫄 때 우므러드는 곳[空]이 생긴다[동인].
○ 귀를 앞으로 누르면 위 끝이 닿는 곳이다[입문].
○ 귀 위에 있는데, 귀를 앞으로 누르면 위 끝이 닿는 곳이다[자생].
○ 침은 3푼을 놓고 뜸은 7장을 뜬다[동인].
○ 옆머리와 귀 앞의 8개 혈 가운데서 함염혈(頷厭穴)은 뇌공 위쪽에 있고, 현로혈은 뇌공(腦空) 가운데에 있으며, 현리혈은 뇌공 아래쪽에 있는데, 모두가 두각(頭角)에서 귀 앞으로 바로 내려오는 데 있다. 곡빈혈(曲鬢穴)은 또 현리혈의 뒤에 있다[강목].

【懸釐二穴】在曲周上, 顳顬下廉.『銅人』○ 從額斜上頭角下陷.『入門』○ 鍼入三分, 留三呼, 可灸三壯.『銅人』

현리(懸釐, 2개 혈) 곡주혈(曲周穴)과 섭유혈(顳顬穴) 사이에 있다[동인].
이마에서 비스듬히 올라가 두각 아래 오목한 곳에 있다[입문].
○ 침은 3푼을 놓고 3번 숨쉴 동안 꽂아 두며, 뜸은 3장을 뜬다[동인].

【懸顱二穴】在曲周上, 顳顬中.『銅人』○ 斜上額角中, 在懸釐間.『入門』○ 鍼入三分, 可灸三壯.『銅人』

현로(懸顱, 2개 혈) 곡주혈과 섭유혈 가운데 있다[동인].
이마에서 두각(頭角)으로 비스듬히 올라가는 현리혈 가운데에 있다[입문].
○ 침은 3푼을 놓고 뜸은 3장을 뜬다[동인].

【頷厭二穴】在曲周下, 顳顬上廉.『銅人』○ 對耳額角外.『入門』○ 在曲角下, 腦空之上, 上廉. 曲周, 皆當作曲角.『資生』○ 鍼入五分, 留七呼, 可灸三壯.『銅人』

함염(頷厭, 2개 혈) 곡주혈과 섭유혈 사이에 있다[동인].
○ 귀와 마주보는 액각(額角) 밖에 있다[입문].
○ 곡각(曲角) 아래 뇌공의 위쪽 변두리에 있다. 곡주는 다 곡각(曲角)으로 하여야 한다[자생].
○ 침은 5푼을 놓고 7번 숨쉴 동안 꽂아 두며, 뜸은 3장을 뜬다[동인].

【客主人二穴】一名上關. 在耳前上廉起骨, 開口有空, 動脈宛宛中. 可灸七壯, 禁不可鍼. ◯ 若鍼必須側臥, 張口取之. 禁不可鍼深. 問曰, 何以不得鍼深. 曰, 上關若刺深, 令人欠而不得故. 下關若久留鍼, 卽故而不得欠, 牙關急. 是故上關不得刺深, 下關不得久留鍼也.『銅人』

객주인(客主人, 2개 혈) 일명 상관(上關)이라고도 한다. 귀 앞 위쪽에 두드러진 뼈가 있는 부위인데, 입을 벌리면 구멍이 생기며 맥이 뛰는 오목한 곳에 있다. 뜸은 7장을 뜨고, 침은 놓지 말아야 한다. 만약 침을 놓으려면 반드시 모로 누워서 입을 벌리고 침혈을 잡아야 하며 침을 깊이 놓지 못한다. 그것은 상관혈(上關穴)에 침을 깊이 찌르면 입을 벌린 다음 다물지 못하고, 하관혈(下關穴)에 침을 오래 꽂아 두면 입을 다문 다음 벌리지 못하는데 이를 악물기 때문이다. 그러므로 상관혈에는 깊이 찌르지 못하고, 하관혈에는 침을 오래 꽂아 두지 못한다[동인].

【聽會二穴】一名听呵, 一名後關. 在耳珠微前陷中, 開口有空.『銅人』◯ 在上關下一寸, 動脈宛宛中, 張口得之.『綱目』◯ 鍼入三分, 留三呼, 可灸五壯至二七壯.『銅人』

청회(聽會, 2개 혈) 일명 청가(听呵) 또는 후관(後關)이라고도 한다. 이주(耳珠)에서 약간 앞의 오목한 곳에 있으며 입을 벌리면 구멍이 생기는 곳이다[동인].

◯ 상관혈에서 아래로 1치 내려가 맥이 뛰는 오목한 곳에 있으며, 입을 벌리고 침혈을 잡는다[강목].

◯ 침은 3푼을 놓고 3번 숨쉴 동안 꽂아 두며, 뜸은 5~14장을 뜬다[동인].

【瞳子髎二穴】一名太陽, 一名前關. 在目外眥, 去眥五分. 鍼入三分, 禁不可灸.『銅人』

동자료(瞳子髎, 2개 혈) 일명 태양(太陽), 전관(前關)이라고도 한다. 눈귀에서 5푼 나가 있다. 침은 3푼을 놓고, 뜸은 뜨지 말아야 한다[동인].

足厥陰肝經流注

◯ 足厥陰之脈, 起於大指聚毛之際 大敦穴, 上循足跗上廉 本節前行間穴, 本節後太衝穴, 去內踝一寸 中封穴, 上踝八寸, 交出太陰之後, 上膕內廉 曲泉穴, 循股陰入毛中, 環陰器, 抵小腹, 挾胃屬肝, 絡膽, 上貫膈, 布脇肋, 循喉嚨之後, 上入頏顙 額也, 連目系, 上出額, 與督脈會于巓. 其支者從目系下頰裏, 環脣內. 其支者復從肝別貫膈, 上注肺中 自此交入手太陰. 是動則病腰痛不可以俛仰, 丈夫㿗疝, 婦人小腹腫, 甚則嗌乾面塵脫色. 是主肝所生病者, 胸滿, 嘔逆, 洞泄, 狐疝, 遺尿, 閉癃. 盛者寸口大一倍於人迎, 虛者寸口反小於人迎也.『靈樞』◯ 丑時自竅陰交與大敦, 循膝股上行, 至期門穴止.『入門』◯ 厥陰根于大敦, 結于玉英, 絡于膻中.『靈樞』

족궐음간경의 순행[足厥陰肝經流注]

족궐음경맥은 엄지발가락의 털이 난 곳(대돈혈이다)에서 시작하여 발등 위 가장자리(밑마디 앞은 행간혈, 밑마디 뒤는 태충혈이다)로 따라 올라가 안쪽복사뼈에서 아래로 1치 되는 곳(중봉혈이다)을 거쳐 안쪽복사뼈에서 위로 8치 되는 곳으로 올라가 족태음경의 뒤로 교차하여 나와 무릎 안쪽 가장

자리(곡천혈이다)로 올라가서 허벅지를 따라 음모 속으로 들어가 생식기를 돌아서 아랫배에 이르러 위를 끼고[挾胃] 간에 속하고 담과 이어진다[絡膽]. 그리고 위로 횡격막을 뚫고 지나 옆구리에 분포되고 후두 뒤쪽을 따라서 올라가 위로 항상(頏顙, 이마이다)[14]으로 들어가 목계(目系)에 연계되었다. 위로 이마로 나와 독맥(督脈)과 정수리에서 회합한다. 그 지맥은 목계에서 뺨 속으로 내려가 입술 안쪽을 돈다. 다른 지맥은 다시 간에서 따로 갈라져 나와 횡격막을 뚫고 올라가 폐로 들어간다(여기서부터 사귀어 수태음경으로 들어간다).

시동병(是動病)은 허리가 아파서 굽혔다 폈다 하지 못하고, 남자는 퇴산(㿉疝)이 생기고 여자는 아랫배가 부어오르며, 심하면 목 안이 마르고 얼굴은 때가 낀 것처럼 윤기가 없어진다. 이것은 주로 간과 관련된 병이다. 소생병(所生病)은 가슴이 그득하고 구역이 나며 설사하고 호산(狐疝), 유뇨(遺尿), 오줌이 막히는 등 증상이 생긴다. 실할 때에는 촌구맥이 인영맥보다 2배나 크고, 허할 때에는 촌구맥이 인영맥보다 도리어 작다[영추].

○ 이 경맥의 경기는 축시(丑時, 1~3시)에 규음혈(竅陰穴)에서 시작하여 대돈혈(大敦穴)에서 교체되며, 무릎과 허벅지를 따라서 올라가 기문혈(期門穴)에 가서 끝난다[입문].

○ 족궐음간경은 대돈혈에서 시작하여 옥영혈(玉英穴)에 몰리고 전중혈(膻中穴)과 연계되었다[영추].

足厥陰肝經左右凡二十六穴

족궐음간경(足厥陰肝經) 좌우 모두 26개이다.

【大敦二穴】在足大指端, 去爪甲如韭葉, 後三毛中.『入門』○ 在足大指聚毛中.『資生』○ 足厥陰脈之所生爲井. 鍼入三分, 留六呼, 可灸三壯.『銅人』

대돈(大敦, 2개 혈) 엄지발가락의 발톱 끝 바깥쪽 모서리에서 부춧잎[韭葉]만큼 떨어진 곳의 털이 있는 가운데 있다[입문].

○ 엄지발가락의 털이 돋은 가운데 있다[자생].

○ 족궐음경맥이 생기는 곳이니 정혈이 된다. 침은 3푼을 놓고 6번 숨쉴 동안 꽂아 두며, 뜸은 3장을 뜬다[동인].

【行間二穴】在足大指間, 動脈應手.『銅人』○ 在大指次指岐骨間, 動脈陷中.『入門』○ 足厥陰脈之所流爲滎. 鍼入六分, 留十呼, 可灸三壯.『銅人』

행간(行間, 2개 혈) 엄지발가락과 둘째발가락 사이 손을 대면 맥이 뛰는 곳에 있다[동인].

○ 엄지발가락과 둘째발가락이 갈라진 뼈 사이에 맥이 뛰는 오목한 가운데 있다[입문].

○ 족궐음경맥이 흐르는 곳이니 형혈이 된다. 침은 6푼을 놓고 10번 숨쉴 동안 꽂아 두며, 뜸은 3장을 뜬다[동인].

【太衝二穴】在足大指本節後一寸, 動脈中.『銅人』○ 在足大指間, 本節後二寸, 動脈應手.『資生』○ 在行間上二寸.『靈樞』○ 足厥陰脈之所注爲腧. 鍼入三分, 留十呼, 可灸三壯.『銅人』

---

14) 항상(頏顙) : 뒤 콧구멍이 목 안의 코 부분에서 열리는 부위. 입천장 뒤쪽.

태충(太衝, 2개 혈) 엄지발가락 밑마디에서 뒤로 1치 올라가 맥이 뛰는 가운데 있다[동인].
○ 엄지발가락 밑마디에서 뒤로 2치 올라가 손을 대면 맥이 뛰는 곳에 있다[자생].
○ 행간혈에서 2치 위에 있다[영추].
○ 족궐음경맥이 주입되는 곳이니 수혈(腧穴)이 된다. 침은 3푼을 놓고 10번 숨쉴 동안 꽂아 두며, 뜸은 3장을 뜬다[동인].

【中封二穴】一名懸泉. 在足內踝前一寸陷中.『銅人』○ 在內踝前一寸, 斜行小脈上.『資生』○ 足厥陰脈之所行爲經. 仰足取之.『靈樞』○ 鍼入四分, 留七呼, 可灸三壯.『銅人』○ 在內踝之前一寸半, 陷者之中. 使逆則宛, 使和則通. 搖足而得之. 其穴使足逆仰則穴有宛陷, 可定鍼. 使手足和, 其穴有巷道可通. 故曰, 使逆則宛, 使和則通也.『靈樞』

중봉(中封, 2개 혈) 일명 현천(懸泉)이라고도 하는데, 발 안쪽복사뼈에서 앞으로 1치 나가 오목한 곳에 있다[동인].
○ 발 안쪽복사뼈에서 앞으로 1치 비스듬히 나가서 작은 맥이 뛰는 곳에 있다[자생].
○ 족궐음경맥이 행하는 곳이니 경혈이라 한다. 발끝을 위로 들고 침혈을 잡는다[영추].
○ 침은 4푼을 놓고 7번 숨쉴 동안 꽂아 두며, 뜸은 3장을 뜬다[동인].
○ 발 안쪽복사뼈에서 앞으로 1치 5푼 나가 오목한 곳에 있다. 발끝을 위로 들면 오므라져 들어가고 발끝을 내리면 나오는데, 발끝을 들었다 놓았다 하면서 침혈을 잡는다. 이 침혈은 발끝을 위로 들면 우묵하게 들어가는 곳을 침자리로 정한다. 발끝을 내리면 나오는데 우묵하게 들어가게 해야 통할 수 있다. 그러므로 발끝을 위로 들면 우묵해지고 내리면 통하게 된다고 한다[영추].

【蠡溝二穴】一名交儀. 在足內踝上五寸. 足厥陰絡, 別走少陽. 鍼入二分, 留三呼, 可灸三壯.『銅人』

여구(蠡溝, 2개 혈) 일명 교의(交儀)라고도 하는데, 발 안쪽복사뼈에서 5치 위에 있다. 족궐음경맥의 낙혈(絡穴)이며, 여기서 갈라져 족소양경으로 간다. 침은 2푼을 놓고 3번 숨쉴 동안 꽂아 두며, 뜸은 3장을 뜬다[동인].

【中都二穴】一名中郄. 在內踝上七寸, 胻骨中, 與少陰相直. 鍼入三分, 可灸五壯.『銅人』

중도(中都, 2개 혈) 일명 중극(中郄)이라고도 한다. 발 안쪽복사뼈에서 위로 7치 올라가 정강이뼈 가운데 있는데, 족소음경과 일직선이다. 침은 3푼을 놓고 뜸은 5장을 뜬다[동인].

【膝關二穴】在犢鼻下二寸傍, 陷中向裏. 鍼入四分, 可灸五壯.『銅人』

슬관(膝關, 2개 혈) 독비혈(犢鼻穴)에서 2치 아래 안쪽 옆으로 오목한 곳에 있다. 침은 4푼을 놓고 뜸은 5장을 뜬다[동인].

【曲泉二穴】在膝內輔骨下, 大筋上, 小筋下陷中. 屈膝取之.『銅人』○ 在輔骨下, 橫文尖陷中.『入門』○ 正膝屈內外兩筋間, 宛宛中. 又云, 在膝曲橫文頭.『資生』○ 足厥陰脈之所入爲合. 鍼入六分, 留十呼, 可灸三壯. 『銅人』

곡천(曲泉, 2개 혈) 무릎 안쪽 보골 아래의 큰 힘줄과 작은 힘줄 사이 오목한 곳에 있다. 무릎을 구부리고 침혈을 잡는다[동인].
○ 보골 아래 가로금 끝의 오목한 곳에 있다[입문].
○ 무릎을 구부리고 안팎 두 힘줄 사이 오목한 곳에 있다.
○ 또 무릎을 구부리면 가로금의 끝에 있다고도 한다[자생].
○ 족궐음경맥이 들어가는 곳이니 합혈이라고 한다. 침은 6푼을 놓고 10번 숨쉴 동안 꽂아 두며, 뜸은 3장을 뜬다[동인].

【陰包二穴】 一名陰胞. 在膝上四寸, 股內廉兩筋間. 鍼入六分, 可灸三壯. 『銅人』

음포(陰包, 2개 혈) 무릎에서 위로 4치 올라가 허벅지 안쪽 두 힘줄 사이에 있다. 침은 6푼을 놓고 뜸은 3장을 뜬다[동인].

【五里二穴】 在氣衝下三寸, 陰股中, 動脈應手. 鍼入六分, 可灸五壯. 『銅人』

오리(五里, 2개 혈) 기충혈(氣衝穴)에서 아래로 3치 내려가 허벅지 안쪽 손을 대면 맥이 뛰는 곳에 있다. 침은 6푼을 놓고 뜸은 5장을 뜬다[동인].

【陰廉二穴】 在羊矢下, 去氣衝二寸, 動脈中. 鍼入八分, 留七呼, 可灸三壯. 若未經生産婦人, 可灸卽有子. 『銅人』 ○ 羊矢二穴, 在氣衝外一寸. 『入門』

음렴(陰廉, 2개 혈) 양시혈(羊矢穴) 아래, 기충혈에서 2치 떨어져 맥이 뛰는 곳에 있다. 침은 8푼을 놓고 7번 숨쉴 동안 꽂아 두며, 뜸은 3장을 뜬다. 만약 임신하지 못하는 부인이 뜸을 뜨면 임신할 수 있다[동인].
○ 양시 2개 혈은 기충혈에서 밖으로 1치 나가 있다[입문].

【章門二穴】 脾之募也. 一名長平, 一名脇髎. 在大橫外, 直臍傍. 『銅人』 ○ 在臍上二寸, 橫取六寸, 側脇季肋端陷中. 『入門』 ○ 直臍季肋端, 側臥, 屈上足 · 伸下足 · 擧臂取之. 『綱目』 ○ 在臍上二寸兩傍九寸. 『資生』 ○ 鍼入六分, 可灸一百壯. 『銅人』

장문(章門, 2개 혈) 족태음비경의 모혈(募穴)이다. 일명 장평(長平) 또는 협료(脇髎)라고도 한다. 대횡혈(大橫穴) 밖에 배꼽에서 옆으로 수평 되는 곳에 있다[동인].
○ 배꼽에서 위로 2치 올라가 옆으로 6치 나가 마지막 갈빗대 끝 오목한 곳에 있다[입문].
○ 배꼽에서 직선으로 나가 마지막 갈빗대 끝에 있다. 모로 누워 위로 얹힌 다리만 구부린 다음 팔을 들고 침혈을 잡는다[강목].
○ 배꼽에서 위로 2치 올라가 옆으로 9치 나가 있다[자생].
○ 침은 6푼을 놓고 뜸은 100장까지 뜬다[동인].

【期門二穴】 肝之募也. 在不容傍一寸五分, 直兩乳下, 第二肋端. 『銅人』 ○ 直兩乳下, 第二肋端傍一寸半. 又云, 乳直下一寸半. 『資生』 ○ 令人仰臥, 從臍心正中, 向上五寸,以墨點定, 從墨點兩邊橫量各二寸半, 此乃正穴. 大約直兩乳爲的, 用同身寸. 『類聚』

기문(期門, 2개 혈) 족궐음간경의 모혈이다. 불용혈(不容穴)에서 옆으로 1치 5푼 나가 젖 아래, 두 번째 갈비뼈 끝에 있다[동인].

○ 젖꼭지에서 곧바로 내려가 두 번째 갈비뼈 끝에서 옆으로 1치 5푼 나가 있다. 또는 젖꼭지에서 곧바로 1치 5푼 내려가 있다고도 한다[자생].

○ 환자를 반듯이 눕히고 배꼽 가운데서 위로 5치 올라가 먹으로 점을 찍고 그 점으로부터 양옆으로 각각 2치 5푼 나가면 바로 이 침혈이다. 대개 젖꼭지에서 곧바로 내려가야 하며, 동신촌법(同身寸法)으로 잰다[유취].

督脈流注及孔穴

◯ 督脈者, 起於下極之腧, 並於脊裏, 上至風府, 入腦上巓, 循額至鼻柱, 屬陽脈之海. 中行凡二十七穴. 『銅人』 ◯ 督之爲言都也, 陽脈都會, 男子之主也. 『入門』

독맥의 순행과 침혈[督脈流注及孔穴]

독맥은 항문의 수혈(腧穴)에서 시작하여 등골뼈 속으로 올라가 풍부혈(風府穴)을 거쳐 뇌에 들어갔다가 정수리로 나와 이마를 따라서 콧마루에 이르러 양맥이 모이는 곳에 속하였다. 정중선을 따라 27개의 침혈이 있다[동인].

○ 독(督)은 전부란 말이다. 양맥(陽脈)이 전부 모인 맥이므로 남자의 주되는 맥이다[입문].

〔鼻下〕

코 아래 있는 침혈〔鼻下〕

【素髎一穴】 一名面正. 在鼻柱上端, 一云準頭. 鍼入三分, 禁不可灸. 『銅人』

소료(素髎, 1개 혈) 일명 면정(面正)이라고도 한다. 콧마루의 제일 도드라진 곳에 있는데, 코끝의 제일 도드라진 곳[準頭]이라고도 한다. 침은 3푼을 놓고, 뜸은 뜨지 말아야 한다[동인].

【水溝一穴】 一名人中. 在鼻柱下, 人中中, 直脣取之. 鍼入三分, 留五呼, 可灸三壯. 風水面腫, 鍼此穴卽愈. 『銅人』

수구(水溝, 1개 혈) 일명 인중(人中)이라고도 하는데, 콧마루 아래 윗입술과 코 사이 홈의 가운데 있다. 입술을 똑바로 하고 침혈을 잡는다. 침은 3푼을 놓고 5번 숨쉴 동안 꽂아 두며, 뜸은 3장을 뜬다. 풍수(風水)로 얼굴이 부은 데는 이곳에 침을 놓으면 곧 낫는다[동인].

【兌端一穴】 在脣上端, 一云在上脣中央尖尖上. 鍼入三分, 留六呼, 可灸三壯. 『銅人』

태단(兌端, 1개 혈) 윗입술 끝에 있다. 또는 윗입술 가운데 뾰족한 끝 위에 있다고도 한다. 침은 3푼을 놓고 6번 숨쉴 동안 꽂아 두며, 뜸은 3장을 뜬다[동인].

【齗交一穴】 在脣內, 齒上斷縫筋中. 『銅人』 ◯ 在脣內, 齒上縫中央. 『入門』 ◯ 鍼入三分, 可灸三壯. 『入門』

은교(齗交, 1개 혈) 입술 안쪽으로 윗니뿌리, 윗입술 소대의 가운데 있다[동인].
○ 윗입술 안쪽 이빨 위 소대[縫]의 가운데 있다[입문].
○ 침은 3푼을 놓고 뜸은 3장을 뜬다[입문].

〔額上〕
이마 위에 있는 침혈〔額上〕

【神庭一穴】 在額前, 直鼻上, 入髮際五分. 可灸七壯, 禁不可鍼. 『入門』

신정(神庭, 1개 혈) 코에서 곧바로 위로 올라가 머리카락이 돋은 경계에서 5푼 올라가 있다. 뜸은 7장을 뜨고, 침은 놓지 말아야 한다[입문].

【上星一穴】 在神庭後, 入髮際一寸. 『銅人』 ◯ 在額顱上, 鼻直中, 入髮際一寸, 陷中容豆, 是穴也 ◯ 鍼入二分, 留十呼, 可灸三壯, 不宜多灸. 『銅人』

상성(上星, 1개 혈) 신정혈에서 위로 올라가 머리카락이 돋은 경계에서 1치 올라가 있다[동인].
○ 이마의 위에 있다. 코와 수직되게 올라가는데 머리카락이 돋은 경계에서 1치 올라가 콩알[豆]이 들어갈 만한 정도로 우묵해진 곳에 있다.
○ 침은 2푼을 놓고 10번 숨쉴 동안 꽂아 두며, 뜸은 3장을 뜬다. 많이 뜨는 것은 좋지 않다[동인].

【顖會一穴】 在上星後一寸陷者中. 可灸二七壯至七七壯, 初灸不痛, 病去卽痛, 止灸. 禁不可鍼. 『銅人』

신회(顖會, 1개 혈) 상성혈(上星穴)에서 위로 1치 올라가 오목한 곳에 있다. 뜸은 14~49장까지 뜰 수 있다. 처음 뜰 때에는 아프지 않다가 병이 나으면 아픈데 이때에는 그만둔다. 침은 놓지 말아야 한다[동인].

【前頂一穴】 在顖會後一寸五分, 骨陷中. 鍼入一分, 可灸三壯至七七壯. 『銅人』

전정(前頂, 1개 혈) 신회혈에서 위로 1치 5푼 올라가 뼈가 우묵해진 곳에 있다. 침은 1푼을 놓고 뜸은 3~49장까지 뜬다[동인].

【百會一穴】 一名三陽五會, 一名天滿. 在前頂後一寸五分, 頂中央旋毛中, 可容豆. 鍼入二分, 得氣卽瀉, 可灸七壯. ◯ 凡灸頭頂, 不得過七七壯. 緣頭頂皮膚淺薄, 灸不宜多. 『銅人』

백회(百會, 1개 혈) 일명 삼양(三陽), 오회(五會), 천만(天滿)이라고도 한다. 전정혈에서 위로

1치 5푼 올라가 정수리 가운데 즉 털이 드러난 가운데의 콩알[豆]만큼 우묵하게 들어간 곳에 있다. 침은 2푼을 놓고 침감이 오면 곧 사하고, 뜸은 7장을 뜬다.

○ 머리와 정수리에 뜸을 뜰 때에는 49장을 넘지 말아야 한다. 그것은 머리와 정수리는 피부가 얇으므로 많이 뜨는 것이 좋지 못하기 때문이다[동인].

[頂後]

뒷머리에 있는 침혈[頂後]

【後頂一穴】 一名交衝. 在百會後一寸五分, 枕骨上. 鍼入三分, 可灸五壯. 『銅人』

후정(後頂, 1개 혈) 일명 교충(交衝)이라고도 하는데, 백회혈에서 뒤로 1치 5푼 내려가 침골 위에 있다. 침은 3푼을 놓고 뜸은 5장을 뜬다[동인].

【强間一穴】 一名大羽. 在後頂後一寸五分. 鍼入三分, 可灸五壯. 『銅人』

강간(强間, 1개 혈) 일명 대우(大羽)라고도 하는데, 후정혈에서 1치 5푼 내려가 있다. 침은 3푼을 놓고 뜸은 5장을 뜬다[동인].

【腦戶一穴】 一名匝風, 一名合顱. 在枕骨上, 强間後一寸五分. 禁不可鍼, 令人瘂. 可灸七壯, 亦不可妄灸. 『銅人』

뇌호(腦戶, 1개 혈) 일명 잡풍(匝風), 합로(合顱)라고도 한다. 침골 위의 강간혈에서 1치 5푼 내려가 있다. 여기에 침을 놓으면 벙어리가 되기 쉬우므로 침은 금하고, 뜸은 7장을 뜨는데 함부로 뜸을 떠서는 안 된다[동인].

【風府一穴】 一名舌本. 在項入髮際一寸, 腦戶後一寸五分, 項大筋內, 宛宛中. 『銅人』 ○ 在項後髮際上一寸, 疾言其肉立起, 言休立下. 鍼入二分, 禁不可灸. 『銅人』

풍부(風府, 1개 혈) 일명 설본(舌本)이라고도 하는데, 목덜미의 머리카락이 돋은 경계에서 1치 올라가고 뇌호혈에서 아래로 1치 5푼 내려가 큰 힘줄 사이의 오목한 곳에 있다[동인].

○ 목덜미의 머리카락이 돋은 경계에서 1치 올라가 있는데, 말을 빨리 할 때에는 살이 두드러지고 말이 끝나면 곧 오므라진다. 침은 2푼을 놓고, 뜸은 뜨지 말아야 한다[동인].

【瘂門一穴】 一名舌腫, 一名舌厭. 在風府後五分, 入髮際五分, 宛宛中. 入繫舌本, 仰頭取之. 『銅人』 ○ 在項中央, 入髮際五分, 宛宛中, 去風府一寸. 『資生』 ○ 鍼入二分, 禁不可灸, 令人瘂. 『銅人』

아문(瘂門, 1개 혈) 일명 설종(舌腫), 설염(舌厭)이라고도 한다. 풍부혈에서 위로 5푼 내려가 머리카락이 돋은 경계에서 5푼 올라가 오목한 곳에 있으며 혀뿌리와 연관되어 있다. 머리를 뒤로 젖히고 침혈을 잡는다[동인].

○ 목 뒤의 후정중선의 머리카락이 돋은 경계에서 5푼 올라가 오목한 곳인데, 풍부혈에서 1치 아래에 있다[자생].

○ 침은 2푼 놓고, 뜸은 뜨면 벙어리가 되기 쉬우므로 뜨지 말아야 한다[동인].

[背脊]

등골뼈에 있는 침혈[背脊]

【大顀一穴】 在項後第一顀上陷中. 鍼入五分, 留三呼, 瀉五吸. 若灸隨年爲壯. 『銅人』 ○ 凡灸顀骨, 當灸骨節突處方驗, 灸節下當骨則無驗. 以魚肉骨參之, 其言爲可信, 盍依其言, 當骨節灸之. 『資生』 ○ 顀皆作節, 下皆作外. 『入門』

대추(大椎, 1개 혈) 목덜미 아래 제1등뼈 위 오목한 곳에 있다. 침은 5푼을 놓고 3번 숨쉴 동안 꽂아 둔다. 사할 때에는 5번 숨쉴 동안 꽂아 둔다. 뜸을 뜰 때에는 나이 수만큼 장(壯)수를 정한다[동인].

○ 등뼈에 뜸을 뜰 때에는 뼈마디가 두드러진 곳에 떠야 효과가 있으며, 뼈마디 아래에 뜨면 효과가 없다. 두드러진 물고기 등[魚肉骨]을 참작하라고 한 말은 믿을 만한 것이다. 이 말대로 응당 그렇게 뼈마디에 뜸을 떠야 한다[자생].

○ 추(顀)는 뼈마디[節]라는 말이고, 아래는 다 겉(外)이라는 말이다[입문].

【陶道一穴】 在項後大顀節下間, 俛而取之. 鍼入五分, 可灸五壯. 『銅人』

도도(陶道, 1개 혈) 목 아래에 있는 대추혈의 뼈마디 아래에 있는데, 머리를 숙이고 침혈을 잡는다. 침은 5푼을 놓고 뜸은 5장을 뜬다[동인].

【身柱一穴】 第三顀節下間, 俛而取之. 鍼入五分, 可灸五壯. 『銅人』

신주(身柱, 1개 혈) 제3등뼈 아래에 있는데, 머리를 숙이고 침혈을 잡는다. 침은 5푼을 놓고 뜸은 5장을 뜬다[동인].

【神道一穴】 在第五顀節下間, 俛而取之. 可灸七七壯至百壯, 禁不可鍼. 『銅人』

신도(神道, 1개 혈) 제5등뼈 아래에 있는데, 머리를 숙이고 침혈을 잡는다. 뜸은 49~100장까지 뜰 수 있으며, 침은 놓지 말아야 한다[동인].

【靈臺一穴】 在第六顀節下間, 俛而取之. 可灸五壯, 禁不可鍼. 『銅人』

영대(靈臺, 1개 혈) 제6등뼈 아래에 있는데, 머리를 숙이고 침혈을 잡는다. 뜸은 5장을 뜨며, 침은 놓지 말아야 한다[동인].

【至陽一穴】 在第七顀節下間, 俛而取之. 鍼入五分, 可灸三壯. 『銅人』

지양(至陽, 1개 혈) 제7등뼈 아래에 있는데, 머리를 숙이고 침혈을 잡는다. 침은 5푼을 놓고 뜸은 3장을 뜬다[동인].

【筋縮一穴】 在第九顀節下間, 俛而取之. 鍼入五分, 可灸三壯. 『銅人』

근축(筋縮, 1개 혈) 제9등뼈 아래에 있는데, 머리를 숙이고 침혈을 잡는다. 침은 5푼을 놓고 뜸은 3장을 뜬다[동인].

【脊中一穴】 一名神宗, 一名脊腧. 在第十一顀節下間, 俛而取之. 鍼入五分, 禁不可灸. 『銅人』

척중(脊中, 1개 혈) 일명 신종(神宗), 척수(脊腧)라고도 한다. 제11등뼈 아래에 있는데, 머리를 숙이고 침혈을 잡는다. 침은 5푼을 놓고, 뜸은 뜨지 말아야 한다[동인].

【懸樞一穴】 在第十三顀節下間, 伏而取之. 鍼入三分, 可灸三壯. 『銅人』

현추(懸樞, 1개 혈) 제13등뼈 아래에 있는데, 엎드리게 한 다음 침혈을 잡는다. 침은 3푼을 놓고 뜸은 3장을 뜬다[동인].

【命門一穴】 一名屬累. 在第十四顀節下間, 伏而取之. 鍼入五分, 可灸三壯. 『銅人』 ○ 背部中行, 自項中央直脊, 至命門穴與臍相對. 若取一杖, 正身立地, 以杖從地起量至臍切斷, 却移向後量脊, 杖頭盡處是命門穴也. 『綱目』

명문(命門, 1개 혈) 일명 속루(屬累)라고도 하는데, 제14등뼈 아래에 있다. 엎드리게 한 다음 침혈을 잡는다. 침은 5푼을 놓고 뜸은 3장을 뜬다[동인].
○ 등의 후정중선을 따라 곧바로 내려와 명문혈에 오면 명문혈과 배꼽이 서로 상대해 있다. 침혈을 잡을 때에는 똑바로 서게 하고 지팡이로 땅에서부터 배꼽까지를 재어 자른다. 그것으로 땅에서부터 등을 재어 지팡이 끝이 닿는 곳이 명문혈이다[강목].

【陽關一穴】 在第十六顀節下間, 伏而取之. 鍼入五分, 可灸三壯. 『銅人』

양관(陽關, 1개 혈) 제16등뼈 아래에 있는데, 엎드리게 하고 침혈을 잡는다. 침은 5푼을 놓고 뜸은 3장을 뜬다[동인].

【腰腧一穴】 一名背解, 一名髓孔, 一名腰柱, 一名腰戶, 一名髓空. 在第二十一顀節下間, 宛宛中. 『銅人』 ○ 以挺腹地, 舒身, 兩手相重支額, 縱四體開, 然後巧取, 乃得其穴. 『綱目』 ○ 鍼入八分, 留三呼, 瀉五吸, 可灸七壯至七七壯止. 『銅人』

요수(腰腧, 1개 혈) 일명 배해(背解), 수공(髓孔), 요주(腰柱), 요호(腰戶), 수공(髓空)이라고도 한다. 제21등뼈 아래의 오목한 곳에 있다[동인].

○ 땅에 엎드려 몸을 펴고 두 손을 포개어 이마를 받친 다음 팔다리에 힘을 주지 말고 침혈을 잡는다[강목].

○ 침은 8푼을 놓고 3번 숨쉴 동안 꽂아 둔다. 사할 때에는 5번 숨쉴 동안 꽂아 둔다. 뜸은 7~49장 뜬다[동인].

【長强一穴】 一名氣之陰郄，督脈別絡. 在脊骶端下陷中，伏地取之，乃得其穴. 鍼入二寸，留七呼，可灸三十壯至二百壯.『銅人』

장강(長强, 1개 혈) 일명 기지음극(氣之陰郄)이라고도 하는데, 독맥(督脈)의 별락(別絡)이다. 꽁무니뼈 끝 아래 오목한 곳에 있다. 엎드리게 하고 침혈을 잡는다. 침은 2치를 놓고 7번 숨쉴 동안 꽂아 두며, 뜸은 30~200장까지 뜬다[동인].

任脈流注及孔穴

○ 任脈者，起於中極之下，以上毛際，循腹裏上關元 穴名，至咽喉 承漿穴，屬陰脈之海也. 中行凡二十四穴.『銅人』 ○ 任卽姙也，所謂生養之源，女子之主.『入門』

임맥의 순행과 침혈[任脈流注及孔穴]

임맥은 중극혈(中極穴) 아래의 음모가 돋은 경계에서 시작하여 뱃속을 따라 관원(關元, 혈이름이다)을 거쳐 정중선을 따라 올라와 인후(咽喉, 승장혈이다)로 간 다음 음맥이 모이는 곳으로 들어갔다. 정중선에 24개의 침혈이 있다[동인].

○ 임(任)은 임신한다[姙]는 말이다. 낳고 기르는 데 근본이 되는 여자의 주되는 경맥이다[입문].

[頤前]

턱 앞에 있는 침혈〔頤前〕

【承漿一穴】 一名懸漿，一名天池. 在頤前脣下，宛宛中，開口取之. 鍼入三分，可灸七壯.『銅人』

승장(承漿, 1개 혈) 일명 현장(懸漿), 천지(天池)라고도 한다. 턱 앞, 입술 아래의 오목한 곳에 있다. 입을 벌리고 침혈을 잡는다. 침은 3푼을 놓고 뜸은 7장을 뜬다[동인].

[頷下]

턱 아래에 있는 침혈〔頷下〕

【廉泉一穴】 一名舌本. 在頷下，結喉上，舌本間. 鍼入三分，可灸三壯.『銅人』

염천(廉泉, 1개 혈) 일명 설본(舌本)이라고도 한다. 턱 아래의 후두와 혀뿌리[舌本] 사이에 있다. 침은 3푼을 놓고 뜸은 3장을 뜬다[동인].

[膺上]

가슴 위에 있는 침혈[膺上]

【天突一穴】 一名天瞿, 一名五戶. 在頸結喉下四寸, 宛宛中. 鍼入五分, 留三呼. 鍼宜橫下, 不得低. 可灸三壯. 『銅人』

천돌(天突, 1개 혈) 일명 천구(天瞿), 오호(五戶)라고도 한다. 후두결절에서 아래로 4치 내려가 오목한 곳에 있다. 침은 5푼을 놓고 3번 숨쉴 동안 꽂아 둔다. 침은 가로 찌르는 것이 좋고 아래로는 놓지 말아야 한다. 뜸은 3장을 뜬다[동인].

【璿璣一穴】 在天突下一寸陷中, 仰頭取之. 鍼入三分, 可灸五壯. 『銅人』

선기(璇璣, 1개 혈) 천돌혈에서 아래로 1치 내려가 오목한 곳에 있다. 머리를 뒤로 젖히고 침혈을 잡는다. 침은 3푼을 놓고 뜸은 5장을 뜬다[동인].

【華蓋一穴】 在璇璣下一寸六分陷中, 仰頭取之. 鍼入三分, 可灸五壯. 『銅人』

화개(華蓋, 1개 혈) 선기혈에서 아래로 1치 6푼 내려가 오목한 곳에 있다. 머리를 뒤로 젖히고 침혈을 잡는다. 침은 3푼을 놓고 뜸은 5장을 뜬다[동인].

【紫宮一穴】 在華蓋下一寸六分陷中, 仰頭取之. 鍼入三分, 可灸五壯. 『銅人』

자궁(紫宮, 1개 혈) 화개혈에서 아래로 1치 6푼 내려가 오목한 곳에 있다. 머리를 뒤로 젖히고 침혈을 잡는다. 침은 3푼을 놓고 뜸은 5장을 뜬다[동인].

【玉堂一穴】 一名玉英. 在紫宮下一寸六分陷中, 仰頭取之. 鍼入三分, 可灸五壯. 『銅人』

옥당(玉堂, 1개 혈) 일명 옥영(玉英)이라고도 하는데, 자궁혈에서 아래로 1치 6푼 내려가 오목한 곳에 있다. 머리를 뒤로 젖히고 침혈을 잡는다. 침은 3푼을 놓고 뜸은 5장을 뜬다[동인].

【膻中一穴】 一名元兒, 一名元見. 在玉堂下一寸六分. 『銅人』 ○ 橫直兩乳間陷中, 仰臥取之. 『綱目』 ○ 在鳩尾上二寸. 『資生』 ○ 可灸七壯至七七壯止, 禁不可鍼. 『入門』

전중(膻中, 1개 혈) 일명 원아(元兒) 또는 원견(元見)이라고도 한다. 옥당혈에서 1치 6푼 아래에 있다[동인].

○ 두 젖꼭지 사이의 가운데 오목한 곳에 있다. 반듯이 누워서 침혈을 잡는다[강목].

○ 구미혈(鳩尾穴)에서 2치 위에 있다[자생].

○ 뜸은 7~49장 뜨며, 침은 놓지 말아야 한다[입문].

【中庭一穴】 在膻中下一寸六分陷中, 仰頭取之. 『銅人』 ○ 在鳩尾上一寸. 『入門』 ○ 鍼入三分, 可灸五壯. 『銅人』

중정(中庭, 1개 혈) 전중혈에서 아래로 1치 6푼 내려가 오목한 가운데 있다. 머리를 뒤로 젖히고 침혈을 잡는다[동인].
○ 구미혈에서 1치 위에 있다[입문].
○ 침은 3푼을 놓고 뜸은 5장을 뜬다[동인].

[腹中]
배에 있는 침혈[腹中]

【鳩尾一穴】一名髑骬, 一名尾翳. 在臆前蔽骨下五分. 人無蔽骨者, 從歧骨之際量取一寸. ○ 此穴灸之則令人少心力, 又健忘. 且大難鍼, 大好手方可下鍼, 不然取氣多, 令人夭, 故並禁鍼灸.『銅人』

구미(鳩尾, 1개 혈) 일명 갈우(髑骬), 미예(尾翳)라고도 한다. 가슴 앞의 명치 끝에서 5푼 아래에 있다. 명치 끝이 잘 알리지 않는 사람은 갈라진 뼈 끝에서 1치 내려가 잡는다.
○ 이 침혈에 뜸을 뜨면 심력(心力)이 적어지고 건망증이 생긴다. 또한 침놓기가 매우 어려워서, 아주 능숙한 사람이라야 침을 놓을 수 있는데, 그렇지 않으면 기를 많이 소모하여 오래 살지 못한다. 그러므로 침과 뜸은 다 금해야 한다[동인].

【巨闕一穴】心之募也. 在鳩尾下一寸. 鳩尾拒者, 少令强一寸中, 人有鳩尾拒之. 鍼入六分, 留七呼, 得氣卽瀉. 可灸七壯至七七壯.『銅人』

거궐(巨闕, 1개 혈) 수소음심경의 모혈(募穴)이다. 구미혈에서 1치 아래에 있다. 가슴뼈가 작은 사람은 1치 남짓하게 내려가서 침혈을 잡는다. 가슴뼈가 작은 사람도 있다. 침은 6푼을 놓고 7번 숨쉴 동안 꽂아 두며 침감이 오면 곧 사한다. 뜸은 7~49장을 뜬다[동인].

【上脘一穴】一名上管, 一名胃脘. 在巨闕下一寸五分, 去蔽骨三寸. 鍼入八分, 先補後瀉. 可灸二七壯至百壯.『銅人』

상완(上脘, 1개 혈) 일명 상관(上管), 위완(胃脘)이라고도 한다. 거궐혈에서 아래로 1치 5푼 내려가거나 명치끝[蔽骨]에서 3치 내려가 있다. 침은 8푼을 놓는데 먼저 보하고 다음에 사하며, 뜸은 14~100장까지 뜬다[동인].

【中脘一穴】一名太倉. 胃之募也. 在臍上四寸.『銅人』**○ 中脘居心蔽骨與臍之中, 上下各四寸.**『資生』**○ 鍼入八分, 留七呼, 瀉五吸. 可灸二七壯至一百壯.**『銅人』

중완(中脘, 1개 혈) 일명 태창(太倉)이라고도 하는데, 족양명위경의 모혈(募穴)이다. 배꼽에서 4치 위에 있다[동인].
○ 중완혈은 명치끝에서 배꼽까지 사이의 가운데 있고 아래위가 각각 4치씩이다[자생].
○ 침은 8푼을 놓고 7번 숨쉴 동안 꽂아 둔다. 사할 때에는 5번 숨쉴 동안 꽂아 둔다. 뜸은

14~100장까지 뜬다[동인].

【建里一穴】 在中脘下一寸. 鍼入五分, 留十呼, 可灸五壯. 『銅人』

건리(建里, 1개 혈) 중완혈에서 1치 아래에 있다. 침은 5푼을 놓고 10번 숨쉴 동안 꽂아 두며, 뜸은 5장을 뜬다[동인].

【下脘一穴】 在建里下一寸. 鍼入八分, 留三呼, 瀉五吸. 可灸七壯至百壯. 『銅人』

하완(下脘, 1개 혈) 건리혈에서 1치 아래에 있다. 침은 8푼을 놓고 3번 숨쉴 동안 꽂아 둔다. 사할 때에는 5번 숨쉴 동안 꽂아 둔다. 뜸은 7~100장까지 뜬다[동인].

【水分一穴】 一名分水, 一名中守. 在下脘下臍上一寸. 鍼入八分, 留三呼, 瀉五吸. 若水病灸之大良, 可灸七壯至百壯, 禁不可鍼, 鍼則水盡卽斃. 『銅人』

수분(水分, 1개 혈) 일명 분수(分水), 중수(中守)라고도 한다. 하완혈과 배꼽에서 각각 1치 되는 곳에 있다. 침은 8푼을 놓고 3번 숨쉴 동안 꽂아 둔다. 사할 때에는 5번 숨쉴 동안 꽂아 둔다. 만일 수종병[水病]에 뜸을 뜨면 효과가 아주 좋은데, 뜸은 7~100장까지 뜨며 침은 놓지 말아야 한다. 침을 놓으면 물이 다 빠져서 죽는다[동인].

【神闕一穴】 一名氣合. 在臍中央, 禁不可鍼, 可灸百壯. 『銅人』 ○ 禁鍼, 若刺之使人臍中惡瘍潰, 屎出者死. 『資生』 ○ 鍼則成水蠱病死. 『綱目』 ○ 中風不省人事, 可灸百壯至五百壯卽甦. 『資生』

신궐(神闕, 1개 혈) 일명 기합(氣合)이라고도 하는데, 배꼽 가운데 있다. 침은 놓지 말아야 하며, 뜸은 100장을 뜬다[동인].

○ 침은 놓지 말아야 한다. 만일 침을 놓아 배꼽 가운데가 헐어 터져서 그곳으로 똥이 나오게 되면 죽는다[자생].

○ 침을 놓으면 수고병(水蠱病)이 생겨 죽는다[강목].

○ 중풍으로 사람을 알아보지 못할 때에는 뜸을 100~500장까지 뜨면 곧 깨어난다[자생].

【陰交一穴】 在臍下一寸. 鍼入八分, 得氣卽瀉, 可灸百壯. 『銅人』

음교(陰交, 1개 혈) 배꼽에서 1치 아래에 있다. 침은 8푼을 놓고 침감이 오면 곧 사하고, 뜸은 100장까지 뜬다[동인].

【氣海一穴】 一名脖胦, 一名下肓. 在陰交下五分, 臍下一寸五分. 『銅人』 ○ 氣海者, 是男子生氣之海也. 一切氣疾皆灸之. 『資生』 ○ 鍼入八分, 得氣卽瀉, 可灸百壯. 『銅人』 ○ 鍼入一寸二分, 灸三十壯, 年高者百壯. 『入門』

기해(氣海, 1개 혈) 일명 발앙(脖胦), 하황(下肓)이라고도 한다. 음교혈에서 아래로 5푼 내려가며 배꼽에서 1치 5푼 아래에 있다[동인].

○ 기해혈은 남자의 기가 모이는 곳이며, 모든 기병에는 다 뜸을 뜬다[자생].

○ 침은 8푼을 놓고 침감이 오면 사하고, 뜸은 100장까지 뜬다[동인].

○ 침은 1치 2푼을 놓고, 뜸은 30장을 뜨는데 나이 많은 사람은 100장까지 뜬다[입문].

【石門一穴】一名利機, 一名精露. 三焦之募也. 鍼入五分, 可灸二七壯至百壯. ○ 婦人不可鍼, 終身絶子.『銅人』

석문(石門, 1개 혈) 일명 이기(利機), 정로(精露)라고도 한다. 수소양삼초경의 모혈이다. 침은 5푼을 놓고 뜸은 14~100장까지 뜬다.

○ 여자에게는 침을 놓지 말아야 한다. 만일 침을 놓으면 일생 아이를 낳지 못한다[동인].

【關元一穴】一名丹田, 一名太中極. 小腸之募也. 鍼入八分, 留三呼, 瀉五吸. 可灸百壯至三百壯.『銅人』○ 一云, 鍼入二寸. 日灸三十壯至三百壯.『入門』

관원(關元, 1개 혈) 일명 단전(丹田), 태중극(太中極)이라고도 한다. 수태양소장경의 모혈이다. 침은 8푼을 놓고 3번 숨쉴 동안 꽂아 둔다. 사할 때에는 5번 숨쉴 동안 꽂아 둔다. 뜸은 100~300장까지 뜬다[동원].

○ 또 침은 2치를 놓고 뜸은 하루에 30~300장까지 뜬다고도 한다[입문].

【中極一穴】一名氣原, 一名玉泉. 膀胱之募也. 在關元下一寸, 臍下四寸. 鍼入八分, 留十呼, 得氣卽瀉. 可灸百壯至二百壯. ○ 婦人斷緖, 四度鍼, 鍼則有子也.『銅人』○ 一云, 鍼入一寸二分. 日灸三十壯至三百壯.『入門』

중극(中極, 1개 혈) 일명 기원(氣原), 옥천(玉泉)이라고도 한다. 족태양방광경의 모혈이다. 관원혈에서 1치 아래이며, 배꼽에서는 4치 아래에 있다. 침은 8푼을 놓고 10번 숨쉴 동안 꽂아 두며, 침감이 오면 곧 사한다. 뜸은 100~300장까지 뜬다.

○ 부인이 단산(斷産)한 데는 침을 4번 놓는다. 침을 놓으면 아이를 낳는다[동인].

○ 또 침은 1치 2푼 놓고 뜸은 하루에 30~300장까지 뜬다고도 한다[입문].

【曲骨一穴】一名回骨. 在橫骨之上, 毛際陷中, 動脈應手.『銅人』○ 在中極下一寸, 臍下五寸.『入門』○ 鍼入二寸, 可灸七壯至七七壯.『銅人』○ 一云, 鍼入一寸半. 灸五壯.『入門』

곡골(曲骨, 1개 혈) 회골(回骨)이라고도 한다. 횡골(橫骨, 치골결합) 위쪽 음모가 돋은 기슭 오목한 곳인데 손을 대면 맥이 뛴다[동인].

○ 중극혈에서 아래로 1치 내려가며, 배꼽에서는 5치 아래에 있다[입문].

○ 침은 2치를 놓고 뜸은 7~49장까지 뜰 수 있다[동인].

○ 어떤 데는 침은 1치 5푼 놓고 뜸은 5장을 뜬다고 하였다[입문].

【會陰一穴】一名屛翳. 在兩陰間.『銅人』○ 在肛門之前, 前陰後, 兩陰間.『入門』○ 鍼入二寸, 可灸三壯.『銅人』

회음(會陰, 1개 혈) 일명 병예(屛翳)라고도 하는데, 음부와 항문 사이에 있다[동인].

○ 항문 앞과 전음(前陰) 사이에 있다[입문].

○ 침은 2치를 놓고 뜸은 3장을 뜬다[동인].

十五絡所生病

○ 手太陰絡 · 足太陰絡 · 手少陰絡 · 足少陰絡 · 手厥陰絡 · 足厥陰絡 · 手太陽絡 · 足太陽絡 · 手少陽絡 · 足少陽絡 · 手陽明絡 · 足陽明絡 · 任脈之絡 · 督脈之絡 · 脾之大絡, 合爲十五絡. 自經分派而別走他經者也. 『入門』

15락에 생긴 소생병[十五絡所生病]

수태음락 · 족태음락 · 수소음락 · 족소음락 · 수궐음락 · 족궐음락 · 수태양락 · 족태양락 · 수소양락 · 족소양락 · 수양명락 · 족양명락 · 임맥의 낙 · 독맥의 낙과 비의 대락을 합하여 15락이라 하는데, 자기의 경맥으로부터 다른 경맥으로 갈라져 나가는 곳이다[입문].

【手太陰之別名曰列缺】起於腕上分間, 去腕一寸半, 別走陽明, 並太陰之經, 直入掌中, 散于魚際. 其病實則手銳掌熱, 虛則欠㰦, 小便遺數. 取之所別也. 『靈樞』

수태음경맥의 낙혈은 열결혈이다[手太陰之別名曰列缺]

손목 위에서 갈라지는데 손목에서 1치 5푼 위에 있다. 여기서 갈라져 수양명대장경으로 가며, 또 수태음경과 합하여 곧바로 손바닥으로 가서 어제혈(魚際穴)에서 흩어진다. 여기에 생긴 병이 실하면 손바닥 뒤 내민 뼈와 손바닥이 달아오르고, 허하면 하품하며 소변을 자주 보고 유뇨가 있다. 이때에는 이 침혈을 잡아서 침을 놓는다[영추].

【足太陰之別名曰公孫】去本節之後一寸, 別走陽明, 其別者入絡腸胃. 厥氣上逆則霍亂, 實則腸中切痛, 虛則鼓脹. 取之所別也. 『靈樞』

족태음경맥의 낙혈은 공손혈이다[足太陰之別名曰公孫]

엄지발가락 밑마디에서 1치 뒤에 있다. 여기서 갈라져 족양명위경으로 나가며, 다시 갈라진 것은 장위(腸胃)와 이어진다. 궐기(厥氣)[15]가 위로 거슬러 올라가면 곽란이 생기는데, 병이 실하면 배가 끊어지는 듯이 아프고, 허하면 고창증(鼓脹證)이 생긴다. 이때에는 이 침혈을 잡아서 놓는다[영추].

【手少陰之別名曰通里】去腕一寸半, 別走太陽, 循經入于心中, 繫舌本, 屬目系. 實則支膈, 虛則不能言. 取之所別也. 『靈樞』

수소음경맥의 낙혈은 통리혈이다[手少陰之別名曰通里]

손목에서 1치 5푼 뒤에 있다. 여기서 갈라져 수태양소장경으로 가며, 제경을 따라 심으로 들어가 혀뿌리에 연계되고 목계(目系)에 속한다. 병이 실하면 지격(支膈)[16]이 되고, 허하면 말을 못한다. 이

15) 궐기(厥氣) : 기운이 순조롭지 못하여 위로 거슬러 올라가는 것.

16) 지격(支膈) : 흉격부가 치밀어 오르는 감.

때에는 이 침혈을 잡아서 놓는다[영추].

【足少陰之別名曰太鍾】 當踝後繞跟, 別走太陽, 其別者幷經上走于心包下, 外貫腰脊. 其病氣逆則煩悶, 實則閉癃, 虛則腰痛. 取之所別也. 『靈樞』

족소음경맥의 낙혈은 태종혈이다[足少陰之別名曰太鍾]

발 안쪽복사뼈 뒤 발꿈치에 있다. 여기서 갈라져 족태양방광경으로 가며, 다른 한 가지는 제경과 합하여 수궐음심포경으로 올라갔다가 내려와 허리와 등골뼈를 뚫고 밖으로 나온다. 여기에 병이 생기면 기가 치밀어 오르고 답답한데, 실하면 소변을 보지 못하고, 허하면 허리가 아프다. 이때에는 이 침혈을 잡아서 놓는다[영추].

【手厥陰之別名曰內關】 去腕二寸, 別走少陽, 出於兩筋之間, 循經以上繫于心包, 絡心系. 實則心痛, 虛則爲頭項强. 取之所別也. 『靈樞』

수궐음경맥의 낙혈은 내관혈이다[手厥陰之別名曰內關]

손목에서 2치 올라가 있다. 여기서 갈라져 수소양삼초경으로 나가며, 두 힘줄 사이로 나와 제경을 따라서 위로 올라가 심포에 얽히고 심계(心系)에 연계된다. 여기에 생긴 병이 실하면 가슴이 아프고, 허하면 머리와 목이 뻣뻣하다. 이때에는 이 침혈을 잡아서 놓는다[영추].

【足厥陰之別名曰蠡溝】 在內踝上五寸, 別走少陽, 其別者, 循脛上睪, 結于莖. 其病氣逆則睪腫卒疝, 實則挺長, 虛則暴痒, 取之所別也. 『靈樞』

족궐음경맥의 낙혈은 여구혈이다[足厥陰之別名曰蠡溝]

안쪽복사뼈에서 5치 위에 있다. 여기서 갈라져 족소양담경으로 가며, 다른 한 가지는 제경을 따라서 올라가 고환에 연계된다. 여기에 병이 생겨 기가 치밀어 오르면 고환이 붓고 갑자기 산증(疝證)이 생기는데, 실하면 음경이 붓고, 허하면 몹시 가렵다. 이때에는 이 침혈을 잡아서 놓는다[영추].

【手太陽之別名曰支正】 在腕後五寸, 別走少陰. 其別者, 上走肘, 絡肩髃. 實則節弛肘廢, 虛則生疣. 取之所別也. 『靈樞』

수태양경맥의 낙혈은 지정혈이다[手太陽之別名曰支正]

손목에서 5치 올라가 있다. 여기서 갈라져 수소음심경으로 가며, 다른 한 가지는 팔꿈치로 올라가고 견우혈(肩髃穴)에 연계된다. 여기에 생긴 병이 실하면 뼈마디에 맥이 없어 팔꿈치를 쓰지 못하고, 허하면 사마귀[疣]가 생긴다. 이때에는 이 침혈을 잡아서 놓는다[영추].

【足太陽之別名曰飛陽】 在外踝上七寸, 別走少陰. 實則鼻窒, 頭背痛, 虛則鼽衄. 取之所別也. 『靈樞』

족태양경맥의 낙혈은 비양혈이다[足太陽之別名曰飛陽]

바깥쪽복사뼈에서 7치 위에 있다. 여기서 갈라져 족소음신경으로 간다. 여기에 생긴 병이 실하면 콧구멍과 머리와 등이 아프고, 허하면 코피가 난다. 이때에는 이 침혈을 잡아서 놓는다[영추].

【手少陽之別名曰外關】在腕後二寸，外別走心主，遶臂注胸中．其病實則肘攣，虛則不收．取之所別也．『靈樞』

수소양경맥의 낙혈은 외관혈이다〔手少陽之別名曰外關〕

손목 바깥쪽에서 2치 올라가 있다. 여기서 갈라져 수궐음심포경으로 가며, 팔을 돌아서 가슴으로 들어간다. 여기에 생긴 병이 실하면 팔꿈치가 오그라들고, 허하면 팔을 구부리지 못한다. 이때에는 이 침혈을 잡아서 놓는다[영추].

【足少陽之別名曰光明】在外踝上五寸，別走厥陰，下絡足跗．實則厥，虛則痿躄，坐不能起．取之所別也．『靈樞』

족소양경맥의 낙혈은 광명혈이다〔足少陽之別名曰光明〕

바깥쪽복사뼈에서 5치 위에 있다. 여기서 갈라져 족궐음간경으로 가며, 아래로 내려가 발등과 이어진다. 병이 실하면 궐증이 생기고, 허하면 유벽증(痿躄證)이 생겨 앉아서 일어나지 못한다. 이때에는 이 침혈을 잡아서 놓는다[영추].

【手陽明之別名曰偏歷】在腕後三寸，別走太陰，其別者，上循臂，繞肩髃，上曲頰偏齒，其別者，入耳合於宗脈．實則齲聾，虛則齒寒痺隔．取之所別也．『靈樞』

수양명경맥의 낙혈은 편력혈이다〔手陽明之別名曰偏歷〕

손목에서 3치 뒤에 있다. 여기서 갈라져 수태음폐경으로 가며, 다른 한 가지는 팔을 따라 위로 올라가 견우혈을 돌아서 턱자개미[曲頰]와 한쪽 이빨로 올라간다. 여기서 갈라진 것은 귀로 들어가 종맥(宗脈)과 합쳐진다. 병이 실하면 충치가 생기고 귀가 먹으며, 허하면 이빨이 시리고 가슴이 저리다. 이때에는 이 침혈을 잡아서 놓는다[영추].

【足陽明之別名曰豐隆】在外踝上八寸，別走太陰，其別者，循脛骨外廉，上絡頭項，合諸經之氣，下絡喉嗌．其病氣逆則喉痺卒瘖，實則狂癲，虛則足不收脛枯．取之所別也．『靈樞』

족양명경맥의 낙혈은 풍륭혈이다〔足陽明之別名曰豐隆〕

바깥쪽복사뼈에서 8치 위에 있다. 여기서 갈라져 족태음비경으로 가며, 또 한 가지는 정강이뼈 바깥쪽을 따라 위로 올라가 머리와 목에 이어지고 모든 경맥의 기와 합하여 다시 내려가 목구멍에 이어진다. 여기에 병이 생겨 기가 치밀어 오르면 후비가 생겨 갑자기 말을 못하게 된다. 실하면 전광(癲狂)이 생기고, 허하면 다리를 구부리지 못하고 정강이가 여윈다. 이때에는 이 침혈을 잡아서 놓는다[영추].

【任脈之別名曰會陰】在兩陰間，下鳩尾，散于腹．其病實則腹皮痛，虛則瘙痒．取之所別也．『靈樞』

임맥의 낙혈은 회음혈이다〔任脈之別名曰會陰〕

전음과 항문 사이에 있으며 구미혈(鳩尾穴)에서 내려와 배에 흩어진다. 여기에 생긴 병이 실하면

뱃가죽이 아프고, 허하면 가렵다. 이때에는 이 침혈을 잡아서 놓는다[영추].

【督脈之別名曰長强】在脊骶端, 挾膂上項, 散頭上下, 當肩胛左右, 別走太陽, 入貫膂. 其病實則脊强, 虛則頭重. 取之所別也.『靈樞』

독맥의 낙혈은 장강혈이다[督脈之別名曰長强]

꽁무니 끝에 있다. 등골뼈를 따라 목으로 올라와 머리 위에서 흩어졌다가 다시 내려가 어깨뼈로 가서 좌우로 갈라져 족태양방광경으로 가며, 등뼈를 뚫고 지나간다. 여기에 생긴 병이 실하면 등이 뻣뻣하고, 허하면 머리가 무겁다. 이때에는 이 침혈을 잡아서 놓는다[영추].

【脾之大絡名曰大包】在淵腋下三寸, 布胸脇. 其病實則身盡痛, 虛則百節皆縱. 此脈若羅絡之血者, 皆取之. 脾之大絡脈也.『靈樞』

비의 대락은 대포라고 한다[脾之大絡名曰大包]

연액혈(淵腋穴)에서 3치 아래에 있으며 가슴과 옆구리에 분포된다. 여기에 생긴 병이 실하면 온몸이 아프고, 허하면 모든 뼈마디에 힘이 없다. 이 맥은 그물처럼 얽혔으므로 혈병은 다 비(脾)의 대락(大絡)을 잡아 놓는다[영추].

脈病有是動有所生病

○ 難經曰, 經脈有是動有所生病. 一脈輒變爲二病者何也. 然經言, 是動者氣也, 所生病者血也. 邪在氣, 氣爲是動. 邪在血, 血爲所生病. 氣主呴之, 血主濡之. 氣留而不行者, 爲氣先病也. 血滯而不濡者, 爲血後病也. 故先爲是動, 後爲所生病也.

경맥의 병에는 시동병과 소생병이 있다[脈病有是動有所生病]

『난경』에는 "경맥에 시동병(是動病)이 있고 소생병(所生病)이 있다는데 한 경맥에 갑자기 두 개의 병이 생기는 것은 어째서인가?"라고 하였다. 그것은 『내경』에 "시동병은 기병이고, 소생병은 혈병이다."라고 한 것과 같이 사기가 기에 있으면 시동병이 되고 사기가 혈에 있으면 소생병이 된다. 기는 숨쉬는 것을 주관하고 혈은 축이는[濡] 것을 주관하는데, 기가 머물러 있으면서 돌아가지 못하면 기가 먼저 병이 들고, 혈이 막혀 축여 주지 못하면 혈이 후에 병이 된다. 그러므로 먼저 시동병이 되고 다음에 소생병이 된다.

脈有經脈絡脈孫絡脈

○ 經脈爲裏, 支而橫者爲絡, 絡之別者爲孫絡. 盛而血者疾誅之, 盛者瀉之, 虛者飮藥以補之.『靈樞』 **○ 經, 徑也. 徑直者爲經, 經之支派傍出者爲絡.**『入門』 **○ 絡穴俱在兩經中間, 乃交經過絡之處也.**『入門』 **○ 刺藏·府·經·絡四病, 皆不同. 十五絡病, 至淺在表也. 十二經病, 次之. 六府病又次之. 五藏病至深, 在裏也. 故治法有難易焉. 至於絡又各不同, 十五絡之絡, 乃陰經別走陽經, 陽經別走陰經, 而橫貫兩經之間者, 所謂支而橫者爲絡, 是也. 繆刺之絡, 乃病邪流溢大絡, 不得入貫經腧, 而其痛與經脈繆**

處, 乃絡病經不病者也. 血絡之絡, 乃皮膚所見, 或赤或青或黑之絡, 而小者如鍼大者如筯也. 以淺深言之, 血絡至淺, 繆刺者次之, 十五絡近裏而貫經腧也. 『綱目』

맥에는 경맥 · 낙맥 · 손락맥이 있다[脈有經脈絡脈孫絡脈]

경맥은 속에 있고, 가로 갈라진 것은 낙맥이며, 낙에서 갈라진 것은 손락이다. 경맥이 성하여 혈이 몰리면 빨리 빼버려야 한다. 실한 것은 사하고 허한 것은 약을 먹어 보한다[영추].

○ 경(經)이란 곧다[徑]는 뜻과 같다. 그러므로 곧은 것은 경이고, 경에서 갈라져 옆으로 나간 것은 낙(絡)이다[입문].

○ 낙혈(絡穴)은 다 두 경맥의 가운데 있는데, 경맥이 교체되고 서로 연락되는 곳이다[입문].

○ 장 · 부 · 경 · 낙 4곳의 병에 침을 놓는 것은 다 다르다. 15락맥의 병은 아주 얕게 들어가서 겉[表]에 있으며, 12경맥의 병은 그 다음이고, 육부의 병은 또 그 다음이며, 오장의 병은 아주 깊이 들어가서 속[裏]에 있다. 그러므로 치료법도 어려운 것과 쉬운 것이 있다. 낙에서도 다 같지 않다. 15락맥의 낙은 음경맥이 갈라져서 양경맥으로 가고 양경맥은 갈라져서 음경맥으로 가는데, 두 경맥의 사이를 가로 꿰고 갈라져 나간 것이다. 무자(繆刺)는 낙의 사기가 대락으로 치우쳐 들어가고 경맥(經脈)의 수혈(腧穴)에는 들어가지 못하면 그 통증이 해당 경맥과는 반대로 나타난다. 그것은 낙맥에만 병이 들고 경맥에는 병이 없기 때문이다. 혈락(血絡)의 낙의 병은 피부에 나타나는데, 붉거나 푸르거나 검은 핏줄이 작은 것은 바늘귀만하고 큰 것은 젓가락 대가리만한 것이 나타난다. 얕고 깊은 것은 혈락이 제일 겉에 있고, 무자는 그 다음이며, 15락맥은 제일 속에 있어 경맥의 수혈과 서로 연계되어 있다[강목].

十二經血氣多少

○ 夫人之常數, 太陽常多血少氣, 少陽常多氣少血, 陽明常多血多氣, 厥陰常多血少氣, 少陰常多氣少血, 太陰常多氣少血. 此天之常數也. ○ 故曰, 刺陽明出血氣, 刺太陽出血惡氣, 刺少陽出氣惡血, 刺太陰出氣惡血, 刺厥陰出血惡氣, 刺少陰出氣惡血也. 『靈樞』 ○ 足陽明太陰爲表裏, 足少陽厥陰爲表裏, 足太陽少陰爲表裏, 手陽明太陰爲表裏, 手少陽心主爲表裏, 手太陽少陰爲表裏也. 『靈樞』

12경맥의 혈과 기가 많고 적은 것[十二經血氣多少]

정상적인 사람의 태양경(太陽經)에는 늘 혈이 많고 기가 적으며, 소양경(少陽經)에는 늘 기가 많고 혈이 적다. 양명경에는 늘 혈도 많고 기도 많다. 궐음경에는 늘 혈이 많고 기가 적으며, 소음경에는 늘 기가 많고 혈이 적으며, 태음경에도 기가 많고 혈이 적다. 이것은 정상적인 기준이다. 그러므로 "양명경에 침을 놓을 때에는 혈과 기를 다 빼고, 태양경에 침을 놓을 때에는 혈을 빼고 기는 나오지 못하게 하며, 소양경에 침을 놓을 때에는 기는 빼고 혈은 나오지 못하게 한다. 태음경에 침을 놓을 때에는 기는 빼고 혈은 나오지 못하게 하며, 궐음경에 침을 놓을 때에는 혈은 빼고 기는 나오지 못하게 하고, 소음경에 침을 놓을 때에는 기는 빼고 혈은 나오지 못하게 한다."고 하였다[영추].

○ 족양명경과 족태음경이 서로 표리관계에 있고, 족소양경과 족궐음경이 서로 표리관계에 있다. 또한 족태양경과 족소음경이 표리관계에 있고, 수양명경과 수태음경이 표리관계에 있다. 수소양경과 수궐음심포경이 표리관계에 있고, 수태양경과 수소음경이 표리관계에 있다[영추].

十二經行度部分

○ 手之三陰從藏走至手, 手之三陽從手走至頭, 足之三陽從頭走至足, 足之三陰從足走至腹. 『靈樞』 ○ 人之經絡, 三陽三陰分布一身, 太陽少陰在身之後, 陽明太陰在身之前, 少陽厥陰在身之側. 『丹心』

12경맥의 순행과 분포되어 있는 부분[十二經行度部分]

손의 3음경은 오장에서 손으로 나갔고, 손의 3양경은 손에서 머리로 올라갔으며, 발의 3양경은 머리에서 발로 내려갔고, 발의 3음경은 발에서 배로 갔다[영추].

○ 사람의 경락은 3양과 3음으로 온몸에 분포되어 있는데, 태양경과 소음경은 몸 뒤에 있고, 양명경과 태음경은 몸 앞에 있으며, 소양경과 궐음경은 몸의 옆에 분포되어 있다[단심].

氣行有街

○ 胸氣有街, 腹氣有街, 頭氣有街, 脛氣有街. 故氣在頭者, 止之于腦. 氣在胸者, 止之于膺與背兪. 氣在腹者, 止之背兪與衝脈于臍左右之動脈者. 氣在脛者, 止之于氣街與承山踝上以下. 取此者用毫鍼, 得氣乃刺之. 『靈樞』

기가 돌아가는 길[氣行有街]

가슴의 기도 길이 있고, 배의 기도 길이 있으며, 머리의 기에도 길이 있고, 정강이의 기에도 길이 있다. 그러므로 머리에 있는 기는 뇌에 머무르고, 가슴에 있는 기는 젖가슴과 배수혈(背兪穴)에 머무르며, 배에 있는 기는 배수혈과 충맥(衝脈)이 배꼽 양옆의 맥이 뛰는 데 머무르고, 정강이에 있는 기는 기가(氣街)와 승산(承山, 복사뼈 위)의 아래에 머무른다. 그러므로 여기에 침을 놓을 때는 호침(毫鍼)으로 침감이 느껴질 때까지 찌른다[영추].

鍼法有巨刺繆刺散刺

○ 經曰, 左盛則右病. 右盛則左病. 右痛未已而左脈先病, 左痛未已而右脈先病. 如此者必巨刺之, 此五穴 井滎腧經合 臨時變合, 刺法之最大者也. 巨刺者刺經脈也. 『入門』 ○ 經曰, 邪客大絡者, 左注右, 右注左, 上下左右, 其氣無常, 不入經腧, 命曰繆刺. 繆刺者, 刺絡脈也. 言絡脈與經脈繆處, 身有踡攣疼痛而脈無病, 刺其陰陽交貫之道也. 『入門』 ○ 散刺者, 散鍼也. 因雜病而散用其穴, 因病之所宜而鍼之, 初不拘於流注, 卽天應穴. 資生經所謂阿是穴是也. 『入門』 ○ 邪客於經, 痛在於左而右脈先病者, 巨刺之, 必中其經, 非絡脈也. 絡病者, 其痛與經脈繆處, 故命曰繆刺, 皆左取右右取左. 又曰, 身形有痛, 九候莫病, 則繆刺之. 繆刺, 皆取諸經之絡脈也. 『綱目』

거자법 · 무자법 · 산자법으로 침놓는 방법[鍼法有巨刺繆刺散刺]

『내경』에는 "왼쪽 경맥이 실하면 오른쪽에 병이 생긴 것이고, 오른쪽 경맥이 실하면 왼쪽에 병이 생긴 것이다. 또한 오른쪽의 병이 낫지 않는 것은 왼쪽 경맥이 먼저 병든 것이고, 왼쪽의 병이 낫지 않는 것은 오른쪽 경맥이 먼저 병든 것이다. 그러므로 이럴 때에는 반드시 거자법(巨刺法)을 써야 한다."고 하였다. 정(井)·형(滎)·수(腧)·경(經)·합(合)의 5개 혈을 병에 따라 알맞게 쓰는 것이 침을 놓는 방법 중에서 제일 중요한 방법이다. 거자법이라는 것은 그 경맥에 있는 5개의 수혈들을 쓰는 것이다[입문].

○『내경』에는 "대락에 사기가 침입하여 왼쪽에서 오른쪽으로도 몰려가고 오른쪽에서 왼쪽으로도 몰려가며 상하좌우로 일정한 곳이 없이 돌아다니기도 하나 경혈에는 들어가지 않았을 때에만 무자법을 쓴다."고 하였는데, 무자법이라는 것은 그 낙맥에 침을 놓는 것이다. 즉 낙맥과 경맥은 위치가 다르므로 몸이 오그라들고[踡攣] 저리며 아프나 경맥에 병이 없을 때에는 음과 양이 서로 통한 곳을 찔러야 한다는 것이다[입문].

○ 산자법(散刺法)이라는 것은 산침(散鍼)을 말하는데, 잡병 때에 아무 곳이나 침혈을 잡거나 병에 따라 적당한 곳에 침을 놓으며, 경맥의 순행에는 관계하지 않는 것이다. 즉 천응혈(天應穴)인데, 『자생경(資生經)』에 씌어 있는 아시혈(阿是穴)이다[입문].

○ 사기가 경맥에 들어가 왼쪽이 아픈 것은 오른쪽 경맥에 먼저 병이 생긴 것이므로 거자법을 써서 그 경맥에 침을 놓아야 하며 낙맥에는 놓지 말아야 한다. 낙맥에 병이 생긴 것은 그 아픈 곳이 경맥과는 위치가 다르기 때문에 무자법을 써야 한다. 즉 왼쪽에 병이 생기면 오른쪽에 침을 놓고, 오른쪽에 병이 생기면 왼쪽에 침을 놓는다. 또한 몸은 아픈데 9후맥(九候脈)에 병이 없으면 무자법을 쓴다고 하였는데, 무자법은 모든 경맥의 낙혈을 잡아 침을 놓는 방법이다[강목].

奇經八脈

◯ 脈有陽維·陰維, 有陽蹻·陰蹻, 有衝·有督·有任·有帶之脈. 凡此八脈者, 皆不拘於經, 故曰奇經八脈也. 『難經』 ◯ 奇經病非自生, 蓋因諸經溢出而流入之也. 比於聖人, 圖設溝渠以備水潦之溢, 溝渠滿溢則流於深湖. 人脈隆盛, 入於八脈而不環周, 故其受邪, 氣蓄則腫熱, 砭射之也. 『綱目』 ◯ 督·衝·任三脈, 並起而異行, 皆始於氣衝 穴名. 一源而分三岐, 督脈行背而應乎陽, 任脈行腹而應乎陰·衝脈自足至頭, 若衝衝而直行於上, 爲十二經脈之海, 總領諸經氣血. 三脈皆起於氣衝, 氣衝又起於胃脈, 其源如此, 則知胃氣爲本矣. 『入門』

기경8맥(奇經八脈)

경맥에는 양유맥·음유맥·양교맥·음교맥·충맥·독맥·임맥·대맥이 있다. 이 8가지 경맥은 다 12경맥에 속하지 않으므로 기경8맥이라고 한다[난경].

○ 기경의 병은 다 자기 경맥에서 생긴 것이 아니며 다른 경맥에서 생긴 병이 넘어온 것이다. 마치 성인이 도랑을 파서 물이 흘러 넘지 못하게 하였으나 도랑이 차고 넘치면 깊은 호수로 흘러내려가는 것과 같이, 사람의 경맥도 지나치게 실해지면 기경8맥으로 들어가서 제대로 돌아가지 못하게 된다. 그러므로 이곳에 사기를 받아 몰리게 되면 붓고 열이 난다. 이때에는 침으로 치료하여야 한다[강목].

○ 독맥·충맥·임맥의 3가지 경맥은 다 한 곳에서 시작하여 각각 다른 곳으로 간다. 즉 기충혈(氣衝穴)에서 시작하여 3가지로 갈라진다. 독맥은 등으로 가서 양이 되고, 임맥은 배로 가서 음이 되며, 충맥은 발로부터 머리로 곧추 올라가 12경맥이 모이는 곳으로 가서 모든 경맥의 기혈(氣血)을 통솔한다. 이 3가지 경맥은 다 기충혈에서 시작하며, 기충혈은 또한 위맥(胃脈)에서 비롯된다. 그 근원이 이와 같으므로 위기(胃氣)가 근본이라는 것을 알 수 있다[입문].

【陽維】起于金門 穴名，以陽交爲郄．與手足太陽及蹻脈，會于肩腧，與手足少陽會于天髎，及會肩井，與足少陽會于陽白上本神下，至風池，與督脈會于瘂門．此陽維之脈，起于諸陽之交會也．『入門』◯ 陽維爲病，苦寒熱．又曰，陽維維於陽，陰維維於陰，陰陽不能相維則悵然失志，溶溶不能自收持．『綱目』

양유맥(陽維脈) 금문(金門, 혈이름이다)에서 시작하고, 양교(陽交)를 극혈(郄穴)로 삼는다. 수·족태양경과 양교맥과는 견수혈에서 만나고, 수·족소양경과는 천료혈(天髎穴)과 견정혈(肩井穴)에서 만나며, 족소양경과는 양백혈(陽白穴) 위 본신혈(本神穴) 아래에서 만나 풍지혈(風池穴)로 내려가며, 독맥과는 아문혈(瘂門穴)에서 만난다. 이 양유맥은 모든 양이 서로 만나는 곳에서 시작한다[입문].
○ 양유맥에 병이 생기면 몹시 추웠다 열이 났다 한다. 또한 양유맥은 양에 얽혔고[維] 음유맥은 음에 얽혔는데 음과 양이 서로 얽히지 못하면 뜻대로 되지 않으며 힘이 없어진다고 하였다[강목].

【陰維】陰維之郄曰築賓 穴名．與足太陰·厥陰會于府舍·期門．又與任脈會于廉泉·天突．此陰維起于諸陰之交會也．『入門』◯ 陰維爲病，苦心痛．『綱目』

음유맥(陰維脈) 음유맥의 극혈은 축빈(築賓, 혈이름이다)이다. 족태음·족궐음경과는 부사혈(府舍穴)과 기문혈(期門穴)에서 만나며, 임맥과는 염천혈(廉泉穴)과 천돌혈(天突穴)에서 만난다. 이 음유맥은 모든 음이 서로 만나는 곳에서 시작한다[입문].
○ 음유맥에 병이 생기면 가슴이 아프다[강목].

【陽蹻】陽蹻脈者起於跟中，循外踝上行 申脈穴，入風池．◯ 陽蹻之病，陽急而狂奔．『入門』◯ 蹻者捷也，言此脈之行，如蹻捷者之擧動手足也．『入門』

양교맥(陽蹻脈) 양교맥은 발꿈치에서 시작하여 바깥쪽복사뼈(신맥혈이다)를 따라 위로 가서 풍지혈(風池穴)로 들어간다.
○ 양교맥의 병은 양이 성하여[急] 미쳐 달아난다[입문].
○ 교(蹻)라는 것은 빠르다[捷]는 말이다. 즉 이 경맥이 돌아가는 것은 마치 아주 빠른 사람이 손과 발을 놀리는 것 같다는 것이다[입문].

【陰蹻】陰蹻脈者亦起於跟中，循內踝上行 照海穴，至咽喉，交貫衝脈．◯ 陰蹻之病，陰急而足直．『入門』

음교맥(陰蹻脈) 음교맥도 역시 발꿈치에서 시작하여 안쪽복사뼈(조해혈이다)를 따라 위로 올라가 목구멍에 가서 충맥과 서로 연결된다.
○ 음교맥의 병은 음이 성하여 발이 꼿꼿해진다[입문].

【衝脈】衝脈行身之前，挾任脈兩傍．東垣云，衝脈起於會陰 穴名，根於氣街，爲二道入腹中央，挾臍兩傍上行，附足陽明之脈，至胸中而散．『綱目』◯ 衝脈爲病，逆氣而裏急．◯ 內經言，衝脈並足少陰之經．難經言，並足陽明之經．以此推之，則衝脈起自氣街，在陽明·少陰二經之內，挾臍上行，其理明矣．『綱目』

충맥(衝脈) 충맥은 몸의 앞에 있으며 임맥의 양옆을 낀다. 동원이 말하기를 "충맥은 회음(혈 이름이다)에서 시작되는데 기가혈(氣街穴)에 뿌리를 두며, 두 길로 갈라져 배 가운데로 들어가서 배꼽의 양옆을 끼고 위[上]로 올라가 족양명경맥에 붙어서 가슴에 이르러 흩어진다."고 하였다[강목].

○ 충맥에 병이 생기면 기가 거슬러 오르고 뱃속이 땅긴다.

○ 『내경』에서는 충맥은 족소음경과 나란히 간다고 하였고, 『난경』에서는 족양명경과 나란히 간다고 하였다. 이것으로 보아 충맥은 기가혈에서 시작하여 족양명경과 족소음경의 두 경맥 사이에 있으며 배꼽을 끼고 위로 올라가는 것이 명확하다[강목].

【督脈】督脈始終行身之後，出於會陰，根於長强，上行脊裏，至於巓，附足太陽之脈. 謂之督者，以其督領諸經也. 『綱目』 ◯ 督脈爲病，脊强而反折. 『綱目』

독맥(督脈) 독맥은 몸 뒤에서 시작하여 몸 뒤에서 끝난다. 즉 회음혈에서 나오고 장강혈에 뿌리를 두며, 등골뼈 속을 따라 올라가 정수리에 이르러 족태양경맥에 붙는다. 독(督)이라는 것은 모든 경맥을 감독하고 통솔한다는 뜻이다[강목].

○ 독맥에 병이 생기면 등골뼈가 뻣뻣해지면서 뒤로 젖혀진다[강목].

【任脈】任脈始終行身之前. 東垣云，任脈起於會陰，根於曲骨，入前陰中，出腹裏，過臍上行，附足厥陰之經. 謂之任者，女子得之以姙養也. 『綱目』 ◯ 任脈爲病，其內苦結，男子爲七疝，女子爲瘕聚. 『綱目』 ◯ 衝脈 · 任脈，皆於胞中，上循腹裏，爲經絡之海. 其浮而外者，循腹右上行，會於咽喉，別而絡脣口. 『綱目』

임맥(任脈) 임맥은 몸 앞에서 시작하여 몸 앞에서 끝난다. 동원이 말하기를 "임맥은 회음혈(會陰穴)에서 시작하고 곡골혈에 뿌리를 두며, 생식기[前陰] 속에 들어갔다가 뱃속으로 나와 배꼽을 지나 위로 올라가 족궐음경맥에 붙는다."고 하였다. 임(任)이란 것은 여자가 이 경맥의 힘으로 임신을 한다는 뜻이다[강목].

○ 임맥에 병이 생기면 속이 맺혀 괴롭고, 남자는 7산(七疝)이 되며 여자는 가취(瘕聚)가 된다[강목].

○ 충맥과 임맥은 다 자궁 속에서 시작하여 뱃속을 따라 위로 올라가 경락이 모이는 곳[經絡之海]으로 가며, 겉으로 나온 것은 배의 오른쪽을 따라 위로 올라가 목구멍에서 만나고 갈라져서 입술을 얽는다[강목].

【帶脈】帶脈者，起於季脇，廻身一周. 『難經』 ◯ 經云，帶脈周廻季肋間. 註云，廻繞周身，總束諸脈，如束帶然. 起於季肋，卽章門穴，乃脇下接腰骨之間也. 『入門』 ◯ 帶脈爲病，腹滿，溶溶若坐水中. 『入門』

대맥(帶脈) 대맥은 마지막 갈비뼈에서 시작하여 몸을 한 바퀴 돈다[난경].

○ 『내경』에 "대맥은 마지막 갈비뼈 사이를 돈다."고 하였고, 주해에는 "몸을 한 바퀴 돌아서 모든 경맥을 띠로 묶은 것처럼 묶었기 때문에 대맥이라고 한다."고 하였다. 그런데 마지막 갈비뼈에서 시작하였다는 것은 즉 장문혈(章門穴)로서 옆구리 아래 허리등뼈 사이와 접하는 곳이다[입문].

○ 대맥에 병이 생기면 배가 그득하고 끓으며 물 속에 앉은 것과 같다[입문].

子午八法

◯ 子者陽也, 午者陰也. 不曰陰陽而曰子午者, 正以見人身任督, 與天地子午相爲流通, 故地理南鍼不離子午, 乃陰陽自然之妙用也. 八法者, 奇經八穴爲要, 乃十二經之大會也.『入門』◯ 公孫 衝脈 · 內關 陰維 · 臨泣 帶脈 · 外關 陽維 · 後谿 督脈 · 申脈 陽蹻 · 列缺 任脈 · 照海 陰蹻. 其陽蹻 · 陽維幷督脈屬陽, 主肩 · 背 · 腰 · 腿在表之病. 其陰蹻 · 陰維 · 任 · 衝 · 帶屬陰, 主心 · 腹 · 脇 · 肋在裏之病.『入門』◯ 周身三百六十穴, 統於手足六十六穴, 六十六穴又統於八穴, 故謂之奇經八穴.『入門』

자오8법(子午八法)

자(子)는 양(陽)이고, 오(午)는 음(陰)이다. 음양이라고 하지 않고 자오라고 하는 것은 바로 사람의 몸의 임맥과 독맥이 천지의 자오와 서로 관계되는 것으로 보았기 때문이다. 지리에서 자침이 자오를 따라 돌아가는 것은 음양의 저절로 그렇게 되는 묘한 작용인 것이다. 8법은 기경8맥의 8개 침혈을 중요하게 쓰는 방법인데, 12경맥이 다 만나는 곳이다[입문].

○ 공손(公孫, 충맥이다) · 내관(內關, 음유맥이다) · 임읍(臨泣, 대맥이다) · 외관(外關, 양유맥이다) · 후계(後谿, 독맥이다) · 신맥(申脈, 양교맥이다) · 열결(列缺, 임맥이다) · 조해(照海, 음교맥이다)이다. 양교맥과 양유맥은 독맥과 같이 양에 속하며, 주로 어깨 · 등 · 허리 · 다리의 겉[表]에 있는 병을 치료하는 데 쓴다. 음교맥과 음유맥은 임맥 · 충맥 · 대맥과 같이 음에 속하며, 주로 가슴 · 배 · 옆구리의 속에 있는 병을 치료하는 데 쓴다[입문].

○ 온몸의 360개의 침혈은 손과 발의 66개 침혈에 통솔되며, 66개 침혈은 또 8맥의 8개 침혈에 통솔된다. 그러므로 기경8혈이라고 한다[입문].

子午流注

◯ 流者往也, 注者住也, 神氣之流行也. 十二經每經各得五穴, 井 · 滎 · 腧 · 經 · 合也. 手不過肘, 足不過膝. 陽干三十六穴, 陰干三十穴, 共成六十六穴. 陽干多六穴者, 乃原穴也.『入門』◯ 大腸合, 又有巨虛上廉, 小腸合, 又有巨虛下廉, 三焦合, 又有委陽也.『綱目』

자오유주(子午流注)

유(流)는 간다[往]는 뜻이고, 주(注)는 머무른다[住]는 뜻이니, 신기(神氣)가 돌아가는 것[流行]을 말한다. 12경맥은 매 경마다 각각 정(井) · 형(滎) · 수(腧) · 경(經) · 합(合) 5개의 침혈이 있다. 손에 있는 침혈은 다 팔꿈치 아래에 있고, 발에 있는 침혈은 다 무릎 아래에 있다. 양경맥에 36개 혈이 있고 음경맥에 30개 혈이 있어 모두 66개 혈이다. 양경맥에 6개 혈이 더 많은 것은 원혈이 따로 있기 때문이다[입문].

○ 대장경의 합혈은 거허상렴혈(巨虛上廉穴)이고, 소장경의 합혈은 거허하렴혈(巨虛下廉穴)이며, 삼초경의 합혈은 위양혈(委陽穴)이다[강목].

五臟六腑所屬五腧五行

오장 육부에 속한 5수혈과 5행(五臟六腑所屬五腧五行)

肺 폐	少商.井,木 소상.정,목	魚際.滎,火 어제.형,화	太淵.腧,土 태연.수,토	經渠.經,金 경거.경,금	尺澤.合,水 척택.합,수	
大腸 대장	商陽.井,金 상양.정,금	二間.滎,水 이간.형,수	三間.腧,木 3간.수,목	合谷.原 합곡.원	陽谿.經,火 양계.경,화	曲池,上廉. 合,土 곡지,상렴. 합,토
心 심	中衝.井,木 중충.정,목	勞宮.滎,火 노궁.형,화	大陵.腧,土 대릉.수,토	間使.經,金 간사.경,금	曲澤.合,水 곡택.합,수	心不主兪, 故代以心包. 심은 시기를 주관하지 않으므로 심포(心包)로 대리함.
小腸 소장	少澤.井,金 소택.정,금	前谷.滎,水 전곡.형,수	後谿.腧,木 후계.수,목	腕骨.原 완골.원	陽谷.經,火 양곡.경,화	小海,下廉. 合,土 소해,하렴. 합,토
肝 간	大敦.井,木 대돈.정,목	行間.滎,火 행간.형,화	太衝.腧,土 태충.수,토	中封.經,金 중봉.경,금	曲泉.合,水 곡천.합,수	
膽 담	竅陰.井,金 규음.정,금	俠谿.滎,水 협계.형,수	臨泣.腧,木 임읍.수,목	丘墟.原 구허.원	陽輔.經,火 양보.경,화	陽陵泉. 合,土 양릉천. 합,토
脾 비	은백.정,목 隱白.井,木	大都.滎,火 대도.형,화	太白.腧,土 태백.수,토	商丘.經,金 상구.경,금	陰陵泉.合,水 음릉천.합,수	
胃 위	厲兌.井,金 여태.정,금	內庭.滎,水 내정.형,수	陷谷.腧,木 함곡.수,목	衝陽.原 충양.원	解谿.經,火 해계.경,화	三里. 合,土 삼리. 합,토
腎 신	涌泉.井,木 용천.정,목	然谷.滎,火 연곡.형,화	太谿.腧,土 태계.수,토	復溜.經,金 부류.경,금	陰谷.合,水 음곡.합,수	
膀胱 방광	至陰.井,金 지음.정,금	通谷.滎,水 통곡.형,수	束骨.腧,木 속골.수,목	京骨.原 경골.원	崑崙.經,火 곤륜.경,화	委中. 合,土 위중. 합,토
三焦 삼초	關衝.井,金 관충.정,금	液門.滎,水 액문.형,수	中渚.腧,木 중저.수,목	陽池.原 양지.원	支溝.經,火 지구.경,화	天井,委陽. 合,土 천정,위양. 합,토

[五腧陰陽配合] 陰井木, 陽井金. 陰滎火, 陽滎水. 陰腧土, 陽腧木. 陰經金, 陽經火. 陰合水, 陽合土. 陰陽皆不同, 其意何也. 然是剛柔之事也. 陰井乙木, 陽井庚金庚者乙之剛. 乙者庚之柔, 故爲配合焉. 他倣此. 『難經』

5수혈과 음양의 배합[五腧陰陽配合]

음(陰)의 정혈(井穴)은 목(木)이고, 양(陽)의 정혈은 금(金)이다. 음의 형혈(滎穴)은 화(火)이고, 양의 형혈은 수(水)이다. 음의 수혈은 토(土)이고, 양의 수혈(腧穴)은 목이다. 음의 경혈(經穴)은 금이고, 양의 경혈은 화이다. 음의 합혈(合穴)은 수이고, 양의 합혈은 토이다. 음양이 같지 않는 것은 무엇 때문인가. 그것은 강하고 약한 것이 있기 때문이다. 음의 정혈은 을(乙)·목이고, 양의 정혈은 경(庚)·금이다. 경은 을보다 강하고, 을은 경보다 약하다. 그러므로 배합이 된다. 다른 것도 다 마찬가지이다[난경].

[五腧主病] 五臟六腑, 各有井·滎·腧·經·合, 皆何所主. 然經言, 所出爲井, 所流爲滎, 所注爲腧, 所行爲經, 所入爲合. 井主心下痞滿 肝邪也, 滎主身熱 心邪也, 腧主體重節痛 脾邪也, 經主喘咳寒熱 肺邪也, 合主氣逆而泄 腎邪也, 此所主病也. 『難經』

5수혈이 주관하는 병[五腧主病]

오장 육부의 경맥에는 각각 정혈 · 형혈 · 수혈 · 경혈 · 합혈이 있는데, 모두 어떤 병을 주관하는가. 『내경』에는 "경기가 나오는 곳이 정혈이고, 경기가 흐르는 곳이 형혈이며, 경기가 쏠리는 곳이 수혈이고, 경기가 행하는 곳이 경혈이며, 경기가 들어가는 곳이 합혈이다. 정혈은 명치 아래가 답답하고 그득한 것(간의 사기[肝邪]이다)을 주관하고, 형혈은 몸에 열이 나는 것(심의 사기[心邪]이다)을 주관하며, 수혈은 몸이 무겁고 뼈마디가 아픈 것(비의 사기[脾邪]이다)을 주관하고, 경혈은 숨이 차고 기침이 나며 추웠다 열이 났다 하는 것(폐의 사기[肺邪]이다)을 주관하며, 합혈은 기가 거슬러 오르고 설사하는 것(신의 사기[腎邪]이다)을 주관하는데, 이것이 주관하는 병이다."라고 하였다[난경].

[五腧鍼隨四時] 春刺井, 夏刺滎, 季夏刺腧, 秋刺經, 冬刺合者何也. 蓋春刺井者, 邪在肝也. 夏刺滎者, 邪在心也. 季夏刺腧者, 邪在脾也. 秋刺經者, 邪在肺也. 冬刺合者, 邪在腎也. 『難經』

5수혈은 4계절에 따라 침을 놓는다[五腧鍼隨四時]

봄에는 정혈에 놓고, 여름에는 형혈에 놓으며, 늦여름에는 수혈에 놓고, 가을에는 경혈에 놓으며, 겨울에는 합혈에 놓는 것은 어째서인가. 대체로 봄철에 정혈에 놓는 것은 사기가 간에 있기 때문이고, 여름에 형혈에 놓는 것은 사기가 심에 있기 때문이며, 늦여름에 수혈에 놓는 것은 사기가 비에 있기 때문이고, 가을에 경혈에 놓는 것은 사기가 폐에 있기 때문이며, 겨울에 합혈에 놓는 것은 사기가 신에 있기 때문이다[난경].

[井合有義] 所出爲井, 所入爲合, 奈何. 蓋井者, 東方春也. 萬物始生, 故言所出爲井也, 合者北方冬也, 陽氣入藏, 故言所入爲合也. 『難經』

정합의 의의[井合有義]

경기가 나오는 곳이 정혈이고 경기가 들어가는 곳이 합혈이라는 것은 어떤 뜻인가. 대개 정이란 동쪽이고 봄이다. 만물이 비로소 생겨나므로, 경기가 나오는 곳을 정혈이라 한다. 합이란 북쪽이고 겨울이다. 양기가 들어가서 갈무리되므로, 경기가 들어가는 곳을 합혈이라 한다[난경].

五臟六腑有疾當取十二原

○ 五藏有六府, 六府有十二原. 十二原出于四關, 主治五藏. 五藏有疾, 當取之十二原. 十二原者, 五藏之所以稟三百六十五節氣味也. 五藏有疾應出十二原, 而原各有出. 陽中之少陰肺也, 其原出於太淵. 陽中之太陽心也, 其原出於大陵. 陰中之少陽肝也, 其原出於太衝. 陰中之至陰脾也, 其原出於太白. 陰中之太陰腎也, 其原出於太谿. 膏之原出于鳩尾, 肓之原出于氣海. 此十二原, 主治五藏六府之有疾也. 『靈樞』 ○ 四關者, 合谷 · 太衝穴也. 十二經原, 皆出於四關. 『入門』

오장 육부에 병이 있으면 12개의 원혈을 취해야 한다[五臟六腑有疾當取十二原]

오장과 육부는 연관되어 있고, 육부에는 12개의 원혈(原穴)이 있다. 12개 원혈은 4관(四關)에서 나오며 주로 오장병을 치료한다. 그러므로 오장에 병이 있으면 12개의 원혈을 써야 한다. 12개의 원혈은 오장에서 365절이 받는 기미(氣味)이다. 그러므로 오장에 병이 있으면 반응이 12개의 원혈에 나타나며, 원혈은 각각 경기가 나오는 곳이다. 양 속의 소음(少陰)은 폐인데 그 원혈은 태연혈(太淵穴)이고, 양 속의 태양(太陽)은 심인데 그 원혈은 대릉혈(大陵穴)이며, 음 속의 소양(少陽)은 간인데 그 원혈은 태충혈(太衝穴)이고, 음 속의 지음(至陰)은 비인데 그 원혈은 태백(太白)이며, 음 속의 태음(太陰)은 신인데 그 원혈은 태계(太谿)이다. 고(膏)의 원혈은 구미혈(鳩尾穴)이고, 황(肓)의 원혈은 기해혈(氣海穴)이다. 이 12개의 원혈은 주로 오장 육부에 생긴 병을 치료한다[영추].

○ 4관은 합곡혈(合谷穴)과 태충혈 좌우 4개 혈을 말하며, 12경맥의 원혈들은 모두 4관에서 나온다[입문].

臟腑要穴

◯ 五藏腧二十五穴, 六府腧三十六穴, 幷巨虛·上下廉, 共六十四腧, 實切要之穴也. 藏府有病, 此六十四穴皆主之. 其太淵·大陵·太衝·太白·太谿爲五藏之原, 其三里·巨虛上下廉·委中·委陽·陽陵泉爲六府之合, 又切要中之切要, 而醫所最當先者也 藏兪二十五, 府兪三十六, 合爲六十一兪, 加委陽·上廉·下廉. 是爲六十四兪也. 『綱目』

장부의 중요한 침혈[臟腑要穴]

오장의 수혈 25개와 육부의 수혈 36개에 거허혈(巨虛穴), 상·하렴혈을 합하여 모두 64개 수혈은 실로 중요한 침혈이다. 장부에 생긴 병은 이 64개의 혈이 모두 주관한다. 태연혈·대릉혈·태충혈·태백혈·태계혈은 오장의 원혈이고, 삼리혈·거허상렴혈·거허하렴혈·위중혈·위양혈·양릉천혈은 육부의 합혈인데 중요한 침혈 중에서도 더욱 중요한 침혈이므로 치료에 가장 먼저 써야 한다(오장의 수혈 25개와 육부의 수혈 36개에 위양혈·상렴혈·하렴혈을 합하여 64개 수혈이다)[강목].

六合所出所入

◯ 帝曰, 滎腧與合, 各有名乎. 岐伯曰, 滎腧治外經, 合治內府. 帝曰, 合各有名乎. 岐伯曰, 胃合入于三里, 大腸合入于巨虛上廉, 小腸合入于巨虛下廉, 此三府皆出足陽明也. 三焦合入于委陽, 膀胱合入于委中, 此二府皆出足太陽也. 膽合入于陽陵泉, 此一府出足少陽也. 帝曰, 取之奈何. 岐伯曰, 取三里者低跗取之. 取巨虛者, 擧足取之. 委陽者, 屈伸而索之. 委中者, 屈而取之. 陽陵泉者, 正竪膝與之齊, 下至委陽之陽取之. 『靈樞』

6개의 합혈이 나드는 곳[六合所出所入]

황제가 "형혈과 합혈은 각각 이름이 있는가?"라고 물었다. 기백이 "형혈은 겉에 있는 경맥의 병을 치료하고, 합혈은 속의 부병(府病)을 치료한다."고 하였다. 황제가 "합혈은 각각 어디에 있으며 이름은 무엇인가?"라고 물었다. 기백이 "족양명위경의 합혈은 족삼리혈로 들어가고, 수양명대장경의 합혈은 거허상렴혈로 들어가며, 수태양소장경의 합혈은 거허하렴혈로 들어가는데, 이 3부의 합혈은 다 족양명경에서 나온다. 수소양삼초경의 합혈은 위양혈로 들어가고, 족태양방광경의 합혈은 위중혈로 들어가는데, 이 2부의 합혈은 다 족태양경에서 나온다. 족소양담경의 합혈은 양릉천혈로 들어가는데, 이 1부의 합혈은 족소양경에서 나온다."고 하였다. 황제가 "침혈은 어떻게 잡는가?"고 물었다. 기백이 "족삼리혈은 발을 드리우고 잡으며, 거허혈은 발을 들고서 잡고, 위양혈은 구부렸다 폈다 하면서 잡고, 위중혈은 구부리고 잡으며, 양릉천혈은 무릎을 바로 세우고 위양혈로 내려가는 바깥쪽에서 잡는다."고 하였다[영추].

足三焦別脈

◯ 足三焦者, 足太陽之別也. 上踝五寸, 別入貫腨腸, 出于委陽 穴名, 並太陽之正, 入絡膀胱, 約下焦. 其病實則閉癃, 虛則遺尿. 遺尿則補之, 閉癃則瀉之. 『靈樞』

족삼초의 별맥[足三焦別脈]

족삼초는 족태양경에서 갈라진 것인데, 바깥복사뼈에서 5치 올라가서 갈라져 장딴지로 들어가 꿰뚫고 위양(혈이름이다)으로 나와 족태양경의 본경맥과 어우러져 방광으로 들어가 얽고 하초를 묶는다. 그 병이 실하면 폐륭(閉癃)이 생기고, 허하면 유뇨증(遺尿證)이 생긴다. 유뇨증이 생기면 보하고, 폐륭이 생기면 사한다[영추].

八會穴

◯ 府會太倉 中脘穴, 藏會季脇 章門穴, 筋會陽陵泉 穴名, 髓會絶骨 陽輔穴, 血會膈腧 穴名, 骨會大杼 穴名, 脈會太淵 穴名, 氣會三焦外, 一筋直兩乳內也 膻中穴. ◯府會中脘, 府病治此. 藏會章門, 藏病治此. 筋會陽陵泉, 筋病治此. 髓會絶骨, 髓病治此. 血會膈腧, 血病治此. 骨會大杼, 骨病治此. 脈會太淵, 脈病治此. 氣會膻中, 氣病治此. 『難經』

8회혈(八會穴)

부회(府會)는 태창(太倉, 중완혈이다), 오장회(五藏會)는 계협(季脇, 장문혈이다), 근회(筋會)는 양릉천(陽陵泉, 혈이름이다), 수회(髓會)는 절골(絶骨, 양보혈이다), 혈회(血會)는 격수(膈腧, 혈이름이다), 골회(骨會)는 대저(大杼, 혈이름이다), 맥회(脈會)는 태연(太淵, 혈이름이다), 기회(氣會)는 삼초의 바깥 두 젖 사이의 한 힘줄이 곧은 곳(전중혈이다)이다.

○ 부회인 중완혈은 육부의 병을 치료하고, 장회인 장문혈은 오장의 병을 치료하고, 근회인 양릉천혈은 힘줄의 병을 치료하고, 수회인 절골혈은 골수의 병을 치료하고, 혈회인 격수혈은 혈액의 병을 치료하고, 골회인 대저혈은 뼈의 병을 치료하고, 맥회인 태연혈은 맥의 병을 치료하고, 기회인 전중혈은 기의 병을 치료한다[난경].

六經標本

◯ 足太陽之本, 在跟以上五寸中. 標在兩絡命門, 命門者目也. ◯ 足少陽之本, 在竅陰之間. 標在窓籠之前, 窓籠者耳也. ◯ 足少陰之本, 在內踝下上三寸中. 標在背腧與舌下兩脈也. ◯ 足厥陰之本, 在行間上五寸所. 標在背腧也. ◯ 足陽明之本, 在厲兌. 標在人迎, 頰挾頏顙也. ◯ 足太陰之本, 在中封前上四寸之中. 標在背腧與舌本也. ◯ 手太陽之本, 在外踝之後. 標在命門之上一寸也. ◯ 手少陽之本, 在小指次指之間上二寸. 標在耳後上角下外眥也. ◯ 手陽明之本, 在肘骨中, 上至別陽. 標在顔下合鉗上也. ◯ 手太陰之本, 在寸口之中. 標在腋下動也. ◯ 手少陰之本, 在銳骨之端. 標在背腧也. ◯ 手心主之本, 在掌後兩筋之間二寸中. 標在腋下三寸也. ◯ 凡候此者, 下虛則厥, 下盛則熱. 上虛則眩, 上盛則熱痛. 『靈樞』

6개 경맥의 표와 본[六經標本]

족태양경맥의 본(本, 시작하는 곳)은 발꿈치에서 5치 위에 있고, 표(標, 끝나는 곳)는 명문(命門)을 얽은 두 곳에 있는데, 명문은 눈이다.

○ 족소양경맥의 본은 규음혈(竅陰穴) 사이에 있고, 표는 창롱(窓籠)의 앞에 있는데, 창롱은 귀이다.

○ 족소음경맥의 본은 안쪽복사뼈 아래에서 3치 위에 있으며, 표는 배수혈(背腧穴)과 혀 밑의 두 혈맥에 있다.

○ 족궐음경맥의 본은 행간혈(行間穴)에서 5치 위에 있으며, 표는 배수혈에 있다.

○ 족양명경맥의 본은 여태혈(厲兌穴)에 있으며, 표는 인영(人迎) 즉 뺨이 항상(頏顙)을 끼고 있는 곳에 있다.

○ 족태음경맥의 본은 중봉혈(中封穴) 앞에서 4치 위에 있으며, 표는 배수혈과 설본(舌本)에 있다.

○ 수태양경맥의 본은 바깥쪽복사뼈 뒤에 있으며, 표는 명문혈에서 1치 위에 있다.

○ 수소양경맥의 본은 새끼손가락과 약손가락 사이에서 2치 위에 있으며, 표는 귀 뒤의 위쪽으로부터 눈귀로 내려오는 곳에 있다.

○ 수양명경맥의 본은 팔꿈치 속에서 별양(別陽)에까지 올라가 있으며, 표는 이마 아래, 귀 위에 있다.

○ 수태음경맥의 본은 촌구(寸口)에 있으며, 표는 겨드랑이 아래 맥이 뛰는 곳에 있다.

○ 수소음경맥의 본은 예골(銳骨) 끝에 있으며, 표(標)는 배수혈에 있다.

○ 수궐음경맥의 본은 손바닥 뒤 두 힘줄 사이 2치 되는 곳에 있으며, 표는 겨드랑이에서 3치 아래에 있다.

○ 여기를 살펴보아 아래가 허하면 차고, 아래가 실하면 뜨거우며, 위가 허하면 어지럽고, 위가 실하면 열이 나고 아프다[영추].

人身四海腧穴

○ 胃爲水穀之海, 其腧上在氣街, 下在三里. ○ 衝脈爲十二經之海, 其腧上在于大杼, 下出于巨虛之上下廉. ○ 膻中爲氣之海, 其腧上在于柱骨之上, 下在于人迎. ○ 腦爲髓之海, 其腧上在于其蓋, 下在風府. 蓋卽百會穴也. 『靈樞』

사람 몸의 4개의 모여드는 곳과 그에 해당하는 수혈[人身四海腧穴]

위(胃)는 수곡이 모이는 곳[水穀之海]인데, 그에 해당하는 수혈이 위로는 기가혈(氣街穴)이고 아래로는 족삼리혈이다.

○ 충맥(衝脈)은 12경맥이 모이는 곳인데, 그에 해당하는 수혈이 위로는 대저혈이고 아래로는 거허(巨虛)의 상렴혈과 하렴혈이다.

○ 전중(膻中)은 기가 모이는 곳인데, 그에 해당하는 수혈이 위로는 주골(柱骨) 위에 있고 아래로는 인영혈이다.

○ 뇌는 골수가 모이는 곳인데, 그에 해당하는 수혈이 위로는 윗머리에 있고 아래로는 풍부혈이다. 윗머리[蓋]란 곧 백회혈(百會穴)이다[영추].

大接經

○ 經曰, 留瘦不移, 節而刺之, 使十二經無過絶. 假令十二經中是何經絡不通行, 當刺不通凝滯經, 俱令氣過節, 無問其數, 以平爲期. ○ 大接經, 治中風偏枯, 從陽引陰, 從陰引陽, 皆取十二經井穴也.『綱目』

대접경(大接經)

『내경』에 "사기가 머물러 있으면서 옮겨 가지 않을 때에는 몰린 곳을 찾아서 침을 놓는다."고 하였는데, 그것은 기가 끊어지지 않게 하라는 것이다. 가령 12경맥 가운데서 어느 한 경락이 막혔으면 막힌 경락을 찾아서 침을 놓아 경락으로 기가 그 곳(막힌 곳)을 잘 통하게 하는 것인데 그 횟수에 관계없이 나을 때까지 해야 한다.

○ 대접경은 중풍으로 반신을 쓰지 못하는 것을 치료할 때 양으로부터 음을 끌어오고 음으로부터 양을 끌어오는 방법이다. 어느 것이나 다 12경맥의 정혈을 쓴다[강목].

主病要穴

○ 大槩上部病多取手陽明, 中部病取足太陰, 下部病取足厥陰. 前膺取足陽明, 後背取足太陽. 因各經之病而取各經之穴者, 最爲要訣. 百病一鍼爲率, 多則四鍼, 滿身鍼者可惡.『入門』 ○ 膏肓腧·三里·涌泉, 百病無所不治.『入門』 ○ 若要安, 丹田·三里不曾乾.『資生』

병을 치료하는 주요한 혈[主病要穴]

대개 몸의 위에 있는 병[上部病]에는 수양명경의 침혈을 주로 쓰고, 몸의 가운데 있는 병[中部病]에는 족태음경의 침혈을 쓰며, 몸의 아래에 있는 병[下部病]에는 족궐음경의 침혈을 쓴다. 앞가슴에 있는 병에는 족양명경의 침혈을 쓰고, 등에 있는 병에는 족태양경의 침혈을 쓴다. 이것은 병에 따라 각각 해당하는 경맥의 침혈을 쓰는 것이 제일 좋기 때문이다. 모든 병에 침을 한 대 놓는 것을 기준으로 하고, 많아서 4대이며, 온몸에 침을 많이 놓는 것은 좋지 못하다[입문].

○ 고황수혈·족삼리혈·용천혈은 모든 병을 치료하지 못하는 것이 없다[입문].

○ 만일 몸을 편안하게 하려면 단전혈과 족삼리혈에 뜸자리가 마르지 않게 늘 뜸을 뜬다[자생].

禁鍼灸

○ 身之穴三百六十有五, 其三十穴, 灸之有害. 七十九穴, 刺之爲災.『叔和』 ○ 用鍼者, 先明孔穴, 補虛瀉實, 勿失其理. 鍼皮膚腠理, 勿傷肌肉. 鍼肌肉, 勿傷筋脈. 鍼筋脈, 勿傷骨髓. 鍼骨髓, 勿傷諸絡. 傷筋膜者愕視失魂, 傷血脈者煩亂失神, 傷皮毛者上氣失魂, 傷骨髓者呻吟失志, 傷肌肉者四肢不收失智, 此爲五亂, 有死之憂也.『資生』

침과 뜸을 금하는 것[禁鍼灸]

몸의 혈은 365개인데, 그 중 30개의 혈에는 뜸을 뜨면 해롭고, 79개의 혈에는 침을 놓으면 재앙이 된다[숙화].

○ 침을 놓는 사람은 먼저 침혈을 잘 알아야 하고, 허한 것을 보하고 실한 것을 사하는데 그 원칙을 어기지 말아야 한다. 피부와 주리에 침을 놓을 때에는 기육을 상하게 하지 말아야 하며, 기육

에 침을 놓을 때에는 힘줄과 혈맥을 상하게 하지 말아야 한다. 힘줄과 혈맥에 침을 놓을 때에는 골수를 상하게 하지 말아야 하며, 골수에 침을 놓을 때에는 모든 낙(絡)을 상하게 하지 말아야 한다. 근막(筋膜)이 상하면 놀라고 정신을 잃으며, 혈맥을 상하면 답답하여 날치고[煩亂] 정신을 잃는다. 피모(皮毛)를 상하면 숨이 차며 정신을 잃고, 골수를 상하면 앓는 소리를 내고 정신을 잃으며, 기육을 상하면 팔다리를 가누지 못하고 정신을 잃는다. 이것이 5가지의 혼란되는 것[五亂]이며 죽을 우려가 있는 것이다[자생].

[刺中五臟死候] 五藏主藏神, 不可傷, 傷之則死. ○ 刺中心一日死, 其動爲噫. ○ 刺中肺三日死, 其動爲咳. ○ 刺中肝五日死, 其動爲語 一作欠. ○ 刺中脾十日死, 其動爲呑. ○ 刺中腎六日死 一作三日, 其動爲嚏. ○ 刺中膽一日半死, 其動爲嘔. ○ 刺中膈爲傷中, 其病雖愈, 不過一歲必死. 『內經』

오장을 찔러 죽을 증후[刺中五臟死候]

오장은 신(神)을 간직하는 것을 주관하므로 상해서는 안 된다. 만일 상하게 하면 죽는다.

○ 심(心)을 찌르면 하루 만에 죽는데, 그 변동은 트림을 하는 것이다.

○ 폐(肺)를 찌르면 3일 만에 죽는데, 그 변동은 기침을 하는 것이다.

○ 간(肝)을 찌르면 5일 만에 죽는데, 그 변동은 말을 제대로 못하는 것이다(하품을 하는 것이라고 한 데도 있다).

○ 비(脾)를 찌르면 10일 만에 죽는데, 그 변동은 침을 삼키는 것이다.

○ 신(腎)을 찌르면 6일(3일이라고 한 데도 있다) 만에 죽는데, 그 변동은 재채기를 하는 것이다.

○ 담(膽)을 찌르면 하루 반 만에 죽는데, 그 변동은 구역을 하는 것이다.

○ 횡격막을 찔러 중초를 상하면 그 병이 비록 낫는다고 하여도 1년이 못되어 반드시 죽는다[내경].

[失鍼致傷] 刺跗上中大脈, 血出不止死. ○ 刺陰中大脈, 血出不止死. ○ 刺面中溜脈, 不幸爲盲. ○ 刺客主人 上關穴 內陷中脈, 爲內漏爲聾. ○ 刺頭中腦戶, 入腦立死. ○ 刺膝髕出液爲跛. ○ 刺舌下中脈大過, 血出不止爲瘖. ○ 刺臂太陰脈, 出血多立死. ○ 刺足布絡中脈, 血不出爲腫. ○ 刺足少陰脈, 重虛出血, 爲舌難以言. ○ 刺郄中大脈, 令人仆脫色. ○ 刺膺中陷中肺, 爲喘逆仰息. ○ 刺氣衝中脈, 血不出爲腫鼠𪖌. ○ 刺肘中內陷, 氣歸之爲不屈伸. ○ 刺脊間, 中髓爲傴. ○ 刺陰股下三寸內陷, 令人遺尿. ○ 刺乳上中乳房, 爲腫根蝕. ○ 刺腋下脇間, 令人咳. ○ 刺缺盆中內陷氣泄, 令人喘咳逆. ○ 刺小腹中膀胱尿出, 令人小腹滿. ○ 刺手魚腹內陷爲腫. ○ 刺眶上陷骨中脈, 爲漏爲盲. ○ 刺關節中液出, 不得屈伸. 『內經』 ○ 刺上關者, 呿不能欠. ○ 刺下關者, 欠不能呿. ○ 刺犢鼻者, 屈不能伸. ○ 刺兩關者, 伸不能屈. 『靈樞』

침을 잘못 놓으면 상하게 한다[失鍼致傷]

발등의 큰 핏줄을 찔러 피가 멎지 않고 계속 나오면 죽는다.

○ 음부의 큰 핏줄을 찔러 피가 멎지 않고 계속 나오면 죽는다.

○ 얼굴에 있는 유맥(溜脈)을 찌르면 불행하게도 소경[盲]이 된다.

○ 객주인혈(상관혈이다)의 안으로 오므라진 핏줄을 찌르면 내루(內漏)가 생겨 귀머거리[聾]가 된다.

○ 머리의 뇌호(腦戶)를 찔러 침이 뇌에 들어가면 곧 죽는다.
○ 무릎을 찔러 진액이 나오면 절름발이가 된다.
○ 혀 밑의 핏줄을 찔러 피가 너무 많이 나오면 말을 못하게 된다.
○ 팔의 태음맥을 찔러 피가 많이 나오면 곧 죽는다.
○ 발에 퍼져 있는 낙맥(絡脈)을 찌르면 피가 나오지 않고 붓는다.
○ 족소음맥이 몹시 허할 때에 찔러 피가 나오게 되면 혀를 놀리지 못하여 말을 하지 못한다.
○ 극혈(郄穴)에 있는 큰 핏줄을 찌르면 얼굴이 새파랗게 되면서 넘어진다.
○ 가슴의 우묵하게 들어간 데를 찔러 폐를 다치면 숨이 차서 몸을 뒤로 젖히고 숨을 쉰다.
○ 기충(氣衝)의 혈맥을 찌르면 피가 나오지 않고 자개미가 붓는다.
○ 팔꿈치 안쪽, 오목한 곳을 찌르면 기운이 빠져 팔을 구부렸다 폈다 하지 못한다.
○ 등뼈 사이를 깊이 찌르면 곱사등이가 된다.
○ 자개미[陰股]에서 3치 아래 오목한 곳을 찌르면 유뇨증이 생긴다.
○ 젖을 찔러 상하면 유방이 붓거나 패어 들어간다.
○ 겨드랑이 아래와 옆구리 사이를 찌르면 기침이 난다.
○ 결분(缺盆)을 찔러 깊이 들어가면 기가 빠져 숨이 차고 기침을 한다.
○ 아랫배를 찔러 방광을 다치면 오줌이 스며나와 아랫배가 불어난다.
○ 손의 어복[魚腹, 어제혈(魚際穴)]을 찔러 깊이 들어가면 손이 붓는다.
○ 눈구멍[眶]의 뼈를 찔러 혈맥을 다치면 피가 나오고 소경이 된다.
○ 뼈마디를 찔러 진액이 나오면 구부렸다 폈다 하지 못한다[내경].
○ 상관혈(上關穴)을 잘못 찌르면 입을 벌리고 다물지 못한다.
○ 하관혈(下關穴)을 잘못 찌르면 입을 다물고 벌리지 못한다.
○ 독비혈(犢鼻穴)을 잘못 찌르면 다리를 구부리고 펴지 못한다.
○ 양관(兩關)을 잘못 찌르면 다리를 구부리지 못한다[영추].

［禁鍼穴］ 神庭 · 腦戶 · 顖會 · 玉枕 · 絡却 · 承靈 · 顱息 · 角孫 · 承泣 · 神道 · 靈臺 · 雲門 · 肩井 · 膻中 · 缺盆 · 上關 · 鳩尾 · 五里手 · 青靈 · 合谷 · 神闕 · 橫骨 · 氣衝 · 箕門 · 承筋 · 三陰交 · 水分 · 會陰 · 石門 · 三陽絡 · 人迎 · 乳中 · 然谷 · 伏兎. 『入門』

침놓는 것을 금하는 혈［禁鍼穴］

신정(神庭) · 뇌호(腦戶) · 신회(顖會) · 옥침(玉枕) · 낙각(絡却) · 승령(承靈) · 노식(顱息) · 각손(角孫) · 승읍(承泣) · 신도(神道) · 영대(靈臺) · 운문(雲門) · 견정(肩井) · 전중(膻中) · 결분(缺盆) · 상관(上關) · 구미(鳩尾) · 수오리(手五里) · 청령(青靈) · 합곡(合谷) · 신궐(神闕) · 횡골(橫骨) · 기충(氣衝) · 기문(箕門) · 승근(承筋) · 삼음교(三陰交) · 수분(水分) · 회음(會陰) · 석문(石門) · 삼양락(三陽絡) · 인영(人迎) · 유중(乳中) · 연곡(然谷) · 복토(伏兎)[입문].

［禁灸穴］ 瘂門 · 風府 · 天柱 · 承光 · 臨泣 · 頭維 · 攢竹 · 睛明 · 素髎 · 禾髎 · 迎香 · 顴髎 · 下關 · 人迎 · 天牖 · 天府 · 周榮 · 淵腋 · 乳中 · 鳩尾 · 腹哀 · 肩貞 · 陽池 · 中衝 · 少商 · 魚際 · 經渠 · 陽關 · 脊中 · 隱白 · 漏谷 · 條口 · 地五會 · 犢鼻 · 陰市 · 伏兎 · 髀關 · 申脈 · 委中 · 陰陵泉 · 殷門 · 心腧 · 承扶 · 承泣 · 瘈脈 · 絲竹空 · 瘖門 · 耳門 · 石門 · 氣衝 · 腦戶 · 白環腧.

뜸뜨는 것을 금하는 혈〔禁灸穴〕

아문(瘂門)·풍부(風府)·천주(天柱)·승광(承光)·임읍(臨泣)·두유(頭維)·찬죽(攢竹)·정명(睛明)·소료(素髎)·화료(禾髎)·영향(迎香)·권료(顴髎)·하관(下關)·인영(人迎)·천유(天牖)·천부(天府)·주영(周榮)·연액(淵腋)·유중(乳中)·구미(鳩尾)·복애(腹哀)·견정(肩貞)·양지(陽池)·중충(中衝)·소상(少商)·어제(魚際)·경거(經渠)·양관(陽關)·척중(脊中)·은백(隱白)·누곡(漏谷)·조구(條口)·지오회(地五會)·독비(犢鼻)·음시(陰市)·복토(伏兎)·비관(髀關)·신맥(申脈)·위중(委中)·음릉천(陰陵泉)·은문(殷門)·심수(心腧)·승부(承扶)·승읍(承泣)·계맥(瘈脈)·사죽공(絲竹空)·음문(瘖門)·이문(耳門)·석문(石門)·기충(氣衝)·뇌호(腦戶)·백환수(白環腧).

奇穴

○ 不出於靈樞·內經, 故謂之奇穴.

기혈(奇穴)

『영추』와 『내경』에 나와 있지 않으므로 기혈(奇穴)이라고 한다.

【取膏肓腧穴法】此穴主陽氣虧弱, 諸虛痼冷, 夢遺, 上氣, 咳逆, 噎膈, 狂惑, 忘誤百病. 尤治痰飮諸疾. 須令患人就床平坐, 曲膝齊胸, 以兩手圍其足膝, 使胛骨開離. 勿令動搖. 以指按四顀微下一分. 五顀微上二分, 點墨記之. 卽以墨平畫, 相去六寸許, 四肋三間, 胛骨之裏, 肋間空處, 容側指許. 摩膂肉之表, 肋骨空處, 按之患者覺牽引胸戶, 中手指痺, 卽眞穴也. 灸後覺氣壅盛, 可灸氣海及足三里瀉火實. 下灸後令人陽盛, 當消息以自保養, 不可縱慾. 『入門』 ○ 又法, 令病人兩手交在兩髆上, 則胛骨開, 其穴立見, 以手揣摸第四顀骨下兩傍, 各開三寸, 四肋三間之中. 按之痠疼是穴. 灸時手搭兩髆上, 不可放下. 灸至百壯爲佳. 『回春』

고황수혈을 잡는 법〔取膏肓腧穴法〕 이 혈은 양기가 허약해진 여러 가지 허증(虛證), 고랭(痼冷), 몽설과 유정, 기운이 치미는 것[上氣], 기침, 열격(噎膈), 미친 병, 잊어버리는 것, 정신병 등을 치료하며 담음(痰飮)으로 생긴 병을 잘 낫게 한다. 반드시 환자를 자리에 편안히 앉히고 무릎을 세워 가슴에 대게 한 다음 두 손으로 무릎을 끌어안고 어깻죽지가 벌어지게 한다. 그리고 움직이지 않게 한 다음 의사가 손가락으로 제4등뼈에서 1푼 넉넉히 내려가고 제5등뼈에서는 2푼쯤 올라와 누르고 먹으로 점을 찍는다. 다시 이 점에서 양옆으로 6치 나가서 네 번째 갈비뼈와 세 번째 갈비뼈 사이 어깨뼈 안쪽으로 손가락 끝이 들어갈 만큼 오목한 곳에 있다. 등심 바깥쪽 갈비뼈가 없는 곳을 누르면 환자가 가슴속이 땅기는 것 같고 손가락이 저린데 이것이 정확한 혈위치이다. 뜸을 뜬 후에 숨이 막히면 기해혈과 족삼리혈에 뜸을 떠서 실한 화사(火邪)를 사하여야 한다. 뜸을 뜬 후에는 양기가 성해지는 것을 느끼게 되는데 잘 조리하여 보전하면서 성생활을 삼가야 한다[입문].

○ 또 한 가지 방법 : 환자가 두 손으로 두 팔죽지를 맞잡게 하면 어깨뼈가 벌어지면서 그 침혈이 알린다. 이때에 제4등뼈 아래에서 양쪽으로 각각 3치 나가서 네 번째 갈비뼈와 세 번째 갈비뼈 사이를 누르면 시고 아픈 곳이 있는데 이곳이 침혈이다. 뜸을 뜰 때에는 손을 두 어깨에 올려놓아야 하며 내려서는 안 된다. 뜸은 100장까지 뜨는 것이 좋다[회춘].

【取患門穴法】 主少年陰陽俱虛, 面黃體瘦, 飮食無味, 咳嗽遺精, 潮熱盜汗, 心胸背引痛, 五勞七傷等證, 無不效. 先用蠟繩一條, 以病人男左女右脚板, 從足大拇指頭齊量起, 向後隨脚板當心貼肉, 直上至膝腕大橫文中截斷. 次令病人解髮, 勻分兩邊, 平身正立. 取前繩子, 從鼻端齊, 引繩向上, 循頭縫, 下腦後, 貼肉隨脊骨, 垂下至繩盡處, 以墨點記 此不是灸穴也. 別用稈心, 按於口上, 兩頭至吻, 却鉤起稈心中心, 至鼻端根如◯字樣, 齊兩吻截斷, 將此稈展直, 於先點墨處, 取中橫量, 勿令高下於稈心, 兩頭盡處, 以墨記之, 此是灸穴. 初灸七壯, 累灸至百壯. 初只灸此二穴. 『入門』 ◯ 一法, 治虛勞羸瘦. 令病人平身正直, 用草子, 男左女右, 自脚中指尖, 量過脚心下, 向上至曲脥大紋處切斷. 却將此草, 自鼻尖, 量從頭正中 須分開頭心髮, 貼肉量, 至脊, 以草盡處用墨點記. 別用草一條, 令病人自然合口. 量濶狹切斷, 却將此草於墨點上平摺, 兩頭盡處量穴. 灸時, 隨年多灸一壯 如年三十灸三十一也. 累效. 『資生』 ◯ 此法與上法略同. 『類聚』

환문혈 잡는 법[取患門穴法] 젊은 사람이 음양이 다 허하여 얼굴이 누렇고 몸이 여위며 식욕이 없고 기침이 나며 유정이 있고 조열(潮熱)과 식은땀[盜汗]이 나며 가슴과 등이 땅기는 것같이 아픈 것, 5로 7상(五勞七傷) 등을 치료하는데 다 효과가 있다. 먼저 밀 먹인 노끈[蠟繩] 한 오리를 환자의(남자는 왼쪽, 여자는 오른쪽) 엄지발가락 끝에 댄 다음 발바닥 가운데를 따라 뒤로 가서 발뒤꿈치를 거쳐 곧바로 올라가 무릎 뒤의 가로금까지 재서 끊는다. 다음에는 환자가 머리를 풀어 양쪽으로 가르게 하고 몸을 편안히 한 후 바로 서서 끊어놓은 노끈의 한 끝을 코끝에 댄다. 다음에 곧바로 위로 올라가 정수리를 거쳐 머리 뒤로 내려가 노끈이 살에 붙게 하면서 등골을 따라 아래로 내려가 노끈 끝이 닿는 곳에 먹으로 점을 찍는다(이곳은 뜸뜨는 혈이 아니다). 다시 볏짚오리를 입 위에 대고 한 끝이 입귀에 닿게 하고 다시 볏짚오리를 구부려 반대쪽 입귀에 닿게 한 다음 나머지는 끊는다. 그 모양이 삼각형처럼 되게 한다. 이 볏짚오리를 곧게 펴서 절반 꺾어 가운데를 먼저 먹으로 점찍은 곳에 대고 수평으로 가로 재어 볏짚오리의 두 끝이 닿는 곳에 먹으로 점을 직는다. 이곳이 뜸뜨는 혈이다. 처음에는 7장을 뜨고 여러 번 떠서 100장까지 뜬다. 처음에는 이 두 혈만을 뜬다[입문].

◯ 한 가지 방법 : 허로로 몹시 여윈 것을 치료한다. 환자로 하여금 몸을 펴서 바로 서게 한 다음, 풀대를 사용하되 남자는 왼쪽, 여자는 오른쪽의 가운뎃발가락 끝에서부터 발바닥 중심 밑을 지나, 위로 향해 무릎 뒤의 금까지 이르도록 재서 끊고, 이 풀대로 코끝에서 머리의 가운데(반드시 머리 중심에서 머리칼을 양쪽으로 가르고 살에 붙여 잰다)를 따라 척추에 이르게 하되, 풀대가 다한 곳에 먹으로 점을 찍어 표시한다. 따로 풀대 한 가닥을 이용하여, 환자에게 자연스럽게 입을 다물게 하고 입의 넓이를 재서 끊는다. 이것을 먹으로 찍은 점 위에 수평으로 반을 접어 풀의 두 머리끝이 만나는 곳에서 혈을 찾는다. 뜸을 뜰 때에는 나이수보다 한 장 더 뜨면(가령 나이 30살이면 31장을 뜬다) 효과를 본다[자생].

◯ 이 방법은 위의 방법과 대략 같은 것이다[유취].

【取四花穴法】 治病同患門. 令病人平身正立, 稍縮臂膊. 取蠟繩, 遶項向前平結喉骨, 後大杼骨, 俱墨點記. 向前雙垂, 與鳩尾穴齊, 卽切斷. 却翻繩向後, 以繩原點大杼墨, 放結喉墨上, 結喉墨放大杼骨上, 從背脊中, 雙繩頭貼肉垂下, 至繩頭盡處, 以墨點記 不是灸穴. 別取稈心, 令病人合口, 無得動喉, 橫量齊兩吻切斷. 還於背上墨記處, 摺中橫量，兩頭盡處點之 此是灸穴．又將循脊直量上下點之 此是灸穴．初灸七壯，累灸百壯．迨瘡愈病未愈，依前法復灸，故云累灸百壯．但當灸脊上兩穴，切宜少灸．凡一次可灸三五壯，多灸則恐人蹉背．灸此等穴亦要灸足三里，以瀉火氣爲妙．『入門』 ◯ 崔知悌四花穴法，以稻稈心量口縫切斷，以如此長裁紙四方，當中剪小孔．別用長稻稈踏脚下，前取脚大指爲止，後取至曲脷橫文中爲止，斷了．却環在結喉，下垂向背後，看稈止處，卽以前小孔紙當中安，分爲四花，蓋灸紙四角也．◯ 又一法，先橫量口吻，取長短．以所量草，就背上三顀骨下，直量至草盡處，兩頭用筆點了．再量中指長短爲準，却將量中指草橫直量兩頭，用筆圈四角，其圈者是穴 不圈者不是穴，可灸七七壯止．『資生』 ◯ 此灸法皆陽虛所宜．華佗云，風虛冷熱，惟有虛者不宜灸．但方書云，虛損勞瘵，只宜早灸膏肓四花．乃虛損未成之際，如瘦弱兼火，雖灸亦只宜灸內關三里以散其痰火，早年欲作陰火，不宜灸．『入門』

사화혈을 잡는 법[取四花穴法] 치료하는 병은 환문혈(患門穴)과 같다. 환자의 몸을 편안하게 하고 똑바로 서서 팔을 약간 올린 다음 먼저 후두끝과 대저골에 먹점을 찍는다. 그리고 이 두 점을 지나가게 밀먹인 노끈[蠟繩]을 한 바퀴 감아 조인 다음 앞뒤의 점과 맞추어 노끈 위에 먹으로 점을 찍는다. 그리고 노끈을 앞으로 드리워 구미혈과 닿는 부위를 잘라 버린다. 다시 그 노끈을 뒤로 돌리며 노끈의 가운데에 찍은 먹점은 후두 끝에 찍은 먹점에 닿게 하고 후두끝의 먹점에 닿았던 노끈의 먹점은 대저골(大杼骨)의 먹점 위에 닿게 한다. 그리고 노끈을 등골 한가운데로 살에 붙게 하여 아래로 드리운 그 끝이 닿는 곳에 먹으로 점을 찍는다(이곳은 뜸뜨는 혈이 아니다). 다음에 환자의 입을 다물고 움직이지 않게 한 다음 볏짚오리로 두 입귀의 길이를 재서 끊는다. 이것을 절반 접어서 등에 먹으로 찍은 점에 접은 데를 대고 펴서 두 끝이 닿는 곳에 먹으로 점을 찍는다(이것이 뜸뜨는 혈이다). 또 다시 접은 데를 먹점에 대고 등골을 따라 위아래로 곧추 재서 양끝에 먹으로 점을 찍는다(이것도 뜸뜨는 혈이다). 처음에는 7장을 뜨고 계속하여 100장까지 뜬다. 이렇게 여러 번 한다. 뜸자리가 다 아물었는데도 병이 낫지 않으면 다시 100장을 뜬다. 그래서 100장까지 뜨기를 여러 번 한다고 한 것이다. 다만 등골뼈에 있는 2개 혈에는 반드시 적게 떠야 하며 한 번에 3~5장 뜬다. 많이 뜨면 등이 구부러질 수 있다. 이 혈들에 뜸을 뜬 다음에도 족삼리혈에 떠서 화기(火氣)를 사하는 것이 좋다[입문].

○ 최지제(崔知悌)의 사화혈(四花穴)을 잡는 방법 : 볏짚오리로 두 입귀를 재서 끊고 이 길이와 같이 종이를 사각형으로 오려 가운데에 작은 구멍을 뚫는다. 따로 긴 볏짚오리를 발바닥으로 디디고 앞 끝은 엄지발가락과 같이 가지런히 하며 뒤에는 무릎 뒤의 가로금에까지 재서 끊는다. 이 볏짚을 후두끝에 대고 뒤로 돌려 등 아래로 내리 드리운 다음 볏짚오리가 닿는 곳에다가 먼저 오린 4각형 종이의 가운데 구멍을 맞추고 그 종이의 네 귀에 뜸을 뜬다.

○ 또 한 가지 방법 : 먼저 입의 너비를 잰 풀대[草]로 등의 제3등뼈 아래에서 곧추 아래로 내려 재서 풀대의 끝이 닿는 곳에 먹으로 점을 찍는다. 그리고 가운뎃손가락의 길이를 정확하게 재서 끊은 다음 절반 접은 것을 위와 아래의 점에 대고 양옆으로 나가 각각 점을 찍는다. 그리고 그 점을 기준으로 사각형을 그려 네 모서리가 닿는 곳이 이 혈이다(모서리가 아닌 데는 혈이 아니다). 49장까지 뜸을 뜰 수 있다[자생].

○ 이와 같이 뜸을 뜨는 법은 다 양이 허한 데 좋다. 화타(華佗)는 "풍으로 허하여 차고 열이 나며 허한 증상만 있는 데는 뜨지 않는 것이 좋다."고 하였다. 다만 의학책에서 "허손(虛損)과 노채(勞瘵)에는 빨리 고황혈(膏肓穴)과 사화혈에 뜸을 뜨는 것이 좋다."고 한 것은 허손이 아직 완전히 되지

않았을 때를 말한 것이다. 만일 여위고 허약한 데 화(火)까지 겸하여 있을 때에는 뜬다고 하여도 역시 내관혈(內關穴)과 족삼리혈을 떠서 그 담화(痰火)를 헤쳐야 한다. 젊었을 때에 음화(陰火)가 있으면 뜨지 않는 것이 좋다[입문]

【騎竹馬灸法】 專主癰疽發背, 腫毒, 瘡瘍, 瘰癧, 癘風, 諸風, 一切無名腫毒. 灸之, 疎瀉心火. 先從男左女右, 臂腕中橫文起, 用薄篾條量至中指齊肉盡處, 切斷. 却令病人脫去上下衣裳, 以大竹杠一條騎定, 兩人徐徐扛起, 足要離地五寸許, 兩傍更以兩人扶定, 勿令動搖不穩. 却以前量竹篾貼定竹杠竪起, 從尾骶骨, 貼脊量至篾盡處, 以墨點記 不是灸穴. 却此病人同身寸篾, 二寸平摺, 放前點墨上, 自中橫量兩傍, 各開一寸方是灸穴. 可灸三七壯, 極效. 『入門』

기죽마혈에 뜸을 뜨는 방법〔騎竹馬灸法〕 옹저(癰疽)·등창[發背]·종독(腫毒)·창양(瘡瘍)·나력(瘰癧)·여풍(癘風) 등 모든 풍과 일체 원인 모를 종독을 치료한다. 뜸을 뜨면 심화(心火)를 헤쳐버린다. 먼저 남자는 왼쪽, 여자는 오른쪽 팔꿈치 가운데 가로금에서 가운뎃손가락 끝까지 가는 댓개비로 재서 끊는다. 그 다음 환자의 옷을 벗기고 큰대몽둥이를 두 다리 사이로 넣고 두 사람이 천천히 들어 발이 땅에서 5치 가량 들렸을 때에 두 사람이 양쪽에서 붙들고 움직이지 않게 한다. 그리고 먼저 팔을 잰 대가치의 한 끝을 대 몽둥이에 대고 미저골(尾骶骨)로부터 등골에 붙여 위로 올려 재서 댓개비 끝이 닿는 곳에 먹으로 점을 찍는다(이곳은 뜸뜨는 혈이 아니다). 다시 환자의 동신촌법(同身寸法)으로 2치 되는 대가치를 절반 접어서 먼저 먹으로 찍은 점 위에다 접은 데를 대고 가로 재서 양쪽으로 각각 1치씩 나간 곳이 즉 뜸뜨는 혈이다. 21장을 뜰 수 있으며 효과가 아주 좋다[입문].

別穴

○ 不出於銅人而散見諸書, 故謂之別穴. 『入門』

별혈(別穴, 경외기혈)

별혈은 『동인(銅人)』에 나와 있지 않고 여러 책에서 하나 둘씩 보게 되는 것이므로 별혈이라고 한다[입문].

【神聰四穴】 在百會左右前後, 四面各相去各一寸. 主頭風目眩·風癎·狂亂. 鍼入三分.

신총(神聰, 4개 혈) 백회혈에서 양옆과 앞뒤로 각각 1치씩 나가 있다. 두풍(頭風)과 눈앞이 아찔한 것, 풍간(風癎), 미쳐 날치는 것 등을 치료한다. 침은 3푼을 놓는다.

【膝眼四穴】 在膝蓋頭骨下, 兩傍陷中. 主膝髕痠痛. 鍼入五分, 留三呼, 禁不可灸.

슬안(膝眼, 4개 혈) 종지뼈[膝蓋骨] 아래 양옆으로 오목한 가운데 있다. 무릎이 시큰거리고[痠] 아픈 것을 치료한다. 침은 5푼을 놓고 3번 숨쉴 동안 꽂아 두며, 뜸은 뜨지 말아야 한다.

【旁廷二穴】 在腋下四肋間, 高下正與乳相當, 乳後二寸陷中. 俗名注市, 擧腋取之. 主卒中惡·飛尸·遁疰·胸脇滿. 鍼入五分, 灸五十壯.

방정(旁廷, 2개 혈) 겨드랑이 아래 네 번째 갈비뼈 사이 젖꼭지와 수평으로 2치 뒤 오목한 곳에 있다. 민간에서는 주시(注市)라고 하는데, 겨드랑이를 들고 침혈을 잡는다. 갑자기 중악(中惡)이 생긴 것, 비시(飛尸), 둔주(遁疰), 가슴과 옆구리가 그득한 것을 치료한다. 침은 5푼을 놓고 뜸은 50장을 뜬다.

【長谷二穴】在脇臍傍, 相去各五寸. 一名循元. 主泄痢不嗜食. 可灸三十壯.

장곡(長谷, 2개 혈) 배꼽에서 옆으로 5치 나가 옆구리 아래에 있다. 일명 순원(循元)이라고도 한다. 설사와 이질, 음식을 먹고 싶지 않은 것을 치료한다. 뜸은 30장을 뜬다.

【下腰一穴】在八髎正中央, 脊骨上. 名三宗骨. 主泄痢下膿血. 灸五十壯.

하요(下腰, 1개 혈) 팔료혈 한가운데, 등뼈 위에 있다. 삼종골(三宗骨)이라고 한다. 설사와 이질로 피곱이 섞여 나오는 것을 치료한다. 뜸은 50장을 뜬다.

【腸遶二穴】挾玉泉, 相去二寸. 主大便閉. 灸隨年壯.

장요(腸遶, 2개 혈) 옥천혈(玉泉穴)에서 2치 나가 있다. 대변이 막힌 것을 치료한다. 뜸은 나이 수만큼 뜬다.

【環岡二穴】在小腸腧下二寸, 橫文間. 主大小便不通. 灸七壯.

환강(環岡, 2개 혈) 소장수혈(小腸腧穴)에서 아래로 2치 내려가 가로금 사이에 있다. 대소변이 통하지 않는 것을 치료한다. 뜸은 7장을 뜬다.

【八關八穴】在手十指間. 治大熱眼痛, 睛欲出. 鍼刺出血卽愈.

팔관(八關, 8개 혈) 열 손가락 사이에 있다. 열이 몹시 나며 눈알이 빠져 나가는 것처럼 아픈 것을 치료한다. 침을 놓아 피를 빼면 곧 낫는다.

【闌門二穴】在玉莖傍二寸. 治疝氣衝心欲絶. 鍼入二寸半, 灸二七壯.

난문(闌門, 2개 혈) 옥경(玉莖, 음경)에서 2치 옆에 있다. 산기(疝氣)가 가슴을 치받아 목숨이 끊어지려는 것을 치료한다. 침은 2치 5푼을 놓으며 뜸은 14장을 뜬다.

【獨陰二穴】在足第二指節下橫文. 一云, 在足大指次指下中節, 橫文當中. 主心腹痛及疝痛欲死. 當中灸五壯, 男左女右, 極妙.

독음(獨陰, 2개 혈) 둘째발가락 밑마디 아래의 가로간 금에 있다. 또는 둘째발가락 가운데 마디의 가로간 금에 있다고도 한다. 가슴과 배가 아픈 것, 산기로 아파서 죽을 것 같은 것을 치료한다. 남자는 왼쪽, 여자는 오른쪽에 뜸 5장을 뜨면 효과가 있다.

【胞門子戶各一穴】 胞門在關元左傍二寸. 子戶在關元右傍二寸, 俱主婦人無子. 各灸五十壯.

포문(胞門), 자호(子戶, 각각 1개 혈) 포문혈은 관원혈(關元穴)에서 왼쪽으로 2치 나가 있고, 자호혈은 관원혈에서 오른쪽으로 2치 나가 있다. 주로 부인들이 임신하지 못하는 것을 치료한다. 뜸은 각각 50장씩 뜬다.

【金津玉液二穴】 在舌下兩傍脈. 主舌腫·喉痺. 以三稜鍼出血, 卽愈.

금진옥액(金津玉液, 2개 혈) 혀 밑의 양쪽 혈맥에 있다. 혀가 붓는 것과 후비증을 치료한다. 삼릉침으로 찔러 피를 빼면 곧 낫는다.

【大骨空二穴】 在手大指第二節尖上. 可灸九壯, 如下法.

대골공(大骨空, 2개 혈) 엄지손가락 둘째마디 끝 위에 있다. 치료는 소골공과 같고, 뜸은 9장을 뜬다.

【小骨空二穴】 在手小指二節尖上. 治眼疾及爛弦風. 灸九壯, 以口吹火滅.

소골공(小骨空, 2개 혈) 새끼손가락 두 번째 마디 끝에 있다. 눈병과 난현풍(爛弦風)을 치료한다. 뜸은 9장을 뜨는데 입으로 불어서 불을 끈다.

【太陽二穴】 在兩額角眉後紫脈上. 治頭風及偏頭痛. 鍼出血. 一云, 卽瞳子髎也.

태양(太陽, 2개 혈) 양쪽 이마 모서리, 눈썹 뒤 붉은 혈맥 위에 있다. 두풍과 편두통을 치료한다. 침으로 찔러 피를 뺀다. 또는 동자료(瞳子髎)라고도 한다.

【明堂一穴】 在鼻直上, 入髮際一寸. 主頭風·鼻塞·多涕. 鍼入二分. 一云, 卽上星穴也.

명당(明堂, 1개 혈) 코에서 곧바로 위로 올라가 머리카락이 돋은 경계에서 1치 올라가 있다. 두풍과 코가 막히고 콧물이 많이 나오는 것을 치료한다. 침은 2푼을 놓는다. 상성혈(上星穴)이라고도 한다.

【眉衝二穴】 一名小竹當. 兩眉頭直上, 入髮際. 主五癎·頭痛·鼻塞. 鍼入二分, 不可灸.

미충(眉衝, 2개 혈) 일명 소죽당혈(小竹當穴)이라고도 하는데, 두 눈썹의 안쪽 끝에서 곧바로 위로 올라가 머리카락이 돋은 경계에서 좀 들어가 있다. 5간(五癎), 두통, 코가 막히는 것[鼻塞]을 치료한다. 침은 2푼을 놓고, 뜸은 뜨지 말아야 한다.

【榮池二穴】 在足內踝前後兩邊, 池中脈. 一名陰陽穴. 主赤白帶下. 鍼入三分, 灸三十壯.

영지(滎池, 2개 혈) 발 안쪽복사뼈의 앞뒤에 있는 오목한 곳의 맥이 뛰는 곳에 있다. 일명 음양혈(陰陽穴)이라고 하는데, 적백대하(赤白帶下)를 치료한다. 침은 3푼을 놓고 뜸은 30장을 뜬다.

【漏陰二穴】 在足內踝下五分, 微有動脈. 主赤白帶下. 鍼入一分, 灸三十壯.

누음(漏陰, 2개 혈) 발 안쪽복사뼈에서 아래로 5푼 내려가 맥이 약간 뛰는 곳에 있다. 적백대하를 치료한다. 침은 1푼을 놓고 뜸은 30장을 뜬다.

【中魁二穴】 在手中指第二節尖上. 主五噎 · 呑酸 · 嘔吐. 灸五壯, 以口吹火滅.

중괴(中魁, 2개 혈) 가운뎃손가락 두 번째 마디 끝에 있다. 5열(五噎) · 탄산(呑酸) · 구토를 치료한다. 뜸은 5장을 뜨는데 입으로 불어 불을 끈다.

【血郄二穴】 卽百蟲窠. 在膝內廉, 上膝三寸陷中. 主腎藏風瘡, 鍼入二寸半, 灸二七壯.

혈극(血郄, 2개 혈) 즉 백충과(百蟲窠)이다. 무릎 안쪽에서 3치 올라가 오목한 곳에 있다. 신장풍창(腎藏風瘡)[17]을 치료한다. 침은 2치 5푼을 놓고 뜸은 14장을 뜬다.

【腰眼二穴】 令病人解去上體衣服, 於腰上兩傍微陷處, 謂之腰眼穴. 直身平立, 用筆點定, 然後上床, 合面而臥. 每灼, 小艾炷七壯. 灸之, 瘵蟲或吐出或瀉下卽安. ○ 此法名遇仙灸, 治瘵捷法也. 『丹心』 ○ 先一日點定腰眼穴, 至半夜子時交癸亥日期, 便灸七壯. 若灸九壯至十一壯尤妙. 『醫鑑』

요안(腰眼, 2개 혈) 환자가 웃옷을 벗었을 때에 허리 양쪽에 약간 우묵하게 들어간 곳을 요안혈이라고 한다. 곧바로 서서 붓으로 침혈에 점을 찍은 다음 침상에 올라 눈을 감고 엎드리게 한다. 그리고 한번에 작은 뜸봉으로 7장씩 뜨면 노채충을 토하거나 설사하고 곧 편안해진다.
○ 이 방법을 우선구(遇仙灸)라고 하는데, 노채를 치료하는 빠른 방법이다[단심].
○ 하루 먼저 요안혈을 잡아 점을 찍은 다음 계해일 전날 밤 자시(子時, 11~1시)에 뜸을 7장 뜬다. 9~11장을 뜨면 더욱 좋다[의감].

【通關二穴】 在中脘傍各五分. 主五噎. 鍼入八分, 左撚能進飮食, 右撚能和脾胃. 此穴一鍼有四效, 凡下鍼後, 良久覺脾磨食覺鍼動, 爲一效. 次鍼破病根, 腹中作聲, 爲二效. 次覺流入膀胱, 爲三效. 又次覺氣流行腰後骨空間, 爲四效. 『綱目』

통관(通關, 2개 혈) 중완혈(中脘穴)에서 옆으로 각각 5푼 나가 있다. 5열증(五噎證)을 치료한다. 침은 8푼을 놓는데, 왼쪽으로 돌리면서 비비면 음식이 내키게 되고, 오른쪽으로 돌리면서 비비면 비위(脾胃)가 좋아진다. 이 침혈에 한 대의 침을 놓으면 4가지 효과가 있는데, 침을 꽂은 후 한참 있으면 비장이 음식을 삭이느라고 침대가 움직이는 것을 느끼게 되는 것이 첫째 효과이고, 다음 침을 놓아 병의 근원을 없애는 데 뱃속에서 소리가 나는 것이 둘째 효과이며, 다음으로 방광으

17) 신장풍창(腎藏風瘡) : 음낭이 가려운 병이 심한 것.

로 흘러 들어가는 것을 느끼는 것이 셋째 효과이고, 또 다음으로 기가 허리의 뒷뼈 사이로 흘러가는 것을 느끼는 것이 넷째 효과이다[강목].

【胛縫二穴】在背端骨下, 直腋縫尖及臂. 主肩背痛連胛. 鍼入三分, 瀉六吸.

갑봉(胛縫, 2개 혈) 등의 단골(端骨)에서 아래로 곧추 내려가 겨드랑이 끝과 팔에 있다. 어깨와 등이 아프며 어깨뼈까지 아픈 것을 치료한다. 침은 3푼을 놓고 6번 숨쉴 동안 사한다.

【二白二穴】在掌後橫文上四寸, 手厥陰脈. 兩穴相並, 一穴在兩筋中, 一穴在大筋外. 主痔漏下血痒痛. 鍼入三分, 瀉兩吸.

이백(二白, 2개 혈) 손바닥 뒤의 가로금에서 위로 4치 올라가 있는데 수궐음경맥이다. 두 혈이 서로 나란히 있는데, 1개 혈은 두 힘줄 사이에 있고 1개 혈은 큰 힘줄 밖에 있다. 치루(痔漏)로 피가 나오며 가렵고 아픈 것을 치료한다. 침은 3푼을 놓고 2번 숨쉴 동안 사한다.

【廻氣一穴】在脊窮骨上. 主五痔便血失屎. 灸百壯.

회기(廻氣, 1개 혈) 척궁골(脊窮骨, 꼬리뼈) 위에 있다. 5가지 치질로 대변에 피가 섞여 나오고 대변이 저도 모르게 나가는 것을 치료한다. 뜸은 100장을 뜬다.

【氣端十穴】在足十指端. 主脚氣. 日灸三壯, 神效.

기단(氣端, 10개 혈) 열 발가락 끝에 있다. 각기를 치료한다. 하루에 뜸을 3장 뜨면 효과가 좋다.

【鶴頂二穴】在膝蓋骨尖上. 主兩足癱瘓無力. 灸七壯.

학정(鶴頂, 2개 혈) 슬개골(膝蓋骨) 위 끝에 있다. 두 다리를 쓰지 못하고 힘이 없는 것을 치료한다. 뜸은 7장을 뜬다.

【龍玄二穴】在列缺上, 靑脈中. 主下牙痛. 灸七壯.

용현(龍玄, 2개 혈) 열결혈(列缺穴) 위의 퍼런 혈맥[靑脈]의 가운데 있다. 아랫니가 아픈 것을 치료한다. 뜸은 7장을 뜬다.

【陰獨八穴】在足四指間. 主婦人月經不調, 須待經定爲度. 鍼三分, 灸三壯.

음독 (陰獨, 8개혈) 네 발가락 사이에 있다. 부인들의 월경이 고르지 못한 것을 치료하는데, 반드시 월경이 고르게 될 때까지 치료한다. 침은 3푼을 놓고 뜸은 3장을 뜬다.

【通理二穴】在足小指上二寸. 主婦人崩中及經血過多. 鍼入二分, 灸二七壯.

통리(通理, 2개 혈) 새끼발가락에서 2치 위에 있다. 부인의 붕루, 월경이 지나치게 많이 나오는 것을 치료한다. 침은 2푼을 놓고 뜸은 14장을 뜬다.

【氣門二穴】在關元傍三寸. 主婦人崩漏. 鍼入五分.

기문(氣門, 2개 혈) 관원혈에서 3치 옆에 있다. 부인의 붕루를 치료한다. 침은 5푼을 놓는다.

【陰陽二穴】在足拇指下屈裏, 表頭白肉際. 主婦人赤白帶下. 灸三七壯.

음양(陰陽, 2개 혈) 엄지발가락을 아래로 구부릴 때 안쪽으로 살이 두드러지는 곳에 있다. 부인들의 적백대하를 치료한다. 뜸은 21장을 뜬다.

【漏陰二穴】在足內踝下五分, 微有動脈. 主赤白帶下. 鍼入一分, 灸三十壯.

누음(漏陰, 2개 혈) 발 안쪽복사뼈에서 아래로 5푼 내려가 맥이 약간 뛰는 곳에 있다. 적백대하를 치료한다. 침은 1푼을 놓고 뜸은 30장을 뜬다.

【精宮二穴】在背第十四顀下, 各開三寸. 專主夢遺. 可灸七壯, 神效.

정궁(精宮, 2개 혈) 제14등뼈 아래에서 옆으로 각각 3치 나가 있다. 오로지 몽설과 유정을 치료한다. 뜸은 7장을 뜨는데 효과가 좋다.

【直骨二穴】在乳下, 大約離一指頭, 看其低陷之處, 與乳直對不偏者, 是穴也. 婦人按其乳直向下, 看乳頭所到之處, 正穴也. 主遠年咳嗽. 炷如小豆大, 灸三壯. 男左女右, 不可差誤. 其咳卽愈, 如不愈, 不可治.

직골(直骨, 2개 혈) 젖꼭지 아래에서 손가락 너비만큼 떨어져서 오목한 곳에 있는데 젖꼭지와 수직되게 있다. 부인은 젖을 아래로 눌러서 젖꼭지가 닿는 곳이다. 오래된 기침을 치료한다. 뜸봉은 팥알만하게 하여 3장을 뜬다. 남자는 왼쪽, 여자는 오른쪽에 뜨는데 이를 어겨서는 안 된다. 그러면 기침이 곧 멎는다. 만일 멎지 않으면 치료할 수 없다.

【交儀二穴】在足內踝上五寸. 主女子漏下赤白. 灸三十壯.

교의(交儀, 2개 혈) 발 안쪽복사뼈에서 5치 위에 있다. 여자의 적백대하를 치료한다. 뜸은 30장을 뜬다.

【當陽二穴】在目瞳子直上, 入髮際一寸. 主風眩, 卒不識人, 鼻塞. 鍼入三分.

당양(當陽, 2개 혈) 눈동자에서 곧바로 올라가 머리카락이 돋은 경계에서 1치 올라가 있다. 풍증(風證)으로 어지럽고 갑자기 정신을 잃으며 코가 막히는 것을 치료한다. 침은 3푼을 놓는다.

【魚腰二穴】 一名印堂. 在兩眉中. 主眼疾. 鍼入二分.

어요(魚腰, 2개 혈) 일명 인당(印堂)이라고도 하는데, 두 눈썹 가운데 있다. 눈병을 치료한다. 침은 2푼을 놓는다.

【奪命二穴】 在曲澤上. 主目昏暈. 鍼入三分, 禁灸 已上穴, 散出諸方.

탈명(奪命, 2개 혈) 곡택혈(曲澤穴) 위에 있다. 눈앞이 캄캄하고 어지러운 것을 치료한다. 침은 3푼을 놓고, 뜸은 뜨지 말아야 한다.

○ 위의 침혈들은 여러 책에 흩어져 나와 있는 것이다.

諸藥灸法
여러 가지 약으로 뜸을 뜨는 방법[諸藥灸法]

【豉餠灸法】 治疽瘡不起發. 取豆豉和椒·薑·鹽·葱, 爛搗, 捏作餠子, 厚薄如折三錢以來. 安瘡頭上灸之, 若覺太熱卽擡起, 又安其上. 若餠子乾, 更換新者灸之. 若膿已成, 愼不可灸. 『精義』

약전국떡 뜸법[豉餠灸法] 곪기 전의 헌데를 치료한다. 약전국·후추·생강·소금·파를 짓찧은 다음 동전 3개 두께만하게 떡을 만들어 헌데 위에 놓고 뜸을 뜬다. 만약 너무 뜨거우면 잠깐 쳐들었다가 다시 놓는다. 만약 떡이 마르면 새것으로 바꾸어 놓고 뜬다. 고름이 이미 생긴 다음에는 뜸을 떠서는 안 된다[정의].

【硫黃灸法】 治諸瘡久不差, 變成瘻. 取硫黃一塊, 可瘡口大小安之, 別取少許硫黃於火上燒, 用釵尖挑起, 點硫黃令着, 三五遍. 取膿水乾差爲度. 『精義』

유황 뜸법[硫黃灸法] 여러 가지 헌데가 오래도록 낫지 않다가 변하여 누공이 생긴 것을 치료한다. 유황 1덩이를 헌데 구멍만한 크기로 만들어 헌데 위에 놓는다. 그리고 따로 약간의 유황을 불에 구워 집게로 집어서 먼저 놓은 유황 위에 놓아 붙게 한다. 이와 같이 3~5번 거듭하는데, 고름물이 말라 나을 때까지 한다[정의].

【隔蒜灸法】 治癰疽腫毒大痛, 或不痛麻木. 先以濕紙覆其上, 候先乾處爲瘡. 以獨頭蒜切片, 三分厚, 安瘡頭上. 艾炷灸之, 每五炷換蒜片. 如瘡大, 有十餘頭作一處生者, 以蒜搗爛攤患處, 鋪艾灸之. 若痛灸至不痛, 不痛灸至痛. 此拔引鬱毒之法, 的有廻生之功. 若瘡色白, 不起發, 不作膿, 不問日期, 最宜多灸. 『入門』

마늘 뜸법[隔蒜灸法] 옹저와 종독이 심하게 아프거나 혹은 아프지 않고 감각이 없는 것을 치료한다. 먼저 젖은 종이를 헌데 위에 덮으면 먼저 마르는 곳이 헌데가 제일 심한 곳이다. 통마늘[獨頭蒜]을 3푼 두께로 썰어서 헌데 위에다 놓고 그 위에 쑥으로 뜸을 뜬다. 5장을 뜨고는 마늘을 바꾼다. 헌데가 심하여 끝이 10여 개 생긴 데는 마늘을 짓찧어 헌데에 붙이고 그 위에 쑥을 놓고 뜬다. 헌데가 아플 때에는 아프지 않을 때까지 뜨고, 아프지 않을 때에는 아플 때까지 뜬다. 이것은 몰려 있는 독을 빼내는 법인데, 새살이 살아나게 하는 효능이 있다. 만약 헌데의 색이 희면서 터지지 않고 곪지도 않은 데는 날짜에 관계없이 뜸을 많이 뜨는 것이 좋다[입문].

【桑枝灸法】治發背, 不起發不腐. 桑枝燃着, 吹息火焰, 以火頭灸患處, 日三五次, 每次片時, 取瘀肉腐動爲度. 若腐肉已去, 新肉生遲, 宜灸四圍. 如陰瘡·臁瘡·瘰癧, 流注, 久不愈者, 尤宜灸之. 『入門』

뽕나무 가지 뜸법〔桑枝灸法〕 등에 생긴 헌데[發背]가 터지지도 않고 곪지도 않은 것을 치료한다. 뽕나무 가지[桑枝]에 불을 붙였다가 입으로 불길을 불어 끈 다음 남은 불 끝으로 환부를 지진다. 하루에 3~5번 하며 매번 잠깐 동안씩 하는데, 엉긴 살[瘀肉]이 부식하여 움직일 때까지 한다. 만약 궂은 살[腐肉]이 다 없어지고 새살이 더디게 나올 때에는 그 주위를 지지는 것이 좋다. 만약 음창(陰瘡)·염창(臁瘡)·나력(瘰癧)이 여기저기 옮겨 가면서 오래도록 낫지 않을 때에는 지지는 것이 더욱 좋다[입문].

【附子灸法】治腦瘻諸癰腫堅牢. 削附子, 令如碁子厚, 正着腫上, 以小唾濕附子. 艾灸附子, 令熱徹, 附子欲乾, 輒更唾濕之, 常令附子熱徹. 附子欲乾輒更之, 氣入腫中, 無不愈. 『資生』

부자 뜸법〔附子灸法〕 뇌루(腦瘻)와 여러 가지 옹종(癰腫)이 딴딴해진 것을 치료한다. 부자를 바둑알만한 두께로 썰어서 부은 곳에 붙이고 침을 약간 발라 부자를 적신 다음 쑥으로 부자를 구워서 열이 속으로 들어가게 한다. 부자가 마르려고 할 때는 떼고 다시 침으로 부자를 적신다. 그리고 늘 부자에 열이 통하게 하며, 부자가 마를 때에는 다시 새것으로 바꾼다. 부자 기운이 헌데 속에 들어가면 낫지 않는 것이 없다[자생].

【黃土灸法】凡發背, 率多於背兩胛間, 初如粟米大, 或痛或痒, 人皆慢忽不爲治, 不過十日, 遂至於死. 急取淨黃土和水爲泥, 捻作餠子, 厚二分濶一寸半, 貼瘡上, 以大艾炷安餠上灸之, 一炷一易餠子. 若粟米大時, 灸七餠卽差. 如錢許大, 可日夜不住灸之, 以差爲度. 『資生』

진흙 뜸법〔黃土灸法〕 등창은 등의 두 어깻죽지[胛] 사이에 많이 난다. 처음에는 좁쌀알만하며, 간혹 아프기도 하고 가렵기도 하다. 이때 사람들이 대수롭지 않게 여기면서 치료하지 않으면 10일이 못되어 죽게 된다. 깨끗한 진흙을 물에 반죽하여 두께는 2푼으로 하고 너비는 1치 5푼으로 떡처럼 만들어 헌데 위에 붙이고 그 위에 큰 뜸봉을 놓고 뜸을 뜬다. 1장을 뜨고는 진흙떡을 바꾼다. 헌데가 좁쌀알만할 때에는 진흙떡 7개를 뜨면 곧 차도가 있고, 돈닢만할 때에는 밤낮 계속하여 차도가 있을 때까지 뜬다[자생].

雞足鍼法

◯ 靈樞云, 病重者, 雞足取之. 其法, 正入一鍼, 左右斜入二鍼. 如雞之足有三爪也. 『綱目』

계족침법(雞足鍼法)

『영추』에는 "병이 중하면 계족침(雞足鍼)을 놓는다."고 하였다. 그 방법은 침을 곧바로 1대 찌르고 다음에 양옆으로 각각 1대씩 빗찔러서 마치 닭의 발[雞足]과 같이 3가닥이 되게 놓는 것이다[강목].

擇鍼灸吉日法

◯ 欲行鍼灸, 先知行年宜忌, 及人神所在, 不與禁忌相應, 卽可矣. 若遇急卒暴病不可拘於此法, 通人達士豈拘此哉. 『資生』 ◯ 千金云, 凡癰疽·疔腫·喉痺·客忤, 尤爲急, 覺病卽宜便治. 又中風卒急之證, 須速救療. 此論甚當, 夫急難之際, 命在須臾, 必待吉日後治之, 則已淪於鬼籙矣, 此所以不可拘避忌也. 惟平居治病於未形, 選天德·月德等日, 服藥鍼灸可也. 『資生』

좋은 날을 택하여 침뜸을 놓는 방법[擇鍼灸吉日法]

침이나 뜸을 놓을 때에는 먼저 그 해[年]의 꺼려야 할 것과 인신(人神)이 있는 곳을 알아서 나쁜 날을 피해야 한다. 그러나 만일 급한 병일 때에는 여기에 구애되어서는 안 된다. 지식이 있는 사람들이라면 어찌 이런 것에 구애되겠는가[자생].

○ 『천금방(千金方)』에 "대체로 옹저(癰疽)·정종(疔腫)·후비(喉痺)·객오(客忤) 등은 매우 급한 병이므로 병이 생기면 곧 치료해야 하며 또한 중풍으로 급한 증상이 나타날 때에는 속히 구급치료를 해야 한다."고 하였다. 이 말은 아주 당연한 말이다. 급한 병으로 생명이 급할 때에 반드시 좋은 날을 기다려서만 치료하려고 하면 치료하기 전에 죽고 만다. 그러므로 여기에 구애될 수 없다는 것이다. 오직 그 외의 병을 치료할 때에 천덕(天德)·월덕(月德) 등의 날을 가려서 약을 먹고 침이나 뜸을 놓을 수 있다[자생].

太乙徙立於中宮朝八風占吉凶

◯ 帝曰, 候八正奈何. 少師曰, 候此者, 當以冬至之日, 太乙立於叶蟄之宮, 其至也, 天必應之以風雨. 所謂風者, 皆拔屋·折樹木·揚沙石·起毫毛·發腠理者也. ◯ 風從太乙所居之方來者爲實風, 主生長萬物. 其從衝後來者爲虛風, 主殺害傷人. 故聖人謹候虛風而避之. 今言風從南方來者, 夏至爲實風, 太乙所居之方故也. 冬至爲虛風者, 以其衝太乙者故也. 餘方倣此. 『靈樞』 ◯ 其以夜半至者, 萬民皆臥而不犯也, 故其歲, 民少病. 其以晝至者, 萬民懈惰而皆中於虛風, 故多病. 『靈樞』

태을이 중궁에 옮겨 가는 날, 8풍으로 좋고 나쁜 것을 예견하는 법[太乙徙立於中宮朝八風占吉凶]

황제가 "8정(八正)을 관찰한다는 것은 어떻게 하는 것인가?"라고 하니, 소사(少師)는 "동짓날에는 태을이 반드시 협칩의 궁[叶蟄之宮]에 서게 된다. 이때에는 하늘이 반드시 바람과 비로 알린다. 바람은 지붕을 벗기고 나무를 꺾으며 모래와 돌을 날린다. 그러므로 몸의 솜털이 일어서고 땀구멍이 벌어지게 된다."고 하였다.

○ 태을이 있는 방향에서 불어오는 바람을 실풍(實風)이라 하는데 만물을 생장하게 하고, 반대쪽

에서 불어오는 바람을 허풍(虛風)이라고 하는데 사람을 죽이거나 상하게 한다. 그러므로 허풍을 잘 살펴서 피해야 한다. 지금 바람이 남쪽에서 부는데 하지 때에는 실풍이므로 태을이 있는 곳에서 오는 것이다. 동지에는 허풍인데 태을이 있는 반대쪽에서 불어온다. 나머지도 다 이와 같다[영추].

○ 바람이 밤중에만 불 때에는 사람들이 다 누워 자기 때문에 맞지 않으므로 그 해에는 병이 적게 생긴다. 그러나 바람이 낮에 불면 사람들이 다 마음 놓고 있다가 허풍을 맞게 되므로 병이 많이 생긴다[영추].

【風從南方來】 名曰大弱風. 其傷人也, 內舍於心, 外在於脈, 其氣主爲熱. ◯ 夏至爲實風, 冬至爲虛風. 『靈樞』

바람이 남쪽에서 불어오는 것[風從南方來] 이것을 대약풍(大弱風)이라고 하는데, 사람이 맞으면 속으로는 심에 들어가고 겉으로는 맥에 들어간다. 그 기운은 주로 열이 된다.

○ 하지에는 실풍(實風)이 되고, 동지에는 허풍(虛風)이 된다[영추].

【風從西南來】 名曰謀風. 其傷人也, 內舍於脾, 外在於肌, 其氣主爲弱. ◯ 立秋爲實風, 立春爲虛風. 『靈樞』

바람이 서남쪽에서 불어오는 것[風從西南來] 이것을 모풍(謀風)이라고 하는데, 사람이 맞으면 속으로는 비(脾)에 들어가고 겉으로는 살[肌]에 들어간다. 그 기운은 주로 약해지게 한다.

○ 입추에는 실풍이 되고, 입춘에는 허풍이 된다[영추].

【風從西方來】 名曰剛風. 其傷人也, 內舍於肺, 外在於皮膚, 其氣主爲燥. ◯ 秋分爲實風, 春分爲虛風. 『靈樞』

바람이 서쪽에서 불어오는 것[風從西方來] 이것을 강풍(剛風)이라고 하는데, 사람이 맞으면 속으로는 폐에 들어가고 겉으로는 피부에 들어간다. 그 기운은 주로 마르게 한다.

○ 추분에는 실풍이 되고, 춘분에는 허풍이 된다[영추].

【風從西北來】 名曰折風. 其傷人也, 內舍於小腸, 外在於手太陽脈. 脈絶則溢, 脈閉則結不通, 善暴死. ◯ 立冬爲實風, 立夏爲虛風. 『靈樞』

바람이 서북쪽에서 불어오는 것[風從西北來] 이것을 절풍(折風)이라고 하는데, 사람이 맞으면 속으로는 소장(小腸)에 들어가고 겉으로는 수태양경맥에 들어간다. 맥이 끊어지면 넘쳐 나고 맥이 막히면 몰려 통하지 않으므로 갑자기 죽을 수 있다.

○ 입동에는 실풍이 되고, 입하에는 허풍이 된다[영추].

【風從北方來】 名曰大剛風. 其傷人也, 內舍於腎, 外在於骨與肩背之膂筋, 其氣主爲寒. ◯ 冬至爲實風, 夏至爲虛風. 『靈樞』

바람이 북쪽에서 불어오는 것[風從北方來] 이것을 대강풍(大剛風)이라고 하는데, 사람이 맞으면 속으로는 신(腎)에 들어가고 겉으로는 뼈와 어깨·등의 등심 힘줄에 들어간다. 그 기운은 주로 찬 기운이 되게 한다.

○ 동지에는 실풍이 되고, 하지에는 허풍이 된다[영추].

【風從東北來】 名曰凶風. 其傷人也, 內舍於大腸, 外在於兩脇腋骨下及肢節. ○ 立春爲實風, 立秋爲虛風. 『靈樞』

바람이 동북쪽에서 불어오는 것〔風從東北來〕 이것을 흉풍(凶風)이라고 하는데, 사람이 맞으면 속으로는 대장에 들어가고 겉으로는 양쪽 겨드랑이뼈 아래와 팔다리의 뼈마디에 들어간다.

○ 입춘에는 실풍이 되고, 입추에는 허풍이 된다[영추].

【風從東方來】 名曰嬰兒風. 其傷人也, 內舍於肝, 外在於筋紐, 其氣主爲身溫. ○ 春分爲實風, 秋分爲虛風. 『靈樞』

바람이 동쪽에서 불어오는 것〔風從東方來〕 이것을 영아풍(嬰兒風)이라고 하는데, 사람이 맞으면 속으로는 간에 들어가고 겉으로는 힘줄에 들어간다. 그 기운은 주로 몸을 따뜻하게 한다.

○ 춘분에는 실풍이 되고, 추분에는 허풍이 된다[영추].

【風從東南來】 名曰弱風. 其傷人也, 內舍於胃, 外在於肌肉, 其氣主體重. ○ 夏至爲實風, 冬至爲虛風. 『靈樞』

바람이 동남쪽에서 불어오는 것〔風從東南來〕 이것을 약풍(弱風)이라고 하는데, 사람이 맞으면 속으로는 위(胃)에 들어가고 겉으로는 살에 들어간다. 그 기운은 주로 몸을 무겁게 한다.

○ 하지에는 실풍이 되고, 동지에는 허풍이 된다[영추].

○ 八正, 謂八節之正氣也. 虛邪者, 謂八節之虛風也. 以從虛之鄕來, 襲虛而入爲病, 故謂之八正虛邪也. 以身之虛, 逢時之虛, 兩虛相感, 其氣至骨, 入則傷五藏. 故聖人避風, 如避矢石焉. 『靈樞』

8정(八正)은 8절기[八節]의 정기(正氣)를 말하는 것이고, 허사는 8절기의 허풍을 말하는 것이다. 허한 곳에서 와서 허한 것을 뚫고 들어가 병이 되므로 8정 허사(八正虛邪)라고 한다. 몸이 허약한데 절기도 허한 때를 만나면 두 허한 것이 서로 반응하여 그 기운이 뼈에까지 들어가서 속으로 오장을 상하게 하기 때문에 성인(聖人)은 바람을 피하는 것을 화살이나 돌을 피하는 것같이 한다[영추].

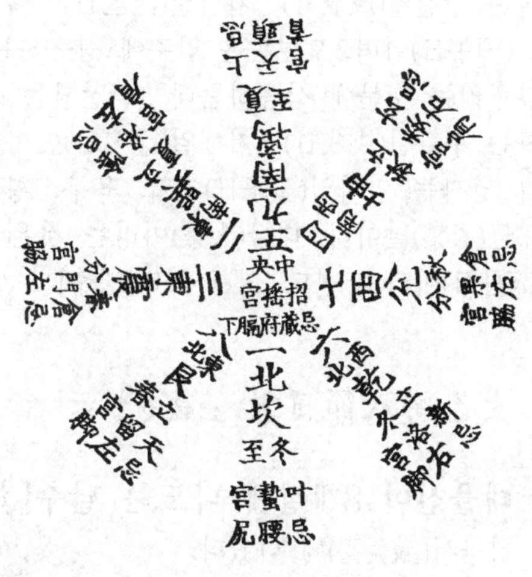

[九宮圖]

○ 太乙 神名 常以冬至之日, 居叶蟄之宮四十六日. 明日居天留宮四十六日. 明日居倉門宮四十六日. 明日居陰洛宮四十六日. 明日居上天宮四十六日. 明日居玄委宮四十六日. 明日居倉果宮四十六日. 明日居新洛宮四十五日. 明日復居叶蟄之宮. 數所在日, 從一處至九日, 復返於一, 常如是無已, 終而復始.『靈樞』 ◯ 始自八節得王之日, 從其宮至所在之處, 首一終九, 日徙一宮, 至九日復返於一, 周而復始, 如是次而行之, 計每宮各得五日, 九之則一節之日悉備矣.『銅人』

태을(太乙, 신의 이름이다)은 늘 동짓날부터 협칩궁(叶蟄宮)에 46일간 있고, 다음날부터는 천류궁(天留宮)에 46일간 있으며, 그 다음날부터는 창문궁(倉門宮)에 46일간 있고, 그 다음날부터는 음락궁(陰洛宮)에서 46일간 있다. 그 다음날부터는 상천궁(上天宮)에 46일간 있고, 그 다음날부터는 현위궁(玄委宮)에 46일간 있으며, 그 다음날부터는 창과궁(倉果宮)에 46일간 있고, 그 다음날부터는 신락궁(新洛宮)에 45일간 있다가, 그 다음날부터 다시 협칩궁에 있게 된다. 있는 날짜는 처음 시작한 곳에서부터 9일이 지나서는 다시 시작된 곳으로 돌아간다. 늘 이와 같이 계속 돌아간다[영추].

○ 처음에 8계절의 기준날부터 그 해당하는 궁이 있는 데로 가서 첫날부터 9일이 지나서는 다음으로 옮겨가 다시 첫날로 돌아간다. 한 바퀴 돈 후에는 이와 같이 계속된다. 그러므로 한 궁에 각각 5일씩 돌아가는데 9번을 하면 한 계절의 날짜가 다 찬다[동인].

身形應九野

◯ 帝曰, 身形應九野奈何. 岐伯曰, 請言身形之應九野也. 左足應立春, 其日戊寅·己丑. 左脇應春分, 其日乙卯. 左肩膺立夏, 其日戊辰·己巳. 膺喉首頭應夏至, 其日丙午. 右手應立秋, 其日戊申·己未. 右脇應秋分, 其日辛酉. 右足應立冬, 其日戊戌·己亥. 腰尻下竅應冬至, 其日壬子. 六府·膈下·五藏應中州, 其大禁. 大禁, 太乙所在之日, 及諸戊己. 是謂天忌日也.『靈樞』

몸의 형체는 9야에 상응한다[身形應九野]

황제가 "몸의 형체는 9야에 상응한다[應]는 것은 무엇인가?"라고 하니 기백이 "몸의 형체가 9야에 상응한다는 것은, 왼쪽발은 입춘에 상응하는데 그 날짜는 무인일(戊寅日)·기축일(己丑日)이며, 왼쪽 옆구리는 춘분에 상응하는데 그 날짜는 을묘일(乙卯日)이며, 왼쪽 어깨는 입하에 상응하는데 그 날짜는 무진일(戊辰日)·기사일(己巳日)이며, 가슴·목구멍·머리는 하지에 상응하는데 그 날짜는 병오일(丙午日)이며, 오른손은 입추에 상응하는데 그 날짜는 무신일(戊申日)·기미일(己未日)이며, 오른쪽 옆구리는 추분에 상응하는데 그 날짜는 신유일(辛酉日)이며, 오른쪽 발은 입동에 상응하는데 그 날짜는 무술일(戊戌日)·기해일(己亥日)이며, 허리·꽁무니·아랫구멍(전음, 후음)은 동지에 상응하는데 그 날짜는 임자일(壬子日)이며, 육부·횡격막 아래·오장은 중주(中州, 중앙)에 상응하는데 그것은 대금(大禁)날이다. 대금(大禁)이라는 것은 태을신이 있는 날과 모든 무일·기일인데, 이것을 천기일(天忌日)이라고 한다."고 하였다[영추].

太乙遊八節日數 出鍼灸書

태을신이 8계절에 나도는 날수[太乙遊八節日數]

침구서(鍼灸書)에 나왔다.

【立春節】 自立春入節日始計, 至春分通計四十五日而止, 或餘一日則棄之不用, 以下倣此.

입춘절(立春節) 입춘부터 시작하여 춘분까지의 날짜를 모두 계산하면 45일이 된다. 만약 하루가 남으면 그것은 버리고 계산하지 않는다. 아래의 다른 계절도 이와 같다.

一日 제1일	十日 제10일	十九日 제19일	二十八日 제28일	三十七日 제37일	忌左脚足 왼쪽 다리와 발을 조심한다.
二日 제2일	十一日 제11일	二十日 제20일	二十九日 제29일	三十八日 제38일	忌頭首喉膺 머리, 목구멍, 윗가슴[膺]을 조심한다.
三日 제3일	十二日 제12일	二十一日 제21일	三十日 제30일	三十九日 제39일	忌腰尻下竅 허리, 꽁무니[尻], 아랫구멍[下竅, 전후음]을 조심한다.
四日 제4일	十三日 제13일	二十二日 제22일	三十一日 제31일	四十日 제40일	忌右肩臂 오른쪽 어깨와 팔을 조심한다.
五日 제5일	十四日 제14일	二十三日 제23일	三十二日 제32일	四十一日 제41일	忌左脇 왼쪽 옆구리를 조심한다.
六日 제6일	十五日 제15일	二十四日 제24일	三十三日 제33일	四十二日 제42일	忌左肩臂 왼쪽 어깨와 팔을 조심한다.
七日 제7일	十六日 제16일	二十五日 제25일	三十四日 제34일	四十三日 제43일	忌臟腑膈下 장부와 횡격막 아래[膈下]를 조심한다.
八日 제8일	十七日 제17일	二十六日 제26일	三十五日 제35일	四十四日 제44일	忌右脚足 오른쪽 다리와 발을 조심한다.
九日 제9일	十八日 제18일	二十七日 제27일	三十六日 제36일	四十五日 제45일	忌右脇 오른쪽 옆구리를 조심한다.

【春分節】 自春分入節日始計, 至立夏通計四十五日.

춘분절(春分節) 춘분부터 시작하여 입하까지 계산하면 모두 45일이다.

一日 제1일	十日 제10일	十九日 제19일	二十八日 제28일	三十七日 제37일	忌左脇 왼쪽 옆구리를 조심한다.
二日 제2일	十一日 제11일	二十日 제20일	二十九日 제29일	三十八日 제38일	忌左肩臂 왼쪽 어깨와 팔을 조심한다.
三日 제3일	十二日 제12일	二十一日 제21일	三十日 제30일	三十九日 제39일	忌臟腑膈下 장부와 횡격막 아래를 조심한다.
四日 제4일	十三日 제13일	二十二日 제22일	三十一日 제31일	四十日 제40일	忌右脚足 오른쪽 다리와 발을 조심한다.
五日 제5일	十四日 제14일	二十三日 제23일	三十二日 제32일	四十一日 제41일	忌右脇 오른쪽 옆구리를 조심한다.
六日 제6일	十五日 제15일	二十四日 제24일	三十三日 제33일	四十二日 제42일	忌左脚足 왼쪽 다리와 발을 조심한다.
七日 제7일	十六日 제16일	二十五日 제25일	三十四日 제34일	四十三日 제43일	忌頭首喉膺 머리, 목구멍, 윗가슴[膺]을 조심한다.
八日 제8일	十七日 제17일	二十六日 제26일	三十五日 제35일	四十四日 제44일	忌腰尻下竅 허리, 꽁무니, 아랫구멍[下竅, 전후음]을 조심한다.
九日 제9일	十八日 제18일	二十七日 제27일	三十六日 제36일	四十五日 제45일	忌右肩臂 오른쪽 어깨와 팔을 조심한다.

【立夏節】 自立夏入節日始計, 至夏至通共四十五日.

입하절(立夏節) 입하절부터 시작하여 하지까지 계산하면 모두 45일이다.

一日 제1일	十日 제10일	十九日 제19일	二十八日 제28일	三十七日 제37일	忌左肩臂 왼쪽 어깨와 팔을 조심한다.
二日 제2일	十一日 제11일	二十日 제20일	二十九日 제29일	三十八日 제38일	忌臟腑膈下 장부와 횡격막 아래를 조심한다.
三日 제3일	十二日 제12일	二十一日 제21일	三十日 제30일	三十九日 제39일	忌右脚足 오른쪽 다리와 발을 조심한다.
四日 제4일	十三日 제13일	二十二日 제22일	三十一日 제31일	四十日 제40일	忌右脇 오른쪽 옆구리를 조심한다.
五日 제5일	十四日 제14일	二十三日 제23일	三十二日 제32일	四十一日 제41일	忌左脚足 왼쪽 다리와 발을 조심한다.
六日 제6일	十五日 제15일	二十四日 제24일	三十三日 제33일	四十二日 제42일	忌頭首喉膺 머리, 목구멍, 윗가슴[膺]을 조심한다.
七日 제7일	十六日 제16일	二十五日 제25일	三十四日 제34일	四十三日 제43일	忌腰尻下竅 허리, 꽁무니, 아랫구멍[下竅, 전후음]을 조심한다.
八日 제8일	十七日 제17일	二十六日 제26일	三十五日 제35일	四十四日 제44일	忌右肩臂 오른쪽 어깨와 팔을 조심한다.
九日 제9일	十八日 제18일	二十七日 제27일	三十六日 제36일	四十五日 제45일	忌左脇 왼쪽 옆구리를 조심한다.

【夏至節】 自夏至入節日始計, 至立秋通共四十五日.

하지절(夏至節) 하지부터 시작하여 입추까지 계산하면 모두 45일이다.

一日 제1일	十日 제10일	十九日 제19일	二十八日 제28일	三十七日 제37일	忌頭首喉膺 머리, 목구멍, 윗가슴을 조심한다.
二日 제2일	十一日 제11일	二十日 제20일	二十九日 제29일	三十八日 제38일	忌腰尻下竅 허리, 꽁무니, 아랫구멍[下竅, 전후음]을 조심한다.
三日 제3일	十二日 제12일	二十一日 제21일	三十日 제30일	三十九日 제39일	忌右肩臂 오른쪽 어깨와 팔을 조심한다.
四日 제4일	十三日 제13일	二十二日 제22일	三十一日 제31일	四十日 제40일	忌左脇 왼쪽 옆구리를 조심한다.
五日 제5일	十四日 제14일	二十三日 제23일	三十二日 제32일	四十一日 제41일	忌左肩臂 왼쪽 어깨와 팔을 조심한다.
六日 제6일	十五日 제15일	二十四日 제24일	三十三日 제33일	四十二日 제42일	忌臟腑膈下 장부와 횡격막 아래를 조심한다.
七日 제7일	十六日 제16일	二十五日 제25일	三十四日 제34일	四十三日 제43일	忌右脚足 오른쪽 다리와 발을 조심한다.
八日 제8일	十七日 제17일	二十六日 제26일	三十五日 제35일	四十四日 제44일	忌右脇 오른쪽 옆구리를 조심한다.
九日 제9일	十八日 제18일	二十七日 제27일	三十六日 제36일	四十五日 제45일	忌左脚足 왼쪽 다리와 발을 조심한다.

【立秋節】 自立秋入節日始計，至秋分通共四十五日.

입추절(立秋節) 입추부터 시작하여 추분까지 계산하면 모두 45일이다.

一日 제1일	十日 제10일	十九日 제19일	二十八日 제28일	三十七日 제37일	忌右肩臂 오른쪽 어깨와 팔을 조심한다.
二日 제2일	十一日 제11일	二十日 제20일	二十九日 제29일	三十八日 제38일	忌左脇 왼쪽 옆구리를 조심한다.
三日 제3일	十二日 제12일	二十一日 제21일	三十日 제30일	三十九日 제39일	忌左肩臂 왼쪽 어깨와 팔을 조심한다.
四日 제4일	十三日 제13일	二十二日 제22일	三十一日 제31일	四十日 제40일	忌臟腑膈下 장부와 횡격막 아래를 조심한다.
五日 제5일	十四日 제14일	二十三日 제23일	三十二日 제32일	四十一日 제41일	忌右脚足 오른쪽 다리와 발을 조심한다.
六日 제6일	十五日 제15일	二十四日 제24일	三十三日 제33일	四十二日 제42일	忌右脇 오른쪽 옆구리를 조심한다.
七日 제7일	十六日 제16일	二十五日 제25일	三十四日 제34일	四十三日 제43일	忌左脚足 왼쪽 다리와 발을 조심한다.
八日 제8일	十七日 제17일	二十六日 제26일	三十五日 제35일	四十四日 제44일	忌頭首喉膺 머리, 목구멍, 윗가슴을 조심한다.
九日 제9일	十八日 제18일	二十七日 제27일	三十六日 제36일	四十五日 제45일	忌腰尻下竅 허리, 꽁무니, 아랫구멍[下竅, 전후음]을 조심한다.

【秋分節】 自秋分入節日始計，至立冬通共四十五日.

추분절(秋分節) 추분부터 시작하여 입동까지 계산하면 모두 45일이다.

一日 제1일	十日 제10일	十九日 제19일	二十八日 제28일	三十七日 제37일	忌右脇 오른쪽 옆구리를 조심한다.
二日 제2일	十一日 제11일	二十日 제20일	二十九日 제29일	三十八日 제38일	忌左脚足 왼쪽 다리와 발을 조심한다.
三日 제3일	十二日 제12일	二十一日 제21일	三十日 제30일	三十九日 제39일	忌頭首喉膺 머리, 목구멍, 윗가슴을 조심한다.
四日 제4일	十三日 제13일	二十二日 제22일	三十一日 제31일	四十日 제40일	忌腰尻下竅 허리, 꽁무니, 아랫구멍[下竅, 전후음]을 조심한다.
五日 제5일	十四日 제14일	二十三日 제23일	三十二日 제32일	四十一日 제41일	忌右肩臂 오른쪽 어깨와 팔을 조심한다.
六日 제6일	十五日 제15일	二十四日 제24일	三十三日 제33일	四十二日 제42일	忌左脇 왼쪽 옆구리를 조심한다.
七日 제7일	十六日 제16일	二十五日 제25일	三十四日 제34일	四十三日 제43일	忌左肩臂 왼쪽 어깨와 팔을 조심한다.
八日 제8일	十七日 제17일	二十六日 제26일	三十五日 제35일	四十四日 제44일	忌臟腑膈下 장부와 횡격막 아래를 조심한다.
九日 제9일	十八日 제18일	二十七日 제27일	三十六日 제36일	四十五日 제45일	忌右脚足 오른쪽 다리와 발을 조심한다.

【立冬節】 自立冬入節日始計, 至冬至通共四十五日.

입동절(立冬節) 입동부터 시작하여 동지까지 계산하면 모두 45일이다.

一日 제1일	十日 제10일	十九日 제19일	二十八日 제28일	三十七日 제37일	忌右脚足 오른쪽 다리와 발을 조심한다.
二日 제2일	十一日 제11일	二十日 제20일	二十九日 제29일	三十八日 제38일	忌右脇 오른쪽 옆구리를 조심한다.
三日 제3일	十二日 제12일	二十一日 제21일	三十日 제30일	三十九日 제39일	忌左脚足 왼쪽 다리와 발을 조심한다.
四日 제4일	十三日 제13일	二十二日 제22일	三十一日 제31일	四十日 제40일	忌頭首喉膺 머리, 목구멍, 윗가슴을 조심한다.
五日 제5일	十四日 제14일	二十三日 제23일	三十二日 제32일	四十一日 제41일	忌腰尻下竅 허리, 꽁무니, 아랫구멍[下竅, 전후음]을 조심한다.
六日 제6일	十五日 제15일	二十四日 제24일	三十三日 제33일	四十二日 제42일	忌右肩臂 오른쪽 어깨와 팔을 조심한다.
七日 제7일	十六日 제16일	二十五日 제25일	三十四日 제34일	四十三日 제43일	忌左脇 오른쪽 옆구리를 조심한다.
八日 제8일	十七日 제17일	二十六日 제26일	三十五日 제35일	四十四日 제44일	忌左肩臂 왼쪽 어깨와 팔을 조심한다.
九日 제9일	十八日 제18일	二十七日 제27일	三十六日 제36일	四十五日 제45일	忌臟腑膈下 장부와 횡격막 아래를 조심한다.

【冬至節】 自冬至入節日始計, 至立春通共四十五日.

동지절(冬至節) 동짓날부터 시작하여 입춘날까지 계산하면 모두 45일이다.

一日 제1일	十日 제10일	十九日 제19일	二十八日 제28일	三十七日 제37일	忌腰尻下竅 허리, 꽁무니, 아랫구멍[下竅, 전후음]을 조심한다.
二日 제2일	十一日 제11일	二十日 제20일	二十九日 제29일	三十八日 제38일	忌右肩臂 오른쪽 어깨와 팔을 조심한다.
三日 제3일	十二日 제12일	二十一日 제21일	三十日 제30일	三十九日 제39일	忌左脇 왼쪽 옆구리를 조심한다.
四日 제4일	十三日 제13일	二十二日 제22일	三十一日 제31일	四十日 제40일	忌左肩臂 왼쪽 어깨와 팔을 조심한다.
五日 제5일	十四日 제14일	二十三日 제23일	三十二日 제32일	四十一日 제41일	忌臟腑膈下 장부와 횡격막 아래를 조심한다.
六日 제6일	十五日 제15일	二十四日 제24일	三十三日 제33일	四十二日 제42일	忌右脚足 오른쪽 다리와 발을 조심한다.
七日 제7일	十六日 제16일	二十五日 제25일	三十四日 제34일	四十三日 제43일	忌右脇 오른쪽 옆구리를 조심한다.
八日 제8일	十七日 제17일	二十六日 제26일	三十五日 제35일	四十四日 제44일	忌左脚足 왼쪽 다리와 발을 조심한다.
九日 제9일	十八日 제18일	二十七日 제27일	三十六日 제36일	四十五日 제45일	忌頭首喉膺 머리, 목구멍, 윗가슴을 조심한다.

九宮尻神禁忌出入門

◯ 坤踝, 震腨 · 指 · 牙上. 巽屬頭兮 · 乳 · 口中. 面 · 背 · 目乾, 手 · 膊兌. 項 · 腰艮, 膝 · 肋离從. 坎肘 · 脚 · 肚輪流數, 惟有肩 · 尻在中宮.

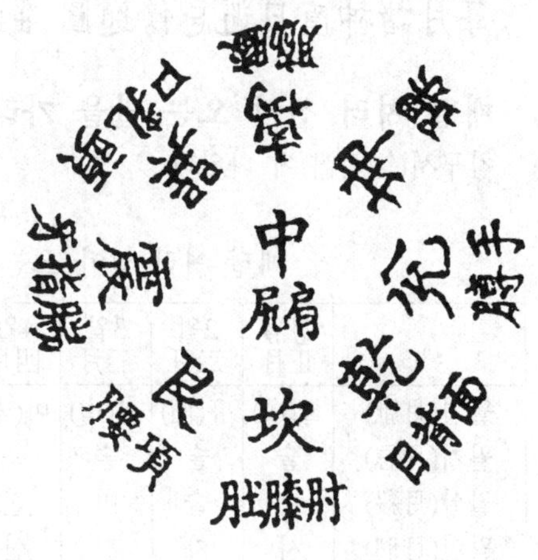

[九宮尻神圖]

구궁고신을 꺼리는 출입문[九宮尻神禁忌出入門]

곤궁(坤宮)은 복사뼈, 진궁(震宮)은 장딴지 · 손가락 · 이빨 위이고, 손궁(巽宮)에는 머리와 젖 · 입 안이 속한다. 얼굴 · 등[背] · 눈은 건궁(乾宮)에 속하고, 손과 어깨는 태궁(兌宮)에 속하며, 목덜미와 허리는 간궁(艮宮)에 속하고, 무릎과 옆구리는 이궁(离宮)에 속한다. 감궁(坎宮)에는 팔꿈치 · 다리 · 배가 속하고, 어깨와 꽁무니만은 중궁(中宮)에 속한다.

逐日人神所在 出神應經.

◯ 一日在足大指厥陰分. 二日在足外踝少陽分. 三日在股內少陰分. 四日在腰太陽分. 五日在口舌太陰分. 六日在手陽明分. 七日在足內踝少陰分. 八日在手腕太陽分. 九日在尻厥陰分. 十日在腰背太陰分. 十一日在鼻柱陽明分. 十二日在髮際少陽分. 十三日在牙齒少陰分. 十四日在胃脘陽明分. 十五日在遍身鍼灸大忌. 十六日在胸乳太陰分. 十七日在氣衝陽明分. 十八日在股內少陰分. 十九日在足趺陽明分. 二十日在足內踝少陰分. 二十一日在手小指太陽分. 二十二日在外踝少陽分. 二十三日在肝腧厥陰分. 二十四日在手陽明分. 二十五日在足陽明分. 二十六日在胸太陰分. 二十七日在膝陽明分. 二十八日在陰少陰分. 二十九日在膝脛厥陰分. 三十日在足趺陽明分.

날짜에 따라 인신이 있는 곳[逐日人神所在]

신응경(神應經)에서 나왔다.

1일에는 엄지발가락의 궐음경 부분에 있고, 2일에는 바깥복사뼈의 소양경 부분, 3일에는 허벅다리 안의 소음경부분, 4일에는 허리의 태양경 부분, 5일에는 입과 혀의 태음경 부분, 6일에는 수양명경 부분, 7일에는 안쪽복사뼈의 소음경 부분, 8일에는 손목의 태양경 부분, 9일에는 꽁무니의 궐음경 부분, 10일에는 허리와 등의 태음경 부분, 11일에는 콧마루의 양명경 부분, 12일에는 머리카락이 돋은 소양경 부분, 13일에는 이빨의 소음경 부분, 14일에는 위완(胃脘)의 양명경 부분에 있으므로 조심하여야 하며, 15일에는 온몸에 침과 뜸을 놓지 말아야 한다. 16일에는 가슴과 젖의 태음경 부분, 17일에는 기충(氣衝)의 양명경 부분, 18일에는 허벅다리 안쪽의 소음경 부분, 19일에는 발등의 양명경 부분, 20일에는 안쪽복사뼈의 소음경 부분, 21일에는 새끼손가락의 태양경 부분, 22일에는 바깥복사뼈의 소양경 부분, 23일에는 간수(肝腧)의 궐음경 부분, 24일에는 수양명경 부분, 25일에는 족양명경 부분, 26일에는 가슴의 태음경 부분, 27일에는 무릎의 양명경 부분, 28일에는 전음의 소음경 부분, 29일에는 무릎과 정강이의 궐음경 부분, 30일에는 발등의 양명경 부분에 있으므로 조심하여야 한다.

每月諸神直日避忌傍通圖 出鍼灸書.

매달 여러 신이 오는 날을 가리는 표[每月諸神直日避忌傍通圖]

침구서(鍼灸書)에 나왔다.

매달 여러 신이 오는 날을 가리는 표[每月諸神直日避忌傍通圖]

	정월 正月	2월 二月	3월 三月	4월 四月	5월 五月	6월 六月	7월 七月	8월 八月	9월 九月	10월 十月	동짓달 十一月	섣달 十二月
월염(月厭)	술(戌)	유(酉)	신(申)	미(未)	오(午)	사(巳)	진(辰)	묘(卯)	인(寅)	축(丑)	자(子)	해(亥)
월기(月忌)	술	술	술	축	축	축	진	진	진	미	미	미
월살(月殺)	축	술	미	진	축	술	미	진	축	술	미	진
월형(月刑)	사	자	진	신	오	축	인	유	미	해	묘	술
대살(大殺)	술	사	오	미	인	묘	진	해	자	축	신	유
육해(六害)	사	진	묘	인	축	자	해	술	유	신	미	오
혈기(血忌)	축	미	인	신	묘	유	진	술	사	해	오	자
혈지(血支)	축	인	묘	진	사	오	미	신	유	술	해	자
천의(天醫)	묘	인	축	자	해	술	유	신	미	오	사	진
계기(季忌)	축	술	미	진	축	술	미	진	축	술	미	진
천멸(天滅)	축	묘	신	유	축	묘	신	유	축	묘	신	유
온황(瘟瘇)	미	술	진	인	오	사	유	신	해	자	축	묘
향하지 않는 방위(不向)	동쪽	서쪽	북쪽	남쪽	동쪽	서쪽	북쪽	남쪽	동쪽	서쪽	북쪽	남쪽

鍼灸吉日

○ 每月，甲戌·甲申·甲寅，○ 乙巳·乙卯·乙丑·乙亥，○ 丙子·丙申·丙午·丙戌，○ 丁卯·丁亥·丁丑，○ 戊戌·戊申，○ 己亥，○ 庚午·庚子·庚戌·庚申，○ 辛卯·辛丑·辛亥，○ 壬午·壬子·壬戌·壬申，○ 癸丑·癸未，已上皆吉日.『綱目』○ 雖云吉日，太乙所在及戊己日，不可鍼灸.『鍼灸書』○ 春甲乙·夏丙丁·四季戊己·秋庚辛·冬壬癸皆吉. ○ 男喜破日，女喜除日，男女俱宜開日.『入門』

침과 뜸을 놓는 데 좋은 날[鍼灸吉日]

매달 갑술일(甲戌日)·갑신일(甲申日)·갑인일(甲寅日),
○ 을사일(乙巳日)·을묘일(乙卯日)·을축일(乙丑日)·을해일(乙亥日),
○ 병자일(丙子日)·병신일(丙申日)·병오일(丙午日)·병술일(丙戌日),
○ 정묘일(丁卯日)·정해일(丁亥日)·정축일(丁丑日),
○ 무술일(戊戌日)·무신일(戊申日),
○ 기해일(己亥日),
○ 경오일(庚午日)·경자일(庚子日)·경술일(庚戌日)·경신일(庚申日),
○ 신묘일(辛卯日)·신축일(辛丑日)·신해일(辛亥日),
○ 임오일(壬午日)·임자일(壬子日)·임술일(壬戌日)·임신일(壬申日),
○ 계축일(癸丑日)·계미일(癸未日) 등 이날들은 다 좋은 날이다[강목].

○ 비록 좋은 날이라고 하여도 태을신이 있는 무일(戊日)·기일(己日)에는 침이나 뜸을 놓아서는 안 된다[침구서].

○ 봄의 갑일·을일, 여름의 병일·정일, 4계(3월·6월·9월·섣달)의 무일·기일, 가을의 경일·신일, 겨울의 임일·계일은 다 좋은 날이다.

○ 남자는 파일(破日)이 좋고, 여자는 제일(除日)이 좋다. 남자와 여자는 다 개일(開日)이 좋다[입문].

鍼灸忌日

○ 凡鍼灸, 必忌人神·尻神·血支·血忌·瘟瘟之類. 急病則一日上忌一時. 『入門』 ○ 每月忌初六·十六·十八·二十二·二十四·小盡日, 及弦·望·晦·朔, 五辰·五酉·五未, 及入節前後各一日凶. 『綱目』 ○ 病人本命日, 不可鍼灸. 『綱目』 ○ 辛未日, 鍼藥俱忌. 扁鵲死日也. 『入門』 ○ 男忌除日及戊日, 女忌破日及己日, 男女俱忌滿日. 『入門』 ○ 壬辰·甲辰·己巳·丙午·丁未日, 男忌鍼灸. ○ 甲寅·乙卯·乙酉·乙巳·丁巳日, 女忌鍼灸. 『入門』

침과 뜸을 놓지 말아야 하는 날[鍼灸忌日]

대체로 침과 뜸은 인신일(人神日)·고신일(尻神日)·혈지일(血支日)·혈기일(血忌日)·온황일(瘟瘟日) 등에는 놓지 말아야 한다. 급한 병에는 하루에 2시간 동안만 피한다[입문].

○ 매달 음력 6일·16일·18일·22일·24일·소진일(小盡日)·7일·보름날(15일)·그믐날(그 달의 마지막 날)·1일·5진일(五辰日)·5유일(五酉日)·5미일(五未日)과 절기가 바뀌는 전날과 다음날은 다 좋지 않다.

○ 환자의 생일날에는 침이나 뜸을 놓아서는 안 된다[강목].

○ 신미일(辛未日)에는 침과 약을 쓰지 못한다. 편작(扁鵲)은 이날을 죽는 날이라고 하였다[입문].

○ 남자는 제일과 무일을 가리고, 여자는 파일과 기일을 가리며, 남자와 여자는 모두 만일(滿日)을 가린다[입문].

○ 임진일(壬辰日)·갑진일(甲辰日)·기사일(己巳日)·병오일(丙午日)·정미일(丁未日)에는 남자에게 침과 뜸을 금해야 한다.

○ 갑인일(甲寅日)·을묘일(乙卯日)·을유일(乙酉日)·을사일(乙巳日)·정사일(丁巳日)에는 여자에게 침과 뜸을 금해야 한다[입문].

坐向法

○ 春東坐西向. ○ 夏南坐北向. ○ 秋西坐東向. ○ 冬北坐南向. 『入門』

자리와 방향을 정하는 법[坐向法]

봄에는 동쪽에 앉아서 서쪽으로 향한다.

○ 여름에는 남쪽에 앉아서 북쪽으로 향한다.

○ 가을에는 서쪽에 앉아서 동쪽으로 향한다.

○ 겨울에는 북쪽에 앉아서 남쪽으로 향한다[입문].

색 인

索引

項目·病證 索引

處方索引

本 草 索 引

穴 名 索 引

主要 譯者 略歷

趙 憲 泳

1900. 3. 27~1988. 5. 23

동의학박사. 경상북도 영양군 일원면 주곡리에서 출생.

25세 때부터 독학으로 동의학에 대한 지식을 쌓았으며 日帝의 민족문화 말살정책과 동의학을 천시하고 박해하는 책동에 대처하여 동의학의 특성과 우월성 및 그 활력을 논증하는 글들과 저서들을 많이 집필 편찬. 한국전쟁 때 北으로 간 이후 동의학 연구와 치료사업에 전념하였고, 그 과정에서 심장병에 대한 뜸 치료법을 비롯한 가치 있는 동의치료법들을 많이 발표하였으며, 동의사 양성사업과 『동의처방학』 등을 집필. 『의방유취』, 『동의보감』 등 동의고전의 번역에도 크게 기여.

金 東 日

1935. 7. 20 生.

동의학박사. 평안북도 신의주시 유상동에서 출생.

63년 평양의학대학 졸업. 동의학연구소 硏究士, 동의과학원 실장, 고려의학종합병원 과장. 부교수. 『동의학사전』, 『동의용어해설집』, 『동의용어사전』, 『동약처방집』 등 많은 공동저작과 『동의보감』, 『의종손익』, 『의방유취』, 『향약집성방』, 『방약합편』, 『의문보감』 등 동의고전의 공동번역에 참여.

한 상 모

1927년 生.

동의학박사, 교수. 1954년 평양의학대학 졸업. 평양의학대학 동의학기초강좌 강좌장. 최초의 교재 『동의학기초』 집필. 기타 동의과학연구에서 업적을 이룸. 동의학분과위원회 위원.

박 위 근

1934년 生.

동의학박사, 부교수. 1960년 평양의학대학 졸업. 고려의학종합병원 민간요법과 과장. 민간요법 체계화에서 업적을 이룸. 『민간요법집』 등 집필. 동의학분과위원회 위원.